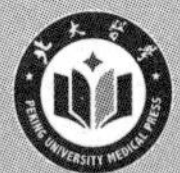
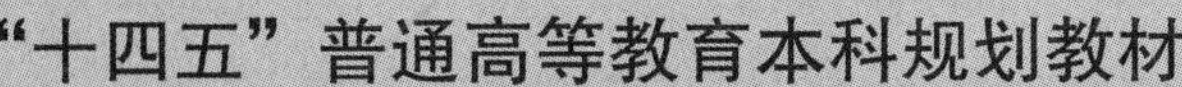
"十四五"普通高等教育本科规划教材

供本科护理学类专业用

护理学基础

第2版

主　编　尚少梅　韩斌如

副主编　肖洪玲　彭小燕　权海善　苏春香　涂　英

编　委（按姓名汉语拼音排序）

陈谷兰（福建中医药大学护理学院）
陈泓伯（北京大学第三医院）
程　蕾（广州医科大学护理学院）
郭美玲（哈尔滨医科大学附属肿瘤医院）
韩斌如（首都医科大学宣武医院）
韩立伟（哈尔滨医科大学附属第二医院）
何秀芳（福建中医药大学护理学院）
康丽娟（内蒙古医科大学护理学院）
李春艳（湖南中医药大学护理学院）
李凤丽（首都医科大学燕京医学院）
李佩涛（北京大学第三医院）
林　娟（邵阳学院护理学院）
刘红敏（齐齐哈尔医学院护理学院）
彭小燕（湖南医药学院护理学院）
乔昌秀（滨州医学院护理学院）
权海善（延边大学护理学院）
尚少梅（北京大学护理学院）
苏春香（北京中医药大学护理学院）
涂　英（广州医科大学护理学院）
王　丹（长治医学院护理学院）
王丽敏（浙江中医药大学护理学院）
吴文芳（北京大学人民医院）
肖洪玲（天津中医药大学护理学院）
于海静（海南医学院国际护理学院）
赵洪梅（哈尔滨医科大学附属肿瘤医院）
赵　鑫（苏州大学附属第一医院）

编写秘书　邹子秋（北京大学护理学院）

北京大学医学出版社

HULIXUE JICHU

图书在版编目（CIP）数据

护理学基础 / 尚少梅，韩斌如主编．—2 版．—北京：北京大学医学出版社，2023.7

ISBN 978-7-5659-2898-7

Ⅰ．①护… Ⅱ．①尚… ②韩… Ⅲ．①护理学 – 教材 Ⅳ．① R47

中国国家版本馆 CIP 数据核字（2023）第 075757 号

护理学基础（第 2 版）

主　　编： 尚少梅　韩斌如

出版发行： 北京大学医学出版社

地　　址：（100191）北京市海淀区学院路 38 号　北京大学医学部院内

电　　话： 发行部 010-82802230；图书邮购 010-82802495

网　　址： http: //www.pumpress.com.cn

E-mail： booksale@bjmu.edu.cn

印　　刷： 北京瑞达方舟印务有限公司

经　　销： 新华书店

责任编辑： 郭　颖　**责任校对：** 靳新强　**责任印制：** 李　啸

开　　本： 850 mm × 1168 mm　1/16　**印张：** 33.5　**字数：** 963 千字

版　　次： 2008 年 6 月第 1 版　2023 年 7 月第 2 版　2023 年 7 月第 1 次印刷

书　　号： ISBN 978-7-5659-2898-7

定　　价： 79.00 元

第3轮修订说明

国务院办公厅印发的《关于加快医学教育创新发展的指导意见》提出以新理念谋划医学发展、以新定位推进医学教育发展、以新内涵强化医学生培养、以新医科统领医学教育创新；要求全力提升院校医学人才培养质量，培养仁心仁术的医学人才，加强护理专业人才培养，构建理论、实践教学与临床护理实际有效衔接的课程体系，提升学生的评判性思维和临床实践能力。《教育部关于深化本科教育教学改革全面提高人才培养质量的意见》要求严格教学管理，把思想政治教育贯穿人才培养全过程，全面提高课程建设质量，推动高水平教材编写使用。新时代本科护理学类人才培养及教材建设面临更高的要求和更大的挑战。

为更好地支持服务高等医学教育改革发展、本科护理学类人才培养，北京大学医学出版社有代表性地组织、邀请全国高等医学院校启动了本科护理学类专业规划教材第3轮建设。在各方面专家的指导下，结合各院校教学教材调研反馈，经过论证决定启动27种教材建设。其中修订20种教材，新增《基础护理学》《传染病护理学》《老年护理学》《助产学》《情景模拟护理综合实训》《护理临床思维能力》《护理信息学》7种教材。

修订和编写特色如下：

1．调整参编院校

教材建设的院校队伍结合了研究型与教学型院校，并注重不同地区的院校代表性；由知名专家担纲主编，由教学经验丰富的学院教师及临床护理教师参编，为教材的实用性、权威性、院校普适性奠定了基础。

2．更新知识体系

对照教育部本科《护理学类专业教学质量国家标准》及相关考试大纲，结合各地院校教学实际修订教材知识体系，更新已有定论的理论及临床护理实践知识，力求使教材既符合多数院校教学现状，又适度引领教学改革。

3．创新编写特色

本着“以人为中心”的整体护理观，以深化岗位胜任力培养为导向，设置“导学目标”，使学生对学习的基本目标、发展目标、思政目标有清晰了解；设置“案例”“思考题”，使教材贴近情境式学习、基于案例的学习、问题导向学习，促进学生的临床护理评判性思维能力培养；设置“整合小提示”，探索知识整合，体现学科交叉；设置“科研小提示”，启发创新思维，促进“新医科”人才培养。

4．融入课程思政

将思政潜移默化地融入教材中，体现人文关怀，提高职业认同度，着力培养学生“敬佑生命、救死扶伤、甘于奉献、大爱无疆”的医者精神，引导学生始终把人民群众生命安全和身体健康放在首位。

5．优化数字内容

在第 2 轮教材与二维码技术初步结合实现融媒体教材建设的基础上，第 3 轮教材改进二维码技术，简化激活方式、优化使用形式。按章（或节）设置一个数字资源二维码，融拓展知识、微课、视频等于一体。设置“随堂测”二维码，实现即时形成性评测及反馈，促进“以学生为中心”的自主学习。

为便于教师、学生下载使用，PPT 课件统一做成压缩包，用微信“扫一扫”扫描封底激活码，即可激活教材正文二维码、导出 PPT 课件。

第 2 轮教材的部分教材主编因年事已高等原因，不再继续担任主编。她们在这套教材的建设历程中辛勤耕耘、贡献突出，为第 3 轮教材建设日臻完善、与时俱进奠定了坚实基础。各方面专家为教材的顶层设计、编写创新建言献策、集思广益，在此一并致以衷心感谢！

本套教材供本科护理学类专业用，也可供临床护理教师和护理工作者使用及参考。希望广大师生多提宝贵意见，反馈使用信息，以逐步完善教材内容，提高教材质量。

前 言

护理学是一门研究有关预防保健、疾病治疗及康复过程中护理理论、知识、技术及其发展规律的综合性应用学科。《“健康中国 2030”规划纲要》指出，要覆盖全生命周期，针对生命不同阶段的主要健康问题及主要影响因素，实现从胎儿到生命终点的全程健康服务和健康保障。护理人员在其中发挥了重要作用。21 世纪的护理学将集医学、社会与人文科学等为一体，结合工学等交叉学科，其理论更坚实、内容更广泛、技术更先进。因此，学习现代护理学理论与掌握护理基本技能具有极其重要的意义。

在护理学专业领域中，“护理学基础”是引导护理学专业学生明确护理学理念和掌握护理学基本理论、基本知识和基本技能的重要基础专业课程，设置该课程的目的是使护理专业学生系统地、全面地领悟护理专业特点、专业理念、护理相关理论和基本的解决问题的方法，掌握在护理实践中所需要的基本技能，为护理专业学生打下坚实的理论和技能基础。

本教材参照国家教材委员会规定的本科生培养目标、规格及护理学专业教学大纲编写而成。同时，为了培养读者主动学习、创造性思维和将专业知识应用于我国实际健康领域问题的能力，本教材在编写中注重以教学目标为主线组织编写内容，明确教学重点和考核要求，全书内容全面、简洁明了，技术操作步骤清晰、具有可操作性，辅以数字化技术的应用，并在书后附有中英文专业词汇索引，有助于读者全面掌握护理学的基本知识、基本理论和基本技能，以提高其在临床中解决实际问题的能力。

教材内容分为上、下两篇，上篇第一至八章为护理学导论部分，主要介绍护理学概论、护理专业角色与专业素质、护士在实践中的伦理和法律问题、护患关系与沟通、人文社会学理论在护理中的应用、护理程序、患者的心理社会反应及护理理论与模式，理论介绍简洁、清晰，同时结合实例对有关理论进行阐述，更增加了理论的实用性和思政教育的因素。下篇第九至二十三章为基础护理学部分，以护理技术操作为主线，以满足患者生理、心理方面的需要为框架，内容包括各项基础护理的基本理论和基本技能。为帮助读者理解和运用这些理论和技术，在相应章节除了包含基本操作技能步骤外，同时运用图表说明，更有助于读者的理解和掌握。护理学是一门实践性很强的学科，为达到预期的学习目标，在全面学习教材理论知识的同时，还需要按目标要求参与一定比例的临床实践，以确认相关操作技能的掌握程度。

本教材适用范围甚广，不仅可供护理学专业本科学生、在职教育、成人教育及相应水平的读者使用，也可作为护理教育工作者从事教学的参考书，以及广大护理工作者学习、进修提高的辅导教材。

本教材由来自全国 22 所学校和临床教学医院的 26 位护理专业教师编写而成，融合了所有编者的智慧和多年的教学经验，教材编写在体现护理新理念的基础上，注重体现知识的时代性。但受水平所限，仍有不足和疏漏之处，恳请广大读者批评指正。

尚少梅　韩斌如

目　录

上篇　护理学导论

第一章　护理学概论 …………………2
第一节　护理学发展简史………………… 2
第二节　护理学的基本概念……………… 9
第三节　护理的任务、功能和范畴…… 12
第四节　学习护理学基础的方法……… 15

第二章　护理的专业角色与护士的专业素质 ……………… 17
第一节　护理的专业角色……………… 18
第二节　护士的专业素质……………… 26

第三章　护士在实践中的伦理和法律问题 …………………… 27
第一节　护患双方的权利和义务……… 28
第二节　护理实践中的伦理问题……… 31
第三节　护理实践中的法律问题……… 34

第四章　护患关系与沟通 ………… 39
第一节　护患关系……………………… 39
第二节　沟通…………………………… 45

第五章　人文社会学理论在护理中的应用 …………………… 53
第一节　一般系统论…………………… 54
第二节　人类基本需要层次论………… 57
第三节　成长与发展的理论…………… 62
第四节　应激与适应的理论…………… 72

第六章　护理程序 ………………… 82
第一节　概述…………………………… 82
第二节　护理评估……………………… 86
第三节　护理诊断……………………… 90
第四节　护理计划……………………… 95
第五节　护理实施…………………… 100
第六节　护理评价…………………… 103

第七章　患者的心理社会反应 ……109
第一节　患者角色…………………… 109
第二节　患者对疾病的反应………… 112
第三节　患者的心理社会评估……… 114
第四节　焦虑………………………… 119

第八章　护理理论与模式 …………125
第一节　概述………………………… 125
第二节　奥瑞姆的自理理论………… 129
第三节　罗伊适应模式……………… 134
第四节　纽曼的系统模式…………… 140

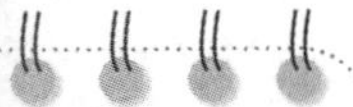

下篇　基础护理学

◆ 第九章　医院环境 …………………148

第一节　医院环境…………………… 149

第二节　患者床单位的准备………… 153

第三节　出入院患者的护理………… 161

◆ 第十章　预防与控制医院感染 ……165

第一节　医院感染概述……………… 166

第二节　清洁、消毒、灭菌………… 168

第三节　手消毒技术………………… 181

第四节　无菌技术…………………… 183

第五节　隔离和职业防护…………… 191

◆ 第十一章　生命体征的评估与护理 ………………………206

第一节　体温的评估与护理………… 206

第二节　血压的评估与护理………… 215

第三节　脉搏的评估与护理………… 222

第四节　呼吸的评估与护理………… 226

◆ 第十二章　人体力学在护理实践中的应用 …………………234

第一节　概述………………………… 234

第二节　常用体位…………………… 238

第三节　移动和搬运患者…………… 244

◆ 第十三章　患者的舒适与安全 ……254

第一节　舒适………………………… 255

第二节　安全………………………… 256

第三节　休息、睡眠与活动………… 262

第四节　疼痛患者的护理…………… 271

◆ 第十四章　患者的清洁卫生 ………279

第一节　口腔护理…………………… 280

第二节　头发护理…………………… 284

第三节　皮肤护理…………………… 289

第四节　压力性损伤的预防与护理… 294

第五节　患者晨晚间护理…………… 302

◆ 第十五章　冷、热疗法 ……………307

第一节　概述………………………… 307

第二节　冷疗法……………………… 309

第三节　热疗法……………………… 316

◆ 第十六章　饮食与营养 ……………322

第一节　概述………………………… 323

第二节　医院饮食…………………… 331

第三节　患者一般饮食护理………… 333

第四节　患者特殊饮食护理………… 336

◆ 第十七章　排泄活动的评估与护理 ………………………344

第一节　排尿活动的评估与护理…… 344

第二节　排便活动的评估与护理…… 356

◆ 第十八章　药物疗法 ………………369

第一节　概述………………………… 370

第二节　口服给药法………………… 376

第三节　注射给药法………………… 378

第四节　吸入给药法………………… 394

第五节　药物过敏试验与过敏反应的处理……………………………… 400

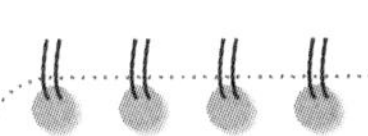

第六节　局部给药法…………………… 406

◆ 第十九章　静脉输液与输血 ………411

第一节　静脉输液……………………… 411

第二节　静脉输血……………………… 425

◆ 第二十章　常用标本的采集 ………439

第一节　标本采集的意义和原则…… 439

第二节　血液标本采集……………… 440

第三节　尿标本采集………………… 444

第四节　粪便标本采集……………… 446

第五节　痰标本采集………………… 448

第六节　咽拭子标本采集…………… 450

◆ 第二十一章　一般急救技术 ………453

第一节　止血、包扎、固定………… 453

第二节　心肺复苏…………………… 469

第三节　氧疗法……………………… 473

第四节　洗胃术……………………… 478

第五节　危重患者的观察与护理…… 483

◆ 第二十二章　临终患者的护理 ……490

第一节　临终关怀…………………… 490

第二节　临终患者的护理…………… 494

第三节　死亡后护理………………… 499

◆ 第二十三章　医疗和护理文件 ……506

第一节　医疗和护理文件记录的意义和内容………………………… 506

第二节　医疗和护理文件的记录原则和管理………………………… 507

第三节　医疗和护理文件的书写…… 509

第四节　医院信息系统的应用……… 516

◆ 主要参考文献 ………………………522

◆ 中英文专业词汇索引 ………………523

上　篇

护理学导论

护理学概论

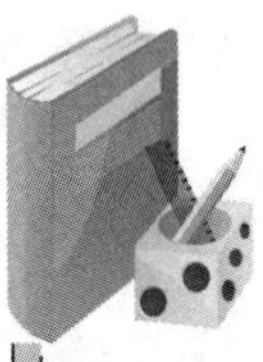

导学目标

通过本章内容的学习，学生应能够：

◆ **基本目标**

1．描述护理专业发展历程。

2．描述护理学4个基本概念。

3．列举护理的任务及护理的范畴。

◆ **发展目标**

1．举例说明护理学4个基本概念在护理实践中的意义。

2．运用文献及数据分析我国护理发展的现状及特点。

医学的最根本目的是增进人类的健康。作为医学的一个分支，护理学也始终秉承这一宗旨——为人类的健康服务。护理（nursing）最初包括“养育”的意思，也被引喻为为虚弱或疾病者提供照顾的人。由此可知，护理的意义含有抚育、扶助、保护、照顾患病、残疾及幼小的人等意思。回顾护理学发展的历程，有助于更加深刻地了解护理学专业发展的过去、现在和未来，有助于明确护理专业发展的方向，明确护理专业人员的责任。

第一节　护理学发展简史

一、世界护理发展历程

（一）古代护理

自人类出现，就有了最基本的照顾。远古时候，人类为了保护自己、减轻病痛、繁衍后代，开始尝试采用各种方法。古代医学的发展过程中，几个典型的文明古国的经验医学对医学的发展起着至关重要的作用，其中包括古埃及、古巴比伦、古印度和古代中国等。不论哪一个古老的文明国家，在人类最初保护自身的医学活动中所体现的特点都是医、药和护一体，并且密不可分。例如，中国的早期医学就有“三分治，七分养”的说法，这便是对医疗与护理关系的精辟概括。

在巫术时期，古代人类认为人的健康、生命及死亡均操纵于自然界鬼神手中，通常会藉法师、术士或祭司、巫师等神职人员采用念咒、画符、祈祷、许愿或鸣锣击鼓、捶打等方法，通过驱除鬼怪的意念达到治疗疾病、减轻痛苦的目的。随着人类文明的发展，人们逐渐意识到仅靠许愿、画符、鞭打等方法是无法去除病痛的，因此就有了针灸、砭石、草药等的发明和应用。远古时代，医生和司巫常由一人兼任，于是医巫结合运用，处于原始医学中“医巫不分”的时期。由于医学活动被蒙上一层迷信的外衣，导致巫术无形中阻碍了医学的发展。同时，人类在与自然的抗争中发现和逐步开始应用一些原始的方法治病，如用火取暖、烧烤食物；热疗时采用热沙治疗关节痛；采集植物用于治疗伤口出血等。随着人们使用针灸、汤药、热敷等方法为患者治疗的开始，医学逐步进入“巫”“医”分业阶段。

公元初期（公元 1—500 年），基督教的传统观念认为，应将生病的人列为优先照顾的对象，在基督慈悲与怜悯为怀的理念指导下，一部分牧师、基督徒开始承担照顾患病者的工作，由基督教会资助建立医院、救济院、孤儿院、老人之家等慈善机构，当时的女执事到家庭中访视患者，希腊人菲比（Phoebe）被认为是最早的有文字记载的“公共卫生护士”。到了中世纪（公元 500—1000 年），护理仍以家庭护理为主，欧洲各国虽建立了数以百计的大小医院，但很多医院的条件极差，内科与外科，甚至传染科的患者混杂住在一起，几个人挤在一张病床上或睡在地上，因此，患者和医务人员的交叉感染率和死亡率极高。这些医院大多受宗教控制，担任护理工作的多为修女，但她们得不到任何护理训练的机会。中世纪后期，西欧基督教和穆斯林教之间为争夺耶路撒冷发动了十字军东征，战争历时约 200 年。在此期间成立了十字军救护骑士团，被视为军队护理的开始，对护理的发展起到了促进作用。文艺复兴时期（14—16 世纪）出现了一批医学科学家，以及第一部科学的人体解剖学著作，发现了血液循环的原理，在医学解剖、生理和药物化学等方面取得了很大成就。在法国、英国和美国等国家出现了一些具有较浓厚基督教特点的护士组织为贫困患者服务。但是，由于当时妇女地位低下，没有机会接受良好的教育，致使护理工作停滞不前，仍处于中世纪的状况。

（二）近代和现代护理

19 世纪期间，由于科学技术、社会文化和医学技术与理念的进步，护理实践也逐步发展，社会对具有良好技术和优良素养的护士的需求越来越迫切，因此开始建立起较为系统化培养护士的制度。玛丽・艾肯贺（Mary Aikenhed）创立了爱尔兰慈善姊妹会；德国牧师弗利德纳（Theodor Fliedner，1800—1864 年）在凯撒斯威斯（Kaiserswerth）城成立医院和女执事训练所，招收健康、品德优良的妇女，进行 3 年课程培训。弗利德纳牧师著有《护士教育记录》一书，成为史上最早的护理教科书，此外，他还建立了最早的、有组织的护理培训所。

1．现代护理的开始　弗洛伦斯・南丁格尔（Florence Nightingale，1820—1910 年）被誉为现代护理学的创始人。南丁格尔出生于意大利的佛罗伦萨，从小受到严格的教育，并立志从事救死扶伤的护理工作。在到世界各国旅游期间，她也专注参观考察各地的孤儿院、医院和慈善机构。

知识链接

南丁格尔与《近世界六十名人》

南丁格尔因其对社会的重大影响理论与思想成就，于 20 世纪初与达尔文、牛顿、孟德斯鸠、马克思等科学家、思想家共同被收录入《近世界六十名人》，由世界社刊出（图 1）。

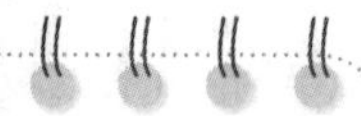

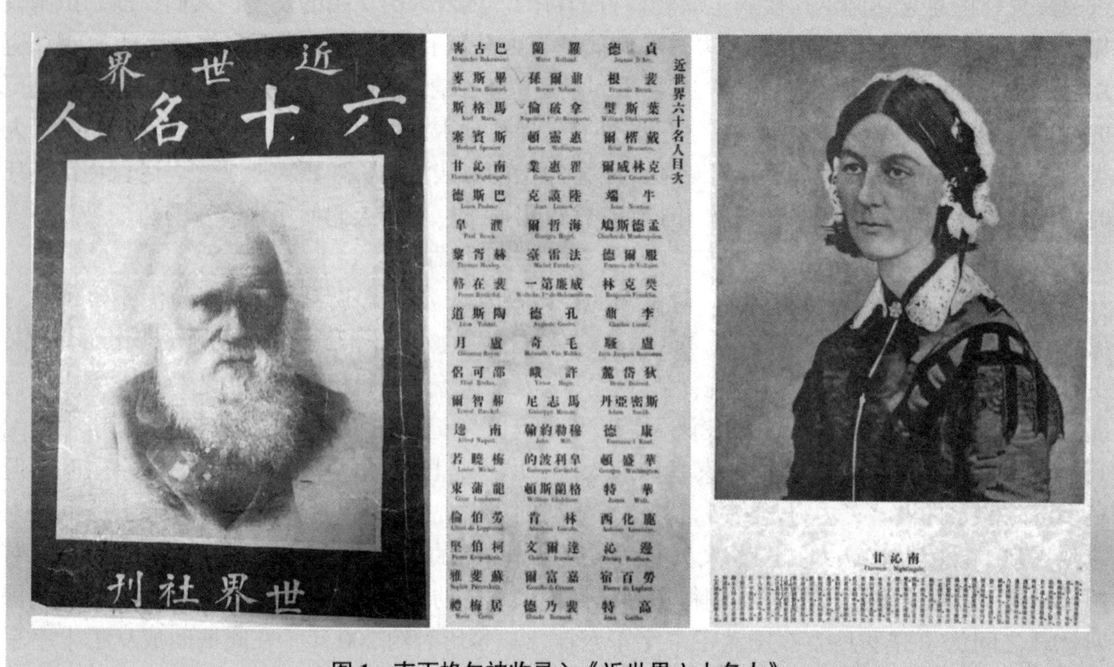

图 1　南丁格尔被收录入《近世界六十名人》

1850 年，南丁格尔到德国弗利德纳夫妇创办的训练所见习 2 周，其间详细考察了这所慈善机构的运作情况，写下了“莱因河畔的凯撒斯威斯学校”一文。1851 年，她又重返那里参加了为期 3 个月的护理训练班，开始实施自己从事护理的愿望。1853 年，在慈善委员会的资助下，南丁格尔在伦敦哈雷街 1 号开设了第一所护士看护所；同年 10 月，克里米亚战争爆发。1854 年 3 月，南丁格尔申请参加战地救护工作。她通过改善医院的环境、供水条件、伤员的伙食及个人清洁卫生习惯等，使伤病员的死亡率由 50% 降至 2.2%。在此期间，她除了进行繁重的战地管理工作外，还亲自照顾伤员，入夜时，她常手持油灯巡视，故被誉为“提灯女神”。战争结束后，南丁格尔完成了战地报告，后者被认为是当时医院管理最有价值的文献，其预防医学的观点逐渐被人们接受和重视。南丁格尔在这篇报告及以后的几篇研究报告中充分应用了科学的统计方法，并用图表列举数字以期达到影响力，此可视为护理研究的开端。1858 年和 1859 年，她又编写了《医院札记》（*Notes on Hospital*）和《护理札记》（*Notes on Nursing*），后者被认为是护士必读的经典著作，曾被译成多种文字。她在书中精辟地指出了护理工作的生物性、社会性和精神对身体的影响等。后人将她的护理观点总结为“环境理论”，该理论主要论述了物理环境、心理环境和社会环境是相互联系的；环境因素影响机体的生活、发展，影响对疾病和死亡的预防、抑制或促成；良好的环境应包括清洁的空气和水、噪声的控制、污水的排放、适合的温度和多种多样的活动等。南丁格尔认为，护理是将患者安置于有利于机体生长发展的最佳条件的过程，其目的是保持机体的生命力和保证患病机体的修复过程。南丁格尔的环境理论奠定了现代护理理论的基础，对当今的护理实践仍有现实指导意义。

小贴示

南丁格尔的“鸡冠花图”

为了使英国政府派出的卫生委员会成员清晰地理解战争期间护理工作的成绩，南丁格尔用科学的统计学方法及图、表表示“1854 年 4 月至 1855 年 3 月期间战地医院季节性的死亡率”。其设计了 12 个雷达轴，呈现了不同特征的死亡人数，这种方法被称为南丁格尔“COXCOMB”，中文译为“鸡冠花图”（图 2）。

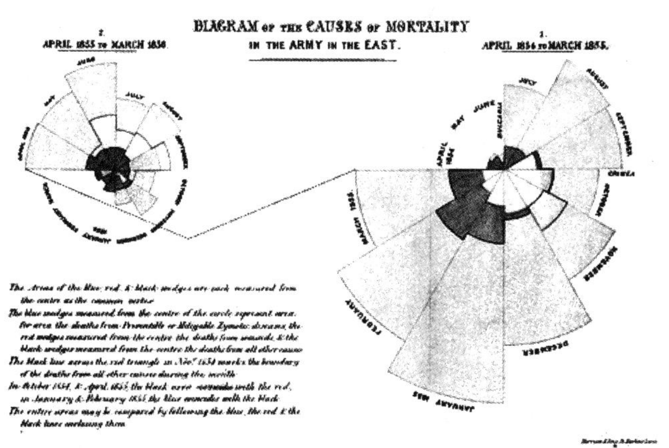

图 2　南丁格尔的“鸡冠花图”

1855 年，剑桥公爵成立了“南丁格尔基金”，以资助培养护士，南丁格尔再度确认护士必须接受有组织的教育训练。1860 年，她用这笔基金在伦敦的圣汤姆斯医院（St. Thomas' Hospital）成立了南丁格尔护士训练学校（Nightingale Training School of Nurses），该校的宗旨是培养优良的医院和家庭护士以及护理师资人才。其所开设的课程涉及一些新的理念，如心理卫生、家庭与社区卫生、营养学、卫生学等。之后，学员人数不断增加，来自澳洲、新西兰、南非、加拿大、日本、美国等地的学员将“南丁格尔制护理”普及到世界各地。

南丁格尔于 1910 年 8 月 13 日逝世，为了纪念她对护理的伟大贡献，1912 年，国际护士会（International Council of Nurses，ICN）倡议在每年的 5 月 12 日即南丁格尔诞辰日举行纪念活动，并将 5 月 12 日定为国际护士节，以此缅怀和纪念这位“护理鼻祖”。每一位从事护理的人员都应当谨守南丁格尔的誓言：“余谨以至诚，于上帝及公众前宣誓：终身纯洁，忠贞职守，尽力提高护理职业标准，勿为有损之事，勿取服或故用有害之药，慎守病人及家庭之秘密，竭诚协助医师之诊治，勿谋病者之福利”。

自从南丁格尔开创现代护理学以来，护理界的先驱们为了使护理从一个职业发展成为一门独立的专业性学科进行了不懈的努力。作为一个专业，护理学承担着在不同场所、不同的健康水平和成长、发展阶段为服务对象提供健康服务的重任。随着社会的进步和科学的发展，护理教育水平不断提高，除了应用一些来自其他学科，如社会学、心理学和医学科学的理论外，逐步形成和发展了护理学独特的理论和模式，并将之运用于护理实践、护理教育和护理管理中。

2. 护理教育的发展　自南丁格尔于 1860 年开办第一所护士学校起，护理教育飞速发展。虽然各国的护理教育体制各不相同，但大体可总结为以下几个教育层次或教育项目：证书项目 / 中职项目（diploma program）、准学士学位项目 / 高职高专项目（associate degree program）、学士项目 / 本科项目（baccalaureate program）、硕士项目（master program）和博士项目（doctoral program）等。

以医院为基础的证书教育项目（医院办护校）是护理教育最早的一种形式。在美国，它开始于 1873 年，1920—1930 年是其发展的鼎盛时期，当时美国大约有 2000 个此类项目。20 世纪 40 年代，美国护理教育开始逐步由医院办学转向由专科学院或综合性大学建立护理系，由医院主办的证书项目急剧缩减；证书教育项目最初的学制是 3 年。

准学士学位项目（相当于我国的高职专科教育）在美国开始于 20 世纪 50 年代。1991 年，

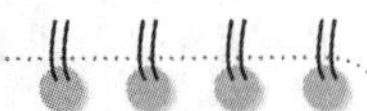

全美有 812 个准学士学位项目，招收高中毕业生，学制为 2 年，毕业后获得准学士学位。课程设置的特点是：学生以学习护理操作技术为重点，第一年学习一般医学基础课，第二年学习护理专业课。在加拿大、英国和日本等国家也有类似的护理教育项目，学制一般为 3 年，但毕业生不授予学位。

美国的第一个学士学位项目开始于 1919 年，在明尼苏达大学创办。到 1991 年，学士学位项目已发展至 643 个。学士学位教育项目一般为 4 年或 5 年。学生入学时要符合大学其他专业学生的入学要求，以及护理专业所规定的附加要求。护理专业课程的重点在于护理科学、人际沟通、临床决策过程、领导艺术以及不同医疗机构为各年龄阶段人群提供的护理所需的知识和技能。

1932 年，美国的天主教大学首先开始进行护理硕士研究生教育。1959 年，加拿大的西安大略大学（现韦仕敦大学）建立了培养硕士学位护士的研修班。同年，印度也开始了护理硕士教育。全球许多国家都开设有护理硕士教育或相当于硕士教育的项目，学制一般为 2 ~ 3 年。其基本的课程设置包括护理理论、科研方法、护理专业及卫生保健工作中的护理问题，以及各专科的理论和实习课程。硕士教育项目一般分为学术型硕士项目和专业型硕士项目；硕士教育项目以提升临床护理问题解决能力为主，注重临床实践培养。

1933 年，美国哥伦比亚大学教师学院开设了第一个培养护理教师的博士项目。20 世纪 80 年代中期是博士项目扩大发展的时期。起初护理博士教育项目主要是为培养大学护理教师、管理者以及护理研究者和理论家。目前开设有护理博士项目的国家有美国、加拿大、澳大利亚、新西兰、韩国、泰国、中国等。

3．护理实践的发展　19 世纪，传统的护理实践方式是在医院中为患者提供照顾，如给患者洗澡、喂饭、发药，以及保证患者安全和保持病房清洁等。20 世纪，科学技术的进步使护理实践活动发生了巨大变革，护士开始参与管理电气化、现代化的医院，应用复杂的先进仪器抢救和护理急、危、重症患者，护理的专业分科也越来越细。到 20 世纪 60 年代，护理程序的形成和应用使护理实践更具有系统性和目标性，护理患者的活动不再只是按照护理操作规程完成任务，而是根据个人、家庭、群体的特殊需要提供不同的护理措施，使护理质量和患者的满意度不断提高。近年来，为适应医疗体制的改革和满足不同人群的健康需要，护理范围和场所不断拓宽，护士的专业角色不断扩展。护士从医院走向社区、家庭、学校、工作场所等，护士不只是床边护理的提供者，还是教育者、管理者、咨询者、研究者、合作者等。

4．护理理论的发展　南丁格尔被视为最早的护理理论家，虽然她在论著中没有用到“概念”或“理论”等词汇，但是她对人、环境、健康和护理等概念及其相互间关系进行了阐述。自 20 世纪 50 年代起，一些护理理论家开始高度重视学科发展的结晶。美国的一些护理理论家开始确定和检验护理学中的有关概念，并逐步形成独特的护理理论或模式，到了 20 世纪 70 年代，护理理论家陆续发表了护理概念框架 / 模式，如莱温（Levine）的护理实践守恒理论、罗杰斯（Rogers）的生命过程模式、罗伊（Roy）的适应模式、奥瑞姆（Orem）的自理理论、金（King）的互动结构和达标理论、纽曼（Neuman）的系统模式和约翰逊（Johnson）的行为系统模式等。20 世纪 80 年代，这些早期的护理理论家对她们的概念框架进行不断地修改和扩充，使之更趋完善。护理理论家从不同的侧面描述了护理的独特性，提出了“护理学科是一门关于人的科学”的概念，以示与自然学科的区别。1980—1990 年是美国护理理论蓬勃发展的时期，护理理论和科研的发展促使护理学科迅猛发展。

5．护理研究的发展　南丁格尔是早期的护理研究者，她依据调查研究结果来改变医院环境和卫生状况。20 世纪早期就有关于护理教育方面的研究报告。20 世纪 50 年代，由于护理教育的发展，具有科研能力的护理工作者增加，有关护理实践和其他专业人员对护理学看法方面的课题受到研究者的重视。1955 年，美国护士基金会成立，其主要目的是支持护理研究的开

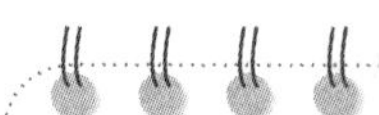

展。20 世纪 60 年代，随着护理理论的形成，护理研究着重于对护理措施结果和护理质量的评价。20 世纪 80 年代，护理研究范围更为广泛，与其他学科研究者的合作更加紧密。护理研究的方法也开始转变，从单纯的量性研究（quantitative research）到量性与质性研究（qualitative research）相结合的方法，以更好地发展和完善护理知识体系。目前护理研究领域不断拓展，特别是护理的交叉学科研究、跨学科研究，不但极大地推动了护理学研究领域的拓展，而且促进了以解决护理科学问题为切入点的研究向纵深发展，并且培养了一大批优秀的护理科学研究者。

6．护理团体的发展　芬威克（Fenwick）毕业于英国皇家医院护士学校，一生致力于护理事业，1887 年，在她的倡议下，成立了世界上第一个护士团体——英国皇家护士协会。1899 年 7 月，芬威克向国际妇女会倡议成立国际护士团体，在国际妇女会及与会代表的热情支持下，国际护士会于 1899 年 7 月 1 日正式成立（当时称为“万国护士会”，1900 年正式定名“国际护士会”），芬威克当选为第一任会长，并连任至 1912 年。1912 年，芬威克与美国护士纳丁（Nutting）在德国召开的国际护士代表大会上首先提议设立南丁格尔女士纪念基金，并于 1939 年 7 月正式成立“南丁格尔国际纪念基金会”。芬威克建议并通过由国际红十字会和国际护士会联合将自已捐助的资金投入南丁格尔基金会，并将筹集的大量善款作为推广护士进修教育之用。芬威克与同事合著的《万国护士会史》为后人留下了一份珍贵的史料。1896 年，美加护士会成立，1911 年改称为美国护士会（American Nurse Association，ANA）。此外，世界大多数国家也都成立了专业的护理组织。

二、我国护理发展历程

（一）中国近代护理的发展

1．西方护理传入中国　我国近代护理学的形成与发展在很大程度上受西方护理的影响，当时的护理概念、医院管理模式、护理操作规程、教材内容等均带有浓厚的西方色彩。

鸦片战争前后，由于清政府与西方国家签订了许多不平等条约，外国人可以自由出入中国。从此，美、英、法和加拿大等国的传教士、医生接踵来到中国，除修建教堂外，还开办医院和学校。西方近代护理作为西方医学的组成部分进入中国的最初形式是通过传教士开办医院。最早来华的西方护士是美国教会医院护士麦克奇尼（Mekechnie），其后有约翰逊（Johnson）、信宝珠（Simpson）、盖仪贞（Nina D. Gage）和贝孟雅（Hope Bell）等。1987 年麦克奇尼在上海西门妇孺医院开办了我国第一个护士训练班；1888 年，美国护士约翰逊在福州成立了我国第一所护士学校。自 1907 年以后，中国一些城市相继开设护士培训班，培训中国护士。据载，1900—1915 年，英美教会所办的护士学校有 36 所，但学生人数甚少，而在民国时期 139 所非正式护士学校中，由教会医院主办者达 119 所。1921 年，在美国人开办的私立协和医学院中成立了协和高等护士专科学校，毕业生被授予理学士学位，此为我国高等护理教育的开端。

2．中国近代护理教育的发展　从 1921 年成立协和高等护士专科学校之后，燕京大学、金陵女子文理学院、东吴大学、岭南大学和齐鲁大学 5 所大学相继开设预科，学生毕业获发护士文凭。1931 年，日本侵略中国，全国人民积极参加抗日救亡运动，革命根据地急需医药卫生人员。在毛泽东主席和朱德总司令的授意下，傅连暲医生于当年主持开办了一所红色护士学校。1932 年我国创立了第一所国立中央高级护士学校。1934 年，教育部成立护士教育专门委员会，将护士教育改为高级护士职业教育，学制为 3 ～ 4 年，自此护士教育逐渐被纳入国家正式教育系统。据 1936 年时的统计，当时护士学校已达 178 个。抗日战争期间，包括护士在内的许多爱国青年奔赴延安和抗日战场。在延安地区开办有中央医院、和平医院和边区医院等，广大护理人员为当地人民和战士的健康保健做出了重要贡献，护理工作也备受国家领导的重视。1941 年，“中华护理学会延安分会”成立。毛泽东同志先后于 1941 年和 1942 年的护士节为护士题词：“护士工作有很大的政治重要性”和“尊重护士、爱护护士”。护理教育被纳入国

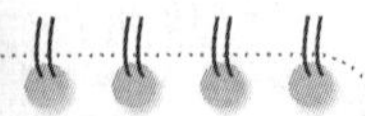

家正式教育系统以及延安分会的成立推动了护理学术和护理质量的提高，促进了当代护理学的发展。

3．中国护理学会的发展

（1）1909 年，9 名外籍护士、医生在江西牯岭成立“中国护士会”，这是我国成立最早的学术团体之一。该会负责制定、统一、编译护士学校课程，组织全国护士会考，办理护士学校注册，颁发护士毕业证书等工作。

（2）1912 年，中国护士会成立教育委员会。

（3）1914 年 6 月，中国护士会在上海召开第一届会员代表大会。出席会议的 24 名代表中仅有一名中国护士代表。

（4）1920 年，第五届中国护士会 52 名会员代表中，外籍护士仍多达 40 名。可以认为，中外护士携手共进，促进了中国近代护理学的起始、形成和发展。同年，《中国护士四季报》（后改名为《护士季报》）出版创刊号，作为中国第一本综合性的护理刊物，主要报道各地医院的护理工作、护理教育情况、介绍各科护理技术，此外，还有不少支持护理工作的人士投稿。

（5）1922 年，中国护士会参加国际护士会，在国际上取得了应有的地位。

（6）1923 年，长沙、北京、汉口、上海、贵阳、福州、广东等城市相继成立护理分会，会长皆为外籍护士。

（7）1928 年，汉口第九届会员代表大会结束了近 20 年外籍护士任会长的历史，由中国护士伍哲英开始了护理管理与领导工作。当时注册护士学校 126 所，会员 1409 人。标志着中国护理队伍与护理事业的发展初具规模。

1909—1949 年中国护理从无到有的艰难、曲折、缓慢的发展道路，为中国创建护理专业打下了初步基础。在此期间护理教科书籍的编译、《护士季报》的创办、180 所护士学校的注册、3 万余名护士的培养工作，中国护理学会努力完成了其在医疗卫生工作中的使命，提高了中国护士在国内外的社会地位。

（二）中国现代护理的发展

新中国成立后，我国护理事业伴随医学科学发展和护理教育体系的完善取得了长足的进步。1951 年在第一届全国卫生工作会议上，护理教育被列为中等专业教育项目之一，原来一些高级护士职业学校及协和医学院护理系相继关闭。此后，无论医院、学校均有大量高级护理人才任校长、教师或从事医院临床护理教学工作，使得护校保持较高的教学质量，培养出的护士为我国 20 世纪 50—80 年代医院护理工作的骨干人才。

1966—1976 年，所有护校停办，护理工作走向低潮。1979 年，中断的护校才陆续恢复招生。

1980 年 7 月，全国护理教育学术经验交流会在天津召开，这是我国第一次召开护理教育学术大会，会议提出开展护理进修教育及护理高等教育。1983 年天津医学院率先恢复招收护理本科专业。1984 年 1 月，教育部和卫生部联合召开了全国护理学专业教育座谈会，提出积极开展多层次、多规格的护理教育要求，恢复护理本科教育，培养高层次护理人才，促进学科发展。1985 年，教育部批准北京医科大学、中国协和医科大学、中山医科大学、山东医科大学、上海医学院、上海第二医科大学、中国医科大学、南京医科大学 8 所高校招收护理本科生。1990 年 10 月，国务院学位委员会第九次会议正式批准在临床医学一级学科（代码 1002）下增设护理学（代码 100210）二级学科，北京医科大学成为我国第一个护理学硕士授予单位，并于 1992 年招收了我国首届护理学硕士研究生。随后第二军医大学、中国协和医科大学、上海医科大学、华西医科大学等相继获得护理学硕士研究生学位授权批准。随着护理学科的发展，2011 年，护理学从临床医学二级学科中分化出来，成为一级学科（代码 1011），自此开启了护理学科独立发展的新时代。目前全国共有 78 所院校可招收学术型护理硕士。2010 年，为适应我国医学事业发展对护理专门人才的迫切需求，国务院学位委员会第二十七次会议审议通过了金融、护理、药学硕士等19种硕士专业学位设置方案，正式设立护理硕士专业学位（代码1054）。2011年全国首批授权点28个，截至2021年，全国授权点已达122个。2003年，第二军医大学护理学系获得批准独立二级学科护理学博士学位授予权。自2004年开始，第二军医大学、中南大学、中山大学、山东大学等院校相继在临床医学下设的护理学二级学科开始招收护理学博士生。目前，全国护理学一级学科和二级学科共有33所院校（含一级学科授权点28所）可招收护理学术型博士。

随着护理教育体系的完善，相配套的护士晋升制度和注册制度相继出台。1993年3月，卫生部出台了《中华人民共和国护士管理办法》，自1994年1月开始正式实施。1995年6月25日，护士执业资格考试首次在全国举行，从此护士执业管理正式走上法制轨道。截至2021年，我国已有注册护士501.8万名。

中国护士在护理实践中注意有效应用护理理论，护理学者积极参与并加入检验和发展护理理论的研究行列。21世纪是护理学全面发展的时期，护理活动将更体现科学与艺术的完美结合，整体护理的观念被广泛接受，护理场所多元化，各领域的护理专业人员为服务对象提供高水平的护理服务，有影响的护理组织将发挥更大的作用，护理高等教育、护理研究及理论不断发展、完善，护理学日渐成为更为独立和成熟的学科。

第二节　护理学的基本概念

一、护理概念的转变

远古时期的护理观源于“母亲对婴儿的照顾”之意，护理的英文字“nursing”来源于拉丁文“nutricius”，其含义是“养育”。“nutrix”是指那些喂养别人孩子的妇女，可以指保姆或奶妈，其后，“nutrix”被引喻为那些为虚弱、疾病者提供照顾的人，因此护理最早的含义是抚育、扶助、保护、照顾患者、残疾人和幼儿。

根据不同时期社会需求的变化，人们赋予护理学不同的内涵，不同的护理专业理论家和护理组织团体对护理学所下的定义也不尽相同。回顾护理发展的历程，护理学概念的变化经历了以下3个阶段。

1．以疾病为中心的阶段（19世纪—20世纪40年代末）　这一时期自然科学领域内有了许多重大突破。1859年英国科学家达尔文发表的《物种起源》揭示了有机界的内在联系和生物进化的普遍规律。“有机细胞构造的发现”“能量守恒和转化规律”与“生物进化论”被认为是19世纪中叶自然科学的三大发现。与此同时，医学科学也从经验医学向实验医学飞跃发展，临床医学技术的进步为挽救病人生命做出了巨大的贡献。此期人们普遍认为疾病是由细菌或外伤所致的损害和功能异常，健康的观念认为“没有疾病就是健康”，医学的核心主要是围绕“疾病”。受以疾病为中心思想的影响，护理实践的范畴主要是围绕应用技术的实际操作。当时对护理的认识就是协助诊疗，消除身体疾患，恢复正常功能，所以护士被看作医生的助手，护理服务的方式局限于执行医嘱、完成护理常规和技术操作程序。

2．以病人为中心的阶段（20世纪40年代末—70年代）　随着科技的飞速发展，健康概念发生了变化，人们开始重视心理、社会因素对健康的影响。在新的医学模式和健康观的影响下，护理观也发生了极其深刻的变化，从以疾病为中心的护理观向以病人为中心转变。在此发展阶段，世界卫生组织（WHO）提出的“健康不仅仅是没有身体上的疾病和缺陷，还要有完整的心理和社会适应状态”的观点被广泛接受。同时护理学者提出了系统论为基础的护理程序，为护理实践提供了科学的方法。20世纪60—70年代，在借鉴人文社会学科相关理论的基

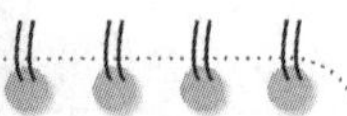

础上，护理学家相继提出和发展了一些护理的概念框架、模式和理论，人们在重视认识健康的同时，强化了人是统一整体的思想。医学模式从生物医学模式向生物 - 心理 - 社会医学模式转变，在这种思想的指导下，护理工作的方式和内容也相应出现转变，护士应用护理程序全面评估病人生理、心理、社会等方面的状况，针对个体需要制订护理计划，提供科学的护理服务。护士的角色不再仅仅是照顾者，同时还是教育者、研究者、管理者，等等。护士不再是被动地、单纯地执行医嘱和各项护理技术操作，不单是医生的助手，而是和医生共同承担帮助病人恢复健康的任务。医生与护士是合作伙伴的关系，有分工也有合作，护士开始成为健康保健队伍中的专业人员。在以病人为中心的指导思想下，许多护理制度、措施均要从病人的需要出发，重视个体的差异，突出针对性和有效性。衡量护士工作质量的标准，不再单纯是技术操作的熟练程度，而更加重视对病人身心健康的作用。

但是本阶段的护理工作重点也没有完全摆脱对疾病和病人的护理，护士的主要工作仍然是照顾病人，工作的主要场所仍在医院，护理的主要研究内容也局限于协助康复方面。

3．以人的健康为中心的阶段（20 世纪 70 年代至今） 随着护理学科的发展，特别是对生物 - 心理 - 社会医学模式的深入理解，卫生服务的核心逐步转移到以人的健康为中心。1978 年 WHO 正式提出“2000 年人人享有卫生保健”的目标，这一目标的提出，促使护理向以整体人的健康为中心的方向转移，护理的服务领域不断扩展，服务范围涉及健康和疾病的全过程，服务对象从个体到群体，服务场所包括了所有有人的场所；护理的任务是促进康复、预防疾病、维持健康，与其他卫生服务领域共同承担起维持人类生命、减轻痛苦、促进健康的任务。任务和范围的改变，促使护士的角色功能不断扩大。因此，护理服务对象不单纯是疾病本身，也不仅是患病的人，而是整体的人。护理是针对“现存和潜在健康问题的人”，说明护理的对象应包括已存在健康问题的人和可能出现健康问题的人，同时认识到所有生活在社会中的人或群体都存在威胁其健康的因素。因此，护理的服务对象从个体、家庭延伸至社会，从护理生病的人到帮助健康者预防疾病乃至促使健康人维持健康状态。

现代护理学是为人类健康服务的一门科学，它是由自然科学与人文社会科学相结合的一门综合性应用学科，也是科学、艺术和人道主义的和谐融合。其基本任务是维护健康、预防疾病、恢复健康和减轻痛苦。1981 年 5 月 6 日，国家卫生部、中国科学技术协会、中华护理学会在人民大会堂联合召开首都护理界座谈会。会上，当时的中国科学技术协会主席周培源先生在讲话中对护理学的社会属性作出精辟论述：“护理学是医学科学中分出来的一个独立学科，它不仅有自己完整的理论体系，而且在应用新技术方面有了许多新的发展，在医学领域中越来越占有重要地位。护理学是社会科学、自然科学理论指导下的一门综合性应用学科”。护理学是医学科学的一个重要组成部分，医学、伦理学、社会学、管理学、经济学等的发展促进了护理学、护理实践活动理论基础的发展。随着社会进步和发展，护理学已成为一门独立的学科。护理学独立性的含义要从相对意义上去理解，独立不等于孤立，一个与其他学科不发生联系，不充分利用其他学科的资源、科研成果去充实自己专业的绝对独立的学科是不存在的，也根本谈不上发展。由于护理工作涉及人类社会活动的各个领域，有必要也有条件充分利用各学科领域的人才和成果，不断完善学科体系，促进学科的发展。

二、护理学的基本概念

人、环境、健康和护理被大多数学者认为是护理学的基本概念，也是护理学发展的根基。对上述 4 个概念的研究和描述构成了护理学的基本要素和总体概念框架。

（一）人

人（human）是护理专业关注的主体，是护理服务的对象，对人的认识是护理理论和护理实践的核心和基础。现代护理观主要从以下几个方面对人进行理解和分析。

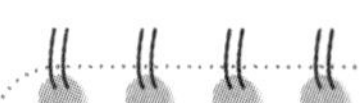

1．人是一个整体　作为护理服务对象的人不仅是生物的人，还应是由生理的（physiological）、心理的（psychological）/ 精神的（spiritual）、社会文化的（sociocultural）等多方面构成的整体，其各组成部分并非割裂独立存在，而是通过相互间的联系、相互依赖和相互作用而形成的完整的、独特的体系。其中任何一个组成部分的不适或失调都会影响其他部分乃至整体。例如躯体疾病可影响人的情绪和社会活动，同样，心理压力和反应也会造成身体的不适或失调。

2．人是一个开放系统　人作为自然系统中的一个次系统，是一个开放系统。人的基本目标是通过与周围环境交换物质、能量和信息，保持各次系统间以及机体与环境间的平衡。人只有处在内环境稳定的状态中，才能不断适应外环境的持续变化。人由许多次系统组成，每个次系统的变化都会影响其他次系统和整个系统的运作。

3．人的需要因人而异　人都有共同的基本需要，但是每个人的需要又因人而异。基本需要的满足是人类得以生存和繁衍发展的基础。一方面人类的基本需要具有共性，即在不同时期、不同地区或不同人群，不论其生活方式有多大差别，每个人的基本需要是一致的，例如人饥饿时就有进食的需要，寒冷时就有寻找避寒取暖之所的需要。但基本需要的具体内容又随着人的特异性而存在一定的差异，例如不同年龄组的人有各自不同的发展特点和任务，也就具有不同层次的基本需要，为此，每个人都是与众不同的独特个体，每个人基本需要的内容和满足基本需要的方式也各不相同。

4．人具有自理能力，并对自己的健康负责　人具有不同程度的自理能力，并努力追求恢复、维持和促进自身良好的健康状态。人具有能够反映自己及其环境、总结并解释经验以及使用象征性的语言和文字，能够创造性地为自己和他人谋幸福的能力。因此，人不会被动地等待治疗和护理，而是会主动地寻求信息，积极参与维护健康的过程。

护士在护理实践中必须充分认识上述特点，时刻意识到人具有独特的情绪和情感，有特殊的家庭和社会文化背景，有不同的习惯、信仰和观点，努力调动个体的主观能动性，为其提供个体化的护理活动，以满足个体的需求，实现预期的护理目标。

（二）环境

人所处的环境（environment）包括外环境和内环境。外环境由自然环境和社会文化环境组成：自然环境包括生物、化学、物理等组成部分；社会文化环境包括经济、劳动条件、生活方式、人际关系、文化、宗教、社会安全等方面。内环境指人的生理、心理以及思维、思想和社会等方面。

人与环境是密切相关的，人的内环境与外环境相互作用并持续进行着物质和能量的交换，呈动态、持续变化的特点。人通过不断调整内环境，以使其适应不断变化的外环境。不良的环境会影响人的健康；人的疾病和健康状态也会对环境产生一定的影响。

（三）健康

人与环境的相互作用直接影响人的健康状态。1947 年，世界卫生组织（WHO）对健康（health）的定义是“健康不仅仅是没有身体上的疾病和缺陷，还要有完整的心理和社会适应状态”。该定义将健康的领域拓展到生理、心理和社会 3 个层面，表达出理想的健康状态不仅是免于疾病的困扰，而且还应该是具有良好的心理状态以及维持良好的社会互动状态。许多学者对健康的概念和特点也进行了阐述。

1．健康是一个动态、连续变化的过程　1961 年，邓恩（Dunn）对健康下的定义是：“个体高层次的健康是指个人潜能的完全发挥，这需要个体在其环境中保持平衡与确定发展的方向。”邓恩认为个体能够以各种方式使自己的健康状况达到可能达到的最佳健康状态（high level wellness）。许多学者认为如果以一条横坐标表示健康和疾病的动态变化过程，一端代表最佳健康状态，另一端则代表病情危重或死亡，其间还有健康良好、略感不适、病情危重等阶段（图 1-1）。在现实中，每个人的健康状态都会处于这一“横坐标”动态过程的某一位置，

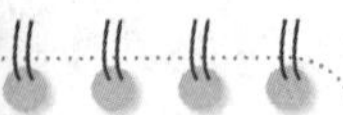

而个体所处的这一位置又是随时不断变化的。护理可以涉及健康的全过程，即从维护最佳的健康状态到帮助濒临死亡的人平静、安宁、有尊严地死去。

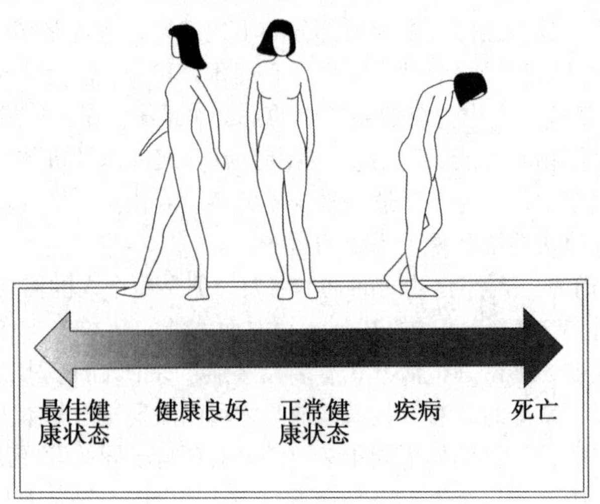

图 1-1　健康 - 疾病动态变化示意图

2．健康是一个多层面的整体概念　人们对健康的理解是多层次、多元化的，从 WHO 的健康定义可以看出，健康包括了生理、心理和社会等各个方面；健康是机体内部各系统间的稳定、协调，以及机体与外部环境之间平衡、和谐、适应的良好状态。人的任何一方面出现异常均会影响整体的健康状态。

3．个体的健康受多种因素影响　个人的信念、社会背景、经济水平、文化观念和生活方式等方面都会直接影响人们对健康的理解和认识，并可进一步影响其在维持和促进健康方面所采取的行为。护士有责任帮助人们逐步转变不正确或不完整的健康观念，督促其采取健康的生活方式以及有益于健康的行为。

（四）护理

护理活动是科学、艺术、人道主义的结合，其科学性表现为护理实践是以护理学、基础医学、社会人文学等知识和理论为指导；艺术性表现为护士面对的是不同的人和不同的情况，需要创造性地应用知识和能力，以保证提供高质量的有效护理服务；人道主义是指护士需要有爱心、同情心、耐心，有无私奉献的精神。在生物 - 心理 - 社会医学模式中，护理的服务对象是整体的人，护理是为人的健康提供服务的过程，护理工作的目标是使不同年龄、处于不同状态的人都能恢复、维持或促进其达到最佳的健康状态。因此，护理不再只是一种技术或简单的谋生职业，而逐渐成为一门独立的学科和专业。护理是有目的、有组织、具有不断创造性的活动，护理程序是护理工作的基本方法。

第三节　护理的任务、功能和范畴

护理学是生命科学中综合了自然、社会及人文科学的一门应用科学，也是一门独立的学科，与医学、药学、营养学等共同组成整个医学领域。学习和理解现代护理的任务、功能和工作范围是十分必要的。

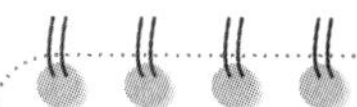

一、护理的任务

护理是由专业护理人员在护理职责分工范围内，协助医技人员预防、诊断和治疗疾病，并应用护理手段为服务对象提供协助，以满足其生理、心理需要，提高其社会适应能力，维持或增强健康水平（或安详地死去）的一种社会活动。护理学作为医学领域中一门独立的学科，以服务对象为中心，针对服务对象生理、心理、社会、精神及文化等各层面的健康问题，采取科学、有效的护理对策，解决其健康问题，满足其需要，使其尽可能恢复到健康的最佳状态。因此，护理学的基本任务是促进健康、预防疾病、协助康复、减轻痛苦。

1．促进健康　促进健康是帮助服务对象维持最佳的健康水平或健康状态，是护理人员运用所学的护理专业知识和技能，帮助服务对象获取有关维持或增进健康所需的知识及资源。如适当的运动、合理平衡的膳食、适当的睡眠等将有益于增进健康。

2．预防疾病　预防疾病是帮助服务对象减少或消除影响健康的各种因素，包括生物学因素、环境因素、心理社会因素及生活方式因素，以维持健康状态，预防疾病的发生。如改变不良嗜好，戒烟、戒酒；预防接种，提高机体免疫力等。

3．恢复健康　恢复健康是运用护理学的知识和技能帮助已经出现健康问题的服务对象解决健康问题，改善其健康状况。如协助术后患者实施有计划的功能锻炼，使其尽早恢复；协助脑卒中患者进行一系列的康复护理，促使其尽可能恢复自信和最大程度地恢复肢体功能。

4．减轻痛苦　在护理实践中，运用所学的护理理论知识和技能，帮助个体或群体减轻疾病带来的痛苦；对临终患者采取适当的护理措施，以减轻其身心痛苦，使其在生命的最后阶段能获得舒适，从而平静、安详、有尊严地离去。

二、护理的功能

按照护理人员独立决策和行使护理措施的程度，可将种类繁多的护理活动归为以下 3 种功能。

1．独立性功能　指护理人员运用专业知识和技能来决定的护理措施及护理服务，即在一定的情景下护士独立进行判断、决策，无需医嘱而为护理对象安排的护理活动。如：观察病情、协助维持体位、心理支持、日常照护技能指导及咨询等。

2．依赖性功能　指护理人员需要按照医嘱或处方执行的措施，或其他健康专业人员指导或监督的职责。如：遵医嘱给药，协助病人恢复健康或维持生命。在这些措施中，医师或其他卫生服务人员（康复师）角色功能占据较多分量，护理人员作为执行者给予相应的治疗措施，责任由医师承担，如：按医嘱发药给病人、使用呼吸机、协助完成各种检查等。

事实上，在治疗疾病、恢复健康的过程中，独立性和依赖性两种功能必须相辅相成，才能达到最好的效果。在执行依赖性护理功能的过程中，往往会给护理对象带来一些不舒适或受压迫的感受。因此，护理对象需要被关心、了解及支持，此时便需要独立性护理功能的发挥。治疗是必须的，如何去营造一个有利于治疗的情景至关重要。为此，一个护理人员除了能正确执行依赖性护理功能外，更需充分发挥独立性护理功能作用。

3．相互依赖性功能　是在以患者的利益为中心的基础上，与其他保健人员进行沟通、共同协作。护理人员执行的活动可能是由健康小组中两个或更多的人共同来决定的，即由护理人员与其他健康小组的成员共同合作，来处理患者的有关问题或临床情况。

三、护理工作范畴

护理工作作为医疗卫生事业的重要组成部分，是与人民群众的健康利益和生命安全密切相关的工作。现代医学模式和新的健康观念对护理理念产生了深刻影响，丰富了护理工作内涵，

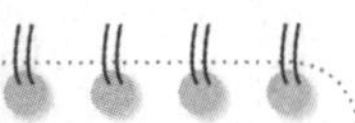

树立以服务对象健康为中心的整体护理理念，以保障实现护理基本目标。随着医学科学的进步和高新技术在诊疗工作中的运用，临床护理专业技术水平显著提高，护理在急危重症、疑难症患者的救治方面发挥着重要作用。为满足人民群众的健康服务需求，护理服务不断向家庭、社区延伸，家庭护理、临终关怀、老年护理、日间病房等多样化的社区护理服务有所发展。

1．护理学基础知识和技能　护理学的基本概念和理论是护理学的基础，进一步研究相关理论在护理学中的应用，探讨护理概念和护理理论的发展，以及护理程序在护理活动中的应用是护理工作者的任务。

基础医学知识、基础护理措施的原理和方法，以及基本和特殊护理技术操作技能是护理实践的基础。护理技术包括无菌技术和消毒隔离技术、观察和测量生命体征的方法、各种给药法、保持舒适的环境、满足营养和排泄需要的方法等基本技术，以及锁骨下静脉穿刺、气管插管、心肺脑复苏等特殊技术等。基础护理操作技术的研究和发展对护理实践具有重要意义。

2．临床专科护理　临床各专科已形成各自较为完善的护理常规，如新生儿护理常规、糖尿病患者护理常规、血液病患者护理常规等，在观察病情、完成治疗和护理计划等方面形成了一整套规章，这仍将是护理学研究的重要范围。随着科学技术和医学的发展，各专科护理也日趋复杂，如重症监护、器官移植、显微外科、烧伤、多脏器衰竭等患者的护理需要由具有较高水平专业知识和技能的临床护理专家来完成。

3．不同人群的护理　社会对护理的需求不仅仅局限于医院为个人提供护理服务，护理还要在不同场所、面对不同人群发挥作用。例如，社区护理包括老年护理、婴幼儿护理、妇女健康指导、高血压高危人群的预防保健、吸烟者的戒烟活动等；职业护理包括各种不同职业场所的护理，如航天、深井、特殊化学、物理状态下的护理。学校、托幼机构的护理，预防疾病、护理教养、促进儿童的生长发展、为有特殊心理行为问题的儿童和家庭提供帮助等，这些领域也是护理研究的重要方面。

4．心理和社会支持　由于人是一个整体，其生理、心理和社会各部分密不可分，研究躯体疾病对其心理、社会方面的影响，以及心理、社会因素对健康的影响是护理的研究范围。护理工作者需深入研究如何更好地评估患者的心理社会反应，为患者及其家庭提供心理支持，满足他们的心理需要，并且提供有关的健康服务信息，介绍其参加患者互助组织，如癌症患者协会等，充分利用和发挥家庭和社会支持系统的作用，促进康复。

5．健康指导、咨询和教育　健康教育是护理学不可缺少的一个重要部分。护士将教与学的知识运用于实践中，识别不同服务对象的认知水平、知识背景、获取知识的愿望和心理状况等对健康教育的影响因素，创造良好的教育环境，使人们主动参与到教与学的过程中。针对不同人群宣传有关预防疾病、促进健康、有效康复以及自我保健和护理知识，指导人们改变不健康的生活方式是护士的责任。

6．护理伦理　护理工作中，护士时刻面对患者的生命和利益，不可避免地会遇到需要作出决定的情境，如是否放弃抢救或治疗、是否尊重患者选择治疗方案的权利、治疗或护理方案是否损害了患者的经济利益等，护士该如何作出决策、所作出的决定是正确的还是错误的，即护理的伦理问题，是护理学值得深入探讨的课题。随着高科技在医学、护理学中的应用，护理工作者正面临越来越多的新的伦理问题，例如，试管婴儿、器官移植、机械维持呼吸和循环功能等，护理伦理的准则也需要适应社会的发展。

7．护理教育　护理教育是护理专业的基础，涉及培养合格的实践者，保证护理专业适应未来的需要。护理教育活动包括制定教育培养方向、制定各种层次教育项目的培养目标、设置和实施教学计划、教学评价。同时研究教与学的方法、学生能力的培养、教师队伍的建设、教育项目的内部和外部评价等。正规的学校教育、护士的继续教育和专科培训等都是教育的途径。

8．护理管理　护理管理近年来发展迅速，护理学与现代管理学不断交叉、融合，是护理学重要的研究领域之一。不论是全国性护理团体的领导、护理学院的院长、医院的护理部主任，还是临床护士，都需要有现代管理的知识和能力，从而有效地管理各种组织以及患者。医疗管理体制、专业政策和法规的制定、各种组织结构的设置、人力资源的管理、资金的管理、工作质量的控制和保证等都是护理管理的研究范围。

9．护理研究　护理研究对护理学知识体系的发展有深远影响。研究方向的设定、研究方法的改进、研究结果的交流和在实践中的推广都是护理研究的范围。护理人员有责任通过科学研究的方法改进护理工作方法，推动护理学的发展。

第四节　学习护理学基础的方法

21世纪是生命科学主导的世纪。随着科技的飞速发展，社会文化和经济结构的变化，人们的生活、健康水平以及对健康、保健等的卫生需求正发生着历史性的变化，人们对生存、生命的价值越来越关注。护理是以维护和促进健康、减轻痛苦、提高生命质量为目的，运用专业知识和技术为人民群众健康提供服务的工作。为了更好地适应人民群众日益增长的健康需求和社会经济发展、医学技术进步的形势，促进护理事业全面、协调、可持续发展，必须持续促进提高护理质量和专业技术水平，因此，学习现代护理学理念、了解护理理论、掌握护理的基本技术具有十分重要的意义。护理学基础是护理专业重要的专业基础课程之一，是作为一名合格护士所必须掌握的基本知识、基本理论以及基本技能。

一、学习内容

护理学基础课程主要包括护理学导论与基础护理学上、下两篇。本教材的上篇第一至八章为护理学导论的内容，主要介绍护理的发展史、护理学基本概念、护理专业角色与专业素质、护士在实践中的伦理和法律意识、患者的心理社会反应、人文社会学理论在护理实践中的应用、护患关系与沟通、护理程序及护理理论与模式。教材的下篇第九至二十三章的内容为基础护理学部分，主要包括医院环境、预防与控制医院感染、生命体征的评估与护理、人体力学在护理学中的应用、患者的舒适与安全、患者的清洁卫生、冷热疗法、饮食与营养、排泄活动的评估与护理、药物疗法、静脉输液与输血、常用标本的采集、一般急救技术、临终患者的护理及医疗与护理文件等。

二、学习目的与方法

（一）学习目的

本课程在护理学教学体系中占有重要的地位，是护生的专业基础课。本教材所涉及的内容是临床护理实践中最基本、最普遍的理论和技术，是作为合格护士首先必须掌握的护理学“三基”（基本理论、基本知识和基本技能）的重要组成部分。本课程的教学宗旨是在促进学生逐步理解现代护理理念的基础上，培养学生建立良好的职业道德和职业情感，培养学生主动学习的习惯，掌握护理学基础中的基本理论、基本知识和基本技能，并通过临床实践提高学生灵活运用护理学基本理论与技术的能力，以便履行护理人员“促进健康、预防疾病、恢复疾病和减轻痛苦”的职责。

本课程注意培养学生的独立学习、创造性思维和解决问题的能力。为使学生明确每一章教学的具体要求，在章内提供详细的学习目标供参考，学习目标采用行为目标模式的6个层次水平进行描述，即知识、理解、应用、分析、综合和评价，以便于有效地评价学生对教学内容的掌握程度。护理学基础这门课程的总体要求，既要记忆和理解基本知识、基本理论，又要具有

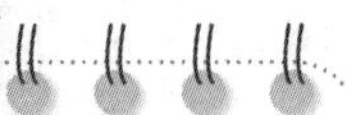

应用基本知识、基本理论分析临床实际情况和综合运用知识的能力。因此本课程的总体要求是使学生完成课程的学习后，能够：

1．描述护理学发展的历程。

2．初步建立现代护理理念。

3．具备良好的职业道德和职业精神。

4．运用所学的理论、知识和技能分析服务对象的各种需求。

5．描述各项护理技术、技能的原理。

6．按正确的规程独立完成常用的护理技术操作。

（二）学习方法

1．课堂学习　首先使学生认识到护理学基础课程的特点和重要性，它是护理学“三基”内容中的核心，包括了培养学生具备作为一名合格护士应具备的基本的护理理念、基本素质和基本理论的主要内容。由于上篇护理学导论部分的内容相对比较抽象，涉及许多概念、理念、宗旨和理论，这部分的学习应鼓励学生在充分理解教材内容的基础上掌握，注重引导学生不断思考和理解护理基本理念和主要理论的基本内涵，尝试用护理程序去解决临床实践问题，要求掌握基本概念和基本理论的框架，重点在于对基本概念、理论的理解。

基础护理部分的特点是既简单又复杂，“简单”是指课程内容中所涉及的概念、原理基本上是应用或借用其他基础课上的知识；“复杂”是因为涉及相当多的临床技术操作，操作的流程与步骤相对细致、复杂，又必须与临床实际情况相结合，因而又具有复杂性。对基础护理部分的学习强调在理解的基础上，重点要求学生掌握综合运用基本原理、原则、规范和技能的能力。

2．培养学生的人文观念，强化技能训练　每一个护士都应该清醒地认识到护理学基础的重要性，只有掌握扎实的基础理论和过硬的操作技能，才能够具备足够的信心为服务对象实施全身心的护理。护理是一门处理人类需要和问题的学科，基础护理中涉及的各项护理措施和技能操作其本质都是为了满足服务对象的需要，以达到减轻痛苦、增加舒适、促进健康的目的，因此在教学和学习中应避免单纯的“以操作为中心”，而应强调将导论中的概念、观点和理论与解决服务对象的实际问题、满足其基本需要相结合，培养学生的整体观念。

基础护理部分是一门技术性极强的课程，要培养护士具有过硬的基本功，一定要多练、多实践。对于每一项技术，在教学中应以基本原则为标准，以操作流程为途径，反复进行“练习→纠正错误→再练习”的过程，只有这样，才能达到熟练和运用自如的目的。

3．强调临床实践，认识自身价值　无论社会、科学如何发展，护理学始终都是一门实践性、应用性的学科，临床实践对护理学的发展具有十分重要的意义，人们所学的知识、技能只有应用于临床实践才能体现其真正的价值。护士在临床实践中展示出自身的知识和才华，良好的沟通技巧，高度的责任感和救死扶伤的人道主义精神，稳、准、熟练的护理技术能力，并通过对患者的护理传递出对人、对生命的尊重，这样才能体现护理和护士自身的价值。在实践中不断培养护理技术以及职业精神，这也是护理学基础教学始终不变的宗旨。

（尚少梅）

第二章 护理的专业角色与护士的专业素质

第二章数字资源

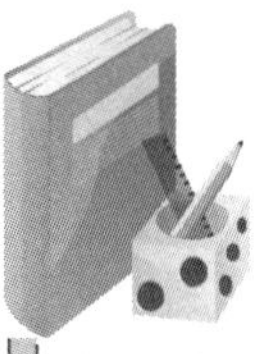

导学目标

通过本章内容的学习，学生应能够：

◆ **基本目标**

1. 陈述护理的专业特征。
2. 举例说明护士的专业角色和职业角色。
3. 列举护士的专业素质。

◆ **发展目标**

1. 综合运用护士专业角色描述护士的工作内容。
2. 将自身的生涯发展与护士的专业角色建立联系，树立远大理想。

护理学是以人的健康为主线，以促进和保持健康、预防疾病、协助康复、减轻痛苦为目的的一门学科。随着医学模式向生物 - 心理 - 社会医学模式的转变，护理学发展历经了 3 个阶段的转变，从以疾病为中心，到以患者为中心，至今发展为以人的健康为中心。护士的工作范畴和角色因此发生了巨大的改变，这些改变以及推进健康中国建设的总体布局也对护士的专业素质提出了更高的要求。

案例 2-1

责任护士小丽走进神经内科某患者的病房，先帮助患者整理了床铺，然后协助其翻身，并查看患者的皮肤情况，询问患者是否有不适。随后小丽按照医疗方案进行当日上午的输液治疗，并定时查看输液情况。在输液结束后，小丽帮助患者做偏瘫肢体的被动运动，向患者询问此次脑卒中发作的可能原因，并告知患者控制血压的意义和具体方法以及预防跌倒的具体措施。下班后，小丽回顾了一下近期护理过的患者，她决定要查阅一下脑卒中偏瘫后的老年人及其家属对于居家康复相关知识及护理服务的需求资料，以便更好地为患者提供健康教育和优质的护理服务。

请回答：

1. 在护士小丽身上体现了哪些专业角色？
2. 这些角色的具体行为有哪些？

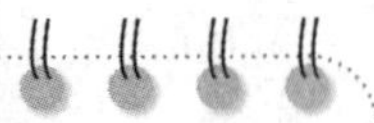

第一节　护理的专业角色

“以人的健康为中心”的护理目标的提出，是健康理念和医学模式由旧向新转变的具体体现。它将护理服务的对象从患者延伸到了健康人群，工作范畴也从医院延伸到了社区，这为护理专业的发展提供了更多的机遇，同时也提出了新的挑战。因此，当代护士所承担的专业角色也正发生着重要的转变。

知识链接

专业的特点

1981 年，Kelly 将专业的特点归纳为：①专业服务对人类是重要的，且应造福于社会；②专业人员拥有专门的知识体系，且后者通过科学研究可不断扩展；③专业服务的重要特点是涉及知识和智能的活动，专业人员应承担相应的责任；④专业人员需要在大学内培养或接受更高层次的教育；⑤专业人员工作有相当的独立性，有约束的政策法规；⑥专业人员愿为他人服务，并把工作作为自己的终生事业；⑦专业服务有职业伦理法典，以指导专业人员的抉择和行为；⑧专业人员有自己的学术团体，鼓励和支持高标准的工作实践。具备以上特点者可称为一门专业。

一、护理的专业特征

根据《现代汉语词典》的解释，职业（occupation）指个人服务社会并作为主要生活来源的工作，而专业（profession）指高等学校或中等专业学校根据社会专业分工的需要设立的学业类别。护理不仅是一项技术性的职业，还是一门具有独特理论体系的专业。许多学者界定了专业的定义和专业的标准。1993 年，美国护理学者 Miller 首次提出了护理专业化的判定标准，包括接受高等教育（higher education）、研究（research）、著作（publication）、参加专业团体（participation in professional organizations）、社区服务（community service）、继续教育（competence and continuing education）、道德规范（codes of nurses）、理论（theory）和自主性（autonomy）共 9 个方面。结合我国的实际情况以及护理本身的发展变化，作为一门专业，护理应具有以下特征。

1．从业者具有高等教育经历并接受继续教育　作为护理专业的从业人员，护士需要具备较深厚的教育基础，需接受过高等教育学校的正规护理教育。高等护理教育起源于西方，如今已在全世界范围内广泛开展，它使护士在就业前具备从事护理实践所需的专业知识和操作技能，并达到一定的专业标准，为从事具体护理实践工作打下坚实的基础。在护理实践过程中，护士还应跟上社会与时代的更新与变革，不断接受继续教育，以获得新知识与新技术。

2．具有独特的理论体系　从南丁格尔创建第一个护理哲学到现代学者提出的诸多护理学说、理论和模式，如奥瑞姆（Orem）的自理理论、罗伊（Roy）的适应模式等，为护理实践提供了理论框架和工作方法，使护理实践免于仅仅以任务为中心，而是通过将护理知识和实践活动系统化，确保实施的护理是具有目标的、系统化的、可控的和有效率的。

3．进行和应用科学研究　专业实践活动必须基于理论知识和科学研究，护理实践要在最新知识、最强有力的证据和科学研究成果指导下进行。科学研究不仅可以用于指导具体的护理实践活动，还可用研究方法来阐明和检验护理专业理论的适用性和实用性，使之得到不断补充和完善。

4. 有护理专业团体　随着护理学科的不断发展，出现了护理专业组织和护士团体，它们在支持和保证实施高标准的实践活动和促进专业发展中起着极为重要的作用。例如，国内有中华护理学会（Chinese Nursing Association，CNA），各省、自治区以及直辖市也有自己的护士团体，如北京护理学会（Beijing Nursing Association，BNA）；国外有美国护士协会（American Nurses' Association，ANA）和全美护理联盟（National League for Nursing，NLN）。它们参与制定有关政策、法规和专业标准，以规范护理专业活动；积极开展国际护理学术交流活动，大力推广护理科技知识、先进成果与科研成果；对护士进行管理和规范化培训，同时为其成员谋福利、创造和提供受教育的机会、争取应有的权利和地位。

5. 为人类和社会提供至关重要的服务　护理是利他的活动，其目标是促进和保持健康、预防疾病、协助康复、减轻痛苦，从而实现协助个人、家庭、团体及社会充分发挥健康潜力，使服务对象得到更好的照顾，获得更高的生活质量。

6. 有伦理准则和道德规范指导决策　随着现代护理学的发展，人们对于健康的需求向更深层次、更广范围扩展与延伸，护士将面对更复杂的伦理问题。护理伦理准则和道德规范是指导护士正确工作的指南之一。中华人民共和国国务院令（第 517 号）颁布的《护士条例》自 2008 年 5 月 12 日起施行。2020 年中华护理学会发布了《中国护士伦理准则》，旨在指导护士在专业行为、专业实践中做出符合伦理的决策，促进专业品格和人文素养的全面提升。护理需求是广泛的，其蕴含着尊重人的生命、尊严和权利，而且不论国籍、种族、血统、肤色、年龄、性别、政治或社会地位等，每个人均应获得同等的尊重。

7. 护理活动具有自主性　即护士具有制定护理照顾决策和实施护理实践活动的自主性和独立性。尽管在不同医疗保健体系和文化环境中，护理活动的自主性存在差异，但仍需鼓励护士对患者实施评估和病情观察、参与质量管理、加入伦理委员会、引进同行评价机制等措施来提高护士工作的自主性和独立性，从而改善护理质量和提高工作满意度。

综上所述，护理学是一门独立的专业学科，具有广阔的发展前景。我国护理本科教育自 20 世纪 80 年代开始，至今已有 40 余年，实现了从学士到博士的培养体系全程化和护理专科体系的精细化，从而使护理服务和研究得到了快速发展。当然，现阶段我国护理专业还面临着许多挑战，如护理专业理论在实践活动中的应用、高水平科研成果的产出及临床转化等。为使我国护理事业得到进一步的发展，还需要广大护理工作者的不断努力，使护理向一门独立的专业不断深入发展，以更好地适应社会，满足人们的健康需求。

二、护士在实践中的专业角色

"角色（role）"一词用于描述人的社会行为，即指社会中某一特定地位人群的行为，而且这些行为具有一定的可预测模式。人在社会中的角色往往是按照社会或特定组织的期望以及个人对自己的期望所表现出的行为。因此，角色还反映着这一特定人群的目标、价值观和情感等。每个人都承担着多种社会角色，如一位女护士在工作中要表现出专业护士所应具有的角色，在家庭中她既是孩子的母亲，又是父母的女儿，也是丈夫的妻子，因而她要在不同情境下转换护士、母亲、女儿、妻子的角色。在护理学发展的过程中，护士的角色曾被视为母亲、修女、侍女和医生的助手，这些观点至今仍影响着人们对护士的认识和理解。随着社会文明的进步，科学技术、医学与护理学的发展，护理工作的职责与功能远远超出了传统领域，由单一的床边护士角色转向多种角色。充分发挥护士的智慧和能力，使护士角色向多元化发展，这也将是今后护理发展的主要方向。

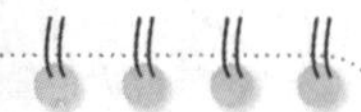

（一）护士角色的变化历程

护理工作自古就有，但长期以来都是医护合二为一。护理（nursing）一词原意是哺育小儿，后来扩展为养育、保育、避免伤害，以及看护老人、患者或虚弱者。独立的护士角色出现较晚，其发展也经历了漫长的历史过程。

19 世纪以前，照顾患者的工作只由一些生活在社会底层的穷人或患者家属来完成。所以那时的护士是一种仆人或母亲（家人）的形象。在欧洲，早期的医院是教会慈善事业的一部分，照顾患者被认为是对灵魂的拯救，是基督徒的责任，此时护士的形象为修女形象，其职责是照顾患者生活，并服从于医生的指挥。因此，19 世纪以前对护士角色的要求归纳为：①在品行上应是勇于献身、清洁、守职；②在技术上应是完成对患者的生活照顾；③在行动上应是无条件地服从医生。人们认为护士的角色应是仆人、母亲（家人）或修女。现在，虽然护士角色本身已经发生了根本的变化，但这些角色在社会上甚至是护士自身的心中仍留有痕迹，因而依然影响着护理专业的发展和护士地位的提高。

19 世纪中期，克里米亚战场上护士的杰出贡献使人们意识到护士在改善环境、控制感染、降低死亡率方面的重要作用。当南丁格尔创立了第一所护士学校并从科学的角度看待护理工作后，就有越来越多的人认识到护理的重要性，这使人们心目中的护士角色得到了很大改变。

自 20 世纪 60 年代以来，各国的护理理论家就不断提出和形成护理学的独特模式和理论。我国自 20 世纪 80 年代以来，引进了西方的护理概念、理论和框架，同时随着医学模式的转变，护理逐步确立了以人的健康为中心的整体护理模式。此外，结合我国的自身情况和基础，护理学又发展了中医护理这一独有的护理学科。到目前为止，护士的角色已经发生了相当大的变化。虽然执行医嘱、照顾患者仍然是护士的重要功能与任务，但患者的心理、精神护理，以及患者及其家庭的健康宣教与健康指导等都已成为现代护士角色功能的一部分。

（二）现代护士在实践中的专业角色

从历史的演变分析来看，护士的角色经历了“母亲角色”“宗教角色（修女）”“南丁格尔角色”和“现代（专业）角色”的演变。随着社会对护士角色的期望值增高，21 世纪的护士所具有的专业职能除了为患者提供基本的护理照顾外，还要为不同层次、不同需求的人提供健康保健知识，担负起健康教育的责任；除了具有专业理论知识外，还应该具有较渊博的人文学科知识；除了具备熟练出色的护理操作技术外，还能致力于开展本专业的理论与实践研究，能独立解决本学科发展的重要课题；护士应是医生默契的医疗合作伙伴，以及各种人际关系的协调者等，而不单纯只是助手。现代护士所具有的专业角色包括以下几种。

1．照顾者（caregiver）　照顾者是指运用护理程序为患者提供照顾的人，是护士最基本的角色功能。在对“以人的健康为中心”的医学模式的探索中，护士在各种健康保健机构和场所帮助患者减轻病痛、恢复健康，除了为患者提供直接的护理服务外，还要满足患者日常生活的基本需求，重视患者及其家庭成员心理、社会各层次的需求。护士的安慰和情感上的支持可以帮助患者树立信心，给予其在康复中战胜疾病的力量。护士作为照顾者，还承担着保持良好的环境、预防交叉感染、减少应激、促进患者舒适、给予合理饮食、执行诊疗和护理计划等工作。要做好照顾者的角色，护士除了应具有扎实的护理专业知识和操作技能外，还要具有心理学和社会学方面的知识，以满足不同教育背景、社会背景和人格特征的服务对象的需求，以更好地从整体上提供健康照顾服务。

2．教育者（educator）　广义上，教育者是指能够对受教育者的身心发展起影响作用的人，教育者的角色是护士专业角色的重要组成部分。护士有承担预防保健工作、宣传防病治病知识、进行康复指导、开展健康教育的义务。受过高等教育的护士将成为护理健康教育的主要承担者，可以在学校、医院、家庭和社区等各种场所行使其教育者的职能。如在医院，向患者和家庭介绍有关疾病用药、治疗和自我护理方法以及康复的知识，帮助患者适应疾病对其今后生活的影响等；在社区，传递健康保健知识，教授人们预防疾病、避免意外伤害、促进健康的相关知识和方法；在工作中，将所需的各种护理专业知识和技能传授给各种实习学生及低年资护士；此外，护士还有教育其他健康服务者的责任，以及向有关政府机构提供健康报告和建议的责任。护士还可在医疗预防、公共卫生、妇幼保健、老年医学、康复医学等方面全方位地对人们在生理、心理和社会上的健康问题进行健康教育。社会对护理教育者角色的需求越来越多，但要想充当好教育者的角色，护士除了要掌握丰富的护理专业知识外，还应具备教育理论和技巧的知识，针对患者的具体情况，如年龄、教育水平等采取有针对性的、有效的健康教育方法。

3．咨询者和顾问（adviser and counselor） 咨询者和顾问是指在某方面具有专业知识，备以咨询的人员。作为咨询者，护士应运用治疗性的沟通技巧，鼓励人们讨论其患病或受到伤害后的感受，以及在处理有关健康和疾病问题时所遇到的困难，判断服务对象现存的和潜在的健康问题，帮助其发现最佳的解决方法，如为糖尿病、高血压等慢性病患者及其家庭提供用药、饮食和活动的咨询。护士作为健康顾问，还可为产褥期母亲及其家庭提供育儿相关信息及健康知识资源，当患者出院时为社区健康服务者提供有关患者的全面情况等。

4．管理者和决策者（manager and decision-maker） 管理者是指在组织中直接参与和帮助他人工作的人，决策者是指受诸多因素影响的决策主体。每个护士都在执行着管理者和决策者的职责。护士行使管理者的职责包括对患者的管理，对病房内其他人员、病房物品和药品等的管理，如管理患者及其相关人员、管理毒麻药品等。除此以外，护士还应在具体护理实践中经常做出决策，如为患者制订护理计划、组织诊疗和护理措施的实施以及安排出院事宜等。

5．合作者和协调者（cooperator and coordinator） 合作者是指为了达到共同目的，彼此配合参与联合行动的人；协调者是指在团队合作中团结各方，协调人力物力的人。现代护理学要求护士与患者、家庭以及其他健康专业人员紧密合作，以更好地满足人们的需要。在临床工作中或社区医疗卫生保健中，护士都要加入到包括护士、医师、营养师、康复师、社会工作者、心理学家等人员组成的多学科小组中，在患者的需求、治疗和康复方案以及所采取的具体方法等方面达成共识，并且相互配合和支持，完成患者的治疗、康复和健康促进的工作。患者所获得的照顾来自各种不同的健康专业人员和非专业人员，护士作为协调者应指导、计划和组织好各类人员为患者提供服务。护士还应使患者及其家庭参与到诊治和护理过程中，使之成为治疗和护理决策制定的参与者。

6．代言人（client advocator） 代言人是指在自身领域为某一群体考虑的代理人。作为患者的代言人，护士有责任保护患者的人权和合法的权利，当这些权利受到干扰和破坏时，应该为患者提供帮助，帮助其保持安全的医疗环境，制定必要的措施以防止由于诊断带来的伤害或治疗的不良反应。同时，患者在入院前、入院时和出院后的各个阶段会接触到很多健康服务人员，护士有责任帮助患者理解从其他健康服务人员那里获得的信息，并补充需要的信息，协助患者做出有关决定。

7．研究者（researcher） 研究者是实施护理研究并对研究的质量和受试者的安全及权益负责的人。在临床实践中，只有进行科学研究，才能使护理临床和教学适应学科的发展并满足社会需求。用科学研究的方法解决护理实践、护理教育、护理管理及护理伦理等领域的问题是每个护士的责任。护士应运用经过研究所得的结果来核查所执行的护理活动是否正确适宜、解决患者的健康问题以及发现新的护理措施等。除临床研究外，还应以整体、综合的观点研究疾病与社会心理、地位、文化、行为方式之间的关系，研究家庭病房、社区护理等对社会人群健康的作用，研究护理工作范围与人群健康需求的关系等。通过研究，评判出人们健康的潜在有害因素，制定对策，从而提高人们的健康水平。同时，护士还要有变革的思想，在实践中通过应用和检验护理研究成果，不断改进护理服务方式，以推动护理事业的不断发展。

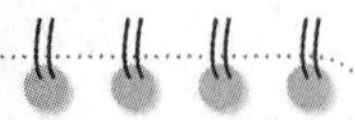

以上所述的这些专业角色适用于任何护理实践场所，且相互关联。虽然对其分别进行了描述，以明确各种角色的意义，但在实际工作中，护士的多种角色常常是相互重叠、不易区分的。例如，护士为患者测量血压时，一边为其测量血压，一边还需给患者讲解出院后自我监测血压的方法，此时，护士既是健康照顾者，同时又扮演着教育者的角色。

虽然护士的某些专业角色与其他健康服务人员的角色有相似之处，如医师、康复师也都承担着照顾者的角色，但护士的理念及其实践活动是以护理学独特的理论和护理科研为基础的，而医师和康复师是基于其相应专业的理论和研究。

随着社会的发展，护士的专业角色还在不断扩展，不同的国家由于护理学的发展以及全民健康的情况不一，护士的社会地位和形象也有所不同。随着国家对护理人才的不断培养和重视，中国的护士也正在加快促进专业发展的步伐，为全国的卫生事业贡献自己的专业力量，为全球卫生事业贡献中国智慧，发出中国声音。

科研小提示

护理学科的发展也要重视与其他学科的交叉合作，如可与工学合作开发更加适用于临床的护理器材。

三、护理专业的实践范畴

护理学的实践范畴非常广泛，任何有关健康促进和恢复的方面都可以是护理实践的一部分。随着近年来科技、经济水平的提升，无论是国家层面还是个人层面，对于健康的重视程度都与日俱增，护理实践的领域在逐渐扩展，护理实践的场所也在逐渐增加，越来越多的护理工作者在不同的岗位上从事着专业实践活动。专业性护理实践要求护士掌握丰富的专业知识和具有较强的处理问题的能力，能够敏锐地观察、分析及解决服务对象的健康问题；要求护理人员接受正规的专业教育，并在以后的工作生涯中不断地接受继续教育。护理实践根据其内容可以分为临床护理、社区护理、护理教育、护理管理、护理科研五大实践范畴。

（一）常见的护理实践范畴

1. 临床护理 临床护理以护理学及相关学科理论、知识和技能为基础，指导临床护理实践。护理工作内容包括基础护理和专科护理。护理的对象是患者，从业者为临床护士，主要指工作在各级医院的护士。

2. 社区护理 社区护理以公共卫生学、护理学知识和技能为基础，以整体护理观为指导，结合社区的特点开展护理服务。护理实践包括疾病预防、妇幼保健、家庭护理等各类护理活动。护理的对象是一定范围的居民和社会团体，从业者为社区护士，主要指工作在各类初级卫生保健机构内的护士。

3. 护理教育 护理教育是以护理学和教育学理论为基础，培养全面发展的护理人才，可分为基础护理学教育、毕业后教育和继续教育3类。教育的对象是护理学生、在职护理人员等，从业者为护理教师，指工作在护理专科学校或高等院校的专门从事护理教育的教师，他们除教学活动外还参与临床的护理实践，并与临床护理教师一起承担护生的临床教学工作。

4. 护理管理 护理管理是运用管理学的理论和方法，对护理人员、技术、信息和物资等进行科学的计划、组织、指挥、协调和控制，以系统的、科学的管理方法保障护理机构及相关机构提供合理的护理服务或政策方针。管理的对象是护理人员、技术、信息和物资等，从业者为各级护理管理人员，后者是指工作在各级健康保健机构或相关机构、政府部门的护理管理者。他们一般都具有相关的护理学位，部分同时具有管理学硕士学位，在学校、各种护理服务场所以及与健康有关的机构行使管理的职责。他们不仅应具备护理学知识，更要有丰富的管理学知识，以及计划、决策、解决问题以及与他人合作和经营等能力，同时，还应具有诚实、乐观、敏锐、勇于变革等性格特点。护理部主任是医院中的高层护理管理者，是主要决策者，要管理物质资源、人力资源和计划资金的使用，制定本单位的发展方向，并应与医务管理者处于同等的地位；科护士长和病房护士长是中层和基层管理者，他们都承担着提高护理质量、增加患者和工作人员满意度的责任。

5．护理科研　护理科研内容包括促进健康、预防疾病、减轻痛苦、保护生命相关的理论、方法、技术及设备等方面，从业者多为获得硕士或博士学位的专门从事护理科研的人员，具有较高的科学研究能力，如临床医院或医疗保健机构的科研护士，他们能够应用所得的科研成果，识别具有科研意义的临床问题，作为跨学科的合作者参与科研项目、交流科研成果，他们致力于检验和发展新的护理方法以及护理独特理论。我国分别于1990年和2003年批准开设了首个护理学术型硕士、博士研究生学位授予单位，并且于2011年开始招收专业型硕士研究生，目前发展势头良好。随着护理人才的不断培养，护理科研正在逐渐覆盖临床护理、社区护理、护理教育、护理管理各方面的内容，推动着中国护理学专业的发展进程。

除上述5个范畴外，还有部分护士从事创业和改革相关范畴的工作。创业需要从业者具备开创性、冒险性、有独立决策能力和领导才能等特点，能够识别和判断不同人群的特殊需求，开创自己的事业，同时满足社会的需求。从事创业的护士通常经营与健康保健有关的公司，提供护理服务、咨询和教育服务等。改革需要从业者具备机敏的思维、充沛的精力和人际沟通技巧，他们在健康服务机构内促进变革和不断创新，像创业者一样具有首创精神、承担风险，并有能力提出有效的措施，将理想变为对护理发展有益的现实。

（二）不同实践范畴内护士的工作职责

不同护理实践范畴的从业者包括医院护士、社区护士以及受雇于各个健康相关机构、高校、政府机构、企业等的护士。下面主要介绍从事临床护理的医院护士和从事社区保健服务的社区护士的工作职责。

1．临床专业护士的工作职责　结合以上护士的专业特征、专业角色以及我国的具体情况，在临床工作的专业护士的职责范围可概括为，在国家法律和救死扶伤精神的指导下进行以下工作。

（1）以整体护理思想为指导，以护理理论为框架，通过执行护理程序，做到：①准确执行医嘱；②制订护理计划并实施，如保持舒适、预防和控制感染等；③进行健康教育，使患者及其家属学会与疾病有关的预防、治疗和康复性措施，如高血压患者的用药及饮食、运动控制；④解决问题和咨询，帮助患者及其家属有效地应对应激情况；⑤进行有效沟通，获得健康评估资料，传播健康知识，给予患者及其家属心理支持，并将患者的需要和期望传达给其他保健人员和家庭成员；⑥制订出院计划和健康指导，帮助患者顺利回归社区。

（2）与其他健康保健人员协作。

（3）开展护理科研、交流及应用研究成果。

（4）进行病房的组织和管理工作。

2．社区专业护士的工作职责　社区护理工作与传统的临床护理工作有着较大的差别。近年来，国外护士的工作场所已经由医院逐步扩展到社区、家庭、学校、老人院、工厂、公司等；而我国社区护理虽起步晚于发达国家，但是发展速度很快，在居民健康管理、预防疾病方面发挥了重要作用。参考国内外护理发展较快的社区护理工作以及我国的情况，社区护士的工作职责包括如下。

（1）进行社区评估、参与社区诊断以及预防和减少意外伤害：通过对社区居民及家庭持续的护理评估，如体格检查、饮食结构、文化、经济、性别和角色等，了解服务对象目前的身

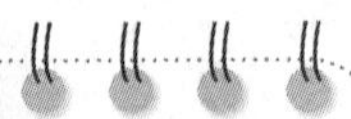

体状况、心理社会情况、家庭系统等状况，确定护理诊断，制订护理计划。评估确定社区中可利用的资源，如教室、健身器材、老年之家以及俱乐部等。评估社区的物理环境、安全措施、犯罪情况，及时发现安全隐患，积极解决或寻求其他组织的帮助，以消除危险因素，尽量避免潜在伤害的发生。

（2）参与对社区人群的健康教育与咨询、行为干预和筛查、建立健康档案、高危人群监测和规范管理工作：促进健康、预防疾病是社区护士最主要的工作职责，除上述护士的专业角色外，社区护士还肩负流行病学专家这一专业角色，要将护理学与公共卫生学相结合，从预防疾病的角度出发，开展建立健康档案、增加普查力度、监测高危人群等工作，增进社区人群的健康。

（3）参与社区康复：对于部分丧失自理能力的患者给予康复训练指导，如帮助患者恢复正常的排便习惯，帮助患者移动和进行主动、被动运动，正确使用康复器械等。

（4）承担诊断明确的居家患者的访视、护理工作：患者在医院度过急性期后，部分患者要在社区中度过恢复期，护士与患者和家庭共同制订可行的短期和长期护理目标，尊重他们的文化习俗，与患者和家庭共同完成护理计划。同时提供适用于家庭和社区使用的教育资料，运用多种教育工具和方法促进学习，并评价教育效果。除此以外，与社区内各种健康服务人员沟通，保持联系，参加多学科人员的小组讨论会，从健康的多个方面共同为患者制订适合的护理计划。

（5）为社区人群提供护理专业技术：保证用药安全，根据患者的需要和减低花费的原则调整用药，评估患者是否按治疗方案用药，控制疼痛；管理和使用医疗器械；针对专科进行护理，如骨折患者的护理、各种伤口的护理；提供孕产妇和新生儿的护理服务；在家庭护理中注意控制感染；进行定期的健康检查和筛查。在提供专业技术的同时保证患者的尊严，提供心理社会支持和临终关怀护理。

（6）参与精神卫生、老年慢性病防治与管理和健康指导工作：精神疾病患者在医院治疗一段时间后要回归社区，社区应具备精神疾病患者的完善管理体系，社区护士应定期进行家访或定期安排患者到社区医院进行访谈，了解患者心理状况并对家属进行辅导等。另外，社区中老年人居多，对患有慢性病的老年人进行防治与指导是社区护士一项重要的职责。为健康的老年人提供健康生活方式的指导，预防慢性病的发生，保持健康；为已患病的老年人提供饮食、运动以及心理指导。

（7）参与社区传染病预防与控制工作，参与完成社区儿童计划免疫任务。

（8）为临终患者提供临终关怀护理服务。

（9）参与计划生育技术服务的宣传教育与咨询。

（三）护理实践的扩展

随着护理教育水平的提高，在护理学发展较快的国家，专业护士的职业生涯在广度和深度上得到了扩展，如出现高级实践护士（advanced practice nurse，APN）、高危管理者等。高级实践护士包括开业护士、临床护理专家、注册助产士、注册麻醉护士，他们多数具有硕士或硕士以上学位。下面对于国外发展较快的护理职业给予介绍。

1．临床护理专家（clinical nurse specialist，CNS） 是指在某一特殊的护理领域具有专门知识的专家型临床护士，如成人护理、老年护理、精神心理护理、妇儿护理、急救护理等临床专家。他们大多接受过研究生教育，负责对患者进行健康评估、做出护理诊断，对治疗中护理的参与以及参与的效果负责。他们利用自己丰富的专业知识和技能，通过与患者的直接接触发现患者存在的或潜在的健康问题，预测护理效果，从而决定最有效的护理措施，为患者提供高水平的护理。同时，临床护理专家还具有多种职能，如教育职能、护理顾问职能、研究职能、管理职能等，与其他专业人员合作，从事临床研究，解决复杂的临床问题等。

2．开业护士（nurse practitioner，NP） 具有高等理论和实践经验，可以快速全面地评估和处理常见急慢性疾病，并参与疾病诊断，执行药物和非药物处方。他们多数具有硕士学位，可以从事家庭护理、儿科护理、成人护理、急症护理、老年护理等领域的工作。开业护士的职责是帮助各年龄组的个人及其家庭，为他们提供有关信息，协助做出重要的健康决定和选择正确的生活方式。开业护士能够独立诊断和治疗常见疾病，并与其他健康服务者通力合作，促进患者康复。我国已经有高校开始了 NP 方向的硕士研究生的培养，但是对于全国范围的推广仍然任重而道远。

3．注册助产士（certified nurse midwife，CNM） 毕业于专门的护士、助产士专业，多数具有硕士学历，能够在社区独立为家庭提供孕龄妇女的初级保健、产前检查、接生及产后护理。

4．注册麻醉护士（certified registered nurse anesthetist，CRNA） 指获得学士学位后接受麻醉专科培训并获得麻醉专科证书的护士。在美国，注册麻醉护士已有 100 多年的历史，据统计，有 65% 的麻醉是由注册麻醉护士完成的。

5．个案管理者（case manager） 20 世纪末期，西方一些国家为控制患者的医疗护理费用，采取了缩短住院时间、将康复期患者及早转向社区等健康服务机构的措施，个案管理的护理方式应运而生。个案管理强调为患者提供从患病到恢复健康全过程的照顾，以及帮助患者顺利地从一个健康机构转到其他场所。在个案管理系统中，充当个案管理者的人通常是护士。个案管理者参与患者及其家庭每一阶段的护理活动，包括入院介绍、提供健康教育资料、与患者共同制订和实施护理计划、安排出院或转院事宜、向社区健康服务人员介绍患者的情况、出院后随访以确认康复状况、评价护理结果等。这种服务方式的目的是降低医疗费用，促进与所有健康保健服务者的合作，有效、合理地利用社区服务资源，增加对患者患病整个过程的持续护理，并最终促进患者和家庭独立地应对生活。个案管理者需要有某一特殊领域的专业证书或学位，以及较强的沟通能力及合作能力。

6．高危管理者（risk manager） 指关注与患者的安全问题密切相关的危险因素的人员。他们主要的工作场所是医院，为医院提供能够促进患者安全的方案和措施。部分高危管理者由工作在临床的护士充当。他们需要随时评估患者目前的安全状况以及可能的危险因素并进行记录，根据具体情况给予正确的干预并评价干预的效果；他们非常了解医院在保障患者及工作人员安全方面的投入以及面临的困难，从而为医院提供解决方案。

7．健康促进护士（health promotion nurse） 在患者或家属就诊过程中提供服务，以满足其消除疾病、恢复健康的需求，同时满足其获取相关疾病知识、预防复发、提高自我保健能力的需求。在我国，部分医院已经开始尝试培养健康促进护士，后者主要负责协调院内患者健康教育工作的开展、评估患者健康教育的需要、实施新的教育项目等工作。

知识链接

中医护理学在我国的发展

中医护理学是在中医理论指导下，应用整体观念的理念、辨证施护的方法、传统的护理技术，指导临床护理、预防、养生、保健和康复的一门学科，是自然科学和社会科学交叉融合的综合性学科。在临床护理实践中，除一般护理以外，还包括了针灸、推拿、拔罐和刮痧等中医传统护理技术。2013 年，国家中医药管理局发布了《关于加强中医护理工作的意见》，提出要大力加强中医护理重点专科的内涵建设，积极推广实施中医护理方案；围绕临床，发挥中医药特色优势，以提高护理效果为核心，拓展应用领域，促进中医护理创新和学术进步。《全国护理事业发展规划（2021—2025 年）》指出：“健全完善中医护理常规、方案和技术操作标准。积极开展辨证施护和中医特色专科护理，持续提升中医护理服务质量，创新中医护理服务模式，发挥中医护理在疾病预防、治疗、康复等方面的重要作用，促进中医护理进一步向基层和家庭拓展，向老年护理、慢病护理领域延伸。强化中医护理人才培养，切实提高中医护理服务能力。”

随堂测

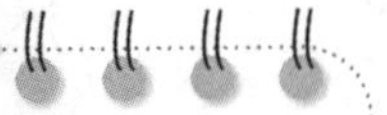

第二节　护士的专业素质

素质是指个体完成工作活动与任务所具备的基本条件与潜在能力，是人与生俱来的自然特点与后天获得的一系列稳定的社会特点的有机结合，是人所特有的一种能力。随着护理学的发展以及护士专业角色的扩展，一名专业护士应具备以下素质。

1．有高度的责任心和良好的职业道德　护理工作的特殊性要求护士热爱护理事业，有为人类健康服务的奉献精神，做事认真细致，有始有终，敢于承担责任，遵守护理的职业道德规范和伦理原则。

2．具有易被服务对象接受的仪表和形象　护士应仪表文雅大方，举止端庄稳重，仪态适宜，和蔼可亲，自然亲切，使患者感到容易并愿意与其接近和交流。同时，护士自身应有健康的生活方式，为他人起表率作用。

3．具有丰富的专业知识和熟练的护理技能　护士应具备基础医学知识和护理学专业知识，还应掌握广泛的社会、人文知识，同时应将理论与护理操作紧密联系起来，为患者提供高质量的服务。

4．能做到共情（empathy）和保持敏感　护士应从服务对象的角度考虑和理解所发生的情况，对患者体贴、关爱，对其各种需求应保持敏感的态度，及时发现并解决问题。

5．有解决问题的能力　识别和处理人的健康问题是护士的基本素质。当遇到问题和特殊情况时，护士应能准确地判断问题所在，果断做出决策并采取有效的解决措施。

6．有人际沟通和教育相关的知识和能力　护士要能运用良好的沟通技能提供高质量的护理服务，并与其他健康保健人员有效合作。同时，要应用教与学的知识和原理进行健康教育，使人们转变健康观念，采取促进、维持和恢复健康的有效行为。

7．有继续学习的能力和主动性　在护理实践中，护士应有主动性和进取心，紧跟时代步伐，不断学习新的专业能力，了解科研成果，并在本领域中开拓和创新。

8．有自我评价的能力　专业护士要能对自己有正确的评价，了解自身的优缺点和潜力，在工作中扬长避短，完善短板，不断发展。

9．有良好的心理素质　护士应成熟而情绪稳定，能面对现实，有魄力，能以沉着的态度应对现实中的各种问题；严肃、审慎、冷静、现实、合乎成规，力求妥善合理，不鲁莽行事；安详、沉着、有自信心；不易动摇，有安全感，相信自己有应付问题的能力；能较好地适应护理实践中经常面对的各种突发事件以及多变的职业环境等。

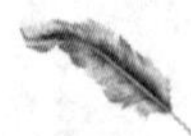

思考题

1．简述医院护士的工作职责。

2．简述护士应具备哪些专业素质才能更好地完成护理工作。

3．小王是一名护理专业的新生，在入学之前她并不了解护理专业，在经过一段时间的学习之后，小王有些迷茫，因为每个人毕业后的就业方向均不同，那么她的未来将如何发展呢？

请回答：护理专业的学生未来的发展方向都有哪些？

（邹子秋）

第三章 护士在实践中的伦理和法律问题

第三章数字资源

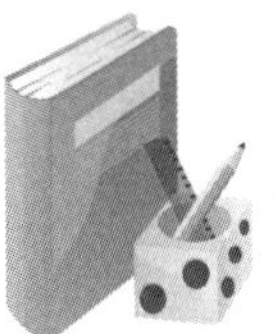

导学目标

通过本章内容的学习，学生应能够：

◆ **基本目标**

1. 叙述患者权利和义务的内容。
2. 叙述护士权利和义务的内容。
3. 复述伦理学基本原则。
4. 列举护理实践中常见的法律责任问题。
5. 举例说明护理实践中导致过失的常见原因。

◆ **发展目标**

1. 综合运用伦理学知识解决临床护理工作中遇到的问题。
2. 将法律知识与临床注意事项建立联系，保护自身合法权益，防止出现侵权违法行为。

◆ **思政目标**

将伦理学与自身职业发展建立联系，完成护理工作。

护士是指经执业注册取得护士执业证书，依照规定从事护理活动，履行保护生命、减轻痛苦、增进健康职责的卫生技术人员，肩负着增进健康、预防疾病、恢复健康和减轻痛苦的使命。护士应遵守良好的职业道德和行为规范，明确护理工作中所面临的伦理问题，并在护理实践中恪守伦理规则，这是实施一切护理工作的基础。同时，由于护士角色的增多及承担的责任增加，护士需要对实践中可能存在的法律问题加以了解，以更好地维护护患双方的合法权益。

案例 3-1

患者，女性，22 岁，孕 36^{+2} 周，在其丈夫陪同下到医院呼吸科门诊就诊。医生发现患者出现了呼吸衰竭、心力衰竭，立即请妇产科紧急会诊，产科大夫确认该孕妇需立即住院行紧急剖宫产手术。因其为外来务工人员，无医保，家属未随身携带足够的现金，医院立刻协助给予办理紧急欠费入院手续。入院后，孕妇情况危急，手术前家属一直犹豫不决，拒绝在手术知情同意书上签字，拒绝手术，致手术时间延误，最终导致胎儿死亡。

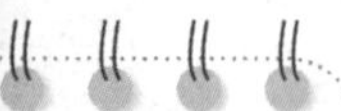

案例 3-1（续）

请回答：

1. 本案例中患者有哪些权利？哪些义务？
2. 患者的知情同意权包括哪些内容？
3. 在紧急状态下应该如何处理？

第一节　护患双方的权利和义务

权利一般是指法律赋予人实现其利益的一种力量，从通常角度看，权利是法律赋予权利主体作为或不作为的许可、认定及保障。权利和义务相对应而存在。义务是为满足权利人的要求应该或必需的作为或不作为。通常来讲，患者的权利是护士的义务。正确认识护患双方的权利和义务，有助于处理护患关系中的伦理和法律问题。权利和义务有法律和道德两个层面，下文将对患者及护士的权利和义务进行分别阐述。

一、患者的权利和义务

（一）患者的权利

目前，我国尚无患者权利法案，但根据现行的《中华人民共和国宪法》《中华人民共和国民法通则》《中华人民共和国执业医师法》《中华人民共和国护士管理办法》和《医疗事故处理条例》等法律、法规及行政管理条例的有关规定，患者的权利可概括为如下几项。

1．生命权　患者在患病期间享有生命权。

2．健康权　患者拥有恢复健康和增进健康的权利。

3．身体所有权　患者对自身正常和非正常的整体及其肢体、器官、组织和基因等都拥有所有权及支配权。生前如此，死后也不容侵犯。

4．医疗权　患者有权平等地享受医疗、护理、保健、健康教育服务和基本的、合理的医疗卫生资源。

5．疾病认知权　患者对自己所患疾病的有关信息拥有了解和认知的权利。

6．知情同意权　患者对医务人员给予自己的诊治、护理方法，包括诊治护理方案以及实施诊治护理的有效率、成功率、并发症、所承担的风险和某些可能发生的不可预测的后果等信息有获悉的权利，以及在此基础上有自主决定接受或者拒绝该诊治、护理方法的权利。

7．隐私保护权　患者私人信息和私人生活依法受到保护，不被他人非法侵犯、知悉、搜集、利用和公开。

8．因病免除一定社会责任和义务的权利　患者有权根据疾病的性质、病情的严重程度，要求免除或部分免除正常的社会角色所应承担的责任。

9．诉讼索偿权。

10．自由选择的权利　患者有权选择医生和护士。

11．获得有关病情资料、医疗护理服务资料的权利　患者有复印或者复制所在医院对其进行的医疗和护理记录的权利。

（二）患者的义务

1．如实提供病情信息的义务　尽可能准确、全面地回答医护人员的问诊，真实、负责地

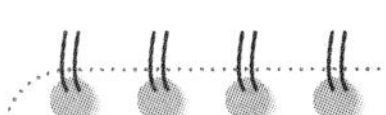

叙述主、客观症状及既往病史和家庭病史。即使涉及个人隐私，如果与疾病的诊治有关，也有义务如实提供。

2．积极配合医护活动的义务　患者必须认真遵从科学合理的医嘱和护嘱，积极配合医护人员的诊疗护理活动。

3．按时按数支付医疗费用的义务　医疗卫生事业不是福利性事业，医疗护理服务是有偿的，患者有义务按照国家规定支付相应的诊疗护理费用。

4．尊重医务人员的人格、劳动以及专业权利的义务　患者要尊重医务人员的权利，不得侵犯护士的人格尊严和人身安全。

5．遵守医院规章制度和提出改进意见的义务　医院的各项规章制度是为了保障医院正常的诊疗秩序，就诊须知、入院须知、探视制度等都对患者和家属提出了要求，患者有义务遵守医院的规章制度，维护医院良好的环境和秩序，包括安静、清洁、保证正常的医疗活动以及不损坏医院财产，这是为了维护广大患者利益的需要。

6．维护健康的义务　维护自我健康与他人健康是每个患者应尽的义务。患者有责任选择合理的生活方式，养成良好的生活习惯，保持和促进健康，如积极、主动地参与医疗护理活动，学习和提高自我照顾能力，避免将疾病传播给他人等。

7．促进医学科学、护理科学发展的义务　患者有义务在自己不受伤害，或者受益与伤害（风险）成比例的情况下，经自愿知情同意，配合医护人员开展教学、科研、公益等活动。例如，为实习医学生做示教，在自愿的前提下参与人体临床试验等。

二、护士的权利和义务

护士的权利和义务具有特殊性。由于患者的特殊角色，护士要以患者的利益为核心，而不是像一般的社会关系中强调双方利益的公正与平等，因此对于护士的权利和义务，更加注重护士的义务而非权利。然而，护士的权利是受法律保护的，护士要在不侵犯他人权利的前提下，合理合法地维护自身的合法权利。

（一）护士的权利

护士的法律权利在《中华人民共和国护士管理办法》第四条有明确规定："护士的执业权利受法律保护，护士的劳动受全社会的尊重。"第二十六条明确规定："护士依法履行职责的权利受法律保护，任何单位和个人不得侵犯。"在《护士条例》第三条也明确规定："护士人格尊严、人身安全不受侵犯。护士依法履行职责，受法律保护。全社会应当尊重护士。"《中华人民共和国基本医疗卫生与健康促进法》第五十七条规定："全社会应当关心、尊重医疗卫生人员，维护良好安全的医疗卫生服务秩序，共同构建和谐医患关系。医疗卫生人员的人身安全、人格尊严不受侵犯，其合法权益受法律保护。禁止任何组织或者个人威胁、危害医疗卫生人员人身安全，侵犯医疗卫生人员人格尊严。国家采取措施，保障医疗卫生人员执业环境。"《劳动法》中赋予劳动者的权利同样也是护士的法律权利，即有：①获得劳动安全卫生保护；②接受职业技能培训；③享受社会保险和福利；④提请劳动争议处理。结合各种法规内容，护士的权利概括为以下几项。

1．有人格尊严和人身安全不受侵犯的权利。

2．在注册的执业范围内，具有自主提出和实施护理计划的权利。

3．为了诊疗和护理的需要，有获得疾病诊疗、护理相关信息的权利，如护士有自由询问病情和充分检查患者的权利等。

4．在某些特定情况下，护士有特殊干预权，如在紧急情况下为抢救垂危患者生命，应当先实施必要的紧急救护。有限制患者自主权以维护患者、他人或社会根本利益的权利，如限制急性心力衰竭的患者下床活动、限制糖尿病患者食用高糖食品等。

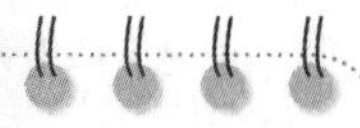

5．有接受继续教育、从事护理研究、参加专业培训、从事学术研究和交流、参加行业协会和专业学术团体的权利。

6．有参与护理相关制度及政策制定的权利，可以对医疗卫生机构和卫生主管部门的工作提出意见和建议。

7．有要求低风险性、利于健康的工作环境的权利。

8．护士需严格执行医嘱，如若发现医嘱有错误，有权拒绝执行医嘱。

9．有按照国家有关规定获取工资报酬、享受福利待遇、参加社会保险的权利。

（二）护士的义务

作为劳动者，护士需遵守《劳动法》中有关劳动者的义务：①完成劳动任务；②提高职业技能；③执行劳动安全规程；④遵守劳动纪律和职业道德。《中华人民共和国护士管理办法》第四章的“执业”部分比较详细地规定了护士的法律义务。由于护士要担当多种角色，从其对患者及家属、对其他医务工作者、对社会以及对护理专业4个方面将护士的义务概括为以下几方面。

1．护士对患者及家属的义务

（1）熟练掌握专业知识和各项护理操作技术，不断学习，以保持和提高个人的专业能力。

（2）具有慎独的精神，严格按照规范进行护理技术操作。

（3）尊重、关心、爱护患者，维护患者的利益，如尊重患者的健康、尊严；尊重患者家属。

（4）有对患者进行健康教育的义务，并根据患者的情况，对其家属进行专业性的指导，如对患者解释说明其接受的治疗和护理措施，指导家属如何正确地为患者翻身等。

（5）与患者建立良好的护患关系，相互信任，以诚相待。

（6）为患者提供良好的环境，确保其舒适和安全。

（7）在对临终患者进行的护理中，应坚持减轻患者痛苦的原则，给予患者尊重，使患者安详、有尊严地离开人世。做好逝者的善后工作，并将遗嘱及遗物及时转告或转交给家属或相关人员。

（8）有义务为患者节约医疗护理上的费用，不得对患者实施过度医疗和护理。

（9）主动征求患者及家属的意见，及时改进工作中的不足。

2．护士在与其他医务工作者合作过程中的义务

（1）与其他医务人员保持良好的合作关系，彼此尊重，密切配合。

（2）了解其他医务人员的工作特点和规律，遇到问题时及时取得联系，确保工作顺利进行。

（3）维护其他医务工作者的威信和职业荣誉，如在患者面前维护医生的威信。

（4）协助护理同仁发展其专业能力，相互支持，相互学习。

3．护士在社会服务中的义务

（1）为社会群体提供预防保健等健康服务，参与公共卫生和疾病预防控制工作。

（2）积极开展健康教育，指导人们建立正确的卫生观念和健康行为。

（3）面对重大灾害性事件，护士应全力以赴地投入到救护工作中。

（4）通过积极有效的行为，唤起民众对健康的重视，促进地区或国家健康保障机制的建立和完善。

4．护士在护理专业中的义务

随堂测

（1）保证护理记录真实、完整。

（2）实事求是地对待和处理差错事故。

（3）努力发展自身的护理专业知识与技能，积极参与对护理发展有贡献的活动。

（4）作为护生的角色模范，培养优秀护理人才。

（5）委婉拒绝患者或家属的馈赠，以维护专业形象。

（6）主动探索、解决护理实践中的问题，具有严谨、求实、团结、创新的科学态度。

知识链接

中华护理学会护士守则（2008.5.12）

第一条：护士应当奉行救死扶伤的人道主义精神，履行保护生命，减轻痛苦，增进健康的专业职责。

第二条：护士应当对患者一视同仁，尊重患者，维护患者的健康权益。

第三条：护士应当为患者提供医学照顾，协助完成诊疗计划，开展健康教育，提供心理支持。

第四条：护士应当履行岗位职责，工作严谨、慎独，对个人的护理判断及职业行为负责。

第五条：护士应当关心、爱护患者，保护患者的隐私。

第六条：护士发现患者的生命安全受到威胁时，应当积极采取保护措施。

第七条：护士应当积极参与公共卫生和健康促进活动，参与突发事件时的医疗救护。

第八条：护士应当加强学习，提高执业能力，适应医学科学和护理专业的发展。

第九条：护士应当积极加入护理专业团体，参与促进护理专业发展的活动。

第十条：护士应当与其他医务工作者建立良好关系，密切配合，团结协作。

第二节　护理实践中的伦理问题

护士在健康照顾体系中已成为不可缺少的一员，随着社会、经济的发展，整体护理的开展，人们对自身健康关注度不断提高，护士面临着一些前所未有的伦理问题。对于如何处理好这些伦理问题，为患者争取最大的利益，护士需要对护理伦理知识有较深的了解，以便在每日执行护理服务中，在面对不同患者个体时，做好伦理思考和判断。

一、护理伦理的起源与发展

伦理学“ethics”一词源于希腊语“ethos”，原意为风俗、习惯、行为及品性，因此，伦理学是研究道德的学科。而护理学本身的关怀、爱和照顾等就属于伦理学的基本概念和范畴，是护理道德本身。护理伦理学是研究护理道德的学科，它用伦理学的原则、理论和规范等来指导护理实践，协调护理领域中的人际关系，对护理实践中的伦理问题进行分析、讨论并提出解决方案。护理伦理始于南丁格尔时代，南丁格尔誓词可称为护理学发展史上第一个国际性的护士伦理准则：“余谨于上帝及公众前宣誓，愿吾一生纯洁忠诚服务，勿为有损无益之事，勿取服或故用有害之药，当尽予力以增高吾职业之程度，凡服务时所知所闻之个人私事及一切家务均当谨守秘密，予将以忠诚协助医生行事，并专心致志以主意授予护理者之幸福。”1899 年，国际护理学会在美国的波士顿成立，自 1933 年起开始涉及伦理问题，于 1953—1965 年制定完成《伦理学规则（法典）》，并于 1973 年重新修订。同时世界各国的护理专业团体和相关部门也都在致力于制定护理人员伦理法典，以规范护士的道德标准，指导护士的护理活动（表 3-1）。

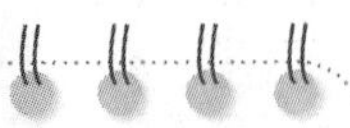

表 3-1　护理伦理规范的发展

年份	组织名称	伦理文件名称
1933	国际护士协会	伦理问题
1950	美国护理学会	护士伦理法典（ANA Code）
1953	国际护士协会	护士护理法典
1980	加拿大护理学会	伦理学法典（CNA Code）
1985	加拿大护理学会	护理伦理法典
1988	中国卫生部	医务人员医德规范及实施办法
1992	英国注册护士、助产士、访视护士中心委员会	职业行为法典（UKCC Code）
1997	加拿大护理学会	注册护士伦理法典
2000	中华护理学会	新世纪中国护士伦理准则
2001	美国护理学会	护士伦理法典
2008	中国国务院	护士条例
2008	中华护理学会	护士守则
2014	全国护理伦理学专业委员会	护士伦理准则
2020	中华护理学会	中国护士伦理准则

二、护理实践中应遵循的伦理原则

护士在临床实践中要担当多种角色，要同患者、医生、家庭、社区甚至法院等产生工作关系，可能在某一个特殊时刻，某方面的角色要优先，但优先顺序的确定涉及不同人的利益，而涉及利益必然要引出伦理问题。护士经常经历的伦理问题有：如何建立融洽的护患关系；在对患者的关怀照顾中如何权衡利害得失；如何保护患者的自主权；如何与其他医护人员进行有效沟通；如何公正分配护理保健资源等。汤姆·比彻姆（Tom L. Beauchamp）和詹姆士·邱卓思（James F. Childress）在 20 世纪 80 年代初出版的《生命医学伦理原则》一书中首次提出并论证了四大生命伦理原则，即尊重自主原则、不伤害原则、有利原则与公正原则。这 4 个基本原则在国际上被广泛接受，成为世界各国纷纷效仿的基本原则，并应用于医学伦理学和护理伦理学领域。

（一）尊重自主原则

尊重自主原则（the principle of respect for autonomy）指尊重患者的自主权（autonomy）、知情同意权（informed consent）、保密权（confidentiality）和隐私权（privacy）。

1．尊重患者的自主权　自主是指自我选择、自由行动或依照个人意愿进行自我管理与决策。自主应该以理性为基础，对涉及个人的问题，例如健康、生命以及生育、避孕方法的选择等，由个人做出决定并对自己的行为负责。护士要尊重具有自主能力的患者决定自己意愿的权利，尊重其选择或执行的行动计划，尊重其价值观、信仰及风俗习惯。为了做到充分尊重患者的自主权，使患者能够自主作出最佳选择，护士应给患者提供正确、通俗明了、适量和适度的信息。

2．尊重患者的知情同意权　知情同意是与手术、人体试验以及弱势人群的保护等密切相关的伦理学概念，指患者或其法定代理人在获得医护人员提供的足够的信息及完全理解其意义的情况下，自愿地同意或应允进行某些检查、治疗、手术或参与试验。知情同意的主要功能是尊重患者的自主权，即医护人员有义务在患者面临手术、有创检查、特殊治疗或人体研究等情况时取得他们的知情同意，提供相关信息，协助患者做自我决定。对不能行使知情同意权（如放弃自主决定权）的患者或“弱势人群”（如婴幼儿患者、智残患者、精神病患者、休克患者等），要正确对待代理人知情同意权。在我国，知情同意权代理人的先后顺序应为：配偶—子女—家庭其他成员—患者委托的其他成员。知情同意的方式有口头和书面两种，书面知情同意，如手术麻醉、人体试验，通常由医师向患者解释并负责签署，但是护士应监督和参与知情同意的过程。护士应在参与知情同意时根据患者或其法定代理人的文化背景，选择恰当的时机，提供正确、适量、适度、通俗和明了的信息，使其能真正理解要传达的内容，避免使用诱导、欺骗或强迫等手段获得患者的知情同意。护士应确定患者是否理解所获得的信息以及确认患者同意接受的检查或治疗项目，同时应协助澄清知情同意过程中的误解，及时、准确地将患者的疑虑、问题、意愿等转告医师。但是，为了不延误抢救时机，对某些需要急诊救护又无法实行或代理实行知情同意的患者，可以不受知情同意的限制。

3．尊重患者的保密权和隐私权 患者的隐私包括两部分内容：一是与患者疾病的诊疗和护理直接相关的信息，包括病因、合并症、检查结果、诊断、治疗、护理和预后等情况；二是与患者疾病诊疗没有直接关系的个人信息，如家庭、婚姻、性、心理和行为等情况。对于上述信息，护士应给予保密。此外，在护理过程中，当需要暴露患者身体的某些部位时，必须得到患者的同意，并注意给予遮挡，如为患者行导尿术时，应注意为患者提供隐蔽的环境，保护患者的隐私权。

（二）不伤害原则

不伤害原则（the principle of nonmaleficence）指不对患者的身体、心灵或精神施加伤害，不将患者置于可能受到伤害的危险情况中。即不做伤害患者的事，如杀害患者、造成患者疼痛或能力的丧失、歧视患者或限制约束患者的自由等事宜。不伤害原则中有一个概念被称为双重效应（double effect），又名复式影响原则，指某一个行动的有害效应并不是直接的、有意的，而是间接的、可预见的。长久以来，罗马天主教会反对堕胎，但对患子宫颈癌的孕妇及宫外孕的妇女施行外科手术以挽救她们而牺牲胎儿的做法却表示支持。理由是通过这种做法挽救孕妇的生命是直接的、有意的效应，而胎儿死亡是间接的、可预见的效应。选择双重效应时需符合以下 4 种情况：①行动本身必须是善意的，或无所谓道德不道德；②行动者必须仅希望好的结果而非坏的结果，坏的结果护士可事先预知且被患者许可，但不是故意的；③坏的结果并非是达成好的结果的手段，且好的与坏的结果系由同一行动所产生；④在特定行动导致的好的与坏的结果间，应有一个适当的平衡点，即好的结果应多于坏的结果。由此可见，不伤害原则不是绝对的。很多检查、治疗和护理措施等，即使符合适应证，也可能会给患者带来生理上或心理上的伤害。如乳腺癌患者接受乳房切除手术，虽然延长了患者的生命，却给患者的心理带来了很大的伤害，但其目的是使患者获得较多的益处或预防较大的伤害，做到“两害相权取其轻”。不伤害原则经常与有利原则一起进行权衡。

（三）有利原则

有利原则（the principle of beneficence）又名行善原则、施益原则，指医护人员对患者施行仁慈、善良和有利的行为。护士应通过提供高质量的护理，帮助患者恢复健康，解除或缓解症状，解除或减轻疼痛，避免过早死亡。当患者利益与护理措施发生冲突时，护理人员要仔细权衡利害，采取行动使患者得到最大可能的益处，同时将危害降到最低。有利原则常与不伤害原则一起进行权衡，如对患有骨肿瘤的患者为了保住其生命而行截肢术，从表面上看，这样做会对患者今后的生活造成很大的伤害，但是却保住了其生命，是更大的“善”，也是符合不伤害原则的。但是，如果患者接受治疗后，其所承受的负担超过延长其生命所获的益处时，应慎重评估并重视患者的自主权，如无法治愈的晚期癌症患者。

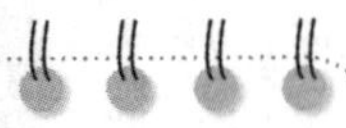

（四）公正原则

公正原则（the principle of justice）指基于正义与公道，以公平合理的处理态度来对待患者与有关第三者（如患者的家属、其他的患者以及直接或间接受影响的社会大众）。公正原则主要可应用于三大方面，即报偿性的公正（retributive justice）、程序性的公正（procedural justice）以及分配性的公正（distributive justice）。报偿性的公正通常应用于犯罪行为的惩罚。程序性的公正强调处理事情的程序应公平，但不保证应有公平的结果。分配性的公正在这里主要指卫生资源分配上的公正，即对不同国籍、种族、年龄、性别、社会地位及经济状况的患者应一视同仁，合理分配和使用卫生资源，在护理实践中遵守先来先救助、急重症患者适当优先的原则。

在护理实践中应用伦理基本原则时，往往会发现要在几个原则之间互相权衡，如一名晚期癌症患者，因为无法忍受剧烈的癌痛，在清醒时曾表示若有危重情况出现则放弃抢救；而当患者病情恶化出现昏迷时，家属本着尽孝或其他原因，表示要不惜一切代价继续治疗，此时护士应该在患者的自主权、有利原则和不伤害原则之间权衡。

知识链接

器官移植

器官移植（organ transplant）是采取手术方式将一个器官整体或局部从一个个体转移到另一个个体的过程。其目的是用来自供体的健康的器官替代损坏或功能丧失的受体器官。提供器官的一方为器官移植的供体，可以是在世的人，也可以是刚刚去世的人。接受器官的一方为器官移植的受者。2007 年，国务院出台了《人体器官移植条例》，使器官移植事业走上法制化轨道。截至目前，我国器官移植行业相关部门在此条例基础上颁布了近 40 个文件来规范和保障行业有序、健康发展，器官捐献和移植的数量和质量也得到快速发展。目前，我国确定了人体器官捐献与移植工作的基本思路，形成了“政府主导、部门协作、行业推动、社会支持”的工作格局。

第三节　护理实践中的法律问题

随着社会的进步，医学知识和法律观念逐渐普及，患者的自我保护意识、法律意识和经济意识不断加强，就医期望值不断提高，患者的合法权益一旦受到损害，就可能追究法律责任和经济赔偿。因此，护士应准确了解自己在护理工作中的法律责任、义务和范围，熟悉专业的规范要求，自觉遵纪守法，用法律武器保护自己和服务对象的合法权益，维护法律的尊严。

一、护士管理立法的发展

为了促进护理事业的发展，提高护理质量，推动护理向专业化的方向发展，世界各国和有关护士国际组织十分重视护理道德规范建设和护理管理立法，都致力于出台适合本国政治、经济、文化及护理特点的护理法规，以法律的形式对护理人员的资格标准、职责范围、教育培训、实践服务等问题予以规定。

护理立法源于 20 世纪初。1901 年，新西兰议会通过护士注册法案，规定了成为护士需要进行为期 3 年的培训和通过国家考试。1903 年，美国颁布了《护士执业法》，作为护士执业的法律规范。英国和荷兰分别于 1919 年和 1921 年相继颁布了护理法。随后，芬兰、意大利、波兰等许多国家也相继颁布了护理法律、法规。1953 年，世界卫生组织发表了第一份有关护理立法的研究报告。1968 年，国际护士学会制定了《系统制定护理法规的参考指导大纲》，为各国护理法必须涉及的内容提供了权威性的指导。

我国在医学发展历程中不断摸索，在 1982 年由卫生部颁布的《医院工作制度》和《医院工作人员职责》中，规定了护理工作制度和各级各类护士的职责。1986 年，卫生部颁布《关于加强护理工作领导理顺管理体制的意见》，之后卫生部又制定了《我国护理管理标准及评审办法》(试行)。1988 年，卫生部首次颁布了《中华人民共和国卫生部医务人员医德规范及实施办法》。为了加强护士管理，提高护理质量，保障医疗和护理安全，保障护士的合法权益，卫生部于 1993 年 3 月 26 日颁布了《中华人民共和国护士管理办法》，并自 1994 年 1 月 1 日起施行。2008 年 1 月 23 日，国务院通过了《护士条例》，自 2008 年 5 月 12 日起施行，2020 年进行了修订。2010 年，卫生部颁布了《护士执业资格考试办法》。我国香港特区制定有《香港护士注册条例》；我国台湾省在 1991 年 5 月颁布了《护理人员法》。

二、护理工作中潜在的法律问题

由于护理工作的特殊性，护士在对患者实施护理的过程中，存在许多潜在的法律问题，一旦处理不好，轻则会引发护患纠纷，重则给患者带来不可弥补的损害。因此，必须强化护理队伍的法律意识，掌握工作实践中可能存在的法律问题，共同维护护患双方的合法权益。

（一）侵权

侵权是指侵犯国家、集体或他人的财产或合法人身权益。护理侵权是护理人员在提供护理服务过程中因故意或过失而侵犯被护理者的权利，依照法律规定需承担民事责任的违法行为，它必须同时具备 5 个条件：①侵权发生在医疗过程中；②医务人员是故意或过失；③行为具有违法性；④有损害的结果发生；⑤损害结果与侵权行为有直接的因果关系。侵权的内容包括如下几种。

1. 侵犯自由权　因治疗或病情的需要对患者的行为予以适当的限制是应该的，但护士不得以治疗为由进行非法拘禁、剥夺或限制患者的人身自由，侵犯宗教信仰自由，强制患者接受自己的思想观点或变更原来的生活方式等。

2. 侵犯隐私权和保密权　如窥视、泄露、宣扬患者隐私；进行暴露患者隐私部位的检查或治疗时，没有采取有效的遮挡掩蔽措施；不顾及患者的自尊或意愿而公开患者的病情等。

3. 侵犯知情同意权　患者有权知道自己所患疾病的诊治及预后情况，有权要求和拒绝诊治，有权知道使用的药物及药物的作用和不良反应。因此，在护理工作中，护士应当如实将病情、医疗措施、医疗风险、费用开销等告知患者，并及时解答其咨询，不得欺瞒患者。在进行护理研究的过程中，也要告知患者研究的目的、过程和可能的风险等，取得患者的许可后方可进行，否则就侵犯了知情同意权。

（二）犯罪

犯罪是指危害社会、触犯国家刑法而应受到法律惩处的行为。犯罪可根据行为人主观方面的内容不同而分为故意犯罪和过失犯罪。故意犯罪是明知自己的行为会产生危害社会的结果，仍然希望或者放任这种结果的发生。故意犯罪在临床护理工作中基本是没有的。过失犯罪是指应该预见自己的行为可能发生不良结果，因疏忽大意而没有预见或已经预见而轻信能够避免，以至发生不良后果而构成的犯罪。如使用青霉素前必须做过敏试验，药品批号改变或停药 3 天以上的患者，如需再次使用，必须重新做过敏试验。某护士在为患者注射青霉素时，明知患者停药超过 3 天，却没有给患者做过敏试验而直接注射，造成患者过敏性休克死亡，该护士就构成了过失犯罪。

（三）渎职

护理渎职是指护士在执业时严重不负责任，违反各项规章制度和护理常规，造成患者死亡或严重伤害的违法行为。护理工作中存在的渎职行为有：护理人员在执业时未严格执行规章制度，擅离职守；观察病情不仔细，流于形式，致使延误患者的救治时机或造成病情加重甚至死亡；未严格遵守护理技术操作常规，致使患者受到伤害；手术结束前，器械护士未认真清点手术器械，造成止血钳、纱布等遗留在患者体内，给患者造成伤害；在精神卫生机构，由于护士失职造成精神病患者自缢、坠楼或伤人致残等意外事件。另外，护士因各种原因拒绝或不积极抢救、工作拖沓致使患者伤残或死亡，也以渎职罪论处。

（四）危害公共卫生罪

护士在执业时不严格执行消毒灭菌制度，对一次性使用的医疗卫生用品未及时收回、彻底毁形；对器械、空气或物品表面未严格消毒、灭菌；对有传染性疾病的患者隔离不当；以及对传染性疾病患者污染的水、污物或排泄物未按规定消毒处理，对公共卫生造成危害的，构成危害公共卫生罪，将承担不可推卸的法律责任和经济损失。

（五）受贿

救死扶伤是护理人员的神圣职责，不应借工作之便谋取额外报酬。当患者康复出院之后，出于对护士精心护理的感激之情而自愿馈赠的少量纪念性礼品属于一般性交往，原则上不属于贿赂范畴。但若护士向患者主动索取并接受其作为酬谢，则触犯法律，应以索贿、受贿罪论处。

三、护理实践中常见的法律责任问题

法律责任是指人们对自己的违法行为所应承担的带有强制性的否定性法律后果。随着护理承担的健康职责的扩大，护士在临床工作中承担更多、更重要的角色职责，为护理事业带来了更大的发展空间，也给护士带来了更大的挑战。为了解决医患、护患在医疗责任或损失赔偿方面的分歧而引起的医疗纠纷，维护医患、护患双方的权益，国务院于 1987 年颁布了我国第一部处理医疗事故的专门法规——《医疗事故处理办法》，目前沿用的是 2002 年修订后的《医疗事故处理条例》。目前，在护理过程中产生的医疗纠纷已在所有医疗纠纷中占有不小的比例。导致医疗护理过失的原因有主观、客观因素两方面。主观因素主要是护理人员缺乏高度的责任心和良好的职业道德，工作中粗心大意、鲁莽、不按规章制度行事；客观因素主要是专业知识不牢固，基本护理技能掌握不熟练而导致差错事故的发生。护理工作实践中常见导致医疗护理过失的法律责任问题有以下几方面。

1. 缺乏责任心　护理工作的对象、性质和目标要求护士具有高度的责任心和良好的职业道德，在护理工作中有严谨求实的工作作风，避免疏忽和过失的出现。护士常见缺乏责任心的表现有以下几种。

（1）擅离职守：如不坚守特护岗位、在岗时间不忠于职守、在值班时间擅自离岗，导致患者出现紧急情况时抢救不及时，造成患者死亡或其他严重不良后果。如在烧伤患者进行加压输液期间，护士由于私人原因擅自离开岗位，造成液体未及时更换，致使患者发生空气栓塞而死亡。

（2）不仔细观察病情：认真观察病情，及时、准确地向医生反映患者的病情变化是护士的一项重要职责。有些护士在观察病情时走马观花、流于形式，无法了解患者真实的病情。一旦患者病情出现变化，会造成治疗的延误和患者病情的恶化，重则危及患者的生命。

（3）忽视患者安全：医院环境中有许多潜在的因素会威胁患者安全，对于身患疾病的患者来说，更需要保证其住院期间的安全。护士若对这些安全隐患视而不见，会造成对患者的伤害，如出现跌倒、坠床等。

（4）刻意隐瞒过失：意识到自己处置错误，却不报告上级领导或医生，也不采取任何补救措施，造成患者死亡或其他严重不良后果。如一护士将同房间 8 床患者的青霉素误给 6 床患者进行肌内注射，推药大约 0.1 ml 时发现用药错误，立即停止注射，继续为其他患者治疗。该护士既未向值班医师汇报，也未采取任何补救措施。5 min 后，6 床患者出现严重过敏反应，经多方抢救无效，最终死于过敏性休克。

2．未正确处理及执行医嘱　医嘱是医生根据病情制订的治疗计划，是护理人员对患者实施治疗和护理措施的重要依据，具有法律效力。护士常见的问题有：①盲目执行错误医嘱；②执行医嘱失误；③擅自改变医嘱。护士在执行医嘱时应注意以下几点。

（1）医嘱正确无误时，及时、准确执行医嘱。

（2）当护士对医嘱提出质疑或发现医嘱可能错误时，与医生核实并保证正确无误后，方可执行。若发现医嘱有明显错误，护士有权拒绝执行，并向医生提出质疑；若明知医嘱错误、不提出质疑而仍旧执行，护士将与医生共同承担其所引起的法律责任。

（3）慎对口头医嘱，一般不执行口头医嘱或电话医嘱。在急诊等特殊情况下，为了争取抢救患者的时间而必须执行口头医嘱时，护士应向医生重复一遍医嘱，确认无误后方可执行。执行医嘱后，应及时记录口头医嘱下达的时间、内容和患者当时的情况等，并提醒医生在 6 h 内补充书面医嘱。

（4）不得擅自修改或停止执行医嘱，即使患者主动要求安乐死，在没有法律保障的情况下，医生无权中止治疗，护士更无权中止执行医嘱或实施护理。

3．违反规章制度和护理常规

（1）不认真执行查对制度：如药名、药物剂量查对失误，患者姓名、床号查对失误。

（2）不认真执行技术操作规程：常见的有：①不严格按照无菌原则进行操作，导致操作过程中用物或局部的污染；②未按照护理规范和常规进行操作而导致的不良后果，如输血中因操作不当致使患者发生溶血反应、加压静脉输液致使患者发生空气栓塞等并发症、行留置导尿术时造成患者尿道黏膜损伤、全麻患者术后因护理不当发生误吸等；③违反药物配伍禁忌；④未按分级护理常规对患者实施护理。

4．意外事件报告　意外事件报告（incident report）是重要的护理文书之一，具有法律效力。如患者情况突然变化，护士需及时报告医师并做好记录，包括病房，患者床号、姓名、诊断，主治医师姓名，意外事件发生的时间、记录时间，报告对象，医生是否已经知道，意外发生后随即处理的方法，意外发生对患者的影响，负责或发现此意外事件的护士的签名等内容。

5．护理记录不规范　护理记录不仅记载着医疗机构及其医务人员医疗活动的实践，而且是综合评价患者从入院到出院全过程护理工作质量的重要依据。另外，发生医疗事故争议时，护理记录具有重要的举证作用。因此，护理记录要做到以下几点。

（1）真实：不得涂改、随意编写病史、重抄等。

（2）准确：不得错记。如引流不畅记为“通畅”。客观指标应注明具体数据，如“呼吸、血压好”应记为“呼吸 16 次 / 分，血压 120/70 mmHg”。

（3）完整：不得漏记。如对留置导尿管患者尿液的观察，记录为“尿管通畅，尿量 500 ml”，此记录仅记录了尿量，没有对尿液的性状进行记录。正确的记录应为“留置导尿管通畅，尿色清，呈淡黄色，尿量 500 ml”。

6．麻醉药品与物品的管理不当　麻醉药品主要指吗啡、哌替啶类药物。临床上限用于术后、晚期癌症镇痛。此类药品由专人专管。护士不得利用工作之便窃取、倒卖甚至自己使用，否则以贩毒、吸毒罪论处。

7．无证执业者的法律身份不明确　国家明文规定，“护士执业，应当经执业注册取得护士

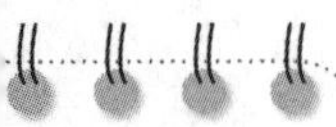

执业证书”（见《护士条例》第二章第七条）。在临床工作中，由于护理人员严重缺编，在某些地区，无证执业者仍在上岗，一旦发生医疗纠纷，患者诉诸法律，除医疗用人单位将承担相应的法律责任外，护士本人可能承担巨额的经济赔偿和刑事责任。护生是正在学习的护理专业学生，尚未取得执业资格，从法律角度讲，必须在执业护士的严密监督与指导下，才能为患者实施护理，否则将被认为是侵权行为。如果护生在执业护士的督导下发生差错或事故，除本人要负法律责任外，负责督导工作的执业护士也要负法律责任。如果护生脱离执业护士的督导，擅自为患者实施护理活动并造成患者伤害的，就要自行承担法律责任。因此，护生在进入临床实习前，要明确自己的法定职责范围，在执业护士的督导下严格按照操作规程为患者实施护理。

随堂测

思考题

1．护生在实习过程中出现了医疗事故，其责任由谁承担？

2．护生小李是某医学院护理学专业大四学生，在进入临床实习之前，为了避免触犯法律法规，应该从哪些方面加以注意？

（邹子秋）

第四章 护患关系与沟通

第四章数字资源

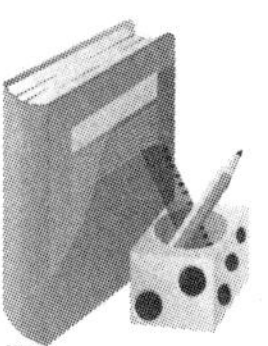

导学目标

通过本章内容的学习，学生应能够：

◆ **基本目标**

1. 解释护患关系的概念和特征。
2. 陈述护患关系的模式与分期。
3. 陈述护患冲突的表现形式与调控。
4. 陈述沟通的概念和过程。
5. 叙述治疗性沟通的过程。

◆ **发展目标**

1. 列举影响沟通的因素。
2. 列举临床常用的沟通技巧。

◆ **思政目标**

能对患者表现出关心、爱护和尊重，具有高尚的职业思想品质，具有良好的沟通能力，体现出护士的爱伤精神和人文关怀。

护理工作中的人际关系是在护理情境中产生及发展的，包括护士与其在工作中接触的一切人员的关系，如护患关系、医护关系和护护关系等。其中，护患关系是护士所面临的诸多复杂人际关系中最重要的一部分。护患双方不同的文化背景、人格特征和社会地位等均影响双方对角色的期望和相互的感觉，进而影响护患关系的质量。因此，护士必须明确护患关系的概念、特征、基本模式等，熟练掌握护理工作中的沟通技巧，才能在护理工作中建立和发展良好的人际关系，促进患者康复。

第一节 护患关系

案例 4-1

患者，女，43 岁，因急性胆囊炎发作被亲属搀扶走入普外科病房，护士为患者测量生命体征并询问病史，患者提到自己有糖尿病，提醒护士用盐水加药。

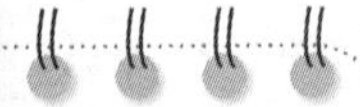

案例 4-1（续）

请回答：

这属于哪种护患关系模式？

护理工作是护患之间为了医疗护理的共同目标而发生的互动过程，在护理实践中，护患关系与护理效果密切相关。护患关系只有建立在相互信任、相互理解的基础上，才能更好地满足患者的各种需求，从而为服务对象提供高质量的服务。

一、护患关系的概念与特征

（一）护患关系的概念

护患关系（nurse-patient relationship）是指在护理过程中，护士与患者之间产生和发展的一种工作性、专业性和帮助性的人际关系。

护患关系有狭义与广义之分。狭义的护患关系是指住院的患者及其家属与护士之间在医院特定的环境下形成的一种人际关系。这种关系的本质是服务与被服务的关系，在角色上有鲜明的界限划分：即护士与患者。只要在医院的门诊就诊或住院治疗，这种关系就确定了，这就是通常所谈到的护患关系。广义的护患关系所指的范畴除了在医院环境中形成的人际关系外，还包括护士（专业角色）向周围人群传播健康知识或进行社区护理时与服务对象形成的一种人际关系，其职能和社会属性有了进一步的扩充。

（二）护患关系的特征

1．护患之间要达成健康的共识，就是一个专业性和帮助性的互动关系（亦称治疗性人际关系）。这种关系是以解决患者在患病期间所遇到的生理、社会、心理、精神等方面的问题，满足患者需要为主要目的的一种专业性的人际关系。

2．护患之间的人际交往是一种职业行为，具有一定的强制性，不管护士是否愿意，或患者的身份、性别、年龄、职业、素质如何，以及是否存在相互人际吸引基础等，出于护理工作的需要，护士都要与患者建立及保持良好的护患关系，这是护理职业的基本责任和义务。

3．护患关系受双方的思想、情绪感受、价值观、行为模式、健康和疾病方面经验的影响。同时，护患关系涉及医疗护理过程中多方面的人际关系，如护理管理者、医生、护士、护工，以及患者、家属、朋友等也是护患关系中的重要组成部分。因此，护患关系可以是护患之间群体与群体的关系、或护士与患者群体之间的关系，这些关系会从不同的角度，以多元化、多方位的互动方式影响护患关系。

4．护患关系是帮助者或帮助系统与被帮助者或被帮助系统之间的关系。而同时，护患关系只有在患者寻求健康帮助时才会产生，一旦患者病情缓解出院，一般这种人际关系就会结束。但随着护理服务的范畴不断拓展，社区护理、居家护理等延续服务的开展，护患关系将有进一步的扩展及延伸。

二、护患关系的分期

护患关系的建立与发展是为了创造一个有利于患者康复的和谐、安全、支持性的治疗环境，使患者在接受治疗护理服务的过程中尽快恢复和保持良好的心态，尽可能地发挥自身潜能，最大限度地参与治疗护理和康复活动。按照其发展过程一般分为 3 个时期。

1．初始期（观察熟悉期）　指患者入院初期，当患者寻求专业帮助并与护士接触时护患

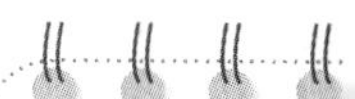

关系即开始建立。此期的主要任务是与患者之间建立相互了解及信任的关系，并确认患者的需要。护士应建立一个有助于增进患者自尊的环境，并鼓励患者积极参与互动。在此阶段，护士与患者接触时所展现的仪表、言行及态度，在工作中体现出的爱心、责任心、同情心等，都有利于护患之间这种信任关系的建立。

2．工作期（合作信任期） 指开始执行护理计划直至患者出院之前。此期的主要任务是在彼此信任的基础上，帮助患者解决已确认的健康问题，满足其健康需要。护士通过评估患者情况、制订护理计划、实施护理措施来达到既定的护理目标。在护理过程中应尊重患者的人格，维护患者的权力，尽可能地与患者及其家属商讨其健康问题，鼓励他们积极参与，减少对护理的依赖，逐渐达到自理及康复。在此阶段，护士的知识、能力及态度是保证良好护患关系的基础。

3．结束期（终止评价期） 指患者出院，此期的主要任务是圆满、愉快地结束护患关系。护患之间通过密切合作，达到预期的护理目标，当患者康复出院时，护患关系将进入终止阶段。护士应该在此阶段到来之前为患者做好准备，了解患者对结束彼此关系的感受，回顾双方所做的努力和达到的预期目标，并根据患者的康复情况，进行健康教育及指导，与患者共同制订出院计划或康复计划，以保证护理的连续性。

三、护患关系的模式

美国学者 Szasy 和 Hollander 提出了医患关系的 3 种模式，此模式同样适用于护患关系。

1．主动被动型（activity-passivity model） 这是一种最常见的单向性的、以生物医学模式及疾病为中心的护患关系模式。这种模式历史悠久，也有“家长子女型”之称。在对患者的护理中，护士的权威性不会受到怀疑，患者不会对护士提出异议，所有对患者的护理活动，只要护士认为有必要，不必经患者同意；而患者处于完全被动的、接受的从属地位。对于患者来说，此模式的特征为“护士为我做什么就是什么”。

这种模式主要适用于婴儿、危重、昏迷、休克、全麻、有严重创伤及精神疾病的患者。此时，患者无法参与或表达意见，需护士发挥积极能动作用，使患者在这种单向的护患关系中，能够很快战胜疾病，早日康复。

2．指导 - 合作型（guidance-cooperation model） 这是一种微弱单向，以生物医学 - 社会心理模式及疾病为中心的护患关系模式。这种模式在现代护理活动中常见，也有“主人保姆型”之称。护患双方都具有主动性，护士决定护理方案和措施，指导患者有关缓解症状、促进康复的方法；而患者则尊重护士的决定，并主动配合，向护士提供与自己疾病有关的信息，对护理方案和措施提出建议与意见。对于患者来说，此模式的特征为“护士教会我做什么”。

这种模式主要适用于患者病情较重，但神志清醒的情况下，或急性病患者。因为此类患者神志清楚，但病情重、病程短，对疾病的治疗及护理信息了解少，需要依靠护士的指导，以便更好地配合治疗及护理。

3．共同参与型（mutual-participation model） 这是一种双向性的、以生物医学 - 社会心理模式及健康为中心的护患关系模式。这种模式也有“朋友 - 朋友型”之称。该模式以平等合作为基础，护患双方具有大致同等的权利，双方相互尊重，相互协商，共同参与护理措施的决策和实施，护患双方是平等的。对于患者来说，此模式的特征为“接受护士帮助的自我恢复”。

这种模式适用于慢性病患者或受过良好教育的患者，他们对自身健康状况有比较充分的了解，有强烈的参与意愿。此类疾病的护理常会涉及患者以往的生活习惯、生活方式、人际关系的改变和调整等，这些都有赖于患者自己去完成。护士不仅要了解疾病的护理，而且要了解疾病对患者的生理、心理、社会、精神等方面的影响，设身处地为患者着想，以患者的整体健康为中心，尊重患者的自主权，给予患者充分的选择权，以恢复患者在长期病痛过程中丧失的信

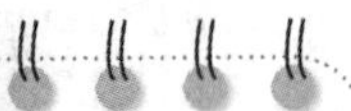

心及自理能力，使患者在功能受限的情况下有良好的生活质量。

以上 3 种护患关系模式各有特点，指导 - 合作型模式与共同参与型模式更能发挥患者的主动性，有利于提高护理效率。因此，只要患者能表达自己的意见，护士就应该尊重患者的权利，鼓励他们共同参与护理活动。

案例 4-2

患者，女，68 岁，因心肌梗死入院，经治疗病情好转可以出院，但患者因害怕病情反复而拒绝出院，并且每天在病房播放佛经，以致影响其他患者休息。此时护士一方面与患者沟通劝其出院；另一方面，护士根据患者的具体情况，制订出院计划或康复计划，以保证护理的延续性。

请回答：

1. 此时属于护患关系建立的哪个时期？
2. 患者因担心病情反复而拒绝出院，属于哪种角色行为表现？
3. 护士在尊重患者宗教信仰的基础上，与其沟通体现了哪种护患关系？
4. 结合自己所学的知识，思考护理工作中应如何建立良好的护患关系。

四、建立良好护患关系对护士的要求

护患关系的质量可以影响患者的治疗效果和疾病的转归。建立良好的护患关系包括创造一个有利于患者康复的和谐、安全、支持性的治疗环境，使患者在接受治疗和护理服务的过程中尽快恢复或保持良好的心态，尽可能发挥自其身潜能，最大限度地参与治疗、护理和康复活动。建立良好护患关系要求护士注意以下几点。

1．培养良好的个性品质　护士的个性品质是影响护患关系的根本因素。良好的个性品质应包括敬业、严谨、慎独、真诚、人道主义、关爱他人等职业素质。

2．保持健康的生活方式　护士应保持健康的生活方式，努力提高自己的情商修养，自觉控制和调节自己的情绪，维持健康的生理、心理状态，为患者树立积极向上的角色榜样。

3．适当表达移情　移情是指从患者的角度去感受和理解他们的情感，从对方的角度来观察世界。在与患者产生专业互动时，护士应以真诚的态度对待患者，了解患者与疾病有关的事情，体会患者的感觉，并鼓励患者将感受表达出来，这样可使患者感到温暖和得到支持，因而愿意接受帮助。

4．掌握有效的沟通技巧　有效的沟通是护理工作顺利进行的基础，也是建立良好护患关系的前提。护士要学会运用良好的沟通技巧，以准确获得患者的信息，全面了解患者的身心需求，最终帮助患者满足需要。

5．不断充实和提升自我　在从事护理工作的过程中，护士必须不断汲取新理论、新知识、新技能，以及社会和人文关怀等护理相关学科知识，保持对护理专业的兴趣和拥有充分的能力。

6．尊重患者权利和人格　建立良好的护患关系有赖于互动双方的相互理解和尊重。护士在护理过程中应遵循对“生命的尊重”及对“人的关爱”原则，关怀、尊重患者的权利和人格。

五、良好护患关系在医疗服务体系中的作用和意义

护患关系是医疗服务体系中最基本、最特殊，而又具有公共属性的一种人际关系。随着医

学模式的转变，在强调以患者为中心、以解决患者的问题为目的、按照护理程序为患者进行个体化整体护理的同时，护患关系的优劣代表着患者对医院的整体评价，影响着医院的整体形象和声誉，甚至会影响和制约医院的稳定与发展。因此，建立良好的护患关系在医疗服务体系中具有积极而重要的作用和意义，主要表现在以下几个方面。

1．促进医疗护理质量的提高　首先，患者对医护人员的印象好坏和信任程度直接影响护患关系及诊疗与护理质量。护士的良好形象、和蔼可亲的态度、端庄文雅的举止可消除患者对医院的陌生感，保持良好心境，从而树立战胜疾病的信心，促进身体和心理的康复。同时，患者的理解和配合是提高医疗护理质量、保证医疗护理安全的重要条件。此外，良好的护患关系能保证有效的护患沟通，增加患者对医疗技术局限性和高风险性的了解，增加对医护人员的信任，有利于积极参与和配合治疗与护理活动。

2．促进护士综合素质的提高　现代社会的发展赋予护理工作更多的内容，应及时更新观念，在护理服务中护患双方相互尊重，逐步建立起理解、信任、支持、平等、合作的护患关系，这对护士的知识结构、操作技能和综合素质提出了更高的要求。因此，良好的护患关系对护士综合素质的提高具有积极的促进作用。

3．有利于医院文化的建设　医院文化是医院可持续发展的保障，护患关系是医院文化的重要组成部分。

4．可奠定解决护患矛盾的良好基础　随着社会的进步，人们的法制意识、维权意识增强，而如果长期处于“以医为尊”的思想理念而未能完全转变，则会导致护患观念发生碰撞。如求医观念与追求受尊重、平等之间的矛盾；医学科学发展中的物化现象与以患者为中心的矛盾；患者由“义务本位”向“权益本位”的转化与护士对此转变的认识不足导致的矛盾等。良好护患关系能产生积极的心理效应，促进护患有效沟通与相互理解，缩短护患距离，及时化解护患矛盾和冲突。

六、护患冲突的调控

护理工作中的人际关系是在护理过程中所形成的，是建立在个人情感基础上的人与人之间相互吸引及排斥的关系，反映人与人之间在心理上的亲疏远近。这种关系具有一定的感情色彩，对双方均会产生一定影响，并可以喜欢、信赖、接近、厌恶、回避或仇恨等方式表达出来。在护患交往过程中，有时双方由于目标、期望不一致，或对事实的解释有分歧等，会导致护患冲突的发生。因此，护士应明确护患冲突的概念、表现形式、调控技巧等，正确认识和处理护患冲突，促进护患关系的融洽。

（一）护患冲突的概念

护患冲突是指护士与患者之间在目标、观念、行为期望、感知觉不一致时所存在的互不相容或互相排斥的紧张状态。护患冲突是一种过程，这一过程起始于一方感觉到另一方对自己关心的事情产生消极影响或将要产生消极影响时。

（二）护患冲突的表现形式

美国专家 Adler 和 Rodman 教授认为，不同的人在应对冲突时有不同的反应，他们总结出 4 种常见的表达方式，同样适合于护患冲突的表现形式。

1．不应对　虽然意识到冲突的存在，但没有能力或不愿意表达自己的思想或感觉，这是人们处理冲突时普遍使用的方法。不应对可以表现为回避，如在冲突发生时不发言或在争论发生时改变话题；另一种表现形式是妥协，采取的态度是放弃，妥协可以避免双方矛盾激化。

2．直接攻击　其表现形式是直接面对冲突，如冲突一方使用攻击性语言回应对方，这种方式常常会导致冲突升级；另一种直接攻击的形式更多来自非语言信息，如使用负性的表情、姿态、动作等进行回应。

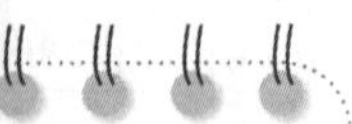

3．间接沟通　间接沟通由于能够比较婉转地传递信息，因而能够在保护自己的同时又避免激怒对方的情绪，通常比直接坦率的沟通更能收到好的效果。因此，间接沟通是人际冲突时应用最多的方式。

4．直截了当　指在处理冲突时采用清楚和直接的方式。冲突双方抱着积极的态度应对矛盾，虽然不能保证总能达到预期的效果，但至少在冲突发生时提供了行动机会。

（三）护患冲突的调控

许多事实表明，“冲突”导致的不良影响或危害并不是来自冲突本身，而是人们处理冲突的态度和方式。美国教育心理学家戴维·约翰介绍的两维方式解决冲突具有实际操作意义，同样适用于护患冲突的调控。戴维认为，冲突的原因往往是双方的需求或期望值存在互相排斥的情况。因此，当人们面对冲突时，一般从个人利益和双方关系两方面的因素来考虑对冲突的处理方式：一是满足需要和实现目标；二是维持与对方的人际关系。按照两维方式处理冲突有 5 种基本途径：回避、竞争、迁就、折中、协作。

1．回避（avoiding）　指冲突的一方意识到了冲突的存在，但希望逃避或抑制冲突。处理的方式是对自己的目标和人际关系采取放弃的态度，避免与对方本人及其观点进行直接冲突。回避的行为特点是躲避、不合作。有时冲突一方采取回避方式的目的是希望通过回避使双方都冷静，并能控制自己的情绪，以便更好地处理矛盾。

2．竞争（competing）　冲突的一方寻求自我利益的满足，而不考虑对他人的影响。其行为特点是武断、不合作，如试图向别人证实自己的结论正确而对方是错误的；出现问题时试图要求对方承担责任等。当个人目标对自己非常重要，而人际关系不那么重要时，可采用这种方式解决冲突。但这种方式应慎用于还要与之继续保持人际关系的人，比如服务对象或工作关系密切的同事。

3．迁就（accommodating）　为了保持双方的良好关系而放弃自己的目标，一方愿意作出牺牲，称为迁就。当目标对自己的重要程度不高，而人际关系对自己来说很重要，如与服务对象、知心朋友等的人际关系，在解决冲突时可以选择迁就的方式。另外，迁就顺应冲突的一方，还可降低双方的对抗程度，如为患者静脉输液时，无法做到一针见血，护士向患者说一声“对不起”，这并不表示护士做错了事，而是对双方所处的情境表示抱歉。

4．折中（compromising）　冲突双方均采取放弃部分个人目标、满足部分人际关系，以求双方达成一致的方法。当目标和关系都相对重要，双方不能满足自己的全部需要时，可采取折中的方法解决冲突，比如在争论中均承认对某些事物的看法是共同的。

5．协作（collaborating）　冲突双方都愿意尽最大可能满足自己的目标和维护双方关系，并寻求相互受益的结果。制定协议的目的是满足双方需要，并减少双方的负面情绪或感觉，当目标和关系对个人来讲都很重要时，可通过协作途径解决问题。

虽然冲突不能随人们的意志而消除，但有效地协调人际间的冲突是可以做到的。当出现护患冲突时，说明患者在接受治疗、护理、服务过程中有不满之处，并向医院提出了意见和建议，这是患者应有的权利，也是对医院工作的一种客观评价和有效的监督。护士应采取积极的态度防范和处理护患冲突，与患者建立有效的沟通渠道，以尊重、理解、同情的心态与之沟通，仔细解释，增进相互理解和信任，促进护患关系的正常化发展。

随堂测

总而言之，护患关系是一种复杂的人际关系，其具有公共关系属性。在处理护患关系时，不应仅停留在处理好护患双方个人关系上，而应从医院与公众、医院与社会、医院与舆论的角度来认识和处理。护患关系的调控不仅与护士个体有关，还与医院的管理水平、社会经济文化水平、法制的健全以及医疗保险制度有关，需要社会各阶层的共同努力，才能促进护患关系的良性调控。

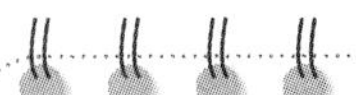

第二节　沟　通

护理学科的定位要求护士具备一定的人际交往与沟通能力，同时能帮助患者改善和发展人际关系。因此，护理工作面临着一个新的挑战——护患沟通。在护理过程中，患者由于种族、宗教信仰、思维与行为方式、人文背景等不同，形成了不同的心理、生理特点，影响着每个患者的行为、价值观、习惯、健康理念和求医的态度，从而影响护患沟通的效果。所以，护士应了解沟通的相关理论，并掌握一定的沟通技巧，从而达到有效沟通。

一、沟通的概念

沟通（communication）指信息的传递、交流等。护患沟通是指护士与患者之间的信息交流及相互作用的过程，所交流的内容是与患者的护理及康复直接或间接相关的信息，同时也包括双方的思想、感情、愿望及要求等方面。

沟通是一个遵循一系列共同的规则互通信息的过程，包括 6 个要素。

1．沟通背景（background） 沟通背景是指引发沟通的因素。沟通的产生受发出信息者的社会文化背景、知识水平、情绪、沟通技巧以及对目前环境的感受和预期结果等因素的影响，这些均称为背景因素。沟通是信息的传递，护理人员应注意到护患沟通时的背景因素，包括沟通的时间、地点、场合、沟通对象的个人特征，以及其所涉及的社会规范和传统习俗文化等问题。

2．信息发出者与信息接收者（sender and receiver） 沟通是一个双向、互动的信息传递和回应过程。信息发出者指沟通的主动方，也称信息的来源，而信息传递的对象，即沟通的被动方，称为信息接收者。信息发送过程必须进行整理，使之由模糊的、抽象的概念变为具体的、易理解的信息，这就需要借助语言、文字、表情、动作等将信息进行编码后发送出去，而信息接收者在接到这些信息后，必须将其进行翻译和理解，才能完成接收信息的工作。因此，信息发出者亦即编码者，信息接收者亦即解码者。

3．信息（message） 信息是沟通活动得以进行的最基本的要素，指信息发出者希望传达并能被接收者充分理解的思想、感情、意见和观点等，包括语言和非语言的行为以及这些行为所传递的所有思想。

4．信息传递途径（channel） 指信息发出者所选择的传递方式，它必须是信息接收者所能接收到的，通常与感官通路如视觉、味觉、嗅觉、听觉和触觉等相关。在护患沟通中，护士在传递信息时应根据实际情况将这些途径综合运用，以帮助患者理解信息。

5．反馈（feedback） 指沟通双方彼此间的回应，最有效的沟通应该是信息发出者所发出的信息和信息接收者所接收到的信息相同。护理人员应注意患者所提供的反馈，它有助于护士进一步理解患者的需求，澄清语意，确认护士所发出的信息是否被患者正确理解。一次沟通的完成，实际上要经过双方多次的反馈才能达到期望的效果。

二、沟通的方式

沟通分为语言性沟通（verbal communication）和非语言性沟通（non-verbal communication）两种方式。

（一）语言性沟通

使用语言、文字或符号进行的沟通称为语言性沟通。使用语言性沟通时，要力求表达准确，选择准确的词汇、语气、标点符号，注意逻辑性和条理性，必要时加上强调性的说明，以

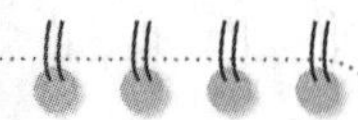

突出重点。语言性沟通可分为书面沟通和口头沟通两种。

1．书面沟通　指以文字和符号为信息传递工具的交流方式，一般比较正式。同时具有备查功能，如报告、信件、文件、书本、报纸、电视等，都是书面沟通方式。

用于护患沟通过程的书面语言常见于一些健康宣传资料和指导性文字，此类文字应力求准确、通俗、精练，以帮助患者迅速掌握内容要点。用于医护人员内部沟通过程的书面语言主要是在文件记录等方面，由于文件具有法律性和历史性因素，而且是用于专业人员内部交流，此类文件除要求内容准确外，还要求用词和格式规范。

2．口头沟通　指以言语为信息传递工具的交流方式，这也是人们最常用的沟通方式。口头沟通一般具有亲切、反馈快、弹性大、双向性和不可备查性等特点，包括交谈、演讲、汇报、电话、讨论，以及对患者的健康教育等形式。

护患沟通过程中，患者（或家属）是心理相对弱势的特殊群体，他们对医护人员的语言特别敏感，因此护理用词应注意清晰、明了、通俗、易懂，选择对方能正确理解的词语，富有情感性、道德性、亲切性、规范性。

（二）非语言性沟通

非语言性沟通是一种不使用言语，而通过身体运动、面部表情，运用空间、声音和触觉等来传达思想、感情、兴趣、观点、目标及意图的沟通方式。美国心理学家艾伯特·梅拉比安曾经提出以下公式：信息的全部表达 =7% 语调 +38% 声音 +55% 表情。有关资料显示，一个人很难控制自己的非语言反应，非语言信息较能表达真实的感受。非语言性沟通有体语、空间效应、反应时间、类语言、环境因素等表现形式。

1．体语　指人体运动所表达的信息，包括人的躯体外观、仪表、步态、面部表情、眼神、身体姿势、触摸等，它体现了一个人沟通时特定的态度及当时所包含的特定意义。

（1）仪表：包括一个人的修饰及着装等，它会向沟通的对方显示一个人的社会地位、身体健康状况、婚姻状况、职业、文化、自我概念、宗教信仰等信息。所以护士应重视职业礼仪修养，护士的仪表会影响沟通对方的感知、第一印象及接受程度。

（2）面部表情：面部表情是极具特征的非语言沟通信息。一个人可以通过面部表情来表达“喜、怒、哀、乐、悲、惊、恐”。不同种族、不同文化背景的人的面部表情所表达的信息是相似的。如微笑，可以表现出温馨亲切的感情。护士面带微笑接待患者是进行沟通的首要条件；护士欣然、坦诚的微笑，在护患沟通过程中能使患者消除陌生感，缩短护患间的距离；护士从容、沉着、和蔼的表情容易被患者所接受，并得到他们的信任和好评。

（3）眼神：目光语是人际间最传神的非语言表现。有人认为，人际交往中 80% 的信息是通过视觉传输的。在沟通过程中，眼神主要用于表达感情，控制及建立沟通者之间的关系。

（4）身体姿势：指手势及其他的身体姿势，它体现了一个人沟通时特定的态度及当时所包含的特定意义。例如：患者高热时，护士在询问病情的同时，用手触摸患者前额，更能体现关注亲切的情感；当患者在病室大声喧哗时，护士做示指压唇的手势并凝视对方，要比用口语批评更为奏效。

2．空间效应　包括空间和距离两个概念。个人空间为一个人提供了自我感、安全感和控制感。在病房环境中，患者所住的病床和床旁桌等区域即为其个人空间，当护士进行晨间护理为患者整理床单位和床旁桌上的物品时，应向患者做好解释工作，以避免患者产生空间被侵犯感。

3．反应时间　沟通时间的选择、间隔长短，以及沟通次数、反应时间的快慢等，常可反映双方对沟通的关注程度及认真程度。及时的反应可鼓励沟通的进行。

距离是空间效应的另一概念，它不仅是人际关系密切程度的一个标志，也是用来进行人际沟通传达信息的载体。美国心理学家罗伯特·索默认为，每个人都有一个心理上的个体空间，这种空间像一个无形的“气泡”，是个人为自己所划分出的心理领地，一旦领地被他人触犯或占领，便会产生非常不舒服的感觉。而在人际交往过程中，人们总是根据自己的情感、沟通内容、双方关系的性质、沟通时的背景因素，保持一定的空间距离。美国人类学家爱德华·霍尔认为，人际沟通中的距离大致可分为 4 种。

（1）亲密距离（intimate distance）：指沟通双方相距小于 50 cm，在这种距离下，人们可以进行保护、安慰和爱抚等活动。这种距离一般在社交场合应用较少，主要在极亲密的人之间或护士进行某些技术操作时应用。除外用于治疗或非常亲密关系的人的沟通，其他情况下这种沟通距离会引起反感及冲突。

（2）个人距离（personal distance）：一般为 50 ～ 100 cm，人们常用此距离与朋友交谈，这也是护患沟通时的理想距离。个人距离有明显的文化差异，一般以沟通双方均感到自然舒适为宜。

（3）社交距离（social distance）：一般距离为 1.3 ～ 4 m，在工作单位或社会活动时常用，是一种社交性或礼节性的较为正式的关系。

（4）公众距离（public distance）：距离在 4 m 以上，是一种大众性、群体性的沟通距离，如演讲或讲课，声音要超出正常范围，或使用扩音设备。

4．类语言 指伴随沟通所产生的声音，包括音质、音域及音调，嘴形的控制，发音的清浊、节奏、共鸣、语速、语调、语气等。类语言可以影响沟通过程的兴趣和注意力，以及表达不同的情感和态度。

5．环境因素 指能影响人们相互关系的因素，包括光线、噪声、颜色、室温、家具安排和建筑结构等。这些因素能影响信息的传递形式及人们互动过程中的舒适程度。

三、影响沟通的因素

沟通过程并不都是顺利的。在人际交往过程中影响有效沟通的因素很多，包括沟通技巧、沟通方式、沟通工具、沟通渠道等，同时也受沟通环境、情境的影响。

（一）沟通双方个人因素

1．生理因素 任何一方有身体不适，如疲劳、疼痛，或有聋哑、失语等语言障碍时，都会影响沟通效果。年龄因素有时也会对沟通产生影响。

2．情绪因素 沟通双方或一方处于情绪不佳时，会影响信息的传递。如愤怒时易出口伤人；抑郁时不愿意讲话、反应迟钝，兴奋、激动时可能出现词不达意等现象等，从而影响沟通过程及结果。

3．知识因素 沟通双方的文化程度、方言差异、对同一事物的理解不一致等，都会影响沟通过程及结果。

4．社会因素 沟通双方的社会文化背景存在差异，如种族、民族、职业、社会阶层等不同，礼节习俗、宗教信仰、对事物的观点、价值观、生活习惯等出现差异而导致沟通不能顺利进行。

5．其他因素 沟通双方各异的个性特征、自我形象、主观能动性等也是影响沟通的重要因素。

（二）信息因素

信息通过沟通传递。信息传递过程语义是否清楚、用语习惯是否引起误会、语言和非语言信息是否相互矛盾、能否被接受者所了解和接受均会影响沟通的有效性。

（三）环境因素

1．物理环境 主要指环境的舒适、安全、安静、整洁程度，包括光线、温度、噪声、整洁度、隐蔽性等。有利于保护患者隐私的环境适合护患之间的沟通。

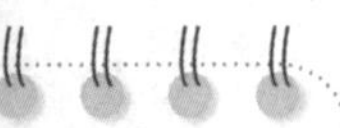

2．社会环境　主要指沟通环境的氛围、人际关系、空间距离等。良好的人际关系、融洽的氛围、适当的交往距离等会促进沟通的顺利进行。

（四）不当的沟通方式

在沟通过程中，不当的沟通方式会导致信息传递受阻，甚至信息被曲解等沟通无效的现象。护士在工作中有时会不知不觉地使用某些不当的沟通方式而阻断正常沟通的进行。

1．突然改变话题　在与患者沟通过程中，若护士对于谈话内容没有意义的部分缺乏耐心，而很快改变话题或转移交谈重点，可能会阻止患者传递一些有意义的信息。

2．主观判断或说教　当沟通的一方不顾及对方的感受而做出主观判断，或者在交谈中使用一种说教式的语言，并且过早地表达个人的判断时，常常会使沟通中断。

3．虚假或不适当的保证　为了使患者高兴，护士讲一些肤浅的、宽心的安慰，或者对患者的疑问给予不适当、针对性不强的解释，会给患者一种敷衍了事、不负责任的感觉。

4．急于陈述自己的观点或结论　在沟通过程中应了解对方的心态和观念，如果对方只听不说，沟通渠道迟早会关闭。一般人很少在谈话之初就说出他们的真正重点，通常需要时间去“想一想”他们要说的话，以表达出真正困扰他们的问题。护士要善于引导患者表达他们的情感和信息，不宜急于陈述自己的观点或结论，以免阻断对方的思路，或者使患者感到不被理解。

四、有效的沟通技巧

有效的沟通是指接受者所接收到的信息与发出者所表达的信息相吻合。沟通的结果不但能使双方相互影响，还能建立起一定的关系。为此，护理人员必须掌握常用的沟通技巧并将其合理应用。

（一）倾听

倾听是指人们通过视觉、听觉和媒介接受、吸收和理解对方信息的过程。倾听并不是单纯地听别人说话而已，更应注意伴随说话者的非语言性信息，如说话的声调、频率、语言的选择、面部表情、身体姿势和移动等。倾听是将“整个人”都参与进去，并试着去理解在沟通中所传达的“所有信息”。在护患沟通过程中，要成为一个好的倾听者，护士必须做到：

1．安排适宜的时间和环境与患者交流。

2．倾听最重要的是关注对方。沟通过程中注意力要集中，不要因为对方的语音、语速等分心；通过体位和目光的接触表示关心和真诚；保持舒适体位以表示耐心；不要有四处张望、看表、打哈欠等分散注意力或使对方认为心不在焉的小动作。

3．将患者的谈话听完整，不急于做判断，更不要随便打断别人的谈话。

4．进行适时、适度的提问，仔细体会患者的“弦外之音”，了解患者真正要表达的意思。

5．注意患者的非语言性信息，因为非语言性信息往往比语言表达的信息更接近事实。但要注意，有时非语言性信息并不十分清晰，如果可能，应适时鼓励患者将非语言性信息用语言表达出来。另外，护士也应采用适当的面部表情和身体姿势等非语言信息给予响应，表明自己在认真倾听。

（二）反应

反应是回应对方所说的内容（包括语言性的和非语言性的），使信息发出者能对自己的讲话和表现进行评估，从而保证有效的沟通。反应是帮助患者控制自己情感的技巧，如应用引导性的谈话，鼓励患者表露自己的情绪、情感，可以用“您的意思是……”“您看起来好像……”等句式表述。

（三）提问

在护患沟通过程中，护士恰当的提问往往能促进和鼓励患者提供更多的信息，有助于双方和谐关系的建立。提问可以引导谈话的进行，其有两种方式。

1．开放式问题　开放式问题范围广，允许对方做出广泛的、不受限制的回答，常作为鼓励人们表露自己思想和情感的主要方法。开放式问题的运用给患者以较多的自主权，但需要的时间较长。

2．闭合式问题　闭合式问题范围窄，是将对方的反应限制在特别的信息范围之内，反应者仅能给予特定的或限制性的回答。常见的闭合式问题只要求对方回答“是”或“否”。其特点是省时、效率高，但不利于对方表露自己的情感或提供额外的信息。在护患沟通过程中，护士应掌握提问的技巧，特别要注意提问的时机、内容，以及提问的语气、语调、句式等。在实际运用中，如果过多地使用闭合式问题会阻碍沟通，减低患者的自主感。例如询问患者手术后伤口疼痛时用“伤口痛吗？”，回答是“痛”或“不痛”，这就是一个闭合式问题，信息量很少。如果换一种方式问：“您最近伤口疼痛的情况如何？”这是一个开放式问题，患者可以回答很多方面的内容，比如最近伤口疼痛的次数、程度，以及疼痛对饮食、睡眠的影响等。

案例 4-3

阅读下面护士和患者之间的对话。

患者：“我不能戒烟。”

护士：“当然你能戒掉。”

患者：“不，你不明白。我每次都试着戒掉，但是我家人在我旁边抽烟，我就控制不了我自己。”

护士：“你家人抽烟的时候让你戒掉是很难。”

患者：“我试着尝试其他新的东西但是还是不管用。”

护士：“听起来你很困扰啊！”

患者：“是的”

护士：“这些方法对你有用吗？”

患者：“我试过很多小偏方，嚼口香糖，甚至强制自己戒烟，没用。”

护士：“你愿意加入我们的戒烟队伍吗？”

患者：“我想我需要。你觉得这管用吗？”

护士：“我先量量你的血压。”

患者：“我们还需要做其他什么吗？”

护士：“你愿意再尝试一次吗？有一种叫 ×× 的新药，或者是抗抑郁的药 ××？”

请回答：

护士提问引导谈话用了哪种方式？

（四）重复

重复包括对患者语言的复述与意述。复述是将患者的话重复一遍，尤其对关键内容，但不作评价；意述是将患者的话用自己的语言复述，但保持原意。在护患沟通过程中，护士应全神贯注，并进行恰当地重复，能增强沟通的效果。

（五）澄清

澄清是将患者一些模棱两可、含混不清、不够完整的陈述弄清楚，有时还可获得意外的收获。澄清有助于找出问题的症结所在，保证沟通的准确性。如“您刚才说 ……是吗？”，或用“我还不能完全理解您的意思，您能否再说清楚一点？”等形式来澄清问题。

（六）沉默

沉默给人以思考及调试的机会，尤其在患者悲伤、焦虑时，患者会感受到护士是在认真地倾听、体会其心情。有些护士不善于运用沉默，当沉默出现时感到不舒适，而且会把这种不舒适的感觉传递给患者，或急于打破这种沉默，这将阻碍有效沟通。

（七）触摸

触摸是一种常用的非语言性沟通技巧，可以表达关心、体贴、理解、安慰和支持。在护理过程中，审慎、有选择地运用触摸技巧对沟通有很大的促进作用。如在患者悲哀、伤心时，护士用手轻轻拍打患者的肩膀，此时的触摸会使患者感到被关心和理解；当护士轻轻把手放在发热患者的前额上时，会使患者感到被关爱。在护患沟通过程中，触摸是一种无声的语言，护士适当运用触摸的技巧可以起到治疗作用，能使情绪不稳定的患者平静下来，这也是与视觉、听觉有障碍的患者进行有效沟通的重要方法。但运用时应注意患者的年龄、性别、种族、社会文化背景，触摸的形式和部位以及触摸时的情景及双方的关系等。触摸的应用具有积极和消极两方面的影响，所以表达应该非常个体化。

（八）特殊情况下的沟通技巧

在护患沟通过程中，患者并非都是处在一个非常平和的情绪中。护士经常要面对的是生气、发怒、哭泣、抑郁，甚至有心理和生理缺陷的患者。因此，掌握特殊情况下的沟通技巧相当重要。

1．与愤怒的患者进行沟通　在临床护理工作中，难免会遇到一些愤怒的患者，他们大声喊叫，愤怒地指责别人；有时会无端地仇视周围的人，甚至会出现一些过激行为，如拒绝治疗护理、拔掉管道或绷带；他们要求苛刻，稍有不满就会发脾气，或不断地要求护士立刻为其提供各种检查及护理。面对这种患者，很多情况下护士也会失去信心，或被患者的过激言行所激怒，或者尽量回避，但这些做法只会使问题更加恶化。当患者愤怒的时候，护士需要注意的沟通要点是：①认真倾听患者的诉说；②了解和分析患者愤怒的原因，因为多数情况下患者是以愤怒来发泄自己的害怕、悲哀、焦虑或不安全感；③安抚患者，使他们的身心恢复平衡；④尽量满足患者的合理要求，对他们所遇到的困难及问题及时做出理解性的反应。

2．与要求过高的患者进行沟通　长期住院的慢性病或晚期癌症患者情绪郁闷，可能会因为各种原因发泄不满，表现为连续不断地抱怨，对周围的事物看不顺眼。护士应注意的沟通要点是：①理解患者，这类患者可能认为自己患病后没有得到别人足够的重视及同情，从而以苛求的方法来唤起别人的重视；②认真倾听患者的诉说，仔细观察他们的需求；③对患者的合理要求及时做出回应，有时应用幽默或一个微笑会使患者感受到护士的关心及重视；④必要时，护士在对患者表示关心和理解的同时，可适当对患者的不合理要求进行限制。

3．与不合作的患者进行沟通　此类患者表现为不遵守医院的各项规章制度、不愿与医务人员配合、不服从治疗等。由于患者不合作，护患之间可能会产生矛盾，有时会使护士感到沮丧，此时护士千万不可使患者的情绪感染自己，以怒制怒。沟通要点是：①主动与患者沟通；②了解患者不合作的原因；③尽量使患者面对现实，积极地配合治疗与护理。

4．与悲哀的患者沟通　多种原因可引起患者的悲哀，如疗效不佳、病情加重、丧失亲人等，沟通时护士应允许他们表达自己的感受。沟通要点是：①如果患者想哭，应让其发泄，哭泣有时候是一种有效的、有益健康的反应，静静地陪伴患者，或轻轻地触摸患者的肩部、握住患者的手，送上一杯饮料或毛巾都是较好的方法；②鼓励患者倾诉悲哀的理由；③如果患者希望独自安静一会儿，可以为其提供一个安静的空间；④应用鼓励、倾听、移情、沉默等沟通技巧对其表示理解、关心及支持，使患者心理恢复平衡。

5．与抑郁的患者进行沟通　抑郁的患者具有反应慢、说话慢、动作慢、注意力不集中的特点。患者一般是在诊断为绝症或受到其他打击后出现抑郁反应，往往有悲观情绪，或者显得很疲乏，甚至有自杀念头，所以不容易交谈。沟通要点是：①尽量表示体贴与关怀；②以亲切、和蔼的态度简短地向患者提问，必要时可多重复几次；③及时对患者的需求做出回应，使患者感受到护士的关心及重视。

6．与病情严重的患者进行沟通　在患者病情严重或处于危重状态时，沟通要点是：①话语简短，避免一些不必要的交谈内容，以防病情加重；②对意识障碍患者，护士可以重复一句话，以同样的语调反复与患者交谈，以观察患者病情变化；③对昏迷患者，触摸是一种较好的沟通方法，无论患者是否感受到、是否有反应，都应该反复地、不断地试图与其沟通。

7．与感知觉有障碍的患者进行沟通　对感知觉有障碍的患者，沟通时可能会出现一些困难或障碍。与听力障碍患者的沟通应注意：①面对患者，待其看到护士的面部和口型时再开口说话；②选择安静的环境；③交谈时适当加大音量，但避免吼叫，以免造成患者误解；④应用非语言性沟通技巧，如面部表情、手势，或应用书面语言、图片等与其沟通。与视力障碍患者的沟通应注意：①及时告知患者，使其知道护士的存在；②给予患者足够的时间反应，切忌催促患者；③鼓励患者表达自己的感受；④可用触摸的方式使其感受到护士的关心，尽量避免或减少使用患者不能感知的非语言沟通信息，对因看不见而遗漏的信息应尽量给予补偿。

五、治疗性沟通

治疗性沟通（therapeutic communication）是指围绕患者的健康问题并能对健康起积极作用而进行的信息传递和理解。治疗性沟通是有目的的护患沟通，沟通中的信息发出者和接收者分别是护士和患者，沟通的内容是属于护理范畴内与健康有关的专业性内容，沟通的重点在于帮助患者进行心身调适，由疾病状态向健康的方向发展。

（一）治疗性沟通的特点

治疗性沟通是一般性沟通在护理实践中的具体应用，具有下列特征。

1．以患者为中心　促进患者健康是治疗性沟通的目的，因此，在整个沟通过程中应始终以患者为中心、以双方平等为基础、以满足患者的健康需求为目的。

2．以目标为导向　治疗性沟通是有目的的、有特定内容的专业性沟通，应围绕护患关系的进程，并针对相应的工作重点和目标而展开。

3．沟通信息涉及范围广　治疗性沟通涉及患者健康和疾病的信息，有时也会涉及患者的隐私。

4．沟通的发生不以人的意志为转移　治疗性沟通是护理工作的需要，沟通交流的对象不能进行主观选择，只要是护理的服务对象，治疗性沟通就会发生，它不以人的意志为转移。

（二）治疗性沟通的意义

1．有助于建立相互信任的、开放的护患关系，为提供优质护理奠定良好的基础。

2．收集有关患者健康的资料，全面了解患者情况，为护理提供必要的依据。

3．与患者共同商讨其健康问题、护理措施、护理目标，以取得患者的合作，鼓励患者参与，双方共同努力以达到预期目标。

4．为患者提供相关的健康知识和康复信息，促进患者提高自我照顾的能力。

5．给予必要的心理社会支持，促进患者身心康复，早日回归家庭和社会。

（三）治疗性沟通的过程

治疗性沟通的特点是护患双方围绕与健康有关的内容进行有目的的交流。在沟通过程中应强调以患者为中心，体现真诚、关怀、理解、移情。要求护士对沟通的目的、内容、形式、时间和环境进行认真的组织安排。

1．计划与准备阶段　任何有目的的交谈都应做好准备和计划工作。包括：①交流的方式，明确访谈的目标和特定的专业内容；②全面了解患者的有关情况；③列出提纲，以便访谈时能紧扣主题；④准备好访谈环境，提前通知患者访谈时间，并使患者在良好的身心状况下参与访谈，满足患者舒适和隐私的需要。

2．访谈开始阶段　与患者的访谈开始时，护士需要：①有礼貌地称呼患者，使患者有相互平等、相互尊重的感觉，许多患者对医护人员用床号称呼他们很反感，因为会使人感到不被尊重；②主动介绍自己，告诉患者自己的姓名及职责范围，使患者产生信任感；③向患者说明此次交谈的目的和大概时长，使患者在思想上有所准备，减轻其紧张和焦虑情绪；④营造一个无拘束的访谈气氛；⑤帮助患者采取适当的卧位，避免不良因素的影响。

3．访谈进行阶段　交谈过程中应遵循以患者为中心的原则，引导和鼓励患者交谈。除采用一般性沟通技巧，如倾听、重复、反应和提问等外，护士还必须：①根据访谈的目标及内容，进行适当的提问。提问时应注意：一次只提一个问题，如果一次提的问题太多，患者不便集中思考；提问时语句应尽量简单、明确，尽量使用对方熟悉的语言。②以特定的访谈方法向患者提供帮助，并注意为患者保密。③观察患者的各种非语言表现，如面部表情、眼神、手势、语音、语调等。④适当应用沉默、集中注意力、引导访谈方向、重复等沟通技巧加强访谈的效果。

4．访谈结束阶段　访谈结束时应注意：①结束交谈时应使患者有心理准备；②提出新问题；③简要总结访谈的重点内容，核实记录的准确性；④对患者的合作表示感谢，并安排患者休息；⑤预约下次访谈的时间和内容。

（四）治疗性沟通的注意事项

护患的治疗性沟通是双向的，护患之间由于年龄、性别、背景、受教育程度、生活环境等因素的差异，可能会对沟通的效果有所影响。因此，护士在访谈时需要注意以下几方面。

1．评估患者的沟通能力　这是进行治疗性沟通的基础条件。对患者沟通能力的评估主要包括听力、视力、语言表达能力、语言理解能力、病情，以及情绪、价值观、态度等方面。

2．学会引导患者交谈　①关心、同情患者，对患者有责任感，这是患者愿意与护士沟通的基础和关键。②使用开放式谈话方式，尊重、体谅患者，称呼得当，语言措辞得体。③学会询问，并采用鼓励的语言使患者把自己的真实感受表达出来。

随堂测

3．合理分配时间，掌握谈话节奏　①在时间安排上注意与主要的治疗和其他护理时间错开；②根据患者的具体情况，掌握沟通的节奏，尽量与患者保持一致。

4．应用人际沟通技巧　①积极的倾听态度；②巧用非语言沟通；③注意患者的非语言表现；④访谈时注意紧扣主题；⑤尽量少用专业词汇；⑥注意对访谈内容的保密。

5．学会共情　理解患者的感受，对患者的需要及时做出反应。

6．提供信息　及时、如实地向患者提供与健康有关的信息。

思考题

随着生活节奏的加快，很多人都无法做到按时、保质地进餐，这对于有消化性疾病或营养代谢性疾病的患者来说，是非常不利的。尝试采用治疗性沟通的方式使患者自己分析并认识到规律饮食对自身健康的重要性，从而在今后的生活中自觉、自愿地形成正确的生活方式。

（赵洪梅）

第五章 人文社会学理论在护理中的应用

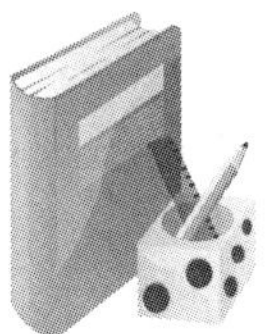

导学目标

通过本章内容的学习，学生应能够：

◆ **基本目标**

1．陈述马斯洛人类基本需要层次论的主要内容。

2．说出一般系统论在护理实践中的应用。

3．列举弗洛伊德、艾瑞克森、皮亚杰、科尔伯格学说的发展阶段。

4．描述应激反应的一般规律。

◆ **发展目标**

1．举例说明人类基本需要层次论在护理中的应用。

2．综合运用压力学说相关知识做好住院患者的压力管理。

◆ **思政目标**

分析患者的需要及其面对的压力，培养团队合作精神，树立正确的职业目标。

案例 5-1

张某，女，65 岁，因心前区疼痛入院治疗。入院后经过各项检查诊断为急性心肌梗死。患者为独居老人，儿女长期在外地工作。此次发病由邻居送至医院。患者经济状况良好，与邻里关系和睦。请回答：

1．该患者有哪些需要？其中需优先满足的需要是什么？

2．护士应怎样满足该患者的需要？

3．根据心理社会发展理论，该患者处于哪个发展阶段？其发展任务和危机分别是什么？护理时应注意什么？

护理学的理论基础是在护理实践中产生并经过护理实践的检验和证明的理性知识体系，是对护理现象和护理活动的本质和规律性的正确反映。护理学理论基础的作用在于阐明护理学的本质，解释护理现象及现象间的关系，揭示护理学的发展规律，指导护理实践不断发展、丰富和完善。

护理学在逐步发展成为一门独立学科的过程中，借鉴了一些相关学科的理论，这部分理论被称为护理学的相关理论，这些理论在护理学科中具有普适性和实践应用场景。本章将着重对

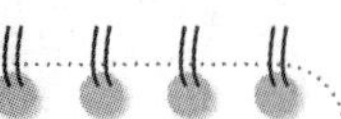

护理学的人文社会学理论进行阐述，包括一般系统论、人类基本需要层次论、成长与发展的理论、应激与适应的理论等。

第一节　一般系统论

一、概述

系统是一群相互联系、相互依存的事物的集合体，其作为一种思想，在古代就已萌芽。如我国古代劳动人民通过对日月星辰、天时地利的观察，总结出了天地中万物生存、更新之理，其中就蕴藏了系统观点和方法。

系统作为一种科学术语、一种理论，源于美籍奥地利生物学家路得维格·贝塔朗菲（Ludwig von Bertalanffy）。1925 年，贝塔朗菲提出应将有机体视为一个整体或系统来考虑。1937 年，他第一次提出“一般系统论”的概念；1955 年出版专著《一般系统论》，使人类的思维方式发生了彻底的改变；1968 年，他发表的《一般系统论：基础、发展与应用》，为系统科学提供了纲领性的理论指导，被称为一般系统论的经典之作。20 世纪 60 年代以后，系统论得到了广泛的发展，其理论与方法已渗透到有关自然和社会的许多科学领域，包括工程、物理、管理及医疗等，产生着日益重大而深远的影响。

知识链接

贝塔朗菲与《一般系统论》

《一般系统论：基础、发展与应用》（*General System Theory*：*Foundations*，*Development*，*Applications*）于 1973 年以英文形式在纽约出版。1987 年，由林康义、魏宏森等译成中文，由清华大学出版社出版。全书由 10 个章节、2 个附录组成。该书集中阐释了一般系统论的基本观点，可以说是系统理论方面的一部经典著作。其作者贝塔朗菲（1901—1972 年）是 20 世纪杰出的思想家之一。他从生物学领域出发，涉猎医学、心理学、行为科学、历史学、哲学等诸多学科，以其渊博的知识、浓厚的人文科学修养，创立了 20 世纪具有深远意义的一般系统论。他特别就一般系统论在生物学、心理学、社会学、历史学、范畴论上的应用进行了探讨。贝塔朗菲将一般系统论看作逻辑和数学性质的学科，是科学思维的新“范式”，他认为一般系统论具有“科学之后”的意义。

二、一般系统论的主要内容

（一）系统的基本概念和属性

系统（system）是由相互联系、相互依赖、相互制约、相互作用的事物和过程组成的，是具有整体功能和综合行为的统一体。系统广泛存在于自然界、人类社会、人类思维及各科学领域中。例如，人作为一个系统，是由生理、心理、社会文化等部分组成的有机整体。护理学科也可视为一个由护理教育、护理实践、护理科研等部分组成的系统。作为系统应具有以下属性。

1．整体性　系统是由各种要素构成的，每一要素都有各自的结构和功能，各要素之间相互联系，系统的整体性主要表现为系统的整体功能大于系统各要素功能之和。要增强系统的整体功效，就要提高每个要素的功能，充分发挥每个要素的作用；同时对系统中各要素的结合以及要素、整体和环境间的相互作用，保持合理和优化。

2．相关性 系统的相关性是指系统各要素之间是相互联系、相互制约的，其中任何一个要素发生功能或作用的变化，都会引起其他各要素乃至整体功能或作用的相应变化。各要素与整体系统间也是相互联系和影响的，各要素的变化都将影响整体功能的发挥。

3．动态性 动态性是指系统随时间的变化而变化，系统的运动、发展与变化过程是动态性的具体反映。如系统为了生存与发展，总在不断调整自己的内部结构，并不断与环境进行物质、能量和信息的交流。

4．目的性 系统以追求有序、稳定结构为目标的特性，即系统的目的性。这种目的性是系统自身存在的需要。如果系统不具备有序稳定结构，就不具有保持自身的能力，就会在外力和内力的影响下分解、崩溃。

5．层次性 任何系统都是有层次的。对于某一系统来说，它既是由一些子系统（要素）组成的，同时其自身又是更大系统的子系统（要素）。系统的层次间存在着支配与服从的关系。高层次支配着低层次，起着主导作用。低层次从属于高层次，是系统的基础结构（图 5-1）。

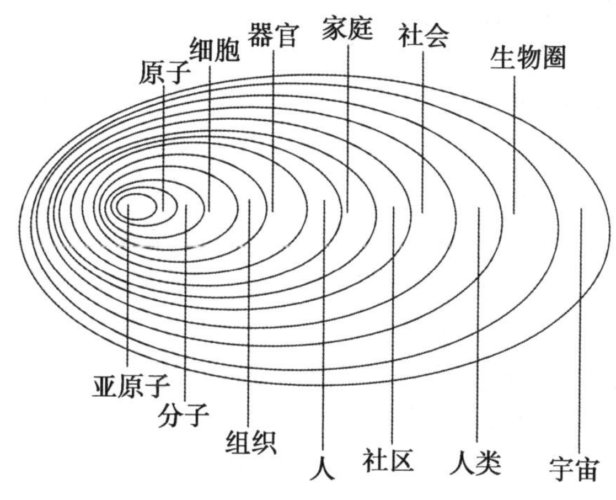

图 5-1 一般系统论示意图

（二）系统的分类

不论是自然界还是人类社会，都存在着千差万别的各种系统，人们可以从不同角度对它们进行分类。常用的分类方法有以下几种。

1．按组成系统的要素性质分类 系统可分为自然系统和人造系统。自然系统是由自然物所组成的、客观存在的系统，如生态系统、人体系统等。人造系统是指为达到某种目的而人为建立起来的系统，如计算机软件系统、机械系统等。实际上，在现实生活中，大多数系统是自然系统与人造系统的结合，称复合系统，如医疗系统、教育系统。

2．按组成系统的内容分类 系统可分为物质系统和概念系统。物质系统是指以物质实体构成的系统，如动物、仪器等。概念系统是指由非物质实体构成的系统，如科学理论系统、计算机程序系统等。大多数情况下实体系统与概念系统是相互结合、密不可分的。实体系统是概念系统的基础，概念系统为实体系统提供指导服务。

3．按系统与环境的关系分类 系统可分为开放系统和封闭系统。开放系统是指与外界环境不断进行物质、能量和信息交流的系统。开放系统与环境间的作用是通过输入、输出和反馈过程完成的（图 5-2）。物质、能量和信息由环境向系统的流入称输入，例如，机体摄入食物、获得新信息等。输出是指将经系统改变后的物质、能量和信息散发到环境的过程。例如，人体排泄粪便、尿液和汗液以及发出的各种信息等都是系统输出的成分。反馈是对开放系统和环境

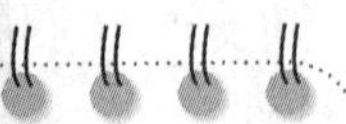

间的相互作用进行调控的过程。封闭系统是指不与环境进行物质、能量和信息交换的系统。绝对封闭的系统是不存在的，只有相对的、暂时性的闭合系统。

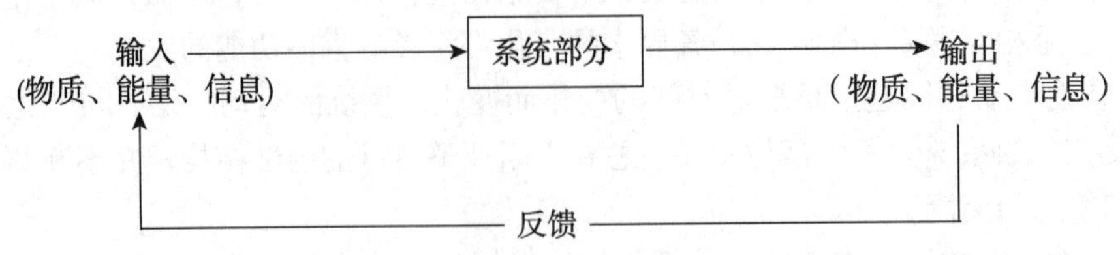

图 5-2　开放系统示意图

4．按系统运动的状态分类　系统可分为动态系统和静态系统。动态系统指系统的状态是随着时间的变化而变化的系统，如生物系统、生态系统。静态系统是指系统的状态不随时间变化，具有相对稳定性，如一个建筑群、基因分析图谱等。静态系统只是动态系统的一种暂时的极限状态，绝对静止不变的系统是不存在的。

三、一般系统论在护理中的应用

（一）整体护理思想形成的重要依据

1．用系统理论的观点看待人　护理的对象是人，人是一个由多要素组成的系统，具有以下特点。

（1）人是一个自然的系统：人体内外环境的动态平衡取决于人的生命活动与健康。这种平衡既依赖于机体各要素结构和功能的正常及相互关系的协调，又依赖于自身对外部环境变化的适应性调整。

（2）人是一个开放的、动态的系统：机体每时每刻都在与外界环境进行着能量、物质、信息的交流和转换活动，从而维持正常的生命活动、促进健康与发展。人总是处于健康与疾病这一线性连续体的某一点上。健康机体内可能有潜在的致病因素，患病机体内也存在康复的有利条件，因此任何时候人的健康状态总是相对并动态变化着。

（3）人是具有主观能动性的系统：人对自身机体的功能状态具有意识和监控能力，对自己的活动具有选择和调节的能力。这就决定了人具有保持健康的意识和在疾病状态下主动寻医和积极自护的潜能。

因此，护士在护理患者时，应形成人是一个整体的观念，护理的服务对象是一个整体，而不是某种疾病，护理的主要功能是帮助人维持生理和心理的平衡，以及在失去平衡时恢复平衡状态，即促进、维持和恢复健康。在护理过程中，不能将一个人从其所属的超系统中孤立出来，应注意其外环境包括自然环境和社会环境对患者的影响。在住院过程中，注意创造舒适安全的医疗环境，营造良好的社会文化氛围，以促进患者的康复。

2．用系统理论的观点看待护理　护理是一种社会活动，护理系统是由若干要素组成的具有一定组织形式、可以实现一定护理功能的有机整体。护理系统具有以下基本特点。

（1）护理系统是一个复杂的系统：护理系统包括临床护理、护理科研、护理教育、护理学术组织等子系统，各子系统内部又有若干层次的次级系统。各子系统之间相互联系、相互影响。要发挥护理系统的最大效益，就必须具有大护理的观念，运用系统的方法，不断优化系统的结构，调整各部分的关系，使之协调发展，高效运行。

（2）护理系统是一个开放的系统：护理系统是社会的组成部分，是国家医疗卫生系统的重要组成部分。护理系统从外部输入新的信息、人员、技术、设备，并与社会政治、经济、科技特别是医疗等系统相互影响、相互制约，例如医疗的发展可以极大地推动护理的发展，反过来护理的进步又将进一步提高医疗的整体水平。

（3）护理系统是一个动态的系统：科学技术的发展，社会对护理需求的不断变化，必然对护理的组织形式、工作方法、思维方式提出变革的要求。护理系统要适应变化，主动发展，就必须深入研究护理系统内部发展机制和运行规律，要善于学习，勤于思考，勇于创造。

（4）护理系统是一个具有决策与反馈功能的系统：在护理系统中，护士和患者构成系统的最基本要素，而护士又在基本要素中起支配调控作用。患者的康复依赖于护理人员在全面收集资料、正确分析基础上的科学决策、及时评价与反馈，因此，护理系统要大力开展整体护理实践，不断提高护理人员科学决策和独立解决问题的能力。

（二）构成护理程序的理论基础

护理程序是临床护理中一个完整的工作过程，包含评估、诊断、计划、实施和评价 5 个步骤。护理程序的发展基于许多理论基础，其中一个重要的理论即为一般系统论。护理程序可以被看作一个开放系统。输入的信息是护士经过评估后的患者基本健康状况、护理人员的知识水平与技能、医疗设施条件等，经过诊断、计划和实施后，输出的信息主要为护理后患者的健康状况经评价后进行信息反馈，若患者尚未达到预定健康目标，则需要重新收集资料，修改计划及实施，直到患者达到预定健康目标。

（三）进行护理管理的指导思想

一般系统论同样被护理管理者用于对整体护理的管理。借助于一般系统论，医院护理系统可被视为医院整体系统的一个子系统。要想全面推行和实施护理管理和制度的改革，势必需与医院的医疗子系统、后勤子系统、行政子系统等联合联动。因此，护理管理者们要清醒地认识到，在进行自身改革的同时，还需要争取医院行政领导的支持、医疗部门的理解以及后勤部门的配合。

（四）发展护理理论的基础框架

现代护理学的理论基础由两部分组成：第一部分是将相关学科的理论应用于护理实践中，又可称为护理学的一般理论或相关理论；第二部分是由护理理论家自己创建的理论或学说，这些理论是在理论家对护理理论、相关学科理论和护理实践进行全面考察和深入思考后提出的。一般系统论被许多护理理论家所研究，作为发展新理论或模式的基本框架，如罗伊的适应模式、纽曼的系统模式。这些护理理论和模式又为整体护理实践提供了坚实的理论支撑。两者相互联系、相互促进、相互发展。

第二节　人类基本需要层次论

一、概述

需要（need）是个体、群体对其生存与发展条件所表现出来的依赖状态，是维持人类生存与发展的基本条件。需要与人的活动密切相关，一方面，需要是推动人类活动的基本动力；另一方面，需要也在人类的活动中不断产生和发展。

基本需要（basic need）是指促进个体生存与发展、维持其身心平衡的最基本的需求。马斯洛认为人有很多基本需要，这些需要是人类所共有的，并具有以下特性：①缺少它会引发疾病；②恢复它可治愈疾病；③获得它可免于疾病；④在健康个体中，它处于静止状态。

二、人类基本需要层次论

近代有很多哲学家、心理学家致力于对人类基本需要的研究，其中以美国心理学家亚伯拉罕·马斯洛（Abraham Maslow，1908—1970 年）在《动机与人格》一书中提出的人类基本需

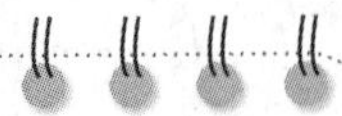

要层次论（hierarchy of basic human needs theory）最为著名，影响最为广泛，现已被广泛应用于心理学、管理学、行为科学和护理学等各个学科领域。

知识链接

马斯洛的《动机与人格》

《动机与人格》是美国心理学家、伦理学家亚伯拉罕·马斯洛创作的心理学著作，首次出版于1954年。该书全面讨论了人本主义心理学和人本主义伦理学的研究目的和研究方法，系统地阐述了马斯洛关于人性、人的需要、人格发展的动力和规律、社会改革和促进健康人格发展的方法和途径的观点和理论。全书共16章、3个附录，书中马斯洛对行为主义和精神分析思潮中的“机械主义科学”的方法论即“方法中心论”与“还原论”进行了批判，进而提出了人本主义科学的方法论即“问题中心论”与“整体动力论”。同时，马斯洛将人的需要分为意动需要、认知和理解的需要、审美需要三大相互重叠的类别，并对意动需要的五个层次即生理需要、安全需要、归属和爱的需要、自尊的需要与自我实现的需要进行了详细阐述。此外，马斯洛在大量案例研究的基础上对自我实现者的性格与爱情的特征进行了分析与归纳。《动机与人格》是马斯洛心理学理论的奠基之作，也是人本主义心理学的奠基之作，标志着人本主义新心理、新伦理理论体系的形成。

（一）人的基本需要层次

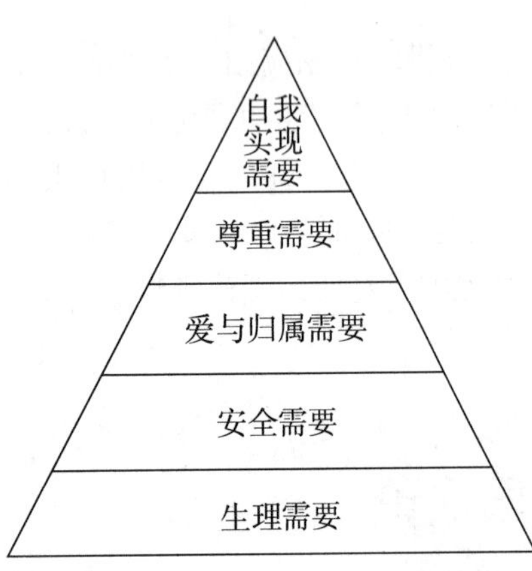

图5-3　马斯洛人的基本需要层次

马斯洛将人类的基本需要分为五个层次，按照由低到高的顺序依次为生理需要、安全需要、爱与归属需要、尊重需要和自我实现需要，并用“金字塔”结构排列（图5-3）。基本需要是个体生存所必需的，当基本需要得到满足时，个体就处于相对平衡的健康状况，反之将影响个体健康。

1．生理需要（physiological needs） 指维持个体生存所必需的最基本的需要，包括对氧气、营养、水、体温、排泄、休息、避免疼痛等的需求。生理需要是人类最基本、最强烈、最具有优势的需要。具体地说，一个同时缺乏食物、安全、爱和尊重需要的人，对于食物的需要可能最为强烈，成为个体采取行动的主要动机。如果这些基本需要得不到满足，个体的健康状态乃至生命就会受到威胁，继而影响个体对高层次需要的追求。

2．安全需要（safety and security needs） 指希望受到保护、避免危险、获得安全感。当人们的生理需要得到相对满足之后，就会产生安全需要。安全需要普遍存在于各年龄期，如果安全需要得不到满足，个体会出现焦虑、恐惧等负性情绪。

3．爱与归属需要（love and belonging needs） 指个体对得到他人或群体接纳、认同的需要，希望他人关心、爱护的需要。在生理和安全需要相对得到满足的基础上，个体会产生爱、感情和归属的需要，包括爱、被爱和有所归属等需要。如果爱与归属的需要没有得到满足，人们会感到孤独、空虚、寂寞、被拒绝等。

4．尊重需要（esteem needs） 包括自尊和他尊两个方面，自尊需要指个体希望自己有能

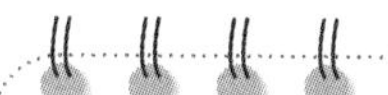

力、能独立自主和有自尊心；他尊需要指个体希望自己能受到别人的尊重，有社会地位、有威望、有荣誉，获得他人较高的评价和赞赏。尊重需要的满足使人们觉得自己在这个世界上有价值，从而获得自信感。这些需要一旦受挫，会使人丧失基本的信心，产生自卑、弱小、无能的自我评价。

5．自我实现需要（self-actualization needs） 指个体的能力和潜能得到最大限度的发挥，实现自我价值的需要。自我实现需要是人类最高层次的需要，其满足的方式和需求的程度个体间差异很大。自我实现是人类追求和奋斗的终极目标，并不是所有人都能达到真正的自我实现。

1977年，在马斯洛基本需要层次论的基础上，理查德·凯利希（Richard Kalish）对其进行了修改和补充，增加了一层刺激的需要，列在生理需要和安全需要两层次之间，包括性、活动、探索、新奇和操作（图5-4）。

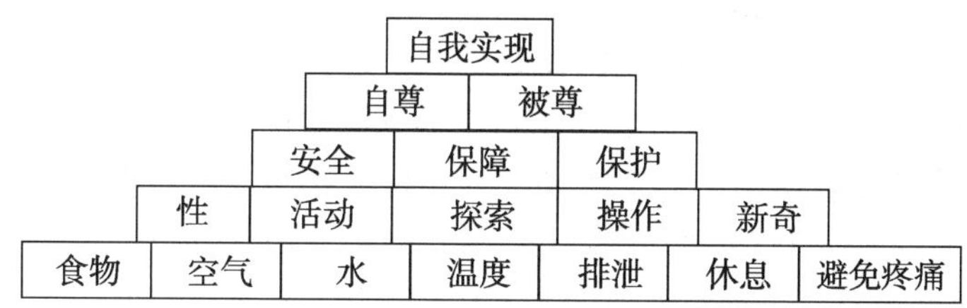

图5-4　理查德·凯利希人的基本需要层次

（二）人类基本需要的一般规律

1．需要的满足按层次顺序逐级上升 通常较低层次的需要得到满足后，较高层次的需要才会出现，并逐渐明显和强烈。如人的生理需要得到满足后，才会提出安全的需要，在生理和安全需要满足的基础上，会产生爱与归属、尊重等更高层次的需要。古语云“仓廪实而知礼节，衣食足而知荣辱”正是对此道理的反映。

2．各层次需要相互联系，可重叠出现 较高层次的需要并不是在较低层次的需要完全得到满足后才出现，而是随着较低层次需要的不断满足或基本满足后就会逐渐出现。这一过程一般遵循从无到有、由弱到强、逐步发生的规律。前后层次之间往往会有重叠。一个高层次的需要并不是突然地、跳跃式地出现，而是在前一层次需要相对得到满足的基础上逐渐产生并增强。

3．需要被满足的紧迫性不同 一般首先满足较低层次的需要，然后再考虑较高层次的需要。生理需要是最低层次的，也是人类最重要的基本需要。人们在生理需要得到满足后，才能得以维持生命。因此，通常维持生存所必需的低层次需要必须立即并持续地给予满足，越高层次的需要对维持生存越不迫切，越可被推迟满足。如氧气、食物、睡眠等生理需要必须首先给予满足，否则会直接威胁人们的健康；而在生理需要相对满足的基础上，人们才会产生并采取措施以满足爱和归属、尊重、自我实现等更高层次的需要。

4．各种需要的层次顺序并非固定不变 不同的人在不同的条件下各需要的层次顺序会有所不同，最明显、最强烈的需要应首先得到满足。古语“饿者不食嗟来之食”，即体现了人为维护自尊的需要而放弃生理需要的满足。

5．需要的层次越高，满足需要的方式差异越大 通常人们满足较低层次需要的活动基本相同或相似。如人们通过呼吸运动来满足对氧气的需要，通过睡觉来满足休息的需要，通过进食满足营养的需要。越是高层次的需要越具有个体特征，其需求的程度和满足方式的个体差异性越大。如每个人对自我实现的需要不同，他们采用的满足自我实现需要的方式存在很大差异，如护士从事护理工作、科学家致力于研究、作家通过写出优秀的作品以实现自我。

6．基本需要的满足与健康状况密切相关 生理需要是维持人们生存所必需的，必须优先

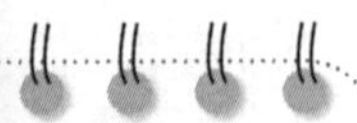

得到满足，否则会引发疾病。有些高层次的需要虽然不是维持人类生存所必需的，但其满足可以促进人们的心理健康和生理需要的进一步满足。例如，如果爱的基本需要长期没有得到满足，会使人产生孤独、抑郁等情绪，这些不良情绪会直接影响食欲、睡眠，导致身心疾病的出现。总的来说，基本需要被满足的程度与健康状况成正相关，当个体所有的需要被满足后，可达到最佳的健康状态。

三、人类基本需要层次论在护理中的应用

需要与护理密不可分。护理的服务对象是人，人是具有需要的个体，在临床护理实践中，护士以需要理论为指导来开展工作，按照需要的不同层次全面收集资料，可充分识别患者现存的需要，预测即将出现的需要，从而提供有效的护理措施，满足患者的需要，以恢复、维持和促进患者健康。

（一）人类基本需要层次论在护理实践中应用的意义

1．全面收集资料，发现患者未满足的需要　护士以人类基本需要层次论为理论框架，系统全面地收集患者的资料，发现患者在各个层次上尚未满足的需要，找出护理问题。

2．识别患者需要的轻重缓急，确定护理计划的优先次序　按照基本需要的层次及各层次需要之间的相互影响，识别护理问题的轻、重、缓、急，按其优先次序制订和实施护理计划，并针对影响需要满足的因素，采取最有效的护理措施，满足患者的各种需要。

3．领悟和理解患者的行为和情感　需要理论有助于护士领悟和理解患者的行为和情感。例如，手术前患者表现为焦虑不安，这是安全需要的表现；因化疗而脱发的患者，即使在夏天也要戴上帽子或头巾等饰物，这是尊重和审美需要的表现；患者住院后想家，希望亲友常来探视和陪伴，这是爱与归属感的需要所产生的表现。

4．预测患者即将出现或尚未表达出的需要　针对患者可能出现的问题，积极采取预防措施。例如，在患者新入院时及时介绍病房环境和规章制度、主管医生、护士及病友，以避免患者由于对环境不熟悉而产生焦虑，满足其安全需要。

（二）患者的基本需要

人类基本需要层次论为护士识别患者及其他护理服务对象的需要提供了一个框架，有助于护士在评估过程中及时发现患者有哪些尚未满足的需要，预测患者可能出现的需要，以更好地理解患者的言行。患病时可能出现的未满足的需要包括以下几种。

1．生理的需要

（1）氧气：呼吸困难、呼吸道阻塞等导致缺氧。

（2）水：脱水、水肿、电解质或酸碱平衡失调等。

（3）营养：消瘦、肥胖、各种营养缺乏，不同疾病、治疗、检查时的特殊饮食需要。

（4）体温：体温过高、过低等。

（5）排泄：尿失禁、尿潴留、便秘、腹泻等。

（6）休息和睡眠：疲劳、各种睡眠型态紊乱等。

（7）避免疼痛：避免各种急、慢性疼痛。

2．刺激的需要　在疾病的急性期，患者迫切地需要控制病情，满足基本的生理需要，以维持生存，对刺激的需要往往还不是很明显。随着疾病的恢复，病情逐渐稳定，刺激的需要会日趋增强。例如卧床患者需要定时翻身以避免发生压疮，需要主动或被动的肢体活动以防止肌肉失用性萎缩等。对于长期住院的患者，更应注意满足其刺激方面的需要，包括美化住院环境、安排适当文娱活动等，因为长期单调的生活会使患者情绪低落、体力衰退、反应变慢等。

3．安全的需要　一般来说，人们患病时的安全感会降低，包括担心自己的健康状况、担心得不到良好的治疗和护理、担心医护人员的技术、担心各种治疗和检查可能带来的危害、担

心被家人和朋友遗忘导致寂寞和无助等。满足患者安全的需要，应注意以下两个方面。

（1）避免身体方面的伤害：应注意防止发生意外，如由于地面湿滑、光线不足而跌倒，没有床档而发生坠床；注意严格无菌操作以防止感染等。

（2）避免心理方面的威胁：通过入院介绍和健康教育使患者尽快熟悉环境，了解疾病、治疗、检查、护理相关的知识，使患者信任医护人员的技术，对治疗充满信心。

4．爱与归属的需要　患病时人们对爱与归属的需要显得更为强烈，他们希望得到家人、朋友和周围人亲切的关心、理解和帮助。因此，在不影响疾病治疗的前提下，应允许家属和朋友前来探视，协助患者建立良好的医患、护患关系，增进患者之间的情感交流。

5．尊重的需要　人们由于生病需要他人的照顾，不能参加工作、学习，往往会对自身的价值产生怀疑，觉得自己是家庭、单位、社会的负担，影响患者自尊需要的满足。为了增加患者的自尊和被尊重感，护士应注意：①礼貌地称呼患者的名字；②重视患者提出的意见；③使患者完成力所能及的事；④尊重患者的隐私，如保密和遮盖身体的隐私部位；⑤理解和尊重患者的个人习惯、价值观及宗教信仰等。

6．自我实现的需要　由于疾病常常会影响人们各种能力的发挥，尤其是失明、耳聋、瘫痪、截肢等情况会给自我实现带来更大的困难，给患者的身心带来更大的刺激。护士应根据患者的情况，鼓励患者重新建立合适的人生目标，坚持治疗和加强学习，为自我实现创造条件。

（三）影响患者需要满足的因素

1．生理方面　由于各种原因引起的疾病、疼痛、疲倦、躯体活动障碍等。如由于疼痛而影响休息、由于口腔疾患而影响进食。

2．心理方面　焦虑、恐惧、抑郁、愤怒等情绪会导致人们食欲下降、注意力不能集中、睡眠不好、与他人沟通能力下降，从而影响人们生理、安全等各种需要的满足。

3．知识方面　营养、安全、保健等各方面知识的缺乏会影响人们有效地满足自身的基本需要。如由于术后活动知识的缺乏，部分患者下床活动不当，可能导致伤口裂开。

4．环境方面　环境中的某些物理、化学、生物因素会影响人们基本需要的满足。如环境中的噪声会影响休息，陌生的环境会降低人们的安全感和归属感。

5．个人方面　个人的生活习惯、文化背景、信仰、价值观和生活经历会不同程度地影响人们满足基本需要的途径和方法。如有的人为了生存而愿意抛弃自尊，以行乞为生；有的人为了尊严而不惜牺牲生命。

6．社会文化方面　紧张的人际关系、与亲人的分离等会降低个体的归属感。社会的道德观、文化风俗、宗教等也会影响人们基本需要的满足。如男性患者因为怕招致他人嘲笑而强忍疼痛，女性患者因为害羞而对性方面的疾患羞于诊治。

（四）满足患者需要的方式

1．直接满足患者需要　对完全无法满足自身基本需要的人，护士应通过护理全面满足他们各个层次的基本需要。如帮助昏迷的患者翻身、清洁身体，通过鼻饲维持营养、通过呼吸机维持供氧等。

2．协助满足患者需要　对只能部分满足自身基本需要的人，护士应鼓励患者完成自己力所能及的活动，补充患者不足的部分。如鼓励术后患者自行进食，协助患者进行肢体功能锻炼，帮助患者逐渐恢复基本的自理能力。

随堂测

3．间接满足患者需要　对基本能够满足自身需要的人，护士应通过宣传、教育、咨询、指导等方法，增进患者的知识，使患者能够更好地满足自身的基本需要，防止出现健康问题。如对孕产妇进行保健和育儿指导、指导糖尿病患者进行饮食控制等。

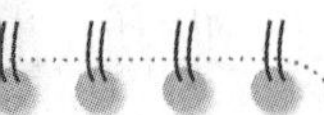

第三节 成长与发展的理论

成长与发展贯穿人的生命全过程，人在每一个成长发展阶段都有不同的特点和特殊的问题需要解决。护理的对象包括各个年龄阶段的人，他们处于不同的成长发展水平，表现出不同的身心特征。因此，护理人员必须了解生命过程中成长发展的规律及各个阶段的特征，根据不同阶段的发展特点提供护理。

一、成长与发展概述

成长与发展是人在整个生命历程中自然而不断变化的过程。了解成长发展的基本概念、一般规律及其影响因素，有利于护士正确评估患者的成长发展水平，通过创造有利条件和预防不利因素，促进患者正常的成长与发展。

（一）成长与发展的基本概念

1．成长（growth） 指由于细胞增殖而产生的生理方面的改变，表现为机体整体和各组织器官的长大或改变，是量的变化，可用量化的指标来测量，如身高、体重、骨密度、牙齿结构的变化等。一般生长的形态可包括 4 种基本类型：①增量性生长：指除去排泄或消耗的部分后生理上得到的增长；②增生：即细胞数量的增多；③肥大：即细胞体积的增大；④更新：是机体维持正常的生理功能而进行的新陈代谢。

2．发展（development） 又称发育，指生命过程中有顺序、可预测的功能改变，包括身、心两个方面。表现为细胞、组织、器官功能的成熟和机体能力的演进，如行为改变、技能增强等，是质的变化，一般不容易通过量化的指标来测量。发展是学习的结果和成熟的象征，贯穿人的整个生命过程中。

3．成熟（maturation） 狭义的成熟指生理上的生长发育，广义的成熟还包括心理社会的发展。成熟是成长和发展的综合结果，受遗传基因及环境因素的影响。人的成熟可表现为：从依赖到自治、从被动到主动、从主观到客观、从无知到有见识、从能力弱到能力强、从承担责任少到承担责任多、从兴趣狭窄到兴趣广泛、从自私到利他、从自我否定到自我接受、从模仿到独创、从注重细节到注重原则、从思维肤浅到深入、从冲动到理智等。一个人社会心理成熟的重要标志之一是不断调整自己，以适应不断变化的客观环境，并从中吸取自己所需要的知识和能力，不断地完善自己。

4．社会化（socialization） 指个体掌握和积极再现社会经验、社会联系和社会关系的过程。人的社会化过程是指在一定的社会环境中，个体在生理和心理两方面的发展而形成适应社会的人格，并掌握社会认可的行为方式的过程。社会化贯穿个体的一生，可使个体获得在社会中进行正常活动所必需的品质、价值、信念及社会所赞许的行为方式，是人类学会共同生活和彼此有效互动的过程。

5．关键期（critical period） 指个体成长中对特定技能或行为模式的发展最敏感的时期或者做准备的时期。这一时期如受到不良因素影响，很容易造成缺陷，或失去成长或发展的关键机会，以后则不容易发展此种行为，甚至永远无法弥补。例如孕期前 3 个月是胎儿发育的关键期，若暴露于某些特定的病毒、化学物质或药物，则胎儿发生先天畸形的比例增高。心理社会的发展也有关键期，如婴儿期是形成人的情感、生活态度、健康行为、价值观和信仰等基本人格因素的关键期，如果此阶段发展不顺利，则会影响之后此方面能力的发展。

成长、发展及成熟三者之间相互影响、相互依存、相互关联，不能截然分开。成熟是成长与发展的综合结果，成长是发展的物质基础，而发展的成熟状况在某种程度上又反映在量的变化上。

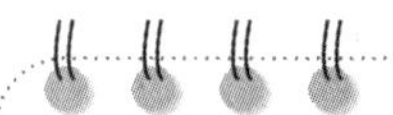

（二）成长与发展的组成部分

成长与发展是一个整体的概念，一般从以下 6 个方面进行分析。

1．生理（physiological）方面　指体格的生长和改变，以及机体各组织器官的发育和功能的完善。

2．认知（cognitive）方面　认知包括感觉、知觉、注意、记忆、思维、语言等过程。认知方面的发展可表现为记忆力、观察力、判断力、理解力、推理能力、想象力、对知识的运用、解决问题等能力的不断发展和改变。

3．情感（emotional）方面　情感是人对客观事物的一种主观的态度体验，包括喜、怒、忧、思、悲、恐、惊等。情感发展是人在对客观事物认识过程中判断其能否满足需要而产生的。

4．精神（spiritual）方面　指人在成长发展过程中所产生的对生命意义及生存价值的认识。

5．社会（social）方面　指人在社会交往过程中与他人、群体、社会互动能力的不断发展。

6．道德（moral）方面　指人的是非观念和信仰的形成。道德观念的发展受社会文化背景的影响。

以上内容除生理方面以外，都属于心理社会的领域。各部分之间相互联系、相互作用，从而构成人的整体。

（三）成长与发展的规律

人的成长发展过程非常复杂，受许多因素的影响，虽然有一定的个体差异，但同时具有一定的规律和共性。

1．可预测性　成长与发展的过程是可预测的，虽然每个人的成长发展速度各不相同，但都要经历相同的发展阶段。例如，每个孩子开始学会行走的时间可能不同，但会行走之前，都要先学会翻身、爬行和站立。

2．顺序性　生长发育通常遵循由上到下、由近到远、由粗到细、由简单到复杂、由低级到高级的顺序或规律。

（1）由上到下或由头至尾：例如，胎儿的头部发育较早，外形也较大，而肢体发育较晚；婴儿先会抬头，后抬胸，再会坐、立和行走。

（2）由近到远：即由身体中心部向身体远端方向发展。例如，婴儿先学会控制肩和手臂，再控制手的活动。

（3）由粗到细：即大的动作发展在先，精细动作发展在后。例如，婴儿先会用全手掌握持物品，再发展到能以手指捏取等精细动作。

（4）由简单到复杂：例如，幼儿先咿呀学语，而后学会说单字和句子；儿童的游戏方式由简单的玩耍发展为有复杂游戏规则的团体活动。

（5）由低级到高级：例如，儿童先会看、听和感觉事物、认识事物，再发展到记忆、思维、分析和判断；儿童的情绪较简单、短暂、外显，而成人的情感较复杂、稳定、不易外露。

3．连续性和阶段性　成长和发展是一个连续的过程，但并非等速进行，具有阶段性。例如，一般年龄越小，体格增长越快，出生后 6 个月生长最快，之后速度逐渐减慢。至青春期又迅速加快，成年后处于相对稳定阶段。心理社会的发展同样具有连续性和阶段性。

4．不平衡性　各系统的发育各有先后，速度快慢不同。例如，神经系统从出生到 1 岁发育最快；生殖系统在青春期发育最快；淋巴系统的发育则先快而后回缩；肌肉组织的发育到学龄期才开始加速。心理社会发展同样存在不平衡性，例如，语言发展以 3 ～ 5 岁最快。

5．个体差异性　成长发展虽按一般规律进行，但受各种因素的影响，成长发展的速度和水平存在一定的个体差异。例如，在正常标准范围内，体格成长的个体差异随年龄增长而逐渐加大，到青春期更明显。心理社会方面的发展也因社会文化背景、家庭教养等不同而存在较大差异，并随年龄增长，个体差异增大。

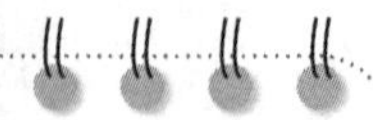

（四）成长与发展的影响因素

遗传和环境是影响成长发展的两个最基本因素。遗传决定生长发育的潜力，这种潜力又受到环境因素的调节，二者相互作用，决定了成长发展的水平。

1．遗传因素　成长与发展受父母双方遗传因素的影响，表现在身高、体形、肤色、面部特征等生理方面，同时也表现在性格、气质、智力等心理社会方面。

2．环境因素

（1）孕母状况：胎儿在宫内的发育受孕母生活环境、营养、情绪、健康状况等各种因素的影响。如妊娠早期感染风疹、带状疱疹、巨细胞病毒，可导致胎儿先天畸形；孕期严重营养不良，可引起流产、早产和胎儿体格生长及脑的发育迟缓；孕母接受药物、放射线辐射、环境毒物污染和精神创伤等，均会使胎儿发育受阻。宫内发育不良也会对出生后的生长发育造成不良影响。

（2）营养：充足和合理的营养是生长发育的物质基础。年龄越小，受营养的影响越大。长期营养不良会导致体格发育迟滞，如体重下降、身高增长缓慢、各器官功能低下等，并影响智力、心理和社会能力的发展。而营养过剩所致的肥胖也会对人的成长发展造成一定影响。

（3）疾病：疾病对成长发展的影响很大，尤其是在发展的关键期。先天性疾病对体格和神经心理发育均会造成不利影响；急性疾病可造成体重下降；长期慢性疾病不仅会影响体格的生长和发育，还会影响心理社会方面的发展。

（4）家庭：家庭环境对成长发展起着显著作用。家庭提供的居住环境、卫生条件、教养方式、家庭气氛、父母的角色示范、接受教育的机会、有效的健康保健措施以及家庭成员的生活方式等，都会对儿童的体格及心理社会发展产生深远影响。

（5）社会文化：不同的社会文化环境对人在各个发展阶段所需完成的任务有不同的要求。因此，不同文化背景下的教养方式、生活习俗、宗教信仰等，都对人的成长发展有一定程度的影响。

二、有关成长与发展的理论

几个世纪以来，生物学家、社会学家、心理学家从不同角度对人的成长发展进行了深入研究，并提出了许多理论。在护理领域中被广泛应用的有弗洛伊德的性心理发展学说、艾瑞克森的心理社会发展理论、皮亚杰的认知发展理论、科尔伯格的道德发展理论等。

（一）弗洛伊德的性心理发展学说

弗洛伊德（Sigmund Freud，1856—1939 年），奥地利著名的精神病学家，被誉为“现代心理学之父”，是精神分析学派的创始人。弗洛伊德用精神分析的方法观察人的行为，并提出了性心理发展学说（theory of psychosexual development）。他认为人的本能是追求生存、自卫及享乐，而刺激人活动的原动力是原欲（libido），或称为性本能。原欲是人的精神力量，也是性心理发展的基础。

1．意识层次　弗洛伊德把人的心理活动分为意识、潜意识和前意识 3 个层次。

（1）意识（consciousness）：指个体能够直接感知的或与语言有关的、人们当前能够注意到的那一部分心理活动，是心理活动中与现实联系的部分，如感知觉、情绪、意志和思维等。

（2）潜意识（unconsciousness）：指个体无法直接感知到的心理活动部分，通常是不被外部现实、道德、理智所接受的各种本能冲动、需求和欲望，或明显导致精神痛苦的既往事件。人的各种心理和行为并非完全由意识决定，还由潜意识的欲望和冲动等决定，潜意识使个体的心理活动具有潜在的指向性。

（3）前意识（pre-consciousness）：指个体无法感知到的那一部分心理活动，介于意识和潜意识之间，主要包括目前未被注意到或不在意识之中，但通过自己集中注意或经过他人的提醒又能被带到意识区域的心理活动。

2．人格结构 弗洛伊德认为，人格结构由本我（id）、自我（ego）和超我（superego）三部分组成。

（1）本我（id）：是人格中最原始的部分，由先天的本能与原始的欲望组成，受快乐原则支配。

（2）自我（ego）：是人格中理性的、符合现实的部分，受现实原则支配，使本我的愿望能根据现实的要求得到满足。

（3）超我（superego）：是人格中最具理性的部分，包括良心和自我理想，由社会规范、道德观念等内化而成，遵循完美原则，对个体的动机进行监督和管制。

3．人格发展阶段 弗洛伊德提出，人格的发展经历 5 个可重叠的阶段，其中前 3 个阶段是人格发展的最关键时期。每个阶段的“原欲”会出现在身体的不同部位，如果需求不能得到满足，则会出现固结（fixation），即人格发展出现停滞，可能导致人格障碍或心理问题，并影响下一阶段的发展。

（1）口欲期（oral stage）：0 ～ 1 岁。原欲集中在口腔，通过吸吮、吞咽、咀嚼等口唇刺激获得快乐和安全感。如果口部的欲望得到满足，会带来舒适和安全感，利于正常情绪及人格的发展；如果欲望不能得到满足或过于满足，则会产生固结，形成以自我为中心、过度依赖、悲观、不信任他人等人格特征，并出现以后的吮手指、咬指甲、饮食过度、吸烟、酗酒、吸毒等行为。

（2）肛欲期（anal stage）：1 ～ 3 岁。原欲集中在肛门区，愉快感主要来自排泄所带来的快感及自己对排泄的控制。如果父母对儿童的二便训练得当，则会使儿童养成清洁、有秩序的习惯，学会控制自己，并形成以后人际关系的基础；如果训练过早或过严，则会形成洁癖、吝啬、固执、冷酷等人格特征；如果疏于训练，会形成自以为是、暴躁等人格特征。

（3）性蕾期（phallic stage）：3 ～ 6 岁。原欲集中在生殖器，开始察觉到性别差异，恋慕与自己性别相异的父母，而排斥与自己性别相同的父母，出现恋母（父）情结。如果此期能与同性别的父（母）亲建立性别认同感，则利于儿童形成正确的性别行为和道德观念。此期固结会造成性别认同困难或由此产生其他的道德问题，恋母（父）情结会固着在潜意识中，成为日后心理问题的根源。

（4）潜伏期（latent stage）：6 ～ 12 岁。原欲从自己的身体和对父母的感情转移到外界环境，将精力投入到学习、游戏等各种智力和体育活动中，更多地与同伴相处。如果此期顺利发展，可获得许多人际交往经验，促进自我发展。此期固结会形成强迫性人格特征。

（5）生殖期（genital stage）：12 岁以后。原欲重新回到生殖器，注意力转向年龄接近的异性伴侣，逐渐培养独立性和自我决策的能力，性心理的发展趋向成熟。此期固结会导致性功能不良或病态人格，难以建立融洽的两性关系。

（二）艾瑞克森的心理社会发展理论

艾瑞克森（Erik Erikson，1902—1994 年），美国哈佛大学的一位心理分析学家，师承于弗洛伊德的女儿安娜·弗洛伊德。他根据自己多年从事心理治疗的经验，在弗洛伊德性心理发展学说的基础上，于 1950 年提出了心理社会发展理论（Theory of Psychosocial Development）。

艾瑞克森的理论是最早涉及整个人生发展过程的理论之一。他强调文化及社会环境在人格发展中的重要作用，认为人的发展包括生物、心理及社会 3 个方面的变化过程。他把人的一生分为 8 个心理社会发展阶段，所有人都要经过这些阶段，顺序固定，不能颠倒。每个阶段都有一个发展危机（developmental crisis）或中心任务必须解决。成功地解决每一阶段的危机，人格则会顺利发展；反之，危机将持续存在，影响下一阶段的人格发展，并可能出现人格缺陷或行为异常。

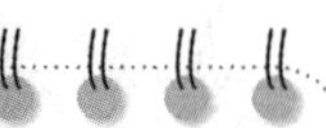

1．婴儿期（infancy）　0～12个月。发展的危机是信任对不信任（trust vs. mistrust）。发展任务是与照顾者建立信任感，而信任感是发展健全人格最初且最重要的因素。婴儿来到一个陌生的环境，无助感最强，必须依赖他人满足自己的需要，如果婴儿的各种需要能得到持续和有规律的满足，并得到爱抚和良好的照顾，则会产生基本的信任感，成为以后对外界和他人产生信任感的基础；反之，则会产生不信任感、不安全感和焦虑感，并将其带入以后的发展阶段。

对婴儿期的发展有重要影响的人是母亲。母婴之间具有一种身体移情作用（physical empathy），婴儿能敏感地感受到母亲的情绪状态，如果母亲焦虑不安，则婴儿会产生相应的情绪体验。母婴之间的这种早期互动会影响基本信任感的产生，并影响基本人格的形成及完善。同时，艾瑞克森认为信任和不信任是相对的，应该让婴儿体验这两种经历，因为当婴儿有不信任体验时，才能识别信任的体验，重要的是二者的比例，信任应当多于不信任。

2．幼儿期（early childhood）　12个月～3岁。发展的危机是自主对羞愧或疑虑（autonomy vs. shame or doubt）。发展任务是适时地习得最低限度的自我照顾及自我控制能力，获得自主感。此期儿童开始学习独立吃饭、穿衣、如厕等基本的自理活动，通过爬、走、跳等动作来探索外部世界，并开始察觉到自己的行为会影响周围环境及他人，从而形成独立自主感。同时，由于缺乏社会规范，儿童喜欢以“我”“我的”表示自我中心的感觉，用“不”表示自主性。如果儿童的自主行为受到过分限制或否定，则会产生羞愧和疑虑，怀疑自己的能力，并停止各种尝试和努力。

对幼儿期的发展有重要影响的人是父母。父母对儿童自主行为的态度和行为会影响其自主感的建立。如果父母能在保证安全的情况下，让儿童主动完成自己的事情，如吃饭、穿衣等，并给予适时的支持和鼓励，可促使儿童自主感的建立。此外，在儿童以自我为中心的意愿开始出现的同时，父母应注意用温和、适当的方式训练儿童，促使其按社会规范约束自己的行动；反之，如果父母过分溺爱或过度保护，为孩子包办一切，或训练过严，对其自主行为进行否定、嘲笑、斥责、限制等，则会使儿童产生羞愧和疑虑的感觉。

3．学龄前期（late childhood）　3～6岁，发展的危机是主动对内疚（initiative vs. guilt）。发展任务是获得主动感，体验目标的实现。此期儿童的活动和语言能力增强，对周围世界充满好奇和探索的欲望，喜欢各种智力和体力活动，喜欢提问题，爱表现自己。此期游戏成为儿童生活的中心，通过游戏，儿童积极地探索世界，学习一定的社会规范，发明或尝试一些新活动和新语言，为自己设定目标和制订计划，并努力去实现目标。当儿童发现自己的某些愿望难以实现或违背了社会禁忌时，会由此产生内疚感或罪恶感。

对学龄前期的发展有重要影响的人是家庭成员，儿童的心理社会发展取决于父母对其自创性活动的反应。如果父母对儿童的好奇和探索性活动给予理解、鼓励和正确引导，儿童的主动感就会得到增强。艾瑞克森还认为，此期的家庭或幼儿园教育应以游戏为主，在游戏中发展儿童的感官，激发智力，培养各种社会适应能力。反之，如果父母总是对儿童的行为进行指责，禁止儿童有一些离奇的想法或游戏，或刻意设计教育活动，要求儿童完成其力所不能及的任务，会将儿童置于失败的压力之下，产生内疚感。

4．学龄期（school age）　6～12岁。发展的危机是勤奋对自卑（industry vs. inferiority）。发展任务是获得勤奋感。此期儿童的活动场所包括家庭、学校和社区等，开始接受正规的学校教育，主要精力集中于学习文化知识和各种技能，学习与同伴合作、竞争、遵守规则。学龄期是养成有规律的社会行为的最佳时期。此期儿童在学业上的成功体验会促进勤奋感的建立；反之，如果经历失败的体验多于成功，则会产生自卑感。

对学龄期的发展有重要影响的人是父母、老师、同学等。如果儿童在学业上的成功得到家长、老师、同学的鼓励和赞赏，会强化其勤奋感，形成勤奋进取的性格，敢于面对困难及挑战，并为日后继续追求成功打下基础；但如果儿童的努力和成绩得不到赞赏，或无法胜任父母及老师指定的任务，甚至遭受嘲笑和指责，则会导致自卑感的产生。

5．青春期（adolescence） 12 ~ 18 岁。发展的危机是自我认同对角色混乱（identity vs. role confusion）。发展任务是建立自我认同感，克服角色混乱。自我认同（ego identity）是人格上自我一致的感觉，青少年需要从周围世界中明确自己的社会角色，选择人生目标。青少年经常会思考“我是谁”“我将来向哪个方向发展”等问题。他们极为关注别人对自己的看法，并与自我概念相比较，一方面要适应自己必须承担的社会角色，如实现父母的期望、考上理想的大学，同时又想扮演自己喜欢的新潮形象。因此，青少年在为追求个人价值观与社会观念的统一而困惑和奋斗，从而获得自我认同感。

对青春期的发展有重要影响的人是同龄伙伴及崇拜的偶像。顺利发展的结果是能接受自我，有明确的生活目标，并为设定的目标而努力；如果发展障碍会产生认同危机（identity crisis），即个人在自我认同过程中，心理上产生的危机感，导致角色混乱，迷失生活目标，彷徨，甚至可能出现堕落或反社会的行为。

6．青年期（young adulthood） 18 ~ 35 岁。发展的危机是亲密对孤独（intimacy vs. isolation）。青年期已经建立了自我认同感，形成了独立的自我意识、价值观念及人生目标，发展任务是发展与他人的亲密关系，承担对他人的责任和义务，建立友谊、爱情和婚姻关系，从而建立亲密感。艾瑞克森认为，真正的亲密感是指两个人都愿意共同分享和相互调节其生活中一切重要的方面，只有在确立自己的认同感之后，也就是解决了上一期自我认同和角色混乱的矛盾冲突后，才能在与别人的共享中忘却自我，否则很难达到真正的感情共鸣，会产生与同龄人、社会及周围环境格格不入的孤独感。

对青年期的发展有重要影响的人是朋友和同龄的异性。顺利发展的结果是有美满的感情生活，有亲密的人际关系，具有良好的协作精神，并为一生的事业奠定稳固的基础；如果发展障碍，人就不能体验亲密感，从而产生孤独、自我专注、缺乏密友、性格孤僻等表现。

7．成人期（adulthood） 35 ~ 65 岁。发展的危机是创造对停滞（generativity vs. stagnation）。发展任务是养育下一代，获得成就感。在前几期顺利发展的基础上，成年人建立了与他人的亲密关系，关注的重点扩展为整个家庭、工作、社会以及养育下一代，为社会创造物质和精神财富。同时，中年人知识积累日益增多，对问题的认识有一定的深度和广度，不再为表面现象所迷惑，遇事沉着冷静，脚踏实地。

对成人期的发展有重要影响的人是同事和配偶。顺利发展的结果是用心培养下一代，热爱家庭，有创造性地努力工作；如果发展障碍，则可能出现停滞不前的感觉，表现为过多关心自己、自我放纵、缺乏责任感。

8．老年期（old age） 65 岁以上。发展的危机是完善对失望（integrity vs. despair）。发展任务是建立完善感。此期机体各个器官逐渐老化，功能下降，许多老年人丧失了体力和健康，丧失了工作、配偶和朋友，容易出现抑郁、悲观、失落等情绪。此期，老年人开始回顾一生，评价自己的人生是否有价值，他们会对自己没能实现的理想感到缺憾，对自己所犯的错误感到失望。与此同时，尽管存在不可避免的错误或遗憾，老年人也在努力去发现一种完善感和满足感，进一步发挥潜能，以弥补自己的缺憾，使生命更有意义，使晚年生活更丰富多彩。

随堂测

老年期发展顺利的结果是对自己的人生产生完美无憾的感觉，表现为乐观、满足、心平气和地安享晚年；如果发展障碍，则会出现挫折感、失落感和绝望感，处于整日追悔往事的消极情感中。

（三）皮亚杰的认知发展理论

皮亚杰（Jean Piaget，1896—1980 年），瑞士杰出的心理学家和哲学家，基于对儿童数十年来的观察和研究，提出了认知发展理论（Theory of Cognitive Development）。

皮亚杰认为发展的内在动力是失衡，儿童是环境的积极探究者，智力的发展是个体不断与环境相互作用，经同化（assimilation）和顺应（accommodation）两个基本认知过程而形成的。每个个体都有一个原有的认知结构，称为图式（schema）。最早的图式是一些遗传性反射动作，如吸吮、抓握等。当面临一个刺激或困难情境时，个体使用已有的图式对新的环境信息进行组织和加工，使之更适合自己的认知结构，从而解决新问题，这个过程称为同化；当原有的图式不能成功地适应新环境时，就会出现失衡，个体必须改变或扩大已有的图式，以适应新的情境，这个过程称为顺应。随着儿童对环境的不断探究和适应，图式不断得到扩大和改变，从而促进个体智力的发展。

认知发展是一个有序的、连续的过程，分为 4 个阶段，每个阶段都是对前一个阶段的完善，并为后一个阶段打下基础。各个阶段的发展与年龄有一定关系，顺序固定不变，但每个人通过各个阶段的速度有所不同。

1．感觉运动阶段（sensorimotor stage） 0 ～ 2 岁。通过感觉和运动，如吸吮、观看、抓握、推等，认识周围的世界。主要特征是能区分自我及周围环境，以正误尝试的方法解决问题，能将事物具体化，对空间有一定概念，具有简单的思考能力，知道动作与结果之间的联系，并开始协调感觉与动作间的活动，形成物体恒常（object permanence）的概念。此期分为 6 个亚阶段。

（1）反射练习阶段（use of reflexes）：0 ～ 1 个月。以基本的反射动作为基础，反复练习，并调节自己的反应。例如吸吮动作由不协调到逐步熟练，刚出生时无论将什么物体放入婴儿的口中，婴儿都会出现相同的吸吮反应，但在第 1 个月后期，婴儿会根据放入口中的不同物体而改变吸吮方式。此阶段最显著的认知发展过程是同化。

（2）初级循环反应阶段（primary circular reaction）：1 ～ 4 个月。不自觉地反复尝试新的体验，当偶然从某些反射性活动中获得乐趣时，会不断重复这一动作，并扩大范围，将不同的动作或图式整合在一起。例如，婴儿从吸吮奶头，到发现吸吮手指也可以带来快乐时，会反复尝试这个动作，发展到吸吮其他东西，并将嘴和手的动作整合在一起，用手去抓握物体，然后放在嘴里吸吮。

（3）二级循环反应阶段（secondary circular reaction）：4 ～ 8 个月。开始关注和探索周围环境，并为再现某一有趣的结果而重复相同的动作。例如，当婴儿的手偶然碰到一个玩具，并使其摇动、发出声响时，婴儿开始对此结果感兴趣，会反复重复这个动作，以再现上述结果。因此，婴儿的动作和结果相互影响，形成了循环反应，对自身的动作及其结果之间的因果关系有了初步了解。

（4）二级图式协调阶段（coordination of secondary schemata）：8 ～ 12 个月。能协调两个或更多的图式去达到目标，形成了物体恒常的概念，会采取行动寻找在自己视野范围内消失了的物体。例如，当父母将婴儿想要的玩具挡住时，婴儿会先推开父母的手，然后去抓取玩具。此阶段是感知运动期智力发展的一个质的飞跃阶段。

（5）三级循环反应阶段（tertiary circular reaction）：12 ～ 18 个月。会根据情景，有意调节和改变自己的行为，并观察这些改变带来的结果，通过主动尝试和探索新的方法，解决问题和了解事物。例如玩水时，儿童会通过改变接水龙头出口的手的位置，观察不同的喷水方向。

（6）表象思维开始阶段（inventions of new means）：18 ～ 24 个月。具有心理表征的能力，能将外在的事物内化，有一定思维能力，在解决问题时，一般先通过思考和简单的计划再开始行动。此阶段是感觉运动性行为向智能性活动过渡的时期。

2．前运思阶段（preoperational stage） 2 ～ 7 岁。开始使用象征（symbol）和表象（image）进行思维，游戏是儿童使用象征和表象思维的一种非语言方式。思维的特点是以自我为中心（ego centrism），总是从自己的角度出发去考虑问题和认识外部世界。如在游戏时，儿童会打

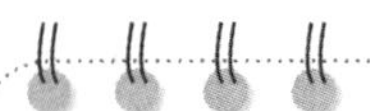

断他人来实现自己的目标；认为动植物、玩具及其他物体都与自己一样，能活动、吃饭、睡觉，具有人的属性，即泛灵论；对成人硬性制定的规则采取完全服从的态度，即道德他律；认为梦是从外部来的，其他人也能看到；缺乏守恒能力，认为当物体的形状、序列改变后，其数量也会随着改变。

此期又可分为以下两个阶段。

（1）概念形成前期（preconceptual phase）：2 ～ 4 岁。能运用思维形成概念及形象，开始给环境中的刺激物赋予新的含义。例如，把玩偶当作小朋友，把木棍当作步枪，但无法表达物体或人物间的逻辑关系。

（2）直觉思维期（intuitive thought phase）：4 ～ 7 岁。逐渐形成时间、地点、人物的概念，开始进行简单的数学运算；能了解事物的因果关系，具有一定的原始推理能力，但对因果关系的推理往往不现实或错误。例如，儿童会把自己生病住院与不听家长的话联系在一起。

3．具体运思阶段（concrete operational stage） 7 ～ 11 岁。能进行心理运算，开始获取逻辑思维的能力，但逻辑思维建立在所观察或接触到的具体事物上，仍不具备抽象思维的能力；脱离了自我为中心的思维方式，开始同时考虑问题的多个方面，在处理人际关系时，能考虑到他人的需要；具备更复杂的时间和空间概念，能够理解现在、过去和将来；发展了守恒的概念，能理解虽然物体的外表改变了，但体积、数量等物理性质不会改变；能按物体的特性进行分类。

4．形式运思阶段（formal operational stage） 11 岁起。思维能力开始接近成人的水平，能进行抽象思维和假设推理，开始思考真理、公正、道德等抽象问题；在解决问题时预先制订计划，运用科学的论据思考不同的解决方法，并推断预期结果。但此期青少年处于另一种新的自我为中心的阶段，且富于想象，迷恋科学幻想。

皮亚杰认为感觉运动阶段是思维的萌芽，前运思阶段出现象征及表象思维，具体运思阶段出现初步的逻辑思维，形式运思阶段出现抽象的逻辑思维，经过上述几个阶段的发展过程后，个体的智力水平基本趋于成熟。

（四）科尔伯格的道德发展理论

科尔伯格（Lawrence Kohlberg，1927—1987 年），美国哈佛大学著名的社会学教授，他通过访谈的方式，采用纵向研究，用 10 年的时间研究了 10 ～ 16 岁男孩的道德发展，在皮亚杰认知发展理论的基础上，提出了三级六段的道德发展理论（Theory of Moral Development）。

道德发展理论是有关是非观念、信念和价值观发展的理论。科尔伯格认为，道德有两种含义，一种是“知”的道德，即对事物的是非判断标准；另一种是“行”的道德，即对道德理念的具体实践。道德发展指个体在社会化过程中随年龄的增长而逐渐学到的是非判断标准，以及按照该标准去表现的道德行为。不同的社会文化有不同的道德判断标准，因此，不同文化环境中儿童道德发展的内容有所不同，但总的规则一致。科尔伯格道德发展理论中三个级别的划分是以习俗（convention）为标准的，强调在面对道德两难情境时道德行为的理由。

1．一级水平 前习俗道德期（preconventional stage）2 ～ 9 岁，又称道德他律期。道德判断标准是基于行为的后果，即赏或罚，为避免惩罚或得到奖励而遵守规则。面对道德的两难情境时，根据外界对其的控制和成人的权威来判断，而不是社会习俗或道德规范。此级按照道德发展的心理取向不同分为以下两个阶段。

（1）第一阶段——惩罚与顺从取向（punishment and obedience orientation）：2 ～ 6 岁。道德行为的理由是避免惩罚，之所以服从，不是因其明确社会规范，而是害怕惩罚。其道德判断的标准是行为的后果，为了避免惩罚而服从规则，服从家长、老师等人的权威。此阶段是人类道德发展的最低水平。

（2）第二阶段——相对功利取向（instrumental relativist orientation）：6 ～ 9 岁。道德行为

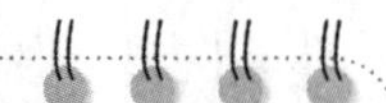

的理由是取得奖赏，满足自我的某种需要，而非社会规范，表现为自我为中心和实用主义，行为的目的是想得到回报。

2．二级水平　习俗道德期（conventional stage）：9 ~ 12岁，又称道德循规期。道德观念开始形成，道德判断基于对社会规范和他人期望的内化之上。行为的动机是为了符合父母、家庭及社会的期望。面对道德两难情境时，一般以社会习俗或规范为标准进行判断。此级分为以下两个阶段。

（1）第三阶段——好孩子取向（good-boy，nice-girl orientation）：9 ~ 10岁，又称寻求认可阶段。道德行为的理由是获取赞同和认可。道德发展从自我为中心转移到关心他人上，希望得到他人的认可，实现他人对自我的期望，将“好孩子”作为行为的标准，从而遵守社会规范。

（2）第四阶段——法律和规则取向（law and order orientation）：10 ~ 12岁。道德行为的理由是维护社会秩序，从而遵守法律和规则。道德发展从关心他人发展到关心社会秩序上，具备一定的法律观念和责任感。

3．三级水平　后习俗道德期（postconventional stage）12岁以上，又称道德自律期。将社会道德规范内化，形成个人的道德标准和价值观，以指导其行为。面对道德两难的情境时，凭自己的良心及个人的价值观进行判断，而不受权威或社会规范的限制。此级按照道德发展水平的不同分为以下两个阶段。

（1）第五阶段——社会契约取向（social contract legalistic orientation）：道德行为的理由是维护社会利益，从而遵循社会法规。认为人生的目标是对社会负责，保证大多数人的利益，相信法律为多数人的利益而制定，能自觉遵守法规。

（2）第六阶段——普遍的道德原则取向（universal ethical principle orientation）：道德行为的理由是达到公正，避免自责。个体将普遍的道德原则内化，根据自己的人生观及价值观，对某些抽象的、超越法律的普遍原则有了较明确的概念，如公平、正义、尊严等。

科尔伯格指出，道德的发展是依照这六个阶段依次进展的，虽然人的道德发展水平与年龄有一定关系，但由于个人的遗传、社会环境及道德观念的不同，人的道德观念形成的时间并不完全相同，也并不是所有人都能达到最高水平。根据科尔伯格的观察及研究，只有少数人能达到第六阶段，大多数人的道德发展只能达到二级水平的第三、第四阶段。

三、成长与发展的理论在护理中的应用

成长与发展的理论从不同角度探讨了发展的阶段及特点，可以指导护理人员根据人在各个成长发展阶段的不同特点提供护理，从而促进患者人格、认知及道德等方面的健康发展。

（一）弗洛伊德的性心理发展学说在护理中的应用

弗洛伊德的理论提出儿童早期经验对人格发展的决定性影响，重视潜意识及其在人类行为中所起的作用。该理论有助于护士了解患者潜在的心理需要，正确理解和评估不同发展阶段的特点和需求，注意潜意识对情绪和行为的支配作用，从而通过指导父母和在护理中及时采取措施，恰当地满足儿童的心理需求，以预防不健康人格的形成。

1．口欲期　注意满足婴幼儿口部的欲望，通过恰当的喂养和爱抚给婴幼儿带来舒适和安全感，以利于正常情绪及人格的发展。

2．肛欲期　对幼儿进行恰当的二便训练，但也要避免训练过严或过早，注意适当地鼓励和表扬，以带给幼儿愉快的体验，培养控制自己的能力。

3．性蕾期　鼓励和引导儿童对性别的认同，帮助其解决恋母（父）情结的矛盾冲突。儿童对异性父母的认同有助于其日后两性关系的建立。

4．潜伏期　提供适当的机会，鼓励患病或住院儿童积极参与各种活动，包括游戏、身体

活动、学习文化知识等。

5．生殖期　允许青少年为自己作出决定，鼓励其独立性和自我决策的能力，并通过温和的方式对其与异性的交往给予恰当引导。

（二）艾瑞克森的心理社会发展理论在护理中的应用

艾瑞克森的心理社会发展理论有助于护士了解人生命全过程的心理社会发展规律，识别不同阶段所面临的发展危机及其发展的结果，更好地理解不同年龄阶段的人格和行为特点，从而采取不同的护理方式，帮助患者顺利解决各发展阶段的发展危机，促进人格的健康发展。

1．婴儿期　及时满足各种生理需求，提供抚爱和安全感及各种感官刺激，促进信任感的形成。在可能导致痛苦的治疗过程中，尽量减轻疼痛，并给予抚慰；评估并减轻父母的焦虑，鼓励和指导家长参与护理婴儿的活动，促进母婴的情感联结。

2．幼儿期　为儿童提供自己做决定的机会，鼓励儿童进行力所能及的自理活动，如吃饭、穿衣、如厕等，并对其能力表示赞赏。如果治疗过程需要约束患儿，应向其作出适当的解释，并给予抚慰，同时尽量缩短约束时间。

3．学龄前期　对儿童有益的主动行为给予适时的鼓励和表扬，重视游戏的重要性。对住院患儿，应耐心回答他们提出的各种问题，提供创造新活动的机会，包括允许儿童使用无伤害性的玩具或医疗用品做游戏，如用听诊器、叩诊锤等给布娃娃检查身体，通过画画表达心情。

4．学龄期　帮助患儿在住院期间继续完成学习任务，鼓励其将业余爱好带到医院，并尽快适应医院的限制性环境。在治疗或护理过程前后，可允许儿童帮助准备或整理用物，使患儿体验到成就感。

5．青春期　多创造机会使青少年参与讨论所关心的问题，谈论自己的感受，并在其做某些决定时给予支持和赞赏。注意帮助青少年保持良好的自身形象，并尊重其隐私，尽可能安排青少年与同年龄组的患者在一起交流。

6．青年期　帮助他们保持与亲友的联系，为处于恋爱时期的人提供尽可能多的相处机会，以避免由于疾病和住院造成的孤独感。同时，对其浪漫行为不予嘲笑和讽刺。护士还应作为咨询者，帮助患者设定较为现实的生活目标。

7．成人期　成年人生活负担较重，在家庭和工作中承担多种角色，其健康状况的好坏对家庭的影响较大，因此在护理中要注意给予更多的情感支持，帮助其尽快适应患病后的角色，并对其个人成就给予适当赞扬。

8．老年期　耐心倾听老人对往事的述说，对其既往的成就给予肯定，帮助老人发掘潜能，参加所喜爱的活动，与他人多交往；及时发现其抑郁、悲观情绪，理解老人的感受，采取相应的预防措施，避免发生意外。

（三）皮亚杰的认知发展理论在护理中的应用

皮亚杰的认知发展理论有助于护士认识不同年龄阶段儿童认知的特点，从而采用不同的沟通和护理方式，向其解释治疗或护理的过程；通过适当的预防措施和健康教育，避免儿童受到伤害；提供相应智力发展阶段的有益刺激，充分调动儿童的主观能动性，促进智力的发展，避免由于各种不良环境而错失教育时机，导致智力发展障碍。

1．感觉运动期　提供各种感觉和运动性刺激，如通过变换病房的色调增加视觉刺激，用轻柔悦耳的语言增加听觉刺激，通过轻柔的抚摸增加触觉刺激，提供易于操纵的玩具和简单的游戏等。应注意不要使儿童触及危险的物品，如药品、过小的玩具等，以防误入口中。

2．前运思期　应意识到儿童以自我为中心的思维特点，尽量从儿童的角度和需求出发进行解释，并充分利用此期儿童的象征和表象思维，通过游戏、玩具等方式进行沟通，如通过画画让儿童表达自己的感受。同时可通过制定适当的规则，要求儿童服从病房的规定及配合治疗与护理。

3．具体运思期　不要应用抽象的词语与其沟通，可用图片、模型及配上简短的文字说明等方式，解释有关的治疗和护理过程及其必要性，并提供适当的机会让儿童进行选择，如输液时让其选择某一侧肢体。

4．形式运思期　可对治疗和护理过程做更详尽的解释，列出接纳和不接纳的可能后果，鼓励青少年自己作出合理的选择，并尊重其隐私，不嘲笑或否定其天真的想法。

（四）科尔伯格的道德发展理论在护理中的应用

科尔伯格认为人的道德判断标准是在后天养育中逐步形成的。该理论有助于护士针对不同时期儿童道德发展的水平，在护理过程中适时地教育儿童和指导家长，帮助儿童形成良好的道德观念，遵守社会规范。

1．前习俗道德期　此期儿童处于道德他律期，护士可适当利用权威，并通过适时的精神和物质奖励，对其提出的合理要求给予适当的承诺等方式，使患儿配合治疗和护理过程，遵守医院的规则。

2．习俗道德期　此期儿童处于道德循规期，护士有必要向儿童说明必要的规章制度，对其正确的行为多给予鼓励和赞赏，促使儿童按照规章制度指导自己的行为，这样不仅有利于其道德观念的形成和发展，而且有利于儿童服从治疗方案和医院的规章制度。

3．后习俗道德期　此期个体处于道德自律期，已经形成了自己的是非标准和价值观念，护士应对其给予充分的信任和选择的机会。

第四节　应激与适应的理论

应激是一种普遍的人类体验，每个人一生中都可能经历各式各样的应激。应激会对个体的生理、心理和社会功能造成影响。20 世纪初期，科学家们开始试图用科学的词汇对这种模糊的概念加以阐明，其中以加拿大生物学家塞尔耶最具影响力，他将应激与某些疾病联系起来，促使有关应激学说的不断发展，并逐渐应用于实践。护理领域也借鉴了该理论，学习应激的理论和知识，帮助护理人员观察和预测服务对象的应激反应，并提供相应的护理措施帮助护理对象应对应激带来的各种影响，维护护理对象的身心健康。同时，有助于护理人员正确认识自身面临的应激源，采取相应措施提高自身防御能力，以渡过危机。

一、应激

（一）应激

应激（stress）又称压力，是个体对作用于自身的内外环境刺激做出认知评价后，引起的一系列生理及心理紧张性反应状态的过程。应激是一个复杂的概念，不同的学科对其研究的侧重点不同，如心理学认为应激可以用焦虑等情绪反应来描述；生理学则用血压升高、心率加快等生理现象来描述。

（二）应激源

应激源（stressor）又称压力源，是指任何能使个体产生应激反应的刺激因素。根据应激源的性质，可将其分为 4 类。

1．躯体性应激源　指直接作用于躯体产生应激反应的刺激物：①物理性的：如温度、声、光、电、放射线、外力等；②化学性的：如酸、碱、化学药品等；③生物性的：如细菌、病毒、寄生虫等各种病原体；④生理功能变化：如饥渴、缺少新鲜空气等；⑤病理性变化：如缺氧、脱水、外伤、手术、电解质紊乱、内分泌改变、疼痛等。

2．心理性应激源　指直接来自大脑的各种紧张性信息，如参加考试、失业等造成的心理挫折或心理冲突。

3．社会性应激源　指因各种社会现象和人际关系而产生的刺激，分为灾难、重大生活变故和日常冲突 3 种类型。①灾难性事件：如地震、水灾、空难、战争、交通事故等；②重大生活变故：如丧亲、失业、离异等；③日常冲突：如交通拥堵、加班、人际关系紧张等。

4．文化性应激源　指因文化环境的改变而产生的刺激，如个体从熟悉的文化环境来到陌生的文化环境后，由于语言、风俗习惯、价值观等改变而引起的心理冲突。

并非所有的应激源对人体均产生同样程度的反应，根据应激源的数量、程度、持续时间、个人感知、以往经历的不同，有些应激源对人体是有益的，可促进个体解决问题的能力和成长发展；而如果个体在某一时期内，面临多个应激、应激的持续时间长、应激的程度强烈等情况，超出个体的应对能力时，则可能对身心健康造成威胁和损害。

（三）应激反应

应激反应（stress response）指应激源作用于个体时，个体对应激的反应，包括以下 4 个方面。

1．生理的反应　如心率加快、血压升高、汗腺分泌增多、免疫力降低、血管收缩、食欲改变、血糖升高、尿频、失眠等。

2．心理的反应　如否认、紧张、易怒、焦虑、恐惧、自卑、抑郁等。

3．认知的反应　轻度应激可使人注意力更加集中，学习能力和问题解决能力增加。但随着应激的加重或持续时间的延长，通常会出现记忆力减低、思维狭窄、问题解决能力下降等。

4．行为的反应　如坐立不安、频繁出错、语速增快、做一些无目的的动作、逃避、退化、敌对、物质滥用等。

应激反应具有以下规律：①一个应激源可引起多种应激反应的出现；②多种应激源可引起同一种应激反应；③人们对同一应激源的反应可以是各种各样的；④几乎所有人对极端的应激源（如灾难性事件）的反应方式是相同的。

二、应对与适应

（一）应对

应对（coping）是个体对抗应激源的过程。应对方式包括两个方面，一是问题为中心的应对（problem-focused coping），即通过改变个体的行为或环境条件来对抗应激源；二是情感为中心的应对（emotion-focused coping），即通过调节自身的情绪和认知过程，以减轻压力带来的不适。面对应激源，个体所使用的应对方式和策略是多种多样的，下面介绍一些常用的应对方式。

1．运用心理防卫机制（psychological defense mechanism）　心理防卫机制是用以保护和促进个体自尊和自我概念的一些心理过程和行为。个体常在潜意识状态下运用一些心理防卫机制，来减轻或消除应激源造成的焦虑。适当地使用心理防卫机制有益于缓解负性情绪，但如果使用不当或过度使用，也会导致不良的后果。下面介绍一些常用的心理防卫机制。

（1）否认（denial）：指潜意识地否定对自身造成威胁的事实，是个体面临突如其来的事件时的常见反应。例如，当患者被告知诊断为癌症时，通常会马上反应“不对，一定是弄错了，这不可能！”。

（2）退化（regression）：指个体的行为潜意识地回到以前的发展水平。这种情况在儿童多见，如一个已学会自己如厕的幼儿，在患病或住院后又经常尿床。有些成年人在患病后也会表现为依赖性很强，超出病情需要和年龄特征。

（3）合理化（rationalization）：指从许多理由中选出合乎自己需要的理由加以强调，以维持自尊和避免内疚。例如民间所说的“吃不到葡萄便说葡萄是酸的”；再如考试成绩不理想时，

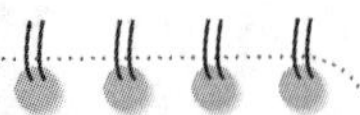

认为是题目出得太难了。

(4) 转移（displacement）：指将情感或行为由一个对象转移到另一个较能接受的替代对象身上。如癌症患者因对家人造成的拖累感到内疚，将其负性情绪指向医护人员；或产生负性情绪时，做其他事情来转移注意力。

(5) 代偿（compensation）：指用其他方面的成功或出众来弥补某些方面的缺陷。如用优秀的学习成绩弥补相貌的平淡、用一技之长弥补身体上的残疾。

(6) 隔离（isolation）：指将不愿接受的事物或情感从意识境界中移除并加以隔离。如失恋时会避开所有与对方有关的物品或情境；家属有时也会采用有意回避的方式，避免目睹导致患者痛苦的情景。

(7) 潜抑（repression）：指潜意识地将不愿接受的想法、情感或冲突置于脑后，借以忘却不愉快的体验或情境，以后也不再想起。如对因患者不合理的情感发泄导致的不愉快，护理人员不知不觉便忘掉了。

(8) 压抑（suppression）：类似于潜抑，不同之处在于压抑是有意识地将不愿接受的想法、情感或冲突置于脑后，但还会想起。如同样因患者不合理的情感发泄，护理人员为了避免护患冲突的发生，暂时将不愉快压抑到脑后，但随时还会想起，长此以往，容易导致对工作的不满。

(9) 升华（sublimation）：指将不易接受的想法、冲动和欲望导向较为崇高的方向，使社会易于接受。如婚姻失败后将精力转向不懈的努力工作中，以忘却生活中的痛苦。

(10) 反向形成（reaction formation）：指对一些不敢正视的动机或行为加以否认，从相反的方向去思考和表现。如有些患者心里非常害怕手术，但当护士试图通过讲解手术的有关信息安慰患者时，患者却装作无所谓，说："这有什么可怕的？"

(11) 仿同化（identification）：指个体出于对他人的崇拜或喜爱而不自觉地模仿其人格和行为特征。如某位带教老师受到护生的崇拜，会对学生起到潜移默化的引导作用。

2. 去除、削弱或避免应激源　这种应对策略适用于应对可控的应激源，个体可通过对环境中的应激源加以控制，或改变自身的行为，避免或去除机体与应激源的接触。如远离过冷、过热、过吵或有不良气味的地方，避免食用可引起过敏反应的食物，通过加强营养、运动、免疫接种等预防疾病的发生，使用抗生素对抗细菌感染等。但一般来说，物理性的应激源较易去除或躲避，而心理社会性的应激源则较难，如考试、角色的改变等，在人的一生中是难以避免的，必须去面对。因此，为了更好地应对这些应激源，个体可通过在心理上事先做好充分准备，有意识地总结以往面对应激时成功的应对方法等，以增强未来应对应激的力量。

3. 寻求支持系统的帮助　支持系统是由那些能为个体在物质、情感和信息上提供帮助的人组成的，常包括家人、朋友、同事、邻居、其他应对成功的人等，此外，也包括一些专业人员，如医生、护士、心理咨询师、社会工作者等。支持系统在对应激的抵抗中起强有力的缓冲剂作用，可通过提供实际的帮助和资源，使个体更为有效地应对应激，并可通过提供情感的支持，缓解应激对个体带来的心理压力。

4. 采用缓解紧张的方法　包括：①身体运动：通过转移注意力来减轻焦虑；②放松技术：如深呼吸、冥想、生物反馈技术等；③按摩；④幽默；⑤倾诉或发牢骚等。

（二）适应

适应（adaptation）指机体为保持内环境的平衡而做出改变的过程，是应对的最终目的。适应是生物体区别于非生物体的特征之一，而人类的适应又比其他生物更为复杂。适应性是任何生物得以在环境中生存和发展的最基本特性，被塞尔耶称为生命最卓越的特性，是维持内环境平衡和对抗应激的基础。

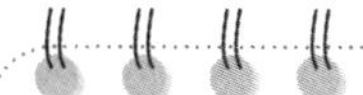

1．适应的层次

（1）生理适应（physiological level）：指发生在体内的代偿性生理变化。如初到高原的人会感到缺氧，但一段时间之后，这种感觉会逐渐减弱，即达到了对环境的生理适应。

（2）心理适应（psychological level）：指对经受心理应激时所采取的态度进行调整，以更好地应对应激。如癌症患者在刚刚得知诊断时，可能出现否认等一系列心理反应，逐渐达到平静地接受，并积极配合治疗。

（3）社会文化适应（sociocultural level）：指调整个人的行为，使之与各种不同的群体或其他文化习俗相协调。包括：①与所处的家庭、工作单位、社交集体的信念、习俗、规范相适应，如遵守家规、校规、院规。②与其他民族、宗教或地域的思想、传统、习俗相适应。所谓入乡随俗就是指社会文化适应。

（4）技术性适应（technologic level）：指对生活或工作中涉及的知识及使用的设备、技术的适应。例如随着医学知识的不断更新，以及医学和护理技术的不断发展，护理人员应能通过不断学习，掌握相关的知识和先进的监护设备、护理技术等。

2．适应的特征

（1）适应的目的是维持个体最佳的身心状态，即内环境的平衡和稳定，是一种动态的过程。

（2）适应涉及多个层面的全身性反应过程。如从南方来到北方的医学生，不但要在饮食、气候等方面达到生理的适应，还应在心理上做好学习任务繁重的准备，遵守校规，适应学校、班级、宿舍等不同层次团体的规则和文化氛围，并有效地学习和掌握医学专业知识和技能。

（3）适应是有一定限度的。一般来说，生理适应的范围较窄，如人对温度的适应范围较局限，且个体间差异不大；而心理适应范围较广，但同样也有一定限度，尤其是对强烈或持久的应激。

（4）适应效果与时间有关。应激源来得越突然，个体越难以适应；相反，时间越充分，个体越有可能调动更多的资源抵抗应激源，适应得就越好。例如，同样是丧亲的家属，亲人突然死亡比久病而亡更难达到心理上的适应。

（5）适应能力有个体差异。这与个人的遗传素质、性格、经历、应对方式、支持系统、防卫机制等的使用有关。例如，同样是异地求学，有的人很快就能适应，而有的人需要很长一段时间，有些可能始终不能达到适应。

（6）适应反应具有应激性或负性作用。如使用药物对抗原有疾病时，药物产生的不良反应又成为新的应激源给个体带来危害。

（7）个体在适应过程中保持个性。人在一生中会遇到各种各样的应激源，但不会因适应而丧失自己的个性和行为特征。

三、有关应激与适应的理论

（一）塞尔耶的应激学说

塞尔耶（Hans Selye）是加拿大的生理学家和内分泌学家，也是最早将应激的概念用于生物学领域的科学家。他根据对人及动物的大量研究，于 1950 年在《应激》一书中阐述了应激一般理论（Selye's general theory of stress），被誉为“应激理论之父”。

塞尔耶认为应激反应是机体对任何作用于其内外环境刺激所产生的紧张性、非特异性反应。这种反应包括全身适应综合征和局部适应综合征。

1．局部适应综合征（local adaptation syndrome，LAS） 是身体组织、器官对创伤、疾病或其他生理性改变的反应。身体对应激产生许多局部反应，如血液凝集、创伤愈合、眼对光的适应性调节等。局部适应具有如下特点：①反应是适应性的，必须有应激源的刺激；②反应

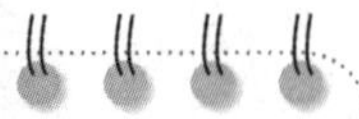

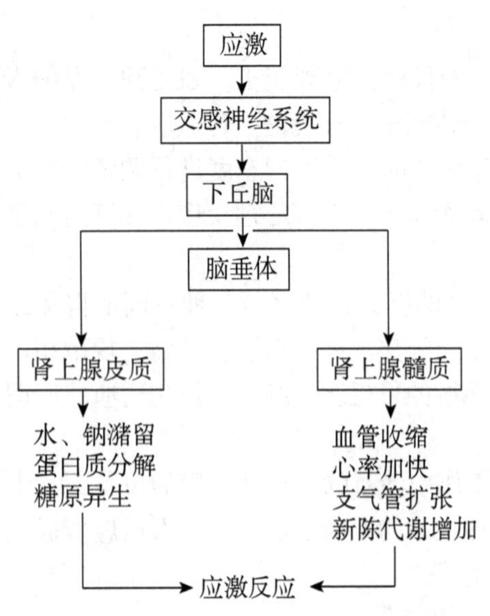

图 5-5　应激反应的神经内分泌途径示意图

是局部的，不涉及身体的全部系统；③反应是短时的，持续时间是确定的；④反应是恢复性的，有助于身体部位或部分恢复平衡。

2．全身适应综合征（general adaptation syndrome，GAS） 是个体对任何性质的应激源的全身性、紧张性、非特异性反应。塞尔耶认为，全身适应综合征涉及身体的各个系统，其中以神经和内分泌系统为主（图 5-5），并且身体的应激反应按照一定的阶段性过程进行，分为三期。

（1）警报期（alarm stage）：在应激源的作用下，机体的抵抗力开始下降，直至警报反应的生理变化将其带回正常水平，机体开始防御。此期疾病易感性增强。

（2）抵抗期（resistance stage）：如果应激源继续存在，机体处在高于正常抵抗水平上，与应激源抗衡。这种适应性抵抗使机体恢复其正常功能。

（3）耗竭期（exhaustion stage）：当应激源过于强烈或持续存在时，机体的适应性资源被耗尽，进入耗竭期，警报反应再次出现，应激源的影响不可逆转，将导致疾病或死亡（图 5-6）。

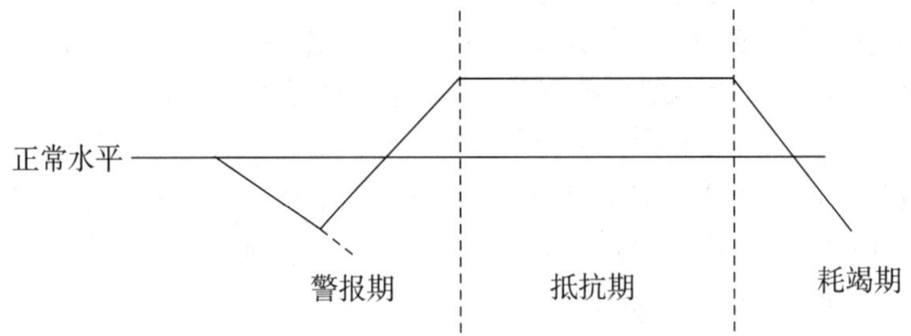

图 5-6　应激反应分期示意图

（二）霍姆斯和拉赫的生活变化与疾病关系模式

生活环境的改变是人类压力的主要来源。霍姆斯（Thomas Holmes）和拉赫（Richard Rahe）将生活中对人的情绪产生不同影响的事件称为生活事件（life events），并提出了生活事件与疾病关系学说。研究发现，生活事件是一种需要生理和心理两方面都进行适应的应激。个体在对生活事件进行适应时，需要消耗较多的能量以维持稳定状态，如果个体在短期内经受较多剧烈变化，就会因过度消耗而导致疾病的发生。用问卷法对各类人群进行调查，将人类的主要生活事件归纳为 43 种，用生活变化单位（life change unit，LCU）来表示每个生活事件对人影响的严重程度，总结出一套社会再适应评分表（social readjustment rating scale，SRRS），具体见表 5-1。

表 5-1　社会再适应评分量表

生活事件	LCU	生活事件	LCU
1．丧偶	100	23．儿女离家	29
2．离婚	73	24．婚姻不愉快	29
3．夫妻分居	65	25．个人有卓越成就	28

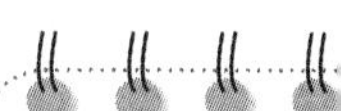

续表

生活事件	LCU	生活事件	LCU
4．入狱	63	26．配偶工作调整	26
5．亲人死亡	63	27．上学或辍学	26
6．个人受伤或患病	53	28．生活条件变化	25
7．结婚	50	29．个人习惯改变	24
8．被解雇	47	30．与上级纠纷	23
9．复婚	45	31．工作时数及条件变化	20
10．退休	45	32．居住环境改变	20
11．家庭成员患病	44	33．转学	20
12．怀孕	40	34．娱乐方式改变	19
13．性生活问题	39	35．宗教活动改变	19
14．家庭增加新成员	39	36．社交活动改变	18
15．工作调动	39	37．借贷一万元以下	17
16．经济情况的改变	39	38．睡眠习惯改变	16
17．好友死亡	37	39．亲人团聚次数改变	15
18．工作性质改变	36	40．饮食习惯改变	15
19．与配偶吵架	35	41．度假	13
20．借贷一万元以上	31	42．过节	12
21．丧失抵押品的赎取权	30	43．轻度违法事件	11
22．职别变动	29		

SRRS 于 1976 年发表后，主要用于收集个体在近 1 年内经历的生活事件数目，用量化方式评估其生活变化的程度，以推断个体患病的概率。霍姆斯和拉赫通过对 50 多名美国人的调查发现，LCU 与疾病发生密切相关，若人们一年内 LCU 不足 50 分，提示次年基本健康；若 LCU 为 10 ~ 300 分，提示次年有 50% 的概率可能患病；若 LCU 累积超过 300 分，提示次年患病的可能性为 70%。

需要指出的是，霍姆斯和拉赫的研究忽视了个体差异性，生活事件只是环境中的诱发因素，个体是否真正出现压力反应还取决于其对同一生活事件的不同认知评价。20 世纪 70 年代以后，压力与生活事件的研究者对 SRRS 内容进行了一些调整，并补充了针对儿童、青少年和老人的量表。此外，研究者们还发现，虽然环境压力源与疾病的发生总是存在某种联系，但值得注意的是，总有不少人在面临恶劣、有害的压力事件时并不患病，这使得探寻非易感性现象原因的研究成为考察致病生活事件作用的一个核心焦点。

（三）拉扎勒斯的应激与应对模式

拉扎勒斯的应激与应对模式（Lazarus' s model of stress and coping）认为，应激是指来自内部和外部的需求消耗或透支了个人、组织、社会的适应资源时所发生的情况。应对与应激都是一种调整过程，二者还可因相互作用而发生变化。在应对过程中，个体不但对应激或需求做出反应，而且还可塑造需求或应激。应对也可改变个体对应激性体验的评价，对日后产生影响。该模式强调了认知评价（cognitive appraisal）在确认什么是应激性事件及决定如何应对应激时的重要性，其基本要素见图 5-7。

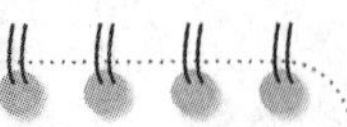

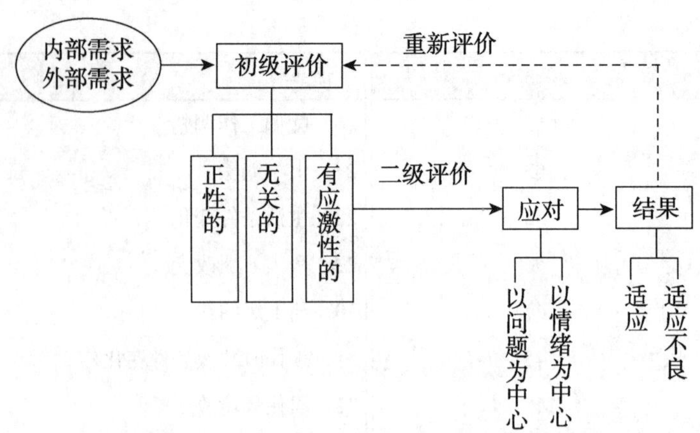

图 5-7　拉扎勒斯的应激与应对模式示意图

1．需求（needs） 包括：①内部需求：如青春期、妊娠期、更年期等机体内部变化产生的需求；②外部需求：主要来自环境中的各种变化，如过热或过冷。

2．应激（stress） 当一个人的适应性反应不足以满足内部和外部的需求时，就出现了应激。

3．初级评价（primary appraisal） 是个体对各种需求的认知评价过程，主要评价这些需求对生活的重要性。可自问：此需求是否与我有关？对我是不是正性的？对我有无应激性？

4．二级评价（secondary appraisal） 如果初级评价认为这些需求有应激性，接下来会评价自己有哪些资源可用于应对，斟酌可选择的应对方法。二级评价会引起情绪的反应，如愉快、愤怒、恐惧等。

5．重新评价（reappraisal） 指个体在进行应对的尝试中得到反馈的基础上，重新对需求进行评价。当个体获得更多的信息和使用了一些应对方法之后，进行重新评价时，可能会发现原来的威胁减少了，或最初的感受是不正确的，因而原来感到的恐惧和愤怒也就减轻或消失了。

6．应对（coping） 为了对付内部和外部的需求，以及需求之间的冲突所进行的努力，也是对付需求及其引发的情绪反应的方法，这些方法是以初级评价和二级评价为基础的。个体可选择各种应对方法，包括以问题为中心的应对和以情绪为中心的应对。以应对一些具有伤害性、威胁性和挑战性的情况。

7．情绪（emotion） 指在二级评价和应对过程中出现的情感反应，包括积极的和消极的。情绪是个体对客观事物的一种反应形式，一般与是否能满足人的需要有关。当能满足需要时，就会产生积极情绪，如满意、愉快、欢乐、喜爱等；反之，则会引起消极情绪，如愤怒、痛苦、懊悔等。当有威胁时，个体的情绪和行为取决于所感受到的威胁程度与可采用的应对方法之间的差距。例如，当威胁来势凶猛，而个体感到困惑和无助时，则会出现应战或逃跑反应，表现为愤怒、恐惧或攻击性行为。

上述模式是循环式的，对需求或应激源进行评价和应对是一个持续的过程。拉扎勒斯强调生活的常变性，主要体现在：①对需求或应激源的感受和认识随信息而改变；②应对过程开始后，由于情境会随应对活动的反应而发生变化，个体必须持续对情境进行重新评价；③二级评价后产生的情绪反应，常会影响重新评价以及日后对其他情境的初级评价。

四、应激与适应理论在护理中的应用

护士可以运用各种干预措施帮助患者减轻应激，促进应对。尽管应激是日常生活中的一部分，但它也是高度个体化的。护士应根据每个人的身体和情绪特点、家庭和社会结构以及以往所使用的应对机制来选择对每个个体最有效的措施。此外，护理人员在做好患者应激反应护理的同时，也要学会使用一些对自我应激管理的技巧。

（一）患者的应激管理

1．患者常遇到的应激源　护理人员应能识别哪些情况可能成为医院中对患者有不良影响、甚至是具有威胁的应激源，以采取有效的措施加以预防。以下是患者在医院环境中常遇到的应激源。

（1）患者对医院环境不熟悉，对饮食不习惯，对作息时间不适应，对负责自己的医务人员不了解等。

（2）患者感受到严重疾病的威胁，对治疗方案不了解；想到可能患了难治或不治之症，或可能即将手术、可能致残等。

（3）与家庭分离或与他人隔离，如患者与亲人分离，感到自己不受医护人员的重视等。

（4）缺乏信息，如患者对自己所患疾病的诊断、治疗及护理不清楚，对医护人员提及的某些医学术语听不懂，或自己提出的问题得不到及时答复等。

（5）失去独立性和自尊感，如患者因疾病而丧失自理能力，日常生活需要他人协助，必须卧床休息，不能按自己的意志行事等。

（6）社交受限，不能与亲友交谈，与病友无共同语言。

2．帮助患者预防及应对应激的策略

（1）帮助患者预防应激的策略

1）为患者创造轻松的住院环境：环境会直接影响一个人的心理活动。优美、舒适的环境会使人心情舒畅，有利于疾病的恢复。护士应尽可能为患者创造良好的物理和人文环境，以减少患者对环境的心理应激。

2）为患者提供有关疾病的信息：护士应及时向患者提供有关疾病方面的知识，包括疾病的诊断、治疗、护理及预后等方面的知识，以减少患者因疾病知识缺乏而产生的焦虑和恐惧，增加其自我控制感及心理安全感，从而充分发挥自己的主观能动性，更好地配合治疗及护理工作。

3）解决患者的实际问题，满足其各种需要：疾病使患者生理、心理、社会、精神及文化等多个层面的健康需要不能完全得到满足，从而出现紧张、抑郁、焦虑、恐惧等消极情绪。护士应关心患者，及时评估和了解患者各方面的需要，并采取相应的措施满足患者未满足的需要，从而降低患者的心理紧张和压力，消除不良情绪，使其能心情愉快地接受治疗和护理。

4）培养患者的自理能力：自理是维系患者自尊、自信、自我控制感、价值感及希望的重要因素。因此，在护理工作中，应尽可能地给患者机会，使其参与到自己的治疗和护理工作中来，从而不断培养和锻炼其自我护理的能力，进而减轻紧张和焦虑，保持心理健康。

5）加强患者的意志训练：患病以后，人的意志力常常会减弱，表现出依赖性增强或意志脆弱，部分人甚至会出现忧虑、悲观、痛苦、恐惧等消极心理，以消极的方式应对患病所致的压力。也有一些意志坚强的人，他们努力克服疾病所造成的困境，对恢复健康充满信心。因此，护士应注意评估患者的意志力，通过向患者提供康复者的典型事例，或讲述身残志坚人物的故事，增强患者的意志力，提高患者战胜疾病的信心。

（2）帮助患者应对压力的方法

1）心理疏导及自我心理保健训练：鼓励患者用语言、书信、日记、活动等多种方式宣泄心理压力；允许患者宣泄情绪，理解患者情绪变化与心理压力的关系；对患者进行自我心理保健训练，使患者在产生心理压力时能适时使用自我言语暗示法、活动转移法、倾诉法、建设性发泄法等方法减轻自己的消极情绪。

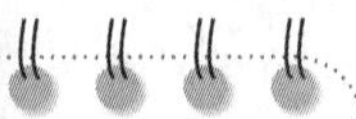

2）调动患者的各种社会支持系统：社会支持系统的主要功能包括：①提供信息支持，帮助患者解决问题；②提供心理支持、关怀及鼓励，使患者感受到温暖；③提供物质支持，以有形的方式帮助患者；④提供反馈，使患者更加明确所面临的处境。社会支持系统是患者在压力状态下可利用的、良好的社会资源，其中护士本身就是患者良好的信息及情感支持系统。护士应帮助患者应用这些支持系统，并鼓励患者积极参加社会活动，以减少患者对压力的感知，提高患者的应对能力。

3）指导患者进行放松训练：常用的放松技巧有深呼吸训练、听音乐或其他美妙的自然声音、渐进性肌肉放松训练、固定视物、深呼吸训练、引导想象、放松训练、言语想象、暗示、放松训练。这些训练的共同作用是降低机体交感神经系统的兴奋性，即减慢心率、降低血压、减少氧耗、降低肌肉紧张度，通常应用于心理紧张、焦虑恐惧的患者，以帮助患者身心放松，缓解心理压力。

（二）护士的应激管理

1．护士常遇到的应激源 护士在为患者提供专业性照顾的同时，自身也会遇到一些应激源，不仅会影响护士自身的身心健康，同时也会对护理工作的质量产生负性的影响。因此，为了确保护理工作的质量，护理人员应明确在护理工作中可能会出现的应激源。护士常见的应激源包括：①不良的工作环境；②紧张的工作状态；③沉重的工作负荷；④复杂的人际关系；⑤高风险的工作性质。

对工作应激源的反应取决于护士的人格、健康状态、以往应激的体验，以及应对机制。尽管大多数护士能够有效地应对护理工作对身体和精神上的要求，但在某些情况下，护士也会出现疲惫状态，相当于整体适应综合征的耗竭阶段。护士会表现出生理和情感上的损耗，消极的态度和消极的自我概念。

2．护士的应激管理 护士可以运用应激管理技巧来预防疲惫的出现。护士必须首先认识到自己的应激，如感到无力支撑、疲劳等，并使自己与这些反应相协调。一旦应激和个人反应同步了，就有必要确认哪一种情况带来了最为明显的反应，以便采取措施减少应激。建议如下。

（1）制订放松计划，每天安排一些安静时间来缓解紧张，例如听音乐、热水浴、阅读小说或者沉思、慢跑。

（2）建立一个规律的锻炼计划，直接向外宣泄能量，例如打羽毛球、参与健身或者舞蹈班。

（3）发展自信技巧来战胜在与他人交往中无能的感觉，学会说“不”。

（4）学会接受失败，包括自己的和他人的失败，并且使其成为建设性的学习经历。认识到大多数人都在尽自己的最大努力做事，学会寻求帮助，向同事表达自己的感觉，并在同事需要的时候给予帮助。

（5）接受不能改变的事物。每一种情况都有其自身的局限性。如果是机构的政策和程序引起应激，应参与到建设性的改造活动中去。

（6）发展同行支持小组挖掘护理工作的积极面，避免职业倦怠。

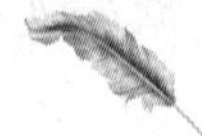

思考题

1．李某，男，50岁。因腹痛、呕血2小时入院。入院时患者表情痛苦，面色苍白，脉搏加快，呼吸急促，血压下降。请运用相关知识回答：

（1）该患者有哪些需要？其中最需优先满足的需要是什么？

（2）患者这种反应属于适应的哪个层次？

(3) 住院后，责任护士小王为患者介绍病区环境，进行健康教育，帮助其建立良好的人际关系，这些措施是为了帮助患者进行哪个层次的适应？

2. 患儿，4 岁，因心肌炎入院，请根据艾瑞克森的心理社会发展理论回答：

(1) 该患儿处于哪个发展阶段？其发展任务和危机分别是什么？

(2) 此发展阶段的主要影响者是谁？具体会产生何种影响？

(3) 护理时应注意什么？

(王 丹 肖洪玲)

第六章数字资源

护理程序

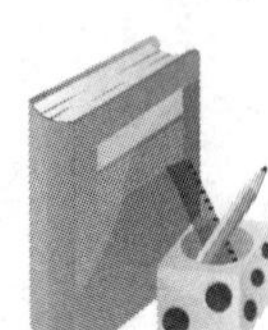

导学目标

通过本章内容的学习，学生应能够：

◆ **基本目标**

1. 陈述护理程序的概念、步骤，各个步骤的主要内容。
2. 陈述护理评估的方法和内容。
3. 陈述护理诊断的定义及组成部分。
4. 按正确格式书写护理诊断。
5. 区分护理诊断与合作性问题、医疗诊断。
6. 陈述护理计划的制订、实施、评价的注意事项。

◆ **发展目标**

1. 综合运用护理程序相关知识分析病例，提出护理诊断、确定护理目标、书写护理计划并做好护理实施和评价，满足服务对象的健康需求。
2. 举例说明护理程序在临床护理工作中的应用。

◆ **思政目标**

学会运用所学的思想方法正确分析、理解和对待有关问题，培养职业精神和社会责任感。

第一节　概　述

护理程序（nursing process）是护理学发展到一定阶段后产生和发展起来的一个新概念，是护理工作科学化、系统化的重要标志。护理程序的产生，推动了以疾病为中心的护理模式向以患者为中心的护理模式的转变。同时它又作为一种框架，通过一系列有目的、有计划的步骤和行动，根据人的需要的轻、重、缓、急，对患者的生理、心理、社会、文化发展及精神等方面进行整体护理，使其达到最佳的健康状态。

一、护理程序的概念

护理程序是指导护士以满足服务对象的身心需要、恢复或增进其健康为目标，运用系统方法实施计划性、连续性、全面整体护理的一种理论与实践模式。

护理程序是护士在为服务对象确认和解决健康问题时所应用的一种系统而科学的工作程序，是护士在特定医疗环境中进行专业护理活动的核心思想与基本方法，是一个综合的、动态的、具有决策和反馈功能的连续过程。护理程序是护理专业独立性和科学性的体现，不仅为临床护理工作提供科学的程序和方法，同时也为护理学的系统化、科学化发展奠定基础。

二、护理程序的产生与发展

护理程序一词最早由美国护理学家莉迪亚·海尔（Lydia.Hall）于1955年提出，她强调以患者为中心的责任制护理（primary nursing），认为护理是“按程序进行的工作”，护理程序是观察、测量、收集资料和分析结果的一种科学的工作方法。1961年，艾达·J.奥兰多（Ida Jean Orlando）等基于希尔德吉德·E.佩普劳（Hildegard·E. Peplau）的人际关系理论对护理程序进行了阐述，并提出“护理程序是由一系列步骤组成的”，其基本步骤包括：患者的行为——护士的反应——护士的行动。此后，护理程序在护理教育和临床护理实践中开始应用，成为临床护理实践中建立的第一个标准化护理思维流程。1963年，欧内斯汀·维登巴赫（Ernestine Wiedenbach）补充了艾达·J.奥兰多（Ida Jean Orlando）的理论，对临床护理实践中的常见概念进行了定义，并首次用一系列连续的阶段来描述护理，进一步明确了护理的程序性。1967年，海伦·尤拉（Helen Yura）、玛丽·渥斯（Mary B. Walsh）完成了第一本权威性的《护理程序》教科书，明确了护理程序的内涵和所包含的4个步骤：评估、计划、实施和评价。当时，护理诊断一直是护理程序第一步“评估”中的一个部分，直到1973年北美护理诊断协会（North America Nursing Diagnosis Association，NANDA）成立，第一次会议后出版了《护理实践标准》一书，许多护理专家提出应将护理诊断作为护理程序的一个独立的步骤。自此，护理程序由4个步骤发展为5个步骤：评估、诊断、计划、实施和评价。1982年，美国注册护士执照考试将护理程序纳入考试结构。1984年，美国医疗机构认证联合委员会提出医疗机构必须以护理程序的方式记录护理全过程。20世纪80年代初，美籍华人李式鸾将“责任制护理（primary nursing）”引入中国，在国内开始实施以护理程序为中心的责任制护理。1994年，美籍华人袁剑云将“整体护理（systematic holistic nursing）”引入国内，开始以护理程序为核心，以现代护理观为指南，为患者实施身心整体护理过程。1997年，开始探索有中国特色的、适合我国国情的整体护理实践模式。

知识链接

艾达·J.奥兰多的护理程序理论简介

艾达·J.奥兰多（Ida Jean Orlando）的护理程序理论（deliberative nursing process theory）主要关注护患间的互动关系、护士认知的求证以及使用审慎的护理程序满足患者需求，理论的核心内容是对护患关系的阐述以及对护理结果的评价，主要包含护理程序和护患关系两部分内容。Orlando的护理程序主要包含5个概念，即专业护理功能——组织原则、患者的当前行为——问题情境、即时反应——内部反应、审慎的护理程序——反思探究、改善——问题解决。护患关系是指一种护患之间反应和行动的动态交换，护士对患者的反应分为机械的反应和审慎的反应，两种反应的过程不同。Orlando提出的审慎的护理程序与现代护理学的护理程序有所不同，审慎的护理程序阐述的是护士了解患者当前行为的含义、发现患者的即时需要并提供帮助满足患者即时需要的基本过程。对应于现代护理学的护理程序，护士对患者行为的反应相当于评估步骤，对患者问题情境的确证即判断患者需要帮助相当于诊断步骤，而护士的行动即为实施步骤（图1）。审慎的护理程序与现代护理学的护理程序总体特征是相似的，都是关于护士与患者交互的过程，都强调护患之间的互动，且将患者视为一个整体。两种护理程序都用于指导和评估护理实践，描述审慎的专业护理过程。

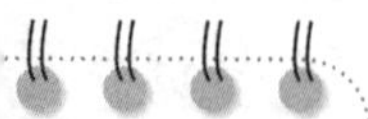

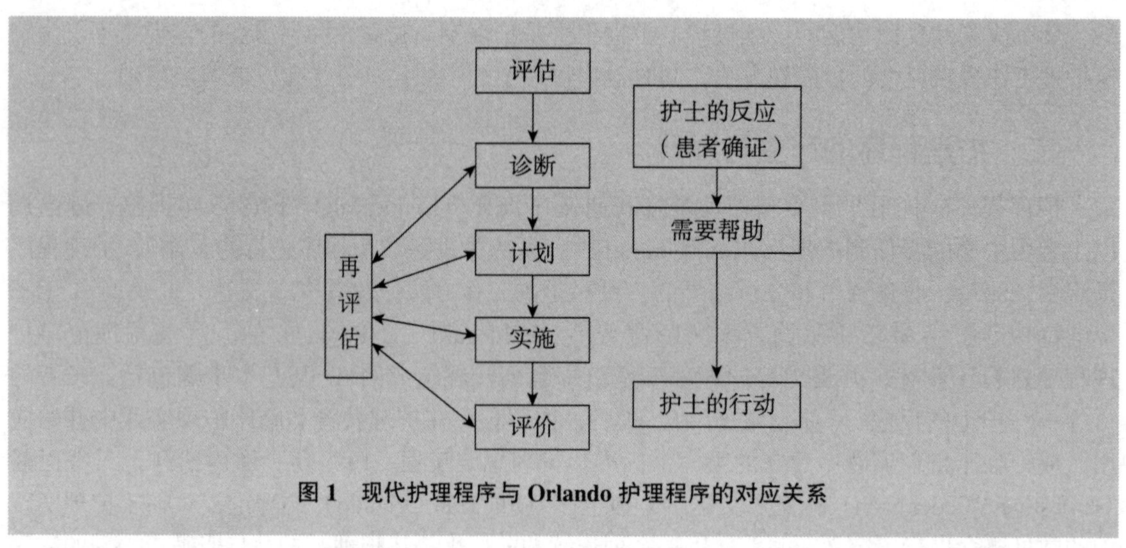

图 1　现代护理程序与 Orlando 护理程序的对应关系

三、护理程序的理论基础

护理程序是在一般系统论、控制论、人类基本需要层次论、信息交流论和解决问题论的基础上构建而成的。一般系统论早在 20 世纪 20 年代由美籍奥地利生物学家贝塔朗菲（Bertalanffy）首先提出。他认为人是一个开放的系统，通过输入、输出、反馈和周围的环境之间进行不断的物质、能量和信息的交换（图 6-1）。一般系统论组成了护理程序的基本框架。控制论由美国数学家诺伯特·维纳（Norbert Wiener）于 1948 年首先提出，是研究生命体、机器和组织内部或彼此之间的控制和通信的科学，通过观察其外部功能、行为是否达到预期目标，进行信息反馈。人类基本需要层次论由美国人本主义心理学家亚伯拉罕·马斯洛于 1943 年提出，他认为人有不同层次的需要，包括生理的需要、安全的需要、爱与归属的需要、尊重的需要和自我实现的需要，论述了不同层次需要之间的关系。将人类基本需要层次论运用到护理程序中，以 5 个层次的需要作为理论框架，系统、全面地收集服务对象的资料，识别服务对象在各个层次上尚未达到和满足的需要，有助于分析和判断服务对象的健康问题。信息交流论作为收集资料、获取信息的手段，赋予护士与患者交流能力和技巧的知识，确保护理程序的最佳运行。解决问题论为确认患者健康问题、寻求解决问题的最佳方案及评价效果奠定了方法论的基础。各种理论相互关联，相互支持。此外，在护理程序发展的不同阶段，又运用应激与适应理论、成长与发展理论等来解释和支持有关问题，使护理程序不断完善与充实。

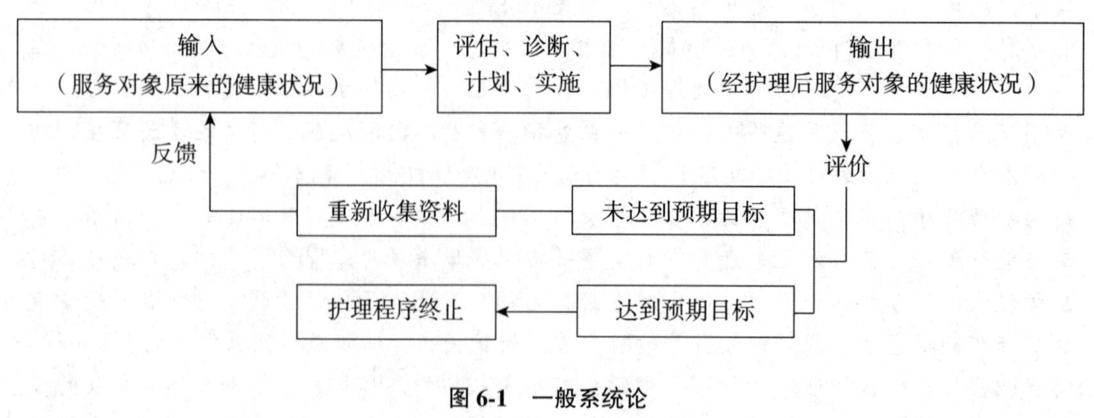

图 6-1　一般系统论

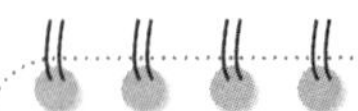

四、护理程序的步骤

当服务对象进入特定的医疗环境后，护士即开始运用科学的思维和方法评估、分析其生理、心理、社会、文化发展及精神等方面的需要，根据需要制定并实施有系统的护理，这个过程即护理程序 5 个步骤的实施过程，包括评估、诊断、计划、实施和评价。其中，各个步骤的护理工作内容见表 6-1。

表 6-1　护理程序 5 个步骤的护理工作内容

护理程序	主要护理工作内容
评估（assessment）	收集、整理、分析资料
诊断（diagnosis）	确定护理问题
计划（planning）	排列护理诊断的优先顺序，设定预期目标，制订护理措施，护理计划成文
实施（implementation）	实施前的准备，实施，实施后的护理记录
评价（evaluation）	收集资料，患者反应与预期目标比较，分析预期目标未实现的原因，重审、修订护理计划

五、护理程序的特点

（一）系统性

护理程序以系统论为理论基础，指导护理工作的各个步骤系统而有序地进行。护理程序的每一个步骤都有赖于上一个步骤的准确性，并影响下一个步骤。每个步骤相互关联、相互影响，循环往复，从而保证护理活动的连续性。

（二）动态性

运用护理程序并不限于某一特定时间，而是随着服务对象的变化随时修改。护理程序有一定的步骤，从总体上讲以 5 个步骤为顺序排列，但在实践中这 5 个步骤往往相互作用、重叠出现。

（三）目标性

护理程序是以目标为中心，以满足服务对象生理、心理、社会等各方面的整体需求，帮助其达到最佳的健康状态为目标，护理措施朝着实现目标的方向进行。

（四）科学性

护理程序体现了现代护理学的理论观点，并且运用了其他学科的相关理论。

（五）个体性

护士运用护理程序时，要根据服务对象的具体需求和个体特点设计护理活动。服务对象的健康问题不同，预期目标也不同，护理活动也因人而异。

（六）互动性

在运用护理程序的过程中，需要护士、其他医务工作者、患者及其家属共同参与、密切合作，以全面满足服务对象的需要。

（七）普遍性

护理程序适合在任何场所、为任何服务对象安排护理活动。护士可以利用护理程序组织

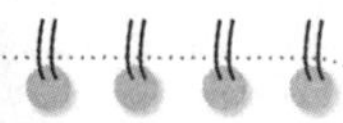

工作，不仅可以为患者提供护理，也可以为健康的人提供保健护理，并在不同的医院病房、社区、家庭或保健康复机构实施有效的护理。这种有目的、有计划的科学工作方法，为实施整体护理和提供高质量护理提供了保证。

六、护理程序的意义

（一）护理程序促进了护理专业的发展

护理程序明确了护理工作的范畴和护士的角色职能，规范了护士专业行为，规定了护理专业标准，真正体现了护理工作的科学性、专业性和独立性。护理程序的运用使护理工作从根本上摆脱了机械执行医嘱的被动局面，促进了护理专业水平的提高，是现代护理学发展的必然结果，同时也是与国际接轨的唯一途径。

（二）护理程序指导护士以科学的思维和方法解决患者的健康问题

护理程序在运用的过程中，始终贯穿以服务对象为中心、以满足其需要为基础、以解决健康问题为根本目的。护理程序是一个开放的系统，指导护士首先对服务对象的健康需要进行评估，根据问题的轻重缓急确定优先顺序和相应的护理目标与措施，以科学的方法输出护理干预，并进一步观察干预实施后服务对象的反应，与预定的目标进行比较，评价目标实现的情况，最后将评价结果反馈回系统，以确定程序终止或继续，这一过程体现了护理工作的科学性。

随堂测

（三）护理程序促进了护士素质的提高和护士专业形象的改善

护理程序的运用规范了护士的专业行为，使护理工作由被动转为主动，充分调动了护士的积极性和创造性，促使护士学习运用专业知识和技能为服务对象解决健康问题，从而增强了护士的个人成就感，实现了护士的自身价值和社会价值。护理程序的运用，促使护士不断扩展知识范畴，促进了护士在职教育和继续教育的发展，使护士素质得到了全面的锻炼和提高。

第二节 护理评估

护理评估是护理程序的第一步，是指有组织地、系统地收集资料，并对资料的价值进行判断的过程，包括收集资料、整理资料和分析资料。评估的主要目的是确定服务对象需要解决的健康问题。评估是一个连续的、动态的过程，是护理程序的起点，同时又贯穿于护理过程的始终。评估从与服务对象第一次见面开始，一直持续到护理照顾结束或出院。评估既是整个护理程序的基础，也是护理程序中最为关键的一步，准确、全面的评估可为护理诊断的确定、预期目标的设定、护理计划的制订和实施，以及护理干预的评价提供依据，为实施优质、高效、个性化的护理奠定基础。如果评估不准确、不全面，将导致护理诊断和护理计划错误以及预期目标失败。

一、收集资料

收集资料开始于与服务对象的第一次见面，通过初步的交谈、观察和体格检查可以收集到一些资料，但还必须随着服务对象病情的变化及时补充，以便指导修改护理计划，调整相应的护理措施。因此收集资料既是护理程序的开端，又贯穿于整个护理程序始终。

（一）收集资料的目的

1．为正确做出护理诊断（或提出护理问题）提供依据 护士根据收集到的资料，进行整理、分析和判断，从而确定护理诊断，设定预期目标，为护理活动提供基本依据。

2．建立服务对象健康状况的基本资料 护士有计划、有目的、系统地收集服务对象既往和目前的健康资料，可以较为全面地了解和识别服务对象的健康状况，这些资料构成了服务对象的基础资料。还可以将基础资料与之后评估所得的资料进行对比，以了解服务对象健康状况的变化，从而评价护理效果。此外，服务对象的基础资料也可以为其他健康保健人员提供信息。

3．为护理科研积累资料。

（二）资料的类型

1．主观资料　指服务对象的主诉，是服务对象对其所经历、感觉、思考、担心的内容的描述，也包括亲属的代诉。如“我感到胃部胀痛”“我对明天的手术感到害怕”“我经常便秘”。

2．客观资料　指护士或其他人员通过观察、体格检查或借助医疗仪器和实验室检查所获得的资料，如口唇青紫、心脏杂音、颈项强直、脉搏值、血压值、心电图等，这些资料是可以被观察、测量到的客观存在的事实。

在收集资料的过程中，应注意主观资料与客观资料互相核实和分析，以证实资料的准确性。如：护士发现患者未下床活动，可询问患者：“你今天没有下床活动，是不是觉得太累了？”患者可能承认或否认，也可能回答：“我不是疲惫，而是腿感到疼痛”。如果护士不进行核实，可能会错误地分析患者的行为，从而不能及时为患者解除疼痛。

（三）资料的来源

1．主要来源　服务对象本人是资料的主要来源，包括服务对象的主诉、观察和各种检查获取。

2．次要来源

（1）服务对象的家属及其他与之关系密切者，如家庭成员、家庭服务人员、朋友、同事、邻居等。

（2）其他健康保健人员，如与患者有关的医师、医技人员、营养师、康复治疗师、心理医生或其他护士等。

（3）患者目前或既往的病历、健康记录或各种检查报告。

（4）医疗、护理文献记录，如参考书、专业杂志等。

（四）资料的内容

从整体护理观点出发，所收集的资料应包括生理、心理、社会、文化发展及精神等方面，全面考虑生命全周期过程中的健康资料。具体可从以下 10 个方面进行：

1．一般资料　包括姓名、性别、年龄、职业、民族、文化程度、婚姻状况、受教育水平、宗教信仰、家庭住址、家庭成员、通信方式等。

2．目前健康状况　包括此次发病情况、目前主要的不适主诉、初步的医疗诊断及饮食、营养、排泄、睡眠、自理、活动等方面的改变。

3．既往健康状况　包括既往病史、过敏史、传染病史、烟酒嗜好，女性还应了解月经史和生育史。

4．家族史　有无与服务对象类似的疾病及家族遗传病史。

5．护理体检的结果。

6．新近进行的实验室及其他检查结果。

7．目前的治疗和用药情况。

8．心理状况　包括对疾病的认识和态度，康复的信心，病后精神、行为及情绪的变化，人格类型，应对能力，对自己目前状况的看法和自我形象概念等。

9．近期生活中的应激事件　如是否有离婚、丧偶、失业、家人生病等事件发生。

10．社会情况　包括职业及工作情况、目前享受的医疗保险待遇、经济状况、家庭成员对患者的态度及其对疾病的了解、社会支持系统等。

（五）收集资料的方法

1. 观察　即通过运用视觉、听觉、嗅觉、味觉、触觉等感觉器官或借助一些器械来获取与服务对象有关的信息，并对信息的价值做出判断。观察是进行科学工作的基本方法，系统、全面的观察需要以广泛而扎实的基本知识和丰富的临床经验为基础。护士与患者的初次见面就是观察的开始，贯穿于患者的整个住院期间，护士对患者的评估及实施护理措施后效果的评价都依赖于系统的、连续的、细致的观察。因此，护士要有敏锐的观察力，善于捕捉患者每一个细微的变化，从中有意识地、选择性地收集与患者健康问题相关的资料。

（1）视觉观察：观察患者的外貌、步态、精神状态、营养发育状况、皮肤、黏膜、毛发、活动能力、反应情况、进食情况、清洁卫生、生活自理状况等。借助体温计、血压计等仪器，还可获取生命体征的资料。

（2）听觉观察：观察患者所发出的各种声音，如呼吸的声音、咳嗽的声音、喉部有痰的声音、叹息声以及患者活动时发出的各种声音。借助听诊器还可听到心音、呼吸音、肠鸣音等。

（3）嗅觉观察：观察患者散发出的各种气味，如口腔气味、汗味、呕吐物及排泄物的气味、药物和食物的气味等。

（4）味觉观察：辨别患者所用食物和药物的酸、甜、苦、辣、咸，从而判断患者的味觉是否正常。

（5）触觉观察：观察患者脉搏的搏动，体温的高低，胸部起伏，呼吸的节律、速率，皮肤的温度、湿度、弹性，肌肉的紧张度，肿块的大小、软硬度及活动度等。

2. 交谈　通过与患者或其家属、朋友的谈话，了解患者的健康情况，这是一种特别的人际沟通方式。通过交谈，可以促进护患关系的发展，创造有利于患者康复的治疗环境，同时也能使护士和患者给予和接受信息。交谈分为正式交谈和非正式交谈两种。正式交谈是指预先通知患者，进行有目的、有计划地交谈，如患者入院后采集护理病史时的交谈。非正式交谈是指护士在日常的操作、查房等护理活动中与患者的自然交谈，此时患者可能认为是一种闲聊，但护士可以从这样的交谈中收集到患者较为真实的想法和心理状态。交谈前，需做好资料的准备，整理出交谈提纲，选择恰当的时机和地点。交谈时，灵活运用沟通技巧，与患者建立相互信任的关系，并根据患者的病情控制好交谈的内容。注意克服影响沟通的不良行为，如随意打断或妄加评论等；注意有意识地引导患者，防止偏离主题。

3. 身体评估　是护士运用体格检查方法对患者的生命体征及各系统进行检查，以收集与护理有关的生理资料，确定患者存在的健康问题。身体评估与观察的方法常常交叉结合使用，以便更全面细致地获取患者的健康资料。

4. 查阅资料　包括查阅患者的医疗病历、护理记录、既往健康记录、实验室及其他检查结果、有关文献资料等。

二、整理资料

评估所收集到的资料涉及各个方面，内容庞杂，需要采用恰当的方法对其进行整理和分析，以便护士能够迅速、清晰地从中确定患者存在的问题。

（一）复查核实

确定正确的护理诊断和有效的护理计划取决于资料的有效性和准确性，即资料真实可信的程度。有些资料，如血糖升高，有公认的血糖正常标准作为参照来支持其有效性；而有些资料则没有明确的标准，如心理与社会方面的反应，需要护士更多地收集支持推论的证据，以增加资料或诊断的有效性和准确性。护士可通过以下方法复查核实资料。

1. 以客观资料核实主观资料　主观资料多是患者的主诉或其亲属的代诉，每个人对身体不适或异常的认识与耐受性不同，因此需要将主观资料与客观资料进行对比，以核实主观资料。如患者感觉头晕、头痛，自觉血压升高，可以参看血压测量结果以证实。

2．验证有怀疑或不够清楚的资料 如患者主诉“腹痛、腹胀”，这项资料不明确，护士需要与患者进行验证，询问患者腹痛、腹胀的具体部位、性质、发作时间、持续时间及可能的诱发因素和缓解方式。

3．与其他医务人员共同检查分析或自行复查 检查是否有遗漏或重复无用的资料，可按每一型态进行复查，取资料的精华，去其糟粕，以保证获取对患者情况的全面认识。

（二）整理分类

资料可以采用不同的方法进行分类，如按马斯洛的人类基本需要层次论分类、按 Marjory Gordon 的 11 种功能性健康型态分类、按 NANDA 提出的 13 种人类反应型态分类等。目前临床上较常按 Gordon 的 11 种功能性健康型态和马斯洛的人类基本需要层次论分类。

Gordon 功能性健康型态是美国护理学者 Majory Gordon 于 1982 年提出的一种护理诊断分类方法，将人类的功能分为 11 种型态，即健康感知 / 健康管理型态、营养 / 代谢型态、排泄型态、活动 / 运动型态、睡眠 / 休息型态、认知 / 感知型态、角色 / 关系型态、自我认识 / 自我概念型态、性 / 生殖型态、应对 / 应激耐受型态、价值 / 信念型态。Gordon 认为，功能型态是人们保持健康、维持良好的生活质量和发挥潜在能力的基础。“功能性健康型态”围绕人整体的功能进行评估，可以在任何情况下、任何年龄组、健康与疾病连续体的任何一点上进行，不受患者年龄、护理水平以及医疗诊断的影响，能够体现人在动态生命过程中的整体观念。护士按此分类方法将收集到的资料进行分类，可以直接找到患者的健康问题以及现存的或潜在的功能障碍型态。此种分类方法架构简单，易于掌握，并且与临床联系紧密，因而在临床实践中应用较为广泛。功能性健康型态作为临床“患者入院评估表”设计的理论框架，启动护理程序。在评估表的每个功能型态中提出代表该型态特征的要点，指导护士直接按此表格收集资料，可以帮助护士避免资料的重复和遗漏，也有助于发现有意义的资料（诊断依据），确定该型态是否发生了改变或是否有发生改变的危险，然后进一步探讨相关因素的资料。因此在对每个型态的资料进行收集、整理和分析的过程中，护理诊断也随之确立。一个型态的护理诊断，往往也会成为另一型态护理诊断的依据或相关因素。

按马斯洛的人类基本需要层次论分类，包括：生理需要、安全需要、爱与归属的需要、尊重（自尊与他尊）的需要、认知需要、审美需要、自我实现的需要。按 NANDA 提出的 13 种人类反应型态分类，包括：促进健康、营养、排泄与交换、活动 / 休息、感知 / 认知、自我感知、角色关系、性、应对 / 应激耐受性、生活准则、安全 / 防御、舒适、成长 / 发展。

三、分析资料

（一）资料的解析和判断

护士对整理、分类好的资料进行解析和判断，发现异常所在，并进一步找出相关因素或危险因素。

1．资料按 Gordon 的功能性健康型态分类后，与正常健康型态进行比较，综合分析，找出异常所在。与此同时，还要注意个体差异。例如，对于大多数人的血压，控制在 120/80 mmHg 是正常的。但对于有多年病史的老年高血压患者来说，这个数值的血压可能会使患者出现低血压的不适症状。因为老年人基础血压相对较高，机体已适应了血压较高的状态。

2．当发现异常所在后，护士应进一步找出引起异常的相关因素或危险因素。

（二）资料的记录

收集的所有资料都应全面、客观、准确、及时记录。记录时应注意以下事项。

1．记录的资料必须反映事实，避免自己的主观判断和结论，应客观记录患者的主诉和临床所见。如在记录患者体温、血糖变化情况时，应准确、具体，如“7am. 体温、血糖正常”

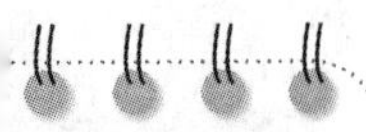

随堂测

应记录成“7am. 体温 36.4℃，血糖 5.8 mmol/L”。

2．主观资料尤其是心理社会方面的资料，最好使用患者的语言进行记录。

3．客观资料的描述应正确使用医学术语，语言简洁、清楚。

4．避免使用模糊不清和难以衡量的词语，如“好、坏、一般、尚可、正常、大、小”等。所使用的动词应为可测量的行为动词，如“夜间睡眠好”，最好记录成“夜间睡眠 7 ~ 8 h”。

第三节　护理诊断

护理诊断是护理程序的第二步，是在评估的基础上对收集的资料进行分析，从而确定患者现存的或潜在的健康问题。这些健康问题的反应属于护理职责范畴，可以通过护理措施解决，是护士为达到预期结果选择护理措施的基础。

一、护理诊断的定义与发展史

（一）护理诊断的定义

护理诊断是关于个人、家庭、社区对现存的或潜在的健康问题或生命过程的反应的一种临床判断，是护士为达到预期结果选择护理措施的基础，这些预期结果应能通过护理职能而达到。

从护理诊断定义来看，护理服务的对象是个人、家庭和社区，所以服务对象可以是个体，健康的或患病的个体；也可以是群体、家庭或者社区。护理工作的范畴是服务对象的健康问题或生命过程的反应，即护士关注的重点并不是疾病本身，而是对问题的反应。护士可以通过对服务对象的评估，判断其健康问题，通过护理职能解决或缓解问题。因此，护理诊断是护士执行其独立性功能的表现，但并不能涵盖所有护理活动，例如遵医嘱给服务对象应用药物治疗。

（二）护理诊断的发展史

1950 年，美国学者麦克曼纳斯（Louise Mcmanus）首先提出“护理诊断”一词，当时护理诊断的概念是：“护理问题的确定或诊断及其相互联系方面的知识”“是解决问题并预定的护理工作全过程”，并认为护理诊断应被列为护士职责。1953 年，美国护士弗吉尼亚 · 弗莱（Virginia Fry）首次将“护理诊断”应用于护理计划的制订步骤中，并提出只有具有一定资质的人才能确立护理诊断。1957 年，美国学者阿卜杜拉（Faye Glenn Abdellah）提出了“护理问题”的概念，1960 年，她进一步提出鉴别 21 项临床护理问题的方法。1973 年，美国护士协会（ANA）将护理诊断纳入护理程序之中，并授权在护理实践中应用。同年，第一届全美护理诊断分类工作会议在美国圣路易斯（St. Louis）召开，其间提出了护理诊断的基本框架，并成立了全国护理诊断分类小组（National Group for the Classification of Nursing Diagnosis）。此后每两年召开一次会议。1982 年 4 月召开的第五次会议因有加拿大代表参加，故更名为“北美护理诊断协会”（North America Nursing Diagnosis Association，NANDA）。NANDA 作为制定护理诊断分类的权威组织，一直致力于护理诊断的确定、修订、发展和分类工作。1990 年召开的 NANDA 第九次会议，对护理诊断下的定义是：“护理诊断是关于个人、家庭、社区对现存的或潜在的健康问题或生命过程的反应的一种临床判断，是护士为达到预期结果选择护理措施的基础，这些预期结果应由护士负责。”这是目前较为常用的定义。1994 年 NANDA 第十一次会议修订并通过了 128 项护理诊断，2000 年第十四次会议又将护理诊断增加至 155 项。目前，最新版 NANDA 护理诊断（2021—2023）已增加至 267 项。

（三）统一护理诊断名称的意义

1．有利于临床护理实践　为实施整体护理提供便利，便于护理人员之间的交流，同时适应临床护理工作计算机管理的发展需要。

2．有利于护理教育　保证教学内容与临床应用的统一。

3．有利于护理科研　便于资料的储存、浏览和查找。

4．有利于护理专业性的体现。

二、护理诊断的分类

（一）字母顺序排列法

1973 年，在第一次全美护理诊断分类工作会议上，确定护理诊断按英文字母顺序排列，这种字母顺序排列分类法的使用一直延续到 1986 年 NANDA 分类法Ⅰ被认可后才被更改。目前这种方法主要用于护理诊断的索引。

（二）护理诊断分类法Ⅰ

1986 年，NANDA 第七次会议发表了护理诊断分类法Ⅰ，即所有护理诊断按 9 种人类反应型态分类，包括：交换、沟通、关系、赋予价值、选择、移动、感知、认知、感觉 / 情感。以上 9 种反应型态之下，各有若干相关的护理诊断。

（三）护理诊断分类法Ⅱ

2000 年，NANDA 第十四次会议通过了新的分类系统，即护理诊断分类法Ⅱ。分类法Ⅱ是在 Gordon 的 11 种功能性健康型态分类法的基础上进一步修订而成，将护理诊断按 13 个领域进行分类，包括：健康促进、营养、排泄、活动 / 休息、感知 / 认知、自我感知、角色关系、性、应对 / 应激耐受性、生活准则、安全 / 防御、舒适、成长 / 发展。每个领域下又有相应的二级分类，如营养领域又包含摄入、消化、吸收、代谢、水和电解质 5 个二级分类，最终分类法Ⅱ由 13 个领域、46 个二级分类、104 个诊断概念和 155 个护理诊断组成。NANDA 分类法Ⅱ（2018—2020）共收录了 244 条护理诊断，分属 13 个领域、47 个类别（参见附录 6-1）。截至目前，最新版 NANDA 分类法Ⅱ（2021—2023）共收录了 267 条护理诊断（参见附录 6-2）。

三、护理诊断的组成

护理诊断由名称、定义、诊断依据和相关因素四部分组成。

（一）名称

名称是对护理对象健康状况或疾病的反应的概括性描述。常用受损、缺陷、障碍、无效或低效等特定用语来描述健康状态的变化，但不能说明变化的程度。例如：气体交换受损、自理能力缺陷、清理呼吸道无效、低效性呼吸型态、体温过高、便秘、有受伤的危险等。

（二）定义

定义是对护理诊断的一种清晰的、精确的描述，简单明了地表达护理诊断的意义及与其他相似的诊断进行鉴别。如“压力性尿失禁”与“急迫性尿失禁”，“压力性尿失禁”是个体处于在腹压增加时即能排出少于 50 ml 尿液的状态；“急迫性尿失禁”是个体所经历的在急迫要排尿的强烈感觉后，立即出现的不自主排尿状态。如“活动无耐力”与“疲乏”具有相似的诊断依据，“活动无耐力”是一种对身体状况下降的人进行的诊断性判断，这种人可以进行增加体力和耐力的治疗；“疲乏”是自己感知到的一种状态，在此状态下感到过度的、持续的疲劳，以及体力、脑力活动能力下降，而且休息后不能缓解。通过有关的诊断定义，有助于明确和区别相似的诊断。

（三）诊断依据

诊断依据是做出该护理诊断的临床判断标准，包括症状、体征、病史、危险因素等，是护理诊断的具体表现和特征。按其重要性可分为以下 3 种。

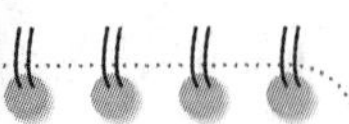

1．必要依据　明确某一护理诊断时必须具备的依据。

2．主要依据　确定某一护理诊断时通常需要存在的依据。

3．次要依据　对某一护理诊断有支持作用，但不一定存在的依据。

护士在确定某个护理诊断时，一定要参照诊断依据。例如："营养失调：高于机体需要量"中，①实际体重超过标准体重的 20%；②三头肌皮褶厚度，男性超过 15 mm，女性超过 25 mm，为护理诊断的必要依据。"潜在危险性新生儿高胆红素血症"中，主要依据：易受出生 24 h 后血液循环中极可能堆积未结合型胆红素（$<$ 15 ml/dl）的影响，可能危及健康。

（四）相关因素

相关因素是指促成护理诊断成立和维持的原因或情境，即影响个体健康状况的直接因素、促发因素或危险因素。常见有 5 种因素，即：病理生理方面的因素、与治疗有关的因素、心理方面的因素、情境方面的因素、成长发展或年龄方面的因素。一个护理诊断可有多个相关因素。

四、护理诊断的类型

（一）现存的护理诊断

现存的护理诊断是对个人、家庭或社区当前正存在的健康状况或生命过程的反应的描述，如：体温过高、进食自理缺陷、疼痛、恐惧。护理措施的原则是尽快消除或减轻患者的感受及反应，并监测其变化情况。例如：便秘：与食物中缺乏纤维素有关。采取护理措施的原则是指导患者选择含有丰富纤维素的食物，如菠菜、韭菜、芹菜等。

（二）危险的护理诊断

危险的护理诊断是对一些易感的个体、家庭或社区对健康状况或生命过程可能出现的反应的描述。这些问题目前尚未发生，但有发生问题的危险因素存在。采取护理措施的原则是降低危险因素，预防问题的发生，监测问题的特征。用"有……的危险"进行描述。例如：有皮肤完整性受损的危险：与长期卧床和营养不良有关。采取护理措施的原则是补充营养、勤翻身、按摩、保持床褥衣物整洁干燥等。

（三）健康的护理诊断

健康的护理诊断是对个人、家庭或社区具有加强健康以达到更高水平潜能的描述。用"有……增强的潜力""执行……有效"进行描述。例如：执行治疗方案有效、母乳喂养有效、有精神健康增强的潜力、寻求健康行为等。这一类诊断 1994 年才被 NANDA 认可，在国内外的应用仍在探索中。

（四）综合的护理诊断

综合的护理诊断是一组由某种特定的情境或事件所引发的现存的或潜在的护理诊断。如强暴创伤综合征，在这一特定的情境下，受害者会表现出持续的、不适应的状态，包含躯体的、情感的以及生活方式的综合性变化。

五、护理诊断的陈述方式

（一）三部分陈述

三部分陈述即 PSE 公式。P 指健康问题（problem），即护理诊断的名称；S 指症状和体征（symptoms and signs），也包括实验室、器械检查的结果；E 指病因（etiology），即相关因素。多用于现存的护理诊断，诊断的依据是主要的症状和体征。陈述格式为：健康问题：症状和体征：相关因素。如：气体交换受损：发绀、呼吸困难、PaO_2 为 5.3 kPa：与阻塞性肺气肿有关。如：进食自理缺陷：双上肢活动受限：与脑出血有关。

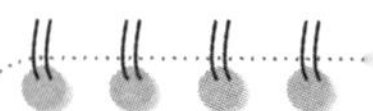

（二）两部分陈述

两部分陈述即 PE 公式。陈述格式：健康问题（P）：相关因素（E）。多用于危险的护理诊断，因问题尚未发生，因此没有症状或体征（S）；诊断的依据是存在危险因素（E）。如：有皮肤完整性受损的危险：与长期卧床有关。两部分陈述方式较为简单，临床更为适用。

（三）一部分陈述

一部分陈述即 P，用于健康的护理诊断。一般用“有……增强的潜力”“执行……有效”来陈述，如：有精神健康增强的潜力、执行治疗方案有效、母乳喂养有效。

无论两部分陈述法还是三部分陈述法，健康问题的相关因素都是必不可少的。相关因素的明确，有助于护士确立护理诊断是否成立，有助于为护理计划的制订提供方向。

六、护理诊断与医疗诊断、合作性问题的区别

（一）护理诊断与医疗诊断的区别

护理诊断与医疗诊断是两个不同的概念，二者从不同的侧面研究和诊断人类对健康问题的反应。医疗诊断是对个体病理、生理变化的一种临床判断，是医疗工作的范畴。医疗诊断描述的是一种疾病，由医生进行判断和决定处理措施，是对一种疾病、一组症状体征的叙述，是用一个名称说明一个疾病。仅用于个体疾病，且在疾病发展过程中相对稳定。护理诊断是对个人、家庭或社区现存的或潜在的健康问题或生命过程的反应的一种临床判断，是护理工作的范畴。护理诊断是护士对服务对象的健康问题作出的诊断和处理，可用于个体、家庭和社区。护理诊断的数目较多，并可随患者反应的不同而发生变化。二者的区别详见表 6-2。

表 6-2　护理诊断与医疗诊断的区别

项目	护理诊断	医疗诊断
诊断对象	个体、家庭或社区现存的或潜在的健康问题或生命过程反应	个体具体的疾病或病理状态的本质
描述内容	描述服务对象对健康问题的反应	描述的是一种疾病
决策者	在护理职责范围内由护士进行	在医疗职责范围内由医生进行
适用范围	适用于个体、家庭或社区的健康问题	适用于个体的疾病
处理措施	通过护理措施独立解决	采取医疗措施和护理措施
数量	往往有多个	较少
稳定性	是服务对象对健康问题的反应，随反应的变化而改变	是一种疾病，其名称在病程中保持不变

（二）护理诊断与合作性问题的区别

临床护理实践是一个不断变化、复杂的过程，护士常常会遇到一些无法完全包含在 NANDA 制定的护理诊断中的问题，而这些问题的解决确实需要护士提供护理措施。因此，1983 年，琳达·卡本尼图（Lynda Juall Carpenito）提出了合作性问题（collaborative problem）的概念。她把护士需要参与解决的问题分为两大类：一类是护士直接采取措施，可以独立解决的，属于护理诊断；另一类是需要与其他健康保健人员尤其是医生共同合作解决的，属于合作性问题。NANDA 对合作性问题的解释是：“合作性问题是需要护士进行监测和及时发现其情况变化的一些生理并发症，是需要护士运用医生的医嘱和护理措施来共同处理以减少并发症发生的问题。对于合作性问题，护理措施的重点在于监测生理并发症的发生和变化，并运用医生和护士共同干预，对这些改变作出反应。”但并非所有的并发症都是合作性问题，如果护士

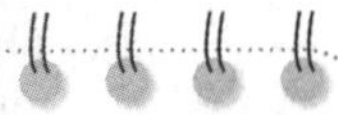

运用护理措施能独立处理和预防的并发症，则属于护理诊断，如：患者骨盆骨折引起躯体移动障碍，有皮肤完整性受损的危险。护士不能预防和独立处理的并发症，才是合作性问题，如："潜在并发症：脑出血"，单独的护理措施无法完全预防其发生，因此护士的主要作用是进行连续的心电监护和瞳孔观察，来发现术后是否有脑出血的发生，一旦发生，应及时与医生共同合作解决问题。护理诊断与合作性问题的区别详见表6-3。

合作性问题的陈述以固定的方式进行，即"潜在并发症（potential complication）：×××"，可简写为"PC：×××"。例如："潜在并发症：脑出血"或"PC：脑出血"。

表6-3 护理诊断与合作性问题的区别

项目	护理诊断	合作性问题
措施决策者	护士	医生与护士合作（执行医嘱）
措施制订原则	减轻、消除、预防	预防、监护，以发现问题，共同进行干预
陈述方式	PSE公式或PE公式	用潜在并发症陈述，如："潜在并发症：心律失常"
预期目标	需要确定预期目标，作为评价护理效果的标准	不需要确定预期目标，不是护理职责范围内能达到的结果

七、书写护理诊断的注意事项

（一）使用统一的护理诊断名称

所确立的护理诊断名称应明确、简洁，尽量使用NANDA认可的护理诊断名称。这不仅有利于护士之间的交流探讨和护理教学的规范，也有利于与国际接轨。如果在NANDA认可的护理诊断中确实无法找到与之对应的护理诊断，可以护理问题的方式提出。

（二）贯彻整体护理观念

护士应从生理、心理、社会各方面对患者做出全面的诊断，所列的护理诊断贯彻整体观、系统论。一个诊断针对一个健康问题，一名患者可能同时有数个护理诊断，护理诊断可随健康状况的发展而变化。

（三）明确护理诊断的相关因素

相关因素是导致健康问题发生的直接、促发或危险因素，是护士确立护理诊断的依据，是护理计划中制订措施的关键。因此，必须明确列出相关因素或危险因素。同一诊断，可因相关因素的不同，而需要采取不同的护理措施。如清理呼吸道无效，可能与分泌物过于黏稠、无力咳出有关，或与胸部手术后害怕咳嗽引起疼痛有关，两者的护理措施是不一样的。相关因素无法确定时，则可写成"与未知因素有关"，进一步收集资料，明确相关因素。

（四）避免使用可能引起法律纠纷的语句

如将一位长期卧床患者的护理诊断书写为"皮肤完整性受损：与护士未及时翻身有关"，可能会引起法律纠纷，给护士造成伤害。应书写成"皮肤完整性受损：与长期卧床、组织受压有关"。

随堂测

（五）护理诊断要以评估资料为依据

护理诊断的确立应有充分的主、客观资料作为诊断依据，并且都反映在护理病历中。如营养失调：低于机体需要量。要有身高、体重、摄入量及其他生理心理情况的记录。避免价值判断，如社交障碍：与退休和丧偶有关。

（六）明确护理诊断与医疗诊断、合作性问题的关系

护理诊断是护士独立采取护理措施能够解决的问题，与医疗诊断有一定关系，有时医疗诊断是护理诊断的相关因素。合作性问题是由医生和护士共同合作才能解决的问题，书写时须写

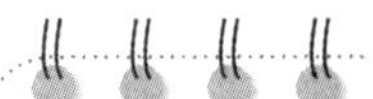

上“潜在并发症或 PC”，只有写上这部分内容，才能说明此情境是需要护士参与干预的，否则容易被误认为是医疗诊断。

（七）陈述护理诊断时避免将临床表现与相关因素混淆

如“疼痛：胸痛：与心绞痛有关”，心绞痛是胸痛的表现形式，而非相关因素，应更改为“疼痛：胸痛：与心肌缺血、缺氧有关”。

第四节　护理计划

案例 6-1

患者，男，68 岁。主因“发热、咳嗽 3 天”来诊。自觉咳嗽无力，痰液黏稠、不易咳出。既往慢性支气管炎 12 年。查体：精神萎靡，皮肤干燥，体温 38.4℃，肺部听诊可闻及干、湿啰音。

请回答：

1．针对案例中提供的资料，哪些属于主观资料？哪些属于客观资料？

2．该患者目前最主要（首优）的护理问题是什么？

护理计划是护理程序的第三步，是护士在对服务对象进行全面评估和诊断的基础上，确认其现存的或潜在的健康问题之后，明确地描述预防、减轻或消除这些问题的护理活动。制订护理计划是依据确定的护理诊断，设计如何满足服务对象需要，维持和促进其功能和康复的一个动态决策过程。其目的是确认服务对象的护理重点，设定预期目标，为护理效果的评价提供依据，同时制订护理措施作为护理活动的指南。内容包括排列护理诊断的优先顺序，设定服务对象要达到的预期目标，制订护理措施，验证护理计划并使护理计划成文。

一、排列护理诊断的优先顺序

一个护理诊断针对一个健康问题，一名患者可能同时有数个护理诊断，护理诊断会随健康状况的发展而变化。因此在制订护理计划时，应根据患者病情需要及对个体健康的影响，考虑问题的轻、重、缓、急，按问题的重要性和紧迫性排出主次。一般把威胁最大、最急、最重的问题排在首位，其他的依次排列。这样护士可以有计划地采取护理措施，及时有效地解决患者的健康问题。

（一）护理诊断的排序

1．首优问题（high-priority problem）　指直接威胁患者生命、需要立即采取措施去解决的问题。如气体交换受损、清理呼吸道无效、有误吸的危险、急性意识障碍、潜在并发症：出血、潜在的暴力行为等问题。这些问题必须优先予以解决，否则会危及生命。急危重患者在紧急状态下，可能同时存在多个首优问题，此时应在其他医务人员的协助下，立即处理对生命有威胁性的问题。

2．中优问题（medium-priority problem）　指虽不直接威胁患者生命，但能导致身体上的不健康或情绪上变化的问题，给精神或躯体带来极大的痛苦，对健康构成威胁的问题。如皮肤完整性受损、躯体移动障碍、活动无耐力、疼痛、体温过高、有感染的危险、睡眠型态紊乱、焦虑等。这些问题虽然没有直接威胁患者生命，但因其生理需要和安全需要没有得到满足，直接影响了健康，所以也应积极采取措施。

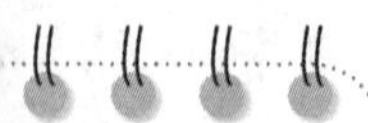

3．次优问题（low-priority problem） 指与疾病或预后不直接相关，不属于此次发病所反映的问题。如疲乏、精神困扰、社交孤立、角色冲突、家庭作用改变等。这些问题往往是个体应对挫折的心理反应和高层次的心理需要得不到满足时产生的健康问题，并非不重要，因涉及患者心理、社会、行为、人格等方面的健康，同样需要护士给予帮助和解决，但在护理安排中可以放在后面考虑。

首优、中优、次优问题是互动的，主次顺序在疾病的全过程中随着病情的发展而变化。若首优问题处理得当，威胁生命的问题得以解决，会下降为中优问题或次优问题；而中优问题或次优问题如处理不当，也会上升为首优问题。

（二）护理诊断排序的原则和注意事项

1．按照马斯洛的需要层次理论排序 马斯洛的人类基本需要层次论认为，在需要的5个层次中，需要层次越低，力量越大，潜力越大。随着需要层次的上升，需要的力量相应减弱。生理需要虽然处于最低层，但却是最重要的，直接关系到个体的生存，当这种需要得不到满足时会直接危及生命。因此，在提供满足较高层次需要的护理之前，应首先满足患者基本的生理需要。排序时，优先解决。当这些需要得到一定程度的满足后，护士就可以把工作重点转向影响满足患者更高层次需要的问题上去。在具体进行排序时，可按照以下步骤进行：①将患者存在的所有护理诊断分类列入5个需要层次中；②根据由低到高的需要层次排出护理诊断的先后顺序。以马斯洛的人类基本需要层次论作为护理诊断的排序原则时，需要注意每个个体对需要的追求有所不同，即某种需要对不同的人其重要性可能不同。因此，护士在排序时，还要结合个体的具体情况。

2．排序时应考虑服务对象的意愿 排序时在马斯洛的人类基本需要层次论指导下，也要考虑患者的迫切需求，征求患者的意见，尊重患者的选择。在整个护理过程中，鼓励患者参与，在不违反治疗、护理原则的基础上，优先解决患者主观认为最重要的问题，以调动患者的积极性。

3．分析和判断护理诊断之间的关联性界定排序 护理诊断排序时，要分析护理诊断之间是否存在相互关系。对有因果关系的诊断，先解决属于原因的问题或影响问题解决的因素，再解决其导致的结果问题或受影响的问题。同时要明确护理诊断的先后顺序并不是固定不变的，会随着疾病的进展、病情和患者反应的变化而发生变化。

4．危险的护理诊断和潜在并发症排序 危险的护理诊断和潜在并发症虽然尚未发生，但并不意味着不重要，有时常被列为首优问题，需立即采取护理措施或进行严密监护。如血液病患者在化疗期间因白细胞减少有感染的危险，应优先考虑。因此，对于潜在的问题，护士应根据理论知识结合临床经验全面分析，运用评判性思维方法安排工作。

5．护理诊断排序对护理工作的影响 护理诊断的排序可指导护士在工作中将护理重点放在需要优先解决的问题上。但并不是只有前一个护理问题完全解决之后，才解决下一个问题，而是可以同时解决几个问题。排序时也应注意从护理的角度，如安全性、可利用的资源、患者的合作态度等方面去判断问题的主次。

二、设定预期目标

预期目标是期望服务对象在接受护理照顾后的认知、行为、功能及情感（或感觉）的改变，是对服务对象提出的可测量的、可观察到的、能够达到的行为目标。预期目标能指导护理行为，但并不是护理行为。预期目标的设定为制订护理措施提供了方向，同时为评价护理措施的效果提供了依据和标准。每一个护理诊断可同时存在多个目标。

（一）预期目标的分类

根据患者达到预期目标的时间长短分为以下两类。

1．短期目标（short-term goals） 指在相对较短的时间内（一般为几小时或几天）要达到的目标，适合于病情变化较快、住院时间较短的患者。如“1 h 后患者自述胸痛消失”或“4 天后患者借助双拐能行走 200 m”。

2．长期目标（long-term goals） 指需要相对较长的时间（一般在 1 周以上或更长）才能实现的目标，适合病程较长、病情迁延、住院时间较长的患者。如“化疗期间不发生感染”或“3 个月内体重减轻 5 kg”。长期目标又可分为两类：一类是针对一个长期存在的问题，需要护士采取连续性的护理活动才能达到的目标。如一位长期卧床的患者，设定其长期目标为“卧床期间不发生压力性损伤”，则需要护士在其整个卧床期间给予精心的皮肤护理，以预防压力性损伤的发生；另一类是需要一系列短期目标的实现，才能达到的长期目标，如“3 个月内体重减轻 5 kg”，则可通过“每周体重减轻 0.5 kg”这样一系列相同的短期目标来实现。长期目标还可以包括一系列渐进性的短期目标，如造口术后的患者，为其设定的长期目标有“患者能在术后半个月内正确自我护理人工肛门”，分解为短期目标包括：①术后 3 天患者在护士的指导下能正确说出更换造口袋时要观察的要点；②术后 7 天患者能正确更换造口袋；③术后半个月患者能正确说出日常生活中护理人工肛门的注意事项。

（二）预期目标的陈述

预期目标的陈述内容主要包括主语、谓语、行为标准、时间状语、条件状语。陈述方式为：时间状语 + 主语 + 条件状语 + 谓语 + 行为标准。

1．主语 主要是服务对象或服务对象的生理功能或机体的一部分，如患者、患者的上肢、血压等。当主语为患者时，常在目标陈述中省略。

2．谓语 指主语将要完成的行为，用行为动词来表达，如能够做到、叙述、描述、说明、保持、维持、站立、行走、使用等，必须是可观察到的。

3．行为标准 指主语完成该项行为时，能够达到的程度或水平，包括距离、速度、次数、时间等，要求是可测量或评价的。

4．时间状语 是主语达到该行为目标所需要的时间，其限定了对目标进行评价的时间，以督促护士积极采取有效的护理措施，尽快解决患者的健康问题。

5．条件状语 指主语完成该行为目标所必须具备的条件状况，陈述时不一定在每个目标中都出现。

预期目标的陈述方式，如：

4 天后	患者	持拐杖	能行走	200 m
时间状语	主语	条件状语	谓语	行为标准

出院前	产妇	学会	给新生儿洗澡
时间状语	主语	谓语	行为标准

住院期间	患者的皮肤	保持	完整、无破损
时间状语	主语	谓语	行为标准

（三）设定目标的注意事项

1．目标应有明确的针对性 即与护理诊断相对应，应根据护理诊断来设定，与服务对象对健康问题的反应相一致。一个预期目标只能针对一个护理诊断，一个护理诊断可有多个预期目标。

2．目标应以服务对象为中心　预期目标是通过护理干预后期望服务对象达到的结果，并非护理行为本身。所以主语不是护士，不是护理行为，不能陈述为“使能够、允许、让”这一类词。如“3 天内患者能正确叙述更换造口袋时的观察要点”，目标中主语是患者，目标也是患者要达到的。如果陈述为“让患者了解更换造口袋时的观察要点”，目标的主语是护士，目的是要求护士所要达到的标准，不属于预期目标，是不正确的陈述。

3．目标必须切实可行　预期目标必须是服务对象所能达到的或在护理行为所能帮助解决的范围内，如要求“截瘫患者在 2 个月内能下地行走”是不切合实际的，可设定为“2 个月内会使用轮椅”；“有出血的危险：与化疗导致血小板下降（PLT < 20×10^9/L）有关”的目标设定为“1 周后血小板上升至 100×10^9/L”，这个目标超出了护理的工作范围。因此，在设定预期目标时要全面考虑患者的病情、智力水平、家庭支持、经济状况、社会服务保障等因素，同时也要考虑医院的条件、设施、护士的知识水平和业务能力等，为患者设定切实可行的预期目标。

4．目标应具体　设定预期目标时，陈述的行为标准应具体，目标应可测量、可评价，避免使用含混不清、不明确的词语和句子。如“体重增加”“掌握指尖血糖测量方法”等。一个预期目标只使用一个行为动词，否则在评价时若只完成了一个行为动词的行为标准，则无法判断该目标是否实现。如“出院前患者能学会自测尿糖和皮下注射胰岛素”。

5．目标应有时间限制　预期目标应注明具体时间，如几小时内、几天内、几周内、住院期间、出院时、出院 1 周后，为评价护理效果提供时间依据。

6．目标应与医疗工作相协调、与患者共同制订　护士在设定目标时应注意与医嘱一致，并积极鼓励、引导患者参与，尊重患者的意愿与选择，并与患者达成共识，从而保证预期目标的实现。

7．关于潜在并发症的目标　潜在并发症是合作性问题，护理措施往往不能阻止其发生，护士的主要任务在于监测并发症的发生与发展。潜在并发症的目标可以陈述为：护士能及时发现并发症的发生并积极配合处理。如“PC：低血容量性休克”设定的目标可以是“及时发现休克的发生并积极配合救治”，而不是“住院期间患者不发生休克”。

三、制订护理措施

护理措施是为协助服务对象达到预期目标而制订的护理活动及其具体实施方法，可称为护嘱或者护理干预。护理措施的制订要建立在护理诊断陈述的相关因素基础上，结合患者的具体情况，运用理论知识和临床经验做出决策，以预防、减轻或消除患者的反应，帮助患者实现预期目标。

（一）护理措施的种类

护理措施可分为评估性措施、实施性措施和教育措施。

1．评估性措施　指护士对护理诊断或合作性问题进行的监测或观察，包括护士通过收集的健康资料判断患者是否存在某一个健康问题、根据护理诊断决策是否需要提供某些护理措施、对所采取的护理措施判断是否有效和有无不适反应。

2．实施性措施　指护士采取的有助于解决健康问题的行动。包括独立性的、依赖性的、相互依赖性的护理措施。

（1）独立性护理措施：指护士应用专业知识和技能，经过思考、判断，独立提出和采取的措施，不依赖于医嘱，如吸痰、口腔护理、会阴擦洗等。独立性护理措施包括：①基础生活护理，如协助患者洗漱、更衣、进餐等日常生活活动；②治疗性护理措施，如静脉取血、雾化吸入、吸氧、吸痰、鼻饲、导尿及各种引流管路和造口的护理等；③密切观察患者病情变化，及时发现并发症的发生；④关注患者心理社会反应，提供心理支持，帮助患者解决心理问题。

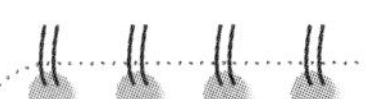

（2）依赖性护理措施：指护士执行医嘱的护理活动，如遵医嘱给药、更换伤口敷料、外周静脉置管等。在执行依赖性护理措施的过程中，护士并非机械、盲目地执行，而是应用专业知识技能和临床经验对执行医嘱的过程进行正确性的判别。

（3）相互依赖性护理措施：指护士与其他健康保健人员共同合作采取的行动，如护士与康复治疗师共同制订符合服务对象病情的康复锻炼计划，与营养师共同制订饮食计划等。

3．教育措施　护理教育活动通常被称为患者教育或健康教育。有时护理措施并不能完全解决患者的健康问题，需要护士对患者进行健康指导，加强患者维护健康的行为，增强患者运用科学知识进行自我护理和自我保健的能力。因此在护理措施中应加入健康教育的内容，将健康教育渗透到护理的全过程中，使其成为整体护理中不可缺少的组成部分。在进行健康教育时，应教会患者必要的医学知识，如各种诊断性检查、手术、所用药物的目的、方法及注意事项等，对患者进行自我护理技术的训练，教育家属及陪护者掌握必要的护理技术。

（二）制订护理措施的注意事项

1．护理措施应有针对性　护理措施的制订要建立在护理诊断陈述的相关因素基础上，与护理诊断相对应，与预期目标相一致。

2．护理措施要切实可行、具体明确　护理措施应符合实际，且因人而异。制订护理措施时要全面考虑患者的病情、年龄、要求、愿望、经济状况和社会文化背景等具体情况，同时也要考虑医院现有的条件、设施及护士的知识水平、业务能力、人员构成等。制订的措施应具体明确，可实施、有指导性。一项完整的护理措施应写明日期、地点、内容、方法、执行者、执行时间等具体项目。

3．护理措施要保证服务对象的安全　护理措施的制订应在服务对象可耐受和接受的范围内。在为患者实施护理活动的过程中，始终坚持以服务对象为中心，将其安全放在首要位置。

4．护理措施应具有科学依据　护理措施的制订应基于护理科学和基础医学、临床医学等相关学科的理论基础上，并在护理实践中运用已得到证实的行之有效的科学方法。

5．护理措施不应与其他医务人员的措施相矛盾　护理措施的主要执行者是护士，但是某些护理措施必须由医护合作或与康复治疗师、营养师等其他医务人员合作才能达到预期目标。在制订护理措施前应鼓励患者及其家属参与，考虑患者的意愿和选择，并与患者达成共识，从而保证预期目标的实现。

6．护理措施要为患者提供教与学的过程　护理措施的效果不是护士单方面能够达到的，需要患者或家属的共同参与。患者对疾病和健康知识的认知与接受、健康行为的建立与形成医护人员的配合与协作，是决定预期目标能否实现的重要条件。因此护士要为患者提供教与学的过程，包括评估患者对健康知识的需求、接受知识的能力。确定患者的学习目标、教育的内容与方式。实施教育计划、评价患者学习效果。只有这样，才能保证护理措施的最佳效果。

四、验证护理计划

由制定者本人、其他护士进行护理措施的验证，以确保措施对患者是合适的、安全的。

五、护理计划成文

护理计划成文是将护理诊断、预期目标、护理措施以一定的格式书写在护理病历的表格中，是护理工作的重要文件记录，能反映患者的病情发展，有利于医护人员之间的交流，从而指导护理工作，体现了护理工作的条理性、计划性。同时还可作为资料存入病历中，作为检查护理工作和总结临床实践的依据。

护理计划的书写格式在临床常有两种形式：一种是表格式，即由护士根据患者的护理评估表，确定护理诊断、预期目标、护理措施，并将其书写在一个表格中（表6-4）；另一种是标

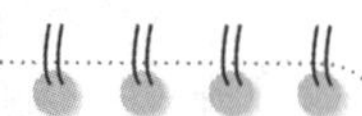

准护理计划书写方式，即事先制订出各个临床科室常见病、多发病的护理计划，内容包括该病常见的护理诊断、预期目标及护理措施。当护理具体患者时，以此为标准，从中选出适合该患者的部分。标准护理计划中未包括的内容，可在相应的写有"其他　　"的位置上进行补充。

表 6-4　护理计划表

开始日期	护理诊断	预期目标	护理措施	评价	停止日期
2021.10.9	疼痛：与左下肢动脉硬化闭塞有关	1. 1天内能复述减轻疼痛的主要方法 2. 1周内主诉疼痛缓解，能耐受	1. 向患者宣教减轻/增加疼痛的方法 2. 评估患者疼痛的部位、性质、疼痛评分，遵医嘱应用止痛药物，并评估止痛药物的疗效、副作用 3. 指导患者床边坐起，双腿自然下垂，以利于下肢血流灌注，减轻患者疼痛，提高患者舒适度 4. 指导患者采用适宜的放松技术，提供安静、舒适的环境	患者能正确复述减轻疼痛的主要方法 患者主诉患肢疼痛减轻，能耐受，疼痛评分从6分下降至3分	2021.10.10 2021.10.16

随堂测

这两种护理计划的书写格式各有利弊。表格式护理计划是护士根据患者的具体资料制订的个体化护理计划，在制订的过程中护士要不断运用所学知识积极思考，但其缺点是需要花费较多时间进行书写，并且这种方式对于专业知识不够丰富的护士来说不易掌握，因而被更多地应用于护理教学中。标准护理计划书写方式虽然克服了表格式护理计划的不足，更适合临床实际使用，但容易使护士只顾按标准施护而忽视患者的个体性。

第五节　护理实施

护理实施是护理程序的第四步，是为了达到预期目标，执行和完成护理计划的过程，是对患者现存的和潜在的护理问题通过实施各种护理措施给予解决的过程。

一、实施中护士应具备的技能

在护理计划实施阶段，护理活动的实践成为焦点。这项活动应由认知技能、沟通技能及专业技能来维持。

（一）认知技能

认知技能包括在实践中解决问题的能力、护理问题的判断能力、思考分析能力、果断的决策能力等，这些都是在护理计划的实施中不可缺少的能力。

（二）沟通技能

沟通技能指灵活运用沟通的技巧，建立良好的护患关系、医护关系等。护理的对象是人，并且在护理计划的实施过程中要与其他医疗保健人员进行密切配合，需要相互沟通、依赖和信任，以便获得真实、准确的信息，保证提供有效的措施，使患者达到尽快康复的目的。

（三）专业技能

专业技能是进行护理活动实践的基础，掌握扎实的专业理论知识和娴熟的操作技术在护理

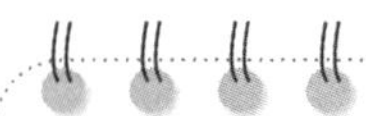

工作中十分重要。如各种仪器设备的使用及各种基本技术操作，如静脉注射、导尿术等。

上述三方面的技能不仅限于护理实施阶段，而是贯穿于整个护理过程中。

二、实施的内容

（一）组织、分配及实施护理计划中的各项护理措施

护理计划实施时，应将准备实施的措施进行组织。在对患者进行每一次操作时，可以有次序地执行多个措施，这些措施可以对应不同的护理诊断。在操作前安排好工作的顺序，提高护理工作效率。

（二）执行医嘱中的治疗性措施

将医疗与护理进行有机地结合，保持护理与医疗活动协调一致。

（三）实施健康教育计划

实施如入院宣教、术前宣教、特殊检查宣教、术后宣教、用药宣教、康复宣教、健康知识宣教、出院宣教等健康教育计划，促进患者的康复，帮助患者形成新的健康行为，实现预期目标。注意要将患者的健康教育渗透到护理的全过程中。

（四）重新评估患者状况

在实施护理措施之前，要重新评估患者的状况，确认健康状况有无变化，措施是否仍然适用。

（五）及时评估计划实施的质量和效果

通过准确、及时地完成护理记录和护理质量评价表，进一步收集患者的资料，评估患者对措施的反应和实施质量，不断补充并修正护理计划，以提高护理措施的效果。

三、实施的方法

（一）责任护士独立执行护理活动

责任护士直接为患者提供护理，包括执行医嘱和护嘱。

（二）责任护士与他人共同执行护理活动

责任护士与其他医护人员合作，提供全面、全程、连续的整体护理。

（三）督促患者及其家属参与护理活动

对患者及其家属进行教育、指导和监督，鼓励其参与护理活动，充分发挥患者的积极性；同时鼓励患者逐步自理，掌握有关保健知识，以达到自我维护健康的目的。

四、实施的过程

实施的过程包括实施前的准备、实施和实施后的护理记录 3 个部分。从理论上讲，实施应发生于护理计划完成之后，但在某些特殊情况下，如遇危急重症患者或紧急抢救时，护士只能先在头脑中迅速形成初步的护理计划，并立即采取紧急救护措施，如给氧、静脉输液等，事后再补上完整的护理计划书写部分。

（一）实施前的准备

大多数情况下，护士在执行护理计划之前，针对将要为患者采取的护理措施，应该做好以下方面的准备，以保证患者得到及时、全面的护理。

1. 重新审阅护理计划　即“做什么”。包括重新评估患者目前的健康状况、确定原有的健康问题是否存在、是否有新的健康问题发生、已制订好的护理措施是否合适、有效，以及是否需要补充新的措施、修正护理计划。将护理计划中的各项措施进行组织。

2. 确定是否需要其他人员协助　即“谁来做”。确定将要采取的护理措施由一位护士单独实施时，对于患者是否安全，是否会增加患者的痛苦。如为颈椎术后的患者翻身或为气管插

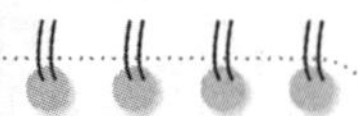

管呼吸机辅助呼吸的患者进行口腔护理时，需要多名护士协助才能完成。

3．分析所需的护理知识和技术、用物与仪器、环境和条件等　即“怎样做”。包括：①护理的知识和技能：完成护理措施需要护士具备相应的知识和技能，如为体温过高的患者进行物理降温，护士应掌握冷疗的知识、温水拭浴或乙醇拭浴的技术。如果该患者为原发性血小板减少性紫癜，禁忌乙醇拭浴，因为原发性血小板减少性紫癜患者的毛细血管脆性增高，而乙醇会使毛细血管扩张、脆性增加，易诱发出血。因此护士除了要掌握一定的技能，还要具备相应的理论知识，才能准确地实施护理措施。②护理的用物、仪器、设备等：确定完成护理措施需要哪些用物、仪器、设备等。如负压吸引装置、氧气筒、导尿包、心电监护仪、注射器等，除备齐所需用物外，护士还应熟悉这些仪器、设备的使用方法。③护理的环境与条件：确定实施护理措施的场所。如对于涉及患者隐私的操作，要注意环境选择。为患者导尿时，注意使用屏风遮挡患者，同时要保证环境舒适、温湿度适宜。

4．护理的时机　即“何时做”。护士应该根据患者的情况和要求及医疗上的需要等多方面因素来选择执行护理措施的时机。例如，健康教育应该选择在患者情绪稳定、身体状况良好的时候进行。

5．护理的环境与条件　即“何地做”。确定护理措施执行的场所也十分必要，对于涉及患者隐私的操作，更应该注意选择环境。如为患者导尿时，可使用屏风遮挡患者。

（二）实施

实施护理措施是护士运用操作技术、沟通技巧、观察能力、合作能力和应变能力执行护理措施的过程，同时也是评估和评价的过程。在实施过程中加强与患者的沟通交流，鼓励患者积极、主动地参与护理活动；与患者建立良好的护患关系，获得患者对护理活动的理解，提高护理活动的效率。在实施护理措施的过程中，适时给予患者教育、安慰和支持，提高患者自我护理的技能。在实施护理措施时应尽可能适应患者的需要，全面考虑患者各个方面的情况，如年龄、性别、价值观、健康状况和环境。实施护理措施时要保证患者的安全，积极预防并发症的发生。护士在执行医嘱时，应明确其意义，对有疑问的医嘱应该在澄清后执行。如医生医嘱“5% 葡萄糖氯化钠注射液 500 ml + 15% 氯化钾注射液 1.5 g，i.v.gtt，Qd8”误写为“5% 葡萄糖氯化钠注射液 500 ml + 15% 氯化钾注射液 3 g，i.v.gtt，Qd8”，护士应根据患者病情，结合专业知识和临床经验，判断医生医嘱的正确性，及时纠正错误医嘱，不能只是机械地执行。护士在执行护理措施的同时，也要注意观察患者的病情变化及其对护理措施的反应，为修正护理计划提供依据，同时根据病情灵活实施计划。

（三）实施后的护理记录

护理记录是实施护理措施之后，对其执行的护理措施、执行过程中观察到的问题、患者的反应和护理效果进行的完整、准确的文字记录，以反映护理效果，为评价做好准备。护理记录是护理实施阶段的重要内容，也是护理活动的交流方式。护理记录是整个护理病历的一部分，其用途与价值随着对护理专业认识的深化和社会、经济、法规、人类健康需求的不断增加而日益凸显出其重要性。

1．护理记录的目的　相互沟通、质量监控、科学研究、临床教学、效益评价、法律依据及资源共享等。

（1）护理记录便于医务人员了解患者对治疗和护理的反应、病情的变化和进展，是医务人员相互沟通的媒介。

（2）护理记录是对医院、部门的服务质量进行评价的依据。

（3）护理记录为护理科研与教学提供资料。

（4）护理记录为医院的效益评价提供资料。

（5）护理记录在医疗纠纷处理中可以作为法律依据。

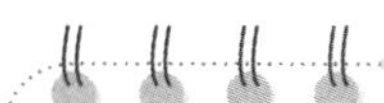

2. 护理记录的格式　护理记录应客观翔实、严谨准确、简明扼要、完整有序、及时无误。记录可采用文字描述或填表等方式，目前国内没有统一的规定。在临床护理中，常用的有以下几种记录格式。

（1）SOAP 和 SOAPIE 护理记录格式："SOAP" 和 "SOAPIE" 是指主观资料（subject）、客观资料（object）、评估（assessment）、计划（plan）、措施（intervention）及评价（evaluation）。该方法是最早期的以解决问题的理论为框架的护理记录格式，但是由于记录项目太多，加上理论上的演变，在临床护理中已经很少使用。其具体记录内容如下。

S（subject）主观资料：来自患者主诉，是患者对自己疾病的认识、对治疗的态度及对预后的担忧等。

O（object）客观资料：能够观察、测量的现象、行为、体征及检查结果等。

A（assessment）评估：护士收集、分析患者的主、客观资料，依此提出护理诊断。

P（plan）计划：根据评估的结果制订与护理问题相对应的护理计划。

I（intervention）措施：执行护理计划，实施护理措施。

E（evaluation）评价：评价护理计划的实施情况、患者对治疗与护理的反应、目标是否达成、问题是否得以解决。

（2）DAR 护理记录格式："DAR" 是指资料（data）、行动（action）和反应（response）。该方法是在 20 世纪 80 年代中期为了简化护理记录的项目内容开始的焦点记录法，这种格式强调重点记录和记录格式的规范，有益于临床护士的书写和阅读。虽然这种格式与护理程序的基本框架有类似的地方，但是这种格式在对患者健康问题的描述上，没有使用通用的语言，如护理诊断。其具体记录内容如下。

D（data）资料：记录支持护士提出护理诊断的主、客观资料。

A（action）行动：护士依据计划采取的护理活动。

R（response）反应：患者对护理措施实施后的反应。

（3）PIO 护理记录格式："PIO" 是指问题（problem）、措施（intervention）、结果（outcome）。该方法创立于 20 世纪 80 年代后期，是 1990 年以后推行最广泛的一种护理记录格式。其特色在于强调护理记录中只需要记录患者的问题，至于常规的护理项目采用标准的常规记录表来记录。这种格式是以护理程序为理论框架而设计的，有关患者存在的健康问题大多是以护理诊断来书写的。其具体记录内容如下。

P（problem）问题：描述有关患者的健康问题，包括名称、主要症状和体征（诊断依据）及相关因素。

I（intervention）措施：记录护士针对患者的问题，以护理计划为指导，执行了什么护理措施。执行了什么，记录什么，并非护理计划中针对该问题所提出的全部护理措施的罗列。

O（outcome）结果：指执行措施后患者的反应，评价是否达到预期目标，患者的问题是否得以解决。评价的时间一般应根据病情需要或常规时间来确定，要求及时评价，以反馈执行措施后的效果。

第六节　护理评价

评价是护理程序的最后一步，是有计划地、系统地将服务对象的健康现状与预期目标进行比较并做出判断的过程。它不仅可以评价预期目标是否实现，而且能够客观地反映护理质量。这一过程并非仅在患者出院时进行，而是贯穿于患者住院的全过程。护士在护理程序的每个阶段都在不断地进行评价。

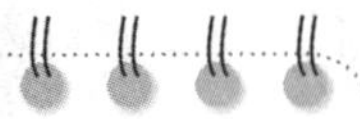

一、护理评价的目的和意义

1．了解服务对象对健康问题的反应。

2．验证护理效果。

3．监控护理质量。

4．为科学制订护理计划提供依据。

二、护理评价的步骤

（一）建立护理评价标准

护理评价标准是对护理活动的内容和质量提出明确的标准要求。它作为一种尺度来规范护士的专业行为，使其有目的性、计划性、自觉性和标准性。

1．建立评价患者预期目标是否达到的标准　在评价患者预期目标是否达到以及达到的程度时，护士在评估的基础上必须根据预期目标建立对患者评价的依据和标准。如果事先没有一个明确的标准作为依据，则难以做出评价。

2．确定评价整体护理质量的标准　在评价整体护理的质量时，同样需要事先对评估、诊断、计划、实施、教育、护理记录、出院指导、患者及其家属的满意度等项目制订明确的标准，作为评价的依据。目前，各医院为评价整体护理质量设计了“护理质量评价表”，其包括以上项目的质量标准和评价结果。

（二）收集资料

收集患者目前的健康资料，全面了解执行护理措施后患者的症状、体征及机体的反应有无变化，如呼吸、心率、血压、体温、二便、疼痛、焦虑等，评价预期目标是否达成。护理评估与护理评价二者收集资料的方法相似，但目的不同，前者是将收集的资料与正常值进行比较，以确定问题；后者则是将收集的资料与预期目标进行比较，确定已知的问题是否改善、恶化或未发生改变。

（三）评价预期目标是否实现

在预期目标规定的时间内，将患者的反应与预期目标进行比较，观察是否达到目标。目标达到的程度可分为4种。

1．预期目标完全实现，问题已解决。

2．预期目标部分实现，问题部分解决。

3．预期目标未实现，问题未解决。

4．问题进一步恶化。

例如，清理呼吸道无效：与胸部手术后害怕咳嗽引起疼痛有关。预期目标为：① 12 h 内患者能复述有效咳嗽的重要性；② 1 天内患者学会正确咳痰方法，能够主动进行有效的咳嗽。评价结果为：① 12 h 内患者在护士的提示下能复述有效咳嗽的重要性——预期目标部分实现；② 1 天内患者能够正确、主动地进行有效的咳痰——预期目标完全实现。

（四）分析预期目标未实现的原因

在评价的基础上，对目标未完全实现的原因进行探讨和分析。

1．收集的资料是否准确、全面？

2．护理诊断是否正确？

3．预期目标是否切合实际？

4．护理措施是否得当？

5．是否有效执行了护理措施？护理资源是否充足？

6．服务对象及家属是否积极配合？

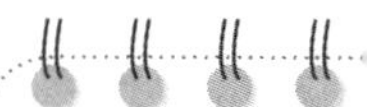

7．病情是否有所改变或是有新问题发生？原定计划是否失去了有效性？

（五）重审护理计划

评价的目的是及时发现问题，不断对护理计划进行重审。对护理计划的重审一般有以下几种情况。

1．停止　目标完全实现，即患者的健康问题已经解决，停止该诊断及其相应的护理措施。

2．继续　目标部分实现，即患者的健康问题部分解决，若原有计划有效，只是短期目标达到了。为进一步实现长期目标，应继续执行护理计划。

3．取消　潜在的护理问题若未发生，通过进一步收集资料，确认后取消。

4．修订　目标未完全实现的原因是护理计划不恰当，应对护理诊断、预期目标和护理措施中不适当的地方加以修改。若护理诊断判断错误，应予以删除；若护理诊断原本就存在，但患者病情发生了变化、出现新的护理诊断，应将新的护理诊断及时添加到护理计划中，并制订相应的预期目标和护理措施；若预期目标不切合实际，应加以修改；若护理措施力度不够，应增加新的有效措施。

实际上，分析预期目标未实现的原因，并据此修订护理计划是护理程序下一个循环的开始。最终达到使患者恢复健康、保持健康、预防疾病和促进健康的目的。

三、护理评价的方法

（一）连续性评价

连续性评价是指护士在执行每一项护理措施的同时，评价患者健康状态的变化及患者对护理措施的反应，以了解患者病情持续进展的情况和护理计划的质量，随时修订护理计划。

（二）阶段性评价

阶段性评价是指根据预期目标的时限，对患者的预期目标达到情况进行间歇性评价，如一天、两天或一周。工作进行一个阶段之后组织同行或护士长对护理质量进行评价，以指出优、缺点，取长补短，也属于阶段性评价。

（三）终末评价

指在患者出院、转科、死亡时，对各预期目标的达成情况和健康状态进行的总体评价。

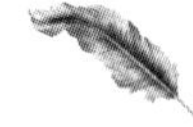

思考题

患者，女，56 岁，因爬楼梯劳累后出现心前区持续性、压榨性剧烈疼痛，向左肩、左臂内侧放射，伴大汗，自诉疲乏无力，由“120”急救车护送至急诊入院。查体：患者神志清楚，急性痛苦面容，体温 36.7℃、脉搏 106 次 / 分、呼吸 26 次 / 分、血压 96/65 mmHg。急诊心电图显示：S-T 段抬高。以“急性心肌梗死”收入院。

既往高血压病史 6 年，未规律服药。患者极度紧张，烦躁不安，多次询问自己是否得了重大疾病、能否治好等问题。

请回答：

1．列出护士收集资料的方法。

2．分析护理诊断与医疗诊断的区别。

3．结合所学知识，列出该患者主要的护理诊断（诊断依据）、预期目标和对应的护理措施（至少写出 3 个护理诊断）。

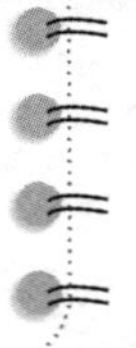

附录 6-1：NANDA 护理诊断分类法 II（Gordon 功能性健康型态评估理论架构）的领域和类别（2018—2020）

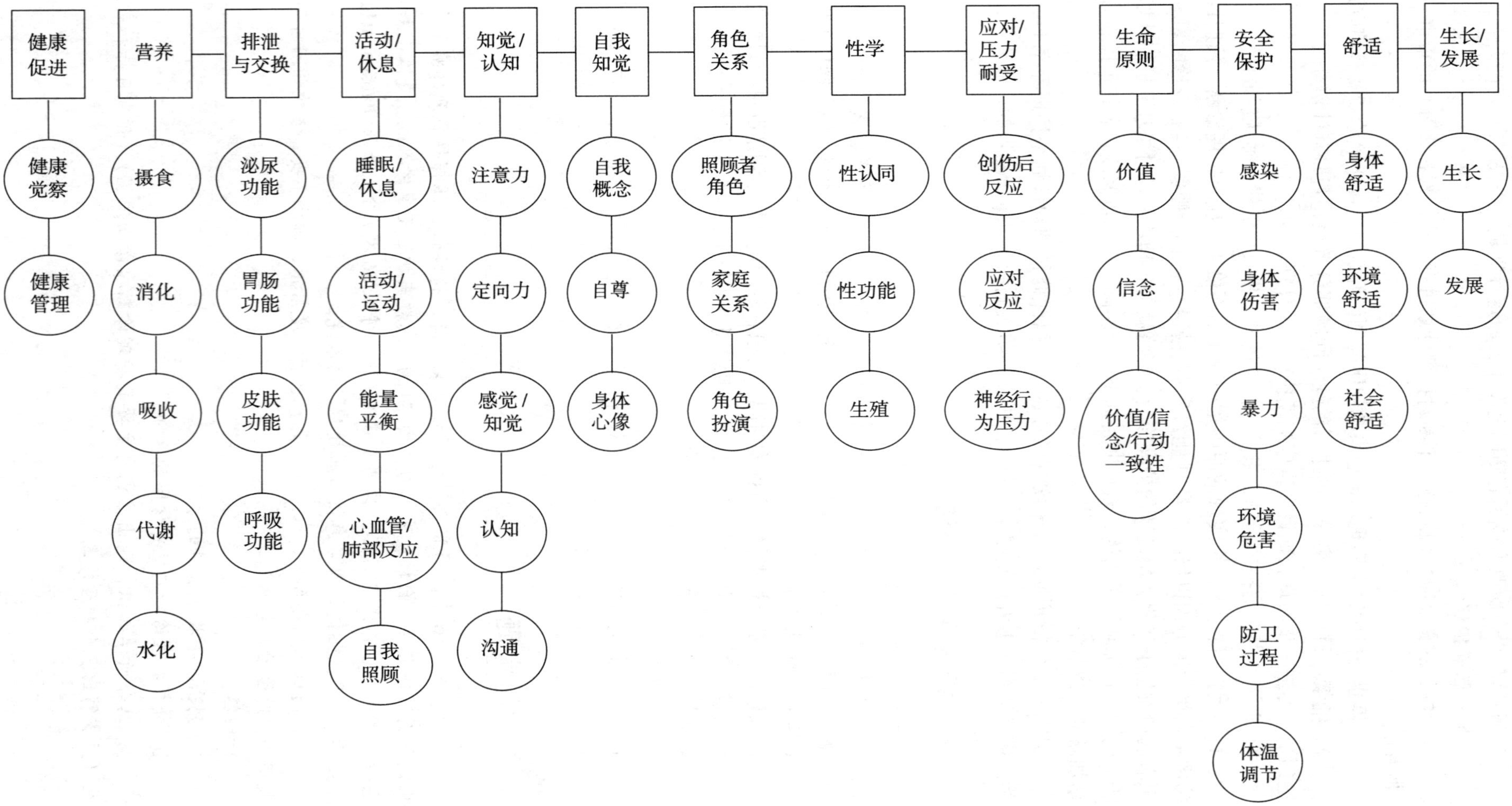

附录 6-2：NANDA 护理诊断分类法 Ⅱ（2021—2023）

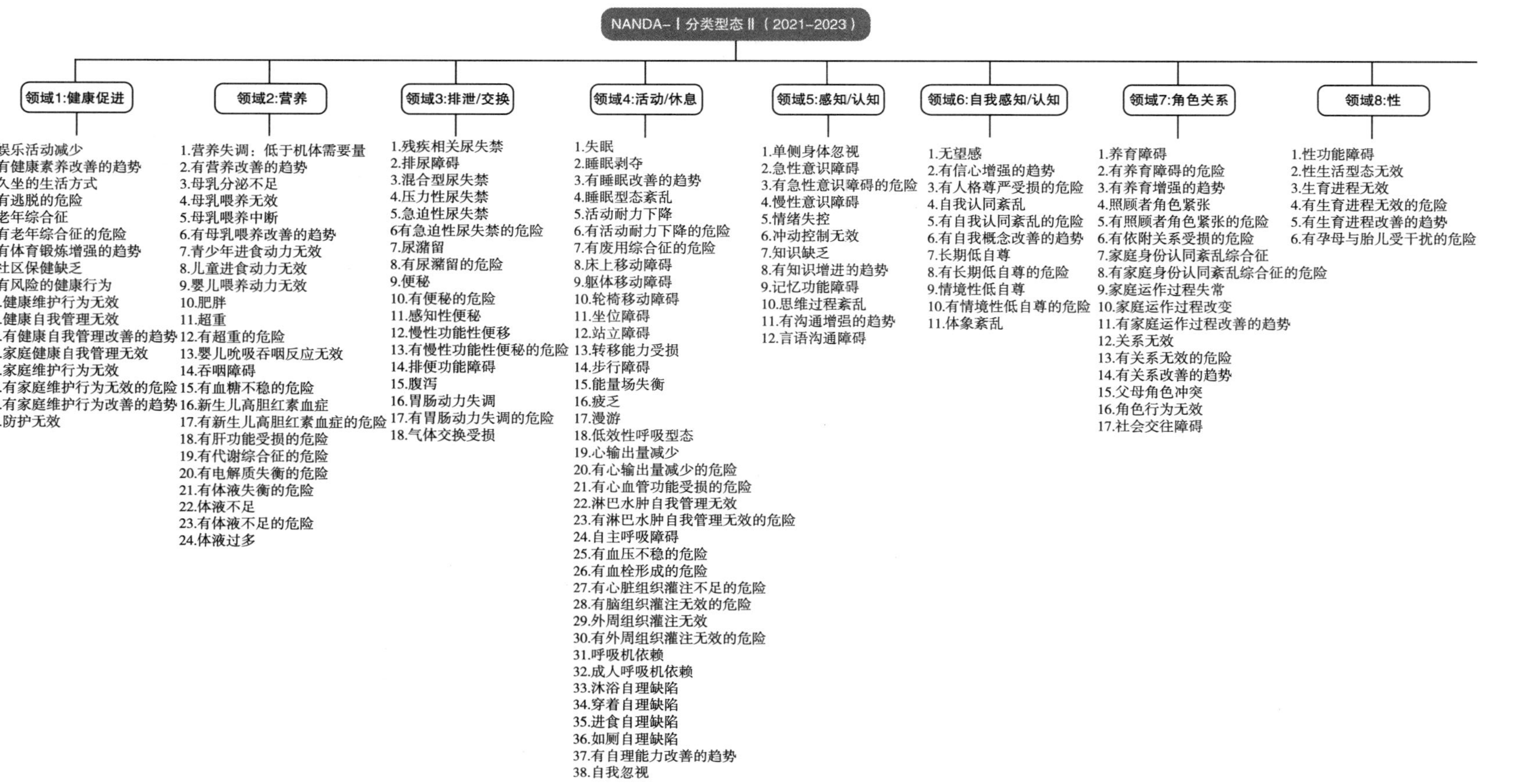

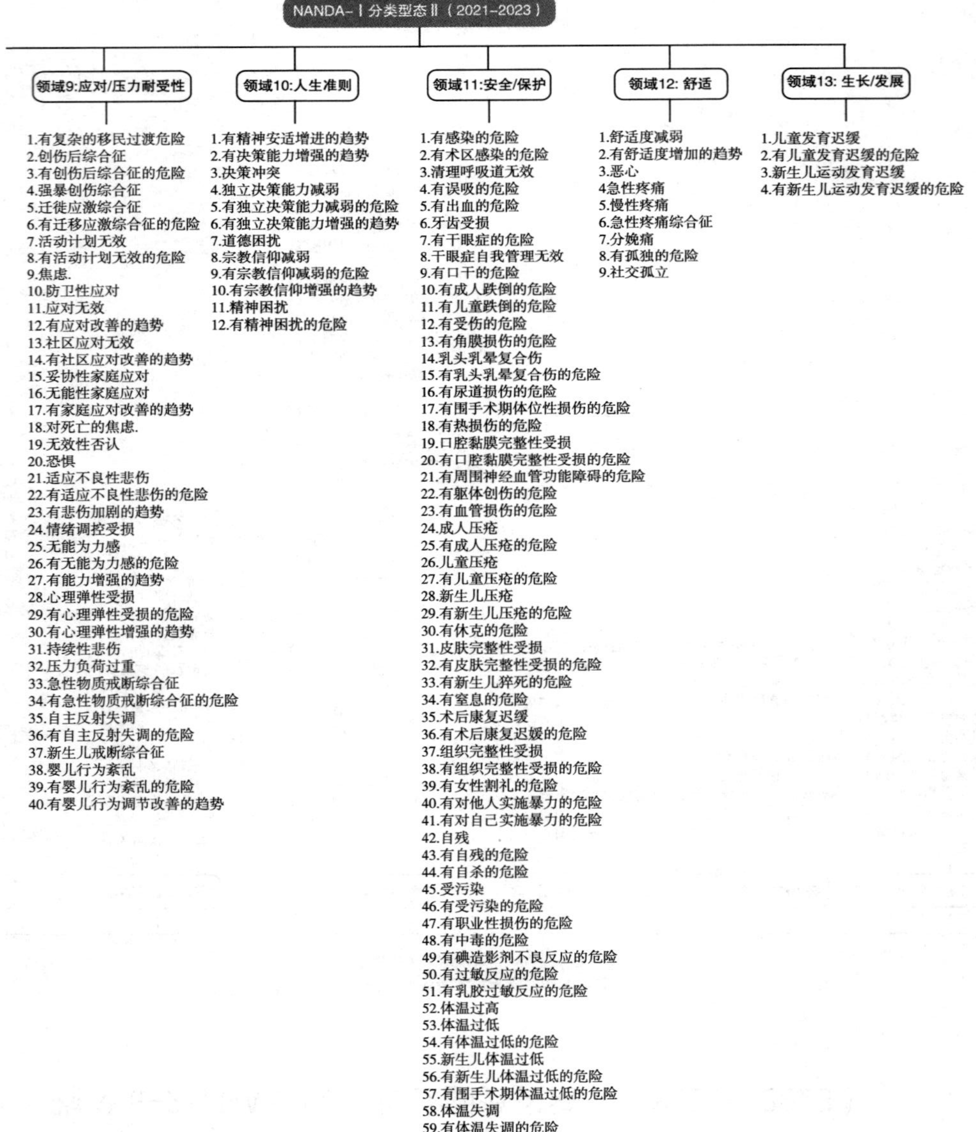
NANDA-Ⅰ分类型态Ⅱ（2021-2023）
领域9:应对/压力耐受性
1.有复杂的移民过渡危险
2.创伤后综合征
3.有创伤后综合征的危险
4.强暴创伤综合征
5.迁徙应激综合征
6.有迁移应激综合征的危险
7.活动计划无效
8.有活动计划无效的危险
9.焦虑.
10.防卫性应对
11.应对无效
12.有应对改善的趋势
13.社区应对无效
14.有社区应对改善的趋势
15.妥协性家庭应对
16.无能性家庭应对
17.有家庭应对改善的趋势
18.对死亡的焦虑.
19.无效性否认
20.恐惧
21.适应不良性悲伤
22.有适应不良性悲伤的危险
23.有悲伤加剧的趋势
24.情绪调控受损
25.无能为力感
26.有无能为力感的危险
27.有能力增强的趋势
28.心理弹性受损
29.有心理弹性受损的危险
30.有心理弹性增强的趋势
31.持续性悲伤
32.压力负荷过重
33.急性物质戒断综合征
34.有急性物质戒断综合征的危险
35.自主反射失调
36.有自主反射失调的危险
37.新生儿戒断综合征
38.婴儿行为紊乱
39.有婴儿行为紊乱的危险
40.有婴儿行为调节改善的趋势
领域10:人生准则
1.有精神安适增进的趋势
2.有决策能力增强的趋势
3.决策冲突
4.独立决策能力减弱
5.有独立决策能力减弱的危险
6.有独立决策能力增强的趋势
7.道德困扰
8.宗教信仰减弱
9.有宗教信仰减弱的危险
10.有宗教信仰增强的趋势
11.精神困扰
12.有精神困扰的危险
领域11:安全/保护
1.有感染的危险
2.有术区感染的危险
3.清理呼吸道无效
4.有误吸的危险
5.有出血的危险
6.牙齿受损
7.有干眼症的危险
8.干眼症自我管理无效
9.有口干的危险
10.有成人跌倒的危险
11.有儿童跌倒的危险
12.有受伤的危险
13.有角膜损伤的危险
14.乳头乳晕复合伤
15.有乳头乳晕复合伤的危险
16.有尿道损伤的危险
17.有围手术期体位性损伤的危险
18.有热损伤的危险
19.口腔黏膜完整性受损
20.有口腔黏膜完整性受损的危险
21.有周围神经血管功能障碍的危险
22.有躯体创伤的危险
23.有血管损伤的危险
24.成人压疮
25.有成人压疮的危险
26.儿童压疮
27.有儿童压疮的危险
28.新生儿压疮
29.有新生儿压疮的危险
30.有休克的危险
31.皮肤完整性受损
32.有皮肤完整性受损的危险
33.有新生儿猝死的危险
34.有窒息的危险
35.术后康复迟缓
36.有术后康复迟缓的危险
37.组织完整性受损
38.有组织完整性受损的危险
39.有女性割礼的危险
40.有对他人实施暴力的危险
41.有对自己实施暴力的危险
42.自残
43.有自残的危险
44.有自杀的危险
45.受污染
46.有受污染的危险
47.有职业性损伤的危险
48.有中毒的危险
49.有碘造影剂不良反应的危险
50.有过敏反应的危险
51.有乳胶过敏反应的危险
52.体温过高
53.体温过低
54.有体温过低的危险
55.新生儿体温过低
56.有新生儿体温过低的危险
57.有围手术期体温过低的危险
58.体温失调
59.有体温失调的危险
领域12: 舒适
1.舒适度减弱
2.有舒适度增加的趋势
3.恶心
4.急性疼痛
5.慢性疼痛
6.急性疼痛综合征
7.分娩痛
8.有孤独的危险
9.社交孤立
领域13: 生长/发展
1.儿童发育迟缓
2.有儿童发育迟缓的危险
3.新生儿运动发育迟缓
4.有新生儿运动发育迟缓的危险

（李佩涛）

第七章 患者的心理社会反应

第七章数字资源

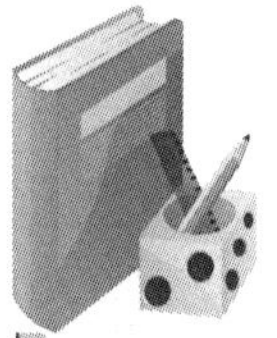

导学目标

通过本章内容的学习，学生应能够：

◆ **基本目标**

1. 陈述患者、患者角色的概念以及患者角色转化的类型。
2. 描述患者对疾病的心理、行为反应及心理适应过程。
3. 解释焦虑的概念和性质，识别焦虑的原因，了解焦虑的诊断依据及分级。
4. 应用本章所学知识，在护理实践中为焦虑患者制订护理计划。

◆ **发展目标**

1. 综合运用本章所学知识，在护理实践中对患者进行心理社会评估。
2. 将患者的角色转化、焦虑程度以及焦虑的评估与护理建立联系。

◆ **思政目标**

具备尊重患者、帮助患者的职业道德修养和社会担当。

党的二十大报告指出，要推进健康中国建设。健康中国离不开每一位公民的身体健康和心理健康。但是，人的一生中难免会生病，在患者从健康人角色过渡到患者角色，疾病康复后再顺利回归社会这个过程中有许多值得探讨的问题。当生病时，个体不仅会经历各种不舒服的躯体症状，如疼痛、呼吸困难、发热，还会面对不同程度的心理社会反应等方面的问题。作为护士，需要了解患者在生病过程中的心理社会反应等变化情况，通过仔细观察和与患者的耐心交流，发现患者的心理社会反应等问题，帮助患者适应患者角色，积极配合治疗，促进其身心的康复，从而从护理人员的角度，推进健康中国建设。

第一节 患者角色

一、患者与患者角色

（一）患者

“患者”（patient）一词在英语中由忍耐（patience）一词变化而来，也就是说，患者是忍受着疾病痛苦的人。但对于“患者”，不同的时期有不同的理解。传统的观点把有求医行为或处在治疗中的人称为患者。一般而言，当人们患病时，通常会寻求医疗帮助，但是并非所有患病者都有求医行为；同时，也并非所有有求医行为的人一定都是患者。在现实生活中，有些人

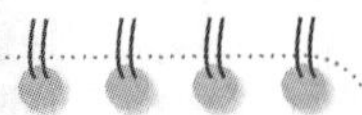

患有某些躯体疾病，如龋齿、皮肤病、近视等，他们可能不认为自己有病而没有求医，仍像健康人一样照常工作，也担负着相应的社会责任，社会上也没有把他们列入“患者”行列。还有一些有心理障碍者，他们通常有主观的病感而没有组织器官结构的改变，在以往的生物医学模式下，这些人大多被认为没有疾病，但随着社会的发展，健康观念和医学模式的改变，社会已逐渐认可心理障碍是不健康的。另外，一些出于某种生理、心理或社会的需求前去求医的人，如到医院体检的人和到产科来分娩的正常产妇等，在临床上常常被列入“患者”行列。无论是躯体疾病还是心理障碍，当发展到一定程度时，都会影响患者的社会功能，影响其情绪、思维和社会活动。而健康的实质是人与环境的统一、心身的统一以及机体内环境的相对稳定。因此，对“患者”的概念较为全面的理解应该是：患有各种躯体疾病、心身疾病或心理障碍、神经精神性疾病的人，不论其求医与否，均统称为患者。

（二）患者角色

角色（role）是社会学、社会心理学、医学心理学中常用的术语之一，是指在社会结构和社会制度中的一个特定位置，具有特定的权利与义务。患者也是一种社会角色。患者角色（patient role）又称为患者身份，是与患者的行为相关的心理学概念，是指一个人被疾病的痛苦所折磨，同时又有治疗和康复的需要和行为，为此在患病和康复的过程中，与家庭、社会、医务人员之间产生的互动，也就是社会对一个人患病时的权利、义务和行为所做的规范。美国著名的社会学家帕森斯（Parsons）在《社会制度》一书中将“患者角色”概括为4个要点。

1．患者可酌情免除正常的社会角色所应承担的责任　患病后，由于精力和活动的种种限制，患者可以减免常规社会角色所承担的责任，如一个“学生”若处于患者角色，可以不去“上学”，一个“工人”若处于患者角色，可以不去“上班”等。至于减免的程度，则与疾病的种类及其严重程度有关。越严重的疾病，越能更多地减免原有的角色行为和社会责任。

2．患者对其陷入疾病状态是没有责任的，患者有接受帮助的义务　通常患病不是以患者的意志为转移的，患病不是患者的过错。例如，一个人在食堂或饭馆吃过一顿饭后出现了严重的食物中毒，这种疾病状态的出现是患者所不能自行控制的，无法自行负责，所以不能责怪患者，而应尽可能地提供照顾和帮助以促进患者早日康复。

3．患者有治好疾病的义务，有恢复健康的责任　患病是一种不符合社会需要的状态，也不符合患者的意愿。社会希望每个成员都健康，以承担相应的责任和角色。患病是暂时的非正常状态，患者应主动力图恢复常态。

4．患者有寻求医疗帮助的责任　通常患者应该配合医护人员，在亲友的支持下，寻求可靠的诊疗技术帮助，以尽快恢复健康。

由此可见，患者角色既有从常态社会角色中解脱出来的权利，又有主动积极寻求医疗帮助以早日康复的义务。

当然，帕森斯的提法又过于简单化了。例如，某些轻病、慢性病等不一定能解除患者常态时的社会责任；有意违反交通规则而导致创伤的患者则不能不对导致自身伤残的行为负责；临终的患者想治疗其疾病，但由于医疗技术水平、社会经济条件等限制有可能使其无法履行康复的义务。

知识链接

2003年，林崇德在心理学大辞典中对患者角色进行了定义。患者角色（sick role），又称患者身份，是指患有疾病的人为社会所期待的行为方式。当个体患病之后，其充当的原有社会角色就会部分或全部地被这一角色所取代。美国社会学家帕森斯认为，个体一旦被认为患病，便应部分或全部地免去其家庭的或社会的责任；个体对其陷入疾病状态没有责任；但社会要求其本人有恢复健康的愿望；他或由家属代表他积极求医，充分与医生合作，根据医生的建议和要求进行治疗，并愿意在复原后重新担负起之前所承担的家庭与社会责任。上述权利和义务是相辅相承、互为条件的，对本角色的任何违背都会损害医患关系，并对患者的治疗产生消极影响。

二、患者的角色转化

帕森斯提出的患者角色的 4 个方面也正是医护人员期望患者所表现的行为。而在现实中，实际角色与期望角色之间常常有一定的差距。也就是说，从患病以前的常态向患者角色转化，以及从患病后向常态转化，都是角色适应的过程。如果角色适应不良，往往会导致心理障碍，从而进一步影响健康和生活。患者角色适应包括以下几种类型。

1．角色行为缺如　指患者未能进入患者角色，虽然已被确诊患有某病，但患者并不放在心上，或根本不愿意承认自己是患者，因而不能很好地配合治疗和护理。这有可能是患者使用否认的心理防卫机转，以“视而不见”的心态来减轻心理压力。

2．角色行为冲突　指患者在适应患者角色过程中，与其患病前的各种角色发生心理冲突而引起行为的不协调。由于个体总是承担着多种社会角色，当患者需要从其他角色转变为患者角色时，患者一时难以实现角色适应，常常表现为焦虑不安、茫然或悲伤，常有挫折感或力不从心、左右为难，以致痛苦不堪，从而使病情加重。美国社会心理学家古德称之为“角色紧张”。冲突的程度随患病种类及病情轻重而有所不同，同时正常角色的重要性、紧迫性及个性特征等均会对角色转变的进程产生影响。角色行为冲突对机体的身心健康有害无益，应当设法消除。

3．角色行为适应　指经过角色行为冲突后，患者逐渐进入患者角色，从而能够冷静、客观地面对现实，改变角色行为。有些患者的正常社会角色和患者角色之间的冲突可能会很激烈，以致迟迟不能进入患者角色。通常，许多患者在开始时急于求成，不切实际地以为很快就能被治愈，而不能安心地适应患者角色，往往要在病情的演变和治疗过程中才能慢慢适应，从而规范自己的角色行为，如关注自身的疾病、配合治疗和护理等。

4．角色行为减退　指患者适应患者角色后，由于环境、家庭、工作等因素，以及受其正常社会角色所担负的责任、义务的吸引，其患者角色行为减退，又重新承担起已被免除的社会角色，表现为对病情的考虑不充分或不重视，从事一些力所不能及的活动，以致病情容易出现反复。

5．角色行为强化　指随着病情的好转，患者角色行为应向正常角色行为转化，但由于种种原因，患者仍安心于已适应的患者角色，常常表现出过分的对自我能力的怀疑、失望和忧虑，在行为上表现出较强的退缩和依赖性，对承担原来的社会角色恐慌不安，常常使用退化的心理防卫机转来应对心理上的不平衡。

6．角色行为异常　是患者角色适应中的一种异常类型，指患者由于无法承受患病或患不治之症的挫折和压力，表现出悲观、绝望、冷漠等不良心境，以致行为异常，如质问医护人员的攻击性言行、抑郁、厌世，以至自杀等。角色行为异常不仅对病情十分不利，而且还可能发生意外事件，所以应立即给予有效的疏导。

随堂测

作为医护人员，应关注患者角色适应不良的现象，一方面要避免自身的言行对患者角色转化可能产生的消极影响；另一方面要注意创造条件促进患者恰当地进入患者角色；随着疾病的好转，要帮助患者逐渐摆脱患者角色，恢复其应当承担的社会角色。

第二节　患者对疾病的反应

案例 7-1A

患者王阿姨，女，65 岁，退休职工，既往体健，需要照顾生病卧床的老伴。体检发现甲状腺占位性病变，后确诊为甲状腺癌。得知诊断结果后，患者非常震惊，反复询问为什么自己会得这个病。她上网查了很多相关资料，认为自己并没有发生甲状腺癌的危险因素，难以接受现实。之后她辗转多家医院，反复做了很多检查，想要证明自己是健康的。

请思考：

1. 患者在刚得知自己患病时出现了哪些行为和心理反应？
2. 导致患者出现这些反应的可能因素有哪些？

一、患者对疾病的心理反应

人一旦患了病，其工作和生活规律就会被打乱，内心世界也会因此受到强烈的冲击，再加上病痛的体验，患者不仅在生理上会出现异常，而且在心理状态上也会发生较大的变化，从而改变其对周围事物的感受和态度。在护理实践中，了解患者在患病期间常见的心理反应，有助于为患者提供有针对性的指导和帮助。

1．震惊　当患者第一次得知自己患病时，尤其是患严重疾病时，往往会感到震惊。处在震惊期的患者经常无法镇定地思考或合理地行动，他们可能会有一些不自主的行为，而这些行为可能对自己或他人都毫无意义。例如，在得知自己患病后盲目地行走，而当震惊的感觉稍为缓解后，又会出现其他情绪，如怀疑、焦虑、悲观、抑郁等。

2．否认和怀疑　震惊初期过后，患者可能会出现一段时间的否认。处在否认期的患者会认为自己是健康的，否认患病的事实。否认的程度因人而异，有的患者会采取遗忘的方式，有的则表现为到处寻医咨询，希望证明自己的身体是没有问题的。大多数患者的否认过程会自然消失，然后逐渐适应；也有患者无法脱离否认阶段，甚至直至死亡。怀疑表现为对周围事物的敏感，如怀疑疾病诊断是否准确、药物是否对症，害怕别人有事瞒着他或没有得到最好的治疗和护理等。产生怀疑的患者主要是缺乏信任感，从而会提出很多问题。

3．羞辱感和罪恶感　当患者接受患病的事实后，尤其是患了自认为社会所不能接受的疾病（例如精神病、性病等）时，有些患者会有羞辱感和罪恶感，认为患病是对自己的一种惩罚，从而影响他们对疾病的态度和治疗，有的甚至会产生潜在的暴力行为。

4．悲观和孤独感　患病使患者的正常生活受到干扰。由于疾病，患者离开了家庭、学校或工作岗位，并且失去了应有的社会地位和功能，有的甚至完全不能自理，必须接受他人的照顾。面对这些挫折，患者很容易产生悲观的情绪和孤独的感觉。

5．退化和依赖　退化是患病时常见的反应，患者可表现出较为幼稚的行为。例如本来已经能够控制二便的儿童，患病住院后出现尿床的现象；又如有的成年患者病情好转而且稳定后仍然拒绝参加任何活动，进食、如厕都需要他人协助，超出了病情需要和年龄特征。如果此种状态不太严重或持续时间不长，则属于一种自然而有积极意义的心理防卫机转，并且有助于患者接受照顾。

6．退缩和抑郁　患者患病后，有些退缩和抑郁的感觉是很正常的，可表现为凡事无精打采、注意力不集中；严重退缩和抑郁者可出现生理功能减退，如食欲下降、月经失调、性欲减退等，甚至可能会出现自杀行为。如果退缩或抑郁持续的时间较长或程度较为严重，则需要给予心理方面的专业性帮助和治疗。

7．焦虑与恐惧　患病后，患者对涉及本身利害的事物失去了控制能力，从而出现焦虑和恐惧。焦虑与恐惧是对危险的恰当的反应，但二者是有区别的，在恐惧的情况下，危险是显而易见和客观存在的；而在焦虑的情况下，危险是隐而不露和主观内在的。焦虑与恐惧的患者会表现出交感神经系统功能亢进，如心率加快、血压升高、脸色发白或潮红、皮肤发冷、出汗较多等；而且会产生复杂的心理状态，如表现为害怕住院，害怕疼痛，担心因病致残或死亡，害怕被人忽视，说话很快、不间断或讲话犹豫、口吃，精神很难集中，注意力短暂等。有的患者能自诉害怕的对象，但有的却不敢表达而表现为怀有敌意和易怒。在很多情况下，让患者哭泣或倾诉有助于疏泄其焦虑和恐惧（具体请参见本章第四节相关内容）。

8．情绪不稳定、易冲动　患病后，心理性的应激使得患者心理冲突明显，焦虑、愤怒、束手无策、悲观、绝望、羞辱感、罪恶感等不愉快的情绪使得患者理智减弱，遇事容易冲动，甚至与病友、医护人员、家人发生冲突。这常常是患者与疾病和环境变化抗争却又不能自拔而引起的情绪发泄。

二、患者对疾病的行为反应

当一个人患病后，不仅会经历某些心理上的体验，而且可能会产生不同的行为反应。

1．没有行动或延迟行动　患者可能对已出现的症状不以为然，认为不要紧而不采取任何求医的行动；或认为症状并没有严重到必须立即求医的程度；或由于某些客观因素，如工作忙、学习紧张等原因，而采取“等等看”的态度。

2．采取行动以寻求帮助　当患者开始注意到自己的健康问题时，可能会采取一些积极的有利于健康的行动，如找到专业保健人员寻求医疗帮助，或通过与其他非专业人员讨论后进行自行诊断和治疗。但有的患者也可能采取一些不利于健康的或毫无意义的行动，如采用非科学的手段（如迷信活动）进行诊治。

3．踌躇　患者可能会对是否需要求医表现得犹豫不决，既希望能够尽快消除自己的不适，同时又不希望经历诊断和治疗的过程；也可能由于某些原因，如经济问题、害怕各种诊疗手段等影响诊治过程。

4．抵抗　患者想方设法证明自己没患病，如多方咨询、四处求医以确定自己是健康的；或通过增加活动量的方式来否认自己患病的事实。应注意区别患者的行为是由于真正的疏忽（如由于知识缺乏，不知道此症状的严重性）引起的，还是由于心理上的否认引起的，以便引导患者采取相应的行为。

三、患者对疾病的适应过程

每个人都会以其独特及个性化的方式来适应患病的过程，但也有一些共同之处。大多数患者对疾病的心理适应过程会经历以下 3 个阶段。

1．疾病开始期　又称过渡期。此期可能症状不太明显，患者有可能试图否认患病的事实，当症状继续发展，患者可能会寻求医疗帮助，但仍不承认自己患病的事实。新入院的患者由于环境的改变和病痛的折磨，常会产生一些不良的心理反应，如焦虑、恐惧、悲观、抑郁等。对于急症（如脑血管意外、心脏病发作等），患者和家属可能会经历震惊、怀疑、否认等心理反应。此期护理的重点应在理解患者和家属的感受及内心冲突的基础上，关心、鼓励和安慰患

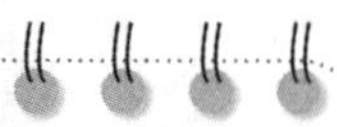

者，做好针对性的解释，帮助患者了解有关疾病的知识，帮助他们逐渐接受患病的事实。

2．疾病接受期　患者进入患者角色，不再否认患病，但常常表现为以自我为中心，较多关注自己的疾病，依赖性强，甚至出现行为退化；或要求过高，提问较多。此外，接受期的患者常常表现为较敏感、多疑、情绪易激动、易怒等。护士在此阶段应鼓励患者表达，耐心解答其提出的各种问题，在适当的时期鼓励患者进行自我照顾。

3．疾病康复期　在此期，患者会经历从患病到健康的转变过程，通常是身体方面的功能先恢复，然后达到心理社会功能的完好状态。康复期患者的心情是愉悦的，但也有些患者较敏感，易受刺激，担心自己失去工作能力或担心疾病恢复不够彻底等。此时，护士应了解患者的心理状态，因人而异做好指导，在帮助患者恢复身体功能的同时，协助其逐渐恢复原有的生活方式、工作兴趣和角色等。

四、影响患者心理社会反应的相关因素

个体患病后会出现复杂的心理社会反应，而这些反应受许多因素的影响，主要包括以下3个方面。

1．疾病性质　包括疾病严重程度，症状发作的频率、强度、持续时间，疾病的预后，以及疾病对正常活动的影响程度等。通常严重、罕见、急性发作或经常发作、难以忍受、预后差、影响日常活动的疾病比较容易引起患者的心理和行为反应。

2．患者因素

（1）一般因素：年龄、性别、职业、文化程度、宗教信仰、性格特点等。

（2）对疾病的认识能力：包括个人感觉到所患疾病的严重程度和评估疾病严重性的能力。不论患者实际所患疾病的性质如何，患者对疾病的主观感受是影响患者心理社会反应的重要因素。如因个体对疾病的敏感性和耐受性不同，有的患者会“无病呻吟”，而有的却忽视疾病的危险性。

（3）个人经验：包括既往患病经验、经历手术的经验以及以往求医经历等。如果既往的经历是不愉快的，则患者可能会犹豫不决，产生害怕、恐惧等情绪。

3．社会因素

（1）医疗保健条件：如就医是否方便、医疗设备是否齐全和先进等都会影响患者的心理社会反应。

随堂测

（2）经济条件：如患者经济困难，担心支付不了医疗费用，往往会将症状说得轻微些或不采取行动，并且容易产生自卑和孤独感等。

（3）其他人对患者的态度：如家庭成员的关心和支持以及医护人员的态度等都会影响患者的情绪和行为。

第三节　患者的心理社会评估

随着医学模式的转变，护士在为患者实施整体护理时，不仅关心患者的躯体疾病，而且越来越重视患者在心理社会方面存在的或潜在的问题。因为社会文化因素以及生活中发生的各种事件等都可能会引起患者情绪的改变，而情绪的变化又会伴随着相应的生理反应，也就是说，社会因素将以其刺激的特殊性和强度影响个体的心理，而心理的反应性和易感性又会通过个体对所面临应激情境的认知、评价及其不同的应对能力而影响个体的健康。因此，护士在对患者进行评估时，必须从生理、心理和社会3个方面着手，才能做出有效、全面的评估。本节着重讨论患者的心理社会评估。

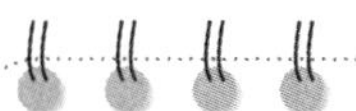

案例 7-1B

经过多家医院的一致诊断，王阿姨最终接受了自己患有甲状腺癌的事实，选择住院治疗。她反复询问大夫和家属自己的预后情况、治疗方案和花费，担心钱花了却治不好病，最终人财两空。她还对接下来的手术非常恐惧，担心术后疼痛，以及自己的功能受到影响，导致生活不能自理。她的情绪很不稳定，时而哭泣，时而乐观。最后，在医护人员和家属耐心的劝解和支持下，王阿姨坚定了治疗的信心和决心。

请思考：

1．患者在入院治疗后出现了哪些行为和心理反应？

2．对患者进行心理社会评估的重点是什么？

一、心理社会评估的特点和要求

在身体评估中，护士应用视、触、叩、听等体格检查技术对患者的生命体征及各个系统进行检查，从而辨认正常与异常的解剖或生理功能，为确定护理诊断、制订护理计划提供依据。然而，心理社会现象相对复杂，受主观因素影响较大，对患者的心理社会评估很难用正常与异常加以划分，因此，护士对患者进行心理社会评估，目的在于了解、重视，而不是去评判患者的生活经验，应避免随意批判、指责患者的心理和行为反应。此外，患者通常对涉及其心理、社会方面的情况不愿谈及，不易接受，甚至产生抵触情绪。

因此，要做好患者的心理社会评估，对护士的要求包括专业知识和心理素质两个基本方面。此外，还包括社会、人文方面的知识、医学知识以及经验积累等。

1．专业知识　要求对心理学、护理心理学及其与健康和疾病相关的知识有较系统的了解，能较好地掌握心理社会评估理论和操作技术。

2．心理素质　评估者的心理素质非常重要，如果评估者不具备一定的观察能力、智能水平、自我认知能力、沟通能力，便很难与被评估者建立和睦信任的关系，从而影响心理社会评估的进行，甚至可能得到错误的评估结果。

二、心理社会评估的目的和内容

（一）心理评估的目的和内容

心理评估是护理评估中的重要组成部分，主要评估个体与健康有关的心理现象，特别是疾病发展过程中的心理活动，目的在于确定被评估者的个性特征，找出对其健康有利和不利的心理活动以及可能的原因，以便充分发挥和挖掘其积极的心理因素，减轻和消除不利的心理因素，从而制订有针对性的护理计划。

心理评估的主要内容包括下列几个方面。

1．认知能力　认知是人们推测和判断客观事物的心理过程。对客观事物的正确认知是接受健康信息、采取健康行为和保持心理健康的基础。认知能力受年龄、受教育程度、生活经历、疾病、药物、酗酒以及吸毒等多种因素的影响。如自出生后随年龄的增长，认知能力逐渐增强，到了老年期，随着生理功能的减退，认知能力又逐渐衰退。

(1) 感知能力：感知是人脑对直接作用于感觉器官的客观事物的反映，是人们认识客观世界的第一步，是思维的基础。感知能力的评估包括视、听、触、嗅、味的感觉和皮肤的触压觉及温度觉等。注意评估感知能力有无减退或消失，有无错觉、幻觉等。护士往往通过询问及

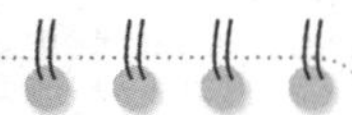

必要的体格检查等对患者进行感知能力的评估。

（2）思维能力：思维是人脑对客观事物概括性的、间接的反映，是在感知、记忆的基础上，通过分析、综合、比较等一系列思维过程，并借助于语言实现的。护士可以通过与患者交谈观察患者的表现，通过相应的检查对患者的思维能力做出初步判断。评估的主要内容如下。

1）定向力：包括对时间、空间和人物的定向力，注意评估患者有无定向力障碍。定向力障碍者不能将自己与时间、空间联系起来。

2）记忆力：记忆是个体对所经历过的事物在头脑中的再现，是人脑积累经验的功能表现。记忆力评估主要包括短时记忆和长时记忆评估。

3）计算力：评估计算力时，可通过简单的加减法连续运算进行检查，如嘱被评估者逐级计算 100 减 7、再减 7……

4）理解力：评估理解力时，可请被评估者按指示做一些由简单到复杂的动作。

5）判断力：判断是肯定或否定某事物具有某种属性或某行动方案是否可行的思维方式。个体的判断力常常受到个体的情绪、智力、受教育水平、社会经济状况、文化背景等因素的影响，并随着年龄的增长而变化。判断力障碍者可表现为判断超离现实或违背社会常模。

6）语言能力：语言是思维的媒介，也是信息交流的重要工具。护士可以通过提问使被评估者陈述病史、复述、阅读、书写、命名等方式来评估其语言表达及对文字符号的理解。评估的内容包括：①语音、语调、语速及语意的连贯性，注意有无构音困难、音哑、失语、失读、失写等；②思维内容及过程，注意其连贯性及逻辑性，有无怀疑、强迫观念、妄想等。

2．情绪和情感　情绪和情感是个体对客观事物的体验，是人的需求是否获得满足的反映。通常个体需求获得满足时就会产生积极的情绪和情感，反之则会产生消极的情绪和情感。同时，情绪可直接影响人的行为，并与人的身心健康息息相关。

（1）内部体验：指个体在某种情绪状态下所产生的一定感受，可通过个体的自我描述得以反映，而且个体的自我描述是评估情绪状态的重要资料来源。

（2）表情：是情绪可以直接观察的部分。面部表情为主要的表情形式，根据面部表情的变化可以判断一个人的喜怒哀乐。还有身体姿态，又称身段表情，也可以反映一个人的情绪状态。此外，一个人说话时的声音及其变化也是情绪的一种表达形式，又称语调表情。值得注意的是，各种表情的含义存在着种族及文化上的差异。

（3）生理反应：是指伴随情绪而产生的躯体生理、生化的变化。

评估时，应鼓励患者描述自己的心境及其持续时间和原因，以及对目前状况的感受和对未来的看法等。通过被评估者的自我描述，结合评估者对其语音、语调、语速、外部表情及行为等观察来判断被评估者目前的情绪状态，尤其是患病等对其情绪的影响，注意有无焦虑、抑郁、悲观、失望、恐惧、愤怒等。记录时，应尽量引用被评估者的原话。此外，还可以采用相应的测评量表进行评定，临床常用的有：Avilo 情绪情感形容词量表、症状自评量表（Symptom Check List-90，SCL-90）、Zung 的抑郁自评量表（Self-Rating Depresion Scale，SDS）和焦虑自评量表（Self-Rating Anxiety Scale，SAS）等。必要时，建议请专家会诊。

3．自我概念与自尊　自我概念是指人们通过对自己的内在和外在特征，以及对他人的反应的感知和体验所形成的对自我的认识与评价，包括身体自我、社会自我和精神自我三部分。而自尊则是指人们尊重自己、维护自己的尊严和人格，以及不容他人任意侮辱、歧视的一种心理意识和情感体验。自尊源于对自我概念的正确认识，对自我价值、能力和成就的恰当评价。

评估时，应鼓励患者表达自己的感觉和看法，同时注意观察患者的非语言性行为以及与他人交往互动时的表现，如有无回避或过于在意自己身体的某部分、不愿与人交往等。

4．对健康和疾病的理解与期望　评估的内容主要包括被评估者的健康信念、对疾病的认识程度、康复信心以及对医疗服务的期望等。通过这些信息可以预测被评估者未来可能出现的行为表现、价值取向以及有无认识上的误区或相关的知识缺乏等，以便为确定护理诊断及制订有针对性的护理计划提供重要依据。

5．应激与应对能力　适度的应激可激活机体功能，提高人的体力和智力，是个体成长所必需的，并对健康有利。若个体应激反应过强或持续时间过长，超过其应对能力，则可因适应不良而出现注意力不集中、感觉混乱、思维能力下降等，严重者可导致疾病。

评估时，可以通过询问来了解被评估者的应激水平和应对能力。另外，还可以采用应激与应对的有关量表或问卷进行评定。常用的有生活事件量表（Life Event Scale，LES）、简易应对方式问卷（Simplified Coping Style Questionnaire，SCSQ）、医学应对问卷（Medical Coping Modes Questionnaire，MCMQ）、社会支持评定量表（Social Support Rating Scale，SSRS）、领悟社会支持量表（Perceived Social Support Scale，PSSS）等。

6．价值观与信仰　价值观是人们对事物的好与坏、对与错、行与不行的观点、态度和准则，决定着人们对现实的取向和选择。信仰是人们对某种事物或思想的极度尊崇和信服，并将其作为自己的精神寄托和行为准则，是一个人力量与希望的源泉。人的行为（包括保健行为）均受其价值观与信仰的支配。一个人的价值观和信仰因其成长过程、种族、所处的社会文化背景等不同而不同。

评估时，可通过询问来了解被评估者的价值观和信仰，以判断今后可能出现的行为取向及其与健康状况的关系。

（二）社会评估的目的和内容

每个人都生活在一定的社会环境中，并时刻与之保持着密切的联系。人通过承担各种社会角色参与社会互动。对个体社会属性的评估包括其社会角色、文化、所属的家庭和所处的环境等。目的在于确定被评估者的角色功能和文化背景，找出对其健康有利和不利的家庭因素和环境因素等，以便提供符合被评估者文化需求的护理，制订环境干预和有针对性的护理计划。社会评估的内容包括如下。

1．家庭关系　家庭是以婚姻、血缘或收养关系为基础，密切合作、共同生活的小型群体。家庭是个体最大的支持来源。家庭关系作为最重要、最直接的社会关系，对个体的身心健康、成长与发展以及疾病的康复等具有不可忽视的作用。家庭关系的评估包括：①家庭的成员结构；②成员间的相互关系与家庭氛围；③被评估者在家庭中的角色、地位及其与家人的关系；④家庭成员的健康信念、对被评估者健康问题的反应以及因此而给家庭关系带来的影响等。

护士主要通过与被评估者及其家人的交谈来评估其家庭关系，从而了解和预测被评估者在家庭中所扮演的角色、所承担的责任，以及二者对其休养和康复可能带来的影响，并判断被评估者是否拥有良好的家庭支持系统。此外，还可以采用相关的量表进行评定，常用的有Smilkstein 设计的家庭功能评估量表以及 Procidano 和 Heler 的家庭支持量表等。

2．生活与居住环境　指家庭的居住条件和所在社区的环境。主要评估被评估者生活及居住环境中是否存在现存的或潜在的影响其目前健康状况的因素，社区健身设施、医疗条件，被评估者对其生活与居住环境的感受和看法，以及目前这些环境有无变化等。

3．受教育情况　评估内容包括被评估者受教育的机会、文化程度、所接受的各种专业培训、所获得的有关证书等。通过上述信息可以判断被评估者对事物的认识和判断能力，以及可能的行为反应，进而了解其对各种诊疗及护理服务的态度、接受能力等，同时为选择适宜的健康教育方式等提供参考依据。

4．职业及工作环境　评估内容主要包括被评估者所从事过的工种、工作环境、与工业毒物接触情况、对工作的满意度等，以便寻找与其目前健康状况有关或可能有关的因素。

5．社交状况　指被评估者家庭以外的人际关系和交往情况。人际交往能够提高人们适应环境、适应社会的能力，并且在交往过程中，人们可以不断认识和完善自己，协调自身与他人

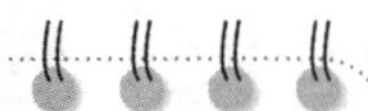

的关系，形成集体意识和归属意识，并从中得到群体的支持和帮助。评估内容包括被评估者与周围人（如朋友、同事、领导等）的人际关系、经常参加的社交活动及其所扮演的角色等，注意有无人际关系紧张、社交障碍等。

6．经济状况　包括主要的经济来源、收入状况等。评估时，应注意经济收入是较为敏感的隐私问题，交谈时主要了解其经济收入能否满足今后的诊疗护理需要，求医住院是否影响了家庭的经济状况，以及被评估者对此所做出的反应等。

7．文化评估　文化是特定的社会群体在长期的社会活动过程中形成的共有的行为和价值模式，包括知识、艺术、价值观、信仰、习俗、道德、法律与规范等多个方面。不同社会环境中的人们所形成的文化氛围也不同。当人们在熟悉的文化氛围中生活时，他们就会产生亲切感，容易得到认同、理解和尊重；反之，则会产生孤独、压抑等情绪体验。评估时，护士应理解被评估者的文化背景，从被评估者的文化立场出发，避免文化固执与偏见，理解其思想行为，了解可能存在的文化差异给被评估者带来的影响。

三、心理社会评估的方法

心理社会评估方法众多，常用的方法包括观察法、交谈法、调查法、心理测验法和医学检测法。

1．观察法　指直接和间接（通过录像监测设备）观察或观测被评估者的行为表现的方法。护士从与患者的初次见面即开始观察，并且贯穿患者的整个住院期间。通常直接观察时间一般为 10 ～ 30 min，这样护士也不会过于疲劳。而通过录像监测设备间接观察则可以持续进行。护士通过对患者的连续观察，有意识地收集一些支持或否定护理诊断的迹象，以便正确评价护理计划实施后的效果等。观察法的优点是材料比较真实、客观，不足之处是观察法得到的只是外显行为，而且直接观察不易重复。同时，观察的结果与护士的洞察能力、自身素质、理论知识水平、综合分析能力以及临床经验的积累密切相关。因此，为收集到有价值的心理社会资料，护士应不断学习，努力提高自身素质及各方面的能力。

2．交谈法　又称“会谈法”“晤谈法”等，指面对面的语言交流，是心理社会评估中最常用的一种基本方法，包括正式交谈和非正式交谈。交谈的具体沟通技巧参见第四章“护患关系与沟通”相关内容。

3．调查法　指当有些资料不可能从当事人处直接获得时，可以从相关的人或材料那里得到资料的方法。调查是一种间接、迂回的方式，可分为历史调查和现状调查。历史调查主要是通过档案、书信、日记、各种证书、履历表以及相关的人员评估当事人既往的一些情况，如各种经历、表现、所获得的成绩或惩罚、以往的个性、人际关系等。现状调查主要是通过与当事人关系密切的人，如家属、亲人、朋友、同学、同事等，评估与当前问题有关的内容，如在现实生活中的表现、适应能力等。调查法的优点是可以结合纵向和横向两方面的内容而获得较为广泛而全面的资料，不足之处在于调查法通常是间接评估，材料的真实性容易受到被调查者主观因素的影响。

4．心理测验法　指依据一定的法则，用数量化手段对心理现象或行为进行确定和测定，该方法在心理社会评估中占有十分重要的地位。心理测验的优点在于可以对心理现象的某些特定方面进行系统的评定，并且测验一般采用标准化、数量化的原则，所得的结果可以与常模进行比较，避免了一些主观因素的影响。心理测验的应用范围很广，种类也繁多，例如人格、智力、症状评定等。但目前对于心理测验的应用和解释尚存在很多分歧，故必须在一定范围内结合其他资料正确地发挥心理测验的适当而有效的作用。

目前临床上还采用许多精神症状及其他方面的评定量表进行心理社会评估。评定量表与心理测验有很多相似之处，如大多数采用问卷的形式测评，以分数作为评估的结果、以标准化作

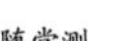

随堂测

为指导的原则等。

5．医学检测法　包括体格检查和实验室检查，如测量血压、脉搏、呼吸以及血常规检查等，可为心理社会评估提供客观的辅助资料。

一般来说，质与量兼具的心理社会资料在很大程度上取决于评估者所应用的沟通技巧，特别是能设身处地地去理解和“分享”患者的情感。只有当患者感觉到护士的关心、倾听和支持时，他们才会告诉护士更多关于自己的需要和愿望方面的资料。

第四节　焦　虑

案例 7-1C

王阿姨住院后，由于家里没有其他人能够腾出时间照顾她的老伴李叔叔，因此他们请了个保姆负责李叔叔的饮食起居。自从更换了照顾者，李叔叔开始出现心悸、头痛、头晕、恶心、血压升高等症状。他晚上入睡困难，不停地询问王阿姨在医院治疗的情况，什么时候可以回家，其病情的严重程度，家里有没有人去照顾她等问题。他表现得非常没有耐心，经常对保姆发脾气，埋怨她做得不好。

请思考：

1．李叔叔目前处于什么状态？原因是什么？

2．作为医护人员，应如何帮助李叔叔缓解目前这种不良状态？

焦虑（anxiety）是个体或集体在对一个模糊的、非特异的威胁做出反应时所经受的不适感和自主神经系统激活状态。焦虑是人类情绪中最常见的一种心理反应，每个人在一生中的不同时期都可能会经历不同程度的焦虑体验。美国的迈耶格罗斯等从临床角度对焦虑进行了较为完整的描述，指出焦虑反应是带有不愉快情绪色彩的正常的适应行为，包含着对危险、威胁和需要特别努力但对此又无能为力的苦恼的强烈预期。

一、焦虑产生的情境

焦虑是人们在社会生活中对可能造成心理冲突或挫折的情境或事物感到无能为力时产生的紧张、恐慌不安的情绪体验。人们可以在某种情境和一定时间内出现焦虑，但过一段时间就没有了，这是由于该情境对个体的意义已经发生变化，或者已经经过重新评估。通常造成焦虑情绪的情境有以下几种。

1．创伤刺激　巨大的危险对自身或其他亲人的伤害会引起机体强烈惊骇反应，从而产生长期的后果。此外，自然灾害，如洪水或飓风，或是亲临暴力杀害场景，或是受到群体围攻等，均会导致机体创伤后应激失调，出现焦虑，表现为创伤事件可能反复在脑海中浮现，失眠、注意力不易集中、易激动或易发怒、警惕性高、过度震惊等，严重者还会出现病理症状。

2．恐怖的情境　环境中充满了自然灾害、社会公害、人际冲突等，人们经常处在需要去控制，但有时又难以控制的潜在危险中。恐怖的情境包括：①社会性恐怖：如在人际关系中发生的各种冲突、受到不恰当的批评、被拒绝、遭受攻击或性侵犯等；②流血性恐怖：如对受伤、疾病、外科手术、遭遇伤残、自杀、失控或对晕厥、死亡等的恐怖；③动物性恐怖：如对爬行动物蛇或昆虫等的恐惧；④广场性恐怖：对公共场合、人群聚集地如商场感到恐怖，也可能对

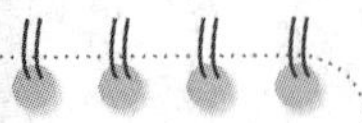

比较封闭的场所如电梯、地下室等感到不适、害怕等。

3．恐慌刺激　恐慌是一种突发性和强烈性外源刺激与自发性生理激活相结合而诱发焦虑产生的独立的情绪现象。诱发恐慌的突发性刺激可以来自机体内部（如心率、血压或其他身体症状的改变）、家庭、工作或是构想中的威胁或危险等。一般情况下，单独的生理刺激并不足以引发恐慌，只有当生理刺激与威胁性灾难的认知相结合时，才会引发恐慌；如果生理症状并没有附加对灾难的解释，就可能不会产生恐慌。如"9·11 恐怖袭击"和"SARS 暴发流行"，面对突发灾难，人人都会被震惊而感到慌乱，但不是每个人都会感到恐慌，因为多数人的理性分析化解了过度的生理激活，平静了震惊引起的慌乱。

二、焦虑的特征

焦虑的产生与个人的生理状况、个性特点和社会环境等因素息息相关，是多种因素相互作用的结果。但焦虑产生时具有一些共同的特点。

1．焦虑是一种与不明确的危险因素有关的忧虑和不良预感，它使人们感到不安和不适。焦虑是一种不愉快的情绪体验，人们会感到担心、惊慌、紧张不安、烦躁、害怕和恐惧等，而且就情境而言，人们说不出究竟害怕什么或是会发生什么样的不幸。

2．焦虑不容易被直接观察到，可观察到的是焦虑引起的生理和行为的表现。焦虑是身体的和精神状态的混合物，除了感到紧张和不安以外，还伴有一些生理、行为及认知方面的异常反应。如焦虑时自主神经系统活动增加，肾上腺素分泌增多，出现血压升高，心率加快，呼吸加深、加快，皮肤出汗，面色苍白或潮红，口干，肌肉失去弹性，腹泻，尿频等。如果焦虑情绪持续相当长的时间，则会出现坐立不安，注意力不能集中，定向力改变，而且会影响消化和睡眠等。

3．焦虑的表现可随个人的感知情况而变化，这与个人的心理社会素质、所受教育、成熟程度及生活经验有关。焦虑一般应按发展规律进行观察。如 9 个月以内的婴儿，焦虑多表现为生理功能紊乱，会出现睡眠失调、腹部绞痛等；9 个月～ 4 岁的婴幼儿，可能以发怒来表示焦虑，如动作持续不断，或有退行性行为，如吮指、猛撞头等；而成年人的焦虑多表现为情感、认知和思维方面的变化。

4．在不同的发育时期，引起焦虑的原因也有所不同。

（1）婴儿或儿童期：可由于与亲人分离，与小朋友相处不好、学习成绩差、肢体残缺等引起焦虑。

（2）青春期：多由性发育问题、交异性朋友、选择专业等引起焦虑。

（3）成年期：可因事业发展、子女成长、家庭负担和更年期变化等引起焦虑。

（4）老年期：多因感觉减退、精力不足、不适应退休后生活、经济收入减少、生活单调等引起焦虑。

5．焦虑是可以传播的，可通过语言和非语言沟通的方式传播，如声音颤抖、语调变化、语速变化、体位改变、神经质动作、出汗、眼神等。焦虑可以像流感一样从一个人传至另一个人。因而一个不安的护士可以将焦虑传给其服务对象或同事。

6．焦虑与恐惧来自大脑的同一部位，并且都能引起"斗争或逃避"的反应，即人们受到威胁或处于危险情境中时会出现斗争或逃避的体验和行为。但二者又有所区别。

（1）恐惧的原因是已知的、明确的，而焦虑的原因则是一种预感的、不明确的危险。因此恐惧是具体的，而焦虑是模糊的。

（2）焦虑时，人们所顾虑的是与将来有关的问题，而恐惧时，人们所顾虑的是当前存在的问题。

（3）焦虑是心理矛盾的结果，恐惧是由一种对生物体的特殊威胁所引起的。

(4) 焦虑不是都有意义和能表述清楚的，而恐惧是合乎情理的行为。

三、焦虑的分级

根据焦虑的强度、适应程度、持续时间和体征，可将焦虑分为6级。

1. 心神安定　没有或很少出现焦虑，一般不会对个体的生理、心理状态产生影响。

2. 安康状态　在一些成功的经历后，个体感到轻松、舒适和快乐的状态，或有少量焦虑，但一般不易引起个体的注意。

3. 轻度焦虑　是一种温和的焦急感，对机体是有意义的，能提高个体的注意力和警惕性，有助于应付各种情境和总结经验。这种轻度的焦虑可使个体处于一种有益于学习的状态，对生活中的成功适应有一定价值。

4. 中度焦虑　表现为觉察力较差，有时漫不经心，注意力略微难以集中，学习比较费力。在适应和分析方面有些困难，同时伴有说话声音的改变，呼吸频率和心率的增快，可见肢体发颤、抖动等。中度焦虑具有两种不同水平的焦虑特征，在低水平时可提高人的能力和成就；在高水平时则使个体对周围活动的警觉程度降低。

5. 重度焦虑　个体的接受能力大大减弱，表现为注意力高度分散，不能集中，学习、工作受到严重影响；常用以往的思维方式观察目前现象，几乎不能理解现有情况，难以理解交谈的内容；可出现过度换气、心悸、头痛、头晕、恶心等症状。这种焦虑使个体感到痛苦，同时消耗个体的精力，并抑制生理功能的恢复过程，需要进行干预。

6. 恐慌　表现为接受能力失常，注意力集中在夸大的细节上，经常曲解当时的情景，不能进行学习，并丧失维持有目的的活动的能力。对交谈不能理解，有时可对微小的刺激产生不可预测的反应。这种剧烈的、崩溃性的焦虑能使个体失去控制。这种状态虽不常遇到，但一旦出现就很危急。

四、焦虑的诊断依据与测量

(一) 焦虑的诊断依据

焦虑是社会化的复合情绪，目前尚不能对其进行直接的测量。但通常认为，焦虑反映在机体的生理和行为表现上，因而诊断依据也相应地建立在机体的生理和行为表现上。

1. 生理方面　焦虑可表现为心悸、血压升高、呼吸加快、出汗、瞳孔放大、声音发颤或音调改变、颤抖、坐立不安、尿频、呕吐或恶心、腹泻、失眠、头痛、眩晕、面色潮红或苍白、口干、疲乏等。

2. 情感方面　焦虑患者自诉有无助感、缺乏自信、神经过敏、失去控制、不能放松、预感不幸等，并且表现出容易激动、没有耐心、发脾气、哭泣、退缩、缺乏动机、自责或谴责他人。

3. 认知方面　焦虑患者可表现为注意力不能集中、对环境缺乏警觉、健忘、喜沉思、思维中断、常注意过去而不关心现在和将来。

(二) 焦虑的测量工具

关于焦虑的测量，目前已经发展了许多测量被评估者对特定情境的反应的自我评价量表。

1. 汉密顿焦虑量表（Hamilton Anxiety Scale，HAMA）　该量表是由Hamilton于1959年编制而成的医生用量表，包括14个项目，每项均采用0～4分的5级评分法，主要用于评定神经症及其他患者焦虑症状的严重程度。由两名经过培训的评定员采用交谈与观察的方法，根据患者的口头叙述进行评分。量表评分为0～56分，得分越高，焦虑程度越重。总分超过29分，可能为严重焦虑；超过21分，肯定有明显焦虑；超过14分，肯定有焦虑；超过7分，可能有焦虑；如小于7分，则没有焦虑症状。

2．焦虑状态－特质问卷（State-Trait Anxiety Inventory，STAI） 该问卷是由 Spielberger 于 1977 年编制，并于 1983 年修订的自我评价问卷，由评定对象自行填写，可以反映焦虑患者的主观感受，而且能将当前（状态）和一贯（特质）的焦虑症状区分开来。本调查表主要适用于具有焦虑症状的成年人，共 40 个项目，每项采用 1 ～ 4 评分，前 20 项总分为焦虑状态总分，反映评定对象当前焦虑症状的严重程度；后 20 项总分为焦虑特性总分，反映评定对象一贯或平时的焦虑状况。

3．焦虑自评量表（SAS） 该量表由 Zung 于 1977 年编制而成，由评定对象自行填写，主要用于评定焦虑患者的主观感受，共 20 个项目，按症状出现的频率评定，分 4 个等级，将各项得分相加即为总粗分，将粗分乘以 1.25 后取其整数部分即为标准总分；也可以通过粗分标准分换算表转换获得标准分，总粗分的正常上限为 40 分，标准总分的正常上限为 50 分。

五、焦虑患者的护理

（一）评估焦虑状况，分析焦虑原因

护士应运用人际交往及沟通的知识和技巧，真诚、主动地与患者交谈，尊重患者的感受，谈话时语速缓慢、态度和蔼，表现出对患者的理解和同情；安静地倾听，允许其哭泣，认同患者当前的应对机转，不与患者就其所采取的防卫性行为或合理性行为进行辩论。与患者建立良好的护患关系，取得他们的信任。同时在交谈过程中注意观察患者的仪表神态、表情、姿势和生理反应等，全面掌握患者的主客观资料（包括患者的个人史、症状、情感、定向力、解决问题的能力、患者的一般外表、谈话时的行为表现、沟通型态、交往技巧、营养状态、日常生活与活动情况、睡眠及休息型态、个人卫生、运动活动量及应对性行为），以便正确判断患者焦虑的程度、等级、持续时间及所致的躯体症状，并且可采用社会再调整评分表或按成长发展阶段等进一步评估患者焦虑的原因。

（二）帮助患者降低现存的焦虑程度

1．提供安全与舒适 为患者创造一个安全、舒适、轻松的氛围，护士应时常陪伴患者。

2．鼓励患者表达 判断引起患者焦虑的原因，如环境陌生、对自己所患疾病不了解、需求未满足等。

3．减少对患者感官的刺激

（1）环境安静，无刺激，光线柔和，无噪声。

（2）护士提问简明扼要，指导语言简洁明确，着重当前的问题。

（3）尽量避免患者与其他处于焦虑状态的患者或亲属接触。

（三）帮助患者认识自己的焦虑

在焦虑程度有所减轻时，帮助患者承认自己存在焦虑，并了解他（她）通常对付焦虑的防卫机转；评估未满足的需要或期望，鼓励患者回忆面对焦虑时的感觉，并进一步分析这些期望是否现实，有无可能得到满足。若防卫机转失败，应探索使用其他防卫机转。

（四）减少或消除不利的防卫机转

1．纠正抑郁、退缩性行为和暴力性行为。

2．面对否认情况时，护士应协助患者创造一个富有感情色彩、充满理解、同情的氛围，将重点放在对当前情况的处理，适当将实际情况告知患者，对其进步加以肯定。

3．当患者出现非器质性病变的躯体症状时，护士应鼓励其表达感受，注意倾听患者的主诉，但不能对患者有求必应，应在适当的时候加以限制。还可以借助其他方法（如指导患者采用松弛术）来解决问题。在症状消失时给予正面反馈。

4．当患者出现愤怒时，要使其识别愤怒，帮助其分析愤怒的原因和行为的后果，若患者有迁怒行为，不要将患者的愤怒行为个人化。对无理要求或暴力行为应加以限制。

（五）健康教育

1．对于患有慢性焦虑和应对机转紊乱的患者，应进行持续的心理治疗或介绍其求助心理咨询中心。

2．用通俗易懂的语言向患者解释疾病和相应的治疗方案，由于焦虑会干扰注意力和理解力，护士要注意反复解释。

3．教给患者促进健康的方法，如合理饮食、加强有氧健身运动、定时排便等。

4．指导患者使用松弛术解决问题，如调息放松法、想象放松法、肌肉放松法等。

（1）调息放松法：焦虑时会引起自主神经系统的激活，机体出现心率加快、肾上腺素分泌增加、出汗增加、唾液分泌减少、恶心和肌肉紧张感等一系列症状。此时，可指导患者有意识地控制呼吸，通过深呼吸缓解焦虑。具体的做法是：保持坐姿，身体向后靠并挺直，松开束腰的皮带或衣物，将双手掌轻轻放在肚脐上，要求五指并拢、掌心向下；先用鼻子慢慢地吸足一口气，保持该状态两秒钟；再用鼻子慢慢、轻轻地呼气，观察双手向靠近身体的方向移动；同时在腹式呼吸过程中可以通过自己慢慢地、均匀地数数来控制呼吸，用 4 个节拍吸气，再用 4 个节拍吐气；如此循环，反复几次，每次持续 4 ～ 10 min 甚至更长。也可以尝试在不同的姿势下运用，还可以闭上眼睛做，在深呼吸的同时可配合一些想象，效果会更好。

（2）想象放松法：想象法主要是通过对一些广阔、宁静、舒缓的画面或场景的想象达到身心放松的目的。这些画面和场景可以是大海（包括海面上太阳缓缓升起或海潮慢慢涨落）、滑雪（从山顶沿平缓的山坡向下滑落），或是躺在一叶扁舟当中在平静的湖面上飘荡等。总之，一切能使心灵平静、愉悦的美好场景，都可以进行尝试。

（3）肌肉放松法：肌肉放松法最主要的原理是先感受肌肉的紧张，再体验肌肉的松弛。没有紧张感就很难真正体会松弛感。最常用的肌肉放松法有以下几种。

1）头部放松：用力皱紧眉头，保持 10 s 后放松；用力闭紧双眼，保持 10 s 后放松；皱起鼻子和脸颊部肌肉，保持 10 s 后放松；用舌头抵住上腭，使舌头前部紧张，保持 10 s 后放松。

2）颈部肌肉放松：将头用力下弯，努力使下巴抵达胸部，保持 10 s 后放松。

3）肩部肌肉放松：将双臂平放体侧，尽量提升双肩向上，保持 10 s 后放松。

4）臂部肌肉放松：将双手掌心向上平放在座椅扶手上，握紧拳头使双手及前臂肌肉保持紧张，保持 10 s 后放松；侧平举张开双臂做扩胸状，体会臂部的紧张感，保持 10 s 后放松。

5）胸部肌肉放松：将双肩向前收，使胸部四周的肌肉紧张，保持 10 s 后放松。

6）背部肌肉放松：将双肩用力往后扩，体会背部肌肉的紧张感，保持 10 s 后放松；向后用力弯曲背部，努力使胸部弓起，挤压背部肌肉，保持 10 s 后放松。

随堂测

7）腹部肌肉放松：尽量收紧腹部，保持 10 s 后放松。

8）臀部肌肉放松：夹紧臀部肌肉，收紧肛门，保持 10 s 后放松。

9）腿部肌肉放松：夹紧双腿，并膝伸直上抬，保持 10 s 后放松；将双脚向前绷紧，体会小腿部的紧张感，保持 10 s 后放松；将双脚向膝盖方向用力弯曲，保持 10 s 后放松。

10）脚趾肌肉放松：将脚趾慢慢向下弯曲，仿佛用力抓地，保持 10 s 后放松；将脚趾慢慢向上弯曲，而脚和脚踝不动，保持 10 s 后放松。

每次可用 20 ～ 30 min 从头到脚进行各部分的肌肉放松练习，努力体会肌肉紧张结束后的舒适、松弛的感觉。

5．提供处理紧急情况的措施，如热线电话、心理咨询中心的电话和地址。

科研小提示

有研究指出，通过沙盘游戏能够分析焦虑情绪的特征，并且通过药物联合沙盘游戏进行干预，能够改善抑郁焦虑共病患者的精神症状，提高其服药依从性，促进其社会功能的恢复。

来源：

1. 刘永贤．从心理咨询来访者的“沙盘游戏作品”分析焦虑情绪的特征 [J]．教书育人（高教论坛），2020（12）：35-37.

2. 宋晓红，李建明，武克文，等．药物联合沙盘游戏治疗抑郁焦虑共病病人效果分析 [J]．护理研究，2016（10）：1255-1257.

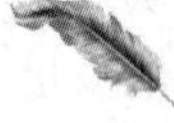

思考题

患者，女，30 岁，前往精神科就诊，主诉自从去年第一个孩子出生后就难以集中精力工作，开始出现肌肉紧张、过度换气、心悸、头痛、头晕、恶心等症状。并且，她会无端担心各种事情，比如家庭能否负担孩子读完大学、其丈夫的健康及股票市场。患者还诉有失眠症，入睡困难，且易醒。患者描述其情绪“正常”，除周末偶尔喝一杯酒以外，否认使用其他物质。患者与其丈夫均为律师。

请回答：

1. 该患者存在哪种情绪体验？严重程度怎样？

2. 简述应如何对该患者进行评估和护理。

（陈泓伯）

护理理论与模式

第八章数字资源

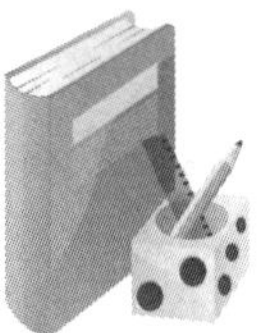

导学目标

通过本章内容的学习，学生应能够：

◆ **基本目标**

1. 描述概念框架、模式、理论的关系。
2. 阐释奥瑞姆、罗伊、纽曼理论中人、环境、健康、护理4个基本概念。
3. 阐述奥瑞姆理论中自理、自理能力、治疗性自理需求的概念。
4. 列举一般的、发展的和健康不佳时的自理需求。
5. 列举奥瑞姆理论中的三个护理系统及其适用范围。
6. 解释并识别罗伊适应模式中的主要刺激、相关刺激、固有刺激。
7. 列举罗伊适应模式中的4个适应方面及其无效性反应。
8. 解释纽曼系统模式中应激源、基本结构、抵抗线、正常防御线、弹性防御线的概念。
9. 阐述纽曼系统模式中对应激源的分类。
10. 描述纽曼系统模式中一级预防、二级预防及三级预防的干预重点。

◆ **发展目标**

综合运用护理理论，解决护理工作中照护对象的健康问题。

◆ **思政目标**

认识到护理理论发展对护理学科发展的重要性，探索、发展我国文化背景的原创理论。

护理学是一门实践性很强的学科，任何一门专业性的学科都应有其独特的知识体系作为实践的基础和指导。20世纪50年代以后，国外很多护理学者对护理的现象及本质进行了深入探讨，在此基础上提出了不同的护理理论或模式。护理理论的发展为护理实践、教育、管理和研究提供了科学依据，并为建立护理学独特的理论体系奠定了基础，使护理学逐步走上专业化的发展轨道。

第一节　概　述

我国护理学者在20世纪90年代初开始引进一些西方护理理论和模式。但理论的产生是在一定的社会背景、环境及实践基础上发展而来的。由于东、西方文化的差异，历史发展、社会制度等方面的不同，对护理实践中的问题或现象的理解和诠释也不尽相同。西方的护理理论

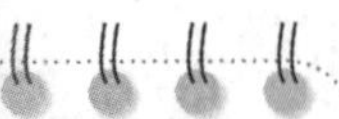

并不能完全指导我国护理实践。鉴于此，我国部分学者积极探索、尝试建立适用于我国文化特点的护理理论，如台湾学者肖丰富提出舒适模式、杜友兰提出顺应自然理论、中医特色的天人合一理论等。任何一个护理理论都不能包括护理的所有方面，而是各有其侧重点，为了更好地理解每个护理理论的内涵，在实践中结合具体情况，灵活应用，首先要了解护理理论的基本要素、发展进程、特征及其应用。

一、护理理论的基本要素

理论是由一组相互关联的概念、假设、观点等组成的用以解释某种现象的系统性描述。

（一）概念

概念（concept）是描述物体、属性或事件的一些词组，是通过描述对象的特有属性或本质属性来反映对象的一种思维形式。韦氏词典（Webster）认为，概念是人们对周围环境中的某种物体所形成的印象，对客观事物属性及本质的理性认识。

概念是思维形式最基本的组成单位，是进行命题和推理的基本要素，为人类认识事物及相互交流提供了途径。人类的科学认识成果需要通过形成各种概念加以总结和概括，才能构成理论。因此，概念是构建理论的基本要素，并且反映一个理论的主题。如护理学理论应该包括人、健康、环境、护理等基本概念。概念及其定义是理解理论的基础，不同的理论家对护理学中的同一个概念会有不同的解释，因此，理论家必须对其理论中出现的概念进行定义，以界定概念的内涵和外延，使读者对其概念和理论有正确的理解，并有助于以量化的方式测量理论中各变量及其关系。

（二）前提和假设

前提（assumption）是一种没有证据证实的，但认为是正确的陈述，是进行逻辑推理的依据。理论家在论述理论时，先提出该理论的几个前提，假定这几个前提成立，然后在此基础上阐述自己理论的观点。

假设（hypothesis）是以已有的事实材料和科学理论为依据，借助理性的判断和逻辑推理，对未知的事实或规律提出一种推测性说明。假设是一种需要进行验证的关系陈述，必须得到实践的证实，才能成为科学原理。人们借用假设的手段，通过实践验证，从现象到本质，逐步加深对自然规律的认识，从而不断完善旧理论，建立新理论。

（三）现象

现象（phenomenon）指客观世界中能为人们所感知的任何事件或事物，是存在于客观世界中的事实。在特定的学科领域，一定的现象反映了学科的知识范畴与领域。护理理论的研究对象是护理现象，目的是通过研究，揭示护理现象的本质，总结客观规律，从而指导护理实践。

二、概念框架、模式和理论

概念框架、模式和理论都是由一组表示关系的命题组成的，试图对现象进行描述和解释。其差别主要在于概念的抽象程度，以及概念间的相互关系被证实的程度不同。

（一）概念框架

概念框架（conceptual framework）通常指构建理论的雏形，确定现象中的核心概念，描述这些概念中的相互关系。概念框架中的概念常常具有高度的抽象性，缺乏足够的实践来验证，而且会含有一些缺乏相互联系的概念。

（二）模式

模式（model）是一组关于概念间相互关系的陈述，说明各个概念是如何互相关联的，并初步提出如何应用这些内容对各种现象进行解释、预测和评价。模式具有一定的实践依据，但仍不足以充分证明这种关系的正确性，还需进行不断验证和修正，是理论发展的早期形式。

（三）理论

理论（theory）由一组概念、定义和命题组成，通过阐述概念间的具体关系，反映对现象的一种系统的观点，达到描述、解释、预测和控制事物发展的目的。理论中的概念比较具体，对概念有完整的定义，更详细地解释概念之间的关系，并经过实践的验证，对现象有更强和更可靠的预测性。

三、护理理论的发展

依据护理学在形成独立学科理论与知识体系过程中的要点与特征，可将护理理论的发展分为理论借鉴期、理论创建期和理论应用期 3 个阶段。

（一）理论借鉴期

从 20 世纪 50 年代开始，护理学开始借鉴其他学科的理论，作为指导实践的基础，包括人类基本需要层次论、成长与发展理论、应激与适应理论、一般系统论等。

（二）理论创建期

1965 年，美国护士会确定了护理需要建立护理理论的发展方向，明确了从其他学科借鉴来的概念和理论并非特有，因此不能构成指导护理实践的独特的知识体系。护理学作为一门独立的学科，应该发展自己的理论体系。20 世纪 70 年代，护理理论家陆续发表了护理概念框架，如 Levine 的守恒模式（1967 年）、Rogers 的生命过程模式（1970 年）、Roy 的适应模式（1970 年）、Orem 的自理模式（1971 年）、Neuman 的系统模式（1972 年）、Johnson 的行为系统模式（1980 年）等。20 世纪 80 年代，这些早期的护理理论家对其概念框架进行不断的修改和扩充，使之更趋完善，促进了护理学科的发展。1980—1990 年是美国护理理论蓬勃发展的时期。

（三）理论应用期

从 20 世纪 90 年代开始，护理的侧重点转向了将护理理论应用于护理实践，在实践中检验护理理论的价值，并在此基础上，对理论进行完善和修改。

知识链接

护理学知识的结构（The Construction of Nursing Knowledge）

每个学科都有其独特的知识发展核心，并形成该学科的知识体系，用以指导学科研究，并与其他学科相区别。护理学是职业型学科（professional discipline），与学术型学科（academic discipline）不同的是，护理学知识常来源于实践以及其他相关学科。因此，对目前的护理学科而言，亟待建立自己的学科知识体系。

护理学知识是哲学、理论、研究和实践的综合体。护理理论家 Jacqueline Fawcett 提出，当代护理学知识包括元范式（meta-paradigm）、哲学（philosophies）、概念模式（conceptual models）、理论（theories）、经验指标（empirical indicators）5 个元素（Fawcett，1993；King & Fawcett，1997）。由此组成了独特的护理学的学科知识，并将护理学科与其他学科相区分。

Fawcett 将护理学知识勾画为一个合弄层次（holarchy）（注："holarchy" 一词来自 Authur Koestler，指子整体（holon）间的联系，子整体意味着既是部分也是整体），根据知识的抽象程度，将 5 个元素放入其中（图 1）。

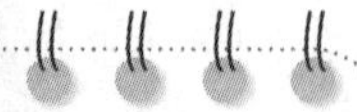

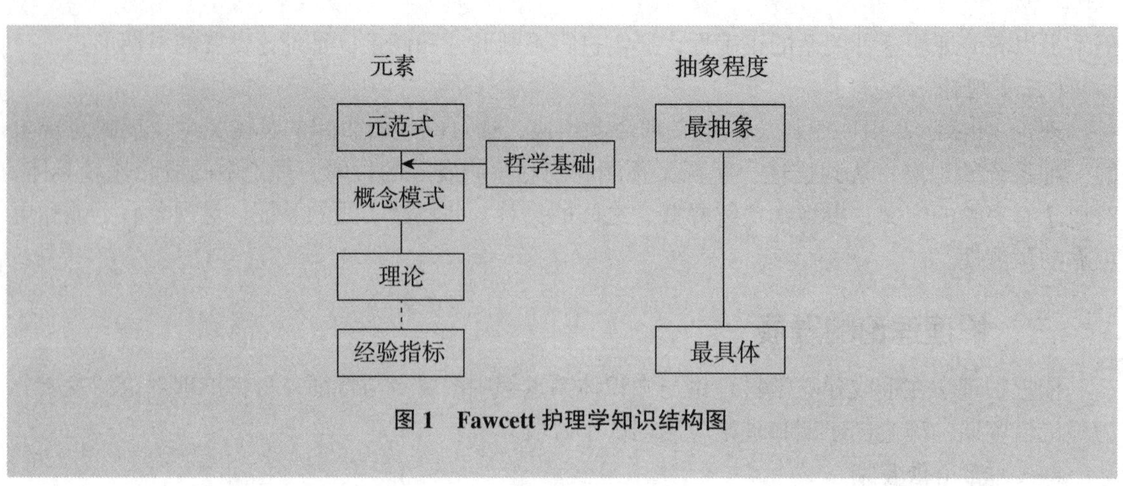

图 1　Fawcett 护理学知识结构图

四、护理理论的特征与分类

（一）特征

Julia George 提出了 7 条理论的基本特征，在对一个理论进行分析和评价时，也可以这 7 个特征作为依据。

1．理论能将概念以特殊的方式联系起来，从而提供一种看待和认识特定现象的独特方法或视角　理论通过对概念的有机组合，清楚地阐明各种现象之间的关系，以描述、解释或预测某种现象。

2．理论必须具有一定的逻辑性　组成理论的各概念之间必须有一定的推理及逻辑关系，不能相互矛盾或冲突。

3．理论必须简单易懂，且容易推广　这样才能在护理实践中得到广泛应用。

4．理论可作为假设的基础而经受检验　理论中的一些概念及其之间的联系应能用一些方法进行观察和测量，以检验该理论在预测各种关系方面的准确性。

5．通过对理论的验证和研究，能够增加学科的知识体系　通过对理论的验证性研究，可引出新的学说，以致建立新的理论，促进学科知识体系的发展。

6．理论必须对实践有指导作用　这是理论的一个重要特征，理论所阐述的概念及其联系应切合实际，能指导实践者用以改进临床实践。

7．理论必须与其他已证实的理论、定律和原理相一致，但留有进一步探讨的空间。

（二）分类

根据理论的主要特征，可将目前我国引进并逐步应用于教学、科研和临床的护理理论分为以下几类。

1．以护患关系为中心的护理理论　具有代表性的有 King 的目标达到理论和 Watson 的人类照护理论。

2．以患者需求和问题为中心的护理理论　具有代表性的有南丁格尔的环境学说和 Orem 的自理模式。

3．以系统为中心的护理理论　具有代表性的有 Roy 的适应模式、Neuman 的系统模式以及 Leininger 的跨文化护理理论。

4．以能量源为中心的护理理论　具有代表性的有 Rogers 的人类统一整体科学理论和 Newman 的健康意识理论。

5．护理学科常应用的其他学科的理论　如 Maslow 的人类基本需要层次论、Erikson 的成长发育理论、Pender 的健康促进模式、Lazarus & Folkman 的压力和应对模式、Bandura 的社会认知理论和自我效能学说等。

五、护理理论在实践中的应用

护理理论应能指导实践，并在实践中得到验证和不断完善；同时，理论又能产生新的假设，刺激科研。因此，理论、科研、实践之间互相依存、互相促进，具体体现在下列几个方面。

1．护理理论与实践　理论与实践的关系是相互依赖、相互作用的。实践是理论的根源，理论指导实践，而实践又验证理论。没有实践的理论是空洞的理论，而没有理论的实践是盲目的实践。护士在每天具体、零散的护理实践中不断积累经验，并通过对临床经验的分析、归纳和总结，产生概念和科学的假设，并不断上升为科学理论。护理理论指导护士对服务对象进行评估、计划和干预，并正确预测护理的结果和反应，使护理工作更具科学性、独立性和自主性。同时在实践中验证理论，促使理论的不断完善。

2．护理理论与科研　理论与科研的关系是相辅相成的，理论的发展需要以科研为基础，用科研的方法阐述并检验理论中的各种概念及其相互关系，使理论对现象及本质的预测与控制作用更强。同时，理论可以作为科研的理论框架以指导科研，对丰富及发展护理知识体系具有重要的促进作用。

3．护理理论与管理　护理理论可以为护理管理提供有利的蓝图，使护理管理者明确护理工作的目标及工作重点，促进护理管理进一步向专业化、科学化的方向发展，从而保证及提高护理质量。

4．护理理论与教育　护理理论为护理教育提供了指导思想及理论依据。在护理教育中，不同的学校可以选择不同的护理理论或模式来指导其办学思想及课程设置，指导教师选择不同的教学方法以满足学生及社会对护理人才的需要，使护理教育更加有序、有计划性及目的性。

第二节　奥瑞姆的自理理论

案例 8-1

患者，女，27 岁，本科学历，怀孕 39 周，晨起如厕时发现羊水破裂，随即入院。孕妇入院时较为紧张，对分娩相关知识了解较少。医生嘱其深呼吸，待宫口开全，首选自然分娩，剖宫产为备选。下午 7 时，根据孕妇状态，医生对其进行剖宫产手术，产下一名健康男婴。产后护士为其提供照护服务，5 天后产妇出院，但产妇出现日常性情绪低落。

请回答：

1．根据奥瑞姆的自理缺陷护理理论，该孕妇从入院到出院的过程分几个阶段，其对应的系统分别是什么？

2．在不同阶段中，首要解决的护理问题分别是什么？

奥瑞姆的自理理论（Orem’s self-care theory）是于 1971 年提出的，着重阐述了什么是护理、何时需要护理、如何提供护理这三方面的问题。该理论强调护理应在个体现有自理能力的基础上，补偿其自理缺陷，并最大限度地提高和促进患者的自理能力。这是国外护理理论中较早被应用的理论之一，也是目前被我国护理人员广泛应用的理论之一。

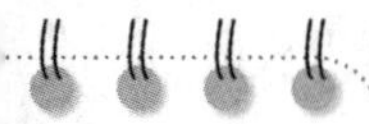

一、奥瑞姆简介

奥瑞姆（Dorothea E. Orem，1914—2007 年）是美国著名的护理理论学家，1914 年出生于美国马里兰州巴尔的摩市。1934 年毕业于华盛顿的普罗维登斯医院护校，先后从事过儿科、内外科、急诊室等临床护理工作。1939 年在美国天主教大学获得护理学学士学位，到普罗维登斯医院底特律护校任教。1945 年在天主教大学获得护理学硕士学位，担任普罗维登斯医院底特律护校的校长。1949 年到印第安纳州卫生局医院分部工作，负责医院护理质量。1958 年在华盛顿卫生教育福利部教育司担任顾问，主管临床护士的培训工作。1959 年到天主教大学任教，并担任护理系主任。1965 年，她与天主教大学的几位教师共同创建了护理模式委员会。1970 年开办自己的咨询公司，直到 1984 年退休。

丰富的护理实践经验激发奥瑞姆对“什么是护理”“人为什么需要护理”等问题进行长期的深刻思考，她逐渐认识到，“当人们无法照顾自己时就需要护理”，正是这一思想促使奥瑞姆形成和发展了自理缺陷护理理论，并在 1971 年出版的《护理：实践的概念》（*Nursing：Concepts of Practice*）一书中首次进行公开阐述，并多次再版。

二、奥瑞姆理论的主要内容

奥瑞姆的自理理论由三个相互关联的理论组成，即自理理论、自理缺陷理论和护理系统理论。

（一）自理理论

自理理论（the theory of self-care）重点说明了什么是自理，哪些因素影响自理的提供，以及人存在哪些自理需要。主要包括自理、自理能力、治疗性自理需求这几个概念，以及依赖性照顾、依赖性照顾能力等衍生概念。

1．自理（self-care） 指个体为维持生命和健康，自己采取的一系列活动。自理是可学习的、有目的的，贯穿于日常生活中。有效地完成自理活动有助于维持个体的结构完整性及其正常功能，并有利于个体的发展。在正常情况下，成人能主动照顾自己。对于婴幼儿、儿童、老人、患者、残疾者等依赖他人照顾的个体，由其父母、监护人或照顾者协助或代替其完成自理活动，称为依赖性照顾（dependent-care）。

2．自理能力（ability of self-care） 指个体进行自理活动的能力。这种能力受基本条件因素（basic conditioning factors）的影响，包括年龄、性别、成长发展阶段、健康状况、社会文化背景、健康照顾系统（如诊疗条件）、家庭系统、生活方式、环境因素、资源的充足与可获取性等。自理能力有个体差异，同一个人在不同时期或不同状况下，自理能力也会有所不同。自理能力可以通过学习不断提高和发展。依赖性照顾能力（ability of dependent-care）是指被依赖者所具有的提供照顾和帮助依赖者的能力。

3．治疗性自理需求（therapeutic self-care demand） 指在某个时期内，个体通过使用有效的方法和途径来满足已知自理需要的全部自理行为。自理需要可分为三类，即一般性自理需要、发展的自理需要和健康不佳时的自理需要。

（1）一般性自理需要（universal self-care requisites）：也称日常生活需要，是所有人在生命周期的各个发展阶段都普遍存在的需要，目的在于维持自身结构的完整性及其功能正常。包括下列方面：①摄入足够的空气、水和食物；②维持良好的排泄功能；③维持活动与休息的平衡；④维持独处与社会交往的平衡；⑤预防或避免对生命和健康有害的因素；⑥促进个体在群体中的功能与发展，达到符合个体潜能、局限性和期望的正常水平。

（2）发展的自理需要（developmental self-care requisites）：指个体在成长发展的各个阶段，一般性自理需要的特殊表现，或遇到不利情况或事件时出现的新的需要。包括：①人在生命历程中的各个阶段，如婴儿期、青春期、更年期、老年期，为维持成长和发展，使自己更加成熟的各种需要；②在成长发展过程中，遇到不利的事件时，如失业、丧亲、地震、车祸、住院、更换工作等情况时，学会如何应对，以避免或减少不良后果的需要。

（3）健康不佳时的自理需要（health deviation self-care requisites）：指个体在疾病、受伤或残疾时出现的自理需要，或由于采用诊断性或治疗性措施产生的需要。包括：①寻求恰当的卫生保健服务；②了解和应对疾病带来的影响或后果；③有效地执行医嘱中的诊疗和康复措施；④了解和调整诊疗措施引起的不良反应；⑤适当调整自我概念和自我形象，以接纳患病的事实；⑥调整生活方式，学会适应患病后的生活，促进个体继续发展。

（二）自理缺陷理论

自理缺陷理论（the theory of self-care deficit）是奥瑞姆护理理论的核心，主要阐明了个体在什么时候需要护理，其核心概念是自理缺陷。

自理缺陷（self-care deficit）是指当自理能力或依赖性照顾能力不足以满足个体已知的自理需要，或目前尚能满足，但预计该能力将下降和（或）自理需要将增加时，即存在或将出现自理缺陷，此时就需要护理了。也就是说，在特定时期内，当个体的自理需要超出自理能力或依赖性照顾能力时，就出现了自理缺陷。此时，自理能力与自理需要之间的平衡被破坏，个体需要借助外界力量，即护士的帮助来恢复平衡。因此，自理缺陷的出现是个体需要护理的原因。

奥瑞姆提出，可通过下列5种方式中的一种或几种，来弥补个体的自理缺陷。

（1）替个体做：如为昏迷患者进行口腔护理和床上擦浴。

（2）引导和指导个体做：如指导产妇正确的哺乳技巧；引导痴呆患者使用筷子吃饭、穿衣等。

（3）提供身体和心理支持：如协助腹部手术后的患者下床活动，并给予必要的鼓励。

（4）提供促进个体发展的环境：如在居家环境中，为残疾者或活动不便的老年人布置安全设施；为产妇提供母婴同室，促进亲子关系的建立，帮助产妇尽快适应母亲角色等。

（5）宣教：教给个体必要的知识和技能，如教给父母适时给婴儿添加辅食、为糖尿病患者进行饮食指导等。

（三）护理系统理论

自理理论和自理缺陷理论说明了什么是自理（what）、什么时候需要护理（when），护理系统理论则说明了如何通过护理帮助个体满足其治疗性自理需求（how）。主要涉及护理能力和护理系统两个概念。

护理能力（nursing ability）是指受过专业教育和培训的护士所特有的能力，这种能力可使护士认识到并采取行动帮助个体通过训练和发展自身的自理能力，以满足其治疗性自理需求。护理能力与自理能力的不同之处在于：护理能力是专业护理人员所具有的能力，是为他人受益；而自理能力是个体进行自理活动的能力，是为自身受益。

护理系统（nursing system）是指个体出现自理缺陷时，护士为患者提供护理活动所产生的动态行为系统。奥瑞姆将护理系统分为3类，即全补偿系统、部分补偿系统和辅助 - 教育系统（图8-1），并在每个护理系统中，界定了在满足个体的治疗性自理需求过程中，护士与患者的职责及其应采取的行动。

1．全补偿系统（wholly compensatory nursing system）　指个体不能参与自理活动，或医嘱限制这些活动，需要护士给予全面的帮助。护士的职责是“替患者做”。适用于以下情况：①患者在精神和体力上均没有能力自理，不能参与任何形式的自主活动，如昏迷患者；②患者神志清楚，能意识到自己的自理需求，但体力上不能完成，如高位截瘫患者；或医嘱限制其活动，如心肌梗死急性期患者；③患者具备完成自理活动所需的体力，但因精神障碍，无法判断

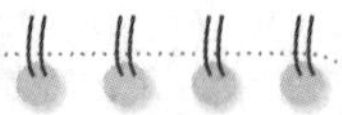

自己的自理需求，如严重精神障碍患者。

2．部分补偿系统（partly compensatory nursing system） 指在满足患者治疗性自理需求的过程中，患者有能力进行一部分自理活动，但另一部分需要护士提供护理来完成。护士的职责是“帮助患者做”。如腹部手术后，患者可以自行进食、洗脸，但需要护士协助如厕、下床活动等。

3．辅助 - 教育系统（supportive-educative system） 指患者能进行自理活动，但必须由护士提供咨询、指导和教育才能完成。护士的职责是“教育和支持患者做”，帮助患者制定决策、控制行为、获取知识和技能，提高和促进其自理能力，促使患者成为自理者。如护士教会糖尿病患者如何自我照顾，包括饮食控制、适度运动、遵医嘱服药、调节情绪、定期监测血糖和学会胰岛素注射等。

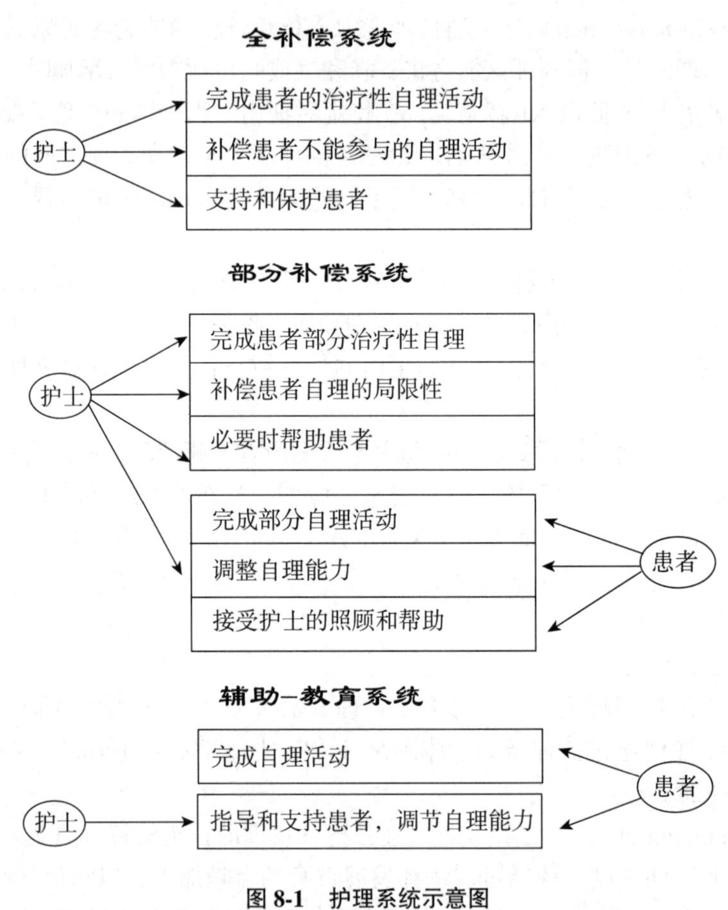

图 8-1　护理系统示意图

对于上述 3 种护理系统，护士应根据患者的自理能力和治疗性自理需求进行选择。对同一个患者，可能会在不同的阶段，随着其自理能力和治疗性自理需求的变化，而选择不同的护理系统。例如，因头盆不称需择期行剖宫产的孕产妇，在怀孕期间可选择辅助教育系统；住院后术前准备期间可能转为部分补偿系统；而在剖宫产术中和术后即刻，则需要全补偿系统；随着产妇从麻醉状态中逐渐恢复，再次过渡到部分补偿系统；当其出院时，又转为辅助 - 教育系统。

三、奥瑞姆理论对护理学 4 个基本概念的阐释

（一）人

人是整体的，其功能包括生理、心理、人际间和社会等方面，因此自理活动也会涉及这几

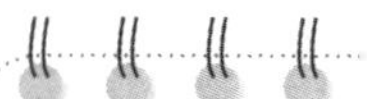

个方面。人与其他生物明显的不同之处在于人具有以下能力：①能够审视自己及其环境；②能够总结并解释经验；③能够创造性地为自己和他人谋幸福。人有学习和发展的潜能，通过后天的学习来满足其自理需求，而不是通过本能。当个体无法满足其自理需求时，由他人提供帮助来完成。

（二）健康

奥瑞姆赞同世界卫生组织对健康的定义，她认为健康包括身体、心理、人际间和社会等方面，这几个方面是不可分割的。人在不同的时间可能处于最佳健康与疾病这一动态过程的不同状态，人可以从一种健康状态过渡到另一种健康状态。健康应以预防保健为基础，包括促进和维持健康（初级预防）、早期发现和治疗疾病（二级预防）以及预防并发症的发生（三级预防）。

（三）环境

奥瑞姆认为环境是人以外的所有因素，可分为理化环境和社会文化环境两大类。她认为现代社会具有以下两种价值观：①人生活在社会中希望能够自我管理，并对自己的健康及其依赖者（如未成年的子女或自理能力严重受损的家人）的健康负责任；②大多数社会能够接受那些不能满足自理需要的人，并根据其现有的能力提供帮助。基于这两种价值观，自我帮助和帮助他人都被认为是有价值、有意义的活动。护理是基于上述两种价值观的一种特殊的服务形式。社会提倡自我护理，而护理也是合乎社会需要的，并且是十分必需的活动。

（四）护理

奥瑞姆认为护理是为克服和预防自理缺陷而发展的活动，或为不能满足自理需要的个体提供帮助。护理活动是以自理活动这一概念为基础的，随着个体自理能力的恢复，或当个体学会如何进行自理时，个体对护理的需要也就逐渐减少或消失。护理是一种服务，它与其他人类服务的区别在于它关注的是为缺乏自理能力的人提供持续的健康照顾。奥瑞姆强调护理是一种科学、艺术与技能相结合的学科，认为护士应经过教育和培训，具备专业的素质和特殊的技能，需要护理学科、自然学科、人文学科和艺术等知识基础。

四、奥瑞姆理论与护理实践

奥瑞姆认为护理实践由一系列有目的的行为构成，分为 3 个步骤（表 8-1）。

表 8-1　奥瑞姆理论中护理实践的步骤与护理程序的比较

奥瑞姆理论中护理实践的步骤	NANDA 护理程序
第一步：评估和诊断：确定为何需要护理，对有关照顾做出判断	评估 诊断
第二步：选择护理系统，制订护理方案	计划
第三步：执行和评价	实施 评价

（一）第一步

确定个体为什么需要护理，即通过收集资料，评估个体目前的治疗性自理需求是什么，个体的自理能力如何，存在哪些自理缺陷，为什么会出现自理缺陷，以及自理能力存在哪些潜力，等等。然后对收集到的资料进行分析，提出护理问题。这个过程在对个体的护理过程中将持续进行。这一步相当于护理程序的评估与诊断两个步骤。

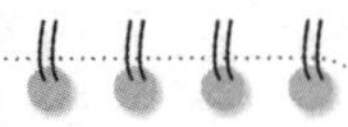

（二）第二步

选择护理系统，设计具体的护理方案。奥瑞姆提出三类护理系统：全补偿系统、部分补偿系统和辅助教育系统。护士应根据个体的自理能力选择适合个体目前情况的护理系统。然后制订护理方案，包括具体的护理措施、实施的方法、实施的时间及先后次序、所需的仪器设备及其他物品等。这一步相当于护理程序的计划步骤。

（三）第三步

执行和评价，即按照第二步中设计的方案实施护理。在执行过程中，护士要不断观察患者的反应，评价护理措施的效果，根据患者自理需要和自理能力的变化，及时调整护理系统，修改护理方案。这一步相当于北美护理诊断协会（North American Nursing Diagnostics Association，NANDA）护理程序的实施和评价两个步骤。

五、奥瑞姆理论的特征及其应用

（一）奥瑞姆理论的特征

奥瑞姆理论由 3 个相互关联的理论组成，以自理为核心，将自理、自理缺陷和护理系统三者相互关联起来，为护理实践提供了一种独特的观点。该理论用词通俗易懂，易被理解和接受。理论中提出的三类护理系统与国内采用的分级护理制度比较相似，易在临床工作中得到应用和推广。

奥瑞姆强调护理是一门帮助艺术，对护士的职业素质提出了要求，强调护士需要接受教育，应具备专业的素质、知识和技能。传统观念认为只要护士替患者做了全部的自理活动就是一个好护士，如给患者喂饭、梳头、剪指甲、洗脚，而不管患者自己是否有能力完成这些活动。而奥瑞姆的理论改变了这一观念，她认为护理的任务应是在患者现有自理能力的基础上，补偿其自理缺陷，并尽可能地发挥患者自理的潜能，帮助患者克服自理的局限性，最大限度地提高和促进患者的自理能力。奥瑞姆的理论与已被验证的理论、定律和原理是相一致的，如她提出的三类自理需要是以人类基本需要理论为基础的。

（二）奥瑞姆理论的应用

奥瑞姆的理论自提出以来，已被应用于护理实践的各个领域和场所，包括康复、血液透析、肾移植、糖尿病、老年人护理、精神病患者护理等。有些研究者以该理论为基础发展了一些评估工具。随着 20 世纪 80 年代我国学者引入该理论以来，国内应用奥瑞姆理论的研究也越来越多，如该理论在指导脑卒中、乳腺癌、糖尿病等多种慢病照护中发挥着重要作用。

随堂测

随着社会的发展和疾病谱的改变，慢性疾病越来越成为困扰人们健康的主要问题。慢性疾病大多是终身疾病，要求患者能通过自我护理达到控制疾病、促进健康、改善生活质量的目的。因此，评估并帮助慢性病患者提高自理能力，也成为临床护理工作的主要任务之一。奥瑞姆理论符合当今护理的发展趋势，且通俗易懂，因而在临床护理实践中得到了普遍接受和广泛应用。但在应用自理理论的过程中，要防止出现借“自理”之由将许多护理工作推给患者或其家属执行的现象，或只是强调患者自理，而忽视护理人员在其中应起的教育、支持、指导和促进作用。

第三节　罗伊适应模式

罗伊适应模式（The Roy adaptation model）是于 1970 年被正式提出的，围绕“人是一个整体的适应系统”，对护理学的 4 个基本概念及其有关的核心概念进行了阐述，目前已在国外临床护理及课程设置等领域得到广泛应用。

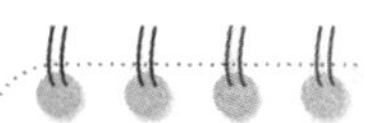

一、罗伊简介

卡莉斯塔·罗伊（Callista Roy，1939—）是美国当代著名的护理理论家。罗伊 1939 年出生于美国洛杉矶的一个天主教家庭，1963 年于洛杉矶的圣玛丽大学（Mount Saint Mary's College）获得护理学学士学位。1966 年和 1977 年在加州大学（University of California）洛杉矶分校获得护理学硕士学位和社会学博士学位。罗伊曾从事过儿科护士、圣玛丽大学副教授、护理系主任、波特兰大学（University of Portland）副教授、波士顿大学（Boston College）护理学院教授等职务，并加入多个护理学术组织，如美国护理学会（American Academy of Nursing）、北美护理诊断协会（NANDA）、国际荣誉护理学会（Sigma Theta Tau）等。

1964—1966 年，罗伊在加州大学洛杉矶分校就读护理学硕士期间，注意到儿童在成长发展阶段的心理变化及其对环境的适应能力与潜能，认识到适应是描述护理的最佳途径，提出"护理是为了促进个体的适应"，由此不断发展了自己的理论，并在 1970 年发表的《适应：护理学中的一个概念框架》（Adaptation：A Conceptual Framework in Nursing）一文中正式进行阐述。此后，罗伊不断对该模式进行完善与发展。

二、罗伊适应模式的主要内容

罗伊适应模式是围绕人是一个整体的适应系统而组织的，深入探讨了人的适应机制、适应方式和适应过程，其基本要素包括人、环境、健康、护理这 4 个基本概念和几个相关的核心概念，及对其相互关系的阐述。

（一）人

人是一个整体的适应系统（图 8-2），包括个体和群体（家庭、团体、社区和社会）。人是由各部分组成的整体，为达到特定目的作为一个整体发挥功能。人是一个开放的系统，不断与环境发生互动，进行物质、能量、信息的交换；人具备不断适应环境中变化的能力，从而维持自身的完整性。

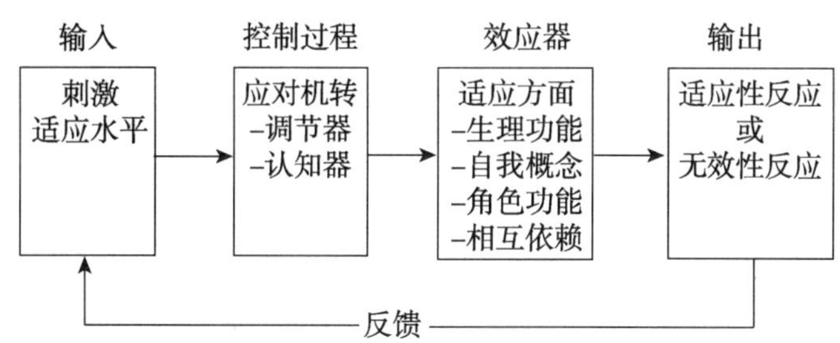

图 8-2　人作为一个适应系统示意图

1．输入（input）　输入可以来自外界环境，也可以来自人的内部，包括输入的刺激和人的适应水平。

（1）刺激（stimulus）：罗伊将输入的刺激分为 3 类：①主要刺激（focal stimuli）：指人当时面对的、对人影响最大、需要立即适应的刺激；②相关刺激（contextual stimuli）：指当时情境下对主要刺激引起的反应有影响的其他刺激；③固有刺激（intrinsic stimuli）：指原有的、构成本人特征的，可能与当时情境有一定关联的不确定因素。

例如，对一名心绞痛患者来说，他当时所面临的主要刺激是心肌缺血；环境高温、活动、情绪紧张等因素可以加重心肌缺血，而休息、服药等因素可以缓解心肌缺血，这些都可视为相关刺激。固有刺激是指患者的文化背景、职业、吸烟史、家族遗传史等特征。

（2）适应水平（adaptation level）：是输入的一部分，指人对刺激的适应能力的范围。适应水平具有个体独特性，并不断发生变化。如果刺激在人的适应范围内，则人可能适应；反之，则人不能适应刺激。

2．控制过程（control process） 人对环境中的刺激有一个内在的应对过程，罗伊称之为应对机转（coping mechanism），包括调节器次系统（regulator subsystem）和认知器次系统（cognitor subsystem），前者是通过神经化学内分泌途径进行的自主性反应（生理调节），后者是通过感知、信息处理、学习、判断和情感等途径进行的反应（认知调节）。二者共同发挥作用来维持人自身的完整性。有些应对机转是先天的或遗传的，而有些则是后天习得的。

3．效应器（effecter） 人对刺激的反应可表现为4个适应方面（adaptive modes），即生理、自我概念、角色功能和相互依赖。与这4个方面有关的行为可反映人的适应水平和应对机转的使用情况。

（1）生理方面（physiologic mode）：主要是个体面对环境刺激的生理反应，与生理完整性有关。包括氧化（oxygenation）、营养（nutrition）、排泄（elimination）、活动与休息（activity and rest）、防御（protection）、感觉（senses）、水和电解质平衡（fluid and electrolytes）、神经功能（neurological function）及内分泌功能（endocrine function）几个方面。

（2）自我概念方面（self-concept mode）：即人的心理和精神方面，与人的心理完整性有关，由躯体自我（physical self）和人格自我（personal self）组成（图8-3）。①躯体自我：包括身体感觉（body sensation）和身体意象（body image）。身体感觉是人对自己身体能力的感觉；身体意象是人对自己外貌的主观概念。②人格自我：包括自我一致性（self-consistency）、自我理想（self-ideal）和道德-伦理-精神自我（moral-ethical-spiritual self）。自我一致性是人能对自己有一个全面的、一致的、不受时间及空间影响的看法；自我理想是人对自己的期望；道德-伦理-精神自我是人能保持自己的行为符合社会规范及道德原则。

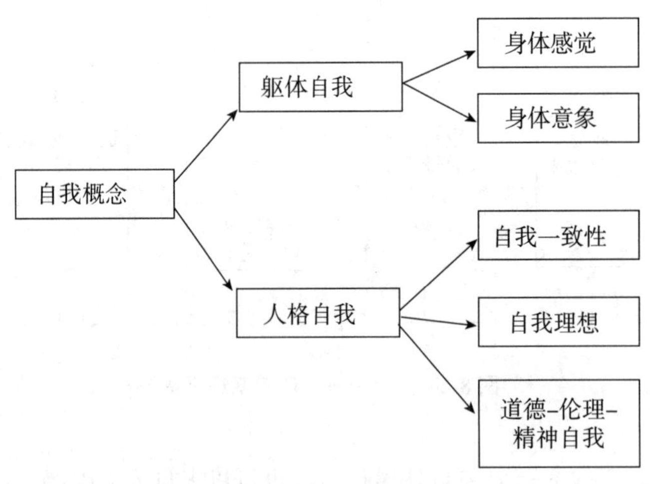

图8-3 自我概念的内容

（3）角色功能方面（role function mode）：表现为个体的主要角色、次要角色和第三角色，与人的社会完整性有关。角色是某人在特定场合的义务、权利及行为准则，人在社会中的行为是依照其角色而定的。

（4）相互依赖方面（interdependence mode）：主要涉及人的价值观、情感、爱等方面，体现在个体和群体水平的人际间关系中，也与人的社会完整性有关。

4．输出（output） 即人的反应，包括适应性反应与无效性反应两类。适应性反应是对健康有利的反应，发生在人积极应对环境变化的过程中，这种适应能促进人的整体性，从而达到

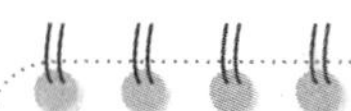

健康；无效性反应则容易导致疾病的发生。人对变化是否能够适应取决于输入的刺激和人的适应水平。护士依据效应者 4 个适应方面的表现，来评估人的反应是适应性的还是无效性的。输出的反应同时又构成系统的反馈。

（二）环境

环境是指来自人内部和外部的所有刺激，是“围绕和影响人或群体的发展和行为的所有情况、事件和影响因素”。环境刺激包括主要刺激、相关刺激和固有刺激。环境是人作为适应系统的输入部分，包括内在与外在因素。环境的任何变化都需要人付出能量来适应。

（三）健康

健康是指“处于和成为一个完整的和全面的人的状态和过程”。人的健康表现为有能力达到生存、成长、繁衍、自主和自我实现的目标。适应是促进人的生理、心理和社会完整性的过程。健康和疾病是人一生中不可避免的方面，当人能够不断地适应时就能保持健康，即适应性反应；当一个人的应对无效时就容易导致疾病，即无效性反应。

（四）护理

护理的对象包括个人、家庭、团体、社区或社会，这些都应被视为一个整体的适应系统。护理的目的是促进个体或群体在生理功能、自我概念、角色功能和相互依赖 4 个方面的适应，从而促进健康和提高生活质量。护士通过扩大人的适应水平和控制环境中的刺激进行干预，从而减少无效性反应，促进适应性反应。

三、罗伊适应模式与护理实践

罗伊适应模式将护理实践分为 6 个步骤：一级评估、二级评估、护理诊断、制定目标、实施和评价。基本上与 NANDA 护理程序的 5 个步骤相对应（表 8-2）。

表 8-2　罗伊适应模式中护理实践的步骤与护理程序的比较

罗伊适应模式中护理实践的步骤	NANDA 护理程序
一级评估：又称为行为评估	评估
二级评估：又称为刺激评估	
护理诊断	诊断
制定目标	计划
实施	实施
评价	评价

（一）一级评估

一级评估又称行为评估，指收集与效应器 4 个适应方面有关的资料，判断人的反应是适应性反应还是无效性反应。

1．评估的方法　包括观察、会谈、应用仪器设备检查等。

2．评估的内容

（1）生理功能：包括氧气、营养、排泄、活动与休息、防御、感觉、水电解质平衡、神经及内分泌功能等方面的表现。

（2）自我概念：包括躯体自我（身体感觉和身体意象）、人格自我（自我一致性、自我理想、道德 - 伦理 - 精神自我）。

（3）角色功能：包括人的各种角色（第一、第二及第三角色）。

（4）相互依赖：包括人的价值观、情感、爱等方面。

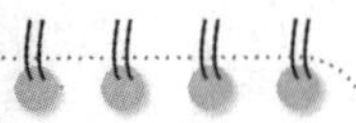

3．对评估资料的分析　判断上述各个方面存在哪些无效性反应。

（二）二级评估

二级评估又称刺激评估，指收集有关各种刺激的资料，将资料分类，识别主要刺激、相关刺激和固有刺激，以分析核心问题，明确问题产生的原因和影响因素。

1．评估的方法　包括观察、会谈、应用仪器设备检查等。

2．评估的内容

（1）主要刺激：即对当时引起反应的主要原因的评估。包括病理改变、外伤、手术、疼痛等。

（2）相关刺激：包括吸烟、饮酒、药物、自我概念、角色功能、相互依赖、社交方式、应对机转、生理及心理压力、物理环境、社会文化、经济环境、家庭结构及功能、家庭发展周期等。

（3）固有刺激：包括遗传、性别、生长发育的阶段、种族、信仰、态度、特性及社会文化方面的其他因素。

（三）护理诊断

针对4个适应方面的无效性反应提出护理诊断或护理问题。如因病截肢的患者会有术后疼痛，诊断为"疼痛：与手术有关"。但截肢手术还可引起自我概念问题，可诊断为"身体意象紊乱：与截肢手术有关。"

完成一级评估、二级评估和诊断后，应排列护理诊断的优先次序。排列时应依据威胁或影响个体、家庭、社区的生存、成长、繁衍和潜能发挥的程度进行考虑。

（四）制定目标

目标是对接受护理后个体或群体将无效性行为改变为适应性行为，或维持和增强适应性行为的描述，应以服务对象的行为反应为中心。可分为短期目标和长期目标。目标的陈述包括行为、预期的改变及时间。

（五）实施

可通过对作用于适应系统的主要刺激和相关刺激加以改变和控制，也可通过提高个体或群体的应对能力，扩展人的适应水平，从而促进适应性反应。

（六）评价

继续运用一级评估、二级评估的方法收集有关资料，将输出行为与制定的目标行为进行比较，以确定目标是否达成，检验护理措施的有效性。然后根据评价的资料对护理措施做出相应的调整。

四、罗伊适应模式的特征及其应用

（一）罗伊适应模式的特征

罗伊适应模式以"人是一个整体的适应系统"为主体，对护理学的4个基本概念提出了自己独特的观点。她把人视为一个整体的适应系统，与环境进行持续互动，通过调节器和认知器的应对过程，对刺激做出反应，并反映在生理功能、自我概念、角色功能和相互依赖这4个适应方面。护士通过对这4个适应方面的反应及环境中的刺激进行评估，判断出现了哪些无效性反应，明确核心问题及其影响因素，从而通过控制刺激和提高人的适应水平，促进人在4个方面的适应，以维持完整性，促进健康。

罗伊适应模式概念明确，符合逻辑。她将人对刺激的反应归纳为4个适应方面，提出了一个整体的框架，指导护士对患者进行全面系统的评估；将刺激分为主要刺激、相关刺激和固有刺激，对分析核心问题及其产生的原因和影响因素，明确护理行为的方向有着指导意义。罗伊提出的护理程序与NANDA的护理程序步骤相似，便于在护理实践中应用和普及。另外，罗伊适应模式的观点与已被验证的理论、定律和原理相一致，包括贝塔朗菲（Bertalanffy）的一般系统论、塞尔耶（Selye）的应激学说、马斯洛（Maslow）的人类基本需要层次论等。

（二）罗伊适应模式的应用

罗伊适应模式已在护理教育、护理实践和护理科研中得到应用。20 世纪 70 年代，罗伊在圣玛丽大学任教时，正处于本科生课程改革，第一次将该模式用于儿科护理学的教学中。目前已有多所护理学院以罗伊的适应模式作为理论框架进行了课程设置。在护理实践中，她的理论被用于个体、家庭等各个领域的护理实践中，包括心血管疾病患者的护理、神经系统疾病患者的护理等。另外，有很多研究，包括硕士和博士研究生论文，应用罗伊的适应模式为概念框架作为理论指导。在护理管理中，有些管理者将罗伊适应模式作为医院管理的理论框架，通过对主要刺激、相关刺激和固有刺激的评估，识别各层次护理人员面临的主要问题及其影响因素，从而采取相应的管理措施，促进其在各个方面的适应。

（三）罗伊适应模式的应用举例

个案简介：患者，男，45 岁，经腹部手术后转入观察室。术前血压 120/80 mmHg，心率 80 次 / 分，呼吸 16 次 / 分。术中全身麻醉约 1.5 h，估计失血量为 500 ml，静脉滴注液体 200 ml。转入观察室后血压 90/60 mmHg，心率 150 次 / 分，呼吸 32 次 / 分，四肢凉，甲床发白。患者已有 12 h 未进食，在观察室静脉滴注 5% 葡萄糖 100 ml/h，45 min 内排尿 10 ml，手术部位无出血，意识状态表现为对触觉的反应较慢。既往有肾感染史。

1．一级评估　患者在 4 个方面的行为中，主要表现在生理功能方面，出现血压下降、心率和呼吸加快、四肢凉、甲床发白、少尿，以上改变为无效性反应。其中心率和呼吸加快是心脏交感神经系统兴奋的信号，是对血压下降的反应。

2．二级评估

（1）主要刺激：血压下降。这是患者目前直接面对的、对其影响最大、需要立即适应的刺激。

（2）相关刺激：术中失血 500 ml，静脉滴注液体 200 ml；在观察室静脉滴注 5% 葡萄糖 100 ml/h，12 h 未进食；45 min 内排尿 10 ml；手术部位无出血。这些都是直接影响患者血压的因素。

（3）固有刺激：45 岁，男性，既往有肾感染史。这是患者原有的、构成本人特征的，可能对目前血压下降产生影响的不确定因素。

3．护理诊断　体液不足：血压下降：与术后输液量不足有关。

4．制定目标　患者的血压在 15 min 内维持在基线 ±20 mmHg 的水平。

5．措施　主要是改变相关刺激和提高适应水平，以促进适应性反应，具体措施如下。

（1）静脉滴注速度增加至 300 ml/h。

（2）抬高床脚以增加静脉回流。

（3）给予 40% 氧气吸入。

（4）嘱患者进行深而慢的呼吸。

（5）持续监测血压，备好升压药。

6．评价　将采取措施后患者的输出行为与目标行为进行比较，以确定目标是否达成。

评价指标：血压达到基线 ±20 mmHg，心率在基线 ±20 次 / 分，呼吸在基线 ±5 次 / 分，尿量大于 30 ml/h。并观察以下体征：神志清醒、四肢转暖、甲床转红。

若以上目标已达成，护士可再根据患者情况做出新的护理诊断，制定相应目标及措施；如未达到目标，护士应根据评价的资料对护理措施做出相应的调整。

随堂测

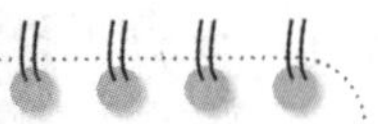

第四节　纽曼的系统模式

纽曼系统模式（The Neuman systems model）是于1972年提出的，用整体观和系统观探讨应激对个体的影响，以及个体的调节反应和重建平衡的能力。该模式综合运用了各家理论的观点，在国外社区护理及临床护理实践中应用广泛。

一、纽曼简介

贝蒂·纽曼（Betty Neuman，1924—）出生于美国俄亥俄州的一个农场主家庭。1947年在俄亥俄州阿克伦城人民医院获得护理学大专学历，随后在洛杉矶的医院先后担任临床护士、护士长，参与内外科、传染科、重症监护室的临床教学工作，并担任过学校和工厂的保健护士。1957年在加州大学洛杉矶分校获得公共卫生护理学士学位，1966年获公共卫生精神卫生护理咨询硕士学位，毕业后在加州大学任教。1985年获西太平洋大学临床心理学博士学位，从此开始致力于精神卫生护理的研究和实践，成为精神卫生护理领域的先驱者。

1970年，纽曼在加州大学硕士研究生的一门导论课上，提出了系统模式的基本观点。1972年，在美国“护理研究（*Nursing Research*）”杂志上发表了“一种运用整体观点对待患者问题的教育模式（A model for teaching total person approach to patient problem）”一文，公开提出了系统模式。1982年，其著作《纽曼的系统模式》（*The Neuman systems model*）首次出版。之后，纽曼对该模式进行了多次修订和完善，被广泛用于指导社区护理及临床护理实践。

二、纽曼系统模式的主要内容

纽曼的系统模式围绕应激源和对应激的反应来组织，由个体系统、应激源、预防性护理干预等部分组成。个体系统是一个由生理、心理、社会文化、发展、精神5种变量组成的动态的开放系统，在不断应对来自个体内、人际间、个体外的应激源时，其稳定水平取决于基本结构/能量源、抵抗线、防御线和5个变量之间的相互协调。护理通过初级预防、二级预防和三级预防帮助个体恢复系统的平衡状态。

科研小提示

纽曼的系统模式与传染病预防的3个基本环节（控制传染源、切断传播途径、保护易感人群）是相适应的。

在传染病爆发性流行背景下，如何以纽曼的系统模式为指导，提出防控措施呢？

（一）个体系统

个体系统是由生理、心理、社会文化、发展和精神这5个变量组成的整体的、开放的系统，与环境持续互动，具有正常的防御机能及结构，可用围绕着一个核心的一系列同心圆表示，包括位于核心的基本结构/能量源、抵抗线、正常防御线和外层的弹性防御线（图8-4）。

1. 基本结构（basic structure）/能量源（energy resources） 位于个体系统的核心，由所有生物体普遍存在的最基本的生存要素组成，包括正常的体温、生理结构、反应型态、自我结构、机体的优势和劣势、知识及常识等。基本结构受个体生理、心理、社会文化、发展、精神这5个方面的功能状态及其相互作用的影响。一旦遭到破坏，便会危及个体的生存。

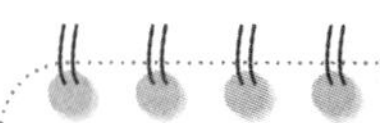

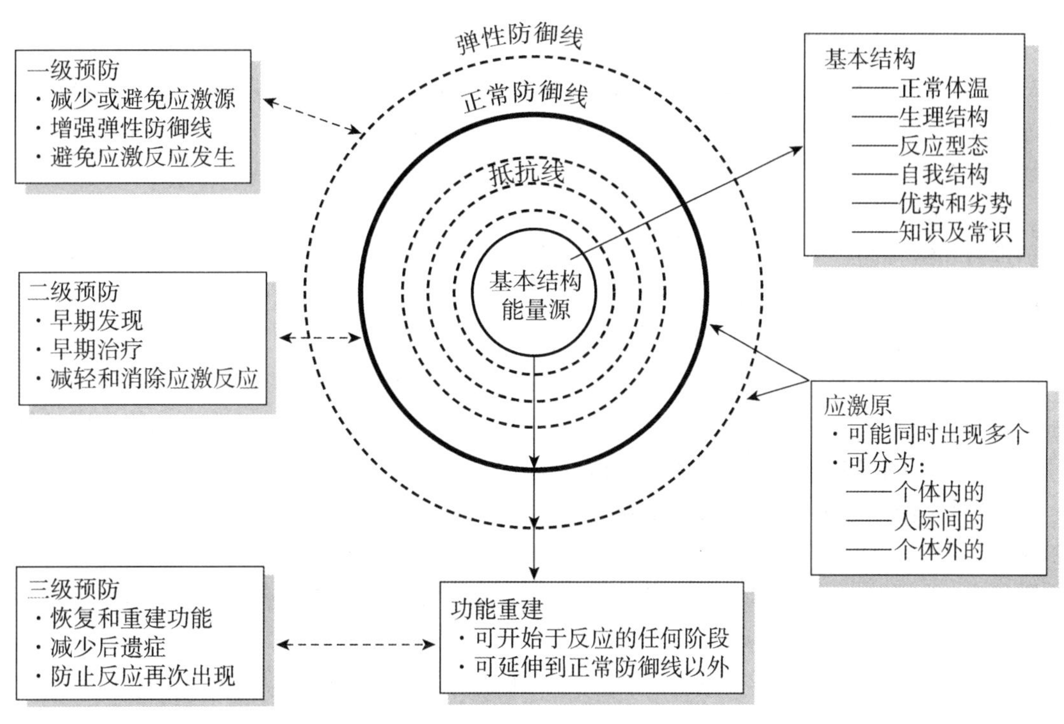

图 8-4　纽曼的系统模式示意图

2．抵抗线（line of resistance） 即紧贴基本结构外层的若干虚线圈，包括个体系统的免疫防御机制、适应行为及适应时的生理机制等，是保护基本结构稳定的防卫屏障。当来自外界环境的应激源入侵到正常防御线时，抵抗线即被激活。如果抵抗线能有效地应对应激源，可促使个体系统恢复平衡；一旦抵抗线被侵入，个体能量源遭到破坏，可导致个体能量耗竭，甚至死亡。

3．正常防御线（normal line of defense） 即位于抵抗线和弹性防御线之间的实线圈，是个体在与环境持续互动过程中，针对各种应激源不断进行调整、应对、适应后形成的系统稳定的正常范围。可作为系统稳定或机体健康状态的正常水平，是确定个体是否偏离正常健康状态的基线。如果应激源侵犯到正常防御线，个体即产生压力反应，表现为稳定性降低或疾病状态。正常防御线的强弱受多种因素影响，包括个体的系统特征、适应方式、生活方式、发展阶段、精神和文化因素等。

4．弹性防御线（flexible line of defense） 即最外层的虚线圈，位于正常防御线的外层，是机体抵御应激源的最初防线，对正常防御线起缓冲和保护作用。弹性防御线处于动态变化中，受多种因素影响，如生长发展阶段、身心状况、认知能力、社会关系、文化习俗、精神信仰等。弹性防御线可在极短的时间内发生迅速改变，例如在营养不良、睡眠不足、生活规律被打乱、人际关系危机等情况下，弹性防御线可被削弱。当弹性防御线不足以抵抗应激源的入侵时，应激源即侵犯正常防御线。

（二）应激源

应激源（stressor）是可引发紧张并影响个体系统稳定和平衡状态的各种刺激，可来自个体系统的内部，也可来自外部环境。应激源对个体系统的影响主要取决于应激源的数量、强度、持续时间及个体既往的应对能力等。纽曼将应激源分为以下 3 类。

1．个体内在的应激源（intrapersonal stressor） 指来自个体内部、与内环境有关的生理、心理、社会文化、成长发展等方面的应激源，如缺氧、疼痛、失眠、孤独、自卑、愤怒等。

2．人际间的应激源（interpersonal stressor） 指有关人际关系及角色期望方面的因素，如家庭关系危机、同事关系危机、人际沟通障碍、护患冲突、上下级关系冲突等。

3．个体外在的应激源（extrapersonal stressor） 指来自个体系统之外、作用距离比人际间更远的应激源，如气候变化、大气污染、社会经济、政治、人事制度、医疗保障体系等社会相关政策的变革等。

（三）预防性护理活动

护理以一级预防、二级预防和三级预防作为干预措施，通过控制应激源和增强个体系统的防御机能，帮助个体获得、维持或重建系统的稳定。

1．一级预防（primary prevention） 发生在确定存在危险因素，而个体系统尚未对应激源产生反应之前。一级预防的重点是减少或避免应激源，加强弹性防御线，保护正常防御线，以避免应激反应的发生。干预措施包括预防接种，饮食、运动、睡眠、压力控制等方面的健康教育。一级预防的目的是维持个体系统的最佳稳定状态。

2．二级预防（secondary prevention） 发生在应激源已穿过正常防御线，导致机体发生应激反应，出现了症状或体征时。二级预防的重点是帮助个体早期发现、早期治疗，减轻和消除应激反应，加强内部抵抗线，保护基本结构。目的是重建个体系统的最佳稳定状态。

3．三级预防（tertiary prevention） 发生在基本结构及能量源遭到破坏，已对个体系统进行处理，开始重建系统的稳定时。三级预防的重点是帮助个体系统恢复及重建功能，减少后遗症，并防止应激源的进一步侵犯。目的是通过外部支持力量和继续保持能量，以加强系统稳定或保护系统重建，帮助个体康复，防止反应再次出现。

三、纽曼系统模式对护理学 4 个基本概念的阐释

（一）人

纽曼用个体和个体系统（client/client system）来阐释人的概念，用整体观和系统观，将人看作一个动态的开放系统，认为人是由生理、心理、社会文化、发展、精神 5 个变量及其相互作用构成的整体，不断与内外环境中的应激源相互作用，以维持个体系统的稳定。护理的对象可以是个体、家庭、团体、社区。

（二）环境

纽曼将环境定义为“围绕个体或个体系统的所有内部和外部因素或力量”，个体与环境之间相互影响，可以是正性的，也可以是负性的。环境可分为 3 种类型，即：①内环境（internal environment）：指个体系统内部的所有影响因素；②外环境（external environment）：指个体系统外部的所有影响因素，包括人际关系及社会性因素；③自生环境（created environment）：是纽曼提出的一个独特概念，指个体为应对应激源的威胁，保护和维持自身稳定性，对系统的能量源、防御功能等各种变量进行有意或无意的动员和利用，使能量在内外环境之间相互交换，而形成的一个独特的环境，是系统整体性的象征。自生环境是动态的，是个体在不断与内外环境互动过程中不知不觉产生的，是应对内外环境的一个保护性应对屏障，可改变个体系统对应激源的反应。

（三）健康

健康指在特定时间内，个体系统的最佳稳定或健康状态。健康是一种动态的、从最佳健康到疾病状态的连续体，随时间在一定范围内发生动态变化，其水平随个体系统的基本结构及其对环境应激源的反应和调节的不同而变化。健康如同一种“活能量”（a living energy），当能量的产生和储存大于所需时，个体趋于最佳健康状态；而当能量不能满足机体所需时，个体趋于疾病和死亡状态。

（四）护理

护理的目标是帮助个体系统获得、维持或重建系统的稳定。护理活动包括准确评估应激源

产生的现存的和潜在的反应，并帮助个体做出最佳健康所需的调节，从而控制应激源和加强个体系统的防御机能。纽曼强调护理的整体性和系统性，认为“护理是关注影响个体应激反应的所有相关变量的独特的专业”，包括应关注所有来自个体内、人际间、个体外的应激源，关注这些应激源对个体在生理、心理、社会文化、发展和精神各方面所产生的反应。

四、纽曼系统模式与护理实践

纽曼提出护理实践由 3 个步骤组成，即护理诊断、护理目标和护理结果。

（一）护理诊断

评估个体系统的基本结构及各防御线的现状和特征，以及个体内、人际间和个体外现存/潜在的应激源，对个体在生理、心理、社会文化、发展和精神这 5 个变量及其相互作用中存在的问题做出护理诊断，并排列优先顺序。可根据纽曼设计的评估表（表 8-3）收集资料。此步骤相当于 NANDA 护理程序的评估和诊断两个步骤。

表 8-3　纽曼设计的评估表

A．一般资料
姓名______　年龄____　性别____　婚姻状况______
其他相关资料与信息_________________
B．个体感知到的应激源
1．您认为目前您主要的应激源或健康问题是什么？（明确主要问题）
2．您目前的现状与以往的日常生活方式有何不同？（明确生活方式）
3．您以往是否遇到过类似情景？如果有，是怎样的情景？您是如何处理的？是否有效？（明确过去的应对方式）
4．根据您目前的状况，您预期将来会怎样？（明确预期是否现实）
5．您目前采取了哪些措施，或您能采取哪些措施来帮助自己？（明确目前和将来的应对方式）
6．您期望照顾者、家人、朋友或其他人为您做些什么？（明确目前和将来可能的应对方式）
C．照顾者感知到的应激源
1．您认为患者目前最主要的应激源和健康问题是什么？
2．患者目前的现状与其以往的日常生活方式有何不同？
3．患者以往是否遇到过类似情景？如果有，是怎样的情景？患者如何处理的？是否有效？
4．根据患者目前的状况，您对他将来的期望是什么？
5．您认为患者能做什么来帮助自己？
6．您认为患者期望照顾者、家人、朋友或其他人为他做些什么？小结：注意患者和照顾者对应激源的感知有哪些差异。
D．个体内部因素
1．生理的：如活动度、身体功能等。
2．心理社会的：如态度、价值观、期望、行为型态、应对方式等。
3．发展的：如年龄、认知发展程度等。
4．精神的：如信仰、人生观、希望等。
E．人际间因素
可能或已经对 D 造成影响的有关家庭、朋友、照顾者之间的关系和资源。
F．个体外部因素
可能或已经对患者 D 和 E 造成影响的有关社区设施、经济状况、工作状况等。
G．形成护理诊断
根据对患者的感知、照顾者的感知以及其他相关资料（如实验室检查等），确定患者的需求，并排列其优先顺序。

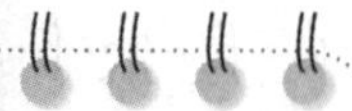

（二）护理目标

护士与个体及家属共同协商，根据个体的需求和可利用的资源，制订护理目标及干预措施，以重建、获得或维持系统的稳定性。纽曼强调应用一级、二级、三级预防原则来规划和组织护理活动（表 8-4）。此步骤相当于 NANDA 护理程序的计划阶段。

表 8-4　纽曼按预防模式进行的评估与干预指南

	一级预防	二级预防	三级预防
应激源	隐藏的、潜在的	明显的、现存的、已知的	明显的、残余的
反应	预期或可能出现的	已表现出的症状或应激反应	预期的或已知的遗留症状，或已知的应激因素
评估	以对个体的评估、经验或理论为基础，对个体的生活方式、经历的意义及应对方式（过去、现在和将来）进行评估。注意个体和护士感知的差异	取决于个体反应的性质和程度，评估个体的内部和外部资源以抵抗反应，与个体共同设定护理目标	根据治疗后的稳定程度和重建的状况而定
干预	属预防性干预，包括： ①加强弹性防御线和抵抗因素 ②提供健康教育 ③避免与应激源接触 ④预防接种等	属治疗性干预，包括： ①做出护理诊断，并排列优先顺序 ②设立护理目标 ③识别个体系统 5 个变量的优势和劣势 ④根据个体对治疗的反应，调整护理目标和护理措施的优先顺序 ⑤合理使用内部和外部资源 ⑥必要时提供一级预防措施等	属治疗后重建的干预，在个体经过治疗后，重建最佳健康和稳定状态的过程中进行，包括： ①激励 ②教育再教育 ③行为矫正 ④现实定位 ⑤渐进性目标设定 ⑥合理运用内、外部资源 ⑦必要时提供一级、二级预防措施等

（三）护理结果

对护理结果进行评价，以确定预期的护理目标是否达成。包括：①个体内、人际间及个体外的应激源及其顺序是否发生了改变；②个体系统的防御机能是否有所增强；③应激反应是否得以缓解等。经过再评估，可对干预措施做出相应的修订和调整。此步骤相当于 NANDA 护理程序的实施及评价阶段。

五、纽曼系统模式的特征及应用

（一）纽曼系统模式的特征

纽曼系统模式用整体和系统的观点看待人与环境的持续互动，将人看作一个动态的开放系统，围绕应激源和对应激的反应组织各个概念之间的关系，符合逻辑性。该模式主要以格式塔心理学的整体观为基础，并应用贝塔朗菲（Bertalanffy）的一般系统论、塞尔耶（Selye）的应激学说、卡普兰（Caplan）的三级预防理论、拉扎勒斯（Lazarus）的压力与应对模式，其概念容易理解和接受。在强调整体护理的当代护理领域，该模式的整体观和系统观有利于进行完整的评估，尤其是其设计的评估和干预指南，对指导护理实践有较高的实用价值。此外，纽曼提出按预防模式进行护理干预，符合当前的健康保健理念，并可扩展到家庭、群体和社区。但该模式也受到学术界的挑战，例如一些学者认为“该模式的概念过于抽象和宏观”，同时该模式的发展和提炼过程“缺乏研究证据”等。

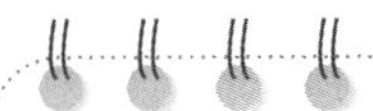

（二）纽曼系统模式的应用

纽曼的系统模式被广泛应用于各个护理领域。

1．临床护理　该模式被广泛用于医院和社区护理领域（家庭护理和精神卫生）。在社区卫生护理机构中，该模式被作为家庭评价的框架，用于指导家庭机能不良的评估和干预，防止虐待老人。在医院场所，该模式作为围生期、肾病、重症患者护理的评估框架、心肌梗死患者家庭康复的指导框架及 HIV 病毒阳性患者和脊髓损伤急性期患者的护理。

2．护理教育　该模式被成功用于指导纽曼学院的课程设置，作为指导专升本学生课程及某些特殊学生学习的框架，并作为本科校际间合作教学的框架。

3．护理管理　该模式被作为社区卫生管理和对医院护理部门的结构和功能进行重组的指导框架，还被作为护理管理者在教育和实践中的指导框架。

随堂测

4．护理研究　该模式被广泛用于指导临床护理和社区护理研究。《Neuman 系统模式》第 3 版中列举了很多以该模式为理论基础的论文，内容涉及个体、家庭、社区、护生等各个领域。

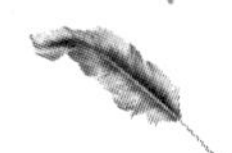

思考题

1．请尝试分析奥瑞姆、罗伊、纽曼 3 个护理理论中对人、环境、健康、护理 4 个概念的差异性。

2．患者，女，31 岁，未婚，大专学历。因发现右侧乳房肿块收治入院，入院后积极进行术前准备，于 2003 年 4 月 5 日在硬膜外麻醉下行右侧乳腺癌改良根治术。病理显示：右侧乳腺浸润性导管癌，腋窝淋巴结（–）。术后患侧上肢部分功能障碍，鼓励患者早期进行患肢功能锻炼，但患者出院时右手只能摸到左肩。皮瓣愈合良好，未发生皮下积液及患侧上肢淋巴肿大。术后 1 周行 CEF 方案化疗，疗程 3 天。患者出现化疗引起的恶心、呕吐等胃肠道不适症状以及脱发现象，无特殊处理，化疗 1 周后出院。

患者生平第 1 次入院，不能适应医院陌生的环境，患病后身心受到沉重打击，尤其不愿接受术后乳房缺失的事实，并且担心未来化疗所带来的脱发等女性特有形象的改变。由于未婚，患者对今后的生活尤其是能否获得幸福的婚姻感到悲观；对患病后给年迈的父母带来生活上的拖累，产生歉疚、自责感。同时因缺乏疾病相关知识，担心肿瘤复发，对疾病的预后感到担忧、焦虑，因此患者食欲减退，不愿意面对现实，夜间多有失眠。患者以往身体健康，能积极参加体育锻炼，每周到健身房跳操，并参加单位定期体检。与父母、朋友、同事相处融洽。事业发展顺利，个人价值得到体现，入院前 1 个月刚晋升为部门主管。

请尝试使用纽曼系统模式对患者进行评估、诊断，并制订护理目标，提出三级预防护理计划。

（王丽敏）

下　篇

基础护理学

第九章数字资源

医院环境

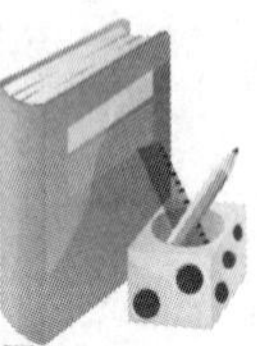

导学目标

通过本章内容的学习，学生应能够：

◆ **基本目标**

1．陈述良好的医院环境应具备的特点。
2．描述医院物理环境和社会环境的调控要点。
3．说出患者床单位所包含的固定设备。
4．按操作规程正确操作各种铺床法。
5．陈述患者出、入院护理的主要内容。
6．描述护理分级的护理级别、适用对象及相应的护理内容。

◆ **发展目标**

1．正确运用本章理论知识，评价医院环境的科学性和合理性。
2．综合运用医院环境调控相关知识，为患者创造整洁、安静、舒适的休养环境。
3．综合运用出入院护理相关知识满足新入院和出院患者的健康服务需求。
4．护理实施中，能正确运用人体力学原理，提高工作效率；体现对患者的尊重、关爱及同理心。

◆ **思政目标**

树立正确的环境观；具有高度的责任心、同理心和爱伤观念。

环境是人类生产和生活活动的场所，是人类得以生存和发展的物质基础。环境是护理学的基本概念之一，所有生命系统都由一个内环境和围绕在其周围的外环境组成。其中，内环境包括生理环境和心理环境；外环境是对生物体有影响的所有外界事物，包括自然环境和社会环境。环境对于人类健康的影响越来越受到人们的重视，尊重自然、顺应自然、保护自然是全面建设社会主义现代化国家的内在要求。护士应为患者创造一个良好的休养环境，促进疾病的康复。本章主要探讨医院环境的调节和控制，以满足患者康复的需要。

第一节　医院环境

案例 9-1

患者，男，62 岁。因反复咳嗽、咳痰 10 年余、1 周前病情加重入院。患者 10 年前无明显诱因出现咳嗽、咳痰，呈间断性发作。1 周前因天气转凉，突发左胸部钝痛，伴呼吸困难、发热、咯血。患者长期慢性咳嗽，声音低微，持续时间长，伴咳痰，不随体位改变而缓解。痰为黄色，量少，无特殊气味。咯血的颜色由鲜红变为紫色，量少，无血块。起病后食欲不佳，粪便干结，尿少而色黄，精神和睡眠欠佳。

请回答：

1．该患者病室适宜的湿度是多少？湿度过高或过低对患者有什么影响？应如何进行调节？

2．日间病室的噪声应控制在多少？如何保持病室安静，避免噪声？

医院（hospital）是对特定人群进行防病和治病的场所，是专业人员在以治疗为目的的前提下创造的适合服务对象恢复身心健康的环境。医院环境应该是安全、舒适的健康照顾环境，主要涉及医院物理环境和社会环境的调节与控制，以满足服务对象的身心需要，有利于治疗、护理和休养，促进康复。

一、医院环境的特点

医院是向人们提供医疗护理服务的医疗机构，医院环境不仅可以影响患者就医期间的心理感受，还会影响其疾病恢复的进程和程度，同时也是医疗护理质量和患者满意度的重要影响因素。因此医务人员有必要为患者创造安全、舒适、优美的适合健康恢复的治疗性环境。良好的医院环境应具备以下特点。

1．安全舒适性　医院是患者治疗疾病、恢复健康的场所，首先应满足患者的安全需要。

（1）治疗性安全：在疾病的治疗和康复过程中，患者的安全舒适感首先源于医院的物理环境，包括空间、温度、湿度、光线、噪声等的合理调控，以及清洁卫生的维持等。医院在建筑设计、环境布局、设备配置等方面应符合国家现行有关标准规范，安全设施齐备完好，避免患者在治疗康复过程中发生损伤。

（2）生物环境安全：在治疗性医疗环境中，应建立完善的医院感染监控系统，健全各项管理制度并严格执行，避免医院感染的发生和传染性疾病的传播，确保生物环境的安全。

（3）人际关系和谐：良好的医患、护患关系有助于减轻或消除患者来自医院环境、诊疗过程及疾病本身的压力，提高治疗效果并加速疾病康复的进程。医护人员应注意为患者营造良好的人际关系氛围，对待患者热情耐心，重视其心理支持，满足被尊重及爱与归属的需要，以增加患者的心理安全感。

2．服务专业性　在医院环境中，护理服务对象是具有生物和社会双重属性的患者，要求护理人员必须具备全面的专业理论知识、熟练的操作技能和丰富的临床经验，能运用科学的方法照顾患者，为其提供专业的营养指导、生活护理、精神护理等服务，并在专业分工越来越精细的同时重视团队协作，以提供高质量的护理综合服务，满足患者多方位的健康需求。

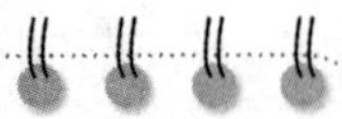

3．管理规范性　医院医疗服务面广，分工协作部门复杂多样，在“一切以患者为中心”的思想指导下，医院根据具体情况制定院规，规范管理，以保护患者及工作人员的安全，提高工作效率和质量。如在病区护理单元中，具体应做到以下几点。

（1）病室保持整洁且规格规范，物品摆放以满足患者需求及使用方便为原则。

（2）协助患者和家属做好生活护理，保持良好的个人卫生状况。

（3）工作人员仪表端庄，衣帽整洁，遵守医院各项规章制度，尽量减少噪声的产生，为患者提供安静舒适的治疗休养空间。

（4）及时撤除治疗后用物，及时清理排泄物、污染物，并正确分类和处理。

4．文化特殊性　医院文化是医院在建设和发展过程中逐步形成的物质文明和精神文明的总和，是适应现代医院管理客观要求的产物，有广义和狭义之分。广义的医院文化是指医院主体和客体在长期的医学实践中创造的特定的物质财富和精神财富的总和，包括硬文化和软文化。医院硬文化泛指医院环境、医院建筑、医疗设备、医疗技术水平和医院效益等有形的物质状态，其主体是物。医院软文化是指医院在历史发展过程中形成的具有本医院特色的思想、观念等意识形态和行为模式以及与之相适应的制度和组织结构，其主体是人。医院硬文化是医院软文化形成和发展的基础，医院软文化对医院硬文化又具有指导和促进作用，两者有机整合，相互制约，相互促进。狭义的医院文化是指医院在长期医疗活动中逐渐形成的以人为核心的文化理论、价值观念、生活方式和行为准则等。

适宜的医院文化是构建和谐医患关系的必要条件，构建医院文化正在日益由表层的物质文化向深层的精神文化渗透，将“以患者为中心”的服务理念融入医院管理是医院组织文化建设的关键。

二、医院的物理环境

医院的物理环境主要指病室内的空间、温度、湿度、空气、光线、装饰、音响、设备、清洁卫生等，这些因素既会影响患者的身心舒适感，也可影响患者的心理状态，从而关系到疾病的治疗效果和转归。因此，护士应努力为患者提供方便，创造一个整洁、安静、舒适的医院休养环境。

1．空间　在医院环境中，为方便患者的治疗和护理，保证患者有适当的活动空间，一般每间病室设置 1 ~ 3 张病床，病床之间的距离不得少于 1 m。

2．温度　病室温度一般以 18 ~ 22℃为宜，此时患者感觉舒适、安宁，身体消耗减少，肾的负担减轻，同时也有利于患者休息、治疗及护理工作的进行。室温过高时，不利于体热的散发，干扰消化和呼吸功能，影响体力的恢复；室温过低时，寒冷使人畏缩，缺乏动力，肌肉紧张而产生不安，患者在诊疗护理时也容易受凉。新生儿室、老年患者病室、各种检查治疗室中的温度应略高，一般保持在 22 ~ 24℃为宜。病室应备温度计，以便随时评估和调节室温。夏季炎热，可用空调或电扇调节室温；冬季寒冷，可通过安全的、适宜医疗环境的外部加热器调节室温。此外，还应注意根据气温变化及时协助患者增减盖被和衣物。在诊疗护理活动过程中，应尽量避免不必要的暴露，以防患者受凉。

3．湿度　湿度是空气中含水分的程度。病室湿度一般指相对湿度，即在一定温度下，单位体积的空气中所含水蒸气的量与其达到饱和时含量的百分比。病室湿度一般以 50% ~ 60% 为宜。湿度过高时空气潮湿，人体水分蒸发减少，抑制出汗，患者感到憋闷，尿液排出量增加，导致肾的负担加重；湿度过低时空气干燥，人体水分大量蒸发，引起口干、咽痛、烦渴等，尤其对呼吸道疾患或气管切开患者不利。

4．空气　通风是降低室内空气污染、减少呼吸道疾病传播的有效途径，同时可以调节室内的温度和湿度，增加患者的舒适感。污浊的空气中氧气不足，患者常出现烦躁、倦怠、头晕、食欲下降等表现，影响患者休养，因此病室应经常通风换气。通风效果与通风时间、室内外温差大小、气流速度、通风面积（门窗大小）有关，一般通风 30 分钟即可达到置换室内空气的目的。通风时注意保护患者，避免吹对流风使患者受凉。

5. 噪声 凡是不悦耳、不想听的声音，或足以引起人们生理或心理上不愉快的声音，统称为噪声。噪声对人的影响是全身性、多系统的，对心血管系统和神经系统的影响最为明显。严重的噪声还会引起听力损害，甚至导致听力的丧失。人在生病时，适应噪声的能力减弱，少许声音即可能会使患者出现情绪波动，感到疲倦和不安，影响休息和睡眠，久之，会加重病情。噪声的单位是分贝（dB）。根据世界卫生组织规定的噪声标准，白天病室较理想的噪声强度是 35 ~ 40 dB，噪声强度在 50 ~ 60 dB 即能产生相当的干扰。我国制定的医院内病房、诊疗室等用房的室内允许噪声级标准见表 9-1。

表 9-1 室内允许噪声级

房间类型	允许噪声级（A 声级，dB）			
	高要求标准		低限标准	
	昼间	夜间	昼间	夜间
病房、医护人员休息室	≤ 40	≤ 35[1]	≤ 45	≤ 40
各类重症监护室	≤ 40	≤ 35	≤ 45	≤ 40
诊室	≤ 40		≤ 45	
手术室、分娩室	≤ 40		≤ 45	
洁净手术室	–		≤ 50	
人工生殖中心净化区	–		≤ 40	
听力测试室	–		≤ 25[2]	
化验室、分析实验室	–		≤ 40	
入口大厅、候诊厅	≤ 50		≤ 55	

注：1. 对特殊要求的病房，室内允许噪声级应小于或等于 30db；
2. 表中听力测试室允许噪声级的数值，适用于采用纯音气导和骨导听阈测听法的听力测听室。采用声场测听法的听力测听室的允许噪声级另有规定。

医院噪声主要包括各种医疗仪器使用时发出的声响和人为的噪声，如在病区大声喧哗、重步行走、开关门窗、洗涤物品及推动有轴的车、椅、床等时发出的响声等。病室保持安静、减少噪声可使患者得到较好的休息，有利于疾病康复。因此，病区工作人员要做到“四轻”，即说话轻、走路轻、操作轻、关门轻。病室的门、桌椅脚应钉橡皮垫，各种推车、仪器等的轮轴应定时滴注润滑油，以减少噪声的产生。

科研小提示

目前，重症监护病房的噪声普遍超过 WHO 建议医院的环境噪声水平。研究发现，噪声是 ICU 患者睡眠数量和质量较差的重要影响因素，通过减少噪声、环境遮蔽和药物干预可能会降低其影响，但行为干预的可持续性仍不确定。

6. 光线 病室采光有自然光源和人工光源。日光是维持人类健康的要素之一，适当的日光照射可使照射部位温度升高、血管扩张、血流增快，改善皮肤和组织的营养状态，促进舒

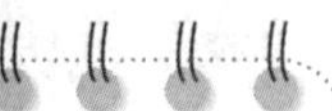

适。日光中的紫外线可促进维生素 D 的合成，并有强大的杀菌作用。因此，病室应经常开启门窗，使日光直接射入，增加患者的身心舒适感。

人工光源是为了夜间照明和保证特殊检查及治疗护理的需要。光源的设置和照明强度应依其作用进行调节。楼梯、抢救室、监护室、治疗室内光线应较强，普通病室除一般吊灯外，还应有地灯装置，晚间熄灯后，可打开地灯，柔和的光线从地面射出，既不干扰患者睡眠，又可满足夜间巡视工作的需要。床头灯的开关应放在患者易于触及的地方。病区还应备有一定数量的鹅颈灯，以便适用于不同角度的照射，为特殊诊疗提供方便。护士应熟悉不同患者对光线的需要，为患者提供最适宜的光线。

7．装饰 病室的装饰应简单、整洁、美观，并体现人性化特点。桌椅摆放整齐划一。利用色彩对人情绪的影响，选择适当的颜色，进行合理的设计和布置，以促进患者身心舒适，利于疾病的康复，如应用各式图画、各种颜色的窗帘及床单被服等布置病室。同时，护士的服装色彩也可根据患者和工作需要有所调整，如儿科病室的被服和护士服装采用暖色调，能增加温馨甜蜜的感觉，减轻患儿的恐惧心理。在病室和走廊适当摆放花卉盆景，可美化病室环境，增加生机与活力，提高患者战胜疾病的信心和勇气。

三、医院的社会环境

社会环境是指人类在生产、生活和社会活动中相互形成的生产关系、阶级关系、社会关系的总和，如社会制度和规范、宗教信仰、生活方式、风俗习惯、社会交往、文化生活等均属社会环境的范畴。社会环境影响人们的心理和行为，与人的精神需要密切相关。

医院是一个特殊的社会环境，与人的生、老、病、死都有密切的关系。患者住院后，难免对医院内各种人际关系、规章制度感到陌生和不习惯，从而产生某些不良心理反应。护士应与患者建立良好的护患关系，并协调患者与其他医务人员、患者之间的关系，努力营造相互理解、相互信任的人际氛围，消除患者不良的心理反应，以尽快适应医院的社会环境。

（一）人际关系

在医院环境中，和谐的人际关系是保持患者良好心理状态的重要条件。医院中与患者有关的人际关系主要有护患关系、医患关系、病友关系等。

1．护患关系 护士与患者之间在提供和接受护理服务的过程中自然地形成一种帮助与被帮助的人际关系。作为护患关系的主导者，在具体的医疗护理活动过程中，护士应做到不分民族、信仰、性别、职位高低、远近亲疏，均一视同仁，一切以患者为中心，满足患者的身心需要，尊重患者的权利与人格。作为患者，应尊重护士的职业和劳动，在治疗护理中与医护人员积极配合，以促进早日康复。此外，护士还要特别注意其言语、行为举止、情绪、工作态度等对护患关系的影响。

2．医患关系 即医疗环境中医生与患者之间的人际关系，是临床活动中最重要的人际关系之一。和谐的医患关系可以营造良好的心理氛围，消除疾病对患者造成的压力，有助于医生获得正确的病史信息，并促使患者变被动配合为主动参与，有利于诊疗方案达到理想的疗效，保证医疗活动的顺利开展。

3．病友关系 除医务人员外，患者接触最多的是同室的病友，他们自然地构成一个群体，有着共同的心理倾向，在治疗康复过程中相互影响，如病友之间交谈常会涉及有关疾病的疗养常识和医院规章制度等内容，起到宣传教育的作用；病友间的相互帮助与照顾，有利于增进友谊与团结、消除陌生感和不安情绪；患者对疾病的态度、感受等也常影响同类疾病患者的情绪及态度。护士是患者所处环境的主要调节者，应善于利用病友间的互助精神，充分调动患者的积极性，从而有利于患者诊疗过程的顺利开展。

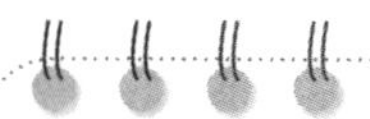

（二）医院的规章制度

医院规章制度是依据国家相关部门有关医院管理的规定并结合医院自身的特点所制定的规则，如入院须知、探视制度、陪护制度等。医院规章制度的建立，有助于医院诊疗秩序的正常维护，对患者康复和预防、控制医院感染具有积极作用。

医院规章制度的执行过程，对患者来说既是指导和保护，又是一种约束，会对患者产生一定的影响。因此各项制度的制定，应体现“以患者为中心”的特点，充分考虑患者的需求。在对患者进行指导时，护士应做到耐心解释，取得患者的认同和配合；在维护各项制度的前提下，尽可能让患者拥有个人的环境，并对其予以尊重；满足患者的需求，尊重探陪人员；注重健康教育，提供疾病相关知识；保护患者的隐私，尊重患者的权利；在病情允许的情况下，积极创造条件并鼓励患者自我照顾，增强患者战胜疾病的信心，促进早日康复。

随堂测

第二节　患者床单位的准备

一、患者床单位的设备

患者床单位是指医疗机构内提供给患者使用的家具和设备，它是患者在住院期间休息、睡眠、活动、饮食、治疗、护理等的最基本的生活单位。床单位的设备和管理要以患者的舒适、安全、有利于康复为前提，应配备的固定设备有床、床上用品（床垫、床褥、棉胎、枕芯、大单、被套、枕套、橡胶单、中单等）、床旁桌、床上桌、床旁椅，床头墙壁上有照明灯、呼叫装置、供氧装置和负压吸引管道等设备（图 9-1）。

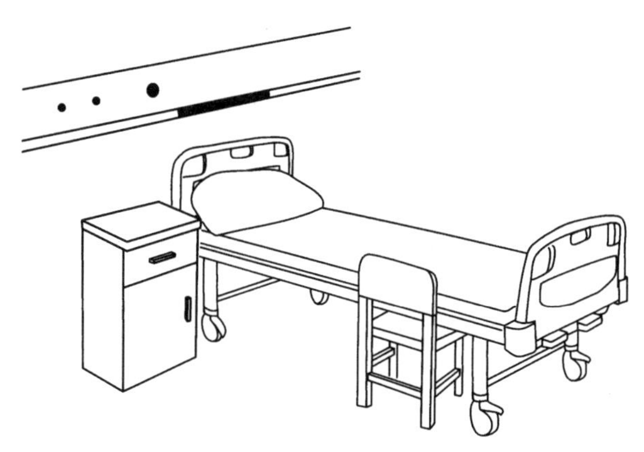

图 9-1　患者床单位的设备

1．床　床是病室的主要设备，卧床患者的休息、饮食、活动、治疗、护理等均在床上进行。因此，病床必须符合实用、耐用、舒适、安全的原则。一般病床长 200 cm、宽 90 cm、高 50 cm，床头、床尾可支起或摇起，以调节卧位，床脚下装有小轮，便于移动。

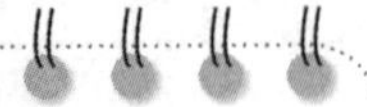

知识拓展

电动多功能病床

电动多功能病床可实现多功能化、人性化及智能化，增加患者及其家属的舒适感，同时方便诊疗护理活动的顺利开展，提高效率，减少人力。电动多功能病床款式多样，具有起背就餐、腿部升降、预防压疮和坠床，可帮助起身、站立，防止患者摔倒，及移动运输、休息、输液给药治疗等功能。

2．床垫　长、宽与床的规格相同，厚约 10 cm，以棕垫或海绵垫作垫芯，包布应选用牢固的布料制作。

3．床褥　长、宽与床垫相同，一般用棉花作褥芯，棉布作褥面，铺于床垫上。

4．棉胎　长 230 cm、宽 160 cm，多用棉花胎，也可用人造棉或羽绒被。

5．被套　长 250 cm、宽 170 cm，用棉布制作，尾端开口处钉有布带。

6．枕芯　长 60 cm、宽 40 cm，内装荞麦皮或木棉、蒲绒，以棉布作枕面。

7．枕套　长 65 cm、宽 45 cm。

8．橡胶单　长 85 cm、宽 65 cm，两端与 40 cm 长的棉布缝制而成。

9．中单　长 170 cm、宽 85 cm，选用棉布制作。

10．大单　长 250 cm、宽 180 cm，用棉布制作。

11．床旁桌　放在床旁，供患者放置日常用品。上设抽屉，下带门柜，两侧或后面设杆，供患者晾挂湿毛巾。桌面光滑，桌脚安置橡皮轮，方便移动。

12．床旁椅　宽大、有靠背，供患者或探视者用。

13．床上桌　供患者在床上进食、写字、阅读或从事其他活动，高度可调节。

病床要保持整洁，床上用物要定期更换。铺好的病床要符合舒适、平整、紧扎、安全、实用的原则。常用的铺床法有备用床（closed bed）、暂空床（unoccupied bed）、麻醉床（anesthetic bed）和卧床患者更换床单法。

二、备用床

（一）目的

保持病室整洁、美观，准备迎接新患者。

（二）操作要点

铺备用床的操作流程见表 9-2。

表 9-2　铺备用床的操作流程

步骤	要点	要求及说明
评估	①病床及配套设施是否稳固、完好 ②铺床用物是否洁净、齐全，折叠是否准确 ③病室内有无患者正在进行治疗或进餐	• 保证患者安全、舒适，方便使用 • 节省时间和体力，方便操作
操作前准备	①用物准备（以被套法为例）：床、床垫、床褥、枕芯、棉胎或毛毯、大单或床褥罩、被套、枕套 ②护士准备：着装整齐，洗手，戴口罩 ③环境准备：清洁、通风，同病室内无患者正在进行治疗或进餐	• 折叠方法：大单正面朝上，纵向对折 2 次，边缘与中缝对齐，再横向对折 2 次；被套正面在外，折叠法同大单（卷筒式反面在外）；橡胶单及中单正面朝上，纵向对折 2 次，边缘与中缝对齐，再横向对折 1 次；棉胎纵向 3 折，横向“S”形三折；床褥自床头至床尾对折 2 次

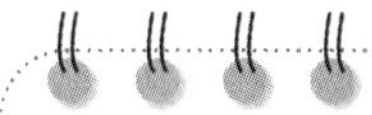

续表

步骤		要点	要求及说明
操作中	置物	携用物至床旁，按使用顺序摆放，由下到上依次是枕套、枕芯、棉胎或毛毯、被套、大单或床褥罩、床褥	• 便于取用铺床用物，提高工作效率，节省体力
	移桌椅	移开床旁桌、椅，床旁桌距床约 20 cm，移椅至床尾正中距床尾 15 cm，物品放于床尾椅上	• 便于铺床头、床尾角
	查床垫	检查床垫或根据需要翻转床垫	• 避免床垫局部经常受压而凹陷，使患者睡卧舒适
	铺床褥	将床褥齐床头平放于床垫上，将对折处下拉至床尾，铺平床褥	• 患者躺卧舒适 • 床褥中线与床面中线对齐
	铺大单或床褥罩	▲ 大单法	
		①将折叠好的大单放于床褥上，大单中缝与床中线对齐，分别向床头、床尾展开	• 铺床时，护士两脚分开，稍屈膝，并确保身体平稳
		②铺近侧床头，包折床角：一手将床头床垫托起，另一手越过床头中线，将大单包塞于床垫下，在距床头约 30 cm 处向上提起大单边缘使其同床沿垂直，并形成一个等边三角形，以床沿为界，将三角形分为两半，包床角（图 9-2）	• 铺大单顺序：先床头、后床尾，先近侧、后对侧
		• 斜角法：上半三角覆盖于床上，下半三角平整地塞于床垫下，再将上半三角翻下塞于床垫下	• 包折床角，使之整齐、美观，不易松散，床单无皱褶，使患者睡卧舒适
		• 直角法：将上半三角底边直角部分拉出，拉出部分的边缘与地面垂直，并塞于床垫下	
		①同法铺近侧床尾，然后将大单中部边缘拉紧塞于床垫下	• 使大单平紧，不易产生皱褶，美观
		②绕至对侧，同法铺好对侧大单	
		▲ 床褥罩法	
		①将床褥罩横、纵中线对齐床面横、纵中线放于床褥上，依次将床褥罩打开	
		②同大单法的②～④的顺序分别将床褥罩套在床褥及床垫上	• 床褥罩平紧 • 床褥罩角与床褥、床垫角吻合
	套被套	▲ “S” 式	
		①取已折叠好的被套，正面在外，开口端朝床尾放于铺好的大单上，被套中线与床中线对齐，被套上端距床头 15 cm，向床尾侧打开被套并拉平，开口端的上层打开至 1/3 处	• 便于棉胎放入被套
		②将折好的棉胎置于被套开口处，底边与被套开口边平齐	

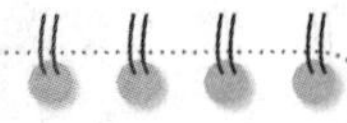

续表

步骤		要点	要求及说明
操作中	套被套	③将棉胎上缘拉至被套封口处（图 9-3），并将竖折的棉胎向两边展开与被套平齐，逐层拉平盖被至床尾，整理盖被尾端开口处，用系带系好	• 棉胎上端与被套封口处吻合、平整、充实 • 棉胎角与被套顶角吻合、平整、充实 • 保持床面整齐、美观 • 保持被筒内面平整，床面整齐、美观
		④盖被上端距床头 15 cm，两侧边缘向内折叠与床沿平齐，尾端向内折叠与床尾平齐或塞于床垫下	
		▲ 卷筒式	
		①取已折叠好的被套，正面在内，开口端朝床尾放于铺好的大单上，被套中线与床中线对齐，被套上端距床头 15 cm，向床尾侧打开被套并拉平	
		②将棉胎平铺于被套上，上缘与被套封口边齐，将棉胎与被套一起从床头卷至床尾（图 9-4），自开口处翻转，拉平各层，整理盖被尾端开口处，系带	• 棉胎与被套紧贴，翻转后使盖被表面平整
		③余同“S”式	
	套枕套	在床尾处将枕套套于枕芯上，四角充实 将枕头平放于床头，拍松整理（图 9-5）	• 枕芯与枕套角、线吻合，平整、充实 • 开口端背门放置，使病室整齐、美观
整理		①移回床旁桌、椅 ②洗手	• 保持病室整洁、美观

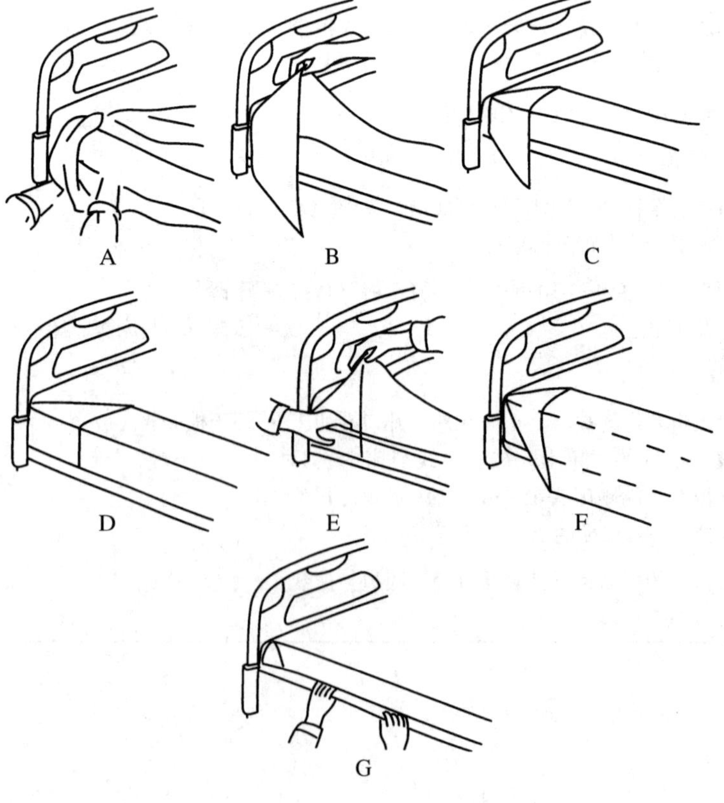

图 9-2　铺床角法

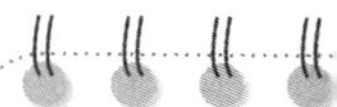

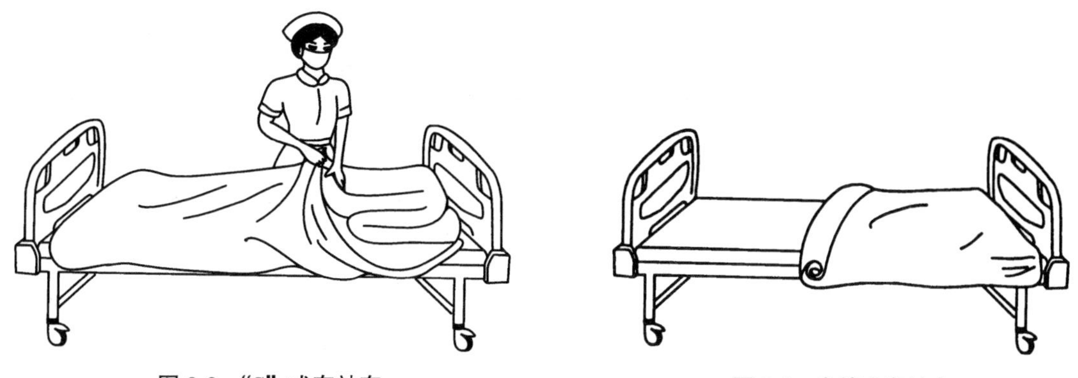

图 9-3 "S"式套被套　　　　图 9-4 卷筒式套被套

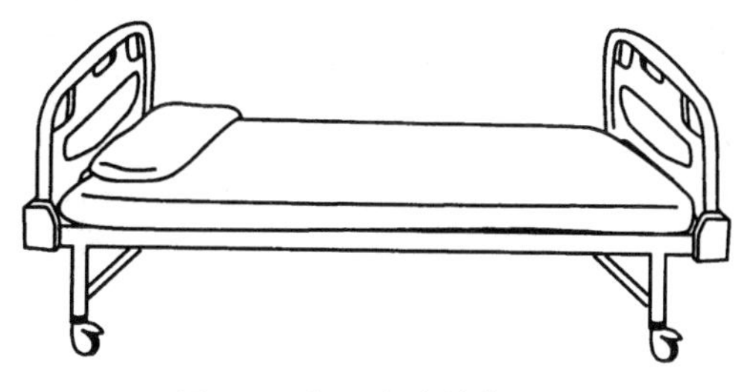

图 9-5 备用床（被套式）

（三）注意事项

1．注意节力原则，操作时扩大支撑面，降低重心，动作连续，避免多余动作，减少走动次数。

2．动作轻巧、迅速，尽量减少灰尘对环境的污染及对其他患者造成的不适影响。

三、暂空床

（一）目的

1．供新入院患者或暂时离床活动的患者使用。

2．保持病室整洁、美观。

（二）操作要点

铺暂空床的操作流程见表 9-3。

表 9-3 铺暂空床的操作流程

步骤	要点	要求及说明
评估	①评估：患者病情、年龄、自理程度；床上用物是否洁净、齐全；床单位设施性能是否完好；病室内是否有患者正在进行治疗或进餐 ②解释：操作目的	
操作前准备	①用物准备：同备用床，必要时备橡胶单、中单 ②患者准备：暂离病床 ③护士准备：着装整齐，洗手，戴口罩 ④环境准备：清洁、通风，同病室内无患者正在进行治疗或进餐	• 用物叠放整齐，按顺序摆放 • 注意患者安全、舒适

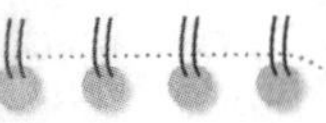

续表

步骤		要点	要求及说明
操作中	铺床	携用物至床旁，按使用顺序摆放 铺备用床	• 步骤同表 9-2
	折被	将盖被上端向内折 1/4，然后扇形三折于床尾（图 9-6）	• 使患者足部舒适，无压迫感，并有较大的活动空间
整理		①移回床旁桌、椅 ②洗手	• 保持病室整洁、美观

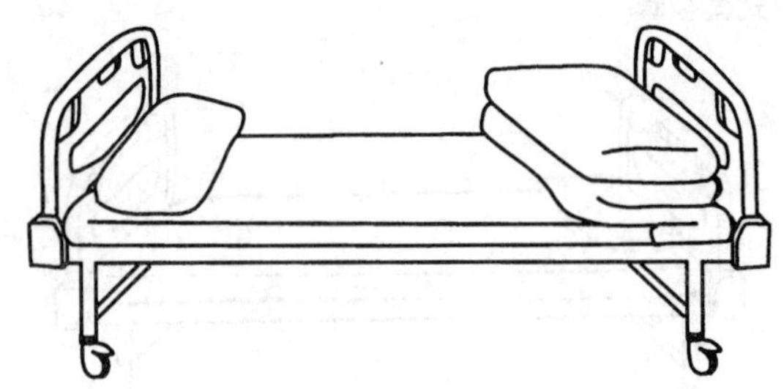

图 9-6　暂空床（被套式）

（三）注意事项

1．注意观察暂离床活动的患者的病情变化，保证患者安全。

2．操作中注意节力，并尽量减少灰尘对环境的污染。

四、麻醉床

（一）目的

1．便于接收和护理麻醉手术后的患者。

2．使患者安全、舒适，预防并发症。

3．避免床上用物被污染，便于更换。

（二）操作要点

铺麻醉床的操作流程见表 9-4。

表 9-4　铺麻醉床的操作流程

步骤	要点	要求及说明
评估	①患者病情、手术部位及麻醉方法 ②床单位设施、呼叫装置、氧气装置、吸引装置性能是否完好 ③病室内有无患者正在进行治疗或进餐	• 保证患者安全、舒适，方便使用
操作前准备	①用物准备：床上用物，麻醉护理盘，输液架，必要时备吸痰装置、氧气装置、胃肠减压器等 ②护士准备：着装整齐，洗手，戴口罩 ③环境准备：清洁、通风，同病室内无患者正在进行治疗或进餐	• 床上用物同备用床，另备橡胶单、中单各 2 条；麻醉护理盘的治疗巾内放开口器、舌钳、牙垫、治疗碗、吸痰导管、氧气导管、棉签、压舌板、镊子、纱布，治疗巾外放手电筒、血压计、听诊器、治疗巾、弯盘、胶布、护理记录单、笔等

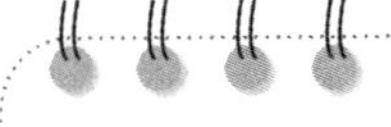

续表

步骤		要点	要求及说明
操作中	铺大单、橡胶单和中单	①携用物至床旁并放于床旁椅上，按使用顺序摆放，同铺备用床法移桌椅 ②同铺备用床法铺好一侧大单 ③铺橡胶单和中单：	• 便于取用铺床用物，提高工作效率，节省体力
		a．将第一块橡胶单和中单铺于床中部，橡胶单上缘距床头 45 ~ 50 cm，中线与床中线对齐，中单铺于橡胶单上，将两单边缘下垂部分一起塞入床垫下	• 防止术后呕吐物、排泄物、伤口渗液等污染病床 • 中单应遮盖橡胶单，避免橡胶单接触患者皮肤，导致不适
		b．铺第二块橡胶单和中单，橡胶单上缘与床头平齐，下缘压在中部橡胶单和中单上，中线对齐，中单铺于橡胶单上，上缘与床头橡胶单平齐，两单边缘下垂部分一起塞入床垫下	• 根据患者麻醉方式和手术部位铺橡胶单和中单：腹部手术铺在床中部，下肢手术铺在床尾，非全麻手术患者只需在床中部铺橡胶单和中单 • 各层单应铺平、拉紧，防止皱褶
		④转至对侧，同法逐层铺好大单、橡胶单和中单	
	套被套	同铺备用床法将盖被折叠成被筒，尾端向内折叠与床尾平齐，将盖被纵向扇形三折叠于一侧床边，开口处向门	• 便于将患者由平车移至床上
	套枕套	套好枕套，将枕头横立于床头，枕套开口处背门	• 麻醉未清醒的患者应去枕平卧；枕头横立于床头，可防止患者因躁动撞伤头部
整理		①移回床旁桌，将椅子放于盖被折叠侧（图 9-7） ②将麻醉护理盘置于床旁桌上，其他用物按需要放置于稳妥处 ③洗手	• 便于将患者由平车移至床上 • 便于抢救和护理

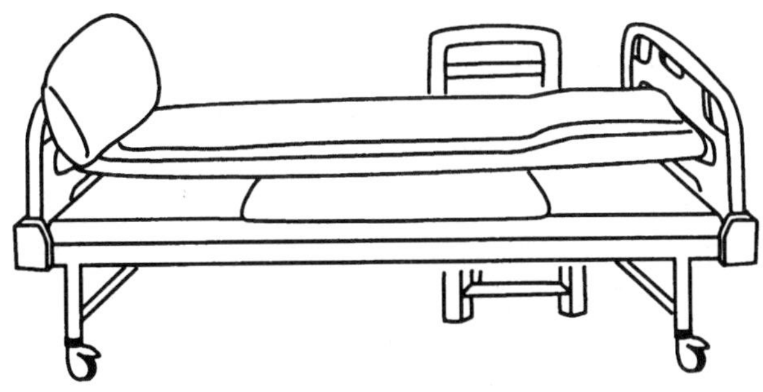

图 9-7　麻醉床（被套式）

（三）注意事项

1．操作过程中注意节力原则。

2．尽量注意减少灰尘对环境的污染，以免对其他患者造成不适。

3．非全麻手术患者只需在床中部铺橡胶单和中单。

4．盖被和床尾椅置于接收患者的对侧。

5．保证护理术后患者的用物安全，使患者能及时得到抢救和护理。

五、卧床患者更换床单法

（一）目的

1. 保持病床清洁，使患者感觉舒适。
2. 预防压疮等并发症的发生。
3. 保持病室整洁、美观。

（二）操作要点

卧床患者更换床单法的操作流程见表 9-5。

表 9-5　卧床患者更换床单法的操作流程

步骤	要点	要求及说明
评估	①核对：确认患者 ②评估：患者的病情、意识状态、自理能力、心理状态及合作程度，病室内是否有患者正在进行治疗或进餐 ③解释：操作目的、方法及配合事项	• 取得合作
操作前准备	①用物准备：大单、中单、被套、枕套、床刷及床刷套（半湿状）、污衣袋，需要时备清洁衣裤 ②患者准备：了解更换床单的目的、方法、注意事项及配合要点 ③护士准备：着装整齐，洗手，戴口罩 ④环境准备：同病室内无患者正在进行治疗或进餐，按季节调节室内温度，酌情关闭门窗	• 将患者理解、合作
更换床单法	①携用物至床旁并放于床旁椅上，按使用顺序摆放，同铺备用床法移桌椅	• 便于取用铺床用物
	②病情许可时，放平床头和床尾支架	• 便于操作；注意评估患者病情，保证安全
	③更换床单：	• 适用于卧床不起、病情允许翻身侧卧的患者
	a．松开床尾盖被，将枕头移向对侧，协助患者移向对侧，背向护士侧卧，松开近侧各单，将污中单卷于患者身下，扫净橡胶单，搭于患者身上，卷大单于患者身下，扫净床褥	• 患者卧位安全，防止坠床，必要时加床档 • 自床头向床尾、自床中线向床外缘清扫
	b．铺清洁大单：将对侧大单卷于患者身下（图 9-8），铺好近侧大单。放平橡胶单，铺清洁中单，将对侧中单卷塞于患者身下，将橡胶单、中单下垂部分一并塞于垫下	• 污中单、大单污染面向内翻卷 • 清洁大单中线与床中线对齐，正面向上将近侧大单铺于床褥上
	c．协助患者翻身，侧卧于已铺好床单的一侧，护士转至对侧	
	d．松开各单，污中单置床尾，扫净橡胶单，搭于患者身上，撤污大单，与中单一并置于污衣袋内，扫净床褥，同法铺好对侧各单	• 撤单时由床头至床尾；污单不可丢在地上，以减少污染
	e．协助患者平卧，将清洁被套铺于盖被上，打开尾端，将棉胎在污被套内纵向三折，取出（“S”式折叠）置于清洁被套内，套好被套，撤出污被套置污衣袋内，按要求整理成被筒	• 棉胎不接触污被套外面；注意保暖；若患者能配合，可请患者抓住被套两角
	f．更换枕套，置于患者头下	
铺床后处理	①支起床头、床尾支架，协助患者取舒适卧位 ②移回床旁桌椅 ③开窗通风换气，整理用物，将污单送洗 ④洗手	• 患者躺卧舒适 • 保持病室整齐、美观

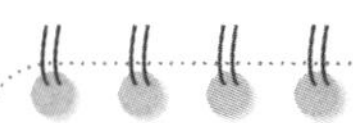

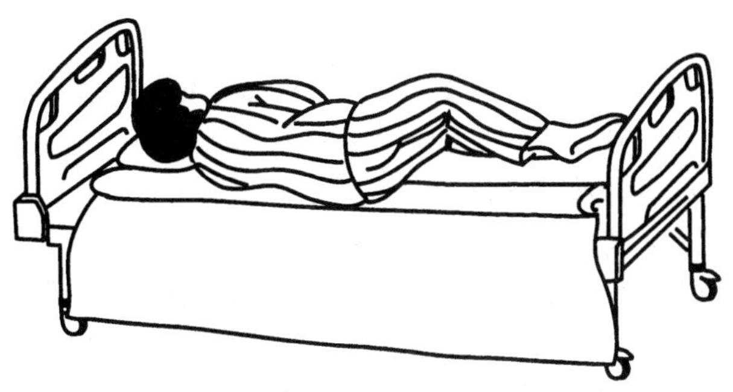

图 9-8　为卧床患者铺近侧大单

（三）注意事项

1．动作敏捷、轻稳，不过多翻动和暴露患者，以免患者疲劳及受凉。

2．注意观察病情及皮肤有无异常改变，询问患者有无不适；带引流管者防止管道扭曲、受压或脱落。

3．换单过程中正确运用人体力学原理，以节省体力和时间。

4．患者的衣服、床单、被套每周更换 1 ～ 2 次，污染时及时更换。为防止交叉感染，采用一床一巾湿扫法，用后消毒。禁止在病房、走廊堆放更换下来的衣物。

随堂测

第三节　出入院患者的护理

案例 9-2

患者，男，36 岁。因从高处坠落致腰椎骨折，急诊入院后立即进行手术治疗。

请回答：

1．护士应如何为患者做入院护理工作？

2．术后患者病情趋向稳定，但仍需严格卧床，此时应对患者采用的护理级别是什么？该级别的护理要点有哪些？

患者因病情需要，经医生诊查确定需住院治疗，要办理入院手续，护士应掌握入院护理的程序，根据整体护理的要求，对患者进行身心评估，了解患者的需要，采取有针对性的护理措施，使患者尽快适应环境，遵守医院规章制度，积极参与和配合医疗护理工作，促进疾病的康复。在经过治疗护理后，患者病情好转，可以出院休养时，护士应协助患者办理出院手续，并进行出院指导，使之出院后能继续巩固疗效，保持健康，不断提高生活质量。

一、患者入院的护理

入院护理（admission nursing）是指患者入院后，护理人员对患者进行的一系列护理工作。入院护理的目标：①促使患者熟悉医院环境，适应患者角色；②使患者及家属感到受欢迎和被关心；③观察和评估患者情况，拟订护理计划，满足患者合理需求；④使患者得到及时的治疗和护理。

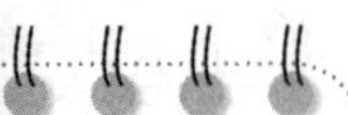

（一）入院程序

1．收治入院　经急诊或门诊医生检查，签发住院证，准备收治入院。

2．办理入院手续　患者或家属持住院证到住院处办理住院手续。住院处接收患者后，立即通知病房值班护士根据病情做好接纳新患者的准备。

3．进行卫生处置　根据患者病情和身体状况，进行适当的卫生处理。危、重、急症患者可酌情处理。患者换下的衣服及不急用的物品，可交家属带回或由住院处按手续存放。

4．护送患者入病区　住院处工作人员携带病历，根据患者病情可选用步行、轮椅、平车或担架护送患者入病室。护送时不能停止必要的治疗（如输液、给氧等），并根据病情安置合适的卧位，注意保暖，保证患者的安全。护送入病室后，与病区值班护士交接患者的病情、所采取或需继续的治疗护理措施、个人卫生及物品等。

（二）患者入病区后的初步护理

1．一般患者的护理

（1）准备床单位：接到住院处通知后，护士按病情需要安排床位，将备用床改为暂空床，备齐患者所需用物。

（2）迎接新患者：以热情的态度迎接新患者到指定的病室床位，妥善安置，向患者做自我介绍，说明自己将为患者提供的服务及职责，为患者介绍同室病友，以自己的行动和语言消除患者的不安情绪。

（3）通知主管医师诊治患者，必要时协助体检、治疗。

（4）测量体温、脉搏、呼吸、血压和体重，必要时测身高。

（5）填写有关表格，记录入院时间、体温、脉搏、呼吸、血压等；填写入院登记、诊断卡、床头（床尾）卡，并插在住院患者一览表上和床头或床尾夹内。

（6）执行入院医嘱，根据医嘱通知配膳室准备配膳，并执行各项治疗、护理措施。

（7）入院指导：向患者及家属介绍病区环境、设备、规章制度、床单位及设备的使用方法，主管的医护人员情况，指导常规标本的留取方法、时间、注意事项。

（8）按护理程序收集患者的有关健康资料，拟订护理计划。一般应在 24 h 内完成护理病历。

2．急诊、危重患者的护理　病区护士接到患者入院通知后立即做如下准备。

（1）准备床单位：危重患者置于抢救室或监护室，并在床上加铺橡胶单和中单。急诊手术患者应铺好麻醉床。

（2）通知有关医生，备好急救药品及器械，如氧气、吸引器、输液设备、急救车等。

（3）患者入病室后，密切观察病情变化，积极配合医生进行抢救，并做好护理记录。

（4）对意识不清的患者或婴幼儿，需暂留陪护人员，以询问病史。

（三）护理分级

护理分级（nursing classification）是患者在住院期间，医护人员根据患者病情和（或）自理能力进行评定而确定的护理级别，分为特级护理、一级护理、二级护理和三级护理 4 个级别（表 9-6）。

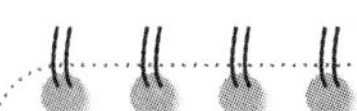

表 9-6　护理分级

护理级别	适用对象	护理内容
特级护理	1．维持生命，实施抢救性治疗的重症监护患者 2．病情危重，随时可能发生病情变化，需要进行监护、抢救的患者 3．各种复杂或者大手术后、严重创伤或大面积烧伤的患者	1．严密观察患者病情变化，监测生命体征 2．根据医嘱，正确实施治疗、给药措施 3．根据医嘱，准确测量出入量 4．根据患者病情，正确实施基础护理和专科护理，如口腔护理、压疮护理、气道护理及管路护理等，实施安全措施 5．保持患者的舒适和功能体位 6．实施床旁交接班
一级护理	1．病情趋向稳定的重症患者 2．病情不稳定或随时可能发生变化的患者 3．手术后或者治疗期间需要严格卧床的患者 4．自理能力重度依赖的患者	1．每 1h 巡视患者 1 次，观察患者病情变化 2．根据患者病情，测量生命体征 3．根据医嘱，正确实施治疗、给药措施 4．根据患者病情，正确实施基础护理和专科护理，如口腔护理、压疮护理、气道护理及管路护理等，实施安全措施 5．提供护理相关的健康指导
二级护理	1．病情趋于稳定或未明确诊断前，仍需观察，且自理能力轻度依赖的患者 2．病情稳定，仍需卧床，且自理能力轻度依赖的患者 3．病情稳定或处于康复期，且自理能力中度依赖的患者	1．每 2 h 巡视患者 1 次，观察患者病情变化 2．根据患者病情，测量生命体征 3．根据医嘱，正确实施治疗、给药措施 4．根据患者病情，正确实施护理措施和安全措施 5．提供护理相关的健康指导
三级护理	病情稳定或处于康复期，且自理能力轻度依赖或无需依赖的患者	1．每 3 h 巡视患者 1 次，观察患者病情变化 2．根据患者病情，测量生命体征 3．根据医嘱，正确实施治疗、给药措施 4．提供护理相关的健康指导

知识链接

自理能力分级

自理能力（ability of self-care）是指在生活中个体照料自己的行为能力。日常生活活动（activities of daily living，ADL）是人们为了维持生存及适应生存环境而每天反复进行的、最基本的、具有共性的活动。采用 Barthel 指数评定量表对患者的进食、洗澡、修饰、穿衣、控制排便、控制排尿、如厕、床椅转移、平地行走、上下楼梯 10 个日常生活活动项目进行评定，根据 Barthel 指数总分，确定自理能力等级，分为重度依赖、中度依赖、轻度依赖和无需依赖 4 个等级。

二、患者出院的护理

出院护理（discharge nursing）是指患者出院时，护士对其进行的一系列护理工作。

出院患者可分为以下几类：①同意出院：指患者经过治疗、护理，疾病已痊愈或好转，可回家休养或继续门诊治疗，一般由医生通知患者或由患者建议，经过医生同意并开出出院医

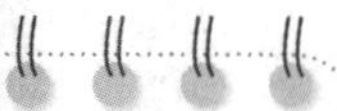

嘱。②自动出院：指患者的疾病仍需住院治疗，但因经济、家庭等各种因素，患者或家属向医生提出出院要求。在这种情况下，患者或家属需先填写“自动出院”字据，再由医生开出“自动出院”医嘱。③转院：指根据患者的病情需转往其他医院继续诊治，由医生告知患者及家属，并开出出院医嘱。④死亡：指患者由于病情或伤情过重经抢救无效而死亡，由医生开出“死亡”医嘱，患者家属办理出院手续。

出院护理的主要内容包括：①对患者进行出院指导，协助其尽快适应原来的工作和生活，根据医嘱按时接受治疗或定期复诊。②指导患者办理出院手续。③清洁、整理床单位，准备迎接新患者。

1．出院前的护理　医生根据患者康复情况，同意患者出院并决定出院时间后，护士应进行如下工作。

（1）通知患者和家属做好出院准备。

（2）评估患者身心需要：出院前，护士应评估患者的身体状况，根据病情指导患者出院后的饮食、服药、休息、功能锻炼和定期复查等，必要时为患者和家属提供有关方面的书面资料，教会患者和家属有关的护理知识、技能和护理要点；评估患者心理变化并给予安慰和鼓励，以增强其信心，减轻因离开医院而产生的恐惧和焦虑。

（3）征求患者对医院工作的意见和建议，以便不断提高护理工作的质量。

2．出院时的护理

（1）填写出院护理评估单。

（2）执行出院医嘱：①患者出院后仍需继续服药时，按医嘱处方指导患者正确用药。②停止一切医嘱，注销所有治疗、护理执行单，如服药单、注射单、治疗单、饮食单等；注销各种卡片，如诊断卡、床尾卡等。③填写出院患者登记本。④协助患者清理用物，归还寄存的物品，收回患者住院期间所借的物品，并消毒处理。⑤协助患者或家属办完出院手续后，护士根据病情用轮椅、平车或步行送患者至病区门口。

3．出院后的护理

（1）按要求整理病历，交病案室保存。

（2）床单位处理：撤去病床上污被服，放入污衣袋，根据疾病种类决定清洗消毒方法；床垫、床褥、棉胎、枕芯等放在日光下暴晒或用紫外线、臭氧灯照射消毒；用消毒液擦拭床旁桌椅及床。

随堂测

（3）传染性病床单位及病室，均按传染病终末消毒法处理。

（4）铺好备用床，准备迎接新患者。

思考题

1．如何保持病区护理单元的整洁性？

2．简述一般患者入病区后的初步护理。

3．患者史某，女，54岁。因糖尿病足部严重感染入院。昨日行截肢手术，患者精神疲倦，生活不能自理。

请回答：

（1）应给予该患者何种级别的护理？

（2）相应的护理内容有哪些？

（乔昌秀）

第十章 预防与控制医院感染

第十章数字资源

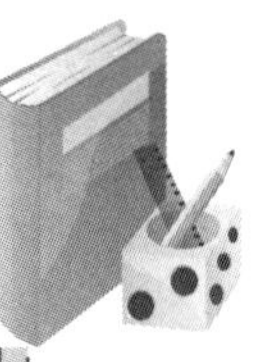

导学目标

通过本章内容的学习，学生应能够：

◆ **基本目标**

1. 识记医院感染、清洁、消毒、灭菌、无菌技术、隔离和标准预防的概念。
2. 识记无菌技术操作原则、隔离原则。
3. 理解并掌握清洁、消毒、灭菌的方法、作用原理及注意事项。
4. 理解并比较不同的隔离种类及措施。
5. 理解常见的护理职业暴露危险因素及职业防护的基本要求。
6. 运用无菌技术及隔离原则，完成各项无菌和隔离技术操作。

◆ **发展目标**

1. 综合运用医院感染的基本知识，分析并明确护理人员在医院感染中的作用和职责，增强预防医院感染的相关意识。
2. 综合运用相关隔离知识，独立完成穿脱隔离衣等隔离技术，且态度认真、操作规范。
3. 能根据患者的病情，在护理工作中采取标准预防措施，正确执行常见职业暴露的预防及处理。

◆ **思政目标**

培养良好的职业道德和职业情感，严格遵守无菌技术操作和隔离原则，具有严谨求实的工作作风和高度负责的工作态度。

案例 10-1

患者，男，46岁，以慢性乙型病毒性肝炎收入院。入院期间不慎划伤腿部，进行消毒包扎后每日换药一次。

请回答：

1. 对该患者应采取何种隔离方式？
2. 给患者换药用过的纱布、镊子、换药碗应如何进行消毒灭菌？
3. 患者出院后，对于其使用过的物品，应如何处理？

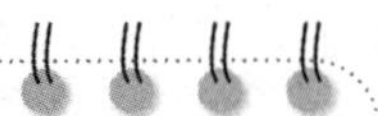

医院是接收患者就诊和住院的场所，也是病原微生物大量聚集的地方。医院感染一旦发生，不仅会危害患者的身心健康，而且会导致国家医疗卫生资源的浪费，造成难以估量的重大损失。因此，医院感染的预防和控制已经成为医疗领域的一个重大课题，护理人员也应从思想上对其给予足够的重视，掌握医院感染的相关预防知识，在临床工作中真正落实相关预防措施，以避免医院感染的发生，为服务对象的健康保驾护航。

第一节　医院感染概述

一、医院感染的概念

对医院感染的认识随着医院的产生和发展而不断更新，全面科学地认识医院感染，了解其重要性并进行监控和管理等，对医院质量管理具有重要的意义。

（一）医院感染的定义

医院感染（nosocomial infection）从广义上讲是指任何人员在医院活动期间遭受病原体侵袭而引起的任何诊断明确的感染或疾病。不同时期对于医院感染的认识不同，可以从医院感染名词的演变中加以了解。医院感染又可称为医源性感染（hospital associated infection）、医院获得性感染（hospital acquired infection）、医院内感染（hospital infection），近年来逐渐被统一称作医院感染。各国对医院感染的认识和所给予的定义各不相同，2000 年我国卫生部给出的定义是指住院患者在医院内获得的感染，包括在住院期间发生的感染和在医院内获得、出院后发生的感染，但不包括入院前已开始或入院时已处于潜伏期的感染。医务工作人员在医院内获得的感染也属于医院感染。

随着人们对医院感染认识和研究的不断深入，目前已经逐步形成了一门新兴的交叉学科——医院感染学，它是研究一切医院感染的发生、发展和控制管理的一门学科。一般涉及医院感染病原体特征、研究医院感染流行病学特征、研究医院感染的临床特点和诊断方法、评价医院感染控制措施、研究和建立医院感染管理制度。

（二）医院感染的发展简史

医院感染发展是以抗生素的发现和应用为标志，分为抗生素前时代和抗生素时代。

1. 抗生素前时代　医院建立的最初阶段，其条件十分恶劣，成为传染病暴发和流行的主要场所。最早的传染病医院是在 19 世纪早期英国成立的“发热患者”专科医院，对发热患者实施隔离治疗。对医院感染的研究开始于对产褥热相关问题的探讨。1843 年，英国医生 Oliver Wendell Holmes 提出产褥热的传播原因是“医师处理完尸体后，手未消毒，又去检查产妇，从而造成产褥热的传播”。从 1847 年开始，奥地利维也纳医院产科主任 Semmelweiss 对产褥热进行了系统研究，发现使用“漂白粉溶液洗手”可以使产褥热的病死率从 10% 降到 1%。1861 年，Semmelweiss 发表名为《产褥热的病原学观点和预防》的论文。随后有关医院感染的研究进一步扩展应用到外科手术感染，Lister 提出手术切口化脓是微生物作用的结果，并且开始采取一系列措施预防外科手术感染，如：手术或更换敷料时用苯酚消毒空气、敷料、患者皮肤、医生的手、器械等，这一切使手术患者的病死率从 45.7% 降低到 15%。Halsted 首先在手术中使用无菌橡胶手套，这标志着无菌技术和消毒开始在医院逐步应用起来。

2. 抗生素时代　抗生素的发现和应用对控制医院感染起到了重要的作用，同时也为医院感染管理带来了新的问题。从 1928 年英国的弗莱明发现青霉素，到 1940 年青霉素进入临床应用，开启了抗生素时代。随着一系列抗菌药物的发现，一度缓解了医院感染，也曾削弱了医务人员对无菌技术的重视，对于抗生素的长期盲目使用，使耐药菌株不断出现，并不断变化。20

世纪 40 年代医院感染以革兰氏阳性球菌为主体，进入 20 世纪 50 年代后，革兰氏阳性球菌已开始对青霉素、链霉素等抗生素具有一定的耐药性，自 20 世纪 60 年代开始，革兰氏阳性球菌的主要病原地位逐渐被革兰氏阴性杆菌、肠球菌及其他菌株所代替。这期间耐甲氧西林金黄色葡萄球菌（MRSA）感染所带来的威胁促使医院重新重视解决医院感染问题。20 世纪 70 年代后期免疫抑制剂的应用，使器官移植技术不断扩展，但随之而来的是条件致病菌引起的各种感染又成为医院面临的棘手问题。各种现代技术的应用，如侵入性操作、各种导管的植入、内镜的使用，都增加了病原体侵入人体的途径和机会，也大大增加了医院感染的机会。为了全面控制医院感染的发生，全世界各国不断开展和加强医院感染管理，使医院感染成为全球医学界的研究课题，管理研究队伍不断壮大，各种专业学会应运而生，如国际医院感染联合会、疾病控制中心以及医院评审联合委员会等。不少国家不但有医院感染控制和管理的专业团体，出版了相应的专著，而且还创立了专业期刊和杂志用以传播新知识、新理念和新研究成果，如美国的《医院感染杂志》《医院感染管理学》等，我国有《医院感染学》《中华医院感染学杂志》等。

总之，医院感染已经成为世界普遍关注的问题之一，医院感染的管理也正朝着科学、规范的方向发展。

（三）医院感染的分类

1．按病原体来源分类　分为内源性医院感染（endogenous nosocomial infection），又称自身感染，以及外源性医院感染（autogenous nosocomial infection），又称交叉感染。

（1）内源性医院感染：指在医院内由于各种原因，患者遭受其本身固有细菌侵袭而发生的感染，包括正常菌群寄居部位的改变、宿主免疫功能下降、菌群失调和二重感染等。

（2）外源性医院感染：指患者遭受医院内非自身存在的各种病原体侵袭而发生的感染。包括从患者到患者、患者到医务人员再到患者、从医务人员直接到患者、从陪护者和探视者直接到患者以及通过污染的物品和环境对人体的间接感染。

2．按感染的部位分类　可分为呼吸系统、心血管系统、血液系统、消化系统、泌尿系统、中枢神经系统以及手术部位的感染等。

3．按感染的病原体分类　包括细菌、真菌、病毒、支原体、衣原体、立克次体、放线菌和螺旋体等引起的感染，此外，还包括寄生虫和藻类等引起的感染，其中以细菌感染最常见。

二、预防与控制医院感染的意义

随着现代医疗技术的发展，各种侵入性检查和操作的增多，使医院感染成为越来越突出的问题，它直接威胁着患者的康复，直接影响着医院医疗和管理的质量，成为现代医院管理中面临的一个重要课题。医院感染的发生可以带来一系列不良后果，包括危害人群健康，增加患者的痛苦，降低医院工作效率，延长住院时间，加重医疗护理负担，影响床位周转使用；造成资源浪费，增加个人和国家经济负担；妨碍现代先进技术的应用和发展等。因此，医院感染管理的效果是衡量医院管理水平的重要指标，是保障医疗质量的关键环节之一。

医院感染是全球医学界的研究课题之一，并且越来越受到广泛的重视。医院感染应以监测为基础，以管理为手段，以控制为目标，以达到提高医疗质量、保证患者医疗安全的目的。WHO 指出，有效控制医院感染的关键措施是清洁、消毒、灭菌、正确应用无菌技术、隔离、合理使用抗生素、监测和通过监测进行效果评价。有研究表明，严格执行现有的感染控制制度，约有 1/3 的医院感染可以被避免。

三、预防与控制医院感染的基本原则

引起医院感染的主要因素包括 3 个环节：病原体因素、传播媒介因素和易感人群自身因素，三者的交互作用是医院感染发生的基本要素。因此预防和控制医院感染就是要排除危险因素，即找到并控制感染源（病原体因素）、切断传播途径（传播媒介因素）、保护易感人群（易感人群自身因素）。

感染源是指病原微生物自然生存、繁殖并排出的宿主（人或动物）或场所，包括患者及病原携带者、医院环境和动物感染源。传播途径指病原微生物从感染源传播到易感宿主的途径。感染性疾病可通过一种或几种途径进行传播，主要通过接触传播（直接接触传播、间接接触传播）、空气传播、飞沫传播、共同媒介传播和生物媒介传播。易感宿主指对某种疾病或传染病缺乏免疫力的人，常见的易感人群包括：①患有严重影响或损伤机体免疫系统功能疾病的患者；②长期治疗、大量使用抗生素的患者；③接受免疫抑制治疗的患者；④接受各种侵入性治疗的患者；⑤器官移植、大面积烧伤患者；⑥老年人、婴幼儿、营养不良者。

医院感染危险因素可以来自宿主方面、直接损害免疫系统方面、现代的诊疗技术和侵入性检查治疗等方面。医院感染的传播途径多数是接触性传播，主要是由于侵入性的检查和治疗，以及工作人员或患者的手使细菌移位而导致感染，病原微生物是引起医院感染的罪魁祸首。因此，切断医院感染传播途径依然是目前预防和控制医院感染的主要方法。

医院感染的防治系统由医院感染监测、医院感染管理和医院感染控制 3 个子系统组成，三者相互联系、相互制约，缺一不可。预防和控制医院感染主要涉及以下几个方面：①建立完整的监控体系，医院感染监测是医院感染控制的保障，监测的目的是控制医院感染的各种危险因素，降低医院感染的发生率。监测包括对医院内各种病原体、媒介因素、易感染人群、感染状况、医院管理体系等的监测。②建立和完善医院感染管理体系，建立健全医院感染管理制度；严格隔离、消毒、遵守灭菌制度；正确把握和恰当处理原发性、继发性疾病，严格掌握侵入性和介入性检查、治疗的适应证和禁忌证，确立合理使用抗生素制度等。③医院感染发生的有效控制，建立医院感染散发、流行、暴发的报告和有效控制制度；准确实施控制医院感染发生的有效措施，如切断感染链，严格执行消毒、灭菌和隔离措施；健全特殊病原体医院感染的控制体系等。

第二节　清洁、消毒、灭菌

一、清洁、消毒与灭菌的概念

微生物可在一定条件下与机体相互作用，对机体产生一定的影响，甚至导致疾病，严重时可危及人的生命。因此在病原微生物相对集中的医院环境中，在医疗护理工作中正确掌握清洁、消毒、灭菌的基本知识，正确应用清洁、消毒、灭菌技术，可以有效预防医院感染的发生。

（一）清洁的概念

清洁（cleaning）是指用物理方法清除污染物体表面的有机物（包括有害微生物）和污迹、尘埃。清洁可以去除和减少微生物，但不能杀死微生物，一般通过清洁降低物品上的生物负荷（bio-burden），从而增加接触物品时的安全性，以减少接触性感染的发生。

清洁是医疗用品处理中的必要过程。清洁过程可以去除有机和无机污物，保证在消毒、灭菌过程中物品能有效地与消毒、灭菌剂接触，防止有机物等理化因素影响消毒和灭菌效果；清洁还应包括保持周围环境的洁净。在医院中常用于地面、墙壁、家具、医疗器械等物品表面或物品消毒前的处理。

（二）消毒的概念及消毒水平

1. 消毒的概念　消毒（disinfection）是指用物理或化学方法消除外环境和物品上除芽孢

以外的所有病原微生物的过程。消毒剂（disinfectant）是指能杀灭外环境中感染性的或有害的微生物的化学因子，尤其是杀灭致病微生物的药剂。

2．消毒水平　微生物对消毒剂具有一定的抵抗力，按照其抵抗力由高到低的排列顺序是：①朊毒（感染性蛋白质）→②细菌芽孢（如枯草杆菌黑色变种芽孢）→③球虫（隐孢子虫）→④分枝杆菌（如结核分枝杆菌、非结核分枝杆菌）→⑤亲水病毒或小病毒（如 HAV、Polio 病毒）→⑥真菌→⑦细菌繁殖体（铜绿假单胞菌、金黄色葡萄球菌）→⑧亲脂病毒或中等大小病毒（如 HBV、HIV、疱疹病毒）。按照消毒剂对致病微生物的作用水平，临床上将其分为三级：即高水平消毒、中等水平消毒和低水平消毒。

（1）高水平消毒：可杀灭所有微生物如亲脂病毒、细菌繁殖体、真菌、亲水病毒、分枝杆菌、部分细菌芽孢等。

（2）中等水平消毒：可杀灭分枝杆菌、细菌繁殖体、大多数病毒、大多数真菌，但不能杀灭细菌芽孢。

（3）低水平消毒：杀灭大多数细菌、部分病毒、部分真菌，但不能杀灭抵抗力强的微生物，如结核分枝杆菌或细菌芽孢。

（三）灭菌的概念及方法选择原则

1．灭菌的概念　灭菌（sterilization）是指杀灭或去除外环境中物体携带的一切微生物的过程。灭菌可以通过物理或化学过程来实现，灭菌是个绝对的概念。经灭菌处理的物品被称为无菌物品。可用于防止微生物进入人体组织或其他无菌范围的操作技术称为无菌操作。无菌操作中使用的物品、器具应绝对无菌，对灭菌质量采用物理监测法、化学监测法和生物监测法进行，监测结果应符合《医院消毒供应中心第 3 部分：清洗消毒及灭菌效果监测标准》的要求。

2．选择消毒、灭菌方法的原则

（1）按规范选择：应按卫生行政部门批准的消毒剂、消毒机械的使用范围和方法选择，可以参考《消毒技术规范》中的相关规定进行选择。

（2）根据物品污染后的危害程度选择：临床上常用伯尔丁分类法（E.H.Spaulding classification），通过医疗器械污染后对人体造成的危害程度以及患者使用前的消毒灭菌要求，对医院用品的危险性进行分级。

1）高度危险性物品（critical items）：指穿过皮肤或黏膜进入人体无菌组织或血流系统的物品，或与破损的组织、皮肤黏膜密切接触的物品，此类物品被微生物污染后，会对患者造成极高的感染风险。主要有：手术器械和用品、心导管和导尿管、移植物、各种针、输血和输液器材，各种硬式内镜如腹腔镜、关节镜、胸腔镜、膀胱镜、脑室镜等以及活体组织钳等。

2）中度危险性物品（semi-critical items）：指仅与黏膜或非完整皮肤接触，而不进入无菌组织内的物品，该类物品应去除所有微生物但不包括细菌芽孢。主要包括：呼吸机管道、麻醉设备、胃镜、肠镜、阴道镜、气管镜、子宫帽、避孕环、压舌板、喉镜、体温计和治疗盆（碗、盘）。

3）低度危险性物品（non-critical items）：指与完整皮肤接触，但不接触黏膜的物品。完整皮肤可以发挥有效的屏障作用，以阻止微生物的侵入，一般情况下虽有微生物污染，但不会引起患者感染。此类物品有：听诊器、血压计袖带、拐杖、床档、床单、部分食具、床头桌、患者家具、便盆等。

高度危险性的物品应选择灭菌；中度危险性的物品可以选择高水平或中水平的消毒；低度危险性的物品可以选择低水平消毒。

（3）根据物品上污染微生物的种类、数量和危害性选择。

1）对受到致病性芽孢菌、真菌孢子和抵抗力强、危险程度大的病毒污染的物品，可选用高水平消毒法或灭菌法。

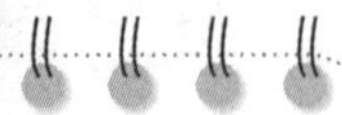

2）对致病性细菌和真菌、亲水性病毒、螺旋体、支原体、衣原体污染的物品，可选用中水平以上的消毒法。

3）受到一般细菌和亲脂性病毒污染的物品，可采用中水平或低水平消毒法。

4）杀灭被有机物保护的微生物时，应增加消毒剂的使用量。

5）消毒物品上微生物污染特别严重时，应增加消毒剂的使用量和延长消毒时间。

（4）根据消毒物品的性质选择。

1）耐高温、耐湿物品和器械，应首选压力蒸汽灭菌或干热灭菌。

2）怕热、忌湿和贵重物品，应选择甲醛或环氧乙烷气体消毒、灭菌。

3）器械的浸泡灭菌，应选择对金属基本无腐蚀性的灭菌剂。

4）选择表面消毒方法，应考虑表面的性质，光滑表面应选择紫外线消毒器近距离照射，或液体消毒剂擦拭；多孔材料表面应采用喷雾消毒法。

二、清洁、消毒、灭菌方法

清洁、消毒、灭菌的方法有自然净化消毒法、机械除菌法、热力消毒灭菌法、辐射消毒灭菌法和化学消毒灭菌法等。

（一）自然净化消毒法

不经人工消毒、逐步达到无害化的现象称为大自然的净化作用，如大自然通过日晒、雨淋、风吹、干燥、温湿度变化、空气中杀菌性化合物的作用、水的稀释、pH 值的变化、水中微生物的拮抗作用等达到自然净化。在日常生活和医疗环境中，人们常使用日光暴晒和通风换气的方法来减少环境中的病原微生物。

（二）机械除菌法

常用的方法包括冲洗、刷、擦、抹、扫、铲除、通风和过滤等。此类方法虽不能杀灭微生物，但可大大减少微生物的数量和被其感染的机会。如采用冲洗、擦洗等方法可以达到清洁的目的；为了加强除菌和清洁效果，除使用清水外，常结合使用含表面活性剂的洗涤剂或含有消毒剂的洗涤剂，以达到消毒的目的；采用层流过滤，可以去除气体中的微生物，但不能将微生物杀灭。

（三）热力消毒灭菌法

热力消毒灭菌法（heat disinfection sterilization）主要是利用热力破坏微生物的蛋白质、核酸、细胞膜，促使其死亡，从而达到消毒灭菌的目的。热力消毒灭菌法分为干热消毒灭菌法和湿热消毒灭菌法，两者消毒灭菌的特点有所不同，具体见表 10-1 所列。

表 10-1 干热和湿热消毒灭菌法的比较

	干热消毒灭菌法	湿热消毒灭菌法
作用原理	通过相对湿度较低的高热空气消毒	通过水和水蒸气进行加热消毒
消毒灭菌因子	热空气	水或水蒸气
消毒灭菌方式	传导	穿透
温度	160 ~ 180℃	60 ~ 134℃
对象	耐高温、无保留价值的物品	耐高温、耐湿、耐高压
时间	1 ~ 5 h	3 ~ 60 min
灭菌效果	较差	好
破坏性	大	小

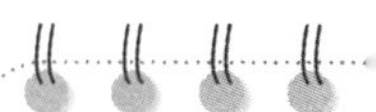

1．干热消毒灭菌法　干热消毒灭菌法是通过传导过程，物品外部首先吸收热量，然后慢慢传导至物品深部，最终使整个物品达到灭菌所需温度的方法。由于需要通过热空气传导，加热过程较为缓慢。干热消毒灭菌法可用于对热敏感微生物的灭菌。医院常需要用干热灭菌的物品包括：油、矿油凝胶、凡士林纱布、液状石蜡、粉剂、器械、针、注射器、玻璃器皿，无保留价值的物品，如污纸、特殊患者用过的污敷料等。常用的干热消毒灭菌方法有干烤、烧灼和焚烧等。

（1）干烤灭菌法（dry-heat sterilization）：适用于高温下不宜损坏、不变质、不蒸发，不耐湿的物品，如玻璃器皿、金属和陶瓷制品等物品，以及油剂和粉剂制剂的消毒灭菌。一般根据灭菌物品的特性、包装材料、包裹大小和装载量等因素确定消毒灭菌的温度和时间。医院在使用干烤灭菌时的温度为 160 ～ 180℃，160℃需要 2 h、170℃需要 1 h、180℃需要 30 min。

注意事项：①在干烤灭菌前，须将物品彻底清洗干净，并干燥，以防灭菌失败和污物碳化；②装载量不宜超过干烤灭菌柜室内容积的 2/3，包裹之间必须保留充分的空间（可放入一只手），包裹不能接触烤箱壁，以防棉布碳化；③灭菌时，包裹不宜过大，一般不超过 10 cm × 10 cm × 20 cm，油剂和粉剂的厚度不得超过 0.6 cm，凡士林纱布的厚度不应超过 1.3 cm；④温度应该按照被灭菌物品的性质来决定；⑤准确计算灭菌时间，应从达到灭菌温度开始算时间，如中途再放入新物品，应重新计算时间；⑥灭菌后应等待箱温降至 40℃以下时再打开烤箱，以防炸裂。

（2）燃烧灭菌法（burning sterilization）：是一种简单、迅速、彻底的灭菌方法。

1）烧灼：是直接采用火焰加热的方法，常用于培养用的器皿开启和瓶口处的消毒。在紧急情况下或无其他消毒方法时可用于金属器械、搪瓷物品的消毒。此方法对器械有一定的破坏作用。对瓶口及器皿进行消毒时，可在火焰上直接进行烧灼；某些急用的金属器械可放在火焰上烧灼 20 s；搪瓷类物品可倒入少量 95% 乙醇，慢慢转动，使乙醇分布均匀，点火燃烧直至熄灭。注意远离易燃易爆物品，保证安全；锐利金属（剪刀、刀片、穿刺针）等物品避免使用此法，防止变钝；燃烧过程中不可添加乙醇。

2）焚烧：是将污物等用火焰燃烧，变为无害的灰烬，主要用于处理污染的医院或疫源地垃圾。适用于污染的废弃物、病理标本、带脓性分泌物或特殊感染的敷料等的处理，如破伤风杆菌、铜绿假单胞菌、气性坏疽感染的敷料等。少量可直接焚烧，大量污染物的焚烧应用焚化炉在指定的地点完成。焚烧时应注意避免对周围环境的污染和破坏，建议气体解毒后方可排入空气中。

2．湿热消毒灭菌法　是通过凝固病原体的蛋白质而达到杀死微生物的目的。在热力杀菌中湿热的作用最强，因为湿热可使菌体含水量增加，从而使蛋白质易于被热力所凝固，加速微生物的死亡。临床上主要用于耐湿、耐高温物品的处理。

（1）压力蒸汽灭菌（autoclave sterilization）：是利用饱和蒸汽在一定压力下所释放的潜热灭菌。压力蒸汽灭菌是最安全、最实惠、最有效、最方便和使用最广泛的一种灭菌方法。它能快速杀灭所有微生物包括细菌芽孢，快速加热并穿透至物品深部，很快达到灭菌的效果。压力蒸汽灭菌被我国 90% 以上的医院供应室采用，也是医院首选的灭菌方法。其优点是：对人员无毒、无不良反应；不破坏环境；无毒性残留物；灭菌过程容易控制和监测；快速杀灭微生物；受有机物和无机物影响较小；整个灭菌循环过程较短；能渗透到包裹内或管腔中；比较经济。其缺点是：破坏对热敏感物品；反复暴露会破坏一些精密医疗器械；可能会引起包裹和物品过湿；可能引起物品生锈；不能用于油类（如凡士林）和粉剂等的灭菌。根据时间长短，压力灭菌程序分为常规和快速两种类型。根据排放冷空气的方式和程度不同，压力蒸汽灭菌器可分为下排气式压力蒸汽灭菌器和预真空压力蒸汽灭菌器两大类。

1）下排气式压力蒸汽灭菌器：下排气式压力蒸汽灭菌器是利用重力置换原理，使热蒸汽

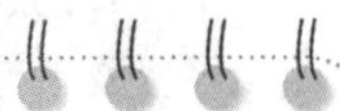

在灭菌器中从上而下，将冷空气由下排气孔排出，排出的冷空气由饱和蒸汽取代，利用蒸汽释放的潜能使物品达到灭菌。常用压力为 1.05 kg/cm^2（102.9 kPa），温度为 121℃，消毒时间为 20 ~ 30 min，器械灭菌时间为 20 min，敷料灭菌时间为 30 min。下排气式压力蒸汽灭菌器又分为手提式和卧式两种。

2）预真空压力蒸汽灭菌器：预真空压力蒸汽灭菌器是利用机械抽真空的方法，使灭菌柜室内形成 2.0 ~ 2.7 kPa 的负压，蒸汽得以迅速穿透物品到达其内部进行灭菌。灭菌时，蒸汽压力达 2.1 kg/cm^2（205.8 kPa），温度达 132℃或以上，最短灭菌时间可为 4 min。预真空压力蒸汽灭菌器具有灭菌循环时间短、灭菌更有效、灭菌后物品较干燥的优点。但是价格较高。根据一次性或多次抽真空的不同，分为预真空和脉动真空两种，后者因多次抽真空，空气排除更彻底，效果更可靠。不同压力蒸汽灭菌器的灭菌时间见表 10-2 所列。

表 10-2　不同压力蒸汽灭菌器灭菌时间

物品种类	维持灭菌时间（min）		
	121℃下排气	132℃预真空	132℃脉动真空
硬物（裸露）	15	4	4
硬物（包裹）	20	4	4
织物包	30	4	4

临床上还有一种台式灭菌器，体积比较小，用于门急诊、实验室、某些临床科室的灭菌。

采用压力蒸汽灭菌时必须注意：①灭菌前应将物品彻底清洗干净、干燥并包装；②选用的包装材料应易于空气排出和蒸汽的透入，包括全棉布、一次性无纺布、一次性复合材料和带孔的金属或玻璃容器等；③消毒物品放置合理，物品之间、物品与灭菌器之间应保持间距；④装载时纺织类物品应在上，金属、搪瓷类物品在下，避免蒸汽遇冷凝成水珠，使包布受潮；⑤被灭菌物品应待干燥后才能取出备用；⑥随时观察压力及温度情况；⑦用于下排气式压力蒸汽灭菌器的物品包，体积不得超过 30 cm × 30 cm × 25 cm；⑧用于预真空和脉动真空压力蒸汽灭菌器的物品包，体积不得超过 30 cm × 30 cm × 50 cm；金属包和敷料包的重量分别不能超过 7 kg 和 5 kg；下排气和预真空压力蒸汽灭菌器的装载量分别不得超过 80% 和 90%；⑨物品捆扎不宜过紧，应在包的外部使用化学指示胶带贴封，包的内部放置化学指示物；⑩压力蒸汽灭菌效果的监测：物理监测法，连续监测压力、温度和时间，数据应符合灭菌要求；测量温度可将留点温度计放入待灭菌包裹内或灭菌器的中央位置，灭菌后检查其读数。化学监测法，利用化学指示卡或化学指示胶带，观察灭菌后其颜色或性状的改变，用以判断灭菌效果。生物监测法，利用对热耐受较强的非致病性嗜热脂肪杆菌芽孢作为指示剂，灭菌后取出菌片进行培养，无细菌生长表示合格。灭菌后的物品检查合格的，应放在洁净的柜橱内，按失效期限的先后使用，并确保灭菌物品都在有效期内。

（2）煮沸消毒（boiling disinfection）：煮沸消毒是应用最早、最有效的消毒方法，具有经济、快速、方便、实用、有效等优点，但煮沸不能达到灭菌效果，且消毒后容易发生再次污染。一般用于耐热耐湿物品的消毒，如食具、食物、棉织品、金属及玻璃器皿等，不可用于外科器械的消毒。将水煮沸至 100℃，保持 5 ~ 10 min 可杀灭细菌繁殖体，煮沸 15 min 可杀灭多数细菌芽孢，某些热抗力极强的细菌芽孢需要煮沸更长时间。

注意事项：①物品应先清洗后煮沸；②水量自始至终应淹没所有物品，水的平面应高出物品至少 2.5 cm；③消毒时间从水煮沸后算起，应大于 15 min；④水的沸点可受气压影响，海拔越高，沸点越低，因此在海拔比较高的地区进行煮沸消毒时，应适当延长或用加压煮锅（海拔每增高 300 m，需延长消毒时间 2 min）；⑤煮沸过程中不能任意添加新物品，如果加入必须重新计时；⑥物品不宜放置过多，一般不超过容量的 3/4；⑦根据物品性质决定放入水中的时间：玻璃物品在冷水或温水时放入，避免突然高温造成破裂；橡胶物品在水沸后放入，消毒后及时取出，避免老化；有空腔的物品需往空腔内注入水后再放入水中，较小的物品用纱布包好后使其沉入水中，较轻的物品要压住；大小相同的碗、盆不能重叠，要保证物品的各面都与水有接触；⑧加入电解质溶液可以提高煮沸消毒的效率，并可降低对金属的腐蚀性，临床一般加入 1% ～ 2% 碳酸氢钠溶液或 0.1% 氢氧化钠溶液，碳酸氢钠同时可将水的沸点提高到 105℃，以增强杀菌作用；⑨消毒后应及时取出，放入无菌容器内，4 h 未使用的物品需重新煮沸消毒。

（3）低温蒸汽消毒法（low temperature steam disinfection）：又称“巴氏消毒法”，是利用低温杀灭不耐高温物质中的病原体或特定微生物而仍保持该物质质量的一种方法。与煮沸消毒同样安全，主要用于不耐高温物品的消毒，75℃消毒 10 min 或 80℃消毒 5 min。可杀死消毒物品上的多种非芽孢菌。对牛奶进行消毒时，一般加热至 62.8 ～ 65.6℃消毒 30 min，或 71.7℃消毒 15 ～ 16 s。目前医院有专门的巴斯德消毒器，一般使用 71 ～ 82℃热水，消毒时间为 30 min，可达到中等水平消毒过程，因此水温的监测是保证巴斯德消毒成功的关键。临床上主要用于呼吸和麻醉设备的消毒。

知识链接

重要人物

路易·巴斯德（Louis Pasteur）（1821—1895 年）是法国微生物学家、化学家，近代微生物学的奠基人。巴斯德被广为人知的事件是解决了啤酒发酸的问题，并在此期间发现了乳酸杆菌。他用不同温度对啤酒进行加热，通过多次试验，发现既可以杀死乳酸杆菌，又能保持酒原来的口感的最适温度，这个过程就是广为人知的“巴氏灭菌法”，后者现被广泛用于牛奶消毒。

他经过 20 余年的刻苦钻研，击败了“自然发生说”，奠定了“疾病生物学理论”，首次揭示了传染病源自微生物感染这一事实，推动了预防医学及微生物学的发展，也是第一位把微生物和传染病联系在一起的科学家，并创立了免疫学。

他还发现将减活的微生物接种到人体后，可诱使人体产生抵御这种微生物感染的能力，为疫苗的使用奠定了实验基础，并制成了世界上第一只炭疽疫苗和狂犬病疫苗。

（4）流通蒸汽消毒法（flowing steam disinfection）：在常压下用 100℃左右的水蒸气消毒，一般持续 15 ～ 30 min 即可杀灭细菌繁殖体。适用于医疗器械和部分卫生用品等耐热、耐湿物品的消毒。

（四）辐射消毒灭菌法

1．日光暴晒法（sunshine disinfection） 利用日光的热、干燥和紫外线作用达到消毒效果，将物品放在直射阳光下暴晒 6 h，并定时翻动，使物品各面均能受到日光照射。日光暴晒法常用于床垫、被服、书籍等物品的消毒。

2．紫外线消毒法（ultraviolet disinfection） 紫外线属于电磁波辐射消毒，使用的紫外线为 C 波，波长为 250 ～ 270 nm，其中杀菌最强的为 253.7 nm 波长的紫外线。可以破坏细菌 DNA 中碱基的功能，使 DNA 失去复制、转录的能力；使菌体蛋白质中的氨基酸被破坏，菌体蛋白质发生光解变性；降低菌体内氧化酶的活性，使细菌丧失氧化功能；使空气中的氧电离出具有极强杀菌作用的臭氧。其缺点是：紫外线所释放的能量较低，穿透力较弱。

（1）应用范围：紫外线有较好的杀菌作用，可消灭多种微生物，包括细菌繁殖体、芽孢、分

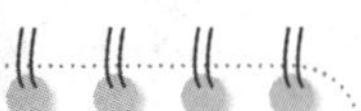

枝杆菌、病毒、真菌、立克次体和支原体。紫外线可用于室内空气、物体表面、水及液体的消毒。

1）空气消毒：在无人条件下，采用室内悬吊式紫外线消毒时，消毒灯距离地面 1.8 ~ 2.2 m，室内紫外线消毒灯的数量为平均每立方米不少于 1.5 W，照射时间不少于 30 min。但是由于其穿透力差，在空气中的穿透力会受尘埃颗粒与湿度的影响。

2）水及液体的消毒：可采用水内照射法或水外照射法，紫外线光源应装有石英石玻璃保护罩。水的厚度和水质都会影响消毒效果，水层厚度应小于 2 cm，并根据紫外线辐射辐照的强度确定水流速度。

3）物体表面消毒：紫外线穿透力弱，不能透过固体物体（如重叠的纸张、布类等），只能用作物体表面的消毒。玻璃中的氧化铁可阻挡紫外线，所以紫外线仅能杀灭直接照射的微生物，消毒时最好使用便携式紫外线表面消毒器，近距离移动照射小件物品，可放入紫外线消毒箱内照射。也可采用紫外线灯悬挂，照射有效距离为 20 ~ 65 cm，物品摊开或挂起，使其充分暴露、受到直接照射，消毒时间为 20 ~ 30 min。

（2）注意事项

1）紫外线灯表面应保持清洁，每周用乙醇棉球擦拭一次，发现灯管表面有灰尘、油污时，应随时擦拭。

2）消毒室内空气时，房间内应保持清洁干燥，减少尘埃和水雾，空气适宜温度为 20 ~ 40℃，相对湿度为 40% ~ 60%。

3）注意防护：使用紫外线灯时注意保护眼睛和皮肤，使其不被紫外线直接照射，一般不在有人的房间使用（除非采用间接照射的紫外线灯）。必须进入照射区时，应戴防护眼镜，防止发生角膜炎、结膜炎等。消毒结束后应及时开窗通风。

4）正确计算并记录消毒时间：紫外线消毒时间需从灯亮 5 ~ 7 min 后开始计时，若使用超过 1000 h，需更换灯管。

5）定期检测：紫外线灯管应定期测定其输出强度，要求使用中的 30 W 紫外灯，在 1 m 处的强度 > 70 $\mu W/cm^2$。至少每年标定一次灯管照射强度，普通 30 W 直管型新灯辐照强度应 ≥ 90 $\mu W/cm^2$，使用中辐照强度应 ≥ 70 $\mu W/cm^2$；30 W 高强度紫外线新灯辐射强度应 ≥ 180 $\mu W/cm^2$.

6）紫外线消毒效果的监测：①物理监测法，开启紫外线灯 5 min 后，将紫外线辐射计置于所测紫外线灯下正中垂直 1 m 处，仪表稳定后所示结果为该灯管的辐照强度值。②化学监测法，开启紫外线灯 5 min 后，将紫外线灯强度辐射指示卡置于紫外线灯下，正中垂直 1 m 处照射 1 min，判断辐射强度。③生物监测法，每月一次将菌片置于紫外线灯下，消毒完毕检测细菌菌落数，以判断其消毒效果。

3．臭氧消毒法（ozone disinfection） 臭氧可杀灭细菌繁殖体、病毒、芽孢、真菌等。主要用于空气及物品表面的消毒。空气消毒时长不小于 30 min；物品表面消毒时长为 60 ~ 120 min。臭氧有毒且具有一定的不稳定性，空气消毒后注意通风。

4．电离辐射灭菌法（ionizing radiation sterilization） 是利用 γ 射线、伦琴射线和其他电子辐射的穿透性来杀死有害微生物的低温灭菌法。其作用机制主要是通过干扰微生物的 DNA 合成，破坏细胞膜，引起酶系统的紊乱而导致微生物的死亡。电离辐射灭菌法的优点是穿透力非常强、不受包装限制，可保持物品干燥，灭菌速度快、效果可靠等，适用于不耐高温的物品，如精密医疗器械、一次性使用医疗制品、工业产品等。但因其投资较大，多在大规模的医疗企业使用。

科研小提示

常见的错误消毒方式：对室外环境开展大规模消毒，雨雪天气开展外环境消毒；对外环境进行空气消毒；直接使用消毒剂（粉）对人员全身进行喷洒消毒；在水塘、水库、人工湖等环境中投放消毒剂（粉）；在有人条件下对室内空气使用化学消毒剂消毒。

（五）化学消毒灭菌法

化学消毒灭菌可将细菌的细胞膜破坏，使细胞破裂，或凝固细菌的蛋白质，干扰细胞活性，达到消毒灭菌的作用。化学消毒灭菌常用于不适于物理消毒灭菌的物品，如患者的皮肤、黏膜、排泄物及周围环境、光学仪器、金属锐器等。

1．理想的化学消毒剂应具备的条件 ①广谱抗菌性；②作用迅速；③不易受环境因素影响：不受有机物影响，在有机物（如血、痰、排泄物）存在时仍保持活性；与其他化学物如肥皂、洗涤剂等有匹配性，不会被灭活，同时应具有环境友好性，不破坏环境；④无毒，使用时无刺激性气味，不应对使用者、患者产生毒性反应；⑤与被消毒的物品具有一定的匹配性，不应腐蚀医疗用品和金属表面，不应降解或破坏衣服、塑料和其他材料；⑥具有残留活性，可在被处理的物品表面留下抗微生物膜；⑦性质、浓度稳定，有效期长，不易燃、不易爆，有效浓度低，便于运输；⑧可溶于水；⑨经济：价格合理；⑩容易使用：使用者能非常方便地按照说明书要求使用。实际上几乎没有一个消毒剂能完全符合上述特性，临床使用时，应尽可能选择合理的消毒剂，以达到安全、有效使用的目的。

2．影响化学消毒灭菌效果的因素 微生物消毒杀菌的效果取决于很多因素，包括微生物本身的抵抗力和许多外界因素。消毒和灭菌物品的特性、微生物数量和部位、微生物本身的抵抗力、物理和化学因素、被消毒物品的性质、细菌有无生物膜、暴露时间、消毒剂的浓度、类型和活性等都会影响消毒灭菌的效果。

3．化学消毒的方法

（1）擦拭法（rubbing）：用易溶于水的消毒剂配制成规定的浓度，擦拭被污染的物品。

（2）浸泡法（immersion）：将需要消毒或灭菌的物品清洗后擦干，完全浸没在有效浓度的消毒液中，达到规定时间。这是目前临床上最常使用的方法。

（3）熏蒸法（fumigation）：在密闭空间内将消毒剂加热或加入氧化剂使之汽化，在规定的时间和浓度内利用消毒剂产生的气体进行消毒。常用于手术室、病室等密闭空间的消毒，也可对不耐湿热的贵重仪器进行消毒。熏蒸时必须保持门窗紧闭，以免消毒剂泄露。消毒完毕彻底通风后，人员方能进入。

（4）喷雾法（nebulization）：将化学消毒剂喷洒在空间内进行消毒。目前一般不主张用化学消毒剂进行喷洒消毒；如必须使用，应在无人的环境下，在消毒人员采取自我保护措施后方可进行，以免引起吸入性中毒。

4．化学消毒使用原则 ①坚持合理使用的原则，凡是能用物理方法消毒或灭菌的物品，一般不主张用化学消毒剂消毒或灭菌；②根据物品的性能和病原微生物的种类选择化学消毒剂；③严格掌握药物的浓度、浸泡时间、使用方法。浓度不足或时间不够都会降低杀菌活力，不能真正达到消毒或灭菌的目的；④被消毒或灭菌的物品必须先经过清洁、擦干处理；⑤浸泡时将物品完全浸没在溶液中，关节部位要打开；不能放置纱布、棉球等物，以免稀释消毒液，降低消毒效力；⑥挥发性消毒液要加盖，以免降低有效浓度和影响周围人群的健康；⑦应定期测定消毒剂浓度，及时调整、更换过期或低于最低有效浓度的消毒剂；⑧浸泡过的物品必须用无菌蒸馏水将消毒剂完全冲洗干净，以免药液刺激组织；⑨熟悉消毒剂的毒副作用，做好工作人员的防护。

随堂测

5．常用化学消毒剂 常用化学消毒剂杀灭微生物的效力、消毒剂的性质与作用原理、常用浓度、用途和注意事项见表10-3。

表 10-3　常用化学消毒剂

名称	消毒效力	性质与作用原理	常用浓度及用途	注意事项
戊二醛	灭菌（可杀死细菌繁殖体、芽孢、真菌和病毒）	无色或微黄色澄清透明液体，有醛刺激性气味，可将细菌蛋白质烷基化，引起蛋白质凝固	①用于不耐高温医疗器械的高水平消毒，如内镜、肺活量测定管、透析器、传感器、麻醉和呼吸治疗设备、反复用塑料导管等 ②使用前加入碳酸氢钠，调节其 pH 值至 7.5 ～ 8，浓度为 2% ～ 2.5%	①物品彻底清洗干燥后浸没在消毒液中 ②常采用浸泡法，消毒需要 60 min、灭菌需要 10 h ③戊二醛对手术刀片等碳钢制品有腐蚀性，使用前需加入 0.5% 亚硝酸钠防锈 ④消毒或灭菌后，以无菌方式取出，并用无菌水冲洗，再用无菌纱布擦干 ⑤保存时应密闭，保存在干燥、阴凉、通风处 ⑥定期监测配制好的消毒液，每 2 周更换 1 次，保证其有效浓度 ⑦有急、慢性毒性，对皮肤、黏膜有刺激作用，应注意加强自身防护，减少吸入
环氧乙烷	灭菌（一种广谱、高效、穿透力强、对灭菌物品损伤小的灭菌剂）	低温下为无色液态，超过 10.8℃变为气态，易燃、易爆；与微生物蛋白质上的表面基团结合，发生非特异性烷基化反应，干扰酶的代谢，致微生物死亡	①主要用于不耐高温、高压、易腐蚀的各种精密仪器、导管、植入物、外科器械 ②一般按照生产厂家的操作说明或指导手册进行操作，结合灭菌物品种类、大小、包装、装载量及方式确定灭菌参数。湿度为 50% 左右，温度为 37 ～ 60℃，灭菌浓度 450 ～ 1200 mg/L，是医院和工业最主要的低温灭菌方法	①存放于干燥、阴凉、通风处，远离火源、静电 ②环氧乙烷易燃易爆，气体存放和使用时应严格按规范执行 ③对人体有急、慢性毒性，应加强对工作环境空气中浓度的监测 ④物品灭菌前需彻底清洗干净，由于环氧乙烷难以杀死无机盐中的微生物，所以不能用生理盐水清洗物品 ⑤不可用于食品、液体油脂类和粉类等的灭菌 ⑥每次灭菌应进行效果监测及评价 ⑦灭菌后应通风去除残留

续表

名称	消毒效力	性质与作用原理	常用浓度及用途	注意事项
甲醛（37% ~ 40% 甲醛水溶液又名福尔马林）	灭菌（具有广谱杀菌功能，可杀死亲脂和亲水病毒、细菌繁殖体、真菌、分枝杆菌和芽孢）	①无色透明液体，刺激性强 ②与菌体蛋白质的氨基结合使蛋白质变性，酶失去活性，导致细菌死亡	①适用于不耐湿、不耐热的诊疗器械、器具和物品的灭菌，如电子仪器、光学仪器、管腔器械等 ②临床常用低温甲醛熏蒸进行灭菌；液体浸泡仅用于消毒透析器：4% 甲醛乙醇至少浸泡 24 h；1% ~ 2% 甲醛水溶液可用于消毒透析仪内部管道	①消毒时温度不应低于 20℃、相对湿度以 80% ~ 90% 为佳，不宜低于 70% ②甲醛有急、慢性毒性，是可疑致癌物，因而不宜用于室内空气消毒 ③消毒灭菌过程中物品应摊开放置，中间留有一定空隙，甲醛气体不得泄漏 ④必须在密闭箱内用甲醛消毒物品 ⑤消毒后，一定要去除残留甲醛气体，应设有专门的通风设施
过氧乙酸	灭菌（能快速杀灭所有细菌及芽孢）	无色或浅黄色透明液体，有刺激性气味，带有醋酸味 能产生新生态氧，使蛋白质变性，破坏细胞膜的通透性，氧化蛋白质上的氢硫基和硫基、酶和其他代谢物	①耐腐蚀物品、环境、室内空气等消毒专用器械；消毒设备，适用于内镜的灭菌 ②一般物品的消毒用 0.05% 过氧乙酸浸泡；1% 用于细菌芽孢污染物品，消毒时浸泡 5 min，灭菌时浸泡 30 min ③对大件物品或不能用浸泡法消毒的物品用擦拭法消毒，浓度和时间同浸泡法 ④对一般污染表面的消毒用 0.2% ~ 0.4% 过氧乙酸喷洒作用 30 ~ 60 min ⑤ 2% 过氧乙酸溶液可用于空气消毒，浓度是 8 ml/m^3 ⑥耐腐蚀物品可冲洗 10 min，浓度为 0.5% ⑦食品用工具可作用 10 min，消毒浓度为 0.05%	①性质不稳定，遇光、热易分解，故应置于暗色带盖的容器内，存放于阴凉干燥处，现用现配 ②对金属有腐蚀性，对织物有漂白作用 ③使用时，谨防溅入眼内和皮肤黏膜上，一旦溅上，立即用清水冲洗 ④定期检测其浓度，如原液浓度低于 12% 禁止使用 ⑤现用现配，避免与碱或有机物相混合，使用时限≤ 24 h
过氧化氢（又称双氧水）	高效（可杀死细菌、真菌、酵母菌、病毒和细菌芽孢）	无色无味液体 产生破坏性氢氧自由基，攻击脂质胞膜、DNA 和其他必需的细胞成分，从而杀灭微生物	1.0% ~ 1.5% 可用于漱口；3% 用于环境表面消毒和清洁伤口；3% ~ 6% 用于消毒隐形眼镜、眼压镜、呼吸器和内镜；6% ~ 25% 可以作为灭菌剂	①对金属有腐蚀性，接触会造成眼损伤 ②避免与碱性及氧化性物质混合 ③过氧化氢稀释液不稳定，遇光、受热、振荡或储存过久易分解，需用棕色瓶保存并盖严

续表

名称	消毒效力	性质与作用原理	常用浓度及用途	注意事项
含氯消毒液（液氯、漂白粉、漂白粉精、二氧化氯、酸性氧化电位水等）	高效、中效（能杀灭所有微生物，包括细菌芽孢）	①在水溶液中释放有效氯，有强烈的刺激性气味 ②次氯酸的氧化作用，加上新生氧和氯化的作用，破坏细菌酶的活性，使菌体蛋白质凝固变性	①漂白粉的有效氯含量为 25%，主要用于饮水消毒、污水处理及患者排泄物和污染环境的消毒处理，对排泄物消毒用含氯消毒剂干粉加入排泄物中，使有效氯含量达 10 000 mg/L，搅拌后作用 2 ～ 6 h ②对医院污水的消毒，用干粉按有效氯 50 mg/L 用量加入污水中，并搅拌均匀，作用 2 h 后排放；0.15% 用于饮水消毒 ③对食具可用有效氯含量 3200 mg/L 溶液浸泡 30 ～ 60 min ④对细菌繁殖体污染物品的消毒，用含有效氯 500 mg/L 的消毒液浸泡 10 min 以上，对经血传播病原体、分枝杆菌和细菌芽孢污染物品的消毒，用含有效氯 2000 ～ 5000 mg/L 的消毒液浸泡 30 min 以上 ⑤对于擦拭法消毒，浓度和时间同浸泡法	①漂白粉稳定性差，遇热、日光、潮湿易分解，有效氯丢失较快，储存时应防潮、避光、避高温 ②配制漂白粉等粉剂溶液时，应戴口罩、手套 ③含氯消毒剂对金属有腐蚀性，对织物有腐蚀和漂白作用 ④配制的溶液性质不稳定，应现用现配，使用时间 ≤ 24 h，及时更换 ⑤消毒后的物品应及时用清水冲洗
含碘消毒剂 聚维酮碘（碘伏）	中效（碘伏可以杀灭细菌、分枝杆菌和病毒，但需较长时间杀灭某些真菌和芽孢）	①黄棕色至红棕色固体粉末，有碘气味 ②碘使细菌体等蛋白质氧化而失活，从而达到连续杀菌的目的	①适用于手、皮肤黏膜及伤口消毒，常用擦拭法、冲洗法 ②碘伏浓度：2% 的碘酊常用作注射部位消毒，涂擦后作用 1 min，再用 75% 乙醇脱碘或直接用 0.5% 碘伏涂擦注射部位皮肤 2 遍。0.5% 碘伏溶液可用于手术前刷手，刷洗 3 min；0.025% 的碘伏溶液可用于黏膜和伤口的冲洗 ③碘溶于乙醇中配成碘酊。碘伏是碘与表面活性剂的不定型结合，碘伏在水溶液中持续释放少量碘，以保持较长时间的杀菌活性。与碘酊相比，碘伏具有刺激小、稳定性强、着色轻等优点	①碘在室温下易升华，配制后应放在密闭的容器内，并注意浓度变化 ②碘酊不宜与红汞同时使用，碘伏应于阴凉处避光、防潮、密封保存，稀释后稳定性差，宜现用现配 ③碘酊有一定的刺激性，不适用于破损皮肤、眼及黏膜的消毒 ④对二价金属有腐蚀作用，不做相应金属的消毒 ⑤对碘过敏者禁用；使用碘酊时，对碘、乙醇过敏者禁用 ⑥革兰氏阴性细菌可在碘伏中存活或繁殖 ⑦一般市售碘伏不能杀灭芽孢，但可以杀灭结核分枝杆菌、病毒、细菌和真菌

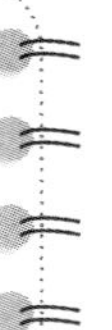

续表

名称	消毒效力	性质与作用原理	常用浓度及用途	注意事项
醇类（乙醇、丙乙醇、正丙乙醇或两种成分的复方制剂）	中效（能杀灭细菌繁殖体、分枝杆菌、真菌、亲脂性病毒；但不能杀死细菌芽孢和部分亲水性病毒；不能用于器械灭菌）	①无色澄清透明液体，具有乙醇固有的刺激性气味 ②使菌体蛋白质凝固、变性，从而干扰细菌的新陈代谢，使其死亡	①理想的浓度是 60% ~ 90% ②常用 70% ~ 75% 乙醇消毒皮肤和体温表等；用乙醇棉球消毒小面积表面，如药瓶的橡胶塞等	①长期反复使用乙醇会损坏油漆层，加速橡胶和塑料老化 ②乙醇易挥发和易燃烧，保存时应加盖，置于避风阴凉处 ③不适用于空气消毒及医疗器械的消毒；不适用于脂溶性物体表面的消毒 ④不应用于被血、脓、粪便等有机物严重污染表面的消毒 ⑤对醇过敏者慎用
胍类消毒剂复方氯已定（又称洗必泰）	中、低效（能杀灭革兰氏阳性和阴性的细菌繁殖体和部分真菌，但对结核分枝杆菌、细菌芽孢仅有抑制作用）	①无色透明，无沉淀、不分层液体 ②主要是破坏细胞膜和抑制脱氢酶的活性	①适用于手、皮肤与黏膜的消毒 ② 0.05% ~ 0.1% 洗必泰溶液常用于冲洗阴道、膀胱或擦洗外阴部 ③ 0.05% 洗必泰溶液可用于伤口的洗涤和创面的消毒 ④ 0.5% 洗必泰溶液可用于手术者手部的消毒	①勿与肥皂、洗衣粉等阴性离子表面活性剂混合使用或前后使用 ②冲洗消毒时，若创面脓液过多，应延长冲洗时间 ③不适用于结核分枝杆菌、细菌芽孢污染物品的消毒

续表

名称	消毒效力	性质与作用原理	常用浓度及用途	注意事项
季铵盐类消毒剂 复方季铵盐 苯扎溴铵	中、低效[包括单链和双长链季铵盐两类，前者只能杀灭细菌繁殖体和亲脂病毒如苯扎溴铵（又称新洁尔灭）；后者可杀灭多种微生物，包括细菌繁殖体、某些真菌和病毒；但都不能杀灭芽孢和结核分枝杆菌，或杀灭结核分枝杆菌能力差]	①无色透明液体 ②改变细胞的渗透性，使菌体破裂；使蛋白质变性；产能酶的灭活；良好的表面活性，影响细菌的新陈代谢	①适用于物体表面、环境、皮肤与黏膜的消毒 ②环境表面消毒：用 1000 ~ 2000 mg/L，浸泡、擦拭或喷洒消毒，30 min ③皮肤消毒：单链为 500 ~ 1000 mg/L，3 ~ 5 min，或用双链为 500 mg/L，2 ~ 5 min ④黏膜消毒：单链为 500 mg/L，3 ~ 5 min，或用双链为 100 ~ 500 mg/L，1 ~ 2 min	①阴离子表面活性剂如肥皂、洗衣粉等对其消毒效果有影响，不宜合用 ②有机物对其消毒效果有影响 ③容易受革兰氏阴性细菌污染 ④低温时可能出现浑浊或沉淀，可置于温水加热 ⑤消毒物品应洗净，无污渍
煤酚皂溶液（又称来苏儿）	主要成分是甲酚。可杀灭细菌繁殖体、真菌和亲脂病毒；常温下不能杀灭芽孢	酚在高浓度时是一种稠厚的原生质毒素，能穿透和分裂细胞壁，使蛋白质变性；低浓度的酚及高分子量酚派生物则通过对必需酶系统的灭活和阻断细胞壁的基本代谢来杀灭细菌	1% ~ 5% 的来苏儿去污能力强，可用于浸泡、擦拭污染物表面，如浴池、便器等。5% 浓度来苏儿对结核分枝杆菌作用 1 ~ 2 h	对人体有毒性，对皮肤黏膜有刺激性，且气味易滞留，故不能用于食品和餐具的消毒。另外，来苏儿可污染水源引起公害，正逐渐被其他消毒剂所取代

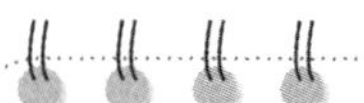

第三节　手消毒技术

医院中患者皮肤上的微生物或散落在患者附近物体上的微生物可能传播到医护人员的手上，并且这些微生物可能在医护人员的手上生存一段时间，在医护人员的手直接接触患者或接触了患者可能直接接触的物体后，当医护人员洗手不充分甚至完全忽略洗手，或者使用的洗手液不恰当，或双手潮湿时，就易将大量的微生物（$> 10^4$ CFU/ml）传播到各种类型的物体表面，从而引起交叉感染，并造成疾病的传播。洗手和无菌技术是阻断医护人员经操作导致传播疾病的关键环节，但因有效的消毒剂直接用于皮肤消毒时毒性太大，而有效的灭菌方法又不能用于皮肤，因此医务人员的手无法进行灭菌处理，使得洗手成为简便、基本且必要的预防和控制病原体传播的手段。首先证实洗手价值的是奥地利医师韦斯（Semmel Weiss），他发现产褥热发病率高的原因与医生手的污染有关，用漂白粉洗手后，可使医院产褥热的发病率大为下降，产褥热的死亡率也由 10% 下降至 1%。

人体皮肤上的细菌可分为暂居菌和常居菌两大类。暂居菌或称过路菌、非种植菌落等，处于皮肤表面或角质层下表皮细胞上，原来不存在，主要是通过接触而附着在皮肤上的，数量和组成差异较大，大部分与宿主皮肤结合并不紧密，可用机械方法清洗或化学消毒剂去除，其与医院感染密切相关。常居菌又称固有性细菌、种植菌落或皮肤定植的正常菌群，常寄居在皮肤毛囊和皮脂腺开口处，它们藏身于皮纹深处，并在其中繁殖，不易通过机械的擦洗清除，种类及数量经常保持恒定状态。其大部分无致病性，在一定条件下能引起导管相关感染和手术部位感染，如凝固酶阴性的葡萄球菌、棒状杆菌（类白喉）、不动杆菌属等。

一、手清洁、消毒的种类

临床工作中手的清洁、消毒分为普通洗手（hand washing）、卫生手消毒（hygienic hand disinfection）和外科手消毒（surgical hand disinfection）。普通洗手是将手涂满肥皂泡沫，并对手的所有表面进行强而有力的短时揉搓，然后用流动水冲洗的过程。卫生手消毒一般应在普通洗手的基础上再用消毒液（常用消毒剂包括：75% 乙醇、0.1% ~ 0.5% 氯己定溶液、0.2% 过氧乙酸水溶液、0.05% ~ 0.1% 次氯酸钠水溶液及含有效碘 0.1% 的聚维酮碘配制而成）2 ~ 5 ml 涂擦双手。外科手消毒是外科手术前医护人员用流动水和洗手液揉搓冲洗双手、前臂至上臂下 1/3，再用手消毒剂清除或者杀灭手部、前臂至上臂下 1/3 暂居菌和减少常居菌的过程。

知识链接

手卫生行业标准

中华人民共和国卫生行业标准（2020-06-01 正式实施）对医务人员手卫生进行了具体规范，本标准规定了医务人员手卫生管理与基本要求、手卫生设施、洗手与卫生手消毒、外科手消毒和手卫生监测等，适用于各级各类医疗机构。医疗机构应定期进行医务人员手卫生依从性的监测和反馈。依从性的监测用手卫生依从率表示，手卫生依从率的计算方法：手卫生依从率 = 手卫生执行时机数 / 应执行手卫生时机数 × 100%。同时应每季度对手术部（室）、产房、导管室、洁净层流病区、骨髓移植病区、器官移植病区、重症监护病房、新生儿室、母婴同室、血液透析中心（室）、烧伤病区、感染性疾病科病区、口腔科、内镜中心（室）等部门工作的医务人员进行手卫生消毒效果的监测。当怀疑医院感染暴发与医务人员手卫生有关时，应及时进行监测，并进行相应病原微生物的检测，采样时机为工作中随机采样，采样方法遵循医院消毒卫生标准的要求进行。

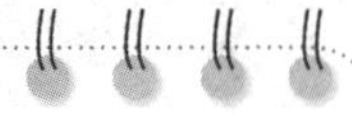

二、医务人员手消毒的标准及洗手的指征

1．医务人员手消毒的标准　我国卫生部在 2012 年修改并颁布的《医院消毒卫生标准》(GB15982-2012)，其中详细描述了不同工作环境中要求医务人员手细菌菌落总数卫生标准（表 10-4）。

表 10-4　各类环境中医护人员手细菌菌落总数卫生标准

环境类别	标准（CFU/cm^2）	范围
Ⅰ类	≤ 5	层流洁净手术室和层流洁净病房
Ⅱ类	≤ 5	普通手术室、产房、婴儿室、早产儿室、普通保护性隔离室、供应室无菌区、烧伤病房、重症监护病房
Ⅲ类	≤ 10	儿科病房、妇产科检查室、注射室、换药室、治疗室、供应室清洁区、急诊室、化验室、各类普通病室
Ⅳ类	≤ 15	传染病及病房

2．洗手的指征　我国卫生健康委员会在《中华人民共和国卫生行业标准》(WS/T313-2019) 中明确规定了医务人员在临床工作中洗手的指征，主要包括以下内容。

（1）接触患者前后，特别是在接触有破损的皮肤、黏膜、侵入性操作前后。

（2）进行无菌操作前后，进入和离开隔离病房、ICU、母婴同室、新生儿病房、烧伤病房、传染病房等重点部门时，戴口罩和穿脱隔离衣前后。

（3）在同一患者身上，当从污染操作转为清洁操作时。

（4）接触血液、体液和被污染的物品后。

（5）脱去手套后。

三、医务人员洗手方法

这里的“洗手”包括普通洗手和卫生手消毒。除此之外，还有一些要求洗手的情况，如饭前便后或准备分发食品时也应洗手。

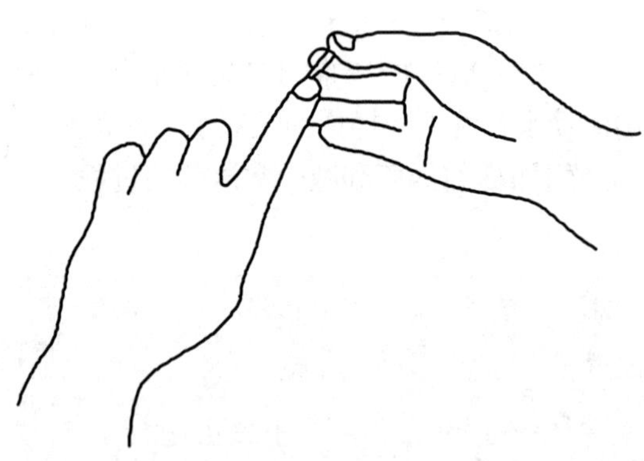

图 10-1　指甲清洁方法

（一）普通洗手法

1．在流动水下，淋湿双手。

2．清洁指甲（图 10-1），在流动水下进行清洁。

3．取适量洗手液（肥皂），均匀涂抹至整个手掌、手背、手指和指缝。

4．认真揉搓双手至少 15 s，注意清洗双手所有皮肤，包括指背、指尖和指缝，具体揉搓步骤为（步骤不分先后）：①掌心相对，手指并拢，相互揉搓；②双手手心对手背，沿指缝相互揉搓；③掌心相对，双手交叉，指缝相互揉搓；④弯曲手指使关节在另一手掌心旋转揉搓；⑤一手握住另一手拇指旋转揉搓，交换进行；⑥将 5 个手指尖并拢放在另一手掌心旋转揉搓；⑦在前六步洗手的基础上再以螺旋式擦洗手腕，范围至腕上 10 cm（图 10-2）。

5．在流动水下彻底冲净双手。

6．用擦手纸巾或安全帽包住水龙头将其关闭，或用肘、脚或感应式开关关闭水龙头。

7．擦干宜使用纸巾或用烘干机干燥双手。

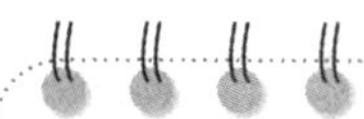

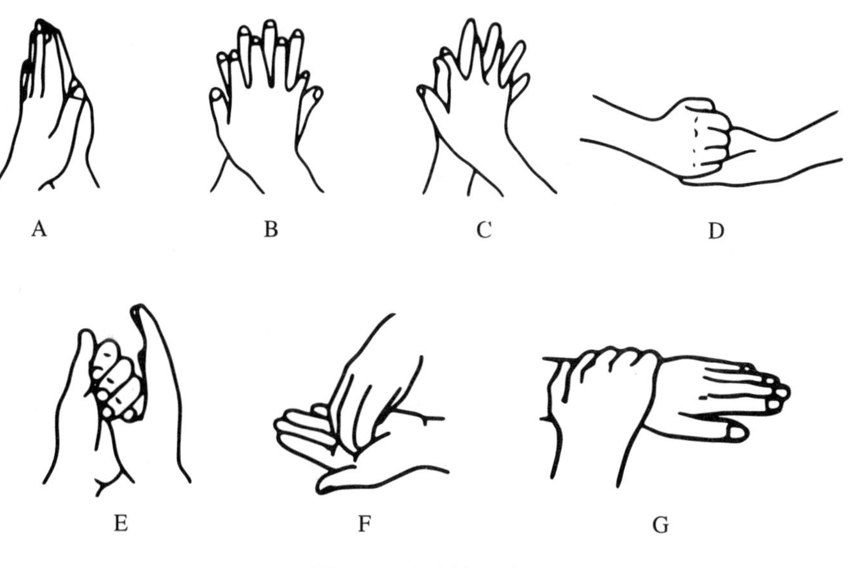

图 10-2　七步洗手法

科研小提示

做好手卫生是控制传染性疾病最简单、最有效的防控措施之一，对于切断传播途径具有重要意义。在传染病流行防控中，手卫生作为一项核心措施被世界各国广泛推广使用。

（二）卫生手消毒的方法

在普通洗手后用 2 ～ 5 ml 消毒液涂擦双手及手腕至少 15 s，并待双手自然干燥。在临床上首选速干手消毒剂，过敏人群可选用其他手消毒剂。针对某些对乙醇不敏感的肠道病毒感染，应选择其他有效的手消毒剂。常用于卫生手消毒的消毒剂包括：醇类和胍类（醋酸氯己定，通常称洗必泰）复合的手消毒液；75% 乙醇或 70% 异丙醇溶液；0.1% ～ 0.5% 洗必泰溶液；0.2% 过氧乙酸水溶液；0.05% ～ 0.1% 次氯酸钠水溶液及含有效碘 5000 mg/L 的聚维酮碘等。

第四节　无菌技术

无菌技术操作是为防止微生物污染和接触无菌物品和无菌区域的操作，是护理基本技术操作之一，被广泛应用于医疗护理实践中。无菌技术是指在执行医疗护理操作过程中防止一切病原微生物侵入机体和保持无菌物品及无菌区不被污染的操作和管理办法。无菌物品是指经过物理或化学方法灭菌后未被污染的物品。非无菌物品是指未经过灭菌处理或虽经过灭菌处理但又被污染的物品。无菌区是经过灭菌处理后未被污染的区域。有菌区是未经灭菌处理或经灭菌处理后被污染的区域。

一、无菌技术操作的原则

1. 保持环境清洁，流动的空气能携带微生物。操作前 30 min 应停止清扫工作，减少走动，避免尘土飞扬。在进行无菌操作的过程中，要保证关好门窗，尽量减少人员流动。医护人员不要向无菌区打喷嚏或咳嗽，操作时不要面向无菌区讲话。医护人员在进行无菌操作前要戴好口罩，并保持衣帽整洁。修剪指甲并按照七步洗手法洗手，如必要，用杀菌液体刷手。清洗时，保持双手高于肘部，双臂置于胸前，防止前臂的污染物到达手上。必要时穿无菌衣，戴无菌手套。

2．无菌物品与非无菌物品分开放置。无菌物品不得暴露于空气中，必须存放于无菌包或无菌容器内；如果无菌物品曾被非无菌物品接触，或在护士的腰部及操作台面以下时，则视为非无菌物品。任何非无菌物品在使用前必须重新灭菌。无菌物品一旦从无菌容器内取出，即使未被使用也不能再放回无菌容器内。无菌物品一旦被污染或疑似污染，应立即更换。

3．无菌包外应注明物品名称、消毒灭菌的日期和失效日期，按照无菌物品失效期的先后依次摆放和使用。未被污染的无菌包有效期为 7 天，打开的无菌包如未被污染，可保持 24 h 内有效；铺好的无菌盘如未被污染，有效时间为 4 h。医用一次性纸袋包装的无菌物品，有效期为 1 个月；一次性的医用皱皮纸或纸塑袋、医用无纺布或硬质容器包装的无菌物品，有效期为 6 个月。

4．进行无菌操作过程中不得跨越无菌区，操作者距离无菌区保持一定距离，一套无菌物品只能用于一位患者，以防交叉感染。

知识链接

李斯特与外科消毒法

李斯特，英国医学家，他发明的外科消毒法是对人类的一大贡献，挽救了亿万人的生命。他在伦敦大学医学院学习的时候，第一次目睹使用麻醉剂给患者做手术，但令他失望的是，做手术的目的本来是为患者解除病痛，而有时却会带来相反的结果，即患者因手术后伤口化脓而去世。因此李斯特暗下决心，要解决伤口化脓的问题。在阅读相关著作后，他懂得导致伤口化脓的罪魁祸首就是细菌。经过实验，李斯特找到了石炭酸（苯酚）这种有效的消毒剂，并进行了相关实验，结果获得了出乎意料的成功。灭菌法诞生以后，外科手术的范围变得十分广阔，从摘除白内障到心脏移植，不仅挽救了许多生命，而且使患者的痛苦也大为减轻。1867 年，李斯特公布了这一重要研究成果。此后，英、德、法等国的医院纷纷将其付诸应用。

二、无菌技术操作

（一）无菌持物钳的使用方法

无菌持物钳是用于夹取和传递无菌物品的器械。临床上常用的持物钳有卵圆钳、三叉钳、长短镊子等。

1．放置无菌持物钳（镊）时应打开轴关节，将其浸泡在盛有消毒液的广口镊子罐或其他容器中，容器底部可以垫无菌纱布，消毒液面在持物钳轴关节上 2 ~ 3 cm 或镊子的 1/2 处。每个容器内只能放一把无菌持物钳（镊）（图 10-3）。

2．取放无菌持物钳（镊）时，钳（镊）尖端部应闭合。无菌持物钳（镊）不得触及液面以上的容器内壁或容器口。

3．使用过程中应始终保持钳（镊）的尖端向下，不可将钳（镊）的尖端向上持钳（镊），以免消毒液反流造成污染（图 10-4）。

4．用毕应立即将无菌持物钳（镊）放回容器内。

5．无菌持物钳（镊）应就地使用。需要到远处夹取无菌物品时应同时搬移无菌持物钳（镊）和浸泡容器。

6．无菌持物钳（镊）只能用于夹取无菌物品，不能触及非无菌物品，不可夹取油纱布，以防影响消毒效果，更不能用于换药或替代消毒钳（镊）。如有污染或可疑污染时应重新消毒。

7．无菌持物钳（镊）和浸泡容器应定期消毒，并更换消毒液。一般病房每周消毒灭菌1 ～ 2 次，门诊换药室、手术室、注射室等应每日消毒灭菌。如用干式保存法，则每 4 h 更换一次。

科研小提示

《多重耐药菌医院感染预防与控制技术指南》提出，多重耐药菌（multidrug-resistant organism, MDRO）主要是指对临床使用的三类或三类以上抗菌药物同时呈现耐药的细菌。

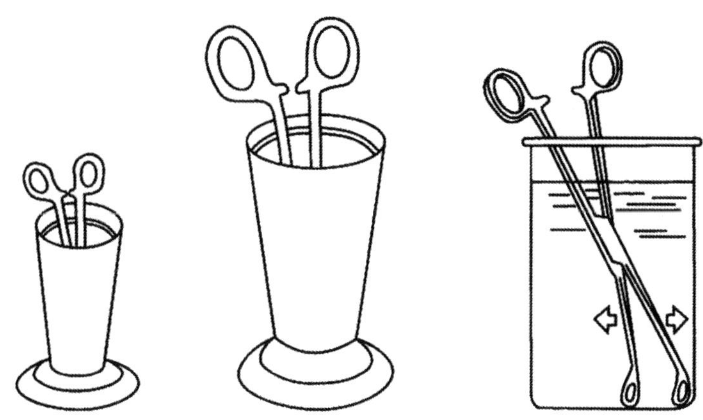

图 10-3　无菌持物钳（镊）浸泡法

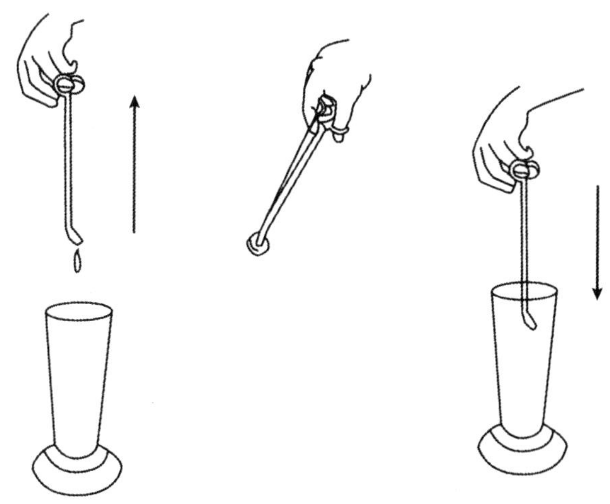

图 10-4　取、放、使用无菌持物钳（镊）

（二）无菌容器的使用方法

1．无菌容器用于存放无菌物品，应保持其无菌。

2．打开无菌容器时应将盖子的无菌面朝上，置于稳妥处。不可触及容器的无菌面。用毕

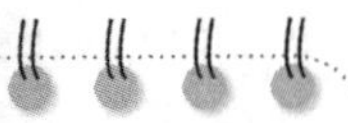

立即将容器盖严，避免容器内的无菌物品暴露过久（图 10-5）。

3．从无菌容器内夹取无菌物品时不得触及容器的边缘。无菌物品一旦取出，即使未用，也不可再放回无菌容器内。

4．手持无菌容器时应托住底部，手指不得触及容器的边缘和内面（图 10-6）。

5．无菌容器应每周消毒灭菌，未打开的无菌容器有效期为 7 天，打开的无菌容器使用时间不超过 24 h。

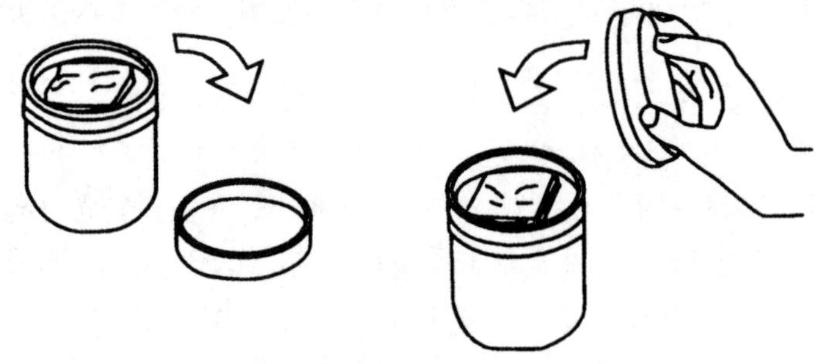

图 10-5　打开和关闭无菌容器

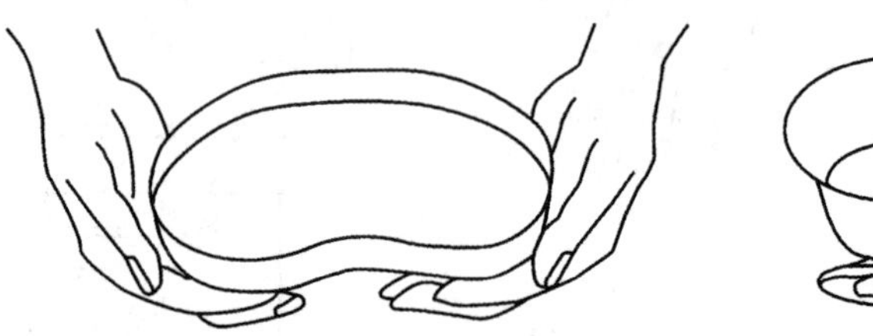

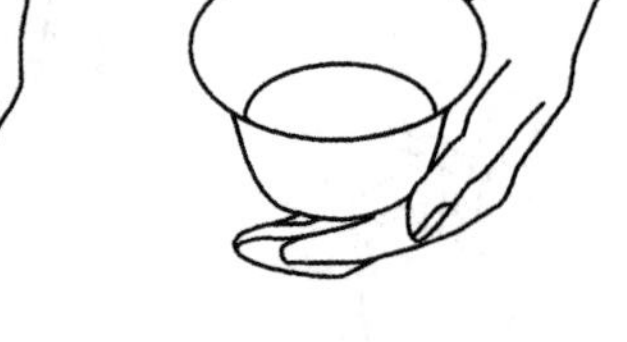

图 10-6　手持无菌容器

（三）取用无菌溶液

1．取用无菌溶液的基本要求

（1）核对溶液的名称、浓度、有效期和生产日期。

（2）检查瓶身是否密封完好，瓶口有无松动；对光检查溶液有无沉淀、混浊、絮状物、变色等，核对无误后用清洁纱布擦拭容器外部表面。

（3）不可将物品直接放入无菌溶液瓶内蘸取溶液，以防污染。

（4）已倒出的液体不得再倒回瓶内。

（5）已打开过的溶液瓶如未污染，有效期为 24 h。

2．取用无菌溶液的方法　在临床中，一般有两种取用无菌溶液的方法，具体操作步骤见表 10-5。

表 10-5　取用无菌溶液的操作步骤

步骤	要点	说明
操作前准备	取用密封瓶装无菌溶液 ①护士准备：洗手，戴口罩，按要求准备用物 ②核对：溶液的名称、浓度和有效期 ③检查：溶液有无沉淀、混浊、絮状物、变色，瓶身是否有裂痕 ④清洁溶液瓶：用清洁纱布擦净瓶子外部灰尘	• 按医嘱核对，避免发生差错 • 认真检查溶液是否变性，瓶身质量是否完好 • 注意手不可触及瓶口和瓶塞内面，瓶口及瓶塞内面均为无菌区，避免造成污染

续表

步骤	要点	说明
取用无菌液	①倾倒溶液：手心对准标签握住溶液瓶，先倒出少量液体旋转冲净瓶口，再将所需剂量的溶液倒入无菌容器内（图 10-7） ②消毒瓶塞：倒完液体后，应用 2% 碘酊、75% 乙醇重新环绕瓶塞再次消毒一周，然后按无菌原则重新盖好瓶塞并标记开启日期、时间和操作者全名（图 10-8）	• 避免在倾倒溶液时，标签被溶液浸湿导致模糊 • 倾倒液体时，无菌溶液瓶口距无菌容器口的距离不可少于 5 ～ 6 cm • 防止污染剩余液体；最后消毒手接触的部位 • 打开的溶液瓶内的溶液有效期为 24 h

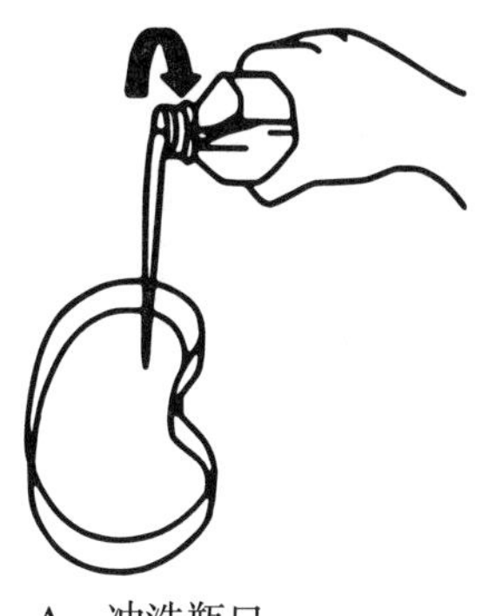

A．冲洗瓶口

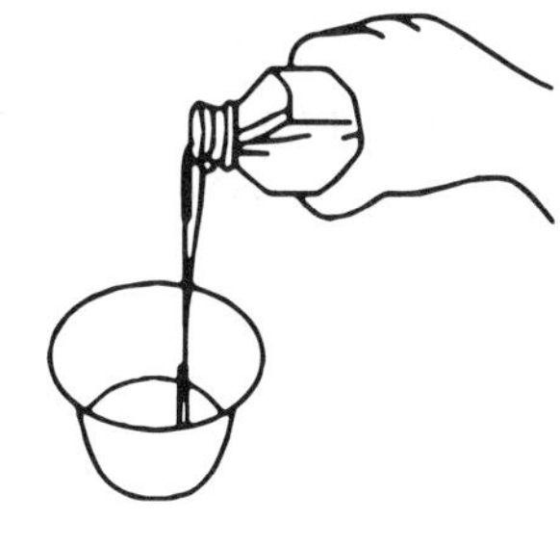

B．倾倒溶液

图 10-7　倾倒无菌溶液法

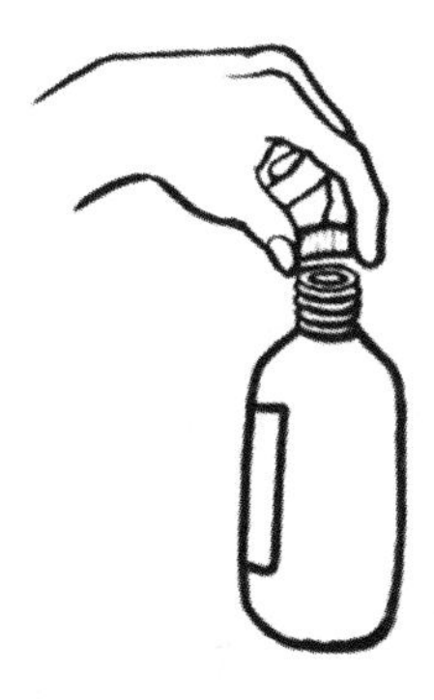

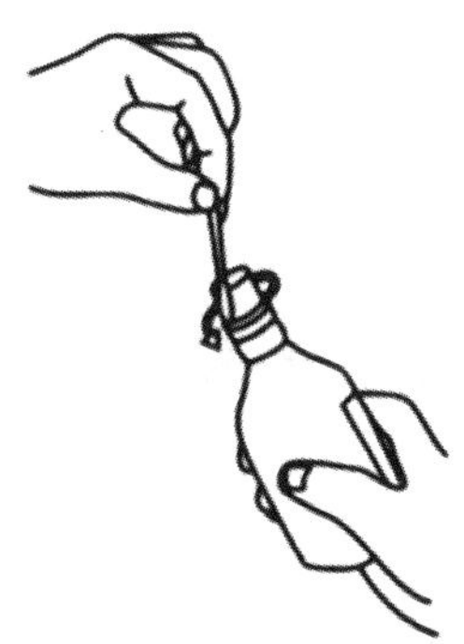

图 10-8　倾倒无菌溶液后盖瓶塞和消毒瓶口

（四）无菌包的使用

无菌包应选用质厚、致密、由未脱脂棉布制成的双层包布。包布内面为无菌面，外面为污染面。

1．包扎法　将物品放置于双层包布中央，将化学消毒指示卡放在包布中央。先将包布的下角盖在物品上，并将角尖端向操作者反折；然后盖好左右两角，同法将角尖端反折；最后将上角包好后扎紧。取适当长度的化学指示胶带粘封包裹，贴上标签。

2．打开法　操作步骤见表 10-6。

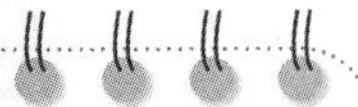

表 10-6　无菌包打开的操作步骤

步骤	要点	说明
操作前准备	①护士准备：洗手，戴口罩，按要求准备无菌包 ②核对：无菌包的名称、灭菌日期、有效期 ③检查：化学指示带消毒效果，包的干燥和完好程度，潮湿及有破损的包不能使用	• 若无菌包包布潮湿或破损，将无法保持包内物品的无菌
打开无菌包	①系带：将无菌包放置在清洁、干燥、平坦、开阔处，解开系带卷放在包布下（或用一手托住无菌包，打开包，将系带卷起夹于手缝内）	• 应符合无菌操作时的要求，避免无菌包打开后污染内侧面（无菌面）
	②打开无菌包：依次打开包的上角和左右角，最后打开近侧角（图 10-9）	• 打开近侧角时应注意从近侧角反折面打开，不得触及近侧角内侧面
	③取无菌物品：用无菌钳夹取无菌物品，放在准备好的无菌区域内；如需将包内物品一次全部取出，可将包托在手上打开，另一手将包布四角外翻抓住，稳妥地将包内物品放入无菌区内	• 注意避免跨越无菌区域手托包布，无菌面朝向无菌区
	④重新包无菌包：按无菌原则原折痕包好，并注明第一次打开无菌包的时间	• 如未污染，包内的无菌物品 24 h 内有效

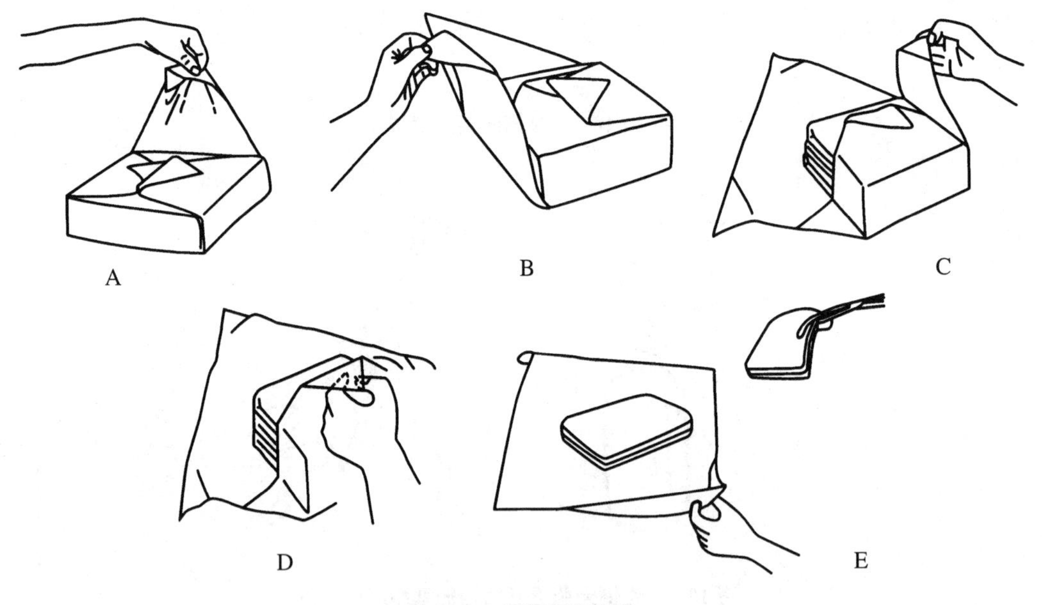

图 10-9　无菌包打开法

（五）铺无菌盘

在进行无菌操作前，可将无菌治疗巾铺在治疗盘内，形成一个无菌区域，供短时间内存放无菌物品，以便进行无菌技术操作。

无菌治疗巾的折叠方式为：将治疗巾先横折一次，再对折三次。打开时，左手持折叠治疗巾的无开口边，右手持双层无开口边（注意不要污染单层治疗巾），松开左手，右手自然提起双层无开口边，左手辅助在胸前打开无菌治疗巾，平铺于治疗盘内。

1．无菌盘使用时的注意事项

（1）铺无菌盘的区域必须清洁干燥，覆盖无菌巾时注意边缘对齐。

（2）检查无菌巾的包布是否清洁完好，是否在有效期内。无菌巾避免潮湿污染。

（3）无菌面不可触及非无菌物品。

（4）无菌盘不宜放置过久，已铺好的无菌盘有效期不超过 4 h。

2．铺无菌盘的方法　在临床中根据操作的需要，可以准备各种各样的无菌盘，下文选择常用的两种作简单介绍，具体步骤见表 10-7。

表 10-7　铺无菌盘的操作步骤

步骤	要点	说明
操作前准备	①护士准备：操作者着装整洁，操作前洗手并戴口罩 ②核对：无菌包的名称、灭菌日期、有效期 ③检查：化学指示带的消毒效果包的干燥和完好程度，潮湿及有破损的包不能使用 ④开包：按照打开无菌包的方法开包，用无菌持物钳取出无菌治疗巾	• 如有潮湿或污染，不可使用 • 过程中不可跨越无菌区，避免污染
铺盘	A．单层铺盘法 ①双手持治疗巾上层两角的外面，轻轻抖开，双折铺于治疗盘内，双手提起上层外面，扇形反折至对侧，开口保持朝外（图 10-10） ②将需要的无菌物品放入双手，握持上层治疗巾的外面，将上层拉平，覆盖无菌物品，然后将治疗巾的上下层边缘对齐，向上翻折两次后，再将两侧边缘各向下翻折一次 ③记录：注明铺盘日期、时间，操作者姓名 B．双层铺盘法 ①双手持治疗巾上层两角的外面，轻轻抖开，从远到近，三折成双层作为底部，最上层扇形折叠，开口向外（图 10-11） ②将需要的无菌物品放入 ③将最上层的治疗巾拉平，覆盖无菌物品，保证上下层边缘对齐 ④记录：注明铺盘日期、时间，操作者姓名	• 反折时保证：①无菌治疗巾内面的无菌性；②方便操作；③美观

随堂测

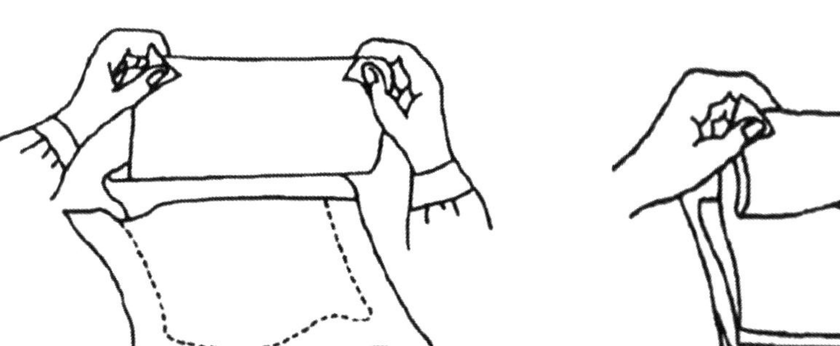

图 10-10　单层铺盘法

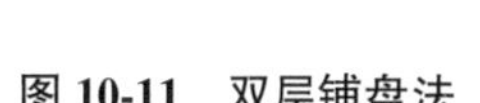

图 10-11　双层铺盘法

（六）戴、脱无菌手套法

在进行手术和某些操作时，需要医务人员保持手的无菌，因此，应按照无菌技术操作原则，戴、脱无菌手套，具体步骤见表 10-8。

表 10-8　戴、脱无菌手套的操作步骤

步骤	要点	说明
操作前准备	①护士准备：戴手套前，修剪并清洁指甲，洗净双手并擦干，戴口罩 ②核对：核对无菌手套袋面上所注明的手套号码和有效日期 ③检查：检查无菌手套的包装是否完好，有破损或污染时不可使用	• 避免长指甲刺破手套
戴手套	①开手套包：按要求打开手套包的外包布，然后将手套袋摊开，检查手套位置摆放是否正确 ②取、戴第一只手套：一手掀开口袋开口处，另一手捏住手套翻折部分（手套内面）取出，对准五指戴上 ③取、戴第二只手套：用未戴手套的手掀起另一只手套袋口，已戴无菌手套的手指插入另一只手套的翻边内面（手套外面），将无菌手套取出，同法将手套戴好 ④包袖口：将手套的翻转处套在工作服衣袖外边（图 10-12）	• 在取无菌手套时，注意避免手套的外面触及非无菌区，避免污染
脱手套	①脱第一只手套：一手捏住另一手的手套口外部翻转 ②脱第二只手套：已脱下手套的手伸入另一手套内部将手套脱下，将手套的内面翻套在外，并将用过的手套放在指定地点，以备处理（图 10-13）	• 应明确手套外部为污染区，只能用戴手套的手接触。 • 戴手套的手不得低于工作台面，双手保持在视线范围内，并在腰部以上 • 未戴手套的手只能接触手套的内面，将污染的部分包裹在手套内部，避免暴露在外，污染其他物品

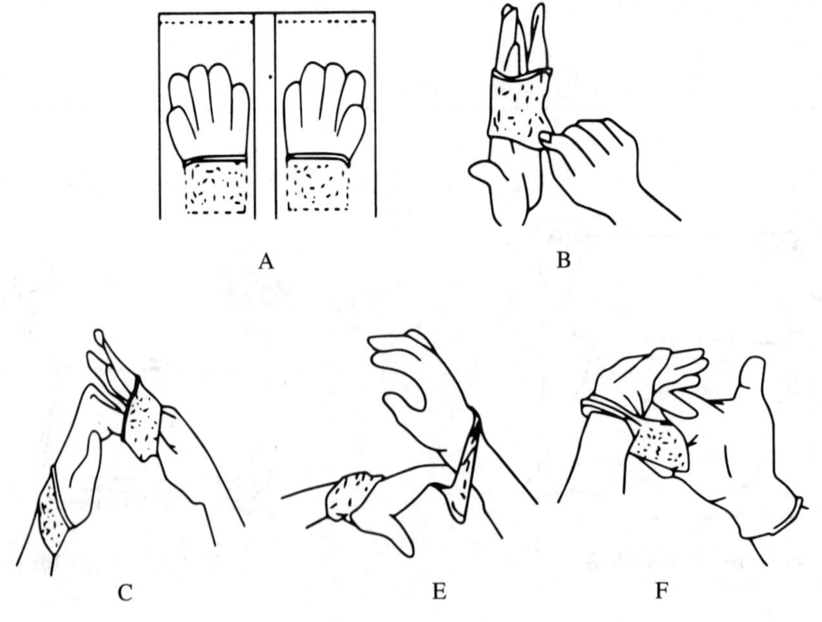

图 10-12　戴无菌手套法

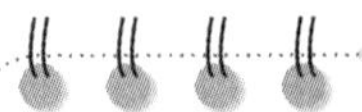

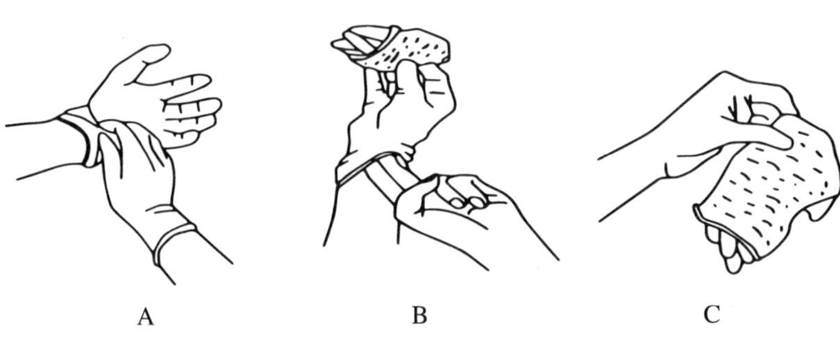

图 10-13　脱无菌手套法

第五节　隔离和职业防护

案例 10-2

患儿，男，6 岁。因“发热、肌肉酸痛、乏力 3 天”来院就诊。体检：T 38.8℃，P 102 次 / 分，R 26 次 / 分，BP 98/60 mmHg。两肺呼吸音粗，可闻及双肺弥漫性细湿啰音。患儿家中有 3 人出现相同症状。进一步检查后诊断为“流行性感冒”。

请回答：

1.“流行性感冒”应采取哪种隔离方式？

2. 该患儿应采取的隔离与预防措施有哪些？

一、隔离概述

当前传染病的发生发展呈突发性、传染性强、危害性大、流行范围广等特点，如近年发生的埃博拉出血热、中东呼吸综合征、新型冠状病毒感染等疾病严重危害人类健康，成为危害社会乃至全球的公共卫生问题。因此，全社会都要提高隔离防范意识，做好隔离预防，以控制传染病的传播。隔离是预防医院感染的重要措施之一，医务人员应严格遵守隔离制度和原则，认真执行隔离技术，做好隔离知识健康教育，使所有出入医院的人员理解隔离的意义并主动配合隔离工作。由中华人民共和国卫生部发布的《医院隔离技术规范》（WS/T 31 1-2009）自 2009 年 12 月 1 日起实施，是当前医院隔离工作的指南。

隔离（isolation）是采用各种方法和技术，防止病原微生物从患者及携带者传播给他人的措施。通过隔离将传染源和高度易感人群安置在指定的地方或特殊的环境中，与普通患者、一般人群分开管理，切断感染源、传播途径和易感人群 3 个要素之间的联系，防止病原微生物在患者、医务人员及媒介物中扩散。对传染源采取相应隔离措施，以防止传染病病原微生物向外传播；对易感人群采取保护性隔离，以保护高度易感人群免受感染。

二、隔离病区管理

（一）明确划分区域

1. 污染区（contaminated area）　指进行传染病诊治的病区中传染病患者和疑似传染病患者接受诊疗护理的区域，包括被患者血液、体液、分泌物、排泄物污染的物品暂存和处理的场

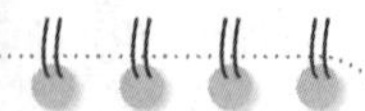

所。如患者的病室、处置室、污物间以及患者入院、出院处理室等。污染区的物品未经消毒处理，不可带出污染区。

2．潜在污染区（potentially-contaminated area） 又称半污染区，指在进行传染病诊治的病区中位于清洁区与污染区之间，有可能被患者血液、体液和病原微生物等物质污染的区域。包括医护办公室、护士站、治疗室、内走廊、患者用后的物品及医疗器械等的处理室。

3．清洁区（cleaning area） 指进行传染病诊治的病区中不易受到患者血液、体液和病原微生物等物质污染，以及禁止传染病患者和污染物品进入的区域。包括病区内的配膳室、库房、医务人员休息室，病区以外的地区，如食堂、药房、营养室等。

4．两通道（two passages） 指进行传染病诊治的病区中设置的医务人员通道和患者通道。医务人员通道、出入口设在清洁区一端，患者通道、出入口设在污染区一端。

5．缓冲间（buffer room） 指进行传染病诊治的病区中清洁区与潜在污染区之间、潜在污染区与污染区之间设立的两侧均有门的小室，为医务人员进行患者诊疗护理的准备间。

（二）隔离单位设置

隔离单位应设在医院相对独立的区域，与普通病区和生活区分开，远离食堂、水源和其他公共场所。专门收治传染病的医院要远离市区，各级综合性医院要设置隔离门诊、发热门诊及隔离留观室；指定收治传染性疾病的医疗机构要设立相对独立的专门病区或病房。相邻病区的楼房之间要相隔约 30 m，侧面防护距离约 10 m，防止空气对流传播。传染病区要分为清洁区、潜在污染区和污染区，设立两通道和三区之间的缓冲间，方便工作人员与患者分道进出，并配置必要的卫生、消毒设备。一个传染病区应由隔离室和其他辅助房间组成，一般按以下方式安置患者。

1．以患者为单位划分，称为单人隔离。每一患者有独立的病房与用具，与其他患者分开。

2．以病种为单位划分，称为病种隔离。同种传染病的患者，可住在同一病室，但每间病室应不超过 4 人，床与床之间的距离在 1.1 m 以上，同时应与其他病种的传染病患者分开。

凡未确诊、发生混合感染或危重的患者有强烈传染性时，应住单间隔离室。

（三）隔离管理要求

1．建筑布局规范 布局应符合医院卫生学要求，具备局部隔离预防的功能，区域划分明确、标识清楚。隔离病区设有工作人员和患者独立的进出门、通道。隔离病室内应有良好的、区域化的通风设施，防止区域间空气交叉感染。

2．执行隔离制度 根据国家有关法规，结合本医院实际情况，制定隔离预防制度并严格实施。

3．隔离实施原则 隔离的实施应遵循“标准预防”和“基于疾病传播途径的预防”的原则。及时采取有效隔离措施，控制传染源，切断传播途径，保护易感人群。

4．建立预检分诊制度 发现或疑似传染病患者，应到专用隔离诊室或感染病科门诊诊治，对可能污染的区域及时消毒。

5．加强人员管理 加强传染病患者及隔离患者的管理，严格执行探视制度，限制探视人数。加强医务人员隔离与防护知识和技术的培训，手卫生符合规范。

三、隔离原则

（一）隔离标识明确，卫生设施齐全

1．根据隔离种类，在隔离病室门口和患者病床悬挂醒目的隔离标志。

2．隔离区入口处设有更衣室、换鞋过渡区，并配有必要的手卫生、消毒设备。

3．门口放置浸有消毒液的脚垫，门外放置隔离衣悬挂架，备有充足的隔离衣、口罩、帽子、手套、护目镜、防护面罩、鞋套以及手消毒物品。

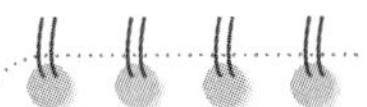

（二）加强三区管理，做好隔离防护

明确服务流程，严格三区管理，保证清洁区、污染区分开。

1．患者及患者接触过的物品不得进入清洁区。

2．患者或穿隔离衣的工作人员通过走廊时，不得接触墙面、家具。

3．各类检验标本应放于有盖的容器内并做好标记，放至指定的标本存放盘。

4．污染区的物品未经消毒处理不得带到其他区域。

5．医务人员进入隔离区工作，应按规定戴工作帽、口罩及穿隔离衣；穿隔离衣前应备齐所用物品，集中操作和护理，以减少穿脱隔离衣和洗刷手的次数；穿隔离衣后，只能在规定范围内活动。

6．离开隔离病室前规范脱隔离衣、鞋，并消毒双手，脱帽子、摘口罩。

7．污染的手禁止接触非污染物品及自己的面部，接触患者或污染物品后均须消毒双手。

（三）定期消毒病室，物品处置规范

1．隔离病室须每日进行空气消毒和物品表面消毒，根据隔离类型和Ⅳ类环境的消毒方法，确定消毒方法和次数，可用紫外线进行空气消毒或用消毒液喷洒消毒。

2．病室内污染物品必须遵循先消毒、后清洁、再消毒的原则，防止病原微生物传播。

3．患者接触过的用物或落地的物品均视为污染，须经严格消毒后方可使用；患者的衣物、信件、钱币、手表等须经熏蒸消毒后才能交予其家人；不宜消毒的物品应放入不透水的厚塑料袋内避污。

4．患者使用的脸盆、痰杯、餐具、便器应个人专用，定期消毒；患者剩余的饭菜、排泄物、分泌物需充分消毒后方可处理。

5．需送出病区的物品要分类放置于不透水材料制成的黄色污染袋内，袋子外应有醒目的污染物标记。

（四）开展隔离教育，加强患者心理护理

1．对患者和家属开展隔离知识教育，解释限制或禁止探视的原因，以取得他们的理解与信任，使其能主动配合隔离工作和管理。

2．及时关心和了解患者的心理情况，给予情感支持，合理安排探视时间，尽量减轻患者因被隔离而产生的恐惧、孤独、自卑等心理反应。

（五）掌握解除隔离的标准

患者的传染性分泌物经培养 3 次，结果为阴性或确定已度过隔离期，经医生开出医嘱后方可解除隔离。解除隔离后的患者经过沐浴更衣才能离开，病室所有用物必须进行终末消毒处理。

（六）实施终末消毒处理

终末消毒是对出院、转科或死亡患者及其所住病房、所用物品及医疗器械进行的消毒处理。终末消毒需分类进行。

1．患者的终末处理　患者出院或转科前应沐浴，换上清洁衣裤才能出院或转入非隔离病房，个人用物须消毒处理后才能带出隔离病区。若患者死亡，尸体应用中效以上消毒液进行消毒处理，并用浸湿消毒液的棉球填塞口、鼻、耳、阴道、肛门等孔道，用一次性尸单包裹后装入注明“传染”标记的不透水密封尸袋内，再送往太平间。

2．病室和物品的终末处理　关闭病室门窗，打开床旁桌抽屉及柜门、摊开棉被、竖起床垫和枕芯，用消毒液熏蒸或用紫外线照射；打开门窗，用消毒液擦拭床、桌椅、地面；茶壶、脸盆、痰盂煮沸消毒；体温计用消毒液浸泡，血压计及听诊器放熏蒸箱内消毒；被服布类用物包好后注明“隔离”标记，送洗衣房消毒处理后再清洗。

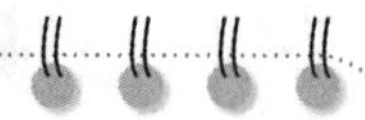

四、隔离种类及措施

传染病除严格执行以上隔离原则外，还应在标准预防的基础上，实施两大类隔离：一是切断传播途径的隔离，二是保护性的隔离。

（一）标准预防

1．标准预防（standard precaution）的概念 标准预防是指提供医疗服务时，假定所有患者的血液、体液、分泌物、排泄物、非完整性皮肤和黏膜均可能含有感染性因子，针对医院所有患者和医务人员采取的一组预防感染措施。标准预防包括以下 3 个方面：①认定患者的血液、体液、分泌物、排泄物均具有传染性，需要进行隔离；②强调双向防护，既防止疾病从患者传至医务人员，也防止疾病从医务人员传至患者和从患者传至医务人员再传至患者；③根据各种疾病的主要传播途径，采取相应隔离措施，包括接触隔离、空气隔离和飞沫隔离。

2．标准预防措施 包括：①洗手：具体洗手方法和洗手时机见本章相关内容；②戴手套：接触患者的血液、体液、分泌物、排泄物及其污染物时，接触患者黏膜和非完整皮肤前均应戴手套；对同一患者既接触清洁部位，又接触污染部位时，应更换手套；③戴口罩 / 护目镜 / 防护面罩 / 穿防护衣：可能发生血液、体液喷溅时，应戴口罩、护目镜、防护面罩、穿防护衣；④严格执行消毒灭菌制度和各项操作规程；⑤正确处理污物和医疗器械，及时处理污染的床单位；⑥实施安全注射：用过的针头、注射器、刀片丢弃在专用的医疗锐器垃圾桶内，禁止回套针帽、折弯或分离注射器，防止锐器伤；⑦污染的环境或传染性疾病的患者应根据情况做好相应的隔离；⑧各种仪器和装置放于适当位置，方便操作和使用。

（二）切断传播途径的隔离与预防

感染性疾病主要有接触传播、空气传播、飞沫传播 3 种途径。当一种疾病可能有多种传播途径时，应在标准预防的基础上，采取相应传播途径的隔离与预防。

1．接触传播的隔离与预防 适用于确诊或可疑感染了经接触传播的传染病，如肠道感染、伤寒、多重耐药菌感染、皮肤感染、埃博拉出血热、破伤风等。在标准预防的基础上，还应采取接触传播的隔离与预防措施。

（1）隔离病室悬挂蓝色标识。

（2）根据感染疾病类型，安排患者单人隔离或同病种感染者同室隔离。

（3）限制患者活动范围，减少转运，如需要转运，应采取有效措施，减少对其他患者、工作人员和环境表面的污染。

（4）进入隔离室，密切接触患者时，必须戴口罩、帽子、穿隔离衣、戴手套。离开病室前，脱下隔离衣，并按要求悬挂，每天更换、清洗与消毒。如使用一次性隔离衣，用后按医疗废物管理要求进行处置。接触甲类传染病应按要求穿脱防护服，并按医疗废物管理要求进行处置。

（5）为患者换药时要先处理干净伤口，再处理污染伤口。医务人员的手或皮肤有破损时应戴双层手套，或避免接触患者。离开隔离病室前、接触污染物品后应摘除手套，消毒双手。

（6）凡患者使用过的一切物品，如床单、衣裤、医疗器械等，应先灭菌处理，再行清洁、消毒、灭菌处理；伤口敷料应装袋标记后送焚烧处理。

2．空气传播的隔离与预防 适用于经空气传播的呼吸道传染疾病，如肺结核、麻疹、水痘等。在标准预防的基础上，还应采取空气传播的隔离与预防措施。

（1）隔离病室悬挂黄色标识。

（2）患者安置单间病室，无条件时同病种患者可安置同一病室，相互间不得共用物品。如有可能，应尽量使隔离病室远离其他病区。病室通向走廊的门窗须关闭，出入应随手关门，防止病原微生物随空气向外传播。若无条件收治，应尽快将患者转送至有条件收治呼吸道传染病的医疗机构，并做好转运过程中工作人员的防护。

（3）患者病情允许时，应戴外科口罩，定期更换，并限制其活动范围。

（4）医务人员严格按照区域流程，在不同区域穿戴相应的防护用品，离开时按要求摘脱，正确处理用后物品。

（5）接触患者并进行诊疗护理时，应戴帽子、医用防护口罩、手套，且口罩须保持干燥；若潮湿或污染，应立即更换。进行可能产生血液、体液喷溅的诊疗操作时，应戴护目镜或防护面罩、穿防护服。

（6）病室严格行空气消毒。患者口鼻及呼吸道分泌物须经严格消毒后再倾倒，患者专用的痰杯、饮食用具要定期消毒。污染的敷料应装袋标记后送焚烧处理。

3. 飞沫传播的隔离与预防　适用于通过飞沫传播的疾病，如百日咳、流行性感冒、病毒性腮腺炎、流行性脑脊髓膜炎、SARS、新型冠状病毒感染等传染性疾病。在标准预防的基础上，还应采取飞沫传播的隔离与预防措施。

（1）隔离病室悬挂粉色标识。

（2）患者安置单间病室，无条件时同病种患者可安置同一病室，床位间距 1.1 m 以上，相互间不得共用物品。如有可能，应尽量使隔离病室远离其他病区或使用负压病房。病室通向走廊的门窗须关闭，出入应随手关门。若无条件收治，应尽快将患者转送至有条件收治呼吸道传染病的医疗机构，并做好转运过程中工作人员的防护。

（3）患者不得离开病室，病情允许时，应戴外科口罩，定期更换。原则上禁止探视，若有探视，探视者应戴外科口罩，保持与患者相距 1 m 以上。

（4）医务人员严格按照区域流程，在不同区域穿戴相应的防护用品，离开时按要求摘脱，正确处理用后物品。

（5）与患者近距离（1 m 以内）接触并行诊疗护理时，应戴帽子、医用防护口罩、手套，且口罩须保持干燥，若潮湿或污染应立即更换。进行可能产生血液、体液等喷溅的诊疗操作时，应戴护目镜或防护面罩、穿防护服。

（6）病室加强通风，严格进行空气消毒。患者口、鼻及呼吸道分泌物须经严格消毒后再倾倒，患者专用的痰杯要定期消毒。污染的敷料应装袋标记后送焚烧处理。

（三）保护性的隔离与预防

保护性隔离（protection isolation）也称“反向隔离”，是为保护易感人群免受感染而制订的隔离与预防措施，适用于抵抗力低下或极易感染的患者，如早产婴儿、大面积烧伤、白血病、脏器移植及免疫缺陷等患者。在标准预防的基础上，采取的隔离与预防措施如下。

1. 设专业隔离病室　普通保护性隔离的患者应住单间病室，室外悬挂明显的隔离标识，室内应保持正压通风，定时换气。严格保护性隔离患者安排住层流洁净室。

2. 隔离操作要求　为保护患者，在行治疗和护理时，医务人员须先清洗双手，戴灭菌的口罩、帽子，穿隔离衣（隔离衣的外面为清洁面、内面为污染面）、手套、拖鞋等。未经消毒处理的物品不得带入隔离病室。接触患者前后及护理另一位患者前均应严格洗手。

3. 做好隔离病室消毒　严格做好室内空气、地面、家居及用物的表面消毒。患者的排泄物、引流物、血液及体液污染的物品，应及时放入密闭防水的医疗垃圾袋内，做好标识后送指定地点处理。

4. 严格探陪管理　原则上禁止探视。若必须探视，探视者应采取相应隔离措施。患有呼吸道疾病或咽部带菌者，包括医务人员，均应避免接触此类患者。

（四）其他种类隔离

隔离种类除了按以上方法进行分类外，还有：①严密隔离，如鼠疫、霍乱；②消化道隔离，适用于通过患者粪便传染的疾病，如伤寒、细菌性痢疾、甲型病毒性肝炎等；③血液、体液隔离，适用于由血液、体液传播的疾病，如乙型肝炎、丙型肝炎、艾滋病、疟疾等；④昆虫隔离，适用于由昆虫传播的疾病，如乙型脑炎、疟疾、流行性出血热、斑疹伤寒、回归热等。应根据疾病的特性，采取相应的隔离与预防措施。

知识链接

隔离在防控新型冠状病毒感染中的重大意义

面对突如其来的新冠疫情，以习近平同志为核心的党中央始终把人民群众生命安全和身体健康放在第一位，采取最全面、最严格、最彻底的防控举措，坚决遏制疫情扩散蔓延。仅用 10 天建成的拥有上千张床位的火神山、雷神山医院，是接诊治疗新型冠状病毒感染患者的专门医院，是诠释“中国速度”的医院，彰显了万众一心、共克时艰的中国力量。它们的投入使用有利于集中收治和隔离患者，使患者得到规范化治疗，减少疫情扩散，切断病毒传播途径，拯救更多人的生命。随之不到 3 周时间建成的 16 家方舱医院，用于收治和隔离大量的轻症患者，解决床位不足和轻症患者流动性大的问题，为打赢疫情攻坚战发挥关键作用。有国际人士评价：“中方行动速度之快、规模之大，世所罕见，展现出了中国速度、中国规模、中国效率。”

五、隔离技术

隔离技术是根据传染病的不同消毒要求和隔离原则，为保护医务人员和患者，避免感染和交叉感染，通过加强手卫生，使用帽子、口罩、手套、护目镜、防护面罩、隔离衣、防护服等防护用品，以达到控制传染源、切断传播途径和保护易感人群的目的。

（一）帽子的使用

帽子可防止医务人员的头屑飘落、头发散乱或被污染，因此医务人员进入污染区和清洁环境前，以及进行无菌操作时均应戴帽子。选戴的帽子大小要合适，能遮盖住全部头发（图 10-14）。帽子分为一次性帽子和布制帽子，一次性帽子使用后应投入医疗废物垃圾袋内；布制帽子每次或每天更换与清洗消毒。帽子污染时应及时更换。

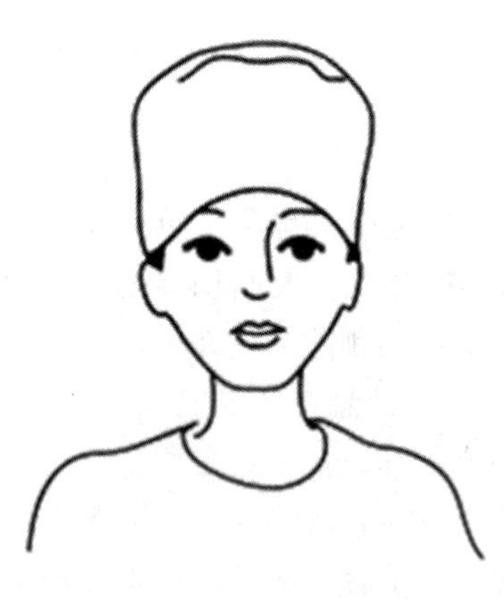

图 10-14　戴帽子

（二）口罩的使用

戴口罩时须同时遮盖住口和鼻，与面部贴合，这样可阻挡颗粒、气溶胶及其他对人体有害的可见或不可见的物质吸入呼吸道，也能防止飞沫污染无菌物品或清洁物品。口罩的种类和规格较多，目前临床常用的棉纱口罩，应选择厚度在 12 层以上。一次性口罩主要有以下几种：①医用防护口罩：临床常用 N95 口罩，其规格要符合美国国家职业安全及健康协会标准（NIOSH），密合性良好，可密合罩住口、鼻，能阻止经空气传播的直径≤ 5 μm 的感染因子或近距离（＜ 1 m）接触经飞沫传播的疾病，以达到过滤细菌的效果。②外科口罩：通常为一次性使用的三层无纺布口罩，有可弯折鼻夹，外层起防水作用，中间夹层有过滤作用，内层有吸湿作用，能阻断空气中超过 90% 的 5 μm 颗粒，阻止血液、体液和飞溅物传播，适合在手术室的环境中使用。③纱布口罩：能保护呼吸道免受有害粉尘、气溶胶、微生物及灰尘的损害，脱脂纱布口罩厚度在 12 层以上。④防尘口罩：主要功能是防尘，防菌功能一般。⑤普通纸口罩：能阻挡较大微粒，但不能阻挡直径小于 5 μm 的病毒，隔菌效果有限。

1．目的　保护工作人员和患者，防止感染和交叉感染。

2．适用范围　医院内从事诊疗护理工作的所有人员。

3．操作要点　戴口罩的操作流程见表 10-9。

表 10-9　戴口罩的操作流程

步骤	要点	说明
评估	评估操作环境	• 环境整洁、宽敞明亮
操作前准备	①护士准备：着装整洁，修剪指甲、洗手 ②用物准备：根据不同的情况和操作要求选择口罩类型 ③环境准备：环境清洁、宽敞明亮	• 按七步洗手法洗手 • 口罩要求干燥、无破损
戴口罩	▲ 戴外科口罩 ①戴口罩：将口罩罩住口鼻及下巴，口罩下方系带系在颈后，上方系带系于头顶中部（图 10-15） ②压鼻夹：将双手指尖放在鼻尖上，从中间位置开始，用手指向内按压鼻夹，并逐步向两侧移动和按压，根据鼻梁形状塑造鼻夹 ③调整：调整系带的松紧度，检查闭合性 ▲ 戴医用防护口罩 ①口罩：一手托住口罩，有鼻夹的一面向外；将口罩罩住口鼻及下巴，鼻夹部位紧贴面部；用另一手将下方系带拉过头顶置于颈后双耳下，再将上方系带拉过头顶置于头顶中部（图 10-16） ②压鼻夹：将双手指尖放在金属鼻尖上，从中间位置开始，用手指向内按压鼻夹，并逐步向两侧移动和按压，根据鼻梁形状塑造鼻夹 ③调整：将双手完全盖住口罩，快速呼气，检查密合性，如有漏气应调整鼻夹位置	• 耳套式系带，应分别将系带系于左、右耳后 • 不能用单手按压鼻夹 • 确保口罩密闭、不漏气 • 不能用单手按压鼻夹 • 确保口罩密闭不漏气
脱口罩	洗手后，先解开口罩下面的系带，再解开上面的系带，捏住口罩系带将口罩取下并丢入医疗废物垃圾袋内	• 口罩用后，应立即取下，不可挂于胸前，取下口罩时不能接触口罩的前面（污染面）

4．注意事项

（1）根据不同的操作环境选用口罩：一般诊疗活动，可佩戴纱布口罩或外科口罩；手术室工作或进行体腔穿刺等操作时、护理免疫功能低下患者时，佩戴外科口罩；接触经空气传播、飞沫传播的呼吸道传染病患者时，佩戴医用防护口罩。

（2）正确佩戴口罩，用双手按压鼻夹，使其紧密罩住口鼻部；戴上口罩后，不可用污染的手触碰口罩；每次佩戴医用防护口罩或外科口罩进入工作区域前，应进行口罩密合性检查。

（3）始终保持口罩清洁、干燥，一般每 4 h 更换一次。口罩潮湿或受到患者血液、体液污染后，应及时更换。

（4）脱口罩前后应洗手，使用后应将一次性口罩投入医疗废物垃圾袋内。

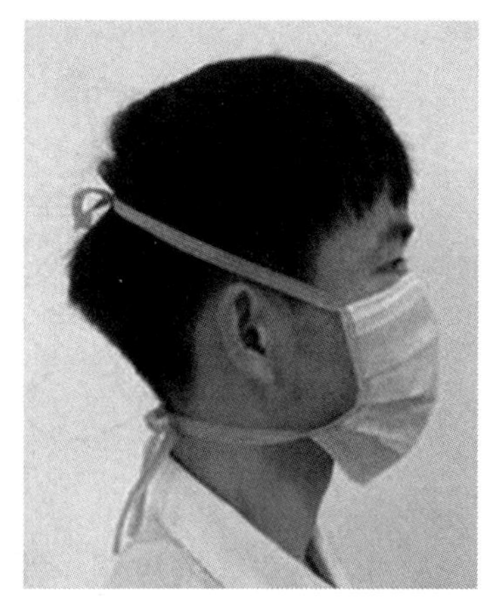

图 10-15　戴外科口罩

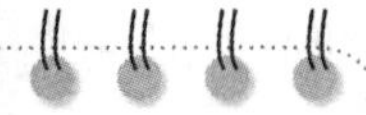

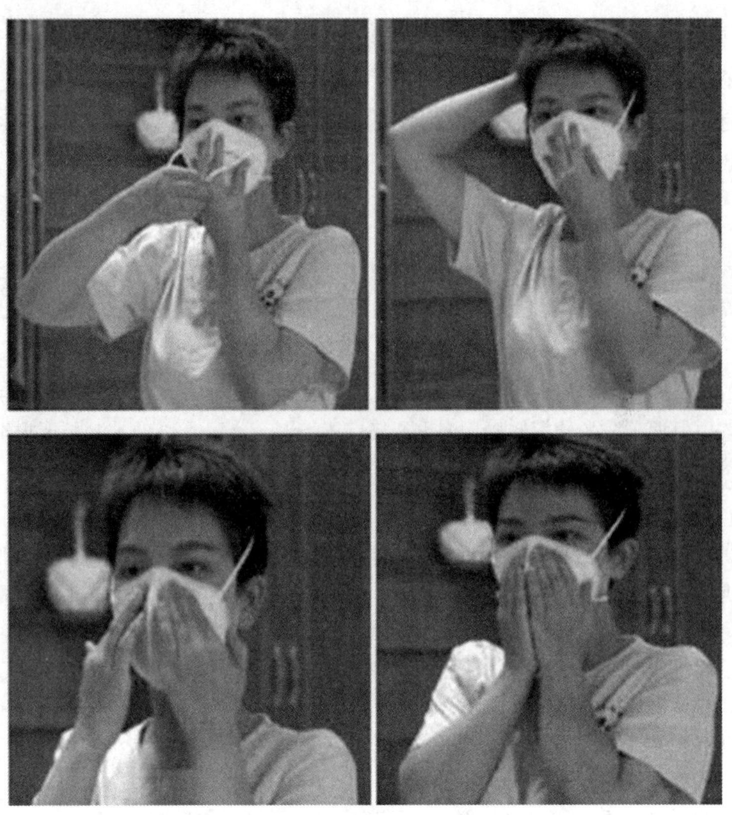

图 10-16　戴医用防护口罩

（三）护目镜和防护面罩的使用

护目镜常见有防冲击、防雾、耐磨、防静电、防化学物质的护目镜（图 10-17），还有防紫外线眼镜、防红外线眼镜等。将护目镜用于诊疗护理过程中，可防止患者的血液、体液等具有感染性的物质溅入医务人员的眼部。

防护面罩的外形类似电焊工用的面罩（图 10-18），通常是透明的，可对整个面部起保护作用。防护面罩用于近距离接触飞沫传播的传染病患者，或为呼吸道传染病患者进行气管切开、气管插管等近距离操作，可能发生患者血液、体液、分泌物喷溅时，能防止患者的血液、体液等具有感染性的物质溅到医务人员面部。

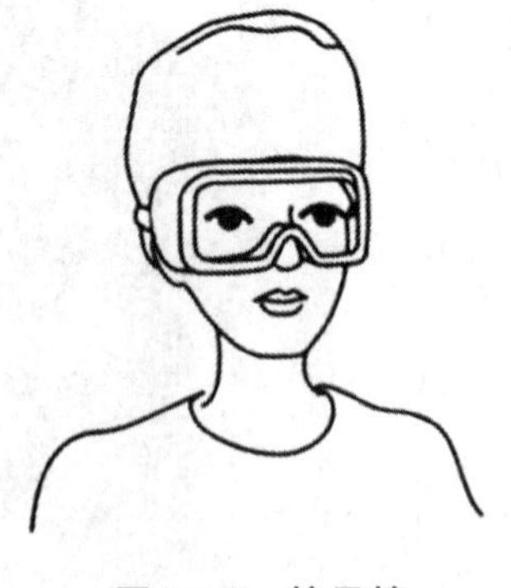

图 10-17　护目镜

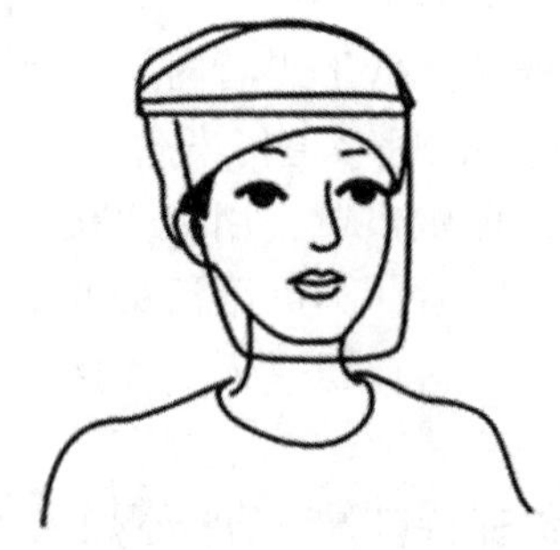

图 10-18　防护面罩

戴护目镜、防护面罩前应检查有无破损、佩戴装置有无松脱，佩戴后应调节舒适度、检查松紧度。脱护目镜、防护面罩时双手拉侧方系带，再轻轻摘下，一次性使用者投入医疗废物垃圾袋内；可重复使用的护目镜或防护面罩应放入指定专用的回收容器内，以便清洁与消毒。

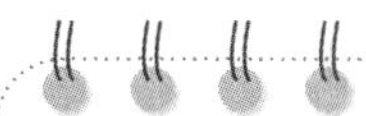

（四）穿、脱隔离衣

隔离衣是防护衣的一种，在患者隔离情况下，用来保护医务人员和患者免于遭受病原微生物、血液、体液和其他感染性物质的污染，或用于保护患者，避免感染的防护用品。

隔离衣分为一次性隔离衣和布制隔离衣，目前临床上提倡使用一次性隔离衣。一次性隔离衣通常用无纺布制作，由帽子、上衣和裤子组成，可分为连体式、分身式两种。

1. 目的　保护医务人员免受血液、体液和其他感染性物质污染，或用于保护患者，避免交叉感染。

2. 适用范围

（1）接触经接触传播的感染性疾病患者，如传染病患者、多重耐药菌感染患者等。

（2）可能受到患者血液、体液、分泌物、排泄物等的喷溅时。

（3）对患者施行保护性隔离，如大面积烧伤患者、骨髓移植患者的诊疗护理。

3. 操作要点　穿、脱隔离衣的操作流程见表 10-10。

表 10-10　穿、脱隔离衣的操作流程

步骤	要点	说明
评估	评估患者的隔离种类及措施，患者的病情、治疗与护理、穿脱隔离衣环境	• 了解穿隔离衣的目的，正确选择隔离衣
操作前准备	①护士准备：着装整洁，修剪指甲，取下手表；卷袖过肘、洗手、戴口罩 ②用物准备：隔离衣、挂衣架及夹子、手消毒用物 ③环境准备：环境清洁、宽敞明亮	• 如果是长袖工作服，应卷袖过肘，避免工作服的袖子暴露在隔离衣的外面
穿隔离衣	①检查：检查隔离衣大小是否合适，有无受潮、破损（图 10-19） ②取隔离衣：手持衣领处，将隔离衣的清洁面向自己，将衣领的两端向外反折对齐肩缝，露出袖子内口 ③穿衣袖：右手持衣领，左手伸入袖内，右手将衣领向上拉，露出左手；换左手持衣领，右手伸入袖内，双手齐上抖 ④系衣领：两手持衣领，由领子中央顺着边缘向后将领子扣（系）好 ⑤扎袖口：依次整理袖口并扣紧 ⑥折襟系腰带：将隔离衣的一边（约在腰下 5 cm 处）渐向前拉，距离边缘 2 ~ 3 cm 处纵向捏起，同法捏起另一侧的边缘（注意手勿触及隔离衣的内面）。双手在背后将边缘对齐，向一侧折叠用手按住，另一手将腰带拉至背后压住折叠处，将腰带在背后交叉后回到前面打一活结，注意勿使折叠处松散。穿好隔离衣后，可进入隔离病房内进行护理工作	• 隔离衣大小合适，能遮住全部工作服，若受潮或破损则不能使用 • 明确隔离衣的清洁面和污染面，保持衣领不被污染 • 衣袖勿触及面部、帽子 • 保持衣领清洁 • 此时手已被污染 • 注意边缘对齐，手勿触及隔离衣的内面系紧腰带，避免松散 • 操作时应保持手部在腰部以上、肩部以下
脱隔离衣	①解腰带：解开腰带并打一活结 ②解袖口：依次解开袖带或扣子，将衣袖上拉，在肘部将部分衣袖塞入工作服内，露出双手及部分前臂（图 10-20） ③消毒手：用消毒液按顺序消毒双手并擦干 ④解衣领：用消毒后的双手解开领扣或领带 ⑤脱衣袖：右手伸入左侧衣袖内拉下袖子过手，用遮盖着的左手握住右手隔离衣袖的外面将衣袖拉下，两手在袖内对齐衣袖。用双手轮换握住袖子，使双手逐渐从袖管中退出，先用右手握住两肩缝撤出左手，随即用左手握住领子的外面，再脱出右手 ⑥处理：两手握住领子，将隔离衣两边对齐挂在衣钩上。不再穿的隔离衣，清洁面向外，由下往上卷好投入污物袋内	• 不可将衣袖外侧塞入袖内，避免污染清洁面 • 刷手顺序：前臂、手腕、手背、手心、指缝、指尖，注意不能沾湿隔离衣 • 不能污染衣领和消毒后的双手 • 双手不能触及隔离衣外面 • 衣袖不可污染手及前臂 • 如挂在半污染区，清洁面向外；如挂在污染区，则清洁面向内

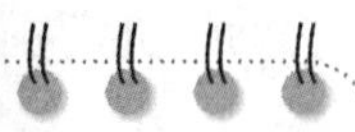

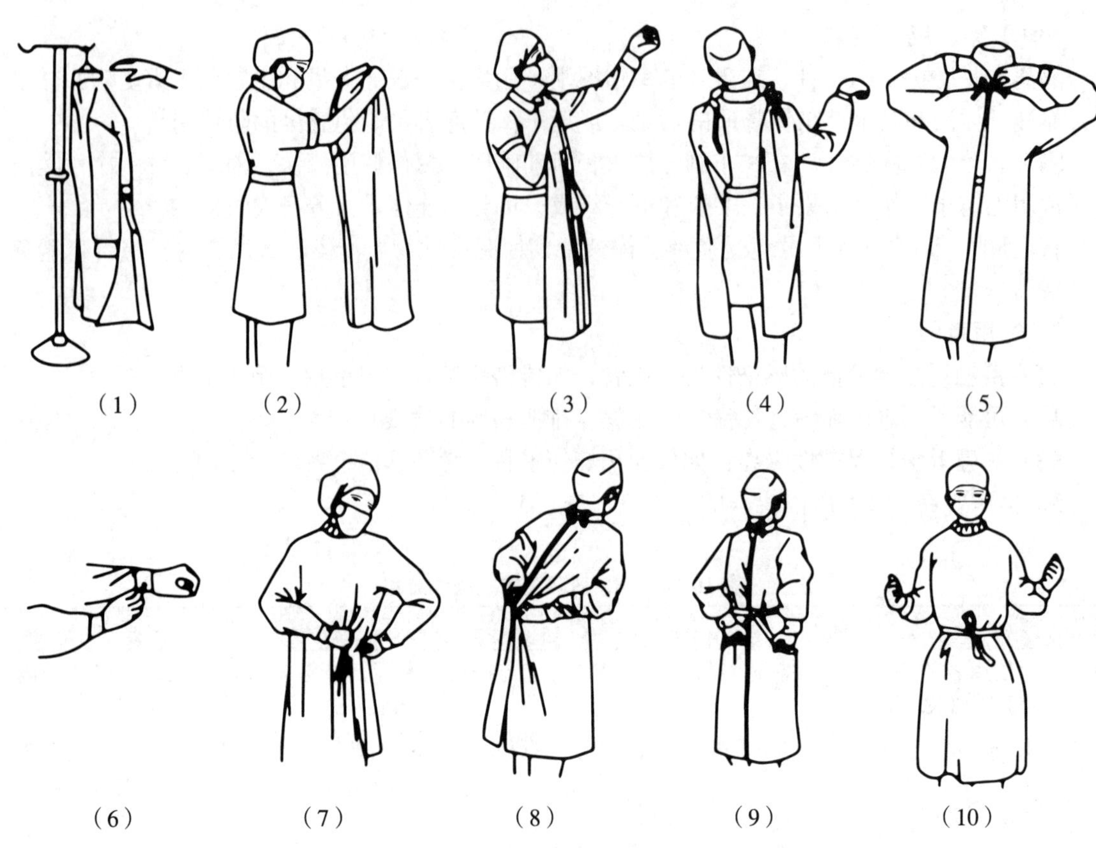

图 10-19　穿隔离衣

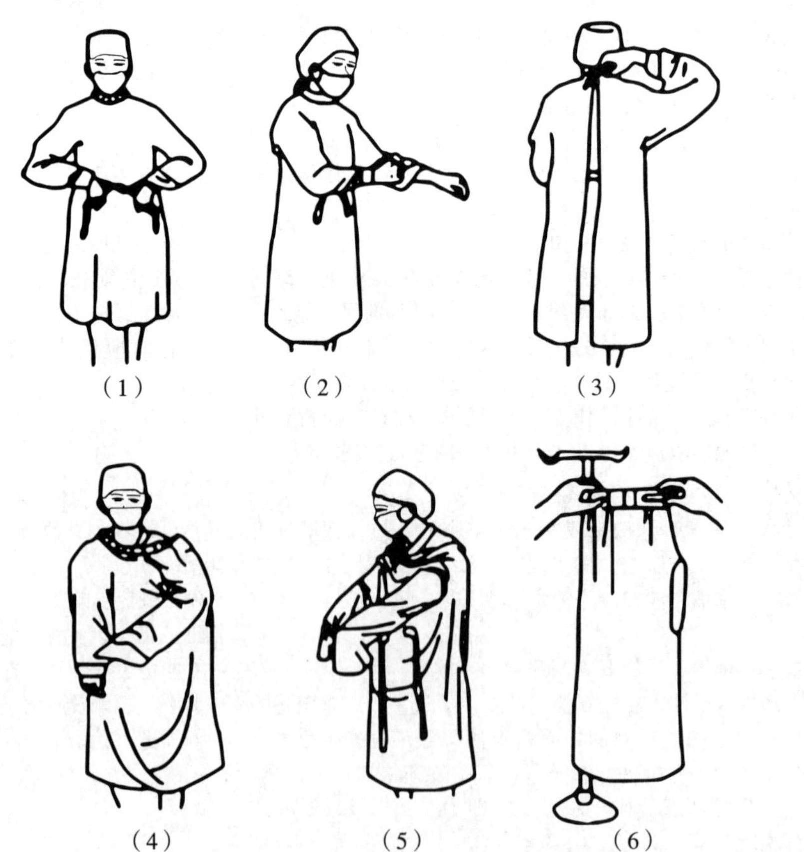

图 10-20　脱隔离衣

4．注意事项

（1）隔离衣只能在规定区域内穿脱，穿前检查有无潮湿、破损，长短应能遮住全部工作服和外露的皮肤。

（2）穿隔离衣前应先备好工作需要的一切用物，禁止穿隔离衣到清洁区取物。

（3）穿隔离衣过程中应避免污染衣领、面部、帽子和清洁面，始终保持衣领清洁。

（4）穿好隔离衣后，双臂保持在腰部以上、肩部以下，视线范围内活动；同时只限在规定区域内进行活动，不得进入清洁区，避免接触清洁物品。

（5）隔离衣每日更换，有潮湿或污染应立即更换。接触不同病种患者时应更换隔离衣。

（6）脱下隔离衣消毒双手时，不能沾湿隔离衣，隔离衣不可触及其他物品。

（7）使用后，一次性隔离衣应清洁面向外，由下往上卷好投入指定的污衣袋中；如为反复使用的隔离衣，挂在半污染区时应清洁面朝外，挂在污染区则污染面朝外；送去清洗的隔离衣处理原则为先灭菌、后清洗。

（五）穿、脱防护服

近年来防护服在临床使用越来越普遍。防护服是临床医务人员在接触甲类或按甲类传染病管理的传染病患者时所穿的一次性防护用品，应符合 2009 年国家颁布的 GB19082-2009《医用一次性防护服技术要求》，穿脱方便，结合部严密，袖口及脚踝口应为弹性收口，过滤效率、防水性能、表面抗湿性及血液阻隔性能都符合国家标准要求。可分为连体式和分体式两种。

1．目的　保护医务人员和患者，避免感染和交叉感染。

2．适用范围

（1）医务人员在接触甲类或按甲类传染病管理的传染病患者时。

（2）接触经空气或飞沫传播的传染病患者，可能受到患者血液、体液、分泌物、排泄物喷溅时。

3．操作要点　穿、脱防护服的操作流程见表 10-11。

表 10-11　穿、脱防护服的操作流程

步骤	要点	说明
评估	评估患者的隔离种类，患者的病情、治疗与护理、穿脱防护服的环境	• 了解穿防护服的目的，正确选择防护服
操作前准备	①护士准备：着装整洁，修剪指甲，取下手表；卷袖过肘、洗手、戴口罩 ②用物准备：防护服、消毒手用物 ③环境准备：环境清洁、宽敞明亮	• 如果是长袖工作服，应卷袖过肘，避免工作服的袖子暴露在防护服的外面
穿防护服	①检查：检查防护服 ②拉开拉链：将拉链拉到底端 ③穿防护服：先穿下衣，再穿上衣，戴好帽子，最后拉上拉链，密封拉链口	• 防护服大小合适，干燥、无破损，未穿过；确认内面和外面 • 防护服不能触及地面 • 连体式和分体式穿衣顺序相同 • 防护帽子要完全盖住一次性帽子，防护服颈部不能遮挡医用防护口罩
脱防护服	▲ 脱分体防护服 ①拉开拉链：将拉链拉到底端 ②脱帽子：上提翻帽，使帽子脱离头部 ③脱上衣：先脱袖子，再脱上衣，边脱边卷，将污染面向内放入医疗垃圾袋内 ④脱下衣：由上向下边脱边卷裤腿，污染面向内，脱下后投入医疗废物垃圾袋内	• 脱防护服前洗手 • 手勿触碰其他地方 • 注意防护服外面是污染面，污染面要向里，清洁面朝外 • 注意手勿触及防护服污染面（外面） • 脱防护服后要洗手

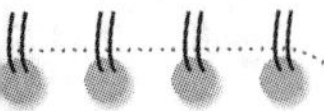

续表

步骤	要点	说明
脱防护服	▲ 脱连体防护服 ①拉开拉链：将拉链直接拉到底端 ②脱帽子：上提翻帽，使帽子脱离头部 ③脱衣服：双手从后上方由上向下脱，先脱袖子，边脱边向内卷，使污染面朝内。全部脱下后卷成包裹状，投入医疗废物垃圾袋内	• 脱防护服前洗手 • 手勿触碰其他地方 • 注意手勿触碰防护服污染面（外面），将防护服污染面朝内，清洁面朝外 • 脱防护服后要洗手

4．注意事项

（1）防护服只限在规定区域内穿脱。

（2）穿前应检查防护服有效期及密闭性、有无破损，大小是否合适。

（3）接触多个同病种传染病患者时，防护服可连续使用；接触疑似患者时，防护服应每次更换。

（4）防护服如有潮湿、破损或污染，应立即更换。

（5）脱防护服时应注意避免污染，边脱边卷，使清洁面朝外，污染面朝内，脱下后投入医疗废物垃圾袋内。

科研小提示

中华人民共和国国家标准《医用一次性防护服技术要求》GB19082-2009 中提出，防护服关键部位：防护服的左右前襟、左右臂及背部位置。因此，要预防关键部位的污染。

（六）避污纸的使用

清洁干燥的避污纸是为了在做简单的隔离操作时，避免污染清洁的手或清洁的物品，以减少消毒步骤。取用避污纸时，应从页面抓取，不可掀页撕取，注意保持避污纸清洁以防交叉感染。用后将避污纸弃至医疗废物垃圾袋内，定时焚烧。

六、护理职业防护

护理工作环境是治疗与护理患者的场所，在为患者提供检查、治疗和护理的过程中，护士暴露在有毒、有害物质或病原微生物等职业性危险因素中，从而影响健康或危及生命。因此，护士在工作中要时刻树立职业防护意识，具备对职业性有害因素的认识、处理和预防的基本知识和能力，以减少职业伤害，维护自身安全和健康，避免医院内感染。

（一）常见的职业暴露危险因素

1．生物性因素　护理工作环境中存在的对护士健康有害的病毒、细菌、真菌、支原体、衣原体、寄生虫等，以及其产生的生物活性物质，统称为生物性有害因素。其中主要的生物性有害因素是细菌和病毒。①细菌：常见的致病菌有葡萄球菌、链球菌、肺炎球菌及大肠埃希菌等，主要通过呼吸道、消化道、血液及皮肤等途径感染护士。②病毒：常见的有乙型肝炎病毒（HBV）、丙型肝炎病毒（HCV）、人类免疫缺陷病毒（HIV）及冠状病毒等，主要通过血液和呼吸道传播，是护士职业感染疾病中最常见、最危险的疾病。

2．物理性因素　在护理工作中，易发生职业损伤的常见物理性因素有锐器伤、放射性损伤、温度性损伤等。①锐器伤：常发生在护士为患者进行注射、抽血、输液等操作，手术配合中传递或接触手术器械、缝针、刀剪等锐器时。锐器伤是护理人员最常见的职业损伤因素之一，感染的针刺伤是导致血源性疾病传播的主要因素，其中危害最大的是乙型肝炎、丙型肝炎和艾滋病。②放射性损伤：常见于护士为患者进行放射性诊疗过程中，防护不当可造成机体免疫功能障碍，也可见于日常工作中接触的紫外线、激光等放射性物质，防护不当可损伤皮肤和眼睛。③温度性损伤：主要有热水瓶、烤灯造成的烫伤或灼伤；易燃易爆物品如氧气、乙醇造成的烧伤、爆炸伤。

3．化学性因素　医务人员在从事规范的诊断、治疗、护理、检验等工作过程中，接触到的化学物质有消毒剂、化疗药物、麻醉废气及汞等，可造成身体不同程度的损伤。①消毒剂：常用消毒剂如甲醛、戊二醛、过氧乙酸、含氯消毒剂等对眼睛、皮肤、黏膜有刺激性，经常接触会引起结膜灼伤、上呼吸道炎症、喉头水肿、化学性气管炎；长期接触会损害中枢神经系统，表现为头痛、记忆力减退。②化疗药物：常见的细胞毒性药物有环磷酰胺、氟尿嘧啶、紫杉类、阿霉素等，如防护不当，药物可通过皮肤接触、吸入等途径带来伤害，不仅可引起白细胞减少和自然流产率增高，甚至有致癌、致畸、致突变等危险。③麻醉废气：短期吸入麻醉废气可产生头痛、注意力不集中、应变能力差及烦躁等症状；长期吸入麻醉废气，可产生慢性氟化物中毒、遗传性影响及对生育功能的影响。④汞：护理操作中常用的有汞式体温计、血压计等，如果对泄露的汞处理不当，可对人体造成神经毒性和肾毒性。

4．其他因素　女性是护理人员的主体，女性特殊的心理和生理特征，如经期、妊娠期、哺乳期以及照顾家庭重担等因素会给护士带来心理社会压力。护士人力资源的缺乏、护理工作的繁重、倒班制的作息，患者和家属对护理工作的偏见、公共突发事件以及医疗纠纷等社会问题，容易使护理人员产生焦虑、烦躁、失眠、抑郁等心理健康问题。

（二）职业防护的基本要求

目前，在医务人员的职业防护中主要采取标准预防的措施，工作中应强化和推进标准预防，强调双向防护，防止疾病双向传播，预防和控制血源性病原微生物的危害，保护医务人员和患者。根据标准预防的内容和措施，护士接触患者血液、体液、分泌物、排泄物时，需要使用手套、口罩、护目镜、防护面罩、隔离衣等个人防护用品。

1．基本防护

（1）防护对象：医疗机构中从事诊疗工作的所有医务人员。

（2）着装要求：工作服、工作帽、医用口罩、工作鞋。

2．加强防护

（1）防护对象：操作中有可能接触血液、体液或可疑污染物的医务人员；传染病流行期间发热门诊的工作人员；传染病区的工作人员；转运疑似或临床诊断传染病患者的医务人员和司机。

（2）着装要求：在基本防护的基础上，按危险程度使用以下防护用品。进入传染病区时要戴外科口罩、穿隔离衣、套鞋套；进行有血液、体液或其他污染物可能喷溅的操作时，根据情况选择护目镜或防护面罩；操作人员皮肤破损或接触体液或破损的皮肤黏膜的操作时，要戴双层手套。

3．严密防护

（1）防护对象：进行有创操作的医务人员，如为 SARS、新型冠状病毒感染患者进行气管插管、经气管插管吸痰的医务人员。

（2）防护要求：在加强防护的基础上，使用防护面罩。

（三）常见护理职业暴露的预防及处理

医务人员因针刺伤、割伤、咬伤或血液、体液溅到黏膜或者通过破损的皮肤而暴露于血液、体液后，应及时做好以下紧急处理。

1．保持镇静，戴手套者按规范迅速脱去手套。

2．用肥皂液和流动水清洗污染的皮肤，用生理盐水冲洗黏膜。

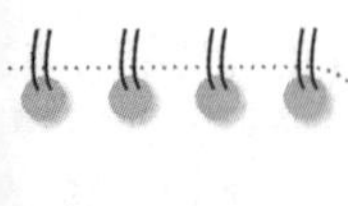

3．如有伤口，处理方法：①应从伤口近心端向远心端方向，尽可能挤出损伤处的血液，禁止按压伤口，以免将污染血液虹吸入血管，增加感染概率。②再用肥皂液和流动清水反复冲洗污染的创面和暴露的黏膜。③伤口冲洗后，使用 75% 乙醇或者 0.5% 聚维酮碘进行局部消毒。④包扎伤口，伤口较深者，必要时请外科医生处理。

4．立即报告　受伤者应立即向上级报告，填写锐器伤及职业暴露相关登记表，并寻求进一步的治疗。

随堂测

5．评估护士受伤情况，积极做进一步处理　在取得血液、体液来源患者同意的情况下，应立即对患者进行艾滋病、乙肝 5 项和丙肝抗体的检测。并根据护理人员的血清学检测结果评估受伤情况，及时采取相应的处理与治疗。相应的治疗应该在受伤 1 ～ 2 h 内开始，不要超过 24 h；如超过 24 h，也应采取补救措施（表 10-12）。

表 10-12　职业暴露后血清学检测结果与处理措施

检测结果	处理措施
患者 HBsAg 阳性，受伤护士 HBsAg 阳性或抗 -HBsAg 阳性或抗 -HBc 阳性者	不需要注射疫苗或乙肝免疫球蛋白
受伤护士 HBsAg 阴性或抗 -HBsAg 阴性且未注射疫苗者	24 h 内注射乙肝免疫球蛋白并注射疫苗，并于受伤当天、第 3 个月、第 6 个月、第 12 个月随访和监测
患者抗 -HCV 阳性，受伤护士抗 -HCV 阴性者	于受伤当天、第 3 周、第 3 个月、第 6 个月随访和监测
患者 HIV 阳性，受伤护士 HIV 抗体阴性	①立即预防性用药，并进行医学观察 1 年 ②于受伤当天、第 4 周、第 8 周、第 12 周、第 6 个月时检查 HIV 抗体，监控和处理所用药物的毒性，观察和记录艾滋病病毒感染的早期症状等 ③预防性用药原则：发生艾滋病病毒职业暴露后尽早开始，最好在 4 h 内实施，最迟不得超过 24 h；即使超过 24 h，也应实施预防性用药

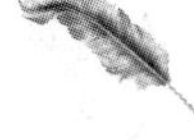

思考题

1．简述医院感染的定义。

2．简述无菌技术、无菌物品和无菌区的定义。

3．简述无菌技术操作的原则。

4．简述无菌持物钳使用时的注意事项。

5．简述医务人员需要洗手的情况。

6．简述穿脱隔离衣的注意事项。

7．患者，男，40 岁，自述 1 周前探视患者后出现食欲下降、乏力、间断咳痰，并伴夜间盗汗、午后低热，门诊拟诊断为“肺结核”收入院。查体：面色苍白、肺部可闻及细湿啰音，X 线显示“右侧肺野满布粟粒状阴影，急性粟粒性肺结核？”

请思考：

（1）患者肺结核的产生是否属于医院感染？

（2）对此患者应采取哪种隔离种类和隔离措施？

（3）患者出院时如何进行终末消毒？

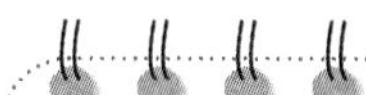

（4）应采取哪些措施预防和控制医院感染的发生？

8．患者，男，35岁。因“近日高热、咳嗽伴恶心、呕吐、腹泻等”来院就诊。体检：T 38.5℃，P 104次/分，R 24次/分，BP 100/68 mmHg。核酸检测为阳性，确诊为新型冠状病毒感染收住院治疗。

请思考：

（1）新型冠状病毒感染的传播途径有哪些？

（2）根据新型冠状病毒感染的传播途径，应采取哪些隔离与预防措施？

9．护士小李，24岁，工作1年，今天上午在为一乙肝患者输液拔针时，手指不慎被针头刺伤。

请思考：

（1）该护士的损伤属于哪类职业损伤？

（2）请写出该类损伤的紧急处理流程。

（陈谷兰）

第十一章数字资源

生命体征的评估与护理

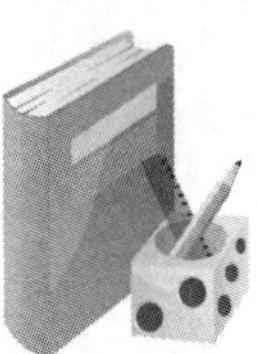

导学目标

通过本章内容的学习，学生应能够：

◆ **基本目标**

1. 识记生命体征的生理变化、正常值。
2. 理解异常生命体征的评估及护理。
3. 正确完成生命体征的测量。

◆ **发展目标**

1. 综合运用所学知识，为体温过高的患者制订护理措施，且态度认真，关心体贴患者。
2. 综合运用促进呼吸功能的相关知识解决患者的呼吸问题，且操作规范、数值准确。

◆ **思政目标**

培养良好的职业素养和行为习惯，具有团队协作精神；具有求实、严谨、创新的工作作风和科学的思维方式。

生命体征（vital signs）是体温、脉搏、呼吸和血压的总称。它们是机体内在活动的一种客观反映，是衡量机体身心状况的指标。正常人的生命体征在一定范围内相对稳定，变化很小。但在病理状况下，其变化极其敏感，所以通过对生命体征的观察，可以了解疾病的发生、发展及转归，从而作出护理诊断，制订护理计划，并为疾病的预防、诊断、治疗提供依据。因此，护士应该熟练掌握生命体征的评估与护理，为服务对象的健康保驾护航。

第一节　体温的评估与护理

案例 11-1

患者，女性，48 岁。4 天前因淋雨出现发热、咳嗽、咳白色黏液痰，体温持续在 39.2 ~ 39.8℃，24 h 波动不超过 1℃，肺部可闻及湿啰音。

请回答：

1. 患者的发热程度如何？
2. 患者发热属于何种热型？

体温（body temperature）可分为体核温度和体表温度。体核温度（core temperature）指身体内部胸腔、腹腔和中枢神经的温度，比体表温度高且稳定；体表温度（shell temperature）指皮肤表面的温度，低于体核温度，可随环境温度和衣着厚薄的变化而变化。生理学上的体温，是指平均体核温度而言，由于体核温度不易测量，所以在临床上通常用腋窝温度、口腔温度、直肠温度来代表体温。

一、正常体温及生理变化

（一）体温的形成

体温由三大营养物质糖、脂肪、蛋白质氧化分解而产生。三大营养物质在体内氧化时所释放能量的50%以上迅速转化为热能，用来维持体温，并不断散发到体外；其余的能量储存于三磷酸腺苷（ATP）内，供人体利用，最终仍转化为热能散发到体外。

（二）产热与散热

1. 产热过程　人体的产热过程是细胞新陈代谢的过程。人体以化学方式产热，产热的主要部位在肝和骨骼肌。安静状态下，主要由内脏器官代谢产热，其中肝产热最多；活动状态下，主要由骨骼肌收缩产热；产热方式分为战栗产热和非战栗产热（也称代谢产热），成年人以战栗产热为主，而非战栗产热对新生儿尤为重要。

2. 散热过程　人体以物理方式散热，最主要的散热器官是皮肤，占总散热量的70%；呼吸散热占29%；排泄散热占1%。人体主要的散热方式有辐射、传导、对流及蒸发4种。

（1）辐射（radiation）：指热由一个物体表面通过电磁波的形式传至另一个与其不接触的物体表面的一种方式。它是安静状态下人体处于气温较低环境中主要的散热方式。散热量的多少取决于皮肤与周围环境的温度差及人体的有效辐射面积，温差越大或有效辐射面积越大，则散热量越多。

（2）传导（conduction）：是通过直接接触使热由一个物体传至另一温度较低的物体，或在同一物体内由分子传递，使热由较高的部位传至较低的部位。传导散热量与物体接触面积、温差大小及导热性能有关。由于水的导热性能好，临床上为高热患者使用冰袋、冰帽、冰（凉）水湿敷降温，就是利用传导散热的原理。

（3）对流（convection）：指通过气体或液体的流动来交换热量的散热方式，是传导散热的一种特殊形式。对流散热量取决于气体或液体的流动速度，它们之间呈正比关系。

（4）蒸发（evaporation）：指水分从液态变为气态的过程中，同时带走大量热量的一种散热方式。蒸发散热有不感蒸发和发汗两种形式。无论环境温度高低，人体的皮肤、呼吸道都在进行蒸发散热，称为不感蒸发；其中皮肤的不感蒸发与汗腺活动无关，又称为不显汗。当环境温度超过30℃时，汗腺分泌汗液，称为发汗，又称为可感蒸发。蒸发散热的量受环境温度与湿度的影响，湿度越小，温度越高，散热越多。临床上采用乙醇擦浴的方法为高热患者降温，就是利用乙醇蒸发散热的原理。

当外界温度低于人体皮肤温度时，人体大部分热量可通过辐射、传导、对流及部分蒸发的方式散热，当外界温度等于或高于人体皮肤温度时，蒸发是人体唯一的散热形式。

（三）体温的调节

体温调节方式包括两种：自主性（生理性）体温调节和行为性体温调节。自主性体温调节是在下丘脑体温调节中枢控制下，机体受内外环境温度刺激，通过一系列生理反应，调节机体产热和散热，使体温保持相对恒定。行为性体温调节是人类有意识的行为活动，通过机体在不同温度环境中的姿势和行为改变而达到目的，如开关门窗、增减身体活动量及增减衣服等。因此，行为性体温调节是以自主性体温调节为基础的，是对自主性体温调节的补充。通常意义上的体温调节是指自主性体温调节。

1．温度感受器

（1）外周温度感受器：即分布于皮肤、黏膜和内脏中游离的神经末梢，包括热感受器和冷感受器，它们分别将热和冷的信息传向中枢。

（2）中枢温度感受器：是存在于中枢神经系统内、对温度变化敏感的神经元，分布于下丘脑、脑干网状结构、脊髓等部位，包括热敏神经元和冷敏神经元，可将热和冷的刺激传入中枢。

2．体温调节中枢　体温调节中枢位于下丘脑，视前区 - 下丘脑前部（PO/AH）是体温调节中枢整合的关键部位。当体温调节中枢接收到传入的温度变化信息后，在下丘脑进行整合，分别通过交感神经系统调节皮肤血管舒缩反应或汗腺的分泌，影响散热过程；通过躯体运动神经改变骨骼肌的活动（如寒战），通过甲状腺和肾上腺髓质分泌活动来影响产热过程，从而维持体温的相对恒定。

（四）体温的生理变化

1．正常体温　临床上常以口腔、直肠、腋窝等处的温度来代表体温。在 3 种测量方法中，直肠温度最接近于人体深部温度，而日常工作中，采用口腔、腋下温度测量更为常见、方便。温度单位可用摄氏温度（℃）和华氏温度（℉）来表示。摄氏温度和华氏温度的换算公式为：

$$℉ = ℃ \times 9/5 + 32,\quad ℃ = (℉ - 32) \times 5/9$$

健康成人体温平均值及正常范围见表 11-1。

表 11-1　健康成人体温平均值及正常范围

部位	平均值	正常范围
口温	37.0℃（98.6 ℉）	36.3 ~ 37.2℃（97.3 ~ 99.0 ℉）
肛温	37.5℃（99.5 ℉）	36.5 ~ 37.7℃（97.7 ~ 99.9 ℉）
腋温	36.5℃（97.7 ℉）	36.0 ~ 37.0℃（96.8 ~ 98.6 ℉）

2．生理变化

（1）年龄：儿童、青少年由于基础代谢率高，体温略高于成人；新生儿尤其是早产儿，由于体温调节功能尚未发育完善，调节功能差，因而其体温易受环境温度的影响而变化，所以对新生儿应加强护理，做好防寒保暖措施；老年人体温略低于青、壮年，与其基础代谢率低，活动减少有关。

（2）性别：成年女性的体温平均比男性高 0.3℃，与女性皮下脂肪较厚、散热减少有关。女性排卵至经期前和妊娠早期时，由于孕激素水平上升，可使体温轻度升高 0.2 ~ 0.3℃，因此临床上可通过连续测量基础体温，了解月经周期中有无排卵和确定排卵日期。

（3）昼夜：正常人的体温在 24 h 内呈周期性的变化，一般清晨 2 ~ 6 时最低，下午 2 ~ 8 时最高，但其波动范围不超过 1℃。体温的这种昼夜周期性波动称为昼夜节律。

（4）环境：外界环境温度的高低直接影响体表温度。在寒冷的环境中，随着气温的下降，手、足部的皮肤温度降低最为显著。

（5）药物：麻醉药物抑制体温调节中枢和影响其传入路径的活动，并能扩张皮肤血管，增加体热散失，降低机体对寒冷环境的适应能力。因此对于麻醉手术患者，在术中、术后应注意保暖。

（6）情绪：精神处于紧张状态，如烦恼、恐惧或情绪激动时，由于随之出现的无意识的肌紧张及刺激代谢的激素释放增多等原因，产热量可以显著增加，使体温升高。

（7）饮食：进食的温度可以暂时性影响口腔温度；饥饿、禁食时，体温会下降；进食后由于食物的特殊动力学作用，可使体温升高 0.3℃左右。

（8）运动：肌肉活动时，代谢增强，产热量明显升高，可使体温升高。一般在室内安居的人较户外活动者体温低。临床上测量体温应在患者安静状态下进行，为小儿测温时应防止其哭闹。

二、异常体温的评估与护理

（一）体温过高

1．定义　体温过高（hyperthermia）是指机体的体温升高超过正常范围，又称病理性体温升高。分为发热和过热两种。发热是机体在致热原的作用下，使体温调节中枢的调定点上移而引起的调节性体温升高。发热可以分为感染性发热和非感染性发热两类。感染性发热较多见，主要由病原体引起；非感染性发热由病原体以外的各种物质引起，目前越来越引起人们的重视。过热是指调定点并未发生移动，而是由于体温调节障碍、散热障碍、产热器官功能异常等引起的被动性体温升高。

一般而言，当腋下温度超过 37℃或口腔温度超过 37.3℃时，一昼夜体温波动在 1℃以上可称为发热。

2．发热程度　根据体温升高的程度不同，可将发热分为以下几种，以口腔温度为例。

低热：37.3 ～ 38.0℃（99.1 ～ 100.4 ℉）。

中等热：38.1 ～ 39.0℃（100.6 ～ 102.2 ℉）。

高热：39.1 ～ 41.0℃（102.4 ～ 105.8 ℉）。

超高热：超过 41.0℃（超过 105.8 ℉）。

3．发热的过程及临床表现　发热一般经历以下 3 个时期。

（1）体温上升期：此期产热大于散热。主要表现为畏寒、寒战、皮肤苍白、干燥无汗。体温上升可有两种形式：一种是体温在几小时内突然上升达 39 ～ 40℃以上，称为骤升；另一种是体温逐渐上升，在数日内达高峰，称为渐升。

（2）高热持续期：此期产热和散热在较高水平上趋于平衡。主要表现为皮肤潮红、灼热、口唇干燥、呼吸和脉搏加快、头痛、头晕、食欲不振、全身不适、软弱无力。

（3）退热期：此期散热大于产热，体温恢复至正常水平。主要表现为皮肤潮湿、大量出汗。体温下降也有两种方式：一种是体温数小时内降至正常，称为骤退；另一种是数天内逐渐恢复正常，称为渐退。对于体温骤退者，由于短时间内大量出汗，体液大量丧失，易出现血压下降、脉搏细速、四肢厥冷等虚脱或休克现象，护理中应加强观察。

4．热型　各种体温曲线的形状称为热型。某些发热性疾病具有独特的热型，通过观察可协助诊断。但须注意，由于目前抗生素的广泛使用（包括滥用）或由于解热药、肾上腺皮质激素等药物的不当应用，使热型变为不典型。临床常见热型见图 11-1。

（1）稽留热：体温持续在 39 ～ 40℃，达数天或数周，24 h 内波动范围不超过 1℃。多见于肺炎球菌肺炎、伤寒等。

（2）弛张热：体温在 39℃以上，24 h 内温差大于 1℃，体温最低时仍高于正常水平。常见于败血症、风湿热等。

（3）间歇热：体温骤升至 39℃以上，持续数小时，又迅速降至正常水平，无热期可持续 1 天至数日，如此高热期与无热期交替出现，多见于疟疾、急性肾盂肾炎等。

（4）不规则热：体温变化不规律，且持续时间不定，常见于流行性感冒、肿瘤患者发热等。

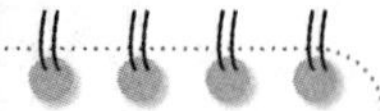

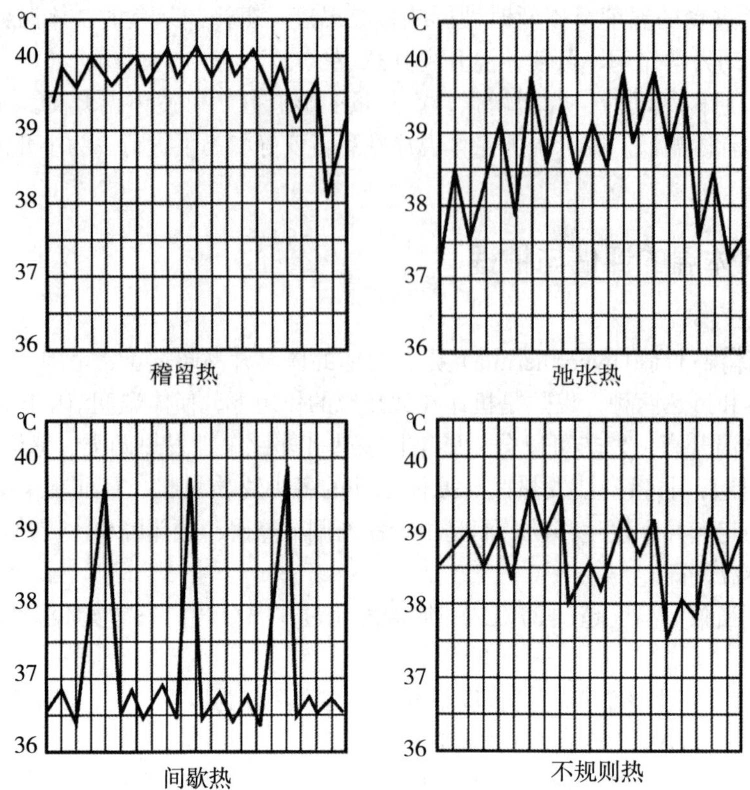

图 11-1　常见热型

5．护理措施

（1）降低体温：对于高热或持续发热的患者，应在治疗原发病的同时，采取适当的降温措施。一般体温在 39℃以下可通过提供合适的环境，如加强通风、调整盖被、限制活动等增加患者的舒适感。体温在 39℃以上时，常选用的降温方法是物理降温或药物降温。物理降温法包括局部和全身冷疗。局部冷疗通过传导方式散热，常采用冷毛巾、化学制冷袋、冰袋疗法；全身冷疗可采用温水擦浴、乙醇拭浴方法（见冷热疗法）。药物降温应按医嘱准确给药。药物或物理降温 30 min 后应测量体温一次，并做好记录和交班。

（2）加强病情观察：①观察生命体征：定时监测体温，一般每 6 h 测一次，高热时应每 4 h 测量一次，待体温恢复正常 3 天后，改为每日测量 1 ～ 2 次。观察并记录患者的发热类型、程度和经过，以及呼吸、脉搏、血压的变化情况。②观察伴随症状及程度：如有无寒战、淋巴结肿大、肝脾大、结膜充血、出血、单纯疱疹、关节肿痛及意识障碍等伴随症状及其出现的程度。③观察发热的原因及诱因是否消除：发热的诱因可有受寒、饮食不洁、过度疲劳、服用特殊药物（抗肿瘤药物、免疫抑制剂等）、术后等。④观察治疗效果：比较治疗前后全身症状及实验室检查结果。⑤观察饮水量、进食量、尿量及体重变化，必要时记录出入液量。⑥观察四肢末梢循环情况，高热而四肢末梢厥冷、发绀等提示病情加重。⑦观察是否出现抽搐，给予对症处理。

（3）补充营养和水分：给予高热量、高蛋白质、高维生素、易消化的流质或半流质食物。鼓励患者少量多餐，以补充高热的消耗，提高机体的抵抗力。鼓励患者多饮水，每日 2500 ～ 3000 ml，以补充高热消耗的大量水分，并促进毒素和代谢产物的排出。

（4）促进患者舒适：①口腔护理：发热时由于唾液分泌减少，口腔黏膜干燥，且抵抗力下降，有利于病原体生长、繁殖，易出现口腔感染，应在晨起、餐后、睡前协助患者漱口，保持口腔清洁。对昏迷患者可采用特殊口腔护理，以保证患者的口腔卫生。②皮肤护理：退热期

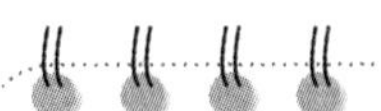

患者往往大量出汗，应随时擦干汗液，更换衣服和床单，长期高热患者，应协助其改变体位，预防压疮、肺炎等并发症的发生。③卧床休息：高热者应绝对卧床休息，低热者可酌情减少活动，适当休息，以减少能量的消耗，有利于机体康复。同时，提供适宜的室温，保持空气流通及环境安静。

（5）心理护理：体温上升期，患者容易出现紧张、恐惧的心理，应经常巡视患者，针对体温的变化及伴随症状给予耐心解释；高热持续期，应尽量解除高热带来的身心不适，满足患者的合理要求；退热期，应使患者舒适，注意清洁卫生，及时补充营养。

（二）体温过低

1．定义　体温过低（hypothermia）是指体温低于正常范围。当身体的热量散失过多，产热减少，或体温调节中枢受损时，体温会降至正常以下。

2．临床分级

轻度：32.1 ～ 35.0℃（89.8 ～ 95.0 ℉）。

中度：30.0 ～ 32.0℃（86.0 ～ 89.6 ℉）。

重度：＜ 30.0℃（86.0 ℉）。

致死温度：23.0 ～ 25.0℃（73.4 ～ 77.0 ℉）。

3．临床表现　轻度寒战、皮肤发凉、苍白（中度）；血压降低、心率减慢、心律不齐，严重者心脏停搏；呼吸变慢、尿量减少、意识紊乱，晚期可能出现昏迷。

4．护理措施

（1）保温措施：应提供合适的环境温度，维持室温在 22 ～ 24℃；并给予毛毯、棉被、热水袋、电热毯、添加衣服，防止体热散失。

（2）补充营养，增加能量：给予热饮，提高机体温度，必要时静脉输入营养物质及电解质，注意将液体加温到 37℃，避免体温下降。

（3）加强监测：持续监测体温的变化，至少每小时测量一次，直至体温恢复正常且稳定，注意对呼吸、脉搏、血压的监测及病情变化的观察，做好抢救准备。

（4）病因治疗：去除引起体温过低的原因，使体温恢复正常。

（5）健康教育：教会患者避免导致体温过低的因素，如营养不良、穿着过少、供暖设施不足、某些疾病等。

（6）心理护理：一般体温过低的患者反应迟钝，不愿说话，应与患者多接触，及时了解其情绪变化，给予适当的心理护理。

三、体温的测量

（一）体温计的种类与构造

1．水银体温计（mercury thermometer）　又称玻璃体温计。分玻璃球和玻璃管两部分。玻璃球内装有水银，测试时水银遇热膨胀，升入带刻度的玻璃管中，其上升高度和受热程度成正比。球与管连接处有一狭窄部分，可防止水银自动降落，而且水银柱必须经过震荡才能下降，从而保证测试者能进行准确读数。

根据测量部位不同，可将体温计分为口腔温度计（简称口表，oral thermometer）、腋下温度计（简称腋表，axillary thermometer）和肛门测温度计（简称肛表，rectal thermometer）。口表和腋表的球部较细长，有助于测量体温时扩大接触面积；肛表的球部圆钝，防止测量体温时折断或损伤黏膜；口表和肛表的玻璃管呈三棱状，腋表的玻璃管呈扁平状（图 11-2）。临床上口表可代替腋表使用。根据体温计的刻度不同，可分为摄氏体温计（centigrade thermometer）和华氏体温计（fahrenheit thermometer）。摄氏体温计的刻度范围为 35.0 ～ 42.0℃，每小格 0.1℃；华氏体温计的刻度范围为 94.0 ～ 108.0 ℉，每小格 0.2 ℉。

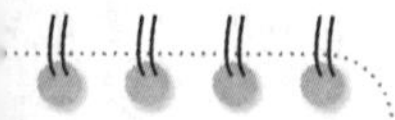

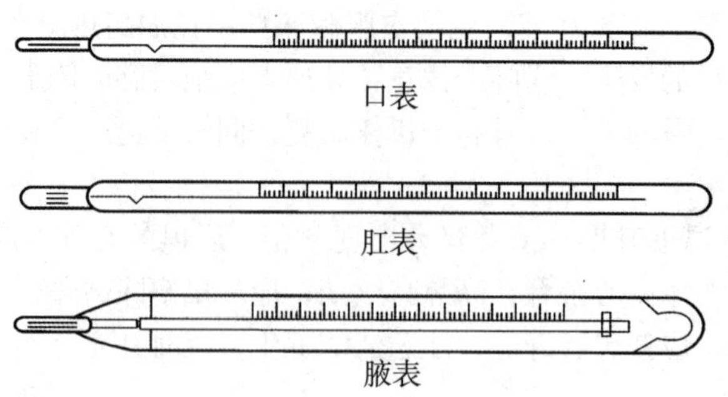

图 11-2　各种水银体温计

2．电子体温计（electronic thermometer）　采用电子感温探头来测量体温，测得的温度直接由数字显示，读数直观，测温准确，灵敏度高。分为集体用电子体温计和个人用电子体温计两种（图 11-3）。集体用电子体温计为防止交叉感染，需将探头放入外套内，使用后弃去外套。个人用电子体温计，其形状如钢笔，方便、易携带，使用时，当体温计发出蜂鸣声，再持续 3 s 后即可读取温度。

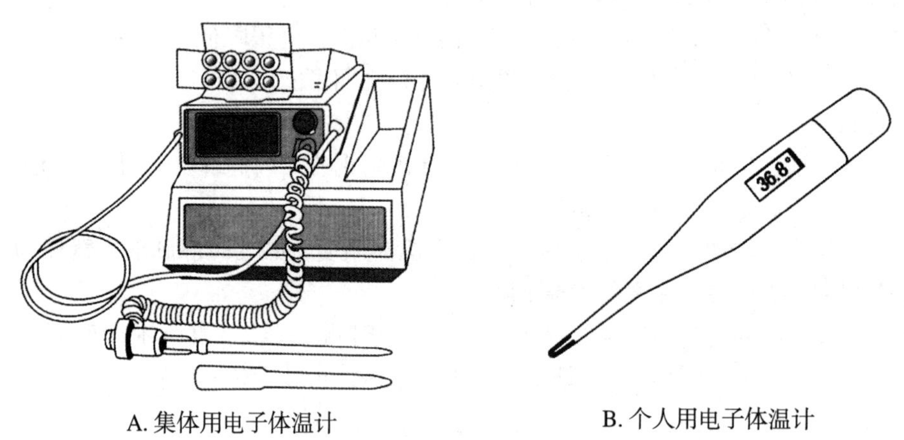

A. 集体用电子体温计　　B. 个人用电子体温计

图 11-3　电子体温计

3．可弃式体温计（disposable thermometer）　为单次使用的体温计，其构造为含有对热敏感的化学指示点薄片，测温时点状薄片即随机体的温度而变色，当颜色点从白色变成蓝色，最后的蓝点位置即为所测温度（图 11-4）。

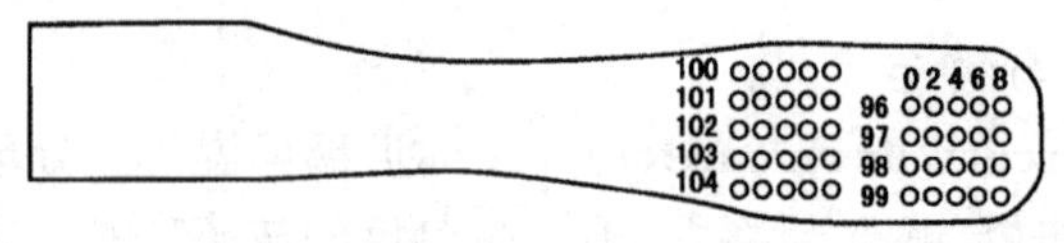

图 11-4　可弃式体温计

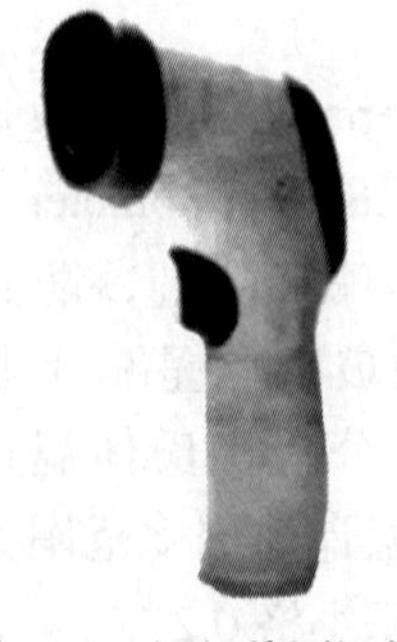

图 11-5　远红外测温仪

4．红外体温测量仪　采用红外辐射测温的原理来实现测量温度的目的。有非接触、测温快（不超过 1 s）等优点。不同形式的红外体温测量仪又具有不同特点。

（1）远红外测温仪：测温仪所测部位为额头或耳后，置于距体表 5 ~ 10 cm 处，测量速度快，使用方便。但因受体表下血液循环与周围环境温度影响较大，与机体深部组织的温度有一定的差异，测得的温度仅供临床参考，不能作为医疗判断的依据。主要用于人流密集的场所，如车站、机场等人群的体温初筛（图 11-5）。

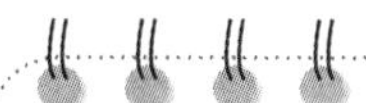

（2）耳温计：是一种用于测量鼓膜温度的红外辐射温度计，通过测量鼓膜发出的红外辐射，能间接获取大脑组织的温度。由于鼓膜靠近下丘脑体温调节中枢，因此耳温计可直接体现机体的深部温度（图 11-6）。

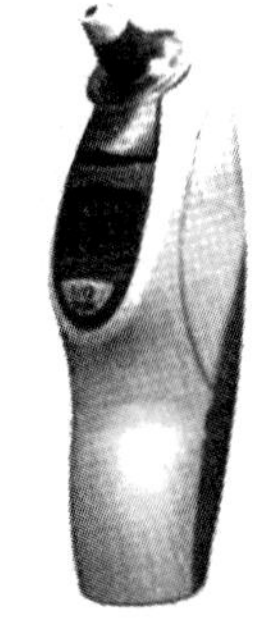

图 11-6　耳温计

5．其他　报警体温计是将体温计探头与报警器相连，将测得的体温输出到计算机，运用体温管理软件将体温数据动态显示出来，并进行分析。当体温高于设定值时，会自动报警，使医护人员能及时、准确地获取患者体温信息。主要适用于重症监护和外科手术中。

（二）体温计的消毒与检查

1．体温计的消毒　为防止交叉感染，应对患者用过的体温计进行消毒处理。传染病患者应设专用体温计，并单独进行清洁消毒。常用消毒液有：75% 乙醇、1% 过氧乙酸、0.1% 苯扎溴铵。

（1）水银体温计：将体温计用后全部浸于消毒液中，5 min 后取出，用清水冲净，擦干后放入另一盛有消毒液的容器中浸泡 30 min，之后从消毒液中取出，用冷开水冲净、擦干，放于容器内备用。注意口表、腋表、肛表应分别清洗、消毒和存放。

（2）电子体温计：仅消毒电子感温探头部分，并根据制作材料的性质选用不同的消毒方法。

2．体温计的检查　在使用新的体温计前或定期消毒体温计后，应对体温计进行检查，保证其准确性。方法：①将全部体温计的水银柱甩至 35℃以下；②于同一时间放入已测好的 40℃以下的水中，3 min 后取出检查；③若读数相差 0.2℃以上、水银柱自动下降、玻璃管有裂痕，应取出不用；④将合格的体温计用纱布擦干，逐一放入清洁容器内备用。

（三）体温的测量

【目的】

1．判断体温有无异常。

2．动态观察体温的变化，分析热型及伴随症状。

3．协助诊断，为疾病的预防、治疗、康复、护理提供依据。

【适用范围】

适用于任何患者。

【操作要点】

体温测量的操作流程见表 11-2。

表 11-2　体温测量的操作流程

步骤	要点	说明
评估	①核对：确认患者 ②评估：患者的一般情况、测温部位皮肤黏膜情况 ③解释：操作目的、方法、注意事项及配合要点	• 如年龄、病情、意识状态、自理能力、心理合作程度，判断适宜采用何种体温测量的方法。测量前如有进食、活动、坐浴、冷热敷、情绪波动等，应休息 30 min 后再测量 • 以解除患者紧张情绪，取得合作
操作前准备	①护士准备：着装整洁，洗手、戴口罩 ②用物准备：容器 2 个（一个内备已消毒的体温计、另一个盛放测温后的体温计），含消毒液纱布、有秒针的表、记录本、笔 ③环境准备：安静、整洁、舒适、安全 ④患者准备：体位舒适，情绪稳定	• 若测肛温，另备润滑油、棉签、卫生纸 • 检查体温计是否完好，水银柱是否在 35℃以下

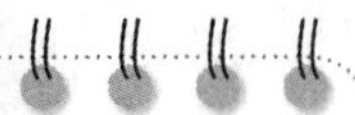

续表

步骤	要点	说明
测体温	根据病情选择合适的测温方法 ▲ 测口温：测量时间 3 min ①将体温计水银槽一端斜放入患者的舌下热窝（图 11-7） ②嘱患者闭紧嘴唇，用鼻呼吸（图 11-7） ▲ 测肛温：测量时间 3 min ①暴露肛门 ②润滑肛表水银端，用手分开臀部 ③将肛表旋转、缓慢插入肛门 3 ～ 4 cm ▲ 测腋温：测量时间 10 min ①擦干腋窝内汗液，将体温计放于腋窝紧贴皮肤，屈臂过胸 ②嘱患者夹紧体温计（图 11-8）	• 舌下热窝靠近舌动脉，是口腔中温度最高的部位，位于舌系带的两侧，左右各一 • 勿用牙咬体温计 • 患者可侧卧、俯卧或屈膝仰卧，婴幼儿一般仰卧 • 插入肛表勿用力，以免损伤肛门、直肠黏膜 • 腋下有汗时，散热增加，影响体温的准确性 • 形成人工体腔，保证测量的准确性 • 不能合作者，应协助患者夹紧体温计
操作后整理	①患者：取出体温计，整理床单位，安置患者于舒适卧位 ②清理用物：体温计消毒 ③洗手，记录：将体温值绘制于体温单上	• 擦去口表上的唾液、肛表上的污物及润滑油 • 如体温异常，应报告医生；如与病情不符，应重新测量

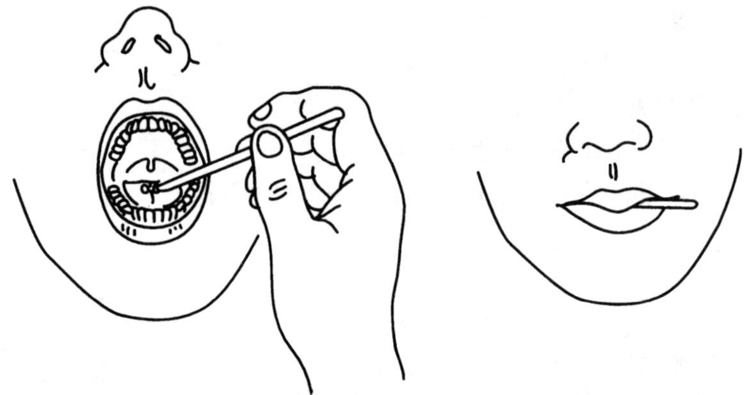

图 11-7　口表的应用

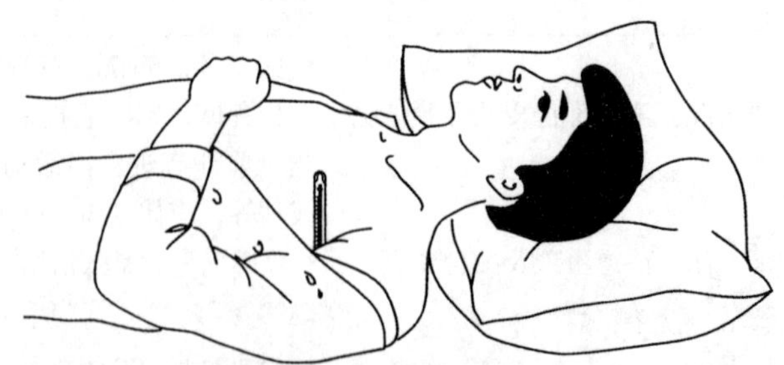

图 11-8　腋温测量法

【注意事项】

1．测量体温前后，应清点体温计的数目，检查有无破损。甩表时要用腕部的力量，不可触及其他物品，以防将体温计撞碎。

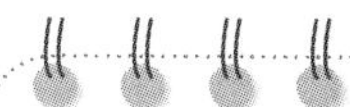

随堂测

2．婴幼儿、精神异常、昏迷、张口呼吸者、口腔疾患、口鼻手术患者，不宜测量口温。直肠或肛门手术、腹泻、心肌梗死患者不宜测量肛温。腋下有创伤、手术、炎症，腋下出汗较多，肩关节受伤或过度消瘦、腋窝不能夹紧体温计者，不宜测量腋温。

3．躁动患者、昏迷患者、婴幼儿，应设专人守护，防止意外。

4．如不慎咬破体温计，做法：①立即清除玻璃碎屑，以免损伤唇、舌、口腔、食管、胃肠道黏膜；②口服蛋清或牛奶，以保护消化道黏膜，延缓汞的吸收。如病情允许，可进食粗纤维食物，加速汞的排出。

5．避免影响体温测量的各种因素，如运动、进食、冷热饮、冷热敷、洗澡、灌肠、坐浴等。

6．发现体温与病情不符时，要查找原因，予以复测。

第二节　血压的评估与护理

案例 11-2

患者，男，78 岁。因头痛、头晕、言语不清、右侧肢体无力 4 h 急诊入院。诊断为脑血栓，右侧肢体瘫痪，每日输液治疗。

请回答：

1．应选择哪侧肢体测量血压？

2．在测量过程中如果没听清动脉搏动，应如何处理？

血压（blood pressure，BP）是指血管内流动的血液对单位面积血管壁所施加的侧压力。一般所说的血压是指体循环的动脉血压。当心室收缩时，主动脉内的压力急剧升高，在收缩的中期达到最高值，称为收缩压（systolic pressure）；心室舒张时，血压降低，在舒张末期血压降至最低值，称为舒张压（diastolic pressure）；二者之差为脉压（pulse pressure）。在一个心动周期中，动脉血压的平均值称为平均动脉压（mean arterial pressure），约等于舒张压加 1/3 脉压。

一、正常血压及生理变化

（一）血压的形成

心血管系统是一个封闭的管道系统，在保证正常血容量的前提下，心脏射血和外周阻力是形成血压的两项基本因素。此外，动脉管壁的顺应性也能影响动脉血压。心脏射血时产生的能量一部分以动能的形式克服阻力推动血液流动，一部分以势能的形式使主动脉和大动脉管壁弹性扩张。当心室舒张时，主动脉壁弹性回缩，再将势能转化为动能来推动心舒期的血液流动，以维持一定的舒张压。

（二）影响血压的因素

1．每搏输出量　在心率、外周阻力不变的情况下，如果心脏每搏输出量增大，心脏收缩期射入主动脉的血量将增加，收缩压也明显增高。由于主动脉和大动脉被扩张的程度大，心脏舒张期弹性回缩力也大，血液向外周流动的速度加快，到心脏舒张末期，大动脉存留的血量有

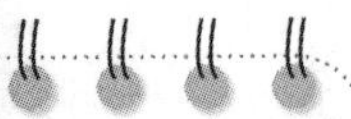

所增加，舒张压升高，但不如收缩压升高明显，因而脉压增大。因此，收缩压的大小主要反映每搏输出量的大小。

2．循环血量和血管容量　正常情况下，只有循环血量和血管容量相适应，才能保持一定水平的体循环充盈压，这是形成血压的重要前提。如果循环血量减少或血管容量增大，血压将会下降。

3．主动脉和大动脉的顺应性　由于主动脉和大动脉的弹性贮器作用，动脉血压的波幅明显小于心室内压的波动幅度。随着年龄的增长，血管的弹性减弱，顺应性变小，大动脉的弹性贮器作用减弱，脉压增加。

4．心率　在心脏每搏输出量、外周阻力不变的情况下，心率增快，心室舒张期缩短，心室舒张期内流向外周的血量减少，使心室舒张末期主动脉内存留的血量增多，舒张压明显升高。由于动脉血压升高，可使血流速度加快，因此心室收缩期内仍有较多的血液从主动脉流向外周，收缩压升高，但不如舒张压明显，故脉压减小。相反，当心率减慢时，舒张压下降明显，脉压增大。因此，心率的快慢主要影响舒张压的高低。

5．外周阻力　当心输出量不变、而外周阻力增大时，心脏舒张期内血液向外周流动的速度减慢，心脏舒张期存留在主动脉内的血量增多，舒张压明显升高。在心缩期，由于动脉血压升高，使血流速度加快，收缩压的升高不如舒张压明显，脉压减小。因此，舒张压的高低主要反映外周阻力的大小。

（三）正常血压及其生理变化

1．正常血压范围　血压通常以肱动脉血压为标准，安静时，正常成人的收缩压为 90 ～ 139 mmHg，舒张压为 60 ～ 89 mmHg。正常脉压为 30 ～ 40 mmHg。用毫米汞柱（mmHg）或千帕（kPa）作为计量单位，其换算公式为 1 mmHg=0.133 kPa，1 kPa =7.5 mmHg。

2．血压的生理变化

（1）年龄：血压随年龄的增长而增高，以收缩压的升高更为显著，不同年龄组人群的平均血压各不相同，具体见表 11-3。

表 11-3　各年龄组的平均血压

年龄	血压（mmHg）	年龄	血压（mmHg）
1 个月	84/54	14 ～ 17 岁	120/70
1 岁	95/65	成年人	120/80
6 岁	105/65	老年人	140 ～ 160/80 ～ 90
10 ～ 13 岁	110/65		

（2）性别：青春期前的男女血压差别不显著，更年期以前女性的血压略低于男性，更年期后男女血压无明显差异。

（3）昼夜及睡眠：血压变化有明显的昼夜波动，一般血压在清晨最低，然后逐渐升高，到午后或黄昏最高，夜间睡眠时降低，表现为“双峰双谷”，即凌晨 2 ～ 3 时最低，上午 6 ～ 10 时和下午 4 ～ 8 时各有一个高峰，晚上 8 时后血压缓慢下降。血压的昼夜波动在老年人中表现更为明显，过度劳累、睡眠不佳时血压可稍高。

（4）部位：左右两臂血压不相等，右臂收缩压常高于左臂 10 ～ 20 mmHg，其原因是右侧肱动脉来自主动脉弓的第一大分支无名动脉，而左侧肱动脉来自主动脉的第三大分支左锁骨下动脉。由于能量消耗，使得右侧血压略比左侧高。下肢收缩压一般比上肢高 20 ～ 40 mmHg，其原因与股动脉管径较肱动脉粗，血流量大有关。

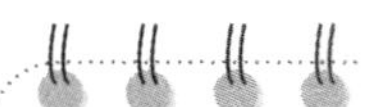

（5）环境：寒冷环境，由于末梢血管收缩，血压可略有升高；在高温环境中，由于皮肤血管扩张，血压可略有下降。

（6）体型：高大、肥胖者血压较高。

（7）体位：由于重力代偿机制的作用，站立位血压高于坐位血压，坐位血压高于卧位血压。对于长期卧床、贫血或应用某些降压药物的患者，由卧位改为立位时，可能会出现直立性低血压，表现为血压下降，头晕、心慌，甚至晕厥等。

（8）其他：运动时，心输出量增加，血压增高；愤怒、恐惧等情绪变化可使交感神经兴奋，血管收缩，血压升高。另外，吸烟、饮酒、服用药物等都可对血压产生一定影响。

二、异常血压的评估与护理

（一）异常血压的评估

1．高血压（hypertension）　指在未使用抗高血压药的情况下，18 岁以上成人收缩压≥ 140 mmHg 和（或）舒张压≥ 90 mmHg；收缩压≥ 140 mmHg 和舒张压＜ 90 mmHg，为单纯收缩期高血压；患者既往有高血压史，目前正在使用降压药物，血压虽然低于 140/90 mmHg，也诊断为高血压。根据引起高血压的原因不同，将高血压分为原发性高血压和继发性高血压两大类。约 95% 的患者高血压病因不明，称为原发性高血压；约 5% 的患者血压升高是某种疾病的临床表现，称为继发性高血压。由于高血压患病率高，且常引起心、脑、肾等重要脏器的损害，是医学界重点防治的疾病之一。血压水平分类和定义见表 11-4。

表 11-4　血压水平分类和定义

分类	收缩压（mmHg）		舒张压（mmHg）
正常血压	＜ 120	和	＜ 80
正常高值	120 ～ 139	和（或）	80 ～ 89
高血压	≥ 140	和（或）	≥ 90
1 级高血压（轻度）	140 ～ 159	和（或）	90 ～ 99
2 级高血压（中度）	160 ～ 179	和（或）	100 ～ 109
3 级高血压（重度）	≥ 180	和（或）	≥ 110
单纯收缩期高血压	≥ 140	和	＜ 90

注：若收缩压与舒张压分属不同等级，以较高分级为准。

2．低血压（hypotension）　指血压低于 90/60 mmHg。常见于大量失血、休克、急性心力衰竭等。

3．脉压异常

（1）脉压增大：指脉压大于 40 mmHg。常见于主动脉硬化、主动脉瓣关闭不全、动静脉瘘、甲状腺功能亢进。

（2）脉压减小：指脉压小于 30 mmHg。常见于心包积液、缩窄性心包炎、末梢循环衰竭。

（二）异常血压的护理

1．监测血压　密切观察血压应做到“四定”，即定时间、定部位、定体位、定血压计，保证血压测量的准确性。

2．合理饮食　选择易消化、低脂、低胆固醇、低盐、高维生素、富含纤维素的食物。高血压患者应减少钠盐摄入，逐步降至 WHO 推荐的每人每日进食盐 6 g 的要求。

3．生活规律　良好的生活习惯是保持健康、维持正常血压的重要条件。如保证足够的睡

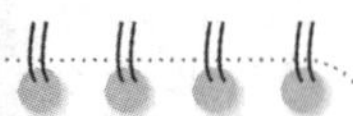

眠、养成定时排便的习惯、注意保暖、避免冷热刺激等。

4．控制情绪 精神紧张、情绪激动、烦躁焦虑、忧愁等都是诱发高血压的精神因素，因此，高血压患者应加强自我修养，随时调整情绪，保持心情舒畅。

5．坚持运动 积极参加力所能及的体力劳动和适当的体育运动，以改善血液循环，增强心血管功能。鼓励高血压患者采用每周 3 ～ 5 次、每次持续 30 min 左右中等强度的运动，如步行、快走、慢跑、游泳、气功、打太极拳等。应注意量力而行，循序渐进。

6．用药护理 遵医嘱用药，勿随意改变药物或增减药量，不要在临睡前服降压药，一般在睡前 2 h 服用。注意对药物治疗效果和不良反应的监测，观察有无并发症的发生。

7．健康教育 教会患者测量和判断异常血压的方法，做到生活有度，作息有时，修身养性，合理饮食，戒烟限酒，控制体重。

三、血压的测量

血压的测量分为直接测量法和间接测量法两种方法。直接测量法是将溶有抗凝剂的长导管经皮穿刺由周围动脉送至主动脉内，导管与压力传感器连接，显示实时的血压数据，可连续监测动脉血压的动态变化。优点是数值精确、可靠；缺点是属于创伤性检查，技术要求较高，临床仅限于急危重患者、特大手术及严重休克患者的血压监测。

间接测量法是目前临床上广泛应用的血压测量方法。它是根据血压通过狭窄的血管形成涡流时发出响声的原理而设计的，用加压气球向缠缚测量部位的袖带加压，袖带内压力逐渐增加，动脉完全被阻断，然后缓缓放气，当袖带内的压力与收缩压相等时，血流将通过袖带，此时便能听到血液流过的声响（即刚能听到的第一声），此时血压计所指的刻度即为收缩压；继续放气，当袖带内压力低于收缩压、但高于舒张压时，心脏每收缩一次，均可听到一次声音；当袖带内压力降低到等于或稍低于舒张压时，血流恢复通畅，伴随心搏所发出的声音便突然变弱或消失，此时血压计所指的刻度即为舒张压。间接测量法的优点是操作简便易行，适用于任何患者；缺点是易受周围动脉舒缩的影响，导致有时测量数值不准确。

（一）血压计的种类

血压计与听诊器常作为一般测量血压的器械。临床常用的有水银血压计、无液血压计和电子血压计（图 11-9）。

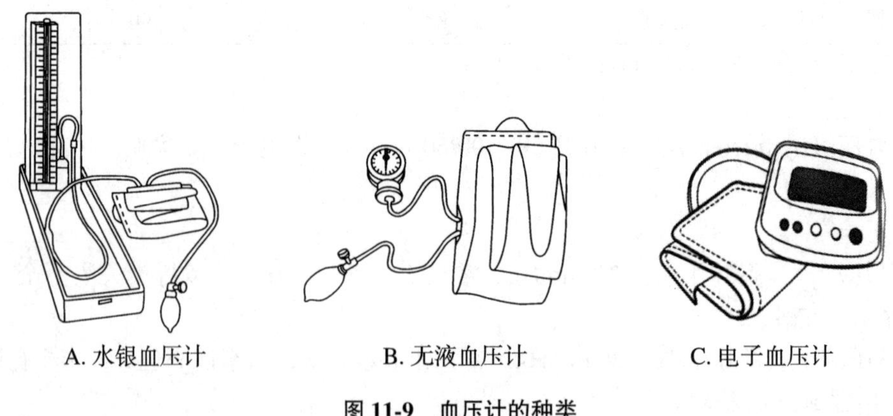

A. 水银血压计　　B. 无液血压计　　C. 电子血压计

图 11-9　血压计的种类

（二）血压计的构造

1．加压气球和压力活门 加压气球可向袖带气囊充气；压力活门可调节压力大小。

2．袖带 由内层长方形扁平橡胶气囊和外层布套组成。选用大小合适的气囊袖带，气囊应至少包裹 80% 上臂，大多数成人可使用气囊长 22 ～ 26 cm、宽 12 cm 的标准规格袖带，外

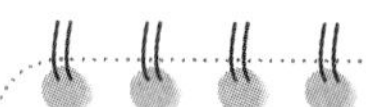

层布套长 48 cm（目前国内商品水银血压计气囊的规格：长 22 cm，宽 12 cm）。如气囊袖带过窄，需加大力量才能阻断动脉血流，导致测得数值偏高；若气囊袖带过宽，大段血管受阻，测得数值将偏低。因此肥胖者或臂围大者（> 32 cm）应使用大规格气囊袖带，儿童应使用小规格气囊袖带。气囊袖带上有两根橡胶管，一根连加压气球，另一根连压力表。

3．血压计

（1）水银血压计：又称汞柱式血压计，由玻璃管、标尺、水银槽三部分组成。在血压计盒盖内固定一根玻璃管，管面上标有双刻度（标尺）0 ~ 300 mmHg（0 ~ 40 kPa），玻璃管上端盖以金属帽与大气相通，玻璃管下端与水银槽（贮有水银 60 g）相通。水银血压计的优点是测得数值可靠，但较笨重，且玻璃管容易破裂。

（2）无液血压计：又称弹簧式血压计，它有一袖带（同水银血压计）与有刻度的圆盘表相连接，表上的指针指示压力数值。其优点是携带方便，但可信度差。

（3）电子血压计：袖带内有一换能器，具有自动采样、微电脑控制数字运算、自动放气程序。使用时不用听诊器，数秒内可得到收缩压、舒张压及脉搏的数值。其优点是操作方便，可以排除听觉不灵敏、噪声干扰等造成的误差。

科研小提示

查阅《中国高血压防治指南》(2018 年修订版) 可知：推荐临床使用通过国际标准方案认证的上臂式医用电子血压计。

（三）血压的测量

【目的】

1．判断血压有无异常。

2．监测血压的动态变化，间接了解循环系统的功能情况。

3．协助诊断，为预防、治疗、康复、护理提供依据。

【适用范围】

适用于任何患者。

【操作要点】

血压测量的操作流程见表 11-5。

表 11-5　血压测量的操作流程

步骤	要点	说明
评估	①核对：确认患者 ②评估：患者的一般情况、被测肢体功能及测量部位皮肤情况 ③解释：操作目的、方法、注意事项及配合要点	• 如年龄、病情、意识状态、治疗、自理能力、心理状况，测量前患者如有吸烟、饮酒、运动、情绪波动等情况，应休息 30 min 后再测量 • 以解除患者紧张情绪，取得合作
操作前准备	①护士准备：着装整洁，洗手、戴口罩 ②用物准备：治疗盘内备血压计、听诊器、笔、记录本 ③环境准备：安静、整洁、光线充足 ④患者准备：体位舒适，情绪稳定	• 检查血压计是否完好；打开气门，检查水银柱的弯月面是否对准零点；充气，检查血压计是否漏气
测血压	▲ 肱动脉 ①体位：患者取坐位或仰卧位，手臂位置（肱动脉）与心脏同一水平，坐位时平第 4 肋，卧位时平腋中线	• 若手臂位置高于心脏水平，测得的血压偏低；反之，则偏高

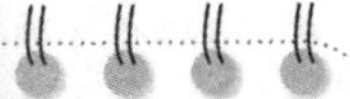

续表

步骤	要点	说明
测血压	②暴露测量部位：卷袖露臂，手掌向上，肘部伸直 ③开启血压计：放妥血压计，开启水银槽开关 ④缠袖带：将袖带缠于上臂中部，其下缘距肘窝2～3 cm，松紧度以能插入一指为宜（图 11-10） ⑤置听诊器：将胸件放在肘窝脉搏明显处，一手固定 ⑥充气：关闭气门，手握加压气球，充气至脉搏消失后，再加压 20～30 mmHg ⑦放气：以水银柱每秒下降 4 mmHg 的速度缓慢放气，注意动脉搏动音变化时水银柱所指刻度 ⑧读数：当听到第一声搏动音时汞柱所指的刻度即为收缩压，当搏动音突然变弱或消失时，汞柱所指刻度即为舒张压 ▲ 腘动脉 ①体位：仰卧、俯卧、侧卧位 ②暴露测量部位：协助患者卷裤或脱去一侧裤子，露出大腿部 ③缠袖带：将袖带缠于大腿下部，其下缘距腘窝3～5 cm，听诊器置腘动脉搏动最明显处 ④其余操作同肱动脉测量法	• 衣袖过紧会影响血流，使测得血压的准确性降低，测量血压时一般以右上肢为准 • 缠绕过紧可使血管在袖带未充气前已受压，使血压测量值偏低；过松可使袖带充气时呈球状，有效面积减小，使血压测量值偏高 • 胸件勿塞入袖带内 • 充气不可过快、过猛，以免水银溢出和患者不适 • 放气过慢可使静脉充血，测得舒张压偏高；放气过快导致未听清声音变化，血压值测量不准确 • 视线保持与水银柱弯月面同一水平。若视线低于水银柱弯月面，读数偏高；反之，则读数偏低 • WHO 规定，以动脉消失音为舒张压 • 一般不采用屈膝仰卧位 • 袖带松紧适宜
操作后整理	①整理：解去袖带并排尽其中空气，整理后放入盒内，血压计盒盖右倾 45°，使水银全部流回槽内，盖上盒盖，妥善放置 ②患者：协助患者穿衣裤，取舒适体位 ③洗手，记录：按收缩压 / 舒张压 mmHg 格式记录，如 110/70 mmHg ④转记	• 避免玻璃管破裂，水银溢出 • 当变音与消失音之间有差异，两读数都应记录：收缩压 / 变音 / 消失音 mmHg • 将血压值转记至体温单的血压栏内

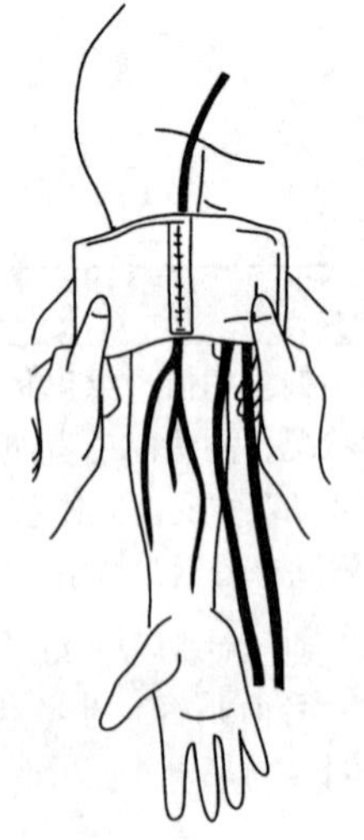

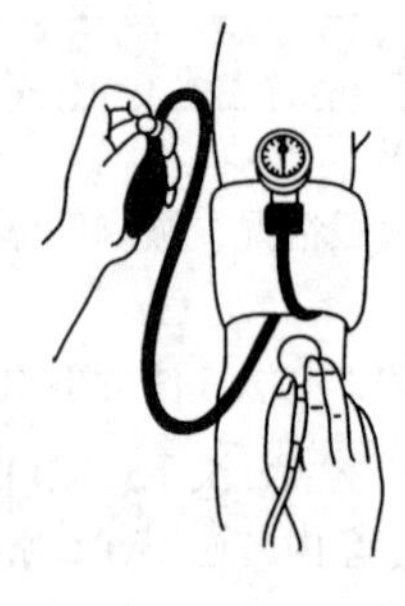

图 11-10　血压计的使用

【注意事项】

1．血压计要定期检查和校正。测量前应检查橡胶管和加压气球是否漏气；玻璃管有无破裂，其上端是否与大气相通；水银是否足够，水银柱是否保持在“0”点处；袖带宽窄是否合适；听诊器是否完好。

2. 需密切观察血压的患者，应做到四定：即定时间、定部位、定体位、定血压计。

3. 如需重测血压，应在下一次测量之前排空袖带内气体，使汞柱降至“0”点，且使前臂静脉恢复正常循环半分钟以上。

4. 注意避免测压装置（血压计、听诊器）、测量者、受检者、测量环境等因素引起血压测量的误差，以保证测量的准确性。

5.《中国高血压防治指南》（2018 年修订版）对测量血压的要求：应相隔 1 ~ 2 min 重复测量，取两次读数的平均值记录。如果收缩压或舒张压的两次读数相差 5 mmHg 以上，应再次测量，取 3 次读数的平均值记录。首次就诊时应测量左、右上臂血压，以后通常测量较高读数一侧的上臂血压。老年人、糖尿病患者及出现直立性低血压情况者，应加测站立位血压；站立位血压应在由卧位改为站立位后 1 min 和 3 min 时测量。

随堂测

知识链接

听诊器的诞生

现实生活中，不论在影视节目还是在一些宣传图片中，医师的标准形象往往是身披一件白大褂，脖子上挂着一个听诊器。因此听诊器已经成为医师的一个标志，即便目前医学技术迅猛发展，各种检查检验手段层出不穷，听诊器作为一种体检工具，仍然在临床上有着不可替代的作用。就护理工作而言，听诊器也不可或缺，可以用它来辅助测量血压、听心率等。可是听诊器是什么时候开始在临床使用的？又是由谁发明的呢？

这是一个有趣的故事，其实在古希腊时，医生就开始使用听诊的方法来诊断疾病，但是当时只能用耳朵直接贴在患者身上听。1816 年，法国一名叫雷奈克的医生（图 1）在为一位女性患者诊病时，无意中想起之前玩的一个敲击木杆的游戏，在这个游戏中，一个人敲击木杆的一端，另一个人将耳朵贴在木杆的另一端，声音可以沿着木杆传递。于是雷奈克就用一本薄薄的书卷成桶状，并将一端贴在患者的胸部，另一端贴着自己的耳朵，他惊喜地发现，患者心脏搏动的声音听得非常清晰，此后他就请人用木头做成了历史上第一个听诊器（图 2），后来经过不断改进，就有了现在的听诊器。一个简单的纸筒，使得现代医学的发展向前迈进了一大步。历史上很多伟大发明的灵感往往都来自日常的工作和生活。

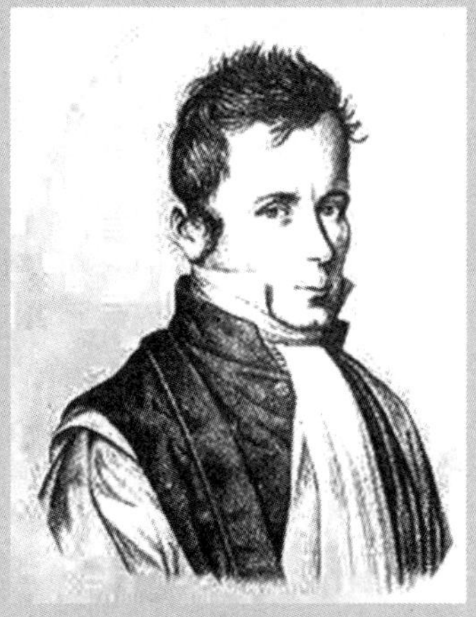

图 1　雷奈克医生

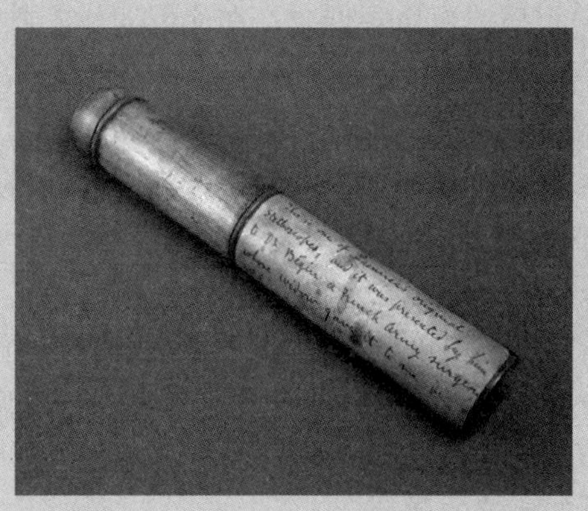

图 2　第一个听诊器

（何秀芳）

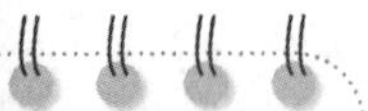

第三节　脉搏的评估与护理

案例 11-3

患者，男，75 岁，因心房颤动入院。入院时测心率 140 次 / 分、脉率 90 次 / 分，且心律不规则，心率快慢不一，心音强弱不等。

请回答：

1．该患者的情况属于哪种脉搏异常？

2．如何正确测量和记录该患者的脉搏？

脉搏（pulse）是随着心脏有节律地收缩和舒张，动脉内的压力发生周期性的变化，从而引起动脉管壁产生有节律的搏动。

一、脉搏的产生

当心脏收缩时，左心室将血泵入主动脉，由于弹性贮器血管及外周阻力的作用，动脉管壁随之扩张。当心脏舒张时，无血液泵出，动脉管壁弹性回缩。

二、正常脉搏及生理变化

检查脉搏时，需注意脉搏的速率（即脉率）、节律、强弱或大小、波形及动脉壁的情况。

（一）脉率

脉率是每分钟脉搏的次数，正常情况下与心率一致。健康成人脉率变化的幅度很大，可在 60 ～ 100 次 / 分范围内波动。脉率受许多生理因素的影响，可在一定范围内波动。影响脉率的因素有以下几方面。

（1）性别：正常成人在安静状态下，女性脉率比男性稍快，相差 7 ～ 8 次 / 分。

（2）年龄：年龄越小，脉率越快，新生儿约为 140 次 / 分，儿童约为 90 次 / 分，老年人稍慢，平均 55 ～ 60 次 / 分，到高龄时有轻度增加。

（3）体型：体表面积越大，脉率越慢，所以身材细高者常比矮胖的人脉率慢。

（4）疾病：血压降低时，在代偿期、心脏试图增加排血量而使脉率加快，血压恢复正常后，脉率也随之减慢，逐渐恢复正常。体温升高者常伴有脉率增加，一般体温每升高 1℃，脉率增加 12 ～ 18 次 / 分。

（5）其他：脉率在日间较快，睡眠时较慢；体力劳动后、饭后、精神兴奋及情绪紧张时脉率会增快。

（二）脉律

脉律是指脉搏的节律性。它是左心室收缩状况的反映。正常脉律均匀规则，间隔时间相等。但在正常小儿、青年和一部分成年人，可见窦性心律不齐，其特征性表现是吸气时脉搏增快，呼气时脉搏减慢，无临床意义。

（三）脉搏的强弱

脉搏的强弱或大小决定于动脉充盈度和周围血管的阻力，即与心脏每搏输出量及脉压大小有关。

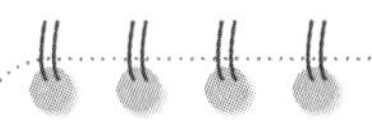

（四）动脉壁的情况

经触诊可以感觉到动脉管壁的性状。正常动脉壁光滑、柔软且富有弹性。

三、异常脉搏的评估与护理

（一）脉率异常

1．心动过速　成人脉率超过 100 次 / 分称为速脉。常见于发热、疼痛、贫血、甲状腺功能亢进、心功能不全等患者。

2．心动过缓　成人脉率小于 60 次 / 分称为缓脉。常见于颅内压增高、房室传导阻滞、阻塞性黄疸、甲状腺功能减退等患者。

（二）节律异常

1．间歇脉　在一系列正常规则的脉搏中，出现一次提前而较弱的脉搏，其后有一次较正常延长的间歇（代偿间歇），称为间歇脉。每隔一个或两个正常搏动后出现一次过早搏动，则前者称为二联律，后者称为三联律。可见于各种器质性心脏病如心肌病、心肌梗死等患者；正常人在精神兴奋、体位改变、过度疲劳时会偶尔出现间歇脉。

2．绌脉（脉搏短绌）　指在单位时间内脉率少于心率，称为脉搏短绌。表现为心律完全不规则，心率快慢不一，心音强弱不等。常见于心房颤动的患者，其原因是心肌收缩力强弱不等，有些心输出量少的搏动可产生心音，但不能引起周围血管的搏动，在这种情况下，测量脉搏时，应同时计数心率。

（三）强弱异常

1．洪脉（full pulse）　当心脏每搏输出量增加、脉搏充盈度和脉压较大时，则脉搏强而大，称为洪脉。可见于高热、甲状腺功能亢进、主动脉瓣关闭不全等患者。

2．细脉（small pulse）或丝脉（thready pulse）　当心脏每搏输出量减少，周围动脉阻力较大，动脉充盈度较低时，脉搏弱而小，扪之如细丝，称为细脉或丝脉。可见于心功能不全、主动脉瓣狭窄等患者。

3．交替脉（alternating pulse）　指一种节律正常，而强弱交替出现的脉搏。主要由于心室收缩强弱交替出现而引起，是心肌受损的一种表现。常见于高血压性心脏病、冠状动脉粥样硬化性心脏病等患者。

4．水冲脉（water hammer pulse）　脉搏骤起骤落，急促而有力。主要由于收缩压偏高、舒张压偏低时脉压增大所致。触诊时，如将患者手臂高举过头并紧握其手腕掌面，即可感到急促而有力的冲击。常见于甲状腺功能亢进、主动脉瓣关闭不全等。

5．奇脉（paradoxical pulse）　吸气时脉搏明显减弱甚至消失称为奇脉。常见于心包积液或缩窄性心包炎，是心包填塞的重要体征之一。奇脉的产生主要与左心室搏出量的变化有关。正常人吸气时肺循环血容量增加，回心血量也增加，使肺循环向左心回流的血液量较呼气时无明显改变，左心室每搏输出量也无明显变化，因此吸气、呼气时脉搏强弱无显著变化。病理状态下，吸气时肺循环血容量有所增加，但由于心脏受损，致使体循环向右心回流的血量不能相应增加，结果使肺静脉血液流入左心室的量较正常时减少，左心室搏出量减少，所以脉搏变弱甚至不能触及。

随堂测

（四）动脉壁的情况

正常动脉用手指压迫时，其远端动脉管壁不能触及，若能触到，提示动脉硬化。早期动脉硬化仅可触及管壁弹性丧失，呈条索状；严重时动脉壁硬且有迂曲和呈结节状。

（五）脉搏异常的护理

1．观察病情　观察患者脉搏的脉率、节律、强弱、动脉壁情况及相关症状。

2．休息与活动　指导患者增加卧床休息时间，减少心肌氧耗。

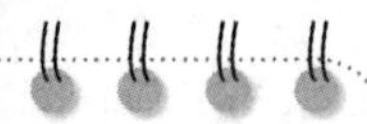

3．给氧　根据病情实施氧气疗法。

4．急救准备　根据病情准备好急救物品及药物。

5．健康教育　指导患者情绪稳定；戒烟限酒，饮食清淡，排便通畅；学会自我观察药物反应。

四、脉搏的测量

测量脉搏时，一般选择较表浅的动脉，最常用的是桡动脉。在某些情况下，不能检查桡动脉时，可检查颞动脉、耳前动脉、颈动脉、肱动脉、股动脉、足背动脉等（图 11-11）。

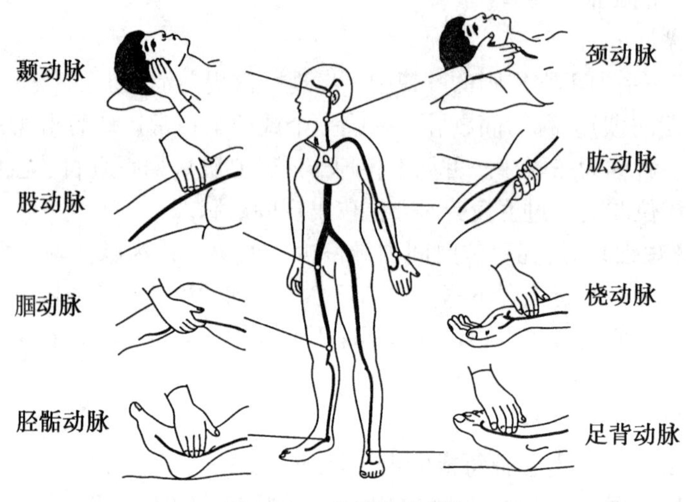

图 11-11　常用诊脉部位

（一）目的

1．判断脉搏有无异常。

2．通过监测脉搏的变化，间接了解心脏状况。

3．协助诊断，为预防、治疗、康复、护理提供依据。

（二）适用范围

适用于任何患者。

（三）操作要点

以测量桡动脉的搏动为例，脉搏测量的操作流程见表 11-6。

表 11-6　脉搏测量的操作流程

步骤	要点	说明
评估	①核对：确认患者 ②评估：患者的一般情况及影响脉搏测量的因素	• 如年龄、病情、治疗情况、心理状态及合作程度等；如测脉搏部位的肢体活动度及皮肤完整性；测脉搏前若有剧烈活动、紧张、恐惧、哭闹等，应休息 20 ～ 30 min 后再测量
	③解释：操作目的、方法、注意事项及配合要点	
操作前准备	①护士准备：着装整洁，洗手、戴口罩 ②用物准备：表（带秒针）、记录本、笔，必要时备听诊器	
	③环境准备	• 整洁、安静、安全
	④患者准备：体位舒适，情绪稳定	

续表

步骤	要点	说明
操作中	①体位：协助患者取舒适体位，腕部伸展 ②方法：以示指、中指、环指的指端按压桡动脉表面，压力大小以能触及脉搏为宜 ③计数：数 30 s，乘以 2 即为脉率脉搏短绌时，由 2 名护士同时测量，一人听心率，另一人测脉率，由听心率者发出“起”或“停”的口令，计时 1 min（图 11-12）	• 偏瘫患者应选择健侧上肢 • 不可用拇指诊脉，因为拇指本身的脉搏与患者的脉搏混淆 • 异常脉搏，危重者需测 1 min • 当脉搏细弱数不清时，可用听诊器听心尖搏动，计数 1 min 心率代替脉率
操作后整理	①患者：整理床单位，安置患者于舒适卧位 ②清理用物 ③洗手、记录，并绘制于体温单上	• 脉搏短绌的记录方式为：心率 / 脉率，例如 102/70 次 / 分

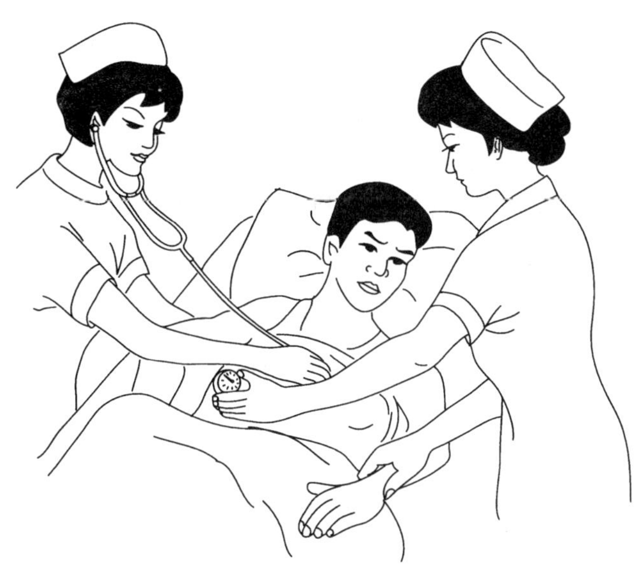

图 11-12　脉搏短绌测量法

科研小提示

查阅文献可知，采用不同技术测量患者脉搏时间及其依从性，结果表明，便携式指端脉搏测量仪与手触摸桡动脉方式相比，能有效节约护理时间，提高患者依从性，从而节约护理人力，提高患者执行率。

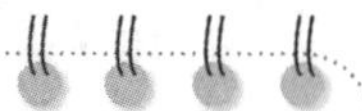

第四节　呼吸的评估与护理

案例 11-4

患者，男，70 岁，患慢性阻塞性肺气肿 10 余年，急性发作 2 h 后入院。查体：咳嗽、咳痰，伴呼吸困难、胸闷。口唇发绀，双肺有散在湿啰音，T 37.3℃，P 80 次 / 分，R 26 次 / 分，BP 130/80 mmHg。

请回答：

1．该患者的呼吸出现了什么问题？

2．针对该患者的呼吸状况，应如何护理？

呼吸（respiration）是机体与外界环境之间进行气体交换的过程。它是维持机体新陈代谢和其他功能活动所必需的基本生理过程之一。

呼吸系统包括呼吸道和肺两部分。呼吸道由鼻、咽、喉、气管、支气管及其分支构成，以环状软骨为界，又分为上、下呼吸道，喉以下为下呼吸道。肺是呼吸系统中最重要的器官，位于胸腔内纵隔的两侧，分为左肺和右肺，每个肺表面均被覆胸膜。肺是气体交换的主要部位。

一、正常呼吸及生理变化

（一）呼吸过程

呼吸的全过程由三个互相关联的环节组成，即外呼吸、气体运输和内呼吸。

1．外呼吸（external respiration） 也称肺呼吸，指外界环境与血液之间在肺部进行的气体交换，包括肺通气和肺换气两个过程。

肺通气指通过呼吸运动使肺与外界环境之间进行的气体交换。呼吸道是气体进出肺的通道，肺泡是气体交换的场所，胸廓的节律性运动是肺通气的原动力。

肺换气指肺泡与血液之间的气体交换。交换的结果是肺循环毛细血管的血液不断地从肺泡中获得氧，排出二氧化碳，使静脉血变成动脉血。

2．气体运输（gas transport） 通过血液循环将氧由肺运送到组织细胞，同时将二氧化碳由组织细胞运送到肺。

3．内呼吸（internal respiration） 即组织换气，指血液与组织细胞之间的气体交换。交换方式同肺换气，交换的结果是体循环毛细血管的血液不断地从组织中获得二氧化碳，放出氧气，使动脉血变成静脉血。

（二）呼吸调节

1．呼吸中枢调节 在中枢神经系统中，产生和调节呼吸运动的神经细胞群称为呼吸中枢，它们分布于脊髓、延髓、脑桥、间脑、大脑皮质等部位，正常呼吸运动是在各级呼吸中枢的相互配合下实现的。延髓和脑桥是产生基本呼吸节律性的部位。大脑皮质可控制低位脑干呼吸神经元的活动，以完成说话、唱歌、哭笑、咳嗽、吞咽等活动，还可在一定限度内随意控制呼吸，如屏气、加深加快呼吸等。

2．呼吸的反射性调节

（1）化学感受性呼吸反射：动脉血氧分压（PaO_2）、二氧化碳分压（$PaCO_2$）和氢离子浓度（H^+）的改变可对呼吸运动产生影响，称化学性调节。当血液中 $PaCO_2$ 升高，H^+ 升高，PaO_2 降低时，刺激化学感受器，从而作用于呼吸中枢，引起呼吸加深、加快，以维持 PaO_2、$PaCO_2$ 和 H^+ 的相对稳定。其中 $PaCO_2$ 在呼吸调节过程中有较大作用，$PaCO_2$ 降低可引起呼吸暂停，$PaCO_2$ 升高可刺激外周和中枢化学感受器，反射性地导致呼吸加深、加快，严重的可引起肌肉强直，甚至惊厥，引起二氧化碳麻醉，从而导致呼吸停止。

（2）肺牵张反射：由肺的扩张和缩小所引起的吸气抑制或兴奋的反射，称肺牵张反射，又称黑 - 伯反射。即当肺扩张时可引起吸气动作的抑制而产生呼气；当肺缩小时可引起呼气动作的终止而产生吸气。这属于一种负反馈调节机制，能使吸气不致过长、过深，促使吸气转为呼气，以维持正常的呼吸节律。

（3）呼吸肌本体感受性反射：指呼吸肌本体感受器传入冲动引起的反射性呼吸变化。当呼吸肌负荷增加时，可加强呼吸肌的收缩力量，使呼吸运动相应增强。

（4）防御性呼吸反射：包括咳嗽反射（cough reflex）和喷嚏反射（sneeze reflex）。喉、气管和支气管黏膜上皮的感受器受到机械或化学刺激时，可引起咳嗽反射。鼻黏膜受到刺激时，可引起喷嚏反射。通过这些反射，可以达到排除呼吸道刺激物和异物的目的，因此这些反射是对机体具有保护作用的呼吸反射。

（三）正常呼吸及其生理变化

1．正常呼吸 正常健康成人平静呼吸时，呼吸频率为 16 ～ 20 次 / 分，节律规则，呼吸运动均匀无声且不费力（表 11-7）。男性及儿童以腹式呼吸为主，女性以胸式呼吸为主。呼吸与脉搏之比为 1 ：（4 ～ 5）。

2．生理变化 呼吸受许多生理因素的影响而在一定范围内波动。

（1）年龄：年龄越小，呼吸频率越快（新生儿的呼吸频率约 44 次 / 分）。

（2）性别：同年龄的女性呼吸频率比男性稍快。

（3）运动：肌肉的活动（如剧烈的运动）可使呼吸加快，呼吸也会因说话、唱歌、哭、笑以及吞咽、排泄等动作而有所变化。

（4）情绪：强烈的情绪变化，如害怕、恐惧、愤怒、紧张等会刺激呼吸中枢，引起呼吸加快或屏气。

（5）其他：如环境温度升高和海拔增加，均会使呼吸加深、加快。

二、异常呼吸的评估与护理

（一）频率异常

1．呼吸过速（tachypnea） 指成人呼吸频率超过 24 次 / 分，也称气促（表 11-7），可见于发热、疼痛、贫血、甲状腺功能亢进、心功能不全等。

2．呼吸过缓（bradypnea） 指成人呼吸频率低于 12 次 / 分，表浅但规律，也称呼吸减慢（表 11-7），见于麻醉剂或镇静剂过量、颅内压增高等。

（二）深度异常

1．深度呼吸 一种深而规则的大呼吸，又称库斯莫呼吸（Kussmaul respiration）（表 11-7）。见于糖尿病酮症酸中毒、尿毒症时的酸中毒等。

2．浅快呼吸 一种浅表而不规则的呼吸，有时呈叹息样。见于呼吸肌麻痹、某些肺与胸膜疾病，也可见于濒死的患者。

（三）节律异常

1．潮式呼吸（陈 - 施呼吸） 一种周期性的呼吸异常，周期为 0.5 ～ 2 min。其特点是呼吸由浅慢逐渐变为深快，然后再由深快到浅慢，之后呼吸暂停 5 ～ 30 s，再开始又一次重复，循环往复如潮水起伏式的呼吸节律（表 11-7）。常见于中枢神经系统疾病，如脑炎、脑膜炎、

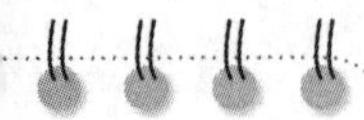

颅内压增高、巴比妥类药物中毒和濒死患者等。产生机制是由于呼吸中枢的兴奋性降低，使调节呼吸的反馈系统失常所致，只有当严重缺氧、二氧化碳积聚到一定程度时，才能刺激呼吸中枢，使呼吸恢复或加强；当体内积聚的二氧化碳呼出后，呼吸中枢又失去有效的刺激，呼吸又再次减弱，继而暂停。

2．间断呼吸（毕奥呼吸）　表现为呼吸和呼吸暂停交替出现。其特点是有规律地呼吸几次后，突然停止呼吸，短暂的间隔后又开始呼吸，如此周而复始。其产生机制同潮式呼吸（表11-7)，但比潮式呼吸更严重，常在临终前发生。

表 11-7　正常和异常呼吸

种类	呼吸型态	特点
正常呼吸	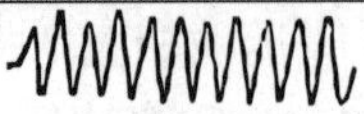	规则、平稳
呼吸增快	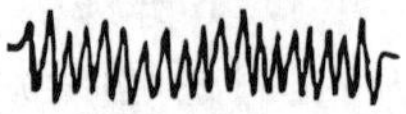	规则、快速
呼吸减慢	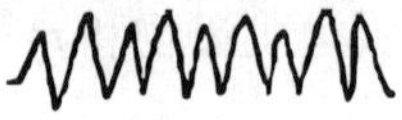	规则、缓慢
深度呼吸	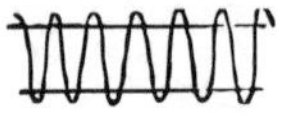	深而大
潮式呼吸	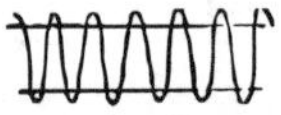	潮水般起伏
间断呼吸	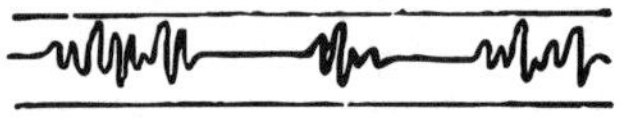	呼吸和呼吸暂停交替出现

（四）声音异常

1．蝉鸣样呼吸　其特点是吸气时产生一种极高调的似蝉鸣样的声音，可见于喉头水肿、喉头异物等患者。因声带附近阻塞，使空气吸入发生困难所致。

2．鼾声呼吸　由于气管或支气管内有较多的分泌物蓄积，呼吸时发生粗大的鼾声，多见于昏迷患者。

（五）形态异常

1．胸式呼吸减弱，腹式呼吸增强　可见于肺、胸膜或胸壁的疾病，如肺炎、胸膜炎、肋骨骨折、肋骨神经痛等引起剧烈的疼痛时，均可使胸式呼吸减弱、腹式呼吸增强。

2．腹式呼吸减弱，胸式呼吸增强　可见于腹膜炎、大量腹水、肝脾极度肿大、腹腔内巨大肿瘤等，可使膈肌下降受限，引起腹式呼吸减弱、胸式呼吸增强。

（六）呼吸困难

呼吸费力称为呼吸困难。呼吸困难时患者可出现鼻翼扇动、口唇青紫、端坐呼吸，辅助呼吸肌帮助呼吸。临床上可分为3类。

1．吸气性呼吸困难　其特点是吸气困难，吸气时间延长，有明显的三凹征（吸气时胸骨上窝、锁骨上窝、肋间隙出现凹陷)。主要是由于上呼吸道部分受阻，气流不能顺利进入肺，吸气时呼吸肌收缩，肺内负压极度增高导致。常见于气道阻塞、气管异物、喉头水肿等。

2．呼气性呼吸困难　其特点是呼气费力，呼气时间延长。主要是由于下呼吸道部分梗阻、气流呼出不畅导致。常见于支气管哮喘、阻塞性肺气肿。

3．混合性呼吸困难　其特点是吸气、呼气均感到费力，呼吸频率增加。主要是由于广泛性肺部病变使呼吸面积减小、影响换气功能所致。常见于重症肺炎、广泛肺纤维化、大片肺不张、大量胸腔积液等。

（七）呼吸异常的护理

1．心理护理　合理解释及安慰患者，使之情绪稳定，产生安全感，主动配合治疗护理。

2．环境护理 调节室内的温、湿度适宜，空气清新，禁止吸烟；取合适的体位，卧床休息，以减少耗氧量。

3．加强观察 观察患者呼吸的频率、节律、深度、声音、形态有无异常；观察患者有无咳嗽、咳痰、呼吸困难及胸痛的表现。

4．保持呼吸道通畅 及时清除呼吸道分泌物，遵医嘱给予吸氧或使用人工呼吸机，必要时吸痰。

5．给药治疗 根据医嘱给予药物治疗。

6．健康教育 讲解有效咳嗽和正确呼吸的方法，说服患者戒烟、戒酒。

知识链接

睡眠-呼吸暂停综合征（sleep apnea syndrome，SAS）也称为睡眠呼吸暂停低通气综合征，通常是指在每晚 7 h 睡眠过程中，反复出现呼吸暂停和低通气次数 30 次以上，或者睡眠呼吸暂停低通气指数≥ 5 次 / 时，而引起慢性低氧血症及高碳酸血症的临床综合征。睡眠-呼吸暂停综合征的高危人群包括肥胖、呼吸道结构狭窄、年龄增大导致肌肉松弛、扁桃体增生、下颚短小或长期吸烟导致呼吸道水肿等人群。临床表现为夜晚打鼾、呼吸暂停、憋醒；白天嗜睡、头晕、乏力、精神行为异常、头痛等。常因长期反复缺氧易合并心脑血管疾病，如冠心病、高血压、脑卒中等，严重危害人类健康。而它也是常见的临床疾病之一。据 2010 年《中华肺部疾病杂志》显示，我国 SAS 成人发病率为 4% ～ 7%，男性发病率高于女性。发病率随着年龄的增长而增加。

三、呼吸的测量

（一）目的

1．判断呼吸有无异常。

2．动态监测呼吸变化，了解患者呼吸功能情况。

3．协助诊断，为预防、治疗、康复、护理提供依据。

（二）适用范围

适用于任何患者。

（三）操作要点

呼吸测量的操作流程见表 11-8。

表 11-8 呼吸测量的操作流程

步骤	要点	说明
评估	①核对：确认患者 ②评估：患者的一般情况及影响呼吸测量的因素 ③解释：操作目的、方法、注意事项	• 如年龄、意识、病情、心理状态、合作程度等；测量前若有剧烈活动、情绪激动等，应休息 20 ～ 30 min 后再测量
操作前准备	①护士准备：着装整洁，洗手，戴口罩 ②用物准备：表（带秒针）、记录本、笔，必要时备棉花 ③环境准备 ④患者准备：体位舒适、情绪稳定，保持自然呼吸状态	• 整洁、安静、安全 • 由于呼吸可受意识控制，所以测呼吸时应尽量不使患者察觉

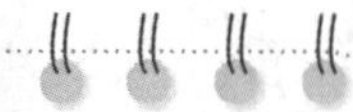

续表

步骤	要点	说明
操作中	①体位：协助患者取舒适卧位 ②方法：护士将手放于患者的诊脉部位似诊脉状，观察患者胸、腹部的起伏状况 ③观察：呼吸频率（一起一伏为一次呼吸）、深度、节律、声音、形态及有无呼吸困难 ④计数：正常呼吸测 30 s，乘以 2	• 呼吸微弱或危重者，可用少许棉花置于患者鼻孔前，观察棉花被吹动的次数，计数 1 min；小儿、呼吸异常者测 1 min
操作后整理	①患者：整理床单位，安置患者于舒适卧位 ②清理用物 ③洗手、记录，并绘制于体温单上	

（四）注意事项

随堂测

1．观察呼吸时，女性患者应观察胸部的起伏，男性患者和儿童应观察腹部的起伏。

2．保持患者的自然呼吸状态，在患者不知情的情况下测量。

四、促进呼吸功能的护理方法

（一）有效咳嗽

有效咳嗽有助于气管、支气管内过多分泌物的排出，保持呼吸道通畅。护士应指导患者掌握有效咳嗽的正确方法。患者取坐位或半坐卧位，身体前倾，双手抱一个枕头，有助于膈肌上升，深吸气后屏气 3 ～ 5 s，然后腹肌用力，同时用手抓紧支撑物（脚或枕），用力做爆破性咳嗽，将痰咳出。

（二）背部叩击

背部叩击的原理是用手叩打胸背部，借助振动，使分泌物松脱而易于排出体外。患者取坐位或侧卧位，操作者的手呈背隆掌空状态，即手指指腹并拢，使掌侧呈杯状，以手腕力量，从肺底自下而上、由外向内、迅速而有节律地叩击背部，同时鼓励患者咳嗽。注意叩击时不可在裸露的皮肤、肋骨上下、乳房、心脏和骨突（如脊柱、肩胛骨、胸骨）等部位叩击。

（三）体位引流

体位引流是使患者处于一种特定体位，利用重力促使支气管小分支内的分泌物向较大的分支中引流，以便咳出的方法。主要适用于支气管扩张、肺脓肿等有大量浓痰者，可起到重要的治疗作用。其实施时的注意事项如下。

1．取有效的引流体位　不同体位适用不同部位分泌物的引流，如高半坐位可促使肺上叶分泌物的引流；由一侧卧位转为仰卧位再转为另一侧卧位，利于肺中叶引流；头低足高位利于肺下叶引流，可将患者的髋与腿横放于床上，头和胸悬于床侧，患者的头枕在屈曲的前臂上，前臂放在地面（或矮椅）的枕垫上，以支撑身体，此种体位由于头与胸低于髋与腿，腹腔内容物易将横膈推向上而促进引流。对不能耐受这种体位的患者，可用枕头垫高腹部，取俯卧位，使髋部高于头和胸。

2．根据患者情况，体位引流每日可安排 2 ～ 4 次，每次 20 ～ 30 min。注意观察和记录引流液的色、质、量。

3．在体位引流过程中，如患者出现头晕、面色苍白、出冷汗、血压下降等，应立即停止引流。如引流液大量涌出，应防止窒息；如引流液每日小于 30 ml，可根据医嘱停止引流。

4．当痰液黏稠、不易引流时，可先采用雾化吸入或给祛痰药的方法稀释痰液，以利于痰液排出。

5．体位引流和拍打之后，随即进行深呼吸与咳嗽，以利排出松脱的分泌物。吸氧患者在进行体位引流和拍打时应停止给氧。

6．心力衰竭、高血压病、牵引、刚施行手术后、极度疼痛以及应用人工呼吸机的患者，禁忌进行体位引流。

（四）吸痰法

吸痰法是利用负压机械吸引的方法，经口、鼻、人工气道将呼吸道内分泌物吸出，以保持呼吸道通畅，预防吸入性肺炎、肺不张、窒息等并发症的一种方法。

吸痰装置包括中心负压装置（中心吸引器）和电动吸引器两种（图 11-13、图 11-14）。目前各大医院均设有中心负压装置，使用时只需接上吸痰导管，开启开关，即可吸痰，十分方便。电动吸引器主要由马达、偏心轮、气体过滤器、压力表、安全瓶、贮液瓶等组成，接通电源后，可使瓶内呈现负压而将痰液吸出。

在紧急情况下，可用 50 ml 注射器连接导管进行抽吸痰液。

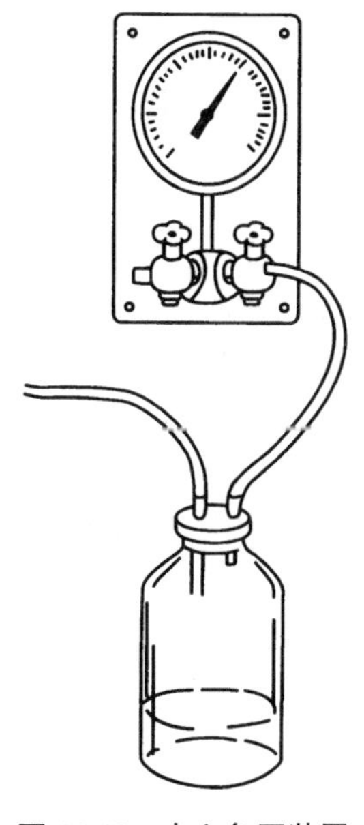

图 11-13　中心负压装置

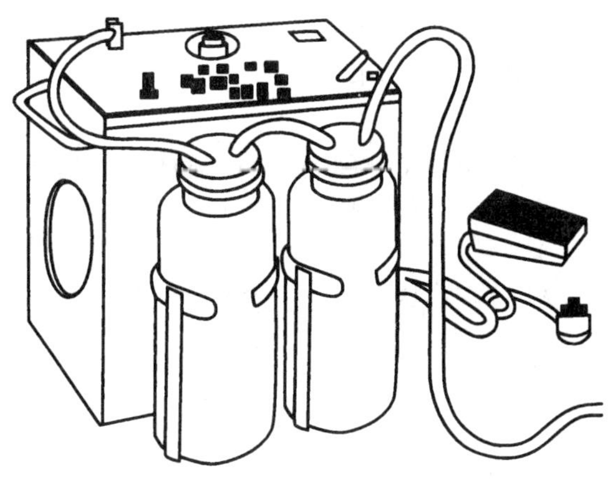

图 11-14　电动吸引器

1．目的

（1）清除呼吸道分泌物，以保持呼吸道的通畅，预防并发症。

（2）促进呼吸功能，改善肺通气。

2．适用范围　无力咳嗽、排痰的患者，如年老体弱、危重、昏迷、麻醉后未清醒、人工气道等患者。

3．操作要点　吸痰的操作流程见表 11-9。

表 11-9　吸痰的操作流程

步骤	要点	说明
评估	①核对：确认患者 ②评估：患者的一般情况	• 患者的年龄、病情、意识、治疗情况、心理状态及合作程度，目前患者的血氧饱和度，判断患者将分泌物排出的能力及有无呼吸困难，听诊是否有痰鸣音
	③解释：操作目的、方法、注意事项及配合要点	• 取得患者合作；若患者意识不清，应向患者家属解释

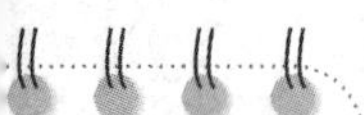

步骤	要点	说明
操作前准备	①护士准备：着装整洁，洗手、戴口罩 ②用物准备：电动吸引器、吸痰用物 ③环境准备：温湿度适宜、光线充足、环境安静 ④患者准备：了解操作目的，愿意合作	• 包括：玻璃瓶（内盛消毒液，用来消毒吸引器上的玻璃接管）。治疗盘内置 2 个有盖的容器（试吸罐和冲洗罐，内盛无菌生理盐水）、一次性无菌吸痰管数根、无菌纱布、无菌血管钳或镊子、无菌手套、弯盘。必要时备压舌板、开口器、舌钳等
吸痰	①开机：接通电源，检查吸引器性能并连接，调节负压 ②检查：患者口腔、鼻腔，取下活动义齿 ③体位：头部侧转，昏迷患者应协助其张口 ④连接：连接吸痰管，试吸少量生理盐水 ⑤吸痰：一手返折吸痰管末端，另一手用镊子或戴无菌手套持吸痰管前端，插入口咽部（10 ~ 15 cm），放松导管末端，采取左右旋转向上提拉的手法，先吸口咽部的分泌物，再吸气管内的分泌物 ⑥冲洗：吸痰管退出后，用生理盐水冲洗管腔 ⑦观察：吸痰效果	• 吸引负压不可过大，一般成人 40.0 ~ 53.3 kPa；儿童＜ 40.0 kPa，以免损伤呼吸道黏膜 • 若经口腔吸痰有困难，可经鼻腔吸引 • 以利吸引 • 同时湿润吸痰管 • 插管时不要有负压，若气管切开吸痰，注意无菌操作，先吸气管切开处，再吸口鼻处，动作轻、稳，每次吸痰不超过 15 s，连续吸引总时间不超过 3 min • 以防痰液堵塞吸痰管 • 气道是否通畅；患者的反应，如面色、呼吸、心率、血压等；吸出液的色、质、量
操作后整理	①患者：安置患者于舒适卧位，整理床单位，必要时做口腔护理 ②清理、消毒用物：吸痰管按一次性用物处理，吸痰的玻璃接管插入盛有消毒液的玻璃瓶中浸泡 ③洗手，记录	• 吸痰用物根据吸痰操作性质每班更换或每日更换 1 ~ 2 次 • 记录患者病情和痰液情况等

4．注意事项

（1）操作时动作要准确、轻柔、敏捷，吸痰过程中观察呼吸、吸出物的性状，观察黏膜有无损伤。

（2）进行气道内吸痰的患者，在吸痰前后应给予 2 min 的纯氧，提高血氧含量，再进行操作。

（3）如痰液黏稠，可配合雾化吸入、叩击、拍背等振动气管，使痰液松动、易于吸出。当患者出现缺氧的症状时，如发绀、心率减慢，应当立即停止吸痰，休息后再吸。

（4）储液瓶内吸出液应及时倾倒，瓶内液体不能超过瓶体容积的 2/3，以免将液体吸入气泵内损坏机器。

（5）吸引器及贮液瓶要定时消毒，痰液（在吸痰前吸痰瓶中放含氯消毒剂，最终比例为 1 ∶ 1000）经消毒后再倾倒。

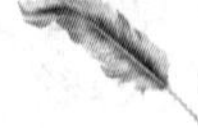

思考题

1．患者，男，50 岁，入院诊断为脑膜炎。患者入院后，检查发现患者口唇发绀，呼吸呈周期性变化，呼吸由浅慢逐渐变为深快，然后再由深快转为浅慢，经过一段呼吸暂停后，又开始上述变化，其形态如潮水起伏。

请回答：

（1）请判断该患者属于哪种呼吸异常。

（2）为什么会出现这种呼吸？

2．患者，男，70 岁，因脑外伤入院。体检：体温 38.0℃，脉搏 90 次 / 分，呼吸 20 次 / 分，血压 140/90 mmHg，意识不清，并有痰鸣音且无力咳出。

请回答：

（1）可采用哪项护理措施帮助患者去除分泌物？

（2）实施此护理措施的目的是什么？

（3）实施此护理措施时应注意什么？

（何秀芳　康丽娟）

第十二章数字资源

人体力学在护理实践中的应用

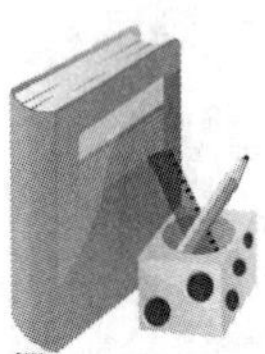

导学目标

通过本章内容的学习，学生应能够：

◆ **基本目标**

1. 比较常用体位的适用范围和操作方法。
2. 说明变换卧位法的目的和操作方法。
3. 应用正确的方法移动和搬运患者。

◆ **发展目标**

1. 综合运用人体力学原理减轻护理人员的肌肉紧张和疲劳，提高工作效率。
2. 综合运用常用体位及变换卧位的相关知识为患者安置舒适卧位。
3. 综合运用搬运患者相关知识解决患者的搬运问题。
4. 在为患者改变卧位或搬运时，能体贴、关爱患者，做好人文关怀。

◆ **思政目标**

1. 学习常用的力学原理，培育科学精神。
2. 树立关爱生命、全心全意为患者服务的精神。

在临床护理患者的过程中，护士要根据患者治疗、检查、护理及休息的需要，协助患者采取舒适、稳定、符合人体力学原理的体位，或移动和搬运患者。因此护士需要运用人体力学原理采取正确的身体姿势，保证患者的安全，增进患者的舒适，促进其康复。

第一节　概　述

案例 12-1

患者，男，20 岁。因急性腹痛入院，诊断为急性化脓性阑尾炎。需立即进行手术。患者将在急诊手术后入住普外科病室。病室护士小肖正在为其铺麻醉床。

请回答：

1. 常用的力学原理有哪些？
2. 铺床过程中护士如何利用人体力学原理节省体力？

人体力学是将力学原理应用于人体活动中，研究人在日常生活及工作时，如何有效地维持和掌握身体平衡，保持正确姿势，预防和纠正不正确身体姿势的科学。正确运用力学原理，有利于患者维持正确的姿势和体位，避免肌肉过度紧张，可增进患者的舒适，防止坠床、跌倒等意外的发生；同时，还有助于护士维持良好的姿势，减轻身体疲劳，提高工作效率，避免因不正确的姿势引起腰肌劳损等职业病的发生。

一、杠杆作用

杠杆作用是指在外力作用下使杠杆绕支点（Δ）转动，其中动力（F_1）使杠杆转动，阻力（F_2）则阻碍杠杆转动。从支点至动力作用线的垂直距离被称为动力臂（L_1）；从支点至阻力作用线的垂直距离即为阻力臂（L_2）（图12-1）。当动力臂大于阻力臂时，可以省力；当动力臂小于阻力臂时，则费力；而支点在力点和阻力点之间时，可以改变用力方向。人体活动是在神经的调节下由骨、关节和骨骼肌共同完成的。骨骼起杠杆作用，关节是运动的支点，骨骼肌是动力的来源。肌肉收缩所产生的动力使骨骼以关节为轴旋转而引起转动。

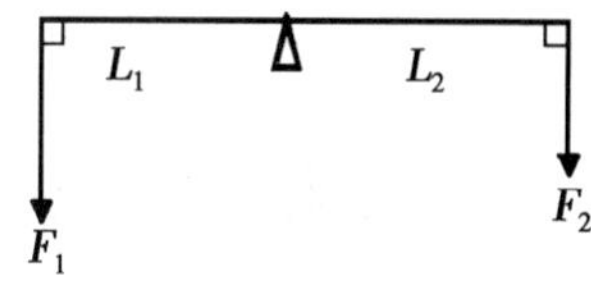

图 12-1　杠杆

根据支点与动力点、阻力点的关系，杠杆作用分为以下 3 种。

（一）平衡杠杆

支点在动力点与阻力点之间的杠杆。这类杠杆的动力臂与阻力臂可等长，也可不等长。例如，当人们进行仰头、低头的动作时，寰椎是支点（Δ），支点后肌群的作用力（F_1）使头后仰，支点前肌群的作用力（F_2）和头部重力（G）使头前俯，当 $F_1 \times L_1 = F_2 \times L_2 + G \times L_G$，则头部处于平衡状态（图 12-2）。

（二）省力杠杆

阻力点在支点与动力点之间。这类杠杆的动力臂总是比阻力臂长，可以用较小的动力使杠杆转动，因此省力。例如，当人们用脚尖站立时，脚尖是支点（Δ），脚跟后的肌肉收缩是动力（F_1），人体的重力为阻力（F_2），其中阻力的作用点落在支点与力点之间（图 12-3）。由于 $L_1 > L_2$，所以用较小的力（F_1）即可支撑体重，使人站起。

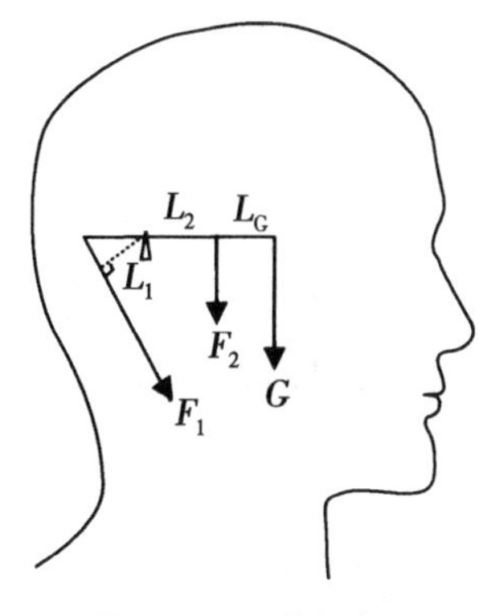

图 12-2　平衡杠杆

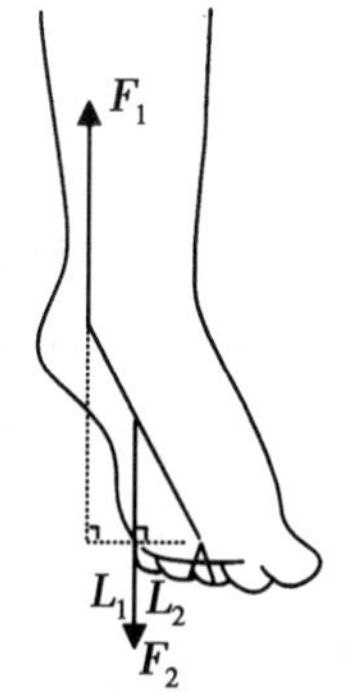

图 12-3　省力杠杆

（三）速度杠杆

动力点位于阻力点与支点之间。这类杠杆的阻力臂总是比动力臂长，因此费力。例如，人们在屈曲前臂时，肘关节是支点（Δ），前臂肌肉的作用力是动力（F_1），前臂的重力为阻力（F_2），动力点在支点与阻力点之间（图 12-4）。由于 $L_1 < L_2$，因此需用较大的力才可以使前臂屈曲。

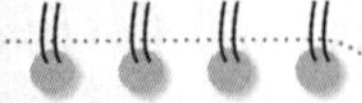

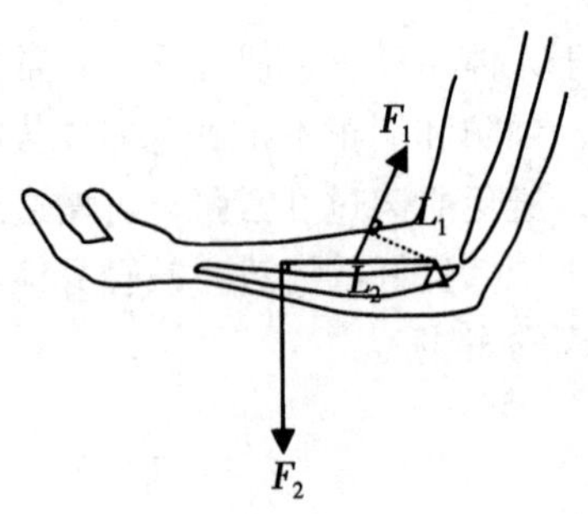

图 12-4　速度杠杆

二、平衡和稳定原理

根据力学原理，物体或人体的平衡和稳定与重量的大小、重心的位置、重力线及支撑面的大小直接相关。

（一）物体的重量与稳定度成正比

物体重量越大，稳定性就越好。要推倒一较重物体比推倒一较轻物体所需的力要大。如在护理操作中，当需要把患者移动到较轻的塑料椅上时，要注意用其他的力量支撑椅子，如将椅子靠墙或扶住椅子的靠背。

（二）重心高度与人体的稳定性成反比

重心是指重力的中心。重心越低，稳定性越大。当人处于直立、两臂下垂时，重心位于骨盆的第 2 骶椎前方 7 cm 处。随着身体姿势的改变，人体重心的位置会发生变化。如身体下蹲时，重心下降；甚至吸气时膈肌下降，重心也会下降。蹲下或坐下时的稳定性比站立时好。

（三）支撑面大小与人体的稳定性成正比

支撑面是指支撑物体与被支撑物体间的接触面。支撑面越大，稳定性越大。支撑面小，则需付出较大的肌肉拉力才能保持平衡稳定。如单脚站立时，为了维持人体的平衡稳定，肌肉必须用较大的拉力。

（四）重力线和支撑面的关系与人体的稳定性有关

重力线即重力的作用线，是通过重心垂直于地面的线。重力线在支撑面内，有助于维持身体的平衡与稳定；重力线偏离支撑面越远，身体的稳定性越差。

三、压力、摩擦力、剪切力

（一）压力

压力指受力面积上所承受的垂直作用力。当人站立于地面的时候，人对地面有一定的作用力，同时双脚承受着相等的地面对人的反作用力。对于相同重量的物体而言，受力面积越大，单位面积所承受的压力越小。如患者取侧卧时，由于身体与床面的接触面积减小，因此局部所承受的压力较平卧位时大。

（二）摩擦力

摩擦力是一个物体在另一个物体表面做相对运动或有相对运动趋势时产生的反作用力。摩擦力的方向与运动的方向或相对运动趋势的方向相反。摩擦力的大小与两物体间压力大小和摩擦系数成正比。压力越大，摩擦力越大；摩擦系数越大，摩擦力越大。摩擦系数的大小则主要取决于两物体接触面的材料、粗糙程度、干湿程度和相对运动的速度等。所以，人们可以通过改变两物体间的压力和摩擦系数来改变摩擦力。如病房浴室内地砖表面凹凸不平的花纹是为了增加地面的粗糙程度，以增加摩擦力，使人们在行走时不容易打滑。

（三）剪切力

剪切力是当两层组织在相邻表面间滑行，产生进行性的相对移位时所产生的一种力。它是压力和摩擦力共同作用的结果，与体位密切相关。如患者半坐卧位时，身体会向下滑，与髋骨紧邻的组织随骨骼向下移动，但皮肤与椅面间存在摩擦力，皮肤和皮下组织无法移动，加上皮肤垂直方向的压力，从而导致剪切力的产生。剪切力发生时，组织血管拉长、扭曲、断裂，形成血栓和真皮损害，进而发生深部坏死。

四、人体力学在护理实践中的应用

（一）杠杆作用在护理中的应用

恰当地运用杠杆作用，护士可以用较小的力量来完成相同的工作。

1．在床上抬起患者的时候，护士可将手及前臂置于患者的身体下方，以肘关节为支点，手臂的肌肉收缩，带动肘关节屈曲，抬起患者，即是借助杠杆作用。

2．护士在端治疗盘的时候，上臂自然下垂，贴于身体的两侧，前臂屈曲与上臂的夹角小于 90°（图 12-5），五指分开托住治疗盘，这样的姿势最为节力。这是因为，上臂下垂其重力臂等于零，重量垂直传至双脚；前臂屈曲靠近身体，重力臂减小，相应的手臂用力减小。

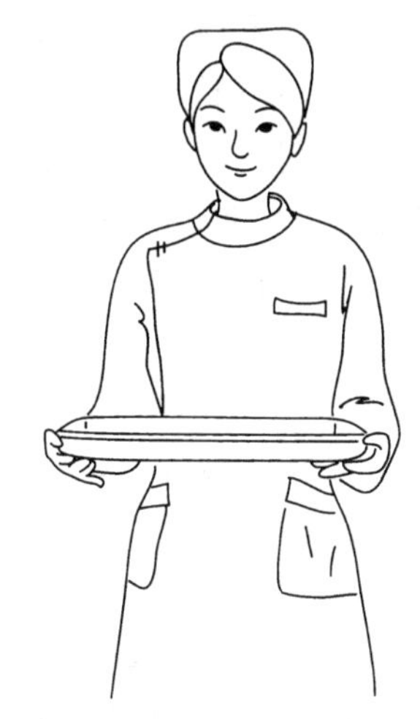

图 12-5　正确的端治疗盘姿势

3．叩诊时，用手腕带动手指的运动比以肘关节带动整个前臂的运动省力且效果好。因为当以肘关节为支点叩诊时，阻力臂长，需要克服的阻力大。

4．可以借助身体外的杠杆作用，如用开瓶器打开瓶盖。

（二）平衡与稳定原理在护理中的应用

人体肌肉的紧张度与身体平衡的稳定性密切相关。当人体处于一种不平衡的状态时，身体各部分的肌肉就会收缩用力以维持身体平衡。因此，人体的稳定性越大，肌肉的紧张度越小；稳定性越小，肌肉就要付出更多的力用以维持身体平衡。同时，由于大肌肉群产生的力量较大，在保持身体的平衡与稳定时不容易发生损伤。因此，在护理操作中，护士应注意保持正确的身体姿势和尽量使用身体大肌肉群的力量，以减轻身体各部位肌肉的紧张度，减少疲劳感，防止肌肉劳损。

1．扩大支撑面　在站立、行走、下蹲、站起时维持较大的支撑面，以保持身体的稳定。根据实际需要将两脚前后或左右分开，使两脚间保持 10 ～ 15 cm 的距离。在协助患者取侧卧位时，使患者两臂屈肘，一手放于枕旁，另一手放于胸前，背后垫枕头，双腿前后分开，上腿弯曲在前，下腿稍伸直，可扩大支撑面，增加患者的稳定性。

2．降低重心　在临床工作中，应尽量保持较低的重心，以增加稳定性。如铺床时，两脚前后或左右分开（增加支撑面），屈髋、屈膝，使重心位置下降，以增加稳定性（图 12-6）。

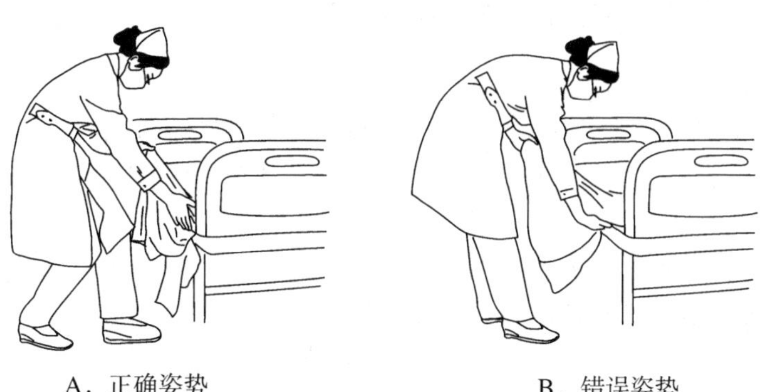

A．正确姿势　　B．错误姿势

图 12-6　正确与错误的铺床姿势

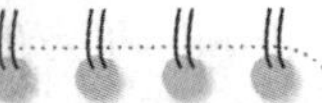

而当患者侧卧时，由于重心较平卧时高，支撑面较平卧时小，稳定性也较平卧时小，所以要加床档以防止患者坠床。

3．尽可能使重力线通过支撑面　如在抱起或抬起患者时，应尽量使患者身体靠近自己，从而使重力线落在两脚之间的支撑面内，以增加身体稳定性。同时，在提取位置较低的物体或进行低平面的护理操作时，如核对床尾卡、观察患者的尿袋、进行注射时，应尽量以下蹲代替弯腰。因为弯腰时，身体重心较高，重力线落在支撑面外，身体易失去平衡；而下蹲则有助于降低重心，减少重力线偏移。

4．尽量使用大肌肉群的力量　在进行护理操作时，能使用整只手时，避免只用手指进行操作；能使用躯干部和下肢肌肉的力量时，尽量避免使用上肢的力量。如从地面抬起重物时，应以下蹲代替弯腰。因为弯腰负重时，腰部的各小肌群不均等用力，很容易损伤腰部；而下蹲时借助的是下肢大肌肉群的力量，易于保持身体的稳定，且不易受伤。

5．正确的站立姿势　综合运用以上各力学原理，在站立时的正确姿势是：头部伸直，下颌微内收，躯干挺直；手臂自然放在身体两侧，肘关节微屈，下腹内收，双臀绷紧，两膝自然放松，脚尖向前站立。

（三）压力、摩擦力、剪切力在护理中的应用

在护理工作中，合理运用压力与摩擦力，不仅有助于提高护士的工作效率，省时节力、高质量地完成护理工作，还有利于增进患者的舒适，防止压疮等并发症的发生。

1．增大受力面积，减小局部承受的压力　对于卧床或使用轮椅的患者，在骨隆突的部位，很容易由于挤压发生皮肤破损。因而，可以通过在骨突处垫软枕，以增大受力面积，减小局部所承受的压力。

2．通过改变压力大小，改变摩擦力　当搬动患者时，应尽量抬起患者，避免摩擦损伤患者的皮肤。在搬动物品时，应尽量以拉代推，因为拉的时候有一个向上的作用力，可以减小物体与地面间的压力，从而降低摩擦力的作用。

3．通过改变摩擦系数，改变摩擦力　由于摩擦力的大小与摩擦系数成正比，可通过改变接触面的粗糙程度来改变摩擦力。如在拐杖前端加橡皮垫，增加拐杖与地面间的摩擦力，防止打滑。

4．避免或减轻剪切力的作用　在帮助患者变换体位时，避免推、拉、拽等动作，可避免皮肤受摩擦力和剪切力的作用。为长期卧床患者摆放体位时，在病情允许的情况下，将床头抬高角度限制于30°内，可避免身体下滑而形成剪切力。

第二节　常用体位

案例 12-2

患者，男，52岁。因“咳嗽、咳痰1年，咯血近1个月”入院，诊断为肺癌。一般状态欠佳，神志清楚，咳嗽、咳痰，痰中带血，肢体活动障碍，长期卧床，尿失禁。患者诉5天未排便，腹胀、腹痛。医嘱：留置导尿；大量不保留灌肠。

请回答：

1．为患者留置导尿时应采取什么体位？

2．为患者大量不保留灌肠时应采取什么体位？

3．为预防压疮，护士需定期为患者翻身。翻身时应特别注意什么？

体位是指一个人的身体位置和卧床姿势。根据性质，可将体位分为3类：①主动体位（active lying position）：指患者自己采取的最舒适、最稳定的体位。见于轻症、术前及恢复期患者。②被动体位（passive lying position）：指患者自身无力更换体位，只能处于被他人安置的体位。见于昏迷、瘫痪、极度衰弱的患者。③被迫体位（compelled lying position）：指患者意识清晰，也有变换体位的能力，但由于疾病、治疗或检查的限制，只能被迫采取某种体位。如支气管哮喘急性发作的患者由于呼吸极度困难而被迫采取端坐位。

根据力学原理，一般支撑面大、重心低、重力线在支撑面内，且各关节处于正常解剖位置的体位，能够使患者感到舒适和稳定。在临床护理患者的过程中，应根据治疗、检查、护理及休息的需要，协助患者采取舒适、稳定、符合人体力学原理的体位。目前临床常用的体位有以下几种。

一、仰卧位（supine position）

（一）去枕仰卧位

1．适用范围

（1）用于昏迷和全身麻醉未清醒的患者，可防止呕吐物流入气管引起窒息或肺部感染等并发症。

（2）用于椎管内麻醉或脊髓腔穿刺的患者，可防止脑脊液漏出导致颅内压降低引起头痛。

2．方法　患者仰卧，头偏向一侧，两臂放于身体两侧，两腿伸直，自然放平，枕头横立于床头，防止患者头部撞伤（图12-7）。

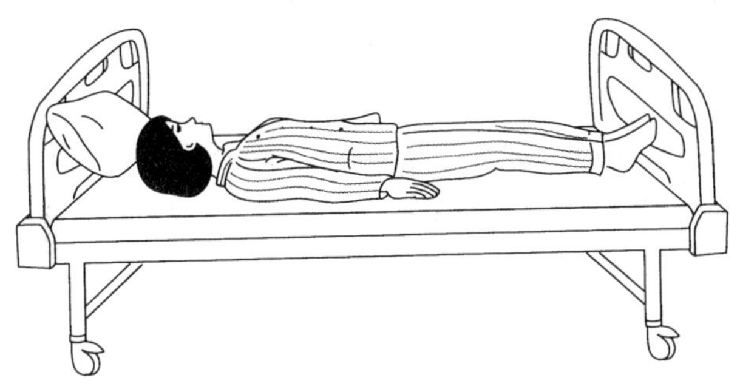

图12-7　去枕仰卧位

（二）屈膝仰卧位

1．适用范围　常用于腹部检查或导尿、会阴冲洗等。可使腹部肌肉放松，便于检查或暴露操作部位等。

2．方法　患者仰卧，头下垫枕，手臂自然放于身体两侧，两膝屈起、稍外展（图12-8）。

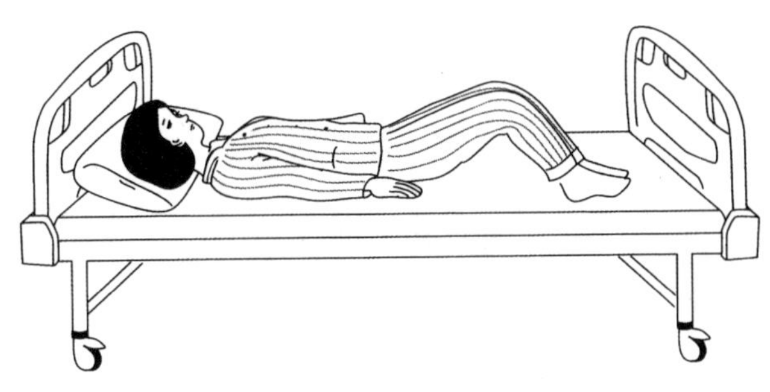

图12-8　屈膝仰卧位

（三）中凹卧位（休克卧位）

1．适用范围　用于休克患者。抬高患者的头胸部，使膈肌下降，胸腔的容积扩大，有利于呼吸；抬高患者的下肢，以促进下肢静脉血液回流，增加回心血量和心输出量。

2．方法　头胸部抬高 10° ～ 20°，下肢抬高 20° ～ 30°（图 12-9）。

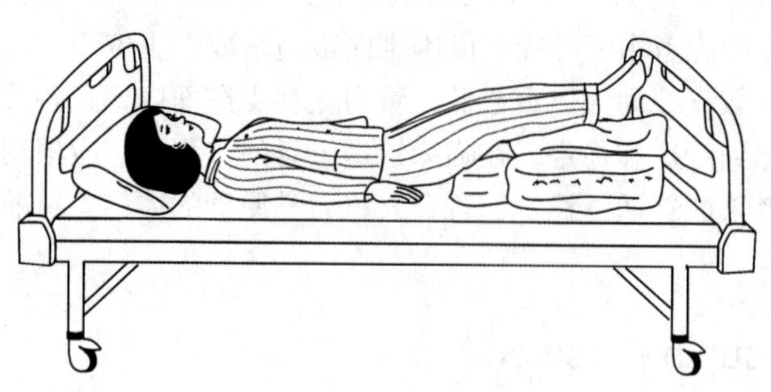

图 12-9　中凹卧位

二、侧卧位（side-lying position）

（一）适用范围

1．灌肠术、肛门检查和胃镜、肠镜检查等。

2．长期卧床的患者，侧卧位与平卧位交替，以增进患者的舒适，防止压疮。

3．臀部肌内注射时，下腿弯曲，上腿伸直，以便充分放松注射侧臀部肌肉。

4．单侧肺部病变者，可视病情采取患侧卧位或健侧卧位。

（二）方法

患者侧卧，臀部稍后移，两臂屈肘，一手放于枕旁，另一手放于胸前，上腿弯曲，下腿稍伸直。必要时在两膝之间、后背及胸腹前垫软枕，以增大受力面积，减轻局部所承受的压力，增进身体的稳定性（图 12-10）。

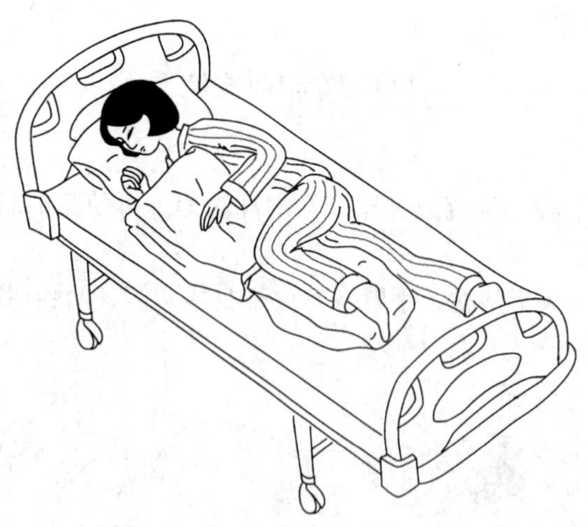

图 12-10　侧卧位

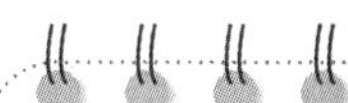

三、半坐卧位（fowler position）

（一）适用范围

1．用于某些颜面及颈部手术后的患者，有利于减少局部出血。

2．用于心肺疾患和呼吸困难的患者，一方面可借助重力作用使部分血液滞留于下肢和盆腔脏器内，减少回心血量，从而减轻肺淤血和心脏负担；另一方面可以使膈肌下降，胸腔容积增大，有利于呼吸。

3．用于腹腔、盆腔手术后或有炎症的患者，有利于腹腔渗出物流入盆腔，防止感染向上蔓延引起膈下脓肿。同时，由于盆腔腹膜抗感染性较强而吸收性能较差，半坐卧位可以减少毒素的吸收，防止炎症扩散，减轻中毒反应。此外，腹部手术后的患者采取半坐卧位可松弛腹肌、减轻腹部伤口的张力，减轻疼痛，有利于伤口愈合。

4．用于疾病恢复期体质较弱的患者，有利于患者向站立位过渡，使其逐渐适应体位改变。

（二）方法

1．摇床法　患者仰卧，先将床头摇起 30° ～ 50°，再摇起膝下支架，并在足底垫一软枕，以防止身体下滑（图 12-11）；放平时先摇平膝下支架，再摇平床头支架。

2．靠背架法　如无摇床，可制作一个靠背架支在床头垫褥下，抬高患者上半身；下肢屈膝，用大单包裹膝枕垫于膝下，防止身体下滑（图 12-12）。

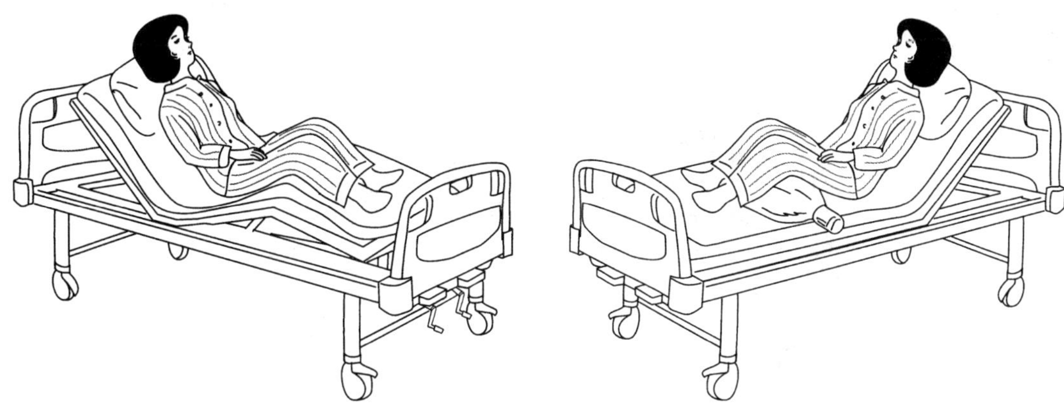

图 12-11　半坐卧位（摇床法）　　图 12-12　半坐卧位（靠背架法）

四、端坐位（sitting position）

（一）适用范围

左心衰竭、心包积液、支气管哮喘发作的患者。

（二）方法

在半坐卧位的基础上将床头抬高 70° ～ 80°，使患者能向后靠坐。若患者虚弱，可在床上放一跨床小桌，桌上放软枕，背部垫一软枕，患者可伏桌休息（图 12-13）。必要时背部加盖毛毯，防止受凉；加床档，防止坠床。

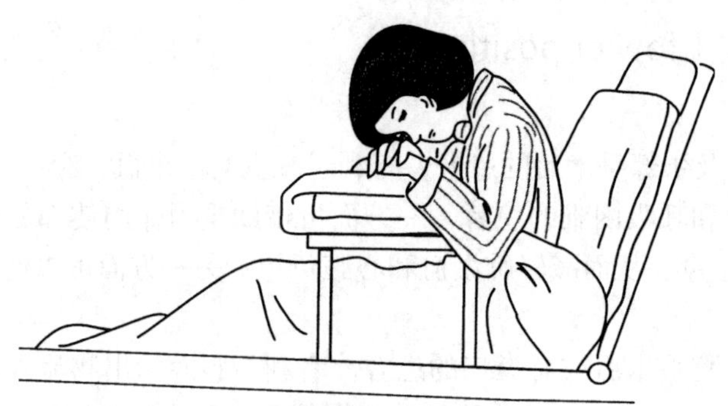

图 12-13　端坐位

五、俯卧位（prone position）

（一）适用范围

1．用于腰背部检查或配合胰、胆管造影检查时。

2．用于腰背部手术及腰背部或臀部有伤口、不能仰卧或侧卧的患者。

3．用于胃肠胀气致腹痛的患者。取俯卧位，使腹腔容积增大，可减轻疼痛。

注意：气管切开、呼吸困难、颈部受伤的患者不适合采用这种体位。

（二）方法

患者俯卧，头偏向一侧，两臂屈曲放于头的两侧，两腿伸直，注意在胸部、髋部及髁部等易受压部位垫软枕（图 12-14）。

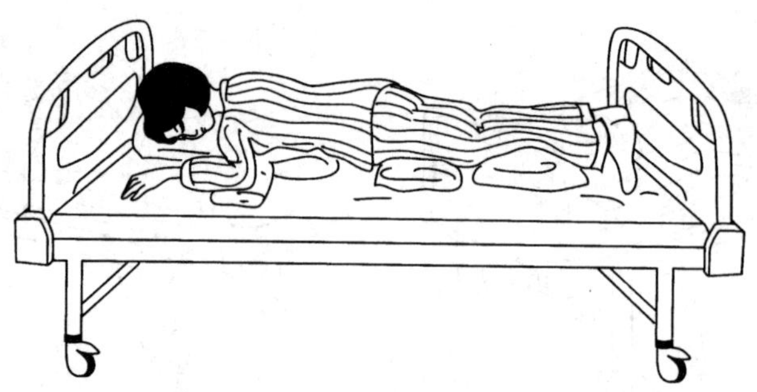

图 12-14　俯卧位

六、膝胸卧位（knee-chest position）

（一）适用范围

1．肛门、直肠、乙状结肠镜检查或治疗。

2．矫正胎位不正和子宫后倾。

3．促进产后子宫复原。

注意：有心、肾疾病的孕妇禁用此体位。

（二）方法

患者跪卧，两腿稍分开，小腿平放于床上，大腿基本与床面垂直，胸部尽可能贴近床面，腹部悬空，臀部抬高，头偏向一侧，两臂屈曲放于头两侧（图 12-15）。孕妇取此卧位矫正胎位时，每次不应超过 15 min。

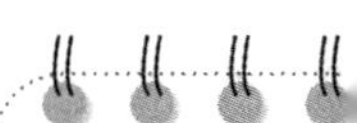

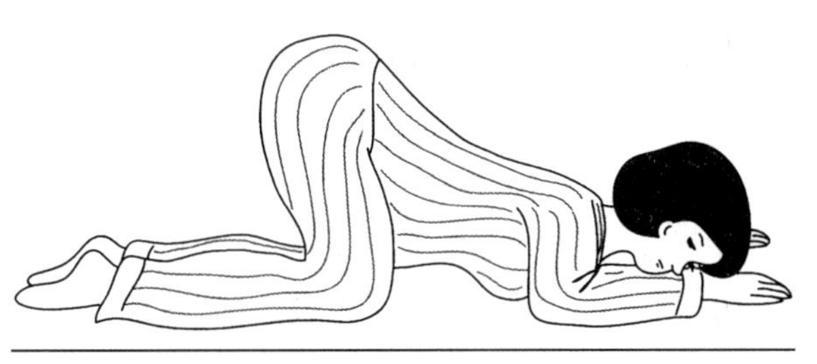

图 12-15　膝胸卧位

七、截石位（lithotomy position）

（一）适用范围

1．肛门、会阴部的检查、治疗及手术，如妇产科检查、阴道灌洗等。

2．产妇分娩。

（二）方法

患者仰卧于检查床上，臀部齐床沿，两腿分开放在支架上，两手放于胸前或身体两侧（图 12-16）。采用此卧位时需注意遮挡和保暖。

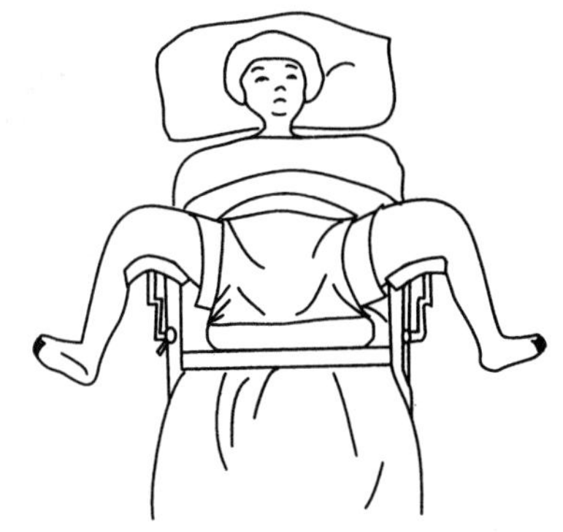

图 12-16　截石位

八、头低脚高位（trendelenburg position）

（一）适用范围

1．妊娠时胎膜早破，可以防止脐带脱垂。

2．跟骨或胫骨结节牵引，可以利用人体的重力作为反牵引力，防止下滑。

3．严重失血性休克，有利于促进下肢静脉血液回流。

4．十二指肠引流及胆汁引流，有利于胆汁顺着重力的作用流出。十二指肠引流者应取头低脚高右侧卧位。

5．肺部分泌物引流，使痰易于咳出。

（二）方法

患者仰卧，头偏向一侧，枕头横立于床头，以防损伤头部。在床尾用木墩或其他支托物将床脚垫高 15 ~ 30 cm（图 12-17）。此卧位易使患者感到不适，故不可长时间使用。颅内压升高的患者禁用此体位。

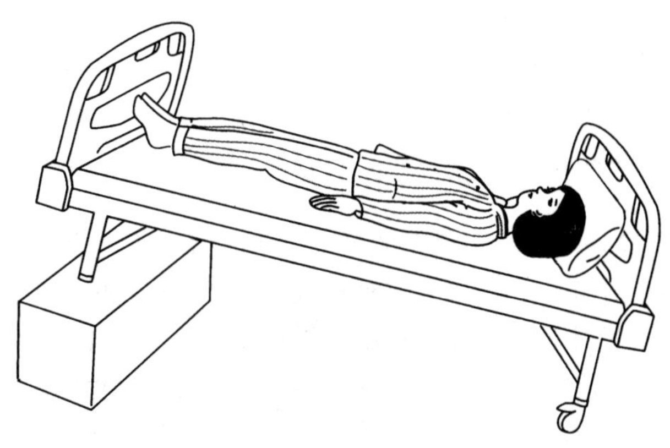

图 12-17　头低脚高位

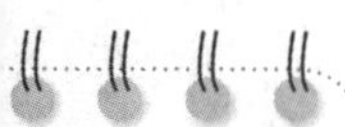

九、头高脚低位（dorsal elevated position）

（一）适用范围

随堂测

1．降低颅内压，预防脑水肿。

2．颅脑手术后或头部外伤，利于减少颅内出血。

3．颈椎骨折行颅骨牵引术，可利用人体的重力进行反牵引。

（二）方法

患者仰卧，在床头处用木墩或其他支托物将床头垫高 15 ～ 30 cm，或根据具体情况酌情抬高（图 12-18）。床尾横立一枕头，以防足部触及床尾栏杆。

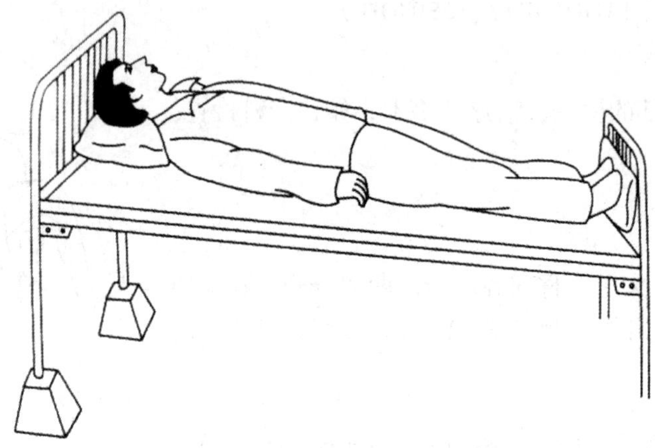

图 12-18　头高脚低位

第三节　移动和搬运患者

案例 12-3

患者，男，25 岁，体重 55 kg。骑电动车与一小轿车相撞后急诊入院。患者神志清楚，生命体征平稳，右侧腿部疼痛并有多处擦伤，诉腰部也有疼痛，怀疑腰椎骨折。需行 CT 做进一步检查。

请回答：

1．应选择什么方法运送患者？

2．根据患者的具体情况，应选择何种方法搬运患者？

3．运送此患者的注意事项有哪些？

由于疾病、治疗、检查的影响，患者的活动能力下降，不能自行移动，需要协助或使用一定的搬运工具如轮椅、平车、担架等。移动和搬运患者是每一位护士必须掌握的基本技术之一。在移动和搬运患者过程中，如果没有正确使用移动和搬运患者的方法，可能导致患者坠地和护士腰背部损伤等意外的发生。因此，在移动和搬运患者的过程中，应注意合理运用人体力学原理，采取正确的身体姿势，以保证患者的安全和舒适，防止护士自身受伤。

一、协助患者床上移动

（一）目的

1．协助不能起床的患者定时变换体位，以增进患者的舒适。

2．预防长期卧床引起的并发症，如压疮、坠积性肺炎等。

3．配合治疗、检查和护理的需要，如更换床单、脊髓穿刺、灌肠等。

4．协助滑向床尾而不能自行移动的患者移向床头，恢复舒适而安全的卧位。

（二）操作要点

1．协助患者翻身侧卧的方法　操作流程见表 12-1。

表 12-1　协助患者翻身侧卧法

步骤	要点	说明
评估	①核对：床号、姓名、腕带	• 确认患者
	②评估：患者的一般情况、心理状态等	• 包括患者的年龄、病情、有无特殊活动限制及皮肤状况等；患者的体重、活动能力和护士自身能够负荷的重量；患者的心理状态及合作程度
	③解释：翻身侧卧的目的、过程及配合要点	• 以取得患者的合作
操作前准备	①护士准备：着装整洁，洗手、戴口罩	• 视患者情况决定护士人数
	②用物准备：软枕、床档	
	③环境准备：地面干燥、整洁；移开障碍物，提供宽敞的环境；温度适宜；光线充足	• 必要时进行遮挡
	④患者准备：了解翻身侧卧的目的、过程及配合方法；情绪稳定，愿意配合	
操作步骤	①再次核对患者	
	②固定：床脚轮，在床的一侧加床档	• 防止翻身过程中患者坠床
	③松被尾，撤软枕：撤去垫在患者身下骨突处的软枕	
	④安置：妥当安置患者身上的各种导管和输液装置	• 防止翻身过程中导管脱落或扭曲、受压
	⑤协助卧位：患者仰卧，两手放于腹部，两腿屈曲	
	⑥翻身	
	▲ 一人协助翻身侧卧法（图 12-19）	• 适用于体重较轻的患者
	a．护士先将患者的双下肢移向靠近护士侧的床沿，再将患者肩、腰、臀部向护士侧移动	• 不可拖拉，以防擦伤皮肤
	b．一手托肩，一手托膝部，轻轻将患者推向对侧，使其背向护士	
	▲ 两人协助翻身侧卧法（图 12-20）	• 适用于体重较重或病情较重的患者
	a．两名护士站在床的同侧，一名护士托患者颈肩部和腰部；另一名护士托患者臀部和腘窝部，同时用力将患者抬起，移向近侧床边	• 应对患者的头部予以托扶；两名护士的动作应协调一致
	b．两人分别托扶患者的肩、腰部和臀部、膝部，轻轻将患者推向对侧	

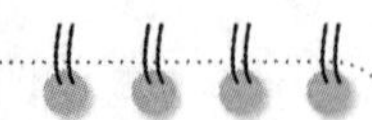

续表

步骤	要点	说明
操作后整理	①舒适安全：协助患者取舒适的侧卧体位，双腿屈曲，上腿屈曲在前，下腿略微伸直，两手置于胸前和枕上，在背后、两腿间等处垫上软枕 ②检查安置：检查并安置患者肢体各关节处于功能位置；保持各种管道通畅 ③观察记录：观察背部皮肤并进行护理，记录翻身时间、翻身后体位、翻身过程中有无意外发生及患者的皮肤情况等	• 增加患者身体的稳定性，防止坠床；减少局部皮肤承受的压力，预防压疮

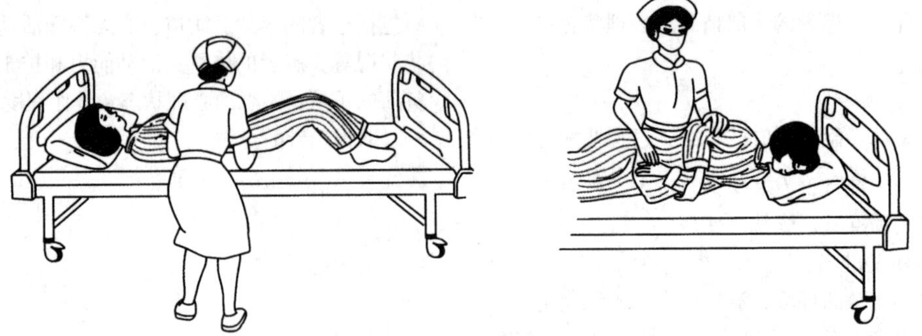

图 12-19　一人协助翻身侧卧法

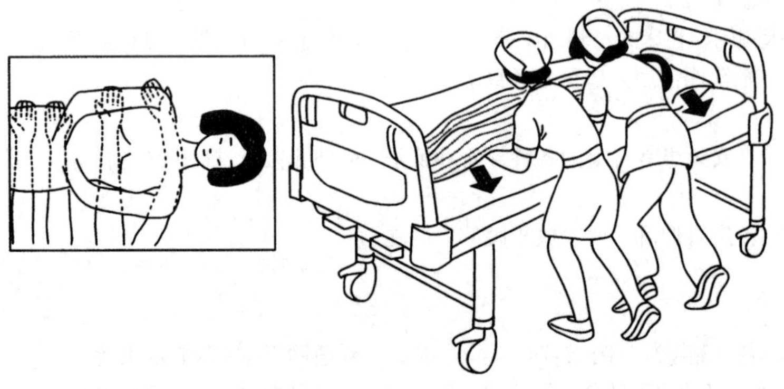

图 12-20　两人协助翻身侧卧法

知识链接

轴线翻身法

轴线翻身是指将头与脊柱成一直线，以这条线为轴线所进行的体位变换。主要适用于颅骨牵引、脊柱损伤、脊柱术后、髋关节术后的患者翻身，起到预防压疮、保持患者舒适、预防脊椎再损伤及髋关节脱位的作用。轴线翻身可能发生的并发症有坠床、继发性脊髓神经损伤、植骨块脱落、椎体关节突骨折、管道脱落、压疮等。为脊椎受损或脊椎手术后患者变换体位时，可采用两人协助患者轴线翻身法。为颈椎损伤患者变换体位时，可采用三人协助患者轴线翻身法。

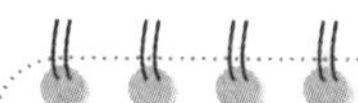

轴线翻身时的注意事项如下：

1．翻转患者时，应注意保持脊椎平直，以维持脊柱的正确生理弯度，避免由于躯干扭曲，加重脊柱骨折、脊髓损伤和关节脱位。翻身角度不可超过60°，避免由于脊柱负重增大而引起关节突骨折。

2．患者有颈椎损伤时，勿扭曲或者旋转患者的头部，以免加重神经损伤，引起呼吸肌麻痹而死亡。

3．翻身时注意为患者保暖并防止其坠床。

4．准确记录翻身时间。

2．协助患者移向床头的方法　操作流程见表12-2。

表12-2　协助患者移向床头法

步骤	要点	说明
评估	①核对：床号、姓名、腕带 ②评估：患者的一般情况、心理状态等 ③解释：移向床头的目的、过程及配合要点	• 确认患者 • 包括患者的年龄、病情、有无特殊活动限制及皮肤状况等；患者的体重、活动能力和护士自身能够负荷的重量；患者的心理状态和合作程度 • 以取得患者的合作
操作前准备	①护士准备：着装整洁，洗手、戴口罩 ②用物准备：软枕 ③环境准备：整洁、安静、温度适宜、光线充足 ④患者准备：了解移向床头的目的、过程及配合方法；情绪稳定，愿意配合	• 视患者情况决定护士人数
操作步骤	①再次核对患者 ②固定：床脚轮 ③安置：摇平床头，松被尾，合理安置患者身上的各种管道 ④协助卧位：协助患者取去枕仰卧屈膝位，枕头横立于床头 ⑤移向床头 ▲ 一人协助患者移向床头法（图12-21） a．患者仰卧屈膝，如病情允许，可嘱患者双手握住床头栏杆，脚蹬床面 b．护士身体面向床头，两脚前后分开，屈髋、屈膝，脚尖向床头的方向；护士一手抬患者肩部，另一手托患者臀部抬起患者移向床头 ▲ 两人协助患者移向床头法 a．患者仰卧、屈膝 b．两名护士分别站于床的两侧，两脚前后分开，交叉托住患者的肩部和臀部，或一人托起患者的颈、肩部及腰部，另一人托起臀部和腘窝部，同时抬起患者移向床头	• 防止移动过程中管道脱落 • 以防撞伤患者头部 • 适用于半自理、体重较轻的患者 • 发挥患者的自主活动能力 • 护士身体重心由后脚转移到前脚 • 适用于不能自理或体重较重的患者 • 患者的头部应予以支持 • 不可拖拉，以免擦伤皮肤
操作后整理	①舒适安全：为患者垫好枕头，协助取舒适体位 ②整理记录	• 记录移向床头的时间和患者反应等

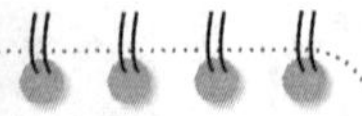

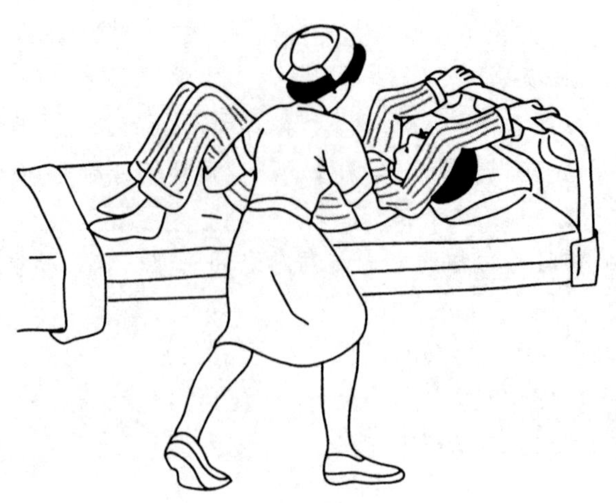

图 12-21　一人协助患者移向床头法

（三）注意事项

1．操作前注意评估患者的病情和活动能力。在保证安全的情况下，尽量鼓励患者配合进行移动。

2．操作过程中注意节力原则。翻身时，尽量使患者靠近护士，使重力线通过支撑面来保持平衡，缩短重力臂而省力。

3．翻身前后应仔细检查患者身上的各种管道，防止受压、扭曲、移位、脱落等。

4．为手术后的患者翻身、移动前，应先固定好伤口处的敷料；如果敷料已经浸湿，应先更换敷料并固定妥当后再移动。移动过程中注意保护伤口，移动后注意伤口不可受压。

5．颈椎或颅骨牵引者，翻身时不可放松牵引，并使头、颈、躯干保持在同一水平位翻身。翻身后注意牵引的位置、力量和方向是否正确。

6．颅脑手术者，移动过程中应避免头部的剧烈震动，防止发生脑疝。

7．石膏固定者，应注意翻身后患处位置及局部肢体的血运情况，防止受压。

二、用轮椅搬运患者的方法

（一）目的

协助不能下地但能坐起的患者外出检查、治疗和活动等。

（二）操作要点

操作流程见表 12-3。

表 12-3　用轮椅搬运患者的方法

步骤	要点	说明
评估	①核对：床号、姓名、腕带 ②评估 a．患者：体重、病情、意识状态、活动能力、损伤部位及理解合作程度 b．轮椅：各配件是否完好，包括坐垫、靠背、脚踏板、刹车等 ③解释：轮椅搬运的目的、方法及注意事项	• 确认患者 • 以取得患者的合作
操作前准备	①护士准备：着装整洁，洗手、戴口罩 ②用物准备：轮椅、靠垫、毛毯、别针 ③环境准备：地面干燥、无障碍物，环境宽敞 ④患者准备：了解使用轮椅的目的、配合方法及注意事项	 • 根据季节酌情准备毛毯 • 便于患者和护士移动

续表

步骤	要点	说明
操作步骤	①再次检查与核对 ②放置轮椅：将轮椅推至一侧床尾，椅背与床尾平齐，面向床头，翻起轮椅的脚踏板，将轮椅制动 ③患者上轮椅前准备：撤掉盖被，扶患者坐起；协助穿好衣、裤、袜子；嘱患者手掌撑在床面上，两脚垂床缘，维持坐姿；协助患者穿好鞋子 ④协助患者上轮椅 a．嘱患者双手环抱护士的腰部或双手置于护士肩上，护士双手从患者的两侧腋下穿过搀扶患者，双脚分开，屈髋、屈膝，下蹲，协助患者下床 b．协助患者转身，坐于轮椅中（图 12-22） c．翻下脚踏板，协助患者将双足置于脚踏板上 ⑤整理床单位 ⑥推患者至目的地 ⑦协助患者下轮椅 a．从轮椅返回病床时，使椅背齐床尾，将轮椅制动，翻起脚踏板 b．护士双脚前后分开，屈髋、屈膝，双手环抱患者腰部，协助患者站起、转身、坐于床旁 c．协助患者脱鞋、躺下，取舒适卧位，盖好被子	• 检查轮椅，核对患者 • 缩短距离，方便患者坐入轮椅；防止患者坐下时轮椅移动 • 询问、观察患者有无头晕等不适感 • 若病情允许，也可让患者自己手扶轮椅把手坐入轮椅中 • 若天凉，盖上毛毯 • 铺暂空床 • 注意安全，观察病情变化
操作后整理	a．整理床单位 b．将轮椅推回原放置 c．记录	• 便于其他患者使用

（三）注意事项

1．在过门槛时，翘起轮椅前轮，避免过大震动导致患者不适。

2．如患者需持续吸氧，应先准备好氧气袋，连接好氧气管道，防止运送过程中发生缺氧。

3．在患者上下轮椅的过程中，一定要注意将轮椅固定，防止患者坐下或起来的时候跌倒。

4．患者身体应坐于轮椅的正中，身体向后靠，勿前倾，手紧抓轮椅的把手，必要时可用约束带将患者约束于轮椅上。

5．推行过程中观察患者有无头晕、面色苍白等不适，及时发现病情变化。

6．推至下行坡路时，应注意减慢速度，缓慢下行。

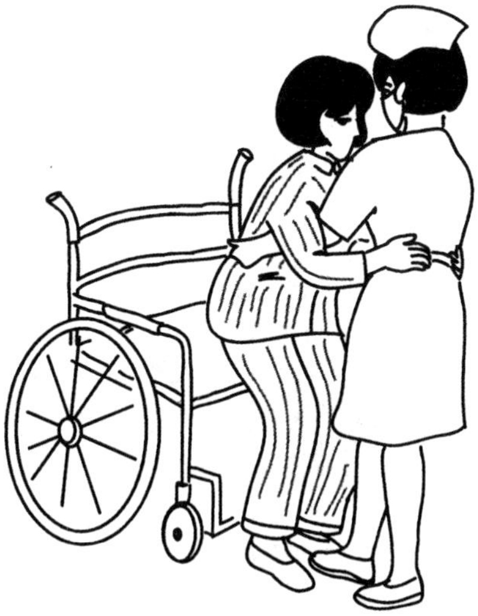

图 12-22　协助患者坐入轮椅的方法

三、用平车搬运患者的方法

（一）目的

协助病情较重、由于疾病或治疗限制不能行走和坐起的患者完成检查、治疗、手术或转运等。

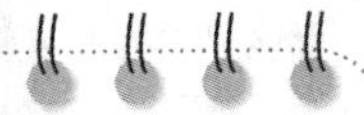

（二）操作要点

操作流程见表 12-4。

表 12-4　用平车搬运患者的方法

步骤	要点	说明
评估	①核对：床号、姓名、腕带 ②评估 a．患者：体重、病情、意识状态、活动能力、损伤部位、理解合作能力 b．平车：各配件是否完好，包括床垫、车轮、刹车等 ③解释：平车搬运的目的、过程及配合要点	• 确认患者 • 保证安全 • 以取得患者的合作
操作前准备	①护士准备：着装整洁，洗手、戴口罩 ②用物准备：平车，车上铺好大单，置枕头，带套棉被或毛毯，必要时准备中单和木板 ③环境准备：地面干燥、无障碍物，环境宽敞，便于患者和护士移动 ④患者准备：了解使用平车的目的及配合方法；情绪稳定，愿意配合	• 视患者情况决定护士人数
操作步骤	①再次检查与核对 ②安置导管 ③搬运患者 ▲ 挪动法（图 12-23） a．移开床旁桌椅，松开盖被 b．将平车大轮端靠床头、小轮端靠床尾，推至与床平行，固定平车和床 c．协助患者将上身、臀部和下肢依次挪向平车 ▲ 单人搬运法（图 12-24） a．移床旁椅到对侧床尾 b．将平车大轮端靠床尾，平车与床尾呈钝角放置，固定平车和床 c．松开盖被，协助患者穿好衣服 d．护士一手臂从患者近侧腋下伸入至对侧肩部，另一手伸入患者臀下 e．嘱患者双手交叉环抱于护士颈后 f．抱起患者，移步转身，将患者轻放于平车中央 ▲ 双人搬运法（图 12-25） a．同单人搬运法步骤 a ~ c b．护士甲、乙两人站在患者同侧床旁，协助患者上肢交叉放于胸腹前 c．护士甲一手伸至患者头、颈、肩下方，另一手伸至患者腰部；护士乙一手伸至患者臀部下方，另一手伸至患者膝部下方，两人同时抬起患者，前臂用力使患者的身体向护士倾斜，将患者轻放于平车中央 ▲ 三人搬运法（图 12-26） a．同单人搬运法步骤 a ~ c	• 检查平车，核对患者 • 防止导管脱落或液体反流 • 适用于病情较轻、能在床上配合者 • 便于患者头部枕于大轮端。防止平车滑动 • 从平车返回病床时，应先挪下肢，再挪上肢 • 适用于上肢活动自如、体重较轻的患者 • 便于搬运；缩短搬运距离 • 护士两脚前后分开，扩大支撑面；屈髋、屈膝，降低重心 • 适用于不能活动、体重较重的患者 • 护士甲应使患者头部处于较高位置，以减轻患者不适 • 搬运患者时，尽量使患者靠近护士身体，省力 • 适用于不能活动、体重超重的患者

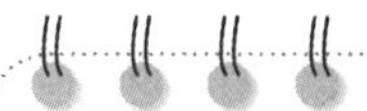

步骤	要点	说明
操作步骤	b．护士甲、乙、丙三人站在患者同侧床旁，协助患者上肢交叉放于胸腹前 c．护士甲双手托住患者头、颈、肩及胸部；护士乙双手托住患者背、腰及臀部；护士丙双手托住患者膝部及双足，三人同时抬起患者，稳步向平车处移动，将患者轻放于平车中央 ▲ 四人搬运法（图 12-27） a．移开床旁桌椅，松开盖被 b．将帆布中单或布中单铺于患者腰、臀部下方 c．将平车大轮端靠床头，紧贴一侧床边，固定平车和床 d．护士甲、乙分别站于床头和床尾，护士甲托起患者的头、颈、肩部，护士乙托起患者的双足。护士丙、丁分别站于病床和平车的两侧，分别紧抓帆布中单或布中单的四个角。一人喊口令，四人同时抬起患者，移向平车	• 护士甲应使患者头部处于较高位置，减轻不适 • 三人要同时用力，并保持平稳移动，防止患者发生意外 • 适用于颈椎、腰椎骨折和病情较重的患者 • 中单应牢固，能够承重 • 骨折患者需垫木板并固定好骨折部位 • 护士甲应观察患者病情变化
操作后整理	①安置患者：协助患者取舒适体位，盖好毯子 ②整理：整理床单位，铺暂空床 ③运送患者：松开平车制动闸，推送患者至目的地	

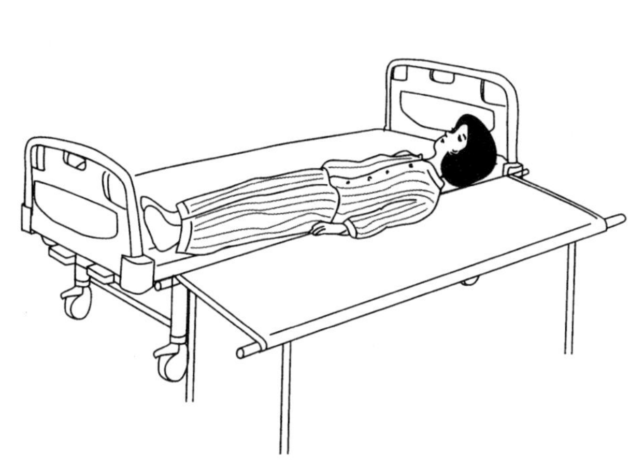

图 12-23　挪动法

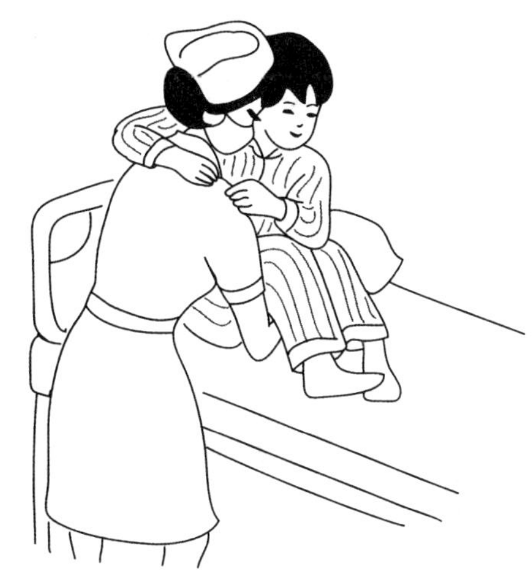

图 12-24　单人搬运法

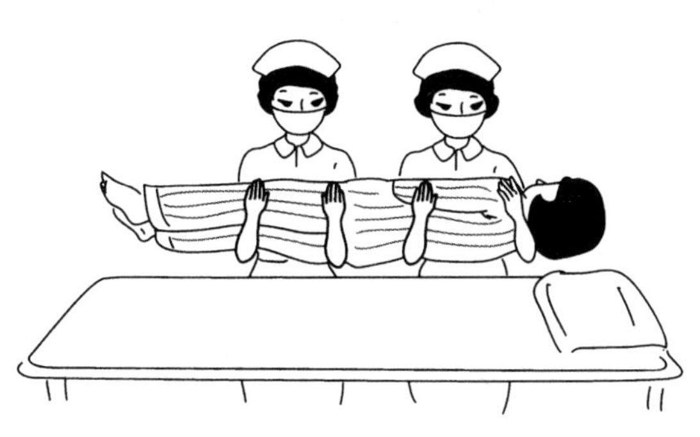

图 12-25　双人搬运法

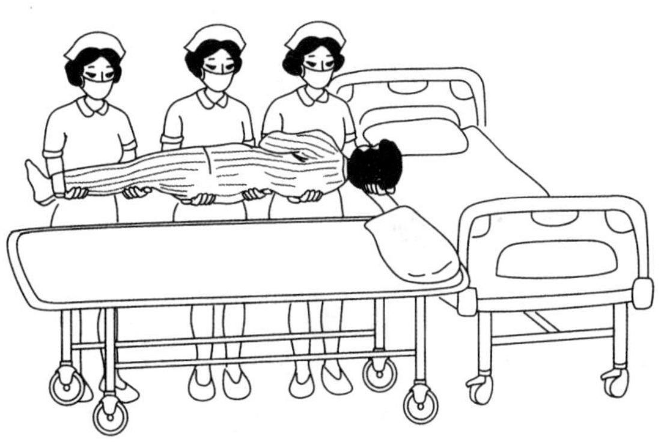

图 12-26　三人搬运法

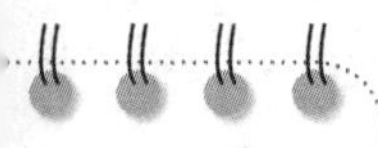

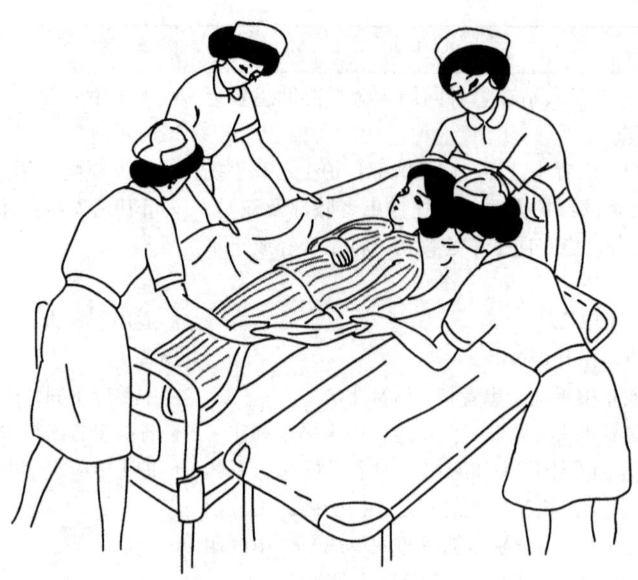

图 12-27　四人搬运法

科研小提示

新型分体转运滑板临床应用效果明显。查阅文献可知，应用新型分体滑板搬运骨创伤患者，整个过程高效、平稳，可有效减轻患者的疼痛程度，避免二次伤害，提高医务人员的工作效率。

资料来源：张伟，董艳，倪艳，等．新型分体滑板在骨创伤病人术前静态搬运中的应用研究［J］．护理研究，2020，34（04）：730-732．

（三）注意事项

1．护士应站于患者的头侧推车，注意观察患者有无头晕、面色苍白等不适，及时发现患者病情变化。

随堂测

2．使患者卧于平车的正中央，头枕于大轮端，减少颠簸。

3．推行过程中，小轮在前，转弯灵活；上下坡时，应将患者头部处于较高的位置，以减少不适感；速度不可过快，尤其是在下坡时，防止碰撞。

4．运送过程中，保持输液管、引流管通畅。

5．颅脑损伤、颌面部外伤以及昏迷患者，应将头偏向一侧；颈椎损伤或怀疑颈椎损伤的患者，搬运时要保持头部处于中立位。

思考题

1．患者，男，52 岁。因胸闷、呼吸困难 1 h、大汗淋漓 10 min 来诊。患者体温、血压正常，意识清，心律快，呼吸急促，面色青紫。胸部呈过度充气状态，听诊双肺满布呼气相为主的哮鸣音，呼气音延长。诊断：支气管哮喘急性发作。患者呼吸极度困难，不能平卧，焦虑不安。

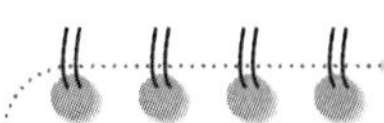

请回答：

（1）护士应为患者采取什么体位？

（2）采取此体位的原因和方法分别是什么？

2．患者，女，54岁。因“左乳肿块”入院，拟行手术治疗。患者神志清楚，肢体活动自如，上午9点10分，手术室护士将患者接走，下午15点50分，患者行“乳腺癌根治术”后被送至病房。

请回答：

（1）在送回病房的过程中，如何保障患者安全？

（2）回病房时患者麻醉未清醒，护士应为其安置何种体位？有哪些要点？

（林　娟）

第十三章数字资源

患者的舒适与安全

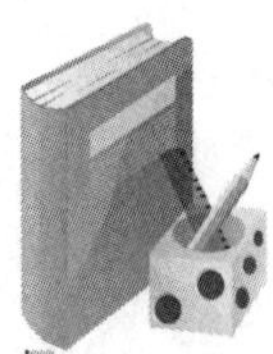

导学目标

通过本章内容的学习，学生应能够：

◆ **基本目标**

1. 解释舒适、不舒适的概念。
2. 列举影响舒适的因素以及提高患者舒适的护理措施。
3. 阐述影响患者安全的因素及防范措施。
4. 识别疼痛的原因及影响因素，并能运用评估工具进行疼痛等级评定。

◆ **发展目标**

1. 综合运用舒适与安全护理的相关知识解决患者舒适与安全的护理问题。
2. 将舒适与安全和心理护理及健康宣教结合，提供恰当的护理措施。

◆ **思政目标**

提升素养，塑造有温度、有情怀具有高度责任感的护理专业人才。

党的二十大报告中提出，推进健康中国建设，把保障人民健康放在优先发展的战略位置，完善人民健康促进政策。深入开展健康中国行动和爱国卫生运动，倡导文明健康的生活方式。舒适与安全是人类健康的最基本需要，坚持学以致用，坚持人民至上、生命至上的理念，努力为人民提供更加贴心、高效、优质的医疗服务，以实际行动推动护理工作高质量发展，使人民群众获得感、幸福感、安全感更加充实、更有保障、更可持续。

舒适与安全涉及生理、心理、社会、环境等各个方面。在健康情况下，个体通过自主或不自主地调节自身的功能，可满足自己舒适的需要。而在病理情况下，患者的健康平衡状态被打破，安全感消失，常处于不舒适状态。护士应该运用恰当的护理方法，通过观察和分析，及时消除影响患者舒适的各种因素，以满足患者对舒适与安全的需要。近年来，大量临床护理研究论证了舒适与安全对手术室、麻醉科、外科、内科、妇产科等多科室、多领域中的不同患者都是十分重要的，可以有效地提高患者满意度，是护理工作很重要的一部分。良好的舒适与安全护理，也可直接反映护士的工作态度、技术水平以及医院的管理水平，同时也能在患者心目中树立良好的医院形象，因此在临床工作中十分重要。

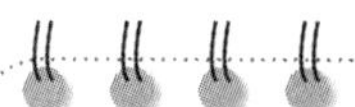

第一节　舒　适

一、概述

（一）舒适

舒适（comfort）是指个体处于身心健康、轻松、自在、满意、没有焦虑、没有疼痛的健康安宁状态中的一种自我感觉。最高水平的舒适表现为心理稳定、心情舒畅、精力充沛、感到安全和完全放松，生理和心理需要均能得到满足。主要包括 4 个方面：①生理舒适：指身体上舒适的感觉；②心理舒适：指人的精神需求，包括信仰、自尊、生命价值和自我实现等得到满足；③社会舒适：指个体、家庭和社会的相互关系融洽、和谐；④环境舒适：指围绕人体的外在事物，如光线、温度、湿度、声音等适宜。这 4 个方面相互联系、互为因果，其中任何一个方面出现问题，都会影响其他方面的舒适。

（二）不舒适

不舒适（discomfort）指个体身心不健全或有缺陷，生理、心理需求不能全部满足或周围环境有不良刺激，身体某部分出现病理改变时，身心负荷过重的一种自我感觉。当人的基本生理需要不能得到全部满足，舒适的感觉程度逐渐下降，不舒适最终将取代舒适。不舒适表现为烦躁不安、紧张、精神不振、失眠、入睡困难、消极失望、身体无力、活动受限，难以坚持日常生活与工作。在各种疾病导致的不舒适中，疼痛是最严重的症状。

舒适与不舒适是个体的主观感觉，每个人的解释和体验都不尽相同。在护理工作中，只有通过仔细观察、认真倾听、收集资料、科学分析，才能准确评估患者舒适或不舒适的程度。

二、影响患者舒适的因素

（一）生理因素

1．疾病　疾病本身会引起机体不适，如疼痛、恶心、咳嗽、饥饿、口渴、腹胀、呼吸困难、心慌气短等，其中疼痛最常见、最严重。

2．个人卫生不良　患者因疾病而致自理能力受限，无法完成必要的自我清洁工作，若得不到良好的护理，可导致卫生不良，如口臭、头发及皮肤有污垢、汗臭、瘙痒等，从而影响患者的舒适。

3．姿势不当　关节过度屈曲、伸张、强迫体位等局部受压会引起患者的肌肉酸痛、关节疲劳等。当绷带、石膏保护器或矫形器使用不当，压迫局部皮肤、肌肉时，会影响患者的舒适。

（二）心理因素

1．负性情绪　患者患病后，因担心疾病预后或害怕检查、手术、治疗，以及经济负担等问题，导致心理压力过大，产生焦虑、恐惧。

2．自尊受损　患者担心被医务人员冷落，担心各种诊治过程中身体被暴露，感觉自己不被重视与尊重，使自尊心受到损害。

（三）社会因素

1．缺乏支持　担心得不到家人、好友的关心照顾，有被忽视或冷落感。

2．角色不适　担心家庭、孩子或工作等事情而出现角色行为紊乱，导致不能安心养病，从而影响疾病的康复。

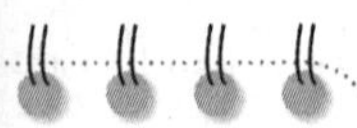

（四）环境因素

1. 医院管理环境　医院各种规章制度、检查流程，都有可能影响患者的生活作息规律，带来不舒适感。

2. 病区物理环境　如床铺的整洁性与柔软度，病房内的温湿度、光线、色彩、噪声、空气不洁等，都会影响患者的舒适。

三、促进患者舒适的护理原则

患者由于受到疾病、心理、社会、外界环境等多种因素的影响，经常处于不舒适的状态，影响疾病的康复。护士应加强观察，总结影响患者舒适的因素，及时采取有效措施，以满足患者对舒适的需要。

（一）加强生活护理，创造舒适环境

良好的生活护理能有效提高舒适程度，尤其对危重者，应协助其生活护理，保持个人卫生，采取舒适卧位，增加其舒适感。此外，建立良好的病室环境，会使患者感觉舒适、安全。

（二）加强观察，及时发现影响舒适的因素

不舒适属于自我感觉，客观评价比较困难，尤其是重症患者，若出现言语沟通障碍，更难表达自己的感受。这就需要医护工作者细心的观察，根据患者的非语言行为进行有效护理。如通过观察面色、神情、身体姿势、活动能力、睡眠、情绪、皮肤颜色等变化来判断患者不舒适的程度，进行科学分析，评估影响舒适的因素，并及时采取针对性的措施。

（三）积极去除诱因，因地制宜采取有效措施

当患者身体不舒适时，可采取针对性的措施去除诱因，消除或减轻不舒适。如对尿潴留的患者，可采取合适的方法诱导排尿，必要时行导尿术，以解除膀胱高度膨胀引起的不舒适。对腹部手术的患者，应及时改变为半卧位或提供必要的支撑物以缓解切口疼痛。对癌症晚期的患者，应及时评估其疼痛的程度和性质，采取必要的止痛措施来缓解疼痛，以保证患者的生活质量。

（四）尊重患者，给予心理支持

应使用亲切的语言、尊敬的称呼表达对患者的尊重；在治疗护理中尊重患者意见，建立彼此间的信任；对社会因素引起不舒适的患者，可采用不作评判的倾听方式，使患者郁积在内心的苦闷、压抑得以宣泄，通过有效的沟通，正确指导患者调节情绪；与家属及单位及时联系，取得支持，共同做好患者的心理护理。

第二节　安　全

安全是机体基本生理需要之一，也是个体生存的基本条件。在马斯洛人类基本需要层次论中，安全是第二层次的需要。努力为患者提供一个安全的治疗和休息环境，以满足患者对安全的需要，对于患者来说尤为重要。

一、影响住院患者安全的因素及防范措施

（一）物理性损伤

物理性损伤包括机械性损伤、温度性损伤、压力性损伤、放射性损伤等。

1. 机械性损伤　住院患者最常见的机械性损伤类型就是跌倒和坠床，护理人员应加强防范并给予妥善的处理，具体参考措施为：①对意识不清、躁动不安、偏瘫患者及婴幼儿，应酌情使用床档或约束带等保护具进行保护，以防坠床的发生；②对年老体弱、活动不便的患者应

注意搀扶，可将患者常用物品放置于容易拿取处，以防取放物品时发生跌倒；③长期卧床患者下床前应按照“抬高床头 - 半坐位 - 床上坐起 - 远距离行走”的顺序进行下床活动训练，以避免造成直立性低血压、跌倒等伤害；④病室地面应保持干燥、整洁，设立防滑警示牌。通道、楼梯等进出口处应避免堆放杂物，走廊、浴室、厕所应设置扶手，供患者行走不稳时使用；⑤儿科病房桌椅边缘以圆角为宜，以免碰伤。⑥精神科病房应注意将刀片、剪刀等锐器收藏好，避免患者接触。

2．温度性损伤　包括应用冷、热引起的损伤。常见的温度性损伤有热水袋、热水瓶所致的烫伤；易燃易爆物品，如氧气、酒精等所致的各种烧伤；各种电器如烤灯、高频电刀等所致的灼伤；应用冰袋等所致的冻伤等。在应用冷热疗时应注意：①应严格掌握操作原则，注意观察局部皮肤的变化，鼓励患者及时表达不适，对于小儿、意识不清、使用镇静剂的患者，在做冷热疗期间应有专人陪伴；②对易燃易爆物品应妥善保管并设有防火措施，护理人员应熟练掌握各种灭火器的使用方法，对医院内各种电器设备应经常检查维修。

3．压力性损伤　常见的压力性损伤有因长期受压所致的压疮、因高压氧舱治疗不当所致的气压伤等。对长期卧床患者应定时翻身、按摩，以促进受压部位的血液循环；对石膏夹板固定患者，应注意观察局部皮肤的变化；应用高压氧舱治疗患者时，应掌握适应证，治疗时逐渐加压或减压，并注意观察不良反应。

4．放射性损伤　主要是由于放射性诊断和治疗过程中处理不当所致，常见有放射性皮炎、皮肤溃疡坏死等，严重者可能导致死亡。因此，对于接受放射性诊断或治疗的患者，应告知患者保持接受照射部位皮肤的清洁干燥，避免搔抓、用力擦拭和用肥皂擦洗皮肤等日常护理要点，同时正确掌握照射剂量和时间，应尽量减少对患者身体不必要的暴露，保持照射野的标记。

（二）化学性损伤

化学性损伤通常是由于药物使用不当所致，如药物剂量过大、配伍不当甚至用错药物等。因此，应该具备基本的药理知识，严格执行药物管理制度，严格执行“三查八对”，注意药物间的配伍禁忌，选择正确的用药途径。输注速度应根据患者的年龄、病情、身体状况及药物性质进行调节，并观察用药后的反应。同时还应向患者及家属讲解有关安全用药的知识。

（三）生物性损伤

生物性损伤包括微生物及昆虫对人体造成的伤害。病原微生物侵入人体诱发各种疾病，将直接威胁患者的安全。应严格执行消毒隔离制度，遵守无菌技术操作原则，加强对危重患者的护理，增强患者的抵抗力。昆虫伤害也较多见，如蚊、蝇、蟑螂等对人体的伤害。昆虫叮咬不仅严重影响患者的休息和睡眠，还可致过敏性伤害，甚至可传播疾病，故应对其采取有力措施予以防范和消灭。

（四）心理性损伤

患者对疾病的认识和态度、患者与周围人们的情感交流、医护人员对患者的行为和态度等均可影响患者的心理，甚至会导致心理性损伤的发生。应树立“以患者为中心”的服务理念，尽快使患者熟悉医院环境，帮助患者与病友之间建立和睦的人际关系，做好心理护理，及时了解患者的心理状况。同时以高质量的护理取得患者的信任，建立良好的护患关系，并应对患者进行有关疾病知识的教育，引导患者对疾病采取正确、乐观的态度。

在影响患者安全的因素中，除了物理性、化学性、生物性和心理性损伤外，医源性损伤也是非常值得关注的。医源性损伤是指由于医务人员言谈及行为上的不慎而造成患者生理或心理上的损伤，造成患者对疾病、治疗等的误解而产生情绪波动，加重病情；由于医务人员工作不负责任，发生医疗差错事故，给患者心理及生理上造成痛苦，重者甚至危及生命；由于医务人员工作方法不当，造成医院内感染。因此，医院应加强医务人员的素质教育，强调良好的服务

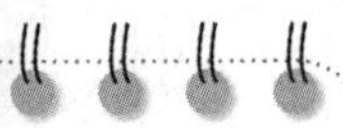

态度，并制订相应的杜绝差错事故的措施。

二、保护具的应用

保护具（protective devices）是用来限制患者身体或机体某部位的活动，以达到维护患者安全与治疗效果的各种器具。

（一）目的

防止小儿或高热、谵妄、昏迷、躁动及危重患者因虚弱、意识不清或其他原因而发生坠床、撞伤、抓伤等意外，确保患者安全与治疗、护理工作的顺利进行。

（二）适用范围

小儿患者；坠床发生概率高者；实施某些眼科特殊手术者；精神病患者；长期卧床、极度消瘦、虚弱及其他易发生压疮者；皮肤瘙痒难忍者。

（三）使用原则

应用保护具要遵循知情同意、短期应用和随时评价的原则，以确保患者安全。

（四）常见保护具的使用方法

1．床档（bedside rail） 主要预防患者坠床。医院常用的床档有多种样式，如多功能床档（图 13-1）、半自动床档（图 13-2）和围栏式床档（图 13-3）。其中多功能床档不用时可插于床尾，使用时插入两侧床缘，必要时可将床档垫于患者背部作胸外心脏按压；半自动床档一般固定于床缘两侧，可按需进行升降；围栏式床档亦固定于床两侧，床档中间有一活动门，使用时将门关上即可。

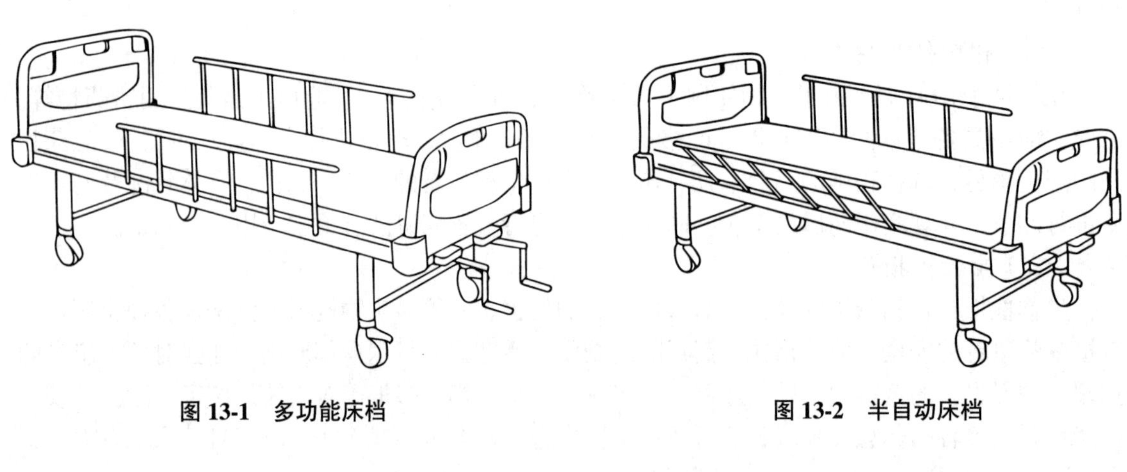

图 13-1　多功能床档　　　　图 13-2　半自动床档

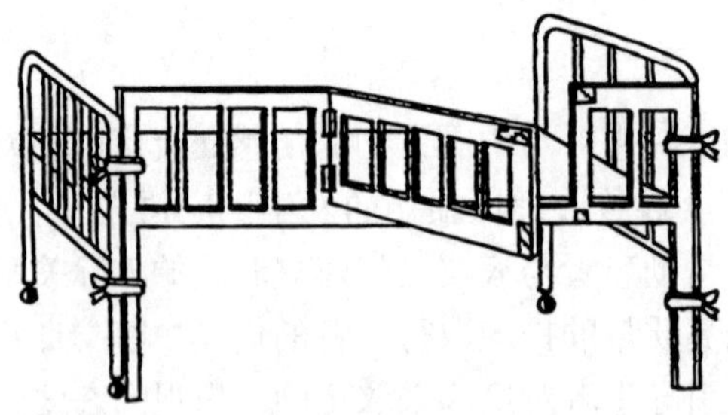

图 13-3　围栏式床档

2．约束带（restraints） 一种保护患者安全的装置，用于躁动、有自伤或坠床危险以及由于治疗需要固定身体某一部位、限制身体及肢体活动的患者。

（1）宽绷带约束：常用于固定手腕和踝部。使用时，先用棉垫包裹局部，再用宽绷带打成双套结（图 13-4），套在棉垫外，稍拉紧带子并系于床缘，以使肢体不脱出（图 13-5）、又不影响血液循环为宜。

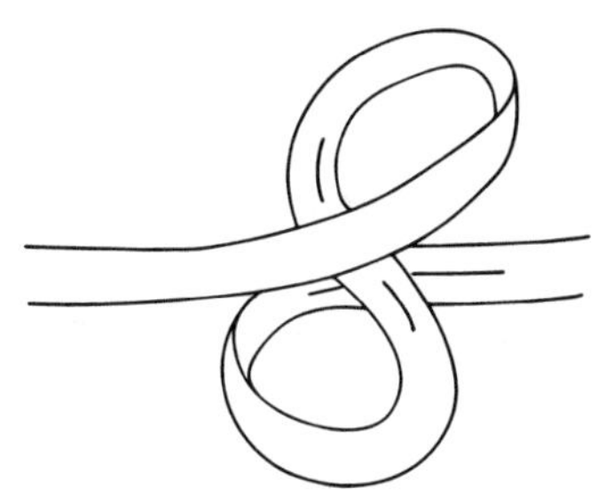

图 13-4　双套结

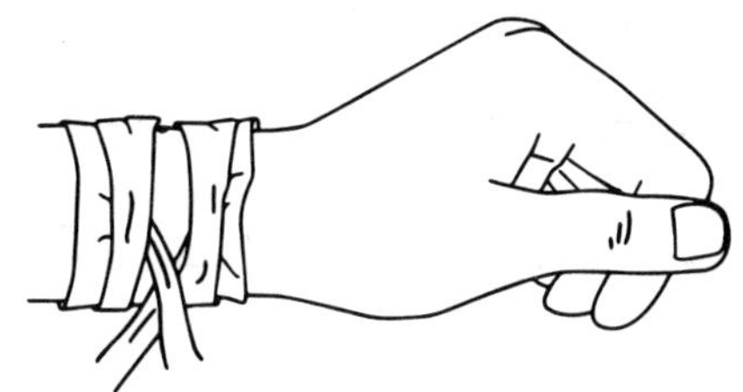

图 13-5　宽绷带约束法

（2）肩部约束带：用于固定肩部，限制患者坐起。肩部约束带可用宽布或大单制成，如使用宽布，则将宽布制成宽 8 cm、长 120 cm，一端制成袖筒（图 13-6）。使用时，在患者两侧肩部套上袖筒，腋窝衬棉垫，两袖筒上的细带在胸前打结固定，将两条较宽的长带尾端系于床头（图 13-7）。如使用大单，则将大单斜折成长条置于患者颈下，将长条的两端由腋下经肩前绕至肩后，从横于颈下的大单上穿出，系于床头横栏上（图 13-8），切忌将大单直接置于患者胸部后从腋窝下穿出，以免患者在挣扎坐起时造成压迫导致窒息的发生。

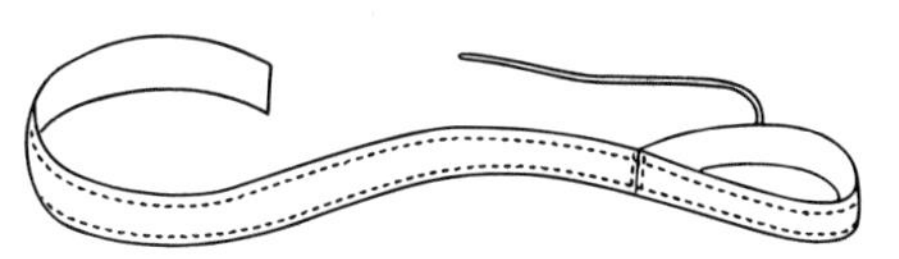

图 13-6　肩部约束带

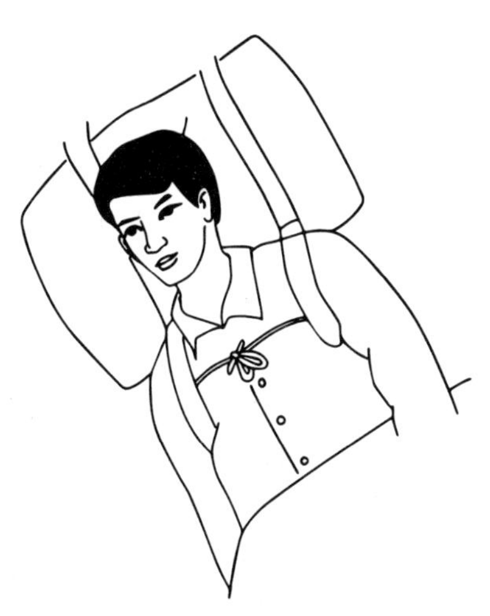

图 13-7　肩部约束带固定法

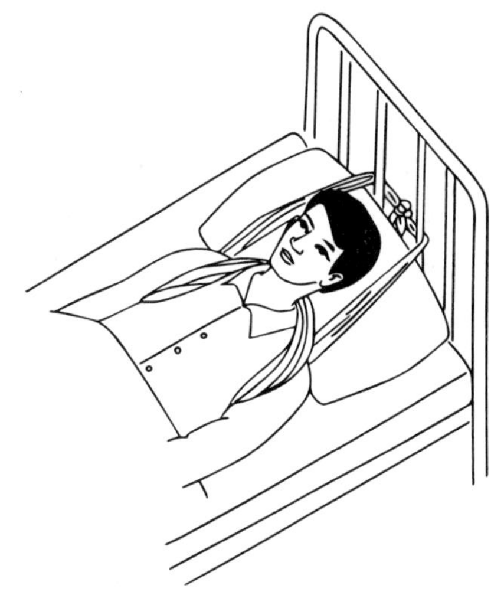

图 13-8　肩部大单固定法

（3）膝部约束带：用于固定膝部，限制患者下肢活动。膝部约束带用宽布制成，宽 10 cm、长 250 cm，中部有两条两头带（图 13-9）。使用时先在膝部垫棉垫，再用两头带分别固定一侧膝关节，宽带系于两侧床缘（图 13-10）。也可用大单进行固定（图 13-11）。

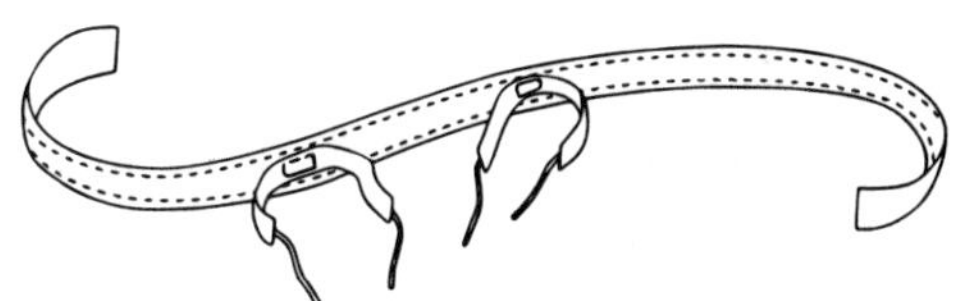

图 13-9　膝部约束带

（4）尼龙搭扣约束带：操作简便、安全。可用于固定手腕、上臂、膝部、踝部。约束带

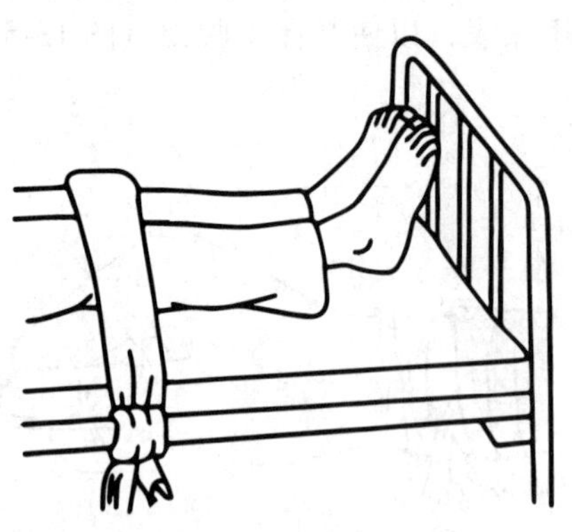

图 13-10　膝部约束带固定法

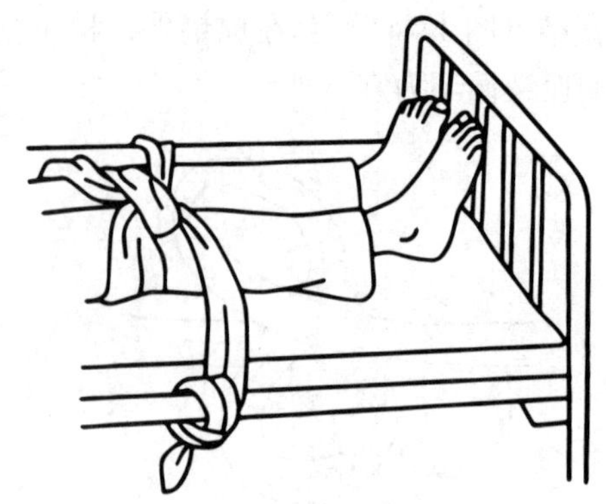

图 13-11　膝部大单固定法

由宽布和尼龙搭扣制成（图 13-12）。使用时局部垫好衬垫，对合尼龙搭扣，将带子系于床缘，注意松紧适宜。

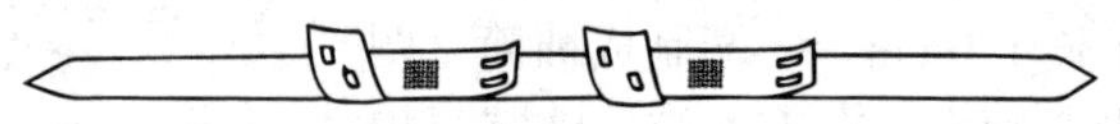

图 13-12　尼龙搭扣约束带

科研小提示

查阅《医用材料概论》可知，高分子绷带具有透 X 线、防水等特点，是否可作为新型的固定产品？

3．支被架（overbed cradle）　主要用于肢体瘫痪或极度衰弱的患者，可避免盖被压迫肢体所致的不舒适或其他并发症（图 13-13），也可用于烧伤患者的暴露疗法时保暖。使用时将支被架罩于防止受压的部位，盖好盖被（图 13-14）。

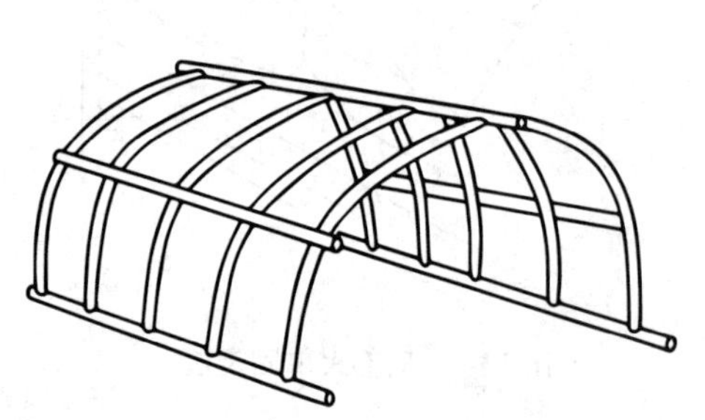

图 13-13　支被架

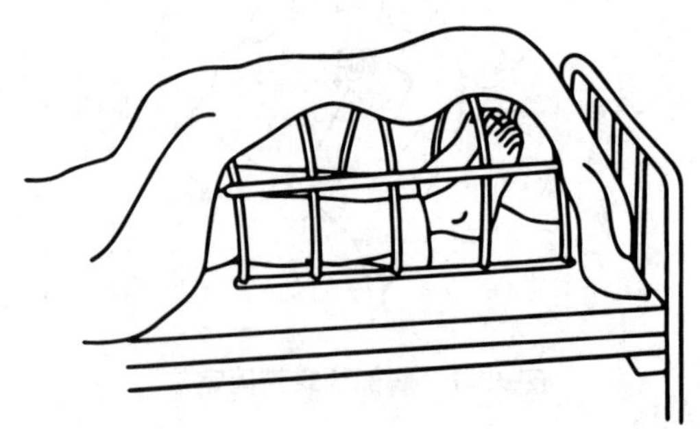

图 13-14　支被架使用法

（五）注意事项

1．严格掌握保护具应用的指征，向患者及家属介绍保护具使用的必要性，取得其理解，始终维护患者的自尊。

2．保护具只能短期使用，用时使肢体处于功能位置，须定时松解约束带（一般每 2 h 松解一次）。

3．使用约束带时，带下应垫衬垫，固定应松紧适宜，并经常观察局部皮肤颜色（一般每 15 min 观察一次），必要时进行局部按摩，以促进血液循环。

4．记录使用保护具的原因、时间、观察结果、护理措施和解除约束的时间。

5．使用保护具的过程中应将呼叫器放在患者易于拿取的位置，或有专门陪护人员，以确保患者能随时与医务人员取得联系，保障患者的安全。

三、辅助器的使用

（一）目的

辅助身体有残障或因各种原因导致行动不便者进行活动，保障患者的安全。

（二）常用辅助器

常用辅助器包括腋杖、手杖、助行器。腋杖（图 13-15）是提供给短期或者长期残障者离床时使用的一种支持性辅助用具。腋杖合适长度的简易计算方法为：使用者身高减去 40 cm。使用时双肩放松，身体挺直站立，腋窝与拐杖顶垫间距 2 ～ 3 cm，腋杖底端应离足跟 15 ～ 20 cm。手杖（图 13-16）是一种手握式的辅助用具，常用于不能完全负重的残障者或老年人。助行器（图 13-17）的支持面积大，稳定性好，适用于上肢健康、下肢功能较差者。

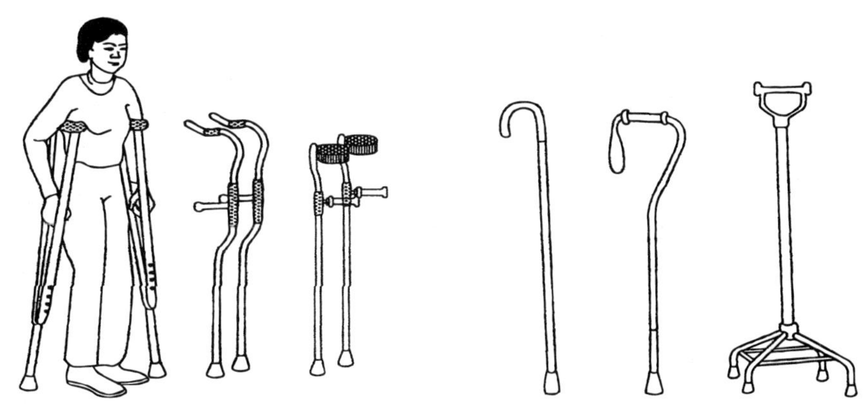

图 13-15　腋杖　　图 13-16　手杖

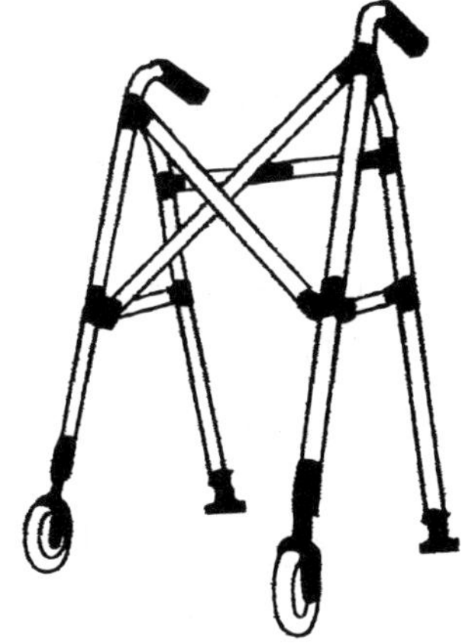

图 13-17　助行器

（三）注意事项

1．辅助器使用者应意识清楚，身体状态良好、稳定。手臂、肩部或背部无伤痛，且活动不受限制，否则可能会影响手臂的支撑力。

2．使用辅助器时，患者的鞋要合脚、防滑，衣服要宽松、合身。

3．选择适合自身的辅助器，不合适的辅助器或错误的姿势可导致腋下受压造成神经损伤、

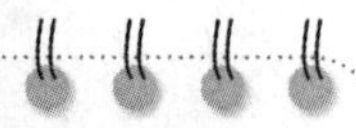

随堂测

腋下和手掌挫伤、跌倒。

4．调整拐杖和手杖后，将全部的螺丝拧紧，将橡胶底垫紧贴拐杖或手杖底端，并经常检查确定橡胶底垫的凹槽能产生足够的吸力和摩擦力。

5．选择较大的练习场地，避免拥挤和注意力分散，同时保持地面干燥，无可移动的障碍物。

第三节　休息、睡眠与活动

休息、睡眠与活动是人类最基本的生理需要，是维持人体健康的必要条件。患者在患病期间，通过适当的休息与活动，可使机体处于最佳的生理和心理状态。应为患者创造一个良好的休息环境，并应根据患者的具体情况，协助和指导患者进行适当的活动，预防各种并发症的发生，使其早日康复。

一、休息

休息（rest）是指在一段时间内相对地减少活动，使人从生理和心理上得到松弛，消除或减轻疲劳，恢复精力的过程。

（一）休息的意义

1．休息对健康人的意义　充足的休息是维持机体身心健康的必要条件，缺少休息可引起一系列疲倦、全身无力、注意力不集中、工作效率下降等现象，严重者还会导致机体健康水平下降，甚至生病。

2．休息对患者的意义　充分的休息是促进患者康复的有效措施，患者生病住院时除生理上的不适外，心理上容易出现焦虑，加之在一个新的环境中，陌生的面孔、各种特殊的声响、一些令人产生痛苦的操作、休息中经常受到干扰等，都会给患者增添较大的压力和精神负担。患者在患病期间，如能得到良好的休息，会使体力和精力尽快得到恢复。

（二）休息的形式

休息的形式多种多样，获得休息的方法因人而异，包括运动后的静止，或者工作中的片刻休息。例如对从事脑力劳动的人来说，其休息方式可以是散步、打球等；对于运动员来说，其休息方式可以是读书、听音乐等。

1．生理上的舒适　生理上的舒适对促进患者休息非常重要。因此，在休息之前去除不适的来源，减轻不适的感觉，对提高休息质量有相当重要的作用，包括解除或控制疼痛、协助搞好个人卫生、提供舒适的体位、保持环境温湿度适宜、减少噪声和异味、调节睡眠时所需的光线和声音等。

2．心理上的放松　个体的心理情绪状态直接影响休息的质量，患者由于生病住院，而无法满足社会及职业对其个人角色的需要，加之对医院环境及医务人员的陌生、对自身疾病的担忧等，患者常常会出现紧张和焦虑。因此，可通过与患者良好的沟通和交流，来增进双方的理解，帮助患者达到心境平和的状态。

3．充足的睡眠　睡眠是最为常见也最为重要的休息形式。充足的睡眠可以促进个体精神和体力的恢复，因此，应了解睡眠生理，解决患者的睡眠问题，以促进患者早日康复。

（三）促进患者休息的护理措施

1．保证各种形式的休息　保证患者生理上的舒适、心理上的放松和充足的睡眠。

2．解除焦虑　协助新入院患者熟悉环境、消除陌生感。在护理中应恰当地向患者解释病情、各种治疗以及各种化验结果，使患者能安心治疗，并争取主动配合。另外，取得家属合作，共同消除患者的孤独感，从而减轻患者的心理负担，合理安排探视及陪床时间，既要保证治疗的正常进行，又要满足患者对亲情的需要。

3．医院环境的控制　尽量给患者提供一个安静、舒适的环境，保持室内适当的温湿度、减少各种噪声。遇到重危及抢救患者，如果条件允许，尽可能在单间内进行，尽量减少环境中不良因素对患者的刺激。

4．有计划地安排各种诊疗活动　为保证患者的休息，各种治疗和护理应相对集中。无特殊要求时，尽量集中在白天完成。

5．尊重患者的休息习惯与方式　因患者的年龄、性别、生活习惯、受教育程度及个人爱好的不同，对休息和放松的方式与需求也各不相同。在制订护理计划和促进患者休息时，应充分考虑这些因素，以满足患者的合理要求。

二、睡眠

睡眠（sleep）是与觉醒交替循环的生理过程。人的一生中有 1/3 的时间要在睡眠中度过，通过睡眠，人的精力和体力得到恢复，睡眠后可保持良好的觉醒状态。

睡眠是一种知觉的特殊状态，一个人在睡眠时，并非绝对失去意识，只是身体的活动、对周围环境的知觉及反应明显减少而已。

（一）睡眠生理

1．睡眠的分期　睡眠具有两种不同的时相状态。一是脑电波呈现同步化慢波的时相，称为慢波睡眠（slow wave sleep，SWS），或称非快速眼动（nonrapid eye movement，NREM）睡眠；二是脑电波呈现去同步化快波的时相，称为快波睡眠（fast wave sleep，FWS），或称快速眼动（rapid eye movement，REM）睡眠。睡眠过程中两个时相互相交替。

（1）慢波睡眠：可分为 4 个时相。

第Ⅰ时相：为过渡期，在所有睡眠时相中睡得最浅，并认为是从清醒到入睡的过渡阶段，只维持几分钟，很容易唤醒。此时相生理活动开始减慢，但脑电图（EEG）显示的一些特点与清醒时相同。

第Ⅱ时相：睡眠逐渐加深，但仍易被唤醒，持续 10 ～ 20 min。此时相生理活动继续变慢，肌肉逐渐放松。

第Ⅲ时相：为熟睡期，持续 15 ～ 30 min。此时相肌肉完全放松，心搏缓慢，血压下降，难以唤醒。

第Ⅳ时相：为深睡期，大约持续 10 min。全身松弛，无任何活动，体内激素大量分泌，人体组织愈合加快，遗尿和梦游可能发生，极难唤醒。

（2）快波睡眠：此期睡眠的特点是眼球快速转动，脑电图活跃，与清醒时极为相似，肌电图显示肌张力极低，是睡眠各时相中最低者，并伴有类似瘫痪时大肌肉所具有的那种不活动的状态，出现这种静止状态是由于脑干中的特有神经元过度极化的原因。因此，在快波睡眠中，躯干基本上处于松弛状态，但体温、血流及脑的耗氧量均有增加。心率、血压和心输出量也有增加，经常接近于清醒时的水平。

值得指出的是，睡眠中的一些时相对人体具有特殊的意义。如在 NREM 第Ⅳ时相的睡眠中，体内可分泌大量的生长激素，其功能是促进合成代谢，减少蛋白质的分解，加速受损组织的愈合。REM 睡眠与幼儿神经系统的成熟有关，且有利于精力的恢复，同时对保持精神和情绪上的平衡十分重要，因为这一时期的梦境都是生动的、充满感情色彩的，此梦境可减轻、缓解精神压力，使人将忧虑的事情从记忆中消除。

2．睡眠时相的周期　睡眠时相是周期发生的，睡眠本身由几个周期组成（图 13-18）。每

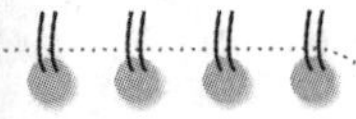

一周期都含有从 60 ~ 120 min 不等的（平均 90 min）有顺序的睡眠时相，成人平均每晚出现 4 ~ 6 个睡眠时相周期。

在睡眠时相周期的任一阶段醒而复睡时，都需从头开始依次经过以上各期。在睡眠周期中，每一时相所占的时间比例随睡眠的进行而有所改变。刚入睡时，NREM 第Ⅲ、Ⅳ时相则会相应地缩短。因此，大部分 NREM 睡眠发生在上半夜，REM 睡眠则多在下半夜。

睡眠时相周期在白天小睡时也会出现，但慢波睡眠和快波睡眠时间根据白天小睡的时间而定。上午小睡，是后半夜睡眠的延续，快波睡眠所占比例较大，慢波睡眠的时间减少；下午小睡，慢波睡眠比例增多，下午的睡眠会减少晚上睡眠时慢波睡眠的时间。

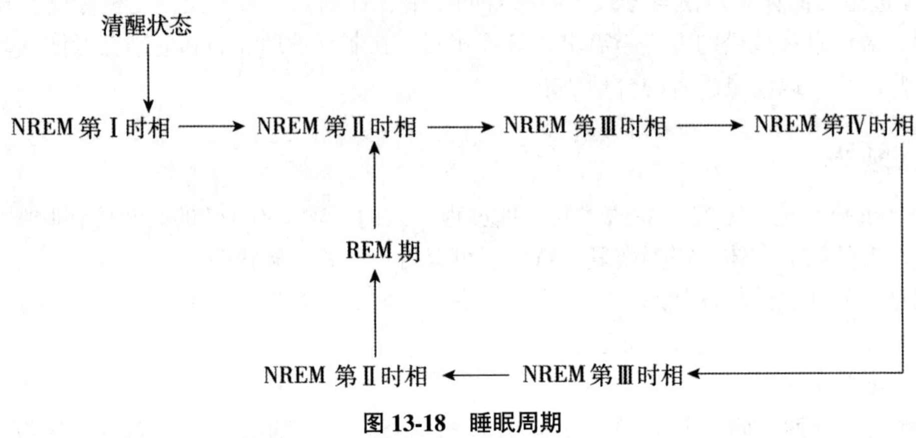

图 13-18　睡眠周期

（二）影响睡眠的因素

休息和睡眠的问题常常不是由单一因素造成的，生理、心理和环境等许多因素都可能影响睡眠的质量和数量。

1．生理因素

（1）年龄：随着年龄的增长，人的睡眠时间逐渐减少。

（2）疲劳：适度的疲劳有助于入睡，但过度的疲劳反而会导致无法入睡。

（3）昼夜节律性：每个人的“睡眠 - 觉醒”具有生物钟式的节律性，节律的破坏会影响睡眠，通常需要 3 ~ 5 天才能恢复正常。

（4）内分泌变化：如妇女月经前期或月经期常常会出现嗜睡现象。

2．病理因素　身体的舒适是获得睡眠的先决条件，许多疾病及其症状会影响身体的舒适而影响睡眠。因此，入睡前必须减轻或去除身体的不适，如疼痛、饥饿、腹胀、呼吸困难等。

3．心理因素　任何强烈的情绪，如害怕、焦虑、喜悦、悲哀等都可能造成失眠。患者由于对疾病的诊断、治疗感到焦虑、不安和恐惧，而产生心理压力等，也会影响其睡眠。

4．环境因素　睡眠环境的变化可以改变睡眠状况。研究发现，在新环境中，NREM 和 REM 睡眠的比例会有所变化，主要为 REM 减少、入睡时间延长、觉醒的次数增加等。

5．其他因素

（1）食物的影响：一些食物的摄入也会改变睡眠状况。如 L- 色氨酸广泛存在于各种食物中，其中肉类、乳制品和豆类中含量较多，这种物质能促进入睡，被认为是一种天然的催眠剂。对于睡眠不佳者，鼓励其睡前喝一杯热奶可以帮助入睡。饱食后发困也是 L- 色氨酸的作用所致。此外，少量饮酒也能促进放松和睡眠，但大量饮酒却会抑制 REM 睡眠。咖啡由于含有咖啡因，会干扰睡眠，使人兴奋，浓茶也有与咖啡相同的作用，故对于睡眠状况不好的人，应避免在睡前 4 ~ 5 h 饮用这类饮料。

（2）寝前习惯的改变：寝前习惯的改变也可影响睡眠，不少人睡前有洗热水澡、喝牛奶、阅读报纸、听音乐等习惯，如果这些习惯被改变，则可能使睡眠出现障碍。

（3）药物的影响：药物也会影响睡眠型态。如长期服用安眠药，停药后往往会导致对药物的依赖或使睡眠障碍更加严重。

知识链接

世界睡眠日

进入21世纪，人们的健康意识空前提高，“拥有健康才能拥有一切”的新理念深入人心，因此有关睡眠的问题引起了国际社会的关注。人一生中有1/3的时间是在睡眠中度过的，人如果5天不睡眠就可能会危及生命，可见睡眠是人的生理需要。睡眠作为生命所必须的过程，是机体复原整合和巩固记忆的重要环节，是健康不可缺少的组成部分。

根据WHO对14个国家的25 916名患者的调查，发现27%的人有睡眠问题。为唤起全民对睡眠重要性的认识，2001年，国际精神卫生和神经科学基金会主办的全球睡眠和健康计划发起了一项全球性的活动，将每年的3月21日，即春季的第一天，定为“世界睡眠日”。此项活动的重点在于引起人们对睡眠重要性和睡眠质量的关注。2003年，中国睡眠研究会将“世界睡眠日”正式引入中国。

为引导人们了解和关注睡眠的不同方面，历届睡眠日都有相应的主题。如2001年主题——睁开眼睛睡；2002年主题——开启心灵之窗，共同关注睡眠；2020年主题——5G睡眠，梦回故乡；2021年主题——健康睡眠，平安出行。

（三）常见睡眠障碍

1．失眠（insomnia） 睡眠障碍中最常见的一种，是一种个体长期存在入睡和维持睡眠困难（多醒、多梦、睡不深）、早醒或低质量睡眠的症状。国际疾病分类（ICD-10）对非器质性失眠的诊断标准包括：①主诉入睡困难，或难以维持睡眠，或睡眠质量差；②每周至少发生3次并持续1个月以上；③日夜专注于失眠，过分担心失眠的后果；④睡眠量和（或）质的不满意引起明显苦恼或影响社会及职业功能。

失眠可分为原发性失眠（primary insomnia）和继发性失眠（secondary insomnia）。原发性失眠是一种慢性综合征，继发性失眠常因精神紧张、环境不适、身体障碍等引起。用EEG记录发现，在上半夜占优势的NREM第Ⅲ、Ⅳ时相在失眠患者中有所减少。

2．睡眠过多（hypersomnia） 指睡眠时间过长或长期处于想睡的状态。引起睡眠过多的原因还不十分清楚，通常认为与进食失调和病态的肥胖有关，也可见于心理失调，如抑郁的患者。EEG研究表明，睡眠过多尽管延长了总的睡眠时间，但睡眠时相的周期进展和每一时相所占的百分比均在正常范围内。

3．发作性睡病（narcolepsy） 一种特殊的睡眠失调，特点是控制不住的短时间的嗜睡。在发作性睡眠者中，约有70%的人会出现猝倒现象，表现为肌张力部分或全部丧失，导致严重跌伤；约有25%的人在发作性睡眠时有生动的、充满色彩的幻觉。这种睡眠常在饭后或单调无趣的情况下及一天快结束时发作。猝倒发作常因情绪急剧变化，过于兴奋或是过于悲伤而引起。目前认为发作性睡眠是异相睡眠失调。

4．睡眠型呼吸暂停（sleep apneas） 一种在睡眠过程中发生自我抑制、没有呼吸的现象，可分为中枢性和阻塞性呼吸暂停两种类型。中枢性呼吸暂停是由于中枢神经系统功能不良所致，见于颅脑损伤、药物中毒等；阻塞性呼吸暂停则出现在严重的、频繁的、用力的打鼾或喘息之后，由上呼吸道阻塞病变引起。肥胖者若脂肪堆积在咽部、舌根部阻塞气道，也可出

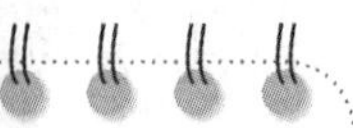

现该症状。

5．其他

(1) 梦游：主要见于儿童。常发生于NREM的第Ⅲ、Ⅳ时相，可能与遗传、性格、神经功能失调有关。梦游发生时，患者可下床走动，甚至完成一些复杂的动作，然后继续上床睡觉，醒后对梦游过程不能回忆。在梦游期间，梦游者的全身功能是清醒时的最低水平。

(2) 遗尿：多见于儿童，与大脑未发育完善有关，睡前饮水过多或过度兴奋也可诱发。

（四）睡眠障碍患者的护理

1．睡眠的评估　包括每天睡眠的时间、就寝的时间、就寝前的特殊习惯、入睡的时间、入睡所需的时间、夜间醒来的次数和时间、影响睡眠的因素、患者对睡眠的期望等。

2．促进患者睡眠的护理措施

(1) 创造良好的睡眠环境：患者休息的环境应以清洁、安静、安全为原则。睡前根据需要调节好病室内的光线、温度、湿度；保持卧具清洁、干燥，棉被厚薄适宜，枕头高度合适；减少外界环境对患者视、嗅、听、触等感觉器官的不良刺激；多人同住病室应用布帘或屏风等分隔，以创造隐私的环境。有计划地安排护理工作，尽量减少对患者的干扰，并做到“四轻”。

(2) 增进舒适：护士应积极采取一切有效措施增进患者的舒适，促进患者自然入睡。如疼痛时酌情给予镇痛剂，解除腹胀、尿潴留等。为患者做好晚间护理，如协助患者洗漱、排便；检查身体各部位引流管、牵引、敷料的情况，必要时更换敷料；帮助患者处于正确的睡眠姿势。

(3) 满足患者的睡眠习惯：护理人员应尽可能地满足患者就寝前的一些常规习惯，如睡前淋浴或洗漱、阅读、听广播、做健身操、吃少量食物、喝牛奶或热饮料等，以促进患者的睡眠。

(4) 加强心理护理：根据评估结果，找出影响患者休息与睡眠的心理因素，通过有效的沟通，帮助患者消除恐惧和焦虑，恢复平静、稳定的情绪，以提高睡眠的质量。

(5) 健康教育：与患者一起谈论有关休息与睡眠的知识和问题，使其了解身心放松是保证休息与睡眠的前提条件，并明确休息与睡眠对人体的重要作用；了解睡眠紊乱的原因和避免其发生的可能方法；鼓励患者建立规律的日常生活习惯，养成良好的睡眠习惯，如白天应参加适量锻炼，晚间睡前可略活动，白天不要过多小睡，清晨按时起床，不要用脑过度。睡前不能吃得过饱、饮水不宜过多、不喝浓茶和咖啡等。

(6) 合理使用药物：对于一些失眠的患者，当所有促进睡眠的方法都无效时，可应用镇静催眠药物。但须注意防止药物依赖和抗药性，避免长时间连续用药。用药的同时结合其他促进睡眠的措施，最终帮助患者建立良好的睡眠型态。

(7) 对症护理：对于睡眠过多的患者，指导其控制饮食，减轻体重，增加有益和有趣的活动，并限制睡眠的时间；对于发作性睡眠的患者，应选用药物治疗，并指导其学会自我保护，注意发作先兆，减少意外发生；对于睡眠型呼吸暂停的患者，指导其采取正确的睡眠姿势，保持呼吸道通畅；对于梦游者，注意防护，将卧室中的危险物移开，必要时关窗、锁门；对遗尿者，于晚间限制其饮水量，并于睡前督促其排尿。

三、活动

（一）活动的意义

人们通过饮水、进食、排泄等活动来满足基本的生理需要；通过学习和工作来满足自我实现的需要；通过身体活动来维持呼吸、循环、消化及骨骼肌肉的正常功能；通过思维活动维持个体意识和智力发展，防止大脑功能退化。一个人每天适量的活动，可以保持良好的肌肉张力、促进身体各部位的弹性、增强全身活动的协调性；同时还可促进消化、促进睡眠、控制体重、减少肥胖的发生；而且活动还有助于解除心理压力，减慢老化过程和减少慢性疾病的发生。通过适当的活动，人体会自觉身体强壮并能较好地适应体内、外各种因素的改变，维持身体的健康，且会精神焕发，增强自信。所以，活动对维持人体的健康非常重要。

人患病后，正常的活动会受到疾病的影响而减少，特别是在病情较重的时期，往往会影响机体各系统的功能及患者的心理状况，无论对疾病的恢复还是情绪状态的稳定都会带来很大的影响。因此，除了要帮助患者很好地休息之外，还应从其身心需要出发，协助患者进行适当活动，以预防并发症的发生，促进康复。

（二）活动受限的原因

1．生理因素　生理因素是造成活动受限的最主要因素，机体的运动有赖于肌肉、骨骼、关节及分布于这些结构上的神经和血管的完整性，所以当身体由于疾病或先天性的问题而影响肌肉、骨骼、关节和相关的神经或血管时，均会影响正常的活动功能。

（1）疼痛：许多疾病所带来的疼痛会限制患者的活动，如手术患者常常因伤口疼痛而不敢活动，或因疼痛而限制了关节的活动范围。

（2）损伤：关节、骨骼、肌肉的损伤，如扭伤、挫伤、骨折等，都会导致受伤肢体活动受限。

（3）神经功能受损：这种损伤会严重地甚至是永久性地改变人体的活动能力。如重症肌无力、瘫痪患者。

（4）严重疾病：如心肺疾病引起供氧不足，严重的营养不良或极度肥胖所致的全身无力，均会使活动受到影响。

（5）身体残疾：先天性畸形或其他残障，如失明等可使活动受限。

（6）医护措施的限制：如骨折患者石膏固定后活动受限，大面积心肌梗死患者需绝对卧床休息等。

2．心理因素　一些心理极度忧郁的患者和某些患有精神疾病的患者由于精神紊乱，脱离了正常的思维活动，影响了正常的机体活动，如精神分裂症的木僵状态患者等。

（三）活动受限对机体的影响

1．对皮肤的影响　长期卧床不活动可导致皮肤的抵抗力下降，皮肤易受损或形成压疮。详见第十四章第四节“压力性损伤的预防与护理”。

2．对骨骼和肌肉组织的影响　人体骨骼、肌肉组织长期不活动，会导致全身软弱无力、腰背痛、骨质疏松、关节僵硬、挛缩、变形等，严重的会导致运动系统功能的丧失。

3．对心血管系统的影响　长期卧床的患者，对心血管系统的影响主要为直立性低血压与血栓形成。

（1）直立性低血压：长期卧床的患者，第一次起床时往往会感到虚弱、眩晕。发生眩晕的一部分原因是肌肉无力，而另一部分原因则是由直立性低血压所致。直立性低血压是当人体突然直立时，小动脉尚未收缩，而造成血压突然下降。另外，长期卧床的患者，血液循环量下降，头部供血不足，也可导致眩晕。

（2）深静脉血栓形成：机体静止的时间愈长，发生深静脉血栓的危险性愈高。这是因为长期卧床的患者，由于姿势不良或关节的长期屈曲，可出现静脉血液循环不畅，如果循环不良的时间超过人体组织受损的代偿时间，血管内膜就会受损。同时，长期不动的患者还会出现血容量不足，而血液中血浆部分的减少比血细胞部分的减少要多，导致血液黏度增加，血流速度减慢；又因腿部肌肉收缩不够，以致静脉内血流速度下降。这些情况同时发生时，就会形成血栓。血栓形成的危险在于可引发肺栓塞。

4．对呼吸系统的影响　长期卧床不动，导致呼吸系统的两大合并症是坠积性肺炎和二氧化碳滞留。原因是患者长期卧床，胸部扩张受阻，使有效通气减少。卧床还会使呼吸道内分泌

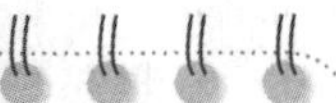

物排除困难，呼吸道内堆积着大量黏液，可干扰气道内纤毛排除异物的功能，患者由于身体虚弱，无足够的力量将黏液咳出，这种情况持续存在，将会引发坠积性肺炎。肺部的有效通气量减少再加上分泌物的蓄积，将会干扰气体的正常交换，导致二氧化碳潴留。

5．对消化系统的影响　由于活动量的减少和疾病的消耗，患者往往出现厌食，所摄入的纤维和水分减少，同时胃肠道的蠕动减慢，患者常出现便秘。有的患者不习惯在床上排便，并且辅助排便的腹肌和肛提肌肌张力下降，使得便秘更加严重。出现便秘时，患者往往伴有头痛、眩晕、食欲下降、腹胀。严重的便秘可导致粪便嵌塞，使排便更加困难。

6．对泌尿系统的影响　长期卧床的患者，由于排尿姿势的改变，会影响正常的排尿活动。正常情况下，当处于站姿或坐姿时，可使会阴部肌肉放松，同时肌肉下压刺激排尿。平躺时，上述情况改变，出现排尿困难，若长期存在，膀胱膨胀造成逼尿肌过度伸展，机体对膀胱胀满的感觉性减弱，形成尿潴留。由于机体活动量减少，尿液中的钙磷浓度增加，因同时伴有尿潴留，进而可形成尿道结石。另外，由于尿潴留，正常排尿对尿道的冲洗作用减少，大量细菌繁殖，致病菌可由尿道口进入，上行到膀胱、输尿管和肾，造成泌尿系统感染。

7．对心理、社会方面的影响　长期卧床往往会给患者带来一些心理社会方面的问题。患者常出现焦虑、恐惧、失眠、自尊的改变、愤怒、挫折感等。此外，有些制动患者容易在情绪上出现波动，甚至会在行为上处于敌对好斗的状态。

（四）患者活动的评估

为减少由活动受限引发的各种并发症，指导并帮助患者进行适当的活动，护士需仔细评估患者的活动状况及其影响因素，并依据评估结果制订活动计划。评估的内容包括如下方面。

1．患者的一般资料　年龄、性别、文化程度、职业等，这些因素可以影响患者对运动和锻炼的态度，以及对运动和锻炼方式的选择。

2．患者的活动能力　通过对患者的日常活动情况，如行走、穿衣、如厕，是否需要器械或他人协助等进行判断。活动能力可分为5级。

0级：完全独立，可自由活动；

Ⅰ级：需要使用辅助器械；

Ⅱ级：需要他人的协助、监督或指导；

Ⅲ级：既需要他人的协助，也需要辅助器械；

Ⅳ级：完全不能活动，全部依赖他人。

3．影响活动的生理和心理因素　包括患者的心肺功能，支配活动的神经、骨骼肌肉和关节的状况，患者的意识、心理状况等。这部分的评估有助于分析和判断导致患者活动障碍的原因。

4．活动问题的评估　对于已经出现活动问题的患者，必须评估活动问题的开始时间、频率、已知的原因、严重程度、产生的症状、对日常功能的影响，以及已采取的治疗措施及其效果，从而为后续的护理提供依据。

5．患者的运动习惯和知识　通过观察评估患者每日的运动量、运动方式，还应了解患者及家属对有关活动的知识的掌握情况和学习需求。

（五）满足患者活动的护理措施

根据患者活动的能力，可将患者的活动分为被动运动和主动运动。对于躯体活动受限的患者，在活动中可采用被动运动的方式，并鼓励患者尽力配合，使关节和肌肉得到最大范围的锻炼。对于可离床活动的患者，可选用主动运动的方式，采用徒手方式或利用简单的器械完成。

1．选择合适的卧位　患者卧床时，体位应舒适、稳定，全身尽可能放松，以减少肌肉和关节的紧张。

2．保持脊柱的正常生理弯曲和各关节的功能位置　脊柱对行走、跑跳时产生的震动具有缓冲作用，并对脊髓和脑组织起着重要的保护作用。长期卧床患者，如果床板不平、褥垫太薄而又缺少活动，脊柱就会因长期受压而损伤变形，失去弹性和正常的缓冲功能。因此，卧床患者应注意在颈部和腰部以软枕支托，如病情许可，还应经常变换体位，练习脊柱活动，以保持肌肉和关节的功能。各关节应尽量保持功能位，防止关节畸形和功能丧失。

3．防止皮肤压疮形成　定时为患者更换卧位，并活动和按摩受压处皮肤，防止压疮的发生。

4．全范围关节运动（range of motion，ROM）　指根据每一特定关节可活动的范围来对此关节进行屈曲和伸展的运动，是维持关节可动性、防止关节挛缩和粘连形成、恢复和改善关节功能的有效方法。ROM 可分为主动性 ROM 和被动性 ROM，主动性 ROM 指个体可以独立开始并完成全范围关节运动；被动性 ROM 指个体依靠护理人员才能开始并完成全范围关节运动。

被动性 ROM 练习的操作步骤见表 13-1。

表 13-1　被动性 ROM 练习的操作步骤

步骤	要点说明
①嘱患者采取自然放松的姿势，面向操作者，并尽量靠近操作者	• 利用人体力学原理，比较省力
②依次对颈、肩、肘、腕、手指、髋、膝、踝、指关节作外展、内收、伸展、屈曲、内旋、外旋等关节活动范围练习，各关节的活动形式和范围参见图 13-19、图 13-20、表 13-2	• 操作者在完成每个关节的活动时，应观察患者的反应
③每个关节每次可有节律地进行 5 ~ 10 次完整的 ROM 练习	
④运动结束后，测量生命体征，协助患者取舒适的卧位，整理床单位	

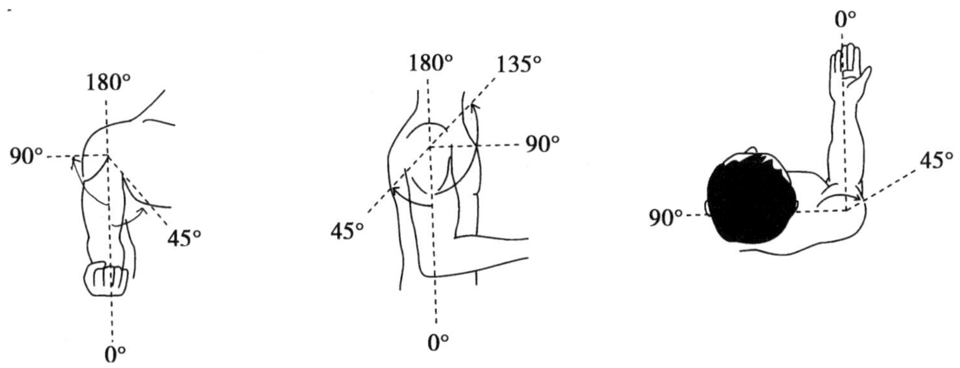

图 13-19　肩关节的活动范围

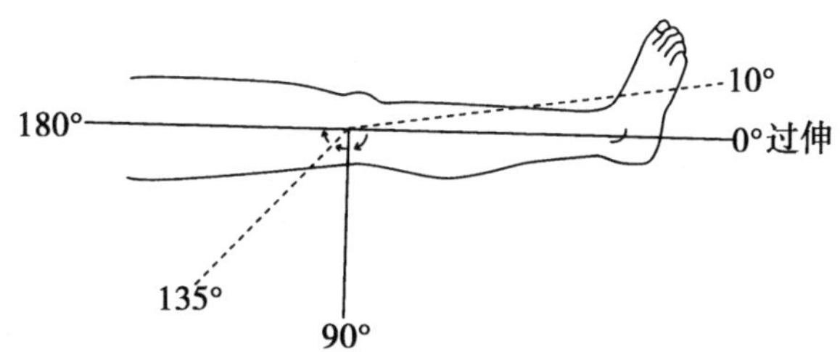

图 13-20　膝关节的活动范围

续表

表 13-2　各关节的活动形式和范围

活动部位	屈曲	伸展	过伸	外展	内收	内旋	外旋
脊柱	颈段前屈 35° 腰段前屈 45°	后伸 35° 后伸 20°			左右侧屈 30°		
肩部	前屈 135°	后伸 45°		90°	左右侧屈 30°	135°	45°
肘关节	150°	0°	5° ~ 10°		45°		
前臂						旋前 80°	旋后 100°
腕关节	掌屈 80°	背伸 70°		桡侧偏屈 50°		尺侧偏屈 35°	
手	掌指关节 90° 近侧指间关节 120° 远侧指间关节 60° ~ 80°			拇指屈曲 50°		过伸 45° 屈曲 80° 外展 70°	
髋关节	150°	0°	15°	45°		40°	60°
膝关节	135°	0°	10°		30°		
踝关节	背屈 25°	跖屈 45°					

注：①屈曲（flection）：关节弯曲或头向前弯；②伸展（extension）：关节伸直或头向后仰；③伸展过度（hyperextension）：超过一般的范围；④外展（abduction）：远离身体中心；⑤内收（adduction）：移向身体中心；⑥内旋（internal rotation）：旋向中心；⑦外旋（external rotation）：自中心向外旋转

在进行 ROM 运动时，应注意：①根据患者的全身情况，进行 ROM 运动：对急性关节炎、骨折、肌腱断裂、关节脱位等患者进行 ROM 时，应与医生商量，以避免进一步损伤；对心脏病患者，应特别小心观察其有无胸痛症状，因剧烈活动可诱发心脏病的发作；②每个患者关节活动的范围不同，应依其反应来完成运动，当患者出现疼痛、疲劳、痉挛或有抵抗反应时，应停止操作；③在活动过程中，注意比较两侧关节活动情况，以了解其原来的关节活动程度；④操作时，患者关节前后应予以支托，活动关节时手应做环状或支撑关节远端的身体（图 13-21）；⑤健康教育：应向患者及家属介绍关节活动的重要性，讲解各关节活动的方法、活动强度及注意事项。鼓励患者利用健侧肢体帮助患侧肢体活动，并最终达到由被动运动方式转变为主动运动方式。

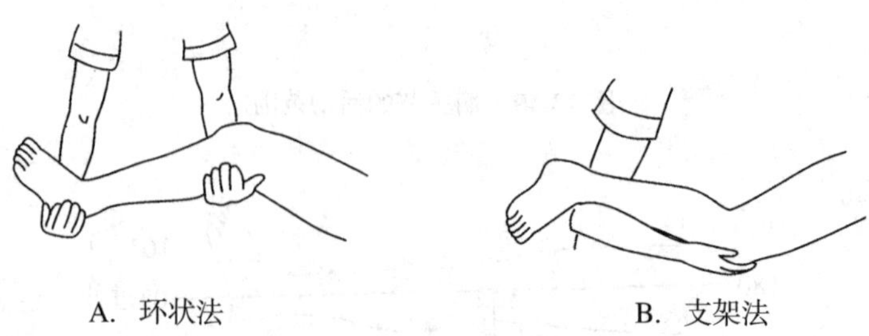

A. 环状法　　B. 支架法

图 13-21　托腿部的方法

5．肌肉的等长运动和等张运动

（1）等长运动（isometric exercise）：可增加肌肉的张力而不改变肌肉的长度，因为不伴有明显的关节运动，故又称静力运动。例如膝关节完全伸直定位后，做股四头肌的收缩松弛运动，即为等长运动。常常用于患者受损后加强其肌肉力量的锻炼，一般维持在 6 s 以上较好。等长运动的优点是不引起明显的关节运动，可在肢体被固定时早期应用，以预防肌肉萎缩，在关节内损伤、积液、某些炎症存在的情况下应用。缺点是主要增加静态肌力，并有关节角度的特异性，即在某一关节角度下练习时，只对增加关节处于接近这一角度时的肌力有效。

（2）等张运动（isotonic exercise）：指对抗一定的负荷进行关节的活动锻炼，同时也可锻炼肌肉收缩，最为常用。因伴有大幅度关节运动，又称动力运动。常用方法为“渐进抗阻运动（progressive resistance exercise，PRE）”，即逐渐增加阻力进行练习，当肌肉工作能力改进时，负荷量也随之增加。采用此法训练前，须先测定训练肌肉连续做 10 次等张运动的最大负荷量，即 10 RM 量。先后用 10 RM 量的 1/2、3/4 及全量各做 10 次抗阻运动，共三组运动，各组间休息 1 min，以便调整负荷，每日锻炼 1 次。其中第 1、第 2 组练习实为第 3 组练习的准备运动。每周复测 10 RM 的值，据此增加负荷量。等张运动的优点是动态运动比较符合大多数日常活动的肌肉运动方式，同时有利于改善肌肉的神经控制。

进行肌肉练习时应注意：①掌握运动量及频率，使每次练习达到肌肉适度疲劳，每次练习后有适当间歇，使肌肉充分复原，一般每日或隔日练习一次；②肌肉练习效果与练习者的主观努力密切相关，须使患者充分理解、合作，并掌握练习要领；经常鼓励患者，并及时展示练习效果以增强其信心；③肌力练习不应引起明显疼痛，疼痛常为损伤信号，且反射性地引起前角细胞抑制，妨碍肌肉收缩，无法达到练习效果；④强力肌力练习前后，应做准备及放松运动；⑤有高血压、冠心病或其他心血管病变时慎用肌力练习，有较严重心血管疾病者禁止做肌力练习。

随堂测

第四节　疼痛患者的护理

案例 13-1

患者，女，55 岁，本科学历，右侧胸背部疼痛 5 个月，近期加重，步行入院。患者 5 个月前无明显诱因出现右侧胸背部持续性疼痛，疼痛性质为电击样放射痛，无肌肉无力等症状，局部皮肤无疱疹，疼痛发作时未伴有其他症状，咳嗽时加重，休息后无法缓解。口服曲马多、“乐松”稍缓解后又反复，严重影响睡眠。目前饮食尚可，体重减轻，睡眠较差。既往身体健康，无药物过敏史。体格检查：体温 36.5℃，脉搏 66 次 / 分，呼吸 15 次 / 分，血压 135/80 mm/Hg。疼痛评分：7 分。影像学检查：脊柱磁共振检查示胸椎多发骨破坏；胸部 CT 示右肺下叶占位，肋骨骨破坏。临床确定诊断：肺癌，骨转移。

请回答：

1．针对该患者情况，可选择哪些疼痛评估方法？

2．应采取哪些护理措施减轻患者的疼痛？

一、疼痛概述

（一）疼痛

疼痛（pain）是伴随现存的或潜在的组织损伤而产生的不愉快的主观感觉和情绪体验。疼痛是临床上最常见、最重要的症状。

1979 年国际疼痛研究协会将疼痛定义为：疼痛是一种令人不快的感觉和情绪上的感受，

伴随着现有的或潜在的组织损伤。2020年国际疼痛学会（The International Association for the Study of Pain，IASP）对疼痛的定义进行了修改，将疼痛定义为：疼痛是一种与实际或潜在的组织损伤相关的不愉快的感觉和情绪情感体验，或与此相似的经历。

知识链接

2020年国际疼痛学会—疼痛新定义

2020年国际疼痛学会对“疼痛”（pain）定义进行了修改。新的疼痛定义英文原文为：“Pain：An unpleasant sensory and emotional experience associated with，or resembling that associated with，actual or potential tissue damage”。中文定义译为：疼痛是一种与实际或潜在的组织损伤相关的不愉快的感觉和情绪情感体验，或与此相似的经历。

新定义同时给出了6项附加说明。

1．疼痛始终是一种主观体验，同时又不同程度地受到生物学、心理学以及社会环境等多方面因素的影响。

2．疼痛与伤害性感受不同，纯粹生物学意义上的感觉神经元和神经通路的活动并不代表疼痛。

3．人们可以通过生活经验和体验学习、感知疼痛并认识疼痛的实际意义。

4．个体对自身疼痛的主诉应该予以接受并尊重。

5．疼痛通常是一种适应性和保护性感受，但疼痛同时也可对身体功能、心理健康和社会功能产生不利影响。

6．语言描述不只是表达疼痛的方式之一，语言交流障碍并不代表一个人或动物不存在疼痛感受。

（二）疼痛的机制

疼痛的发生机制非常复杂。目前，许多学者对疼痛机制进行了一系列的研究，较权威的有致痛释放学说和闸门控制理论。

1．致痛释放学说　该学说认为，刺激作用于机体达到一定程度，机体组织受损，释放致痛物质，如组胺、缓激肽、5-羟色胺、K^+、前列腺素等，作用于痛觉感受器。这些痛觉感受器存在于游离的神经末梢和细纤维组织中，分布在皮下及深部组织的小动脉周围，产生痛觉冲动，沿传入神经传入脊髓，随后上行传入大脑，引起痛觉。

2．疼痛的闸门控制理论　该理论认为，在脊髓后角、丘脑和边缘叶系统等部分有类似闸门的装置，是一种控制疼痛传动传输的闸。当有信号经小直径纤维如A-δ和C神经元起主要作用时，它们释放P物质有助于疼痛冲动通过闸门装置，个体就会感受到疼痛；相反，当以机械感受器、较粗的快速A-β神经元的作用为主时，会释放起抑制作用的神经递质，关闭闸门装置，个体就不会感觉到疼痛。而大直径神经纤维活动有使闸门关闭的倾向，可阻断小直径纤维所传递的冲动。皮肤有许多粗神经纤维，利用刺激皮肤的措施，如按摩、冷热敷、触摸、针灸、经皮神经电刺激等，增加大纤维活动量，可减少疼痛的感觉。

此外，脑干可调节感觉的输入。如个体接受适量或过量的感觉刺激，脑干会传出冲动关闭闸门，且抑制疼痛冲动的传递；反之，如果缺乏感觉的输入，脑干就不会抑制疼痛冲动，闸门打开，疼痛即可被传递。应用此原理，可以用某些方式输入感觉，如分散注意力、引导幻想及想象，从而达到减轻疼痛的目的。

由于疼痛感受器在身体各部位的分布密度不同，对疼痛刺激的反应敏感度也有所不同。皮肤表面神经末梢密集，对疼痛最敏感；其次为动脉管壁、肌肉、关节、肌腱筋膜等；其他大部分深层组织和内脏器官只有稀疏的神经末梢分布，对疼痛的敏感度较弱。

（三）疼痛的原因及影响因素

1．疼痛的原因

（1）温度刺激：过高或过低的温度作用于机体表面，均会损伤组织，如冻伤、烫伤。受伤的组织释放组胺等化学物质，刺激神经末梢，导致疼痛。

（2）物理损伤：刀割、针刺、碰撞、身体组织受牵拉、肌肉受挤压、挛缩等，均可使局部组织受损，刺激神经末梢而引起疼痛。同时，物理损伤引起的缺血、淤血、缺血再灌注等可促使组织释放化学物质而加剧并维持疼痛。

（3）化学损伤：化学物质如强酸、强碱，不仅可直接刺激神经末梢导致疼痛，而且化学灼伤与高温灼伤一样，可使受损组织释放化学物质，共同作用于痛觉感受器，使疼痛感受加剧。

（4）病理因素：疾病造成体内某些管腔堵塞，组织缺血缺氧，空腔脏器过度扩张，平滑肌痉挛或过度收缩，局部炎性浸润等可引起疼痛。如胃痉挛引起的疼痛。

（5）心理因素：心理状态不佳、情绪紧张或低落、愤怒、悲痛、恐惧等都能引起局部血管收缩或扩张而导致疼痛，如神经性疼痛常由心理因素引起。有学者认为，疼痛是由感觉和情绪两种成分所组成的。任何原因的负性心理活动往往首先引发情绪反应，情绪活动的中枢在脑边缘系统，能够影响下丘脑，引起内分泌和自主神经系统变化，干扰免疫功能，使内源性抑痛物质减少，致痛物质和抗镇痛物质增加。在自主神经的作用下，使疼痛局限在某一部位，随着疼痛时间和强度的增加，最后使此部位发生生理学和病理学改变，形成伤害性痛源，从而又加重负性心理活动，形成负性心理 - 疼痛 - 病理 - 心理的循环机制。如紧张性头痛及由于紧张、焦虑使肌肉紧张，供血量减少，代谢产物不能排除，刺激神经末梢引起疼痛，疼痛又可加重焦虑，进一步加重肌肉紧张的恶性循环。

2．影响疼痛的因素　人体对疼痛的感受和耐受力有很大的差异，同样性质、同样强度的刺激可引起不同个体的不同疼痛反应。人体所能感受到的最小疼痛称为疼痛阈（pain threshold）。个体所能忍受的疼痛强度和持续时间称为疼痛耐受力（pain tolerance）。疼痛阈或疼痛耐受力既受年龄、疾病等生理因素的影响，也受个人经验、文化修养、情绪、个性及注意力等心理社会因素的影响。

（1）年龄：年龄是影响疼痛的重要因素之一，个体对疼痛的敏感程度随年龄而不同。婴幼儿对疼痛敏感的程度低于成人，而成人随着年龄的增长，对疼痛的敏感性也随之增加。老年人对疼痛的敏感性又逐步下降。所以，在对不同年龄组患者进行护理时应注意其特殊性。

（2）性别：通常男性和女性对疼痛的反应能力相似。对于性别是否影响疼痛表达，尚不完全明了，通常所感受到的女性对疼痛更敏感来源于情绪的表达而非临床的客观表达。

（3）社会文化背景：患者所处的社会环境和文化背景，可影响患者对疼痛的认知评价，进而影响其对疼痛的反应。若患者生活在鼓励忍耐和推崇勇敢的文化背景中，往往更能耐受疼痛，不善于表达疼痛感受。患者的文化教养也会影响其对疼痛的反应和表达方式。例如，发生于隐私部位的疼痛可能不能被正常表达。

（4）个人经历：个体以往对疼痛的经验可影响对现存疼痛的表达，包括个体以往的疼痛经历，及个体对疼痛原因的理解和态度。个体对任何一种单独刺激所产生的疼痛，都会受到以前类似疼痛经历的影响。如经历过手术疼痛的患者对即将发生的疼痛的不安情绪会使其对痛觉格外敏感。儿童对疼痛的体验取决于父母的态度，父母对子女轻微外伤大惊小怪或泰然处之，对子女成年后的疼痛体验和表达都具有一定影响。

（5）注意力：个体对疼痛的注意程度会影响其对疼痛的感受程度。当个体注意力高度集

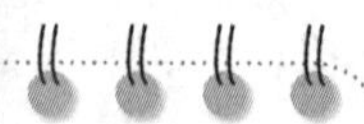

中于其他事物时，疼痛会减轻或消失，如运动员在赛场上受伤时可能对疼痛毫无感觉，比赛结束后才感到疼痛。松弛疗法、听音乐、看电视、进行愉快交谈等均可分散患者对疼痛的注意力，从而减轻疼痛。某些精神治疗镇痛法，就是利用分散注意力可以减轻疼痛的原理。

（6）情绪：情绪可改变患者对疼痛的反应，焦虑、不安、恐惧等情绪多关联于疼痛，消极的情绪可使疼痛加剧，而积极的情绪可减轻疼痛。如满足感可使疼痛减轻，而疼痛减轻又会带来更多的满足情绪。

（7）个体差异：疼痛的程度和表达方式经常因个人性格的不同而异，自控力以及自尊心较强的患者对疼痛的耐受力好，善于表达感情的患者则耐受力较弱。

（8）疲劳：疲劳可提高对疼痛的感知，降低耐受力。这种情况对于长期慢性疾病的患者尤为明显。当睡眠充足、得到很好的休息后，疼痛感觉减轻；反之则加剧。

（9）患者的支持系统：有家属或亲人陪伴时可减少患者的孤独感和恐惧心理，从而减轻疼痛感受。

（10）治疗及护理因素：有些治疗及护理因素可引起或加剧患者的疼痛，个别护士对疼痛的发病机制掌握不够或对疼痛程度评估不当，会影响对疼痛的判断和处理。

二、疼痛的评估

引发患者疼痛的原因和影响因素存在较大的个体差异，但仍可遵循一些评估内容和标准进行疼痛评估。在对患者进行疼痛评估时，首先应相信患者并确定疼痛存在，从患者的疼痛表现及影响因素等多方面评估疼痛的程度，在此基础上制订相应的疼痛护理计划。

（一）一般状况的评估

1．患者既往疼痛的经历。

2．身体运动情况，有无防卫性、保护性动作。

3．思维感知过程和社交行为改变情况，如发泄行为、幻觉行为。

4．生理改变，如有无痛苦面容，肌张力的改变，血压、呼吸、脉搏的改变，出汗、瞳孔扩大等。

（二）疼痛细节的评估

1．疼痛的部位　详细了解疼痛部位，对疾病的诊断非常重要。一般疼痛部位就是病变所在部位。有些患者疼痛部位比较明确，如外伤、骨折等。有些患者的疼痛不易明确定位。应尽量使患者准确指出疼痛的部位。如有多处疼痛，应询问是否同时发生、是否对称、它们之间有无联系。

2．疼痛的时间　包括疼痛是间歇性还是持续性的、持续时间、有无周期性或规律性。6个月以内可缓解的疼痛称为急性疼痛；持续6个月以上的疼痛称为慢性疼痛，常表现为持续性、顽固性和反复发作性。

3．疼痛的性质　可分为刺痛、灼痛、钝痛、触痛、酸痛、压痛、胀痛、剧痛、隐痛、绞痛或锐痛等。疼痛是一种主观感觉，在描述疼痛性质时，尽量使患者用自己的话表达。

4．疼痛的程度　应用评估工具测评患者的疼痛程度。

5．疼痛的表达方式　应注意观察患者的各种反应，如儿童常用哭泣、面部表情和身体动作表达，成人多用语言描述。

6．影响疼痛的因素　了解哪些因素可引起、加重或减轻疼痛。

7．疼痛对患者的影响　疼痛是否伴有呕吐、头晕、发热、虚脱等症状；是否影响睡眠、食欲、活动等；是否出现愤怒、抑郁等情绪改变。

（三）评估工具

护士应根据患者的年龄和认知水平选择合适的疼痛评估工具，常用的评估工具有以下几种。

1．数字评分法（numerical rating scale，NRS） 用数字代替文字表示疼痛的程度（图 13-22）。将一条直线等分 10 份，按 0 ～ 10 分评估疼痛程度。0 分表示无痛，10 分表示剧痛，患者可选择其中一个能代表自己疼痛感受的数字，表示疼痛程度。此评分法适用于疼痛治疗前后效果测定对比。

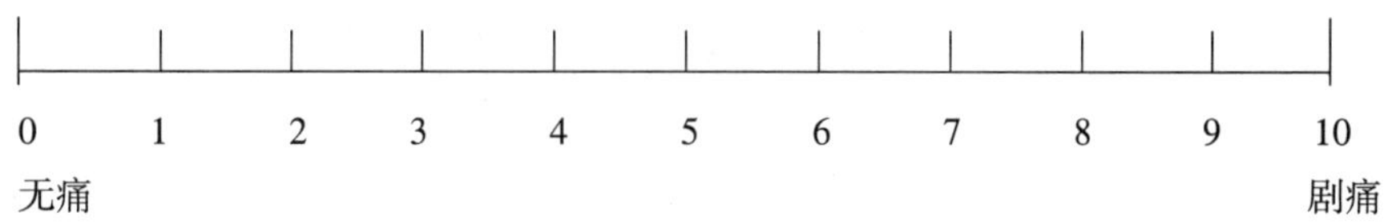

图 13-22 数定评分法评估疼痛程度示意

2．语言描述评分法（verbal descriptors scale，VDS） 将一条直线等分成 4 份，每个点表示不同的疼痛程度，分别为无痛、微痛、中度疼痛、重度疼痛和剧痛（图 13-23）。患者可根据自身疼痛的程度，选择合适的描述。

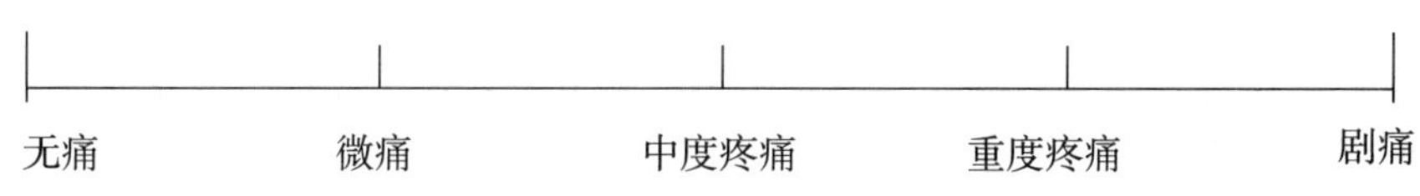

图 13-23 语言描述评分法评估疼痛程度示意

3．视觉模拟评分法（visual analogue scale，VAS） 国际通用，用一条长 10 cm 的直线，不作任何划分，仅在直线的两端分别注明无痛和剧痛，患者根据对疼痛的实际感觉在线上标记出自己疼痛的相应位置（图 13-24）。这种评分法的使用灵活、方便，患者有很大的选择自由，不需要选择特定的数字或文字。

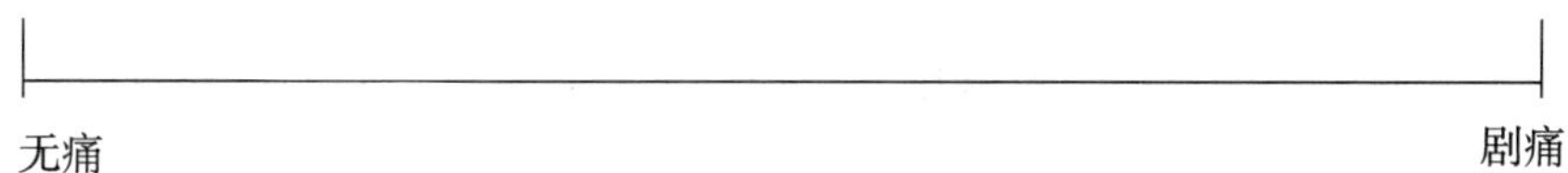

图 13-24 视觉模拟评分法评估疼痛程度示意

4．面部表情评分法（faces pain scale-revised，FPS-R） 直观、真实，没有特定的文化背景的要求，适用于任何年龄，特别是老年人、3 岁以上儿童及表达能力丧失者。但需要观察者仔细辨识。图示（图 13-25）代表 6 个不同疼痛评分的表情，它由 6 个脸谱组成，从微笑（代表不痛）到最后痛苦地哭泣（代表无法忍受的疼痛）。

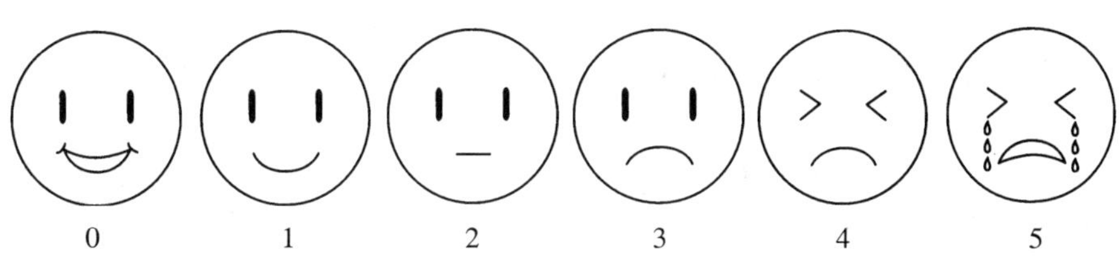

图 13-25 面部表情评分法评估疼痛程度示意

5．世界卫生组织疼痛分级（WHO pain grading standards） 具体见表 13-3。

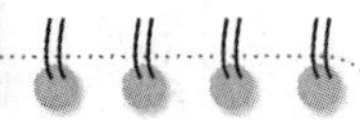

表 13-3　世界卫生组织疼痛分级

分级	临床表现
0 级	无痛
1 级（轻度疼痛）	有疼痛感但不严重，可忍受，睡眠不受影响
2 级（中度疼痛）	疼痛明显、不能忍受、睡眠受干扰，要求用镇痛药
3 级（重度疼痛）	疼痛剧烈、不能忍受、睡眠严重受干扰，需要用镇痛药

评估疼痛程度时，还应观察患者的表情、动作、睡眠等情况。如疼痛剧烈，患者面部表情表现为极度痛苦、皱眉、咧嘴或咬牙、呻吟或呼叫、大汗淋漓、辗转难眠等，这些也可作为评估疼痛程度的参考指标。

三、疼痛的护理措施

疼痛的护理方法很多，可根据不同患者和不同情况联合使用多种止痛方法。同时，还应注意为患者提供舒适、安静、安全的环境，提供良好的护理，以减少导致疼痛加重的因素。治疗和护理疼痛的原则是尽早、适当地解除疼痛。早期的疼痛比较容易控制，疼痛时间越长，患者对疼痛的感受越深，越难用药物解除。因此，一旦确定患者存在疼痛，应及时制订护理计划，采取有效护理措施，减轻疼痛，这样才能不断提升患者的幸福感和安全感。

（一）非药物性止痛

1．物理止痛　应用冷、热疗法可减轻局部疼痛。此外，理疗、按摩与推拿也是临床上常用的物理止痛方法。

2．针灸止痛　根据疼痛的部位，针刺不同的穴位以达到止痛的目的。针灸对神经性疼痛的效果有时优于药物疗法。

3．心理护理

（1）建立信赖关系：只有与患者建立相互信赖的友好关系，患者才会无保留地将自己的真实感受告诉护士，以根据患者的具体情况，采取相应的护理措施。

（2）尊重患者对疼痛的反应：有些患者害怕别人对自己疼痛时的行为反应不理解，不了解他的痛苦，或不能接纳他的困境，这些担心会引起患者的不安和焦虑，从而加重疼痛程度。因此，护士应鼓励患者表达其疼痛的感受及对适应疼痛所作的努力，帮助患者及家属接受其行为反应。

（3）减轻心理压力：紧张、焦虑、恐惧或对康复失去信心等均可加重疼痛的程度，而疼痛的加剧又会反过来影响患者情绪，形成不良循环。护理人员应以同情、安慰和鼓励的态度支持患者，设法减轻患者的心理压力。

（4）分散注意力：分散患者对疼痛的注意力，可减少其对疼痛的感受强度，可采用的方法有以下几种。

1）参加活动：组织患者参加有兴趣的活动，能有效转移其对疼痛的注意力。如唱歌、做游戏、看电视、进行愉快的交谈、下棋等。对患儿来说，护士的爱抚、微笑、有趣的故事、玩具等都能有效地转移其注意力。

2）音乐：运用音乐分散对疼痛的注意力是有效的方法之一，优美的旋律对降低心率、减轻焦虑和抑郁、缓解疼痛等都有很好的效果。应根据患者的不同特点和喜好，选择不同类型的音乐。

3）有节律地按摩：嘱患者双眼凝视一个定点，引导患者想象物体的大小、形状、颜色等，同时在患者的疼痛部位或身体某一部位皮肤上进行环形按摩。

4）深呼吸：指导患者进行有节律地深呼吸，用鼻深吸气，然后慢慢从口将气呼出，反复进行。

5）指导想象：诱导性想象是嘱患者集中注意力想象一个意境或风景，并想象自己身处其中，可起到松弛和减轻疼痛的作用。

6）松弛疗法：患者集中注意力，使全身各部分肌肉放松，可减轻疼痛强度，增加对疼痛的耐受力。有规律的放松对于由慢性疼痛所引起的疲倦及肌肉紧张效果明显。

（二）药物止痛

药物止痛是目前解除疼痛的重要措施之一。应掌握药理知识，了解患者身体状况和有关疼痛治疗的情况，正确运用镇痛药物。镇痛药物种类很多，在应用药物止痛时应注意以下几个方面。

1．在诊断未明确前不能随意使用镇痛药，以免掩盖症状，延误病情。

2．对慢性疼痛的患者应掌握疼痛发作的规律，最好在疼痛发生前给药，要比疼痛发生后给药效果好、用量小。

3．患者所需的护理活动应安排在药物显效时限内，使其易于接受。

4．当疼痛缓解或停止时应及时停药，防止药物不良反应及耐受性。某些药物长期应用可致成瘾，更应慎用。

5．对于癌症疼痛的药物治疗，目前临床普遍推行 WHO 所推荐的三阶梯止痛方案。其目的是逐渐升级，合理应用镇痛剂，以缓解疼痛。其原则为按药效的强弱依阶梯顺序使用；使用口服药；按时、联合服药；用药剂量个体化。具体方法如下。

（1）第一阶梯：针对轻度疼痛的患者。主要选用非甾体类抗炎镇痛药，如阿司匹林、布洛芬、对乙酰氨基酚等。可辅助使用弱安定类药物，如地西泮等。

（2）第二阶梯：适用于中度疼痛的患者。若用非甾体类抗炎镇痛药止痛无效，可选用弱阿片类药物，如可待因等。可配合使用强安定类药物，如氯丙嗪等。

（3）第三阶梯：主要用于重度和剧烈性癌痛的患者。选用强阿片类药，如吗啡等药物。可以联合使用抗抑郁药阿米替林等药物辅助镇痛。

在癌痛治疗中，近年出现了一些新观点给药法。根据药物的半衰期按时给药，使血药浓度长时间维持在一定水平，在发挥镇痛效果的同时起到预防为主的目的；提倡口服给药途径；药物剂量个体化；应用 PCA 装置，又称患者控制止痛法（patient controlled analgesia），即采用数字电子技术，通过编制一定程序和输液泵来控制止痛剂的用量，缩短给药间隔，减少不良反应；硬膜外镇痛（epidural analgesia）是将吗啡或芬太尼等药物注入椎管内，提高脑脊液中止痛剂的浓度，且作用时间持久，这种方法对剧痛者效果明显，也是目前临床应用较广泛的镇痛方法。

四、疼痛护理效果的评价

疼痛护理效果的评价对于修改完善护理计划和促进更好地执行护理措施都有重要意义。评价主要从以下几个方面进行。

1．患者在接受护理措施后能否重新参与正常的日常生活，以及与其他人正常交往。

2．患者感觉疼痛是否减轻，身体状态和功能是否改善，自我感觉是否舒适。

3．患者的焦虑情绪是否减轻，休息和睡眠质量是否良好。

4．疼痛的症状是否减轻或消失。

5．经过护理后患者对疼痛的适应能力是否增强。

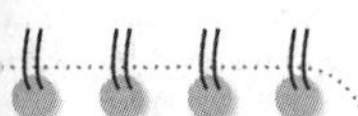

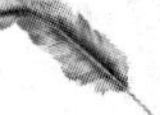

思考题

1．患者，男，28 岁，车祸后右下肢骨折。入院后给予骨折复位内固定。现已能借助拐杖行走。该患者的活动能力为几级？如何评估？

2．患者，男，45 岁，因肺癌入院。入院后诉胸部疼痛明显，不能忍受，平均每晚睡眠 2 h，且常被病区各种声音吵醒。要求使用镇痛药。

（1）根据世界卫生组织对疼痛程度的分级，患者此时的疼痛属于几级？

（2）请分析此患者睡眠不佳的可能原因，并提供促进睡眠的方法。

（韩立伟）

患者的清洁卫生

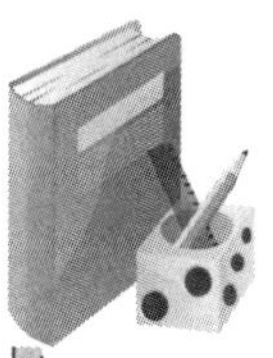

导学目标

通过本章内容的学习，学生应能够：

◆ **基本目标**

1. 陈述口腔护理的目的和适用范围。
2. 陈述常用的漱口溶液及其作用。
3. 正确完成口腔护理操作。
4. 陈述压力性损伤的定义、发生的原因及高危人群。
5. 陈述压力性损伤各期的临床表现及护理措施。

◆ **发展目标**

1. 综合应用清洁卫生相关知识解决患者的口腔清洁问题。
2. 综合应用清洁卫生相关知识解决患者的头发清洁问题。
3. 综合运用压力性损伤相关知识解决患者的皮肤损伤问题。

◆ **思政目标**

1. 具有责任、使命、敬业精神。
2. 具有慎独精神、爱岗敬业及责任意识。
3. 具备人文关怀素养，认真做好患者的清洁卫生工作。

清洁卫生是人类基本的生理需要之一，也是维持和获得健康的重要保证。清洁是指去除身体表面的污垢及微生物，如分泌物、排泄物，防止细菌繁殖，保护皮肤的防御功能，促进血液循环，并有利于体内废物排泄，使人感到愉快、舒适。

健康人具有保持身体清洁的能力和习惯，患者的清洁需要同健康人一样，甚至更加强烈，而患者因疾病导致自理能力下降，往往不能自行满足其清洁需要。护士应及时评估患者的卫生状况，根据其自理能力，与患者共同探讨，制订合理、有效、安全的清洁计划并予以实施，预防感染与并发症，促进患者身心康复。患者清洁卫生的内容包括口腔护理、头发护理、皮肤护理、会阴护理及晨晚间护理。

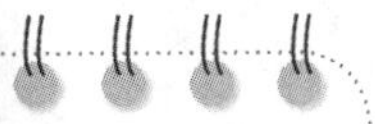

第一节 口腔护理

案例 14-1

患者，女，41 岁，因“慢性支气管炎急性发作”入院。入院后查体：体温 39.6℃，精神差，口唇干裂，食欲下降。诊断为慢性支气管炎。给予氨苄西林、氧氟沙星等药物治疗 2 周。

请回答：

1．应如何评估该患者的口腔情况？

2．应如何对该患者进行口腔护理？

一、口腔的解剖生理特点

口腔由颊、硬腭、软腭、舌、牙龈以及牙齿组成，具有摄取、咀嚼、吞咽食物，以及说话、辅助呼吸、感觉、润滑、消化等重要功能。良好的口腔卫生能促进机体的健康和舒适。口腔内的温度、湿度和食物残渣适宜微生物的生长繁殖，故口腔内存有一定数量的致病菌和非致病菌。当个体处于健康状态时，机体抵抗力强，进食、饮水、刷牙、漱口等活动均可对细菌起到一定的清除作用，因而一般无口腔感染。当患病时，机体抵抗力下降，并可能伴有因饮水、进食障碍导致的口腔自我清洁能力降低，细菌便在口腔内迅速繁殖，常可引起局部炎症、溃疡等口腔疾病，还可引起口腔异味，影响人与人之间的交往，影响食欲及消化功能，甚至导致其他并发症的发生。由此可见，保持口腔卫生对患者的健康十分重要，尤其是高热、禁食、昏迷、血液病以及口腔咽喉部疾患的患者，更应做好口腔护理。

二、口腔的评估

评估口腔状况的目的是确定现存的或潜在的口腔卫生问题，为制订护理计划、提供恰当的护理措施提供依据，从而预防或减少口腔疾患的发生。

（一）一般情况

1．了解患者的自主活动能力及口腔清洁自理能力，判断其需要完全协助还是部分协助。

2．患者所患疾病是否具有传染性、是否需要进行相关隔离与防护措施。

（二）健康教育需要

1．患者对口腔卫生和口腔疾病、全身疾病相关知识的了解情况。

2．患者对清洁口腔的方法的认识及掌握程度，如合理的清洁次数、刷牙的方法等。

（三）口腔情况

1．口唇的色泽、湿润度，有无干裂、出血及痂皮等。

2．口腔黏膜的颜色、完整性，有无溃疡、疱疹、炎症等。

3．牙齿的数量是否齐全，有无义齿、龋齿、空洞、牙结石、牙垢等。

4．牙龈的颜色，有无出血、溃疡、萎缩及肿胀等。

5．舌的颜色、湿润度，有无肿胀、溃疡、舌面积垢，舌苔的颜色及厚薄等。

6．腭部、悬雍垂、扁桃体等的颜色，有无肿胀、分泌物等。

7．口腔的气味，有无氨臭味、烂苹果味等异常气味。

健康人的口腔情况是口唇红润，口腔黏膜光洁呈粉红色，舌苔薄而白，牙龈、牙齿无疼痛，口腔无异味。

（四）口腔特殊问题

评估患者是否存在特殊口腔问题。如佩戴义齿者，除应对其口腔进行常规评估外，还应评估义齿情况及佩戴情况。在取下义齿前，先观察其佩戴是否合适，有无连接过紧、讲话时是否容易滑下；取下义齿后，观察义齿内套，有无结石、牙斑、食物残渣等，检查牙齿表面有无裂痕和破损等。若患者因口腔或口腔附近的治疗、手术等原因佩戴了特殊装置或管道，应注意评估其佩戴的状况、对口腔功能的影响以及是否存在危险因素。

三、口腔的清洁与护理

（一）口腔卫生指导

向患者讲解口腔卫生的重要性，定时检查口腔卫生情况。指导患者养成良好的口腔卫生习惯：每天晨起、晚上临睡前刷牙、餐后漱口，晚上刷牙后不食入对牙齿有刺激性或腐蚀性的食物。为提高患者的口腔健康水平，应给予如下指导。

1．正确选择清洁用具　牙刷应尽量选用刷头较小、刷毛柔软且疏密适宜的，不使用硬毛或已磨损的牙刷，牙刷应保持清洁、干燥，每隔 3 个月需更换一次。应用无腐蚀性牙膏。药物牙膏能抑制细菌的生长，具有预防龋齿、治疗牙周病和牙齿过敏的作用，可根据需要选用。

2．采用正确的刷牙方法　正确的刷牙方法是上下颤动刷牙法。将刷毛面放于牙齿及牙龈沟上，刷毛与牙齿呈 45°，快速环形颤动刷洗，每次只刷 2 ～ 3 颗牙，刷完一处再刷邻近部位。前排牙齿的内面，可用牙刷毛面的前端环形颤动刷洗；刷上下咬合面时，使刷毛毛端深入裂沟做前后来回颤动刷洗；刷完牙齿后再刷舌面，由内向外，轻轻地用牙刷刷洗舌面（图 14-1），最后漱口，直到口腔完全清洁为止。每次刷牙时间不少于 3 min。

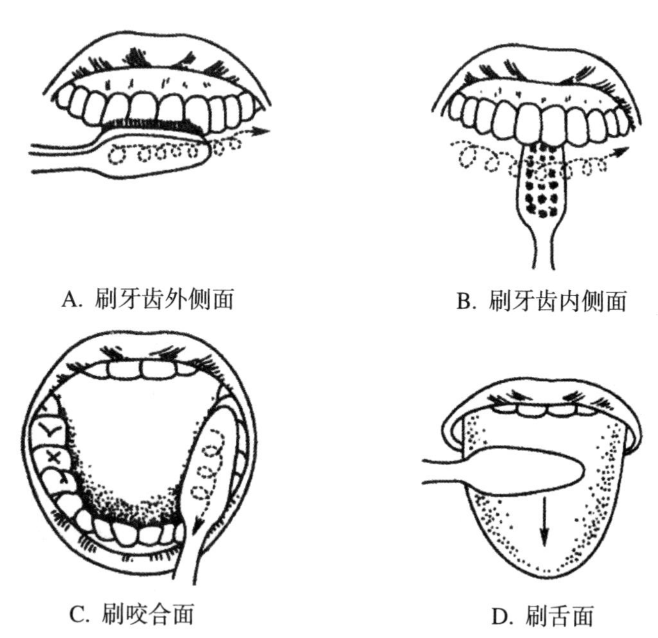

A. 刷牙齿外侧面　B. 刷牙齿内侧面

C. 刷咬合面　D. 刷舌面

图 14-1　刷牙法

3．正确使用牙线　尼龙线、丝线及涤纶线均可作为牙线材料，每日剔牙两次，餐后立即进行效果更佳（图 14-2）。

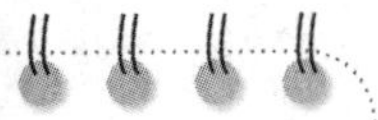

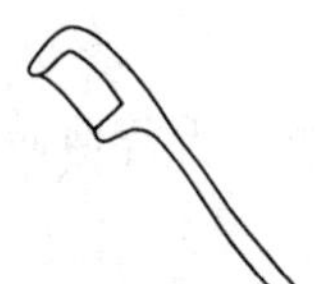

A. 牙签线

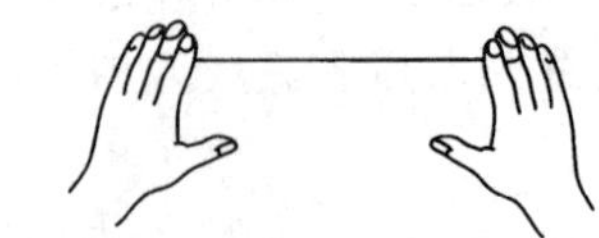

B. 使用丝线或尼龙线作牙线

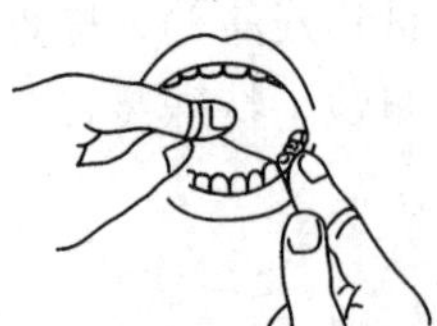

（1）用拉锯式轻轻将牙线越过相邻牙接触点

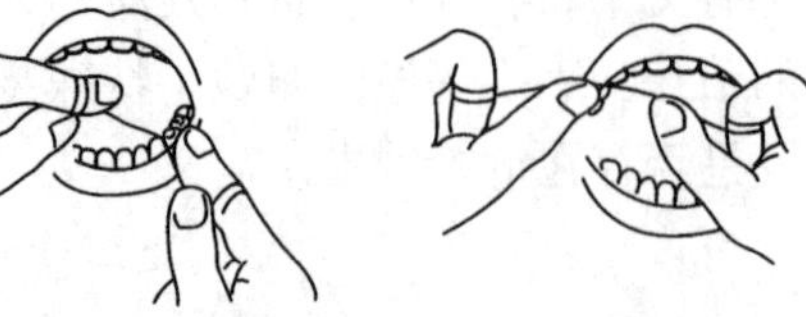

（2）将牙线压入牙缝

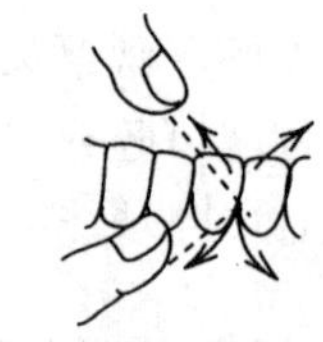

（3）将线用力弹出，每个牙缝反复数次

图 14-2　牙线使用方法

（二）义齿的清洁护理

使用义齿者，需白天持续佩戴，以便增强牙齿的咀嚼功能，保证谈话时具有良好的口腔外观。夜间休息时应将义齿取下，使牙龈得到充分休息，防止细菌繁殖，并按摩牙龈。护士协助患者清洁义齿时，需戴好手套，取下义齿并清洗，同时进行口腔护理。取下的义齿应浸没于贴有标签的冷水杯中，每天换水 1 次。注意勿将义齿浸于热水或乙醇中，以免变色、变形与老化。佩戴义齿前，护士应协助患者进行口腔清洁，并湿润义齿，以减少摩擦。

（三）特殊口腔护理

对于昏迷、高热、危重、禁食、鼻饲、术后、口腔有疾患以及其他生活不能自理的患者，护士应酌情选用漱口溶液（表 14-1），按医嘱进行特殊口腔护理。一般每日 2 ~ 3 次，如病情需要，可酌情增加次数。

表 14-1　常用漱口溶液及作用

名称	浓度	作用及适用范围
氯化钠溶液（生理盐水）	0.9%	清洁口腔，预防感染
呋喃西林溶液	0.02%	清洁口腔，广谱抗菌
氯己定溶液（洗必泰溶液）	0.02%	清洁口腔，广谱抗菌
朵贝尔溶液（复方硼酸溶液）		轻微抑菌，除臭
硼酸溶液	2% ~ 3%	酸性防腐溶液，抑菌
过氧化氢溶液	1% ~ 3%	防腐除臭
甲硝唑溶液	0.08%	适用于厌氧菌感染
醋酸溶液	0.1%	用于铜绿假单胞菌感染等
碳酸氢钠溶液	1% ~ 4%	碱性溶液，用于真菌感染
中药漱口液（金银花、一枝黄花、野菊花）		清热、解毒、止血、消肿、抗菌

1．目的

（1）保持口腔的清洁、湿润、舒适，预防口腔感染等并发症。

（2）去除口腔异味，促进食欲。

(3) 评估口腔状况，如口腔黏膜和舌苔的变化、特殊的口腔气味等，提供患者病情的动态变化信息。

2．适用范围　昏迷、高热、危重、禁食、鼻饲、术后、口腔有疾患以及其他生活不能自理的患者。

3．操作要点　特殊口腔护理的操作流程见表 14-2。

表 14-2　特殊口腔护理的操作流程

步骤	要点	说明
评估	①核对：确认患者	• 核对床号、姓名、年龄、腕带，询问患者有无特殊要求
	②评估：一般情况、口腔情况	• 评估患者的年龄、病情、意识状态、自理能力、心理及合作程度；口腔状况：口腔的卫生状况，有无溃疡、出血，有无异味，有无活动性义齿，长期应用激素或抗生素者有无真菌感染等
	③解释：操作目的、方法、注意事项及配合要点	• 做好解释工作，以解除患者的紧张情绪，取得合作
操作前准备	①护士准备：衣帽整洁，修剪指甲，洗手，戴口罩	
	②用物准备：口腔护理盘、口腔外用药、漱口液、手消毒液	• 口腔护理盘：口腔护理包（弯盘 2 个、无菌棉球数个、镊子 2 把）、治疗巾、压舌板、杯子、吸水管、棉签、手电筒，需要时备张口器；口腔外用药：按需准备，如液状石蜡、锡类散、冰硼散、西瓜霜、制霉菌素甘油、金霉素甘油等；漱口液：常用漱口溶液及作用，见表 14-1；手消毒液
	③环境准备：宽敞、光线充足或有足够的照明	
	④患者准备	
	a．体位：侧卧或仰卧，头偏向一侧，面向护士	• 防止患者误吸
	b．颌下围巾，置弯盘于口角旁倒漱口液，湿润并清点棉球数量	• 利于患者吐唾液和漱口液，保护枕头、床单不被污染、弄湿
	c．湿润口唇，并漱口	• 昏迷患者不可漱口，以免引起误吸
	d．检查口腔状况	• 检查口腔有无溃疡、出血点等
	e．有义齿者取下义齿	• 防止脱落
擦洗清洁口腔	①按顺序擦洗口腔各部位：对侧牙龈、牙齿外侧面，对侧牙齿上、下内侧面和咬合面、对侧颊部，同法擦洗近侧，然后依次擦洗硬腭部、舌面、舌下	• 由臼齿向门齿纵向擦洗 • 弧形擦洗颊部 • 棉球包裹止血钳尖端，防止止血钳尖端触及患者牙齿及黏膜 • 一个棉球擦洗一个部位 • 棉球不可过湿，以不滴水为宜
	②清点棉球	• 勿触及咽部，以免引起恶心
	③漱口，检查口腔状况	• 防止棉球遗留在患者口腔内
	④润唇	• 酌情涂药，有义齿者协助佩戴义齿
操作后整理	①撤去用物	
	②患者：整理床单位，协助患者舒适卧位	
	③清理用物	• 将口腔护理用物弃于医用垃圾桶内
	④洗手、记录	• 口腔护理的时间、患者反应和使用的口腔外用药物

随堂测

4．注意事项

（1）昏迷患者禁忌漱口，以免引起误吸。

（2）评估口腔时，对于长期使用抗生素和激素的患者，须注意观察口腔内有无真菌感染。

（3）擦洗时动作轻稳，防止损伤口腔黏膜及牙龈。对于凝血功能差的患者须更加注意。

（4）棉球不要过干或过湿，以不滴水为宜，注意夹紧棉球，勿将其遗留在口腔内。

（5）传染病患者的用物须按隔离消毒原则处理。

第二节　头发护理

案例 14-2

患者，女，52 岁，为流浪人员，因车祸骨折急诊入院。晨间护理时发现其头发纠结，并有头虱。

请回答：

1．如何为该患者实施头发清洁护理？

2．如何灭除头虱？

3．进行头发护理要注意哪些事项？

头发清洁是患者每日清洁卫生护理的重要内容之一。经常梳理和清洗头发，可以及时清除头皮屑和灰尘，使头发保持清洁、易梳理。经常梳头和按摩头皮，可以促进头部血液循环，增进上皮细胞营养，预防感染发生。清洁、整齐、美观的头发能增进患者的健康，促进患者身心舒适。因此，对于不能自行完成头发护理的患者，护士应根据患者的个人习惯，协助其进行头发护理。

一、床上梳头

（一）目的

1．去除头皮屑和污垢，维持头发整齐、清洁，减少感染机会。

2．按摩头皮，促进头部血液循环，促进头发的生长、代谢。

3．维护患者的自尊、自信，建立良好的护患关系。

（二）适用范围

长期卧床、关节活动受限、共济失调或者肌肉张力不足的患者。

（三）操作要点

床上梳头的操作流程见表 14-3。

表 14-3　床上梳头的操作流程

步骤	要点	说明
评估	①核对：确认患者	• 核对床号、姓名、年龄、腕带，询问患者有无特殊要求
	②评估：患者的一般情况、头发情况	• 如病情、治疗情况和自理能力等；观察毛发的分布、长度、颜色、浓密程度、脆性与韧性、卫生情况等
	③解释：操作目的、过程及方法	• 以解除患者的紧张情绪，取得其合作
操作前准备	①护士准备：衣帽整洁，修剪指甲，洗手，戴口罩	
	②用物准备：梳发用品	• 治疗巾、梳子（可由患者自备）、纸袋（放脱落头发）。必要时备 30% 乙醇、发夹、橡皮圈（套）。另备手消毒液
	③环境准备：宽敞、光线充足或有足够的照明	
	④患者准备：根据病情，采取平卧、半坐卧位或坐位	
梳发	①铺巾：只能平卧的患者，将治疗巾铺于枕头上，协助患者将头转向一侧；可坐起或半坐卧位的患者，协助其坐起，将治疗巾铺于患者肩上	• 避免碎发和头皮屑掉落到枕头上
	②梳发：将头发从中间梳向两边，护士一手握住一股头发，另一手持梳子，由发梢逐渐梳至发根，同法梳理另一侧（图 14-3）	• 头发梳理过程中，可用指腹按摩头皮，促进头皮血液循环 • 避免过度牵拉，引起患者不适 • 长发或遇有头发打结、不易梳理时，可将头发绕在示指上或用 30% 乙醇湿润打结处后，再慢慢梳理
	③编辫子：根据患者喜好，将长发扎成束或编成辫子	• 发辫不可扎得过紧，以免产生疼痛
操作后处理	①清理用物：将脱落头发置于纸袋中，撤下治疗巾	
	②患者：整理用物和床单位，协助患者取舒适卧位	
	③洗手、记录	• 梳发时间、患者反应和是否应用 30% 乙醇

（四）注意事项

1．梳理的发型尽可能尊重患者喜好。

2．对于将头发编成辫子的患者，每天应至少松开发辫 1 次，梳理后再编好。

3．梳发动作应轻柔，避免强行牵拉，引起患者疼痛。

二、床上洗头

床上洗头频率取决于患者的个人日常习惯和头发卫生状况。若患者出汗较多或头发上沾有各种污渍，则应酌情增加洗头次数。

（一）目的

1．去除头皮屑及污物，使头发整齐、清洁，去除异味，

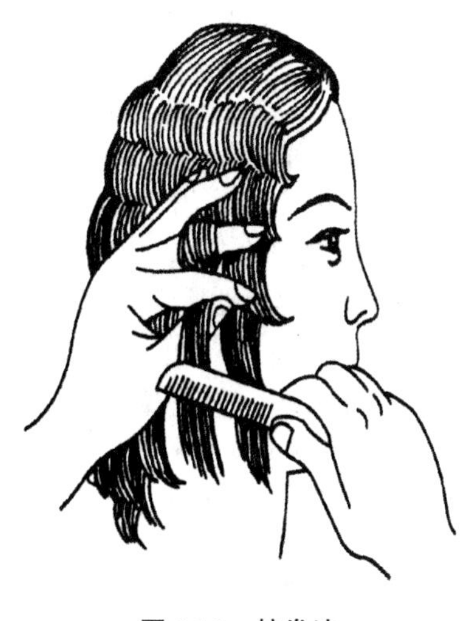

图 14-3　梳发法

减少感染机会。

2．按摩头皮，促进头部血液循环，促进头发的生长、代谢。

3．使患者舒适、美观，促进身心健康。

（二）适用范围

长期卧床、关节活动受限、共济失调或者肌肉张力不足的患者。

（三）操作要点

床上洗头的操作流程见表 14-4。

表 14-4　床上洗头的操作流程

步骤	要点	说明
评估	①核对：确认患者	• 核对床号、姓名、年龄、腕带，询问患者有无特殊要求
	②评估：患者的一般情况、头发情况	• 评估病情、意识、心理状态和合作程度等；观察毛发的卫生情况、分布、长度、颜色、疏密程度、脆性与韧性等
	③解释：操作目的、方法及配合要点	• 以解除患者的紧张情绪，取得其合作
操作前准备	①护士准备：衣帽整洁，修剪指甲，洗手，戴口罩	
	②用物准备：洗头用物	• 治疗盘内盛浴巾、橡胶单、毛巾、别针、眼罩或纱布、棉球 2 个（以不吸水棉球为宜）。盘外备：橡胶马蹄形垫或床上洗头盆或洗头车、水壶（内盛 40 ~ 45℃热水或按患者习惯调温）、洗发液、水桶、梳子、镜子、量杯、手消毒液，必要时备吹风机 • 扣杯法另备搪瓷杯、橡胶管
	③环境准备：宽敞、明亮、温暖。移开床头桌椅，调节室温	
	④患者准备：	
	a．体位：仰卧位，上半身斜向床边，垫枕于肩下，患者屈膝，垫枕于两膝下	• 如无马蹄形垫，可用自制马蹄形卷（图 14-5）代替
	马蹄形垫洗头法：将马蹄形垫垫于患者后颈下，患者颈部枕于马蹄形垫的凸起处，头部放于水槽中；马蹄形垫下端放于水桶或脸盆中（图 14-4）	• 防止水倒流
	扣杯洗头法：取脸盆一个，盆底放一块毛巾，倒扣上一个搪瓷杯，将另一毛巾四折，垫于杯上，其外裹一层隔水膜固定，患者头部枕于其上。脸盆内置一橡胶管，下接污水桶（图 14-6）	
	洗头车洗发法：将洗头车置于床头侧边，患者头部枕于洗头车的头托上或将接水盆置于患者头下（图 14-7）	
	b．保护患者眼、耳	
	c．按需给予便器，协助排便	• 用棉球塞好双耳，用纱布遮盖双眼
洗发	①铺巾：松开患者衣领并内折，围毛巾于患者颈下，用别针固定。铺橡胶单和浴巾于枕上	
	②松发：松开患者头发，并用温水充分润湿头发	• 水温 40 ~ 45℃，或者根据患者习惯调温
	③涂洗发液：护士取适量洗发液于掌心，均匀涂遍患者头发，由发际至脑后部反复揉搓，并同时用指腹轻轻按摩头皮	• 揉搓力度适中，勿用指甲搔抓，以免损伤头皮 • 按摩能促进头部血液循环

续表

步骤	要点	说明
洗发	④冲净：用温水冲洗头发，直到冲净	• 注意观察患者病情变化情况，如面色、呼吸、脉搏，如有异常应停止洗头 • 如果头发上有洗发液残留，会刺激头皮和头发，并使头发变得干燥
擦干头发	①擦发：解下颈部毛巾，擦去患者头发上的水分 ②去除保护物：取下眼部纱布和耳内棉球 ③擦脸：用毛巾包裹好头发，擦干患者面部	• 及时擦干患者头发，以防着凉
操作后整理	①撤去用物：撤去洗发用物 ②患者：解下包头的毛巾，用梳子梳发，并用电吹风吹干头发，梳理成型。移枕至床头，协助患者舒适卧位，整理床单位 ③清理用物：撤去洗发用物 ④洗手、记录	• 使患者整洁、舒适 • 洗发时间、患者反应

护士可根据医院的实际情况及现有条件为患者洗头。可采用下面任意一种方法，如自制马蹄形卷法（图 14-5）、扣杯洗头法（图 14-6）、洗头车洗头法（图 14-7）。

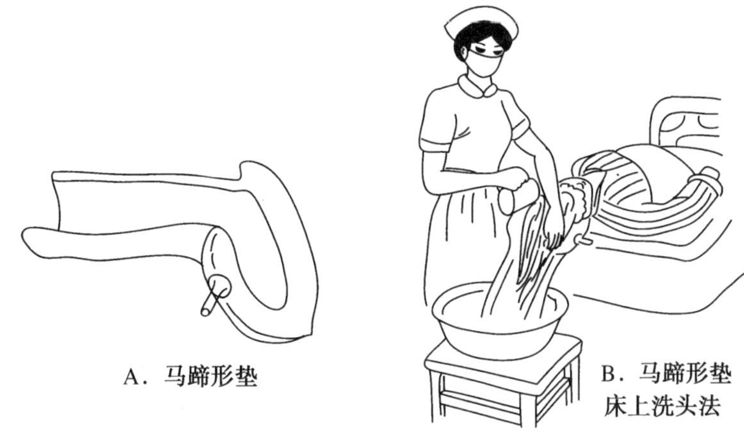

图 14-4　马蹄形垫及马蹄形垫洗头法

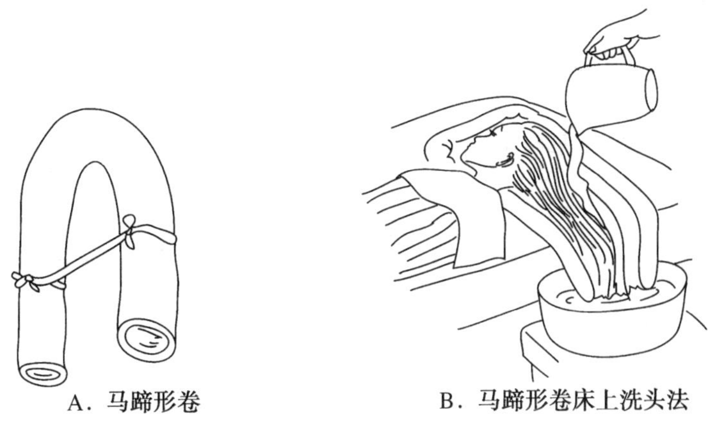

图 14-5　马蹄形卷及马蹄形卷洗头法

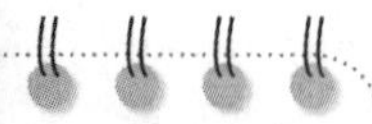

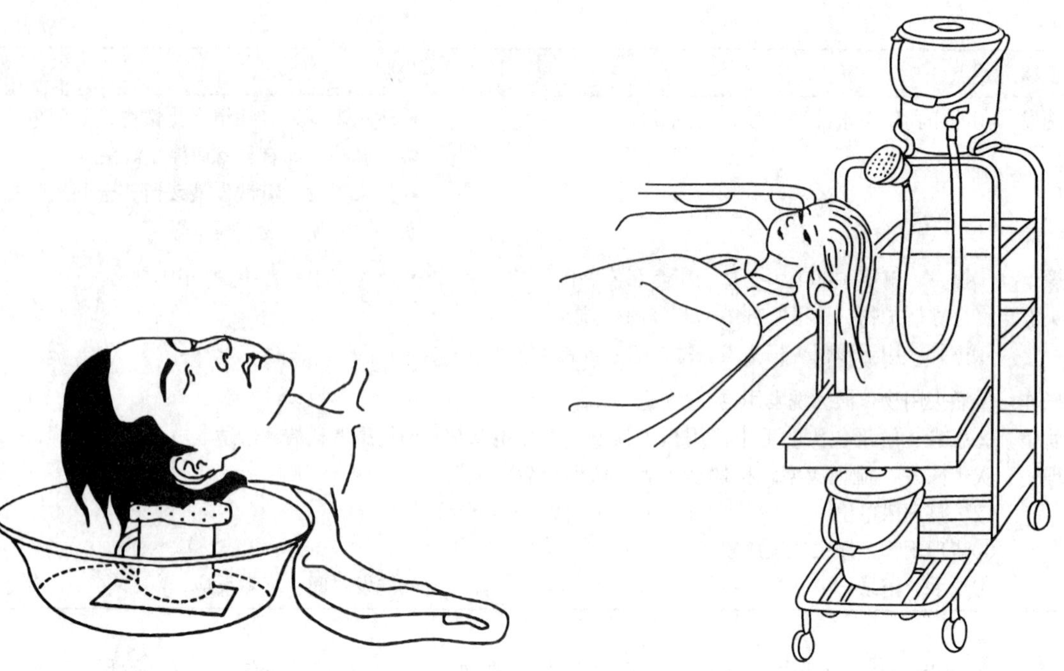

图 14-6　扣杯洗头法　　　　图 14-7　洗头车洗头法

（四）注意事项

1．操作时注意观察患者病情变化，观察患者面色、呼吸、脉搏，如有异常停止操作。

2．洗发时间不宜过长，避免引起患者头部充血或使患者疲劳不适。

3．操作时，保持良好的姿势，正确使用节力原则，避免疲劳。

三、灭头虱、虮法

虱子是一种体型很小的昆虫，其产生与卫生不良、环境过于拥挤或者接触感染者有关，可以通过床单、梳子、刷子、衣服等进行传播。根据寄生部位的不同可分为头虱、体虱和阴虱。头虱寄生于头发和头皮，为卵圆形，浅灰色。虮为虱卵，紧黏于头发，不易去除。虱子寄生于人体，使患者皮肤瘙痒，易被抓破而致感染；同时还可传播疾病，如流行性斑疹伤寒、回归热等。一旦发现患者有虱子，应立即进行灭虱。对有阴虱和体虱者，应该剃去阴毛、腋毛，用纸包裹后焚烧，同时换下衣裤进行消毒处理。对有头虱者，采取灭虱术。

（一）目的

消灭头虱和虮，以防患者间相互传染和疾病传播。

（二）适用范围

头部感染了头虱、虮的患者。

（三）操作要点

灭头虱、虮的操作流程见表 14-5。

表 14-5　灭头虱、虮的操作流程

步骤	要点	说明
评估	①核对：确认患者 ②评估：患者的一般情况、头虱情况 ③解释：操作目的、过程及方法	• 核对床号、姓名、年龄、腕带，询问患者有无特殊要求 • 如年龄、病情、意识、心理状态和合作程度，以及头虱、虮的情况 • 以解除患者的紧张情绪，取得合作

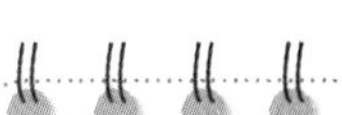

续表

步骤	要点	说明
操作前准备	①护士准备：穿隔离衣，修剪指甲，洗手，戴口罩、戴手套	
	②用物准备：灭头虱用物	• 治疗盘内备：洗头用物、篦子（齿内嵌少许棉花）、纱布数块、治疗巾 2 ~ 3 块，治疗碗、塑料帽子、布口袋、纸袋、清洁衣裤、清洁大单、清洁被套、清洁枕套；灭虱药液：30% 含酸百部酊（即取百部 30 g 放于瓶中，加 50% 乙醇 100 ml，再加纯乙酸 1 ml，盖严瓶盖，48 h 后制得溶液）
	③环境准备：同床上洗头法	
	④患者准备：同床上洗头法	
灭头虱、虮	①擦拭药液：将头发分成几小股，用纱布蘸取药液，按顺序擦遍全部头发，并反复揉搓 10 min，使药液湿透头发	• 彻底发挥灭虱药的作用 • 以防挥发，保证药效 • 若发现仍有活虱，须重复用药
	②包住头发：戴帽子，包住头发	
	③篦头虱、虮：24 h 后，取下帽子，用篦子篦去死虱或虮，并再次清洗头发	• 以防虱、虮传播
操作后整理	①患者：为患者更换衣裤、被服，置污衣裤和被服于布口袋内，扎好袋口，按隔离原则处理，整理床单位	• 防止虱、虮传播 • 彻底消灭虱、虮，避免传播
	②清理用物：去除篦子上的棉花，用火焚烧，消毒梳子和篦子后用刷子将其刷净	• 减少致病菌传播
	③洗手、记录	• 记录执行时间及效果

（四）注意事项

1. 操作过程中须注意勿使药液溅入患者面部及眼部。
2. 用药过程中须注意观察患者局部及全身反应。
3. 护士在操作过程中，须注意保护自己，避免被传染。

第三节　皮肤护理

案例 14-3

患者，男，76 岁。因左侧股骨颈骨折入院，术后生活不能自理。

请回答：

1. 皮肤的评估包括哪些内容？
2. 护士需选用哪种方法为患者进行皮肤护理？操作时应注意什么？

皮肤是身体最大的器官，分为表皮、真皮和皮下组织 3 层，还有由表皮衍生而来的附属器，如毛发、皮脂腺、汗腺和指（趾）甲等。皮肤具有保护机体、调节体温、感觉、吸收、分

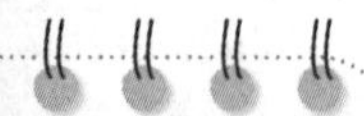

泌及排泄等功能。完整的皮肤具有天然屏障作用，可避免微生物的入侵。皮肤的新陈代谢迅速，其代谢产物如皮脂、汗液及表皮碎屑等与外界细菌结合形成污垢，黏附于皮肤表面，如不及时清除可刺激皮肤，降低皮肤的抵抗力，以致破坏其屏障作用，成为细菌入侵的门户而造成各种感染。皮肤的清洁与护理有助于维持身体的完整性，给人体带来舒适感，预防感染，防止发生压力性损伤及其他并发症，同时还可以维护患者的自我形象，促进康复。

一、皮肤的评估

（一）颜色

肤色因人而异，不同种族的皮肤其黑色素含量不同，颜色也不同。相同种族的人，由于皮肤的血液循环有差异，颜色也有差异。几种病态的皮肤颜色如下。

1．苍白（paleness） 常见于休克或贫血患者，由于血红蛋白减少所致。

2．发绀（cyanosis） 皮肤呈青紫色，由于单位容积血液中还原血红蛋白量增高所致，常见于口唇、耳郭、面颊、肢端等部位。

3．发红（redness） 由于毛细血管扩张充血，血流加速和血量增加，红细胞含量增多所致。生理情况下见于运动、饮酒后；疾病情况下见于发热性疾病，如大叶性肺炎、肺结核、猩红热等。

4．黄疸（jaundice） 皮肤、黏膜发黄，由于血中胆红素浓度增高所致，见于胆道阻塞、肝细胞损伤或溶血性疾病等。

5．色素沉着（pigmentation） 由于基底层的黑色素增多导致部分或全身皮肤色素加深。生理情况下，身体的外露部分及乳头、腋窝、生殖器、肛门周围、关节等部位色素较深。如果这些部位的色素明显加深或者其他部位（如口腔黏膜）也出现了色素沉着，则具有诊断意义。

（二）温度

皮肤温度主要取决于真皮层的血流量，常可提供炎症或循环异常的信息。如全身发热、局部有炎症时，由于血流量增加，局部皮肤温度可升高，表现为皮肤发红、发热；如休克、末梢循环不良时，由于微循环障碍，皮肤温度可降低，常表现为四肢湿冷。另外，皮肤温度的变化还可受室温的影响。

（三）柔软度和厚度

正常皮肤的柔软度主要受皮下脂肪量、皮层的纤维弹性、湿润度和水肿等因素的影响，而皮肤的厚度主要受身体部位、年龄、性别、疾病等因素的影响。如手掌、脚掌皮肤较厚，而眼睑、大腿内侧皮肤则较薄；水肿患者皮肤紧绷，其弹性、柔软度和厚度降低。婴儿皮肤一般平滑、软、薄，而老年人皮肤则较干燥、粗糙。

（四）弹性

可从前臂内侧捏起一点皮肤，放松时皮肤复原很快，表明皮肤弹性良好。一般老年人或脱水患者的皮肤有皱纹，皮肤弹性较差。

（五）完整性

检查皮肤有无破损、斑点、丘疹、水疱和硬结，应特别注意观察皮肤有无损伤以及损伤的状况，如损伤部位、范围等。

（六）感觉

检查皮肤对冷、热、触觉、痛觉的反应。护士触诊时询问患者的感觉，如患者能感觉到护士手的冷或热，则为感觉正常；如患者对温度、压力、触摸没有反应，说明存在全身性或局部性疾病；如患者皮肤发痒，多为皮肤干燥、过敏或皮肤炎症等。

（七）清洁度

根据体表出汗情况、皮脂分泌量及皮肤的污浊情况来评估清洁程度。

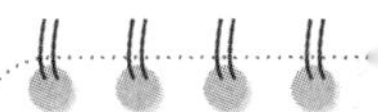

（八）湿度

通过触摸，检查患者皮肤的潮湿或干燥情况，如皮肤较潮湿，应及时擦干汗液或更换衣服；如皮肤较干燥，应酌情涂抹润肤霜。

（九）气味

根据皮肤散发的气味，可了解某些疾病情况及皮肤的清洁程度，如腋臭者、长期未洗澡者的皮肤可散发特殊的气味。

二、皮肤的清洁与护理

保持患者的皮肤清洁可满足患者生理、心理和社会需要，减少感染机会，促进舒适，有利于维持关节、肌肉的功能，维持自尊及自我形象，也有利于建立良好的护患关系。

（一）皮肤清洁指导

指导患者经常沐浴，尤其是容易出汗的患者，防止皮肤潮湿而破损。对于皮肤干燥的患者，应酌情减少沐浴次数。一般全身情况良好者可以盆浴或淋浴，妊娠 7 个月及以上的孕妇禁用盆浴。传染病患者的沐浴应根据病情和病种，按隔离原则进行。对活动受限的患者可采用床上擦浴的方法。

指导患者选用适宜的清洁与护肤用品，包括：①浴皂或沐浴露：对于皮肤容易过敏者、皮肤特别干燥或有破损者，宜用温水清洗。②润肤剂：可在身体表面形成一层油脂面，防止水分蒸发，达到软化皮肤的作用。常用的润肤剂有羊毛脂和凡士林类护肤品。③爽身粉：可吸收多余的水分，减少皮肤摩擦，阻碍细菌生长。

（二）淋浴或盆浴

淋浴或盆浴（shower or tub baths）适用于全身情况较好，能自行完成沐浴过程的人。

1．目的

（1）清洁皮肤，促进患者生理和心理上的舒适，满足患者对清洁和舒适的需要，增进健康。

（2）促进皮肤的血液循环，增进皮肤的排泄功能，预防皮肤感染和压力性损伤等并发症。

（3）使肌肉得到放松，增加患者活动的机会。

2．操作要点　携带用物，送患者入浴室，调节室温在 24℃以上，水温 40 ~ 45℃。浴室不应闩门，在门外挂“正在使用”的标记示意，如患者需要协助，护士应进入浴室帮助沐浴。注意患者进入浴室的时间，如遇到患者发生晕厥，应立即将其抬出，平卧、保暖并及时通知医生处理。盆浴时，应扶持患者进出浴室，防止患者滑倒。在浴盆中浸泡不须超过 20 min，因浸泡过久容易导致疲倦。

3．注意事项

（1）饭后 1 h 方能进行淋浴或盆浴，以免影响消化。

（2）淋浴或盆浴过程中，防止患者出现受凉、晕厥、烫伤、滑倒等情况。

（三）床上擦浴

床上擦浴（bed baths）适用于病情较重、长期卧床、活动受限、生活不能自理的患者。

1．目的

（1）清洁皮肤，满足患者对清洁和舒适的需要。

（2）促进皮肤的血液循环，增进皮肤的排泄功能，预防皮肤感染和压力性损伤等并发症的发生。

（3）为护理人员提供观察和了解患者、并与其建立良好护患关系的机会。

2．操作要点　床上擦浴的操作流程见表 14-6。

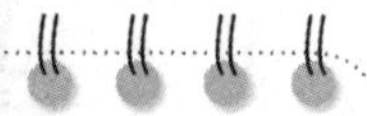

表 14-6　床上擦浴的操作流程

步骤	要点	说明
评估	①核对：确认患者	• 核对床号、姓名、年龄、腕带，询问患者有无特殊用物要求
	②评估：一般情况、皮肤情况	• 年龄、病情、意识、心理状态、自理能力及配合程度；皮肤完整性及清洁度；伤口及引流管情况
	③解释：操作目的、过程及方法	• 解除患者的紧张情绪，取得其合作
操作前准备	①护士准备：着装整洁，洗手、戴口罩、修剪指甲	
	②用物准备：擦浴所需用品	• 治疗车上层：浴巾 2 条、毛巾 2 条、浴液或浴皂、浴毯、按摩油 / 乳 / 膏、护肤用品（润肤剂 / 爽身粉）、梳子、指甲刀；脸盆 2 个，清洁衣裤和被服、手消毒液 • 治疗车下层：水桶 2 个（一桶盛有热水，按年龄、季节和个人习惯调节水温；另一桶盛污水）；便盆及便盆巾、生活垃圾桶、医用垃圾桶
	③环境准备：调节室温至 24℃以上，关闭门窗，拉上窗帘或使用屏风遮挡	• 将脸盆和浴皂放于床旁桌上，倒入适量温水
	④患者准备：	
	a．体位：舒适卧位	• 协助患者移近护士并保持身体平衡，同时避免操作中护士身体过度伸展，减少肌肉紧张和疲劳
	b．病情稳定，全身情况较好	• 根据病情放平床头及床尾支架，松开盖被，移至床尾；用浴毯遮盖患者
擦洗面部和颈部	①将毛巾叠成手套状：将一条浴巾铺于患者枕上，另一条浴巾盖于患者胸部。将毛巾叠成手套状，包于护士手上（图 14-8），并将其放入水中，彻底浸湿	• 避免擦浴时弄湿床单和盖被 • 折叠毛巾可保持温度，避免毛巾边缘过凉而刺激皮肤
	②先擦洗眼部：由内眦至外眦，用毛巾的不同部位轻轻擦洗	• 避免使用浴皂，以免引起眼部刺激症状 • 防止眼部分泌物进入鼻泪管
	③再擦洗面颈部：按顺序洗净并擦干前额、面颊、鼻翼、耳后、下颌直至颈部	• 注意擦净耳郭、耳后及皮肤皱褶处 • 除眼部外，其他部位一般采用清水和浴皂各擦洗一遍，再用清水擦净后，用浴巾擦干
擦洗上肢和手	①脱衣服：为患者脱去上衣，盖好浴毯。先脱近侧，后脱对侧。如有肢体外伤或活动障碍，则先脱健侧，后脱患侧	• 充分暴露擦洗部位，便于操作 • 先脱健侧，以免患侧关节过度活动
	②擦洗上肢：移去近侧上肢浴毯，将浴巾纵向铺于上肢下面； 护士一手支托患者前臂及肘部，另一手用涂好浴皂的毛巾擦洗上肢直至腋窝，再用清水擦净后，用浴巾擦干	• 从远心端向近心端擦洗 • 擦洗力量要足以刺激肌肉组织，以促进皮肤血液循环 • 注意洗净腋窝等皮肤皱褶处 • 碱性残留液可破坏皮肤正常菌群生长
	③擦洗手：将浴巾对折，放于床边。置脸盆于浴巾上。协助患者将手浸于脸盆中，洗净后擦干。根据情况修剪指甲。操作后移至对侧，同法擦洗对侧上肢	• 皮肤过湿可致皮肤变软，易引起皮肤破损 • 浸泡可使皮肤角质层软化，便于清除指甲下污垢

续表

步骤	要点	说明
擦洗胸、腹部	①根据需要换水，测试水温 ②擦洗胸部：将浴巾盖在患者胸部，将浴毯向下折叠至患者脐部。护士一手略掀起浴巾一边，用另一包有毛巾的手擦洗胸部。擦洗女性患者乳房时需环形用力，注意擦净乳房下皮肤皱褶处。彻底擦干胸部皮肤 ③擦洗腹部：将浴巾纵向盖在患者胸、腹部（可使用两条浴巾）。将浴毯向下折叠至会阴部。护士一手略掀起浴巾一边，用另一包有毛巾的手擦洗腹部一侧，同法擦洗腹部另一侧。彻底擦干腹部皮肤	• 尽量减少不必要的暴露，以保护患者隐私及避免受凉 • 皮肤分泌物和污物容易沉积于皮肤皱褶处 • 乳房下垂者，皮肤摩擦后易出现破损 • 临近分娩孕妇需用毛巾轻柔擦洗乳头，增强乳头皮肤的韧性，为哺乳做好准备。但须注意避免过度摩擦诱发刺激宫缩 • 注意擦洗脐部及腹股沟皮肤皱褶处。由于此部位常较潮湿，分泌物聚集，容易刺激皮肤，并导致皮肤破损
擦洗背部	①取侧卧位：协助患者取侧卧位，背向护士。将浴巾纵向铺在患者身下 ②擦洗后颈部、背部至臀部：将浴毯盖在患者肩部和腿部；依次擦洗后颈部、背部至臀部 ③进行背部按摩 a．全背按摩：两手掌蘸少许按摩油 / 乳 / 膏，以手掌大、小鱼际环形按摩。从骶尾部开始，沿脊柱两侧向上按摩至肩部，至肩胛部位用力应稍轻；再从上臂沿背部两侧向下按摩至髂嵴部位。如此有节律地按摩数次 b．按摩脊柱旁、肩部及颈部：用拇指指腹蘸按摩油 / 乳 / 膏，由骶尾部沿脊柱旁按摩至肩、颈部，再向下按摩至骶尾部 c．按摩其他部位：用手掌大、小鱼际蘸按摩油 / 乳 / 膏，紧贴皮肤按摩其他受压部位，力度由轻至重，再由重至轻 d．背部轻叩 3 min e．协助患者转向另一侧，按摩另一侧髋部 ④穿衣：协助患者穿好清洁上衣。先穿对侧，后穿近侧；如有肢体外伤或活动障碍，应先穿患侧，后穿健侧。并将浴毯盖于患者胸、腹部。换水	• 暴露背部和臀部，便于擦洗 • 保暖，减少身体不必要的暴露 • 注意擦洗臀部和肛门部位皮肤皱褶处，由于此部位常有粪便，容易滋生细菌 • 促进肌肉组织放松 • 促进皮肤血液循环 • 按摩持续至少 3 min • 促进皮肤血液循环 • 按摩 3 ~ 5 min • 按摩时患者可取侧卧位或俯卧位 • 确保患者温暖、舒适 • 先穿患侧，可减少肢体关节活动，便于操作 • 换水的目的是避免微生物从肛门传播到会阴部
擦洗下肢、足部及会阴部	①取平卧位：协助患者平卧；将浴毯撤至床中线处，盖在对侧腿部，确保遮盖会阴部位。将浴巾纵向铺于近侧腿部下面 ②擦洗踝部、膝关节、大腿：依次擦洗踝部、膝关节、大腿，洗净后彻底擦干 ③擦洗足部：移盆于足下，盆下垫浴巾；一手托起患者小腿部，将足部轻轻放于盆内，浸泡后擦洗足部。根据情况修剪趾甲。彻底擦干足部。若足部过于干燥，可使用润肤剂	• 减少身体不必要的暴露 • 从远心端向近心端擦洗，以促进静脉回流 • 确保足部接触盆底，以保持稳定 • 浸泡可软化角质层 • 确保洗净趾间，因趾间比较潮湿，有分泌物存在 • 润肤剂可保持皮肤湿润，软化皮肤

续表

步骤	要点	说明
擦洗下肢、足部及会阴部	④擦洗对侧腿和足部：护士移至床对侧。将浴毯盖在患者洗净侧腿上，同法擦洗近侧腿和足部。擦洗后，用浴毯盖好患者。换水 ⑤擦洗会阴部：用浴巾盖好上半身，用浴毯盖好下肢，只暴露会阴部。洗净后擦干会阴部（见会阴部护理） ⑥穿裤子：协助患者穿好清洁裤子	• 保护隐私
梳头	梳头：协助患者取舒适卧位，梳头	• 维护患者个人形象
操作后整理	①整理床单位：按需要更换床单。整理用物，放回原处 ②洗手 ③记录：执行时间及效果	• 为患者提供清洁环境 • 减少致病菌传播

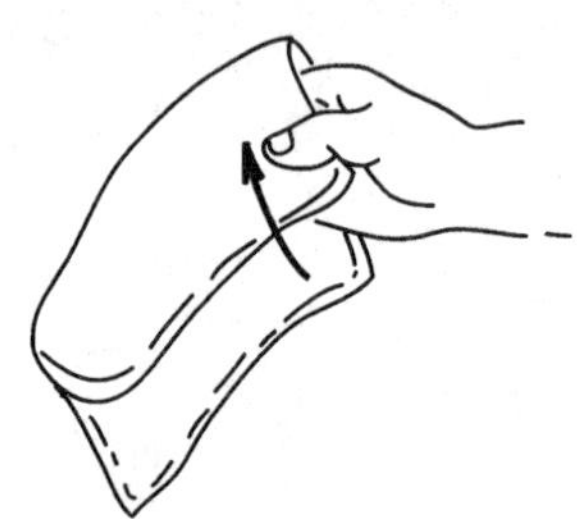
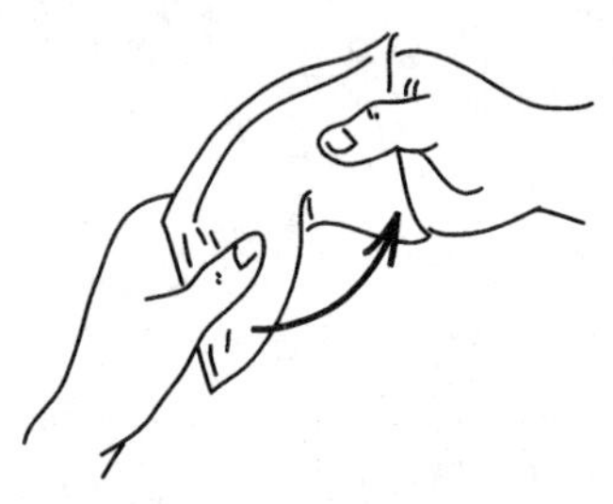
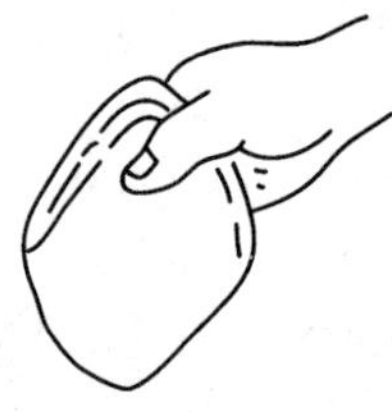

图 14-8　包小毛巾法

【注意事项】

随堂测

1．应注意保暖，维持相应的室温和水温。一般擦浴应在 15 ～ 30 min 内完成。

2．要关心、体贴和尊重患者，减少翻动次数，动作敏捷、轻柔，并保护患者隐私。

3．擦浴过程中应密切观察病情变化及皮肤情况，如出现寒战、面色苍白、脉速等征象，应立即停止操作，并给予适当处理。

4．擦浴过程中注意保护伤口和各种管路，以免伤口受压、管路扭曲或折叠。

5．遵循节力原则，操作时尽量使患者靠近护士。

第四节　压力性损伤的预防与护理

案例 14-4

患者，男，78 岁。因脑出血卧床 1 个月。二便失禁，不能自行翻身。护士发现其骶尾部皮肤呈紫红色，面积为 4 cm × 3 cm，压之不褪色且触之较硬，有大小不等的水疱。

请回答：

1．患者骶尾部皮肤出现了什么并发症？属于几期损伤？

2．应采取哪些护理措施？

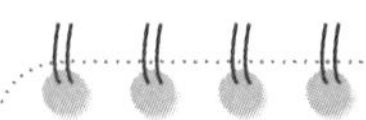

压力性损伤（pressure injury），原称压疮（pressure sores）、压力性溃疡（pressure ulcer），是指身体局部组织长期受压，血液循环障碍，局部组织持续缺血、缺氧，营养缺乏，致使皮肤失去正常功能而引起的局限性组织破损和坏死，通常位于骨隆突处，由压力（包括压力联合剪切力）所致。

压力性损伤是长期卧床或躯体移动障碍患者皮肤易出现的最严重问题，具有发生率高、病程发展快、难以治愈及治愈后易复发的特点，一直是医疗护理领域的难题，已引起医疗机构的广泛关注。是否发生压力性损伤已成为评价医院护理质量的指标之一。压力性损伤本身并不是原发病，大多是由于一些原发病未能很好地护理而造成的皮肤损伤。一旦发生压力性损伤，不仅会使病情加重，康复期延长，患者痛苦增加，严重时还会因继发感染引起败血症而危及生命。因此，必须加强对患者皮肤的护理，预防和减少压力性损伤的发生。

一、压力性损伤发生的原因

压力性损伤的形成是一个复杂的病理过程，是由局部和全身因素综合作用而引起的皮肤组织变性和坏死。

（一）力学因素

压力性损伤可由垂直压力、摩擦力和剪切力引起，通常是其中 2 ～ 3 种力联合作用所致。

1．垂直压力（pressure） 对局部组织的持续性垂直压力是引起压力性损伤的最重要原因。当持续性垂直压力超过正常的毛细血管压（16 ～ 32 mmHg）时，即可阻断毛细血管对组织的灌注，致使氧和营养物质供应受损，代谢废物排泄受阻，导致组织缺血、缺氧、溃烂或坏死。压力性损伤的形成与压力强度和持续时间有密切关系。压力越大，持续时间越长，压力性损伤发生概率就越高。

2．摩擦力（friction） 是由两层相互接触的物体表面发生相对移动而产生的。当其作用于皮肤时，易损伤皮肤的保护性角质层而使皮肤屏障功能受损，致使病原微生物易于入侵皮肤。摩擦力主要来自皮肤与衣、裤或床单表面之间的逆行阻力摩擦，尤其当床面不平整（如有皱褶或渣屑）时，皮肤受到的摩擦力就会增加。患者在床上活动或坐轮椅时，皮肤会与床单和轮椅表面产生逆行摩擦阻力。搬运患者时，拖拉动作也会产生摩擦力而使皮肤受到损伤。皮肤被擦伤后，再受汗、尿、粪便等浸渍，出现污染而易发生压力性损伤。

3．剪切力（shearing force） 由两层组织相邻表面间的滑行而产生的进行性相对移位所致，由压力和摩擦力协同而成，与体位有密切关系（图 14-9）。如当患者取半坐卧位时，骨骼及深层组织由于重力作用向下滑行，而皮肤及表层组织由于摩擦力仍停留在原位，从而导致两层组织间产生牵张而形成剪切力。剪切力产生时，由于从筋膜下及肌肉内穿出供应皮肤的毛细血管被牵拉、扭曲、撕裂而阻断局部皮肤、皮下组织、肌肉层等全层组织的血液供应，引起深层组织坏死，形成剪切力性溃疡。由剪切力造成的严重损伤早期不易被发现，且多表现为口小底大的潜行伤口。

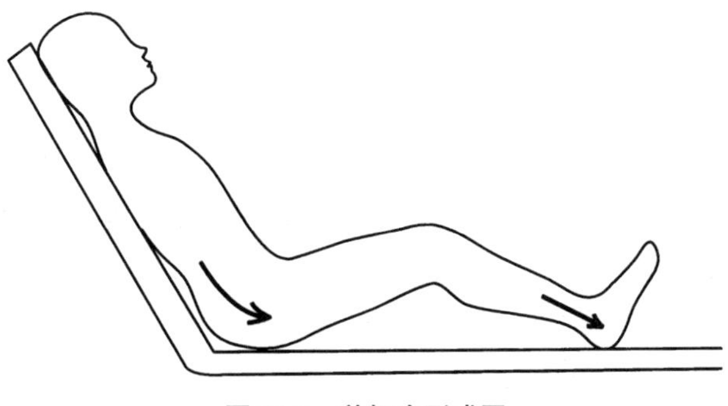

图 14-9　剪切力形成图

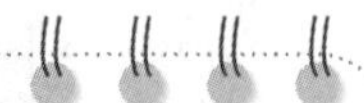

（二）局部潮湿或排泄物刺激

由于皮肤经常受汗液、尿液及各种渗出引流液等的潮湿刺激，导致皮肤浸渍、松软而抵抗力下降、屏障功能降低。此外，尿液和粪便中的化学物质使皮肤酸碱度发生改变，引起表皮角质层的保护能力下降，致使皮肤组织破溃，且容易继发感染。此外，皮肤潮湿会增加摩擦力而加重皮肤损伤。

（三）营养状况

营养状况是引起压力性损伤的重要因素之一。全身出现营养障碍时，营养摄入不足，则蛋白质合成减少，出现负氮平衡，皮下脂肪减少，肌肉萎缩。局部组织一旦受压，骨隆突部位皮肤因缺乏肌肉和脂肪组织保护而致血液循环障碍，形成压力性损伤。过度肥胖者卧床时体重对皮肤的压力较大，因此容易发生压力性损伤。机体脱水时皮肤弹性差，受到压力或摩擦力时容易变形和受损。组织水肿时皮肤弹性和顺应性下降，同时使得毛细血管和细胞间距增加，而氧和代谢产物在组织细胞的溶解和运送速度减慢，皮肤出现营养不良而容易发生压力性损伤。

（四）年龄

老年人皮肤松弛、干燥、弹性差，皮下脂肪萎缩、变薄，皮肤抵抗力下降，皮肤血流速度减慢且血管脆性增加，最终导致皮肤易损性增加。

（五）体温升高

体温升高使机体新陈代谢率增高，组织细胞对氧的需求增加。此时局部组织受压，使得已有的组织缺氧更加严重。因此，严重感染伴有高热的患者存在组织受压时，压力性损伤发生概率升高。

（六）医疗器械使用不当

医疗器械如心电监护、吸氧面罩、呼吸机、气管切开、各种约束装置及矫形器械等使用不当时，可在使用的部位产生压力和（或）造成局部温湿度改变，进而发生不同程度的压力性损伤。石膏固定和牵引时，如果夹板内衬垫放置不当、石膏内不平整或有渣屑、矫形器械固定过紧，都可以导致肢体血液循环障碍，引起压力性损伤。

（七）机体活动和（或）感觉障碍

机体活动障碍多由神经损伤、手术麻醉或制动造成，使得自主活动能力减退乃至丧失，导致局部组织长期受压，血液循环障碍而发生压力性损伤。感觉受损可造成机体对伤害性刺激反应障碍，使得保护性反射迟钝，长时间受压后局部组织坏死而发生压力性损伤。

知识链接

《压力性损伤的预防和治疗：临床实践指南（2019）》简介

压力性损伤是全世界常见的健康问题，不仅给患者带来不适、疼痛和焦虑情绪，还使患者住院时间延长、医疗费用增加甚至死亡，同时也增加了医疗机构的负担和卫生资源的消耗。2019 年 11 月，由欧洲压疮咨询委员会（European Pressure Ulcer Advisory Panel）、美国国家压力性损伤咨询委员会（National Pressure Injury Advisory Panel）和泛太平洋压力性损伤联盟（Pan Pacific Pressure Injury Alliance）在 2014 版《压疮预防和治疗：临床实践指南》的基础上，联合来自 12 个国家的 14 个伤口组织正式发布了第 3 版《压力性损伤的预防和治疗：临床实践指南》。这是继 2009 年该指南发布后的第二次更新。本次指南与 2014 版的研究相结合，更新了方法学，扩大了纳入研究的范围，并提出了反映最新证据的建议，为预防和治疗压力性损伤、提升临床实践质量提供了指导。

资料来源：杨龙飞，宋冰，倪翠萍，等. 2019 版《压力性损伤的预防和治疗：临床实践指南》更新解读 [J]. 中国护理管理，2020，20（12）：1849-1854.

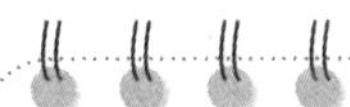

二、压力性损伤的评估

（一）危险因素

护士可采用压力性损伤危险因素评估工具进行评估，其目的是判断发生压力性损伤的危险程度，避免护理工作的盲目性和被动性，制订并实施有效的预防措施，提高护理质量。常用的评估表有 Braden 危险因素评估表、Norton 压力性损伤风险评估量表等。

1．Braden 危险因素评估表　目前国内外常用的方法之一（表 14-7），评估简便、易行。总分值范围为 6 ～ 23 分，分值越小，提示压力性损伤发生的危险性越大。评分≤ 18 分，提示有压力性损伤发生的危险，建议采取预防措施。

表 14-7　Braden 危险因素评估表

项目 / 分值	1	2	3	4
感觉：对压力相关不舒适的感受能力	完全受限	非常受限	轻度受限	未受损
潮湿：皮肤暴露于潮湿环境的程度	持续潮湿	潮湿	有时潮湿	很少潮湿
活动力：身体活动程度	限制卧床	坐位	偶尔行走	经常行走
移动力：改变和控制体位的能力	完全无法移动	严重受限	轻度受限	未受限
营养：日常食物摄取状态	非常差	可能缺乏	充足	丰富
摩擦力和剪切力	有问题	有潜在问题	无明显问题	—

2．Norton 压力性损伤风险评估量表　目前公认的评估方法（表 14-8），特别适用于老年患者。总分值范围为 5 ～ 20 分，分值越小，提示压力性损伤发生的危险性越高。评分≤ 14 分，提示易发生压力性损伤。由于此评估表缺乏对营养状态的评估，因此，临床使用时需补充相关内容。

表 14-8　Norton 压力性损伤风险评估量表

身体状况		精神状况		活动能力		灵活程度		失禁情况	
良好	4	思维敏捷	4	可以走动	4	行动自如	4	无失禁	4
一般	3	无动于衷	3	需协助	3	轻微受限	3	偶尔失禁	3
不好	2	不合逻辑	2	坐轮椅	2	非常受限	2	经常失禁	2
极差	1	昏迷	1	卧床	1	不能活动	1	二便失禁	1

（二）易患部位

1．长期受压及缺乏脂肪组织的保护、无肌肉包裹或肌层较薄的骨隆突处　卧位不同，受压点不同，好发部位亦不同（图 14-10）。

仰卧位：好发于枕骨粗隆、肩胛部、肘部、脊椎体隆突处、骶尾部及足跟部。

侧卧位：好发于耳郭、肩峰、肋骨、肘部、髋部、膝关节内外侧及内外踝处。

俯卧位：好发于面颊部、耳郭、肩部、女性乳房、男性生殖器、髂嵴、膝部及足尖处。

坐位：好发于坐骨结节处。

2．医疗器械与皮肤接触的相关部位　如无创面罩、连续加压装置、夹板、支架、尿管等医疗器械与皮肤接触的部位。

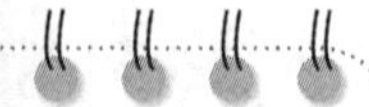

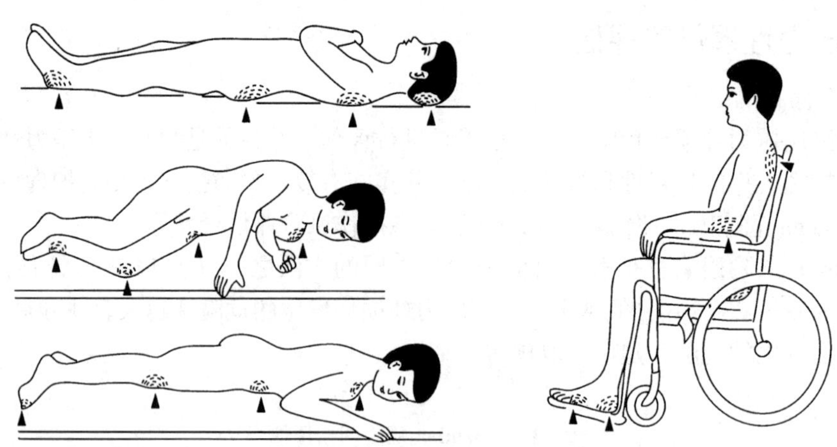

图 14-10　压力性损伤好发部位

（三）高危人群

压力性损伤发生的高危人群包括：①神经系统疾病患者，如昏迷、瘫痪者；②脊髓损伤患者；③老年患者；④身体衰弱、营养不良患者；⑤肥胖患者；⑥水肿患者；⑦疼痛患者，因避免疼痛而处于强迫体位，机体活动减少；⑧使用医疗器械患者；⑨发热患者；⑩二便失禁患者；⑪ 手术患者。

三、压力性损伤的预防措施

绝大多数压力性损伤是可以预防的，但一些患者由于特殊的自身条件使压力性损伤在所难免，如严重负氮平衡的恶液质患者、翻身不利于颅内压稳定的神经外科患者、改变体位可引起缺氧的成人呼吸窘迫综合征患者。因此，并非所有的压力性损伤均可预防。但是，科学精心的护理可将压力性损伤的发生率降至最低程度。为此，要求护士在工作中做到“六勤”，即勤观察、勤翻身、勤按摩、勤擦洗、勤整理及勤更换。交接班时，护士应严格细致地交接患者的局部皮肤状况和护理措施的执行情况。

（一）动态评估

评估时需检查皮肤有无红斑，若有红斑，需明确其范围和分析原因。另外，还应评估皮肤温度、硬度、有无水肿和疼痛。需要注意的是，对处于医疗器械下方和周围受压的皮肤，需注意有无压力相关损伤。

（二）避免局部组织长期受压

1．经常变换卧位，间歇性解除局部组织长期受压　经常翻身是最简单而有效的解除压力的方法，可使骨隆突部位轮流承受身体重量，从而减少对局部组织的压力。翻身的时间间隔根据患者病情及局部受压处皮肤状况而定，一般每 2 h 翻身一次，必要时每 30 min 翻身一次。翻身时须根据人体力学原理，合理摆放患者体位以减轻局部压力，同时护士应掌握翻身技巧以达到省力。变换体位的同时应注意观察受压部位的皮肤情况，适当给予按摩，并建立床头翻身记录卡（表 14-9）。可使用电动翻转床协助患者变换多种卧位。长期坐轮椅的患者应至少每 1 h 变换姿势一次，或至少每 15 min 改变重力支撑点，以缓解坐骨结节处的压力。

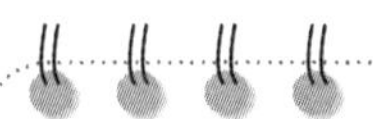

表 14-9　翻身记录卡

姓名：		床号：	
日期 / 时间	卧位	皮肤情况及备注	执行者

2．保护骨隆突处和支持身体空隙处　协助患者翻身后，需采用软枕或表面支撑性产品垫于身体空隙处，使支撑面积加大，减少骨隆突处所承受的压力，从而保护骨隆突处皮肤。表面支撑性产品有气垫、水垫、凝胶垫等，可用于舒缓局部压力。各种垫应充气至 1/2 ~ 2/3 满，不可充气过度。有条件的还可用羊皮垫，它具有抵抗剪切力及高度吸收水蒸气的性能，适用于长期卧床患者。另外，根据患者的实际情况，及时、恰当地应用气垫床、水床等全身减压用品以分散压力，预防压力性损伤的发生。特别是对难以处理的疼痛或由翻身引起疼痛的患者可使用减压床垫以缓解局部压力。应指出的是，尽管采用了全身或局部减压装置，仍须经常为患者变换卧位。因为即使较小的压力，如果施压时间过长，也可阻碍局部血液循环而导致组织损伤。

3．正确使用医疗器械　采取措施预防医疗器械相关压力性损伤：①选择医疗器械时避免压力和（或）剪切力所致的损伤，使用时佩戴合适，避免过度受压。同时，注意保持医疗器械下方皮肤的清洁干燥。②对使用石膏、绷带、夹板或牵引器等固定的患者，应密切观察局部状况及肢端的皮肤颜色、温度、运动及感觉，同时认真听取患者的主诉，适当调节松紧。衬垫应平整、柔软，如发现石膏绷带过紧或凹凸不平，应立即联系医生，及时调整。

（三）避免或减少摩擦力和剪切力的作用

协助患者翻身或搬运患者时，为避免摩擦力的形成，应将患者身体抬起，避免拖、拉、推等动作。使用便器时，协助患者抬高臀部，不可硬塞、硬拉，可在便器边缘垫以软布垫或撒滑石粉，以防止擦伤皮肤。为患者取半卧位时，如无特殊需要，床头抬高≤ 30°，为防止身体下滑，在足底部置一软垫，于腘窝下垫软枕以屈髋 30°。长期坐轮椅的患者，尽量坐直并紧靠椅背，必要时使用软椅垫，并两膝屈曲 90°，双足平放于踏板，可适当约束，以防止身体下滑。此外，保持床单和被服清洁、平整、无渣屑，避免皮肤与床单、衣服皱褶、渣屑产生摩擦而损伤皮肤。

（四）保护患者皮肤，避免局部不良刺激

保持皮肤的清洁干燥、避免不良刺激是预防压力性损伤的重要措施。应加强基础护理，根据需要用温水或中性洗浴液清洁皮肤。避免使用肥皂或含乙醇的清洁用品，防止皮肤干燥或残留碱性物质而刺激皮肤。擦洗时动作应轻柔，不可用力而导致皮肤损伤。皮肤干燥者可适当使用润肤品，以保持皮肤湿润。易出汗的部位如腋窝、腘窝及腹股沟等，应及时擦干汗液。二便失禁者，应及时擦洗皮肤和更换衣物、床单，并根据皮肤情况采取隔离防护措施，如局部使用皮肤保护剂、水胶体类敷料或伤口保护膜等，以保护皮肤免受刺激。

（五）促进皮肤血液循环

对长期卧床患者，应每天进行主动或被动的全范围关节活动度练习，以维持关节的活动性和肌肉张力，促进肢体血液循环，避免压力性损伤的发生。实施温水浴，不仅能够清洁皮肤，还可以刺激皮肤血液循环。患者变换体位后，对局部受压部位进行适当按摩，可改善局部血液循环。但是，对于因受压而出现反应性充血的皮肤组织则不宜按摩，因此时软组织已受损伤，

按摩反而会造成深部组织损伤。

（六）改善机体营养状况

营养不良既是导致压力性损伤发生的原因之一，也是直接影响压力性损伤病理过程和愈合的因素。合理膳食是改善患者营养状况，促使创面愈合的重要措施。因此，在病情允许的情况下，对于压力性损伤高危人群应提供高热量、高蛋白、高维生素饮食，保证正氮平衡，提高机体抵抗力和组织修复能力，以促进创面愈合。维生素 C 和锌对伤口愈合具有重要作用，也应适当补充。另外，对于水肿患者应限制水和盐的摄入，脱水患者应及时补充水和电解质。

（七）鼓励患者活动

鼓励患者在不影响疾病治疗的情况下，积极进行主动和被动活动，防止因长期卧床而导致的各种并发症。尤其是对于运动障碍的患者，应协助患者进行肢体功能锻炼，鼓励患者尽早离床活动，预防压力性损伤的发生。

（八）健康教育

保证患者和家属的知情权，使其了解自身皮肤尤其是压力性损伤易发部位的皮肤状态及压力性损伤的危害，教会其掌握预防压力性损伤的知识和技能，如减压用品的选择、营养与膳食、翻身方法及皮肤清洁技巧等，从而鼓励患者和家属有效参与或独立采取预防压力性损伤的措施。

四、压力性损伤的分期、治疗与护理

（一）压力性损伤的分期

压力性损伤的发生为渐进的过程，根据组织损伤程度，目前常分为 4 期。美国压疮咨询委员会（National Pressure Ulcer Advisory Panel，NPUAP）于 2007 年首次提出在Ⅰ～Ⅳ期分期的基础上，增加不可分期和可疑深部组织损伤压力性损伤。

1．Ⅰ期 淤血红润期，此期为压力性损伤初期。身体局部组织持续受压，血液循环障碍，皮肤出现红、肿、热、痛或麻木，解除压力 30 min 后，皮肤颜色不能恢复正常。此期皮肤完整性尚未破坏，仅是暂时的血液循环障碍，为可逆性改变，如及时去除危险因素，可阻止压力性损伤进一步发展。

2．Ⅱ期 炎性浸润期，红肿部位继续受压，血液循环障碍持续得不到改善，静脉回流受阻，局部静脉淤血，导致皮肤表皮层、真皮层或两者发生损伤或坏死。受压部位呈紫红色，皮下产生硬结。皮肤因水肿而变薄，常有大小不一的水疱形成，且极易破溃。水疱破溃后，表皮脱落，显露潮湿、红润的创面，患者有疼痛感。此期如及时解除受压，改善血液循环，清洁创面，仍可阻止压力性损伤的进一步发展。

3．Ⅲ期 浅度溃疡期，全层皮肤被破坏，可深及皮下和深层组织。表皮水疱逐渐扩大、破溃，真皮层创面有黄色渗出物，感染后表面有脓液覆盖，致使浅层组织坏死及溃疡。疼痛感加重。

4．Ⅳ期 坏死溃疡期，为压力性损伤严重期。坏死组织侵入真皮下层和肌肉层，感染向周围及深部扩展，可深达骨面。坏死组织发黑，脓性分泌物增多，有臭味。严重者细菌侵入血液循环可引起脓毒败血症，造成全身感染，甚至危及生命。

不可分期压力性损伤，是指全层皮肤组织缺失，创面基底部覆盖腐肉和（或）焦痂。此期无法确定实际缺损深度，彻底清除坏死组织和（或）焦痂，暴露创面基底部后方可判断其实际深度和分期。清创前通常渗液较少，甚至干燥，痂下感染时可出现溢脓、恶臭。

可疑深部组织损伤压力性损伤，是指皮肤完整，局部区域出现紫色或红褐色颜色改变，或出现充血性水疱，是由于压力和（或）剪切力引起皮下软组织受损所致。可伴疼痛、坚硬、糜烂、松软、潮湿、皮温升高或降低。肤色较深者难以识别深层组织损伤。

通常压力性损伤的发展是由浅到深、由轻到重的过程，但也可出现某些特殊病例。如个别急性或危重患者，可在 6 ～ 12 h 内迅速出现溃疡期压力性损伤；肥胖患者可出现闭合性压力性损伤，即表皮完整，但内层组织已坏死。因此，护士观察皮肤时应认真和细致，避免贻误病情而造成严重后果。

（二）压力性损伤的治疗与护理

当发生压力性损伤时，采取以局部治疗为主、全身治疗为辅的综合性治疗措施。

1．全身治疗与护理　积极治疗原发病，增进营养和全身抗感染治疗等。良好的营养是创面愈合的重要条件，因此应提供平衡饮食，增加蛋白质、维生素及微量元素的摄入。对长期不愈的压力性损伤患者，可静脉输入复方氨基酸溶液。低蛋白血症患者可静脉补充血浆或人血清蛋白，提高血浆胶体渗透压，改善皮肤血液循环。不能进食的患者可采用全胃肠外营养治疗，保证每日营养物质的供给以满足机体代谢需要（参见第十六章“饮食与营养”相关内容）。此外，按医嘱给予抗感染治疗，预防败血症的发生。同时应加强心理护理，消除不良心境，促进身体早日康复。

2．局部治疗与护理　对局部压力性损伤的发展进行动态监测，如评估及记录压力性损伤发生的部位、大小（长、宽、深）、创面组织形态、渗出物、有无潜行或窦道、创口边缘及周围皮肤状况等。同时根据压力性损伤的不同分期采取针对性的治疗和护理措施。

（1）淤血红润期：此期护理的重点是去除危险因素，防止压力性损伤继续发展。除加强预防措施外，局部可用半透膜敷料或水胶体敷料加以保护。由于此时皮肤已受损，故不提倡局部皮肤按摩，防止造成进一步的伤害。

（2）炎性浸润期：此期护理的重点是保护皮肤，预防感染。除加强上述措施以避免损伤继续发展外，注意对出现水疱的皮肤进行护理。对于未破的小水疱，应尽量减少摩擦，防止水疱破裂、感染，使其自行吸收；对于大水疱，应在无菌操作下用注射器抽出疱内液体，不必剪去表皮，局部消毒后用无菌敷料包扎。如水疱已破溃、露出创面，需消毒创面及周围皮肤，并根据创面状况选择合适的伤口敷料。

（3）浅度溃疡期：此期护理的重点为清洁伤口，清除坏死组织，处理创面渗出物，促进肉芽组织生长。根据伤口状况选择相应的清洗液。伤口无感染时，常采用对健康组织无刺激的生理盐水进行冲洗；伤口有感染时，根据伤口细菌培养及药物敏感试验结果选择消毒液或抗菌液，以达到控制感染和促进伤口愈合的目的。如选用 1∶5000 呋喃西林溶液清洗伤口；对于溃疡较深、引流不畅者，可用 3% 过氧化氢溶液冲洗，以抑制厌氧菌生长。

进行清创处理时需根据病情和耐受性、局部伤口坏死组织状况和血液循环情况选择合适的清创方式，如外科清创、机械性清创、化学性清创、自溶性清创及生物性清创，并在清创期间动态观察伤口渗出液量、组织类型及面积的变化。根据渗出物的特点，选择相应的湿性敷料。湿性敷料为创面的愈合提供适宜的环境，敷料的换药频率需根据伤口渗出情况而确定。此外，为控制感染和局部营养供给，可在局部创面实施药物治疗，如应用聚维酮碘、胰岛素、碱性成纤维因子等，或采用清热解毒、活血化瘀、去腐生肌的中草药治疗。

（4）坏死溃疡期：此期护理的重点为清除焦痂和腐肉，处理伤口潜行和窦道，以减少无效腔，并保护暴露的骨骼、肌腱和肌肉组织。

（5）不可分期压力性损伤：清创是基本的治疗原则。应在彻底清除坏死组织，暴露伤口床底部，明确压力性损伤深度和分期后，再采取相应的治疗与护理。足跟部有稳定的干痂，可作为人体的自然覆盖而不必去除。

（6）可疑深部组织压力性损伤：应密切观察，不为表面现象所迷惑，并及时使患者或家属了解病情及预后。早期可采用水胶体敷料，促使表皮软化。严禁对创面进行强烈和快速的清创。

随堂测

压力性损伤是全身、局部因素综合作用下引起的皮肤组织变性、坏死的病理过程。护士只有认识到压力性损伤的危害性，了解其病因及发生发展规律，掌握其防治技术，才能自觉、有效地做好防治工作。护理中应树立“预防为主，立足整体，重视局部”的观念，使压力性损伤护理走向科学化、制度化、程序化及人性化。

第五节　患者晨晚间护理

案例 14-5

患者，女，56岁，行胃大部切除术后第2天。护士需要在患者晨起和就寝前提供晨晚间护理措施。

请回答：

1．晨晚间护理的目的是什么？

2．晨晚间护理的主要内容有哪些？

晨晚间护理是优质护理服务的重要组成部分，是根据患者的日常生活习惯，为满足其日常清洁和舒适需要而于晨起和就寝前提供的护理措施。对于危重、昏迷、瘫痪、高热、大手术后或年老体弱等自理能力下降的患者，护士根据其病情协助完成晨晚间护理，以满足患者身心需要，促进舒适。

一、晨间护理

晨间护理（morning care）是基础护理的重要工作内容，一般于患者晨间醒来后、诊疗工作前完成，以促进患者身心舒适，预防并发症。对于能够自理的患者，护士应鼓励其自行完成，以增强疾病康复的信心；对于病情较重、不能离床活动的患者，护士应给予协助完成。

（一）目的

1．促进患者清洁和舒适，预防压力性损伤及肺炎等并发症。

2．了解病情，为诊断、治疗及修订护理计划提供依据。

3．提供心理和卫生指导，满足患者心理需要，促进护患沟通。

4．保持病室和床单位的整洁和美观。

（二）护理内容

1．实施湿式扫床，清洁、整理床单位，必要时更换被服。

2．根据患者护理级别，协助其排便、洗漱及进食等。眼睑不能闭合的患者，应保持角膜湿润，防止角膜感染。

3．根据病情合理摆放体位，同时检查全身皮肤受压情况，进行背部及骨隆突处受压皮肤的按摩。如发现皮肤黏膜异常，及时处理并上报。

4．根据需要予以叩背、协助排痰，必要时吸痰，指导有效咳嗽。

5．检查各种管道的引流、固定情况，保证安全。

6．进行晨间沟通，询问夜间睡眠、疼痛、呼吸、肠道功能恢复及活动能力等情况。

7．酌情开窗通风，保持病室空气新鲜。

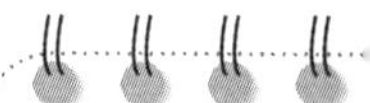

二、晚间护理

晚间护理（evening care）也是基础护理的重要工作内容，指晚间入睡前为患者提供的护理措施，以促进其清洁而舒适地入睡。

（一）目的

1．保证病室安静、清洁，为患者提供良好的夜间睡眠条件，促进其入睡。

2．了解病情，满足患者身心需要，促进护患沟通。

3．预防压力性损伤的发生。

（二）护理内容

1．整理床单位，必要时予以更换。

2．根据患者的护理级别，协助排便、洗漱等，女性患者给予会阴冲洗。

3．协助患者取舒适卧位，检查全身皮肤受压情况，观察有无早期压力性损伤迹象，合理按摩背部及骨隆突部位。

4．进行导管护理，检查导管有无折叠、扭曲或受压，妥善固定并保持通畅。

5．遵医嘱为疼痛患者进行镇痛处理。

6．保持病室安静，病室内电视机及时关闭，督促家属离院。夜间巡视时，护士应注意做到“四轻”，即说话轻、走路轻、操作轻、关门轻。

7．保持病室光线适宜，危重病室保留廊灯，利于观察患者夜间病情变化。

8．保持病室空气流通，调节室温，适当增减盖被。

9．经常巡视病室，了解患者睡眠状况，对于睡眠不佳的患者给予相应的护理；同时观察病情变化，并酌情处理。

三、会阴部护理

会阴部护理（perineal care）是指清洁会阴及其周围皮肤的方法。会阴部因有许多孔道与外界相通，常成为病原微生物进入体内的途径。当个体患病时，抵抗力下降，且长期卧床导致会阴部空气流通不畅，使局部皮肤温暖、潮湿，加之会阴处皮肤阴毛较密，使得致病菌易于繁殖。因此，会阴部清洁护理对预防感染及增进患者舒适十分必要。

对于泌尿生殖系统感染、二便失禁、会阴部分泌物过多或尿液浓度过高引起皮肤受刺激或破损、留置导尿、产后及各种会阴部手术后的患者，护士应协助进行会阴部清洁护理。由于会阴部的各个孔道相邻，易发生交叉感染。尿道口是最清洁的部位，而肛门是相对最不清洁的部位。因此，进行操作时应先清洁尿道口周围，最后擦洗肛门。

（一）目的

1．去除会阴部异味，预防和减少感染。

2．防止皮肤破损，促进伤口愈合。

3．增进舒适，指导患者清洁的方法。

4．为导尿术、会阴部手术或留取中段尿标本做准备。

（二）操作要点

会阴部护理的操作流程见表 14-10。

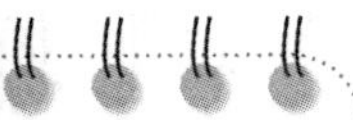

表 14-10　会阴部护理的操作流程

步骤	要点	说明
评估	①核对：确认患者 ②评估：一般情况、皮肤情况 ③解释：操作目的、过程及方法	• 如核对床号、姓名、年龄、腕带 • 评估年龄、病情、意识、心理状态、自理能力及配合程度；有无失禁及留置导尿管；会阴部清洁情况，有无伤口、流血及流液情况 • 解除患者的紧张情绪，取得合作
操作前准备	①护士准备：着装整洁，洗手、戴口罩、修剪指甲 ②用物准备：会阴部清洁所需用品 ③环境准备：拉上窗帘或使用屏风遮挡，减少暴露 ④患者准备： a．垫巾脱裤：将橡胶单和中单置于患者臀下，协助患者脱下对侧裤腿，盖在近侧腿部，对侧腿部用盖被遮盖 b．体位：取仰卧位，双腿屈膝外展	• 治疗车上层：毛巾、浴巾、清洁棉球、无菌溶液、大量杯、镊子、一次性臀垫、一次性手套、橡胶单、中单、浴毯、卫生纸、手消毒液、水壶（内盛温水，以不超过 40℃为宜） • 治疗车下层：便盆、便盆巾、生活垃圾桶、医用垃圾桶 • 保护患者隐私 • 防止患者受凉 • 充分暴露会阴区
擦洗会阴部	①备水：盆内放温水，将脸盆和卫生纸放在床旁桌上，将毛巾放于盆内 ②戴好一次性手套 ▲ 男性患者 a．擦洗大腿内侧 1/3：由外向内擦洗至阴囊边缘 b．擦洗阴茎头部：轻轻提起阴茎，由尿道口向外环形擦洗阴茎头部。更换毛巾，反复擦洗，直至擦净 c．擦洗阴茎体部：沿阴茎体由上向下擦洗，特别注意阴茎下皮肤 d．擦洗阴囊部：小心托起阴囊，擦洗阴囊下皮肤皱褶处 ▲ 女性患者 a．擦洗大腿内侧：由外向内擦洗至大阴唇边缘 b．擦洗阴阜 c．擦洗阴唇部位 d．擦洗尿道口和阴道口：一手分开阴唇，暴露尿道口和阴道口；另一手从会阴部向肛门方向轻轻擦洗各个部位，彻底擦净阴唇、阴蒂及阴道口周围 e．置便盆于臀下 f．冲洗：护士一手持装有温水的大量杯，另一手持夹有棉球的大镊子，边冲水边擦洗会阴部。从会阴部冲洗至肛门部，冲洗后，将会阴部彻底擦干 g．整理：撤去便盆、一次性臀垫。协助患者放平腿部，取舒适卧位	• 合适的水温可避免会阴部烫伤 • 预防交叉感染 • 擦洗顺序为先对侧、后近侧 • 擦洗方向为从污染最轻处至污染最重处，防止致病菌向尿道口传播 • 力度柔和、适度，避免过度刺激 • 擦洗顺序为对侧→上方→近侧→下方 • 轻柔擦洗，防止阴囊部位受压引起患者疼痛 • 皮肤皱褶处容易有分泌物蓄积 • 擦洗顺序为由上到下，由对侧至近侧 • 擦洗顺序为由上到下，由对侧至近侧皮肤皱褶处 • 减少致病菌向尿道口传播 • 每擦一处，更换毛巾的不同部位 • 女性月经期或留置导尿时，可用棉球清洁 • 为女性患者行会阴冲洗 • 将用过的棉球弃于便盆

续表

步骤	要点	说明
擦洗肛门	擦洗肛周及肛门：协助患者取侧卧位	• 便于护理肛门部位 • 特别注意肛门部位的皮肤情况。必要时在擦洗肛门前，可先用卫生纸擦净
局部用药	涂软膏：如患者有二便失禁，可在肛门和会阴部涂凡士林或氧化锌软膏	• 防止皮肤受到尿液和粪便中有毒物质的刺激，保护皮肤
操作后整理	①穿衣裤：脱去一次性手套，撤单，协助患者穿好衣裤 ②取舒适卧位：协助患者取舒适卧位，整理床单位 ③整理用物 ④洗手、记录	• 将一次性手套弃于医用垃圾桶内 • 增进患者舒适，减轻对操作的应激 • 记录执行时间和护理效果

【注意事项】

1．会阴部擦洗时，每擦洗一处需变换毛巾部位。若用棉球擦洗，每擦洗一处应更换一个棉球。

2．如有会阴部或直肠手术，应使用无菌棉球擦净手术部位和会阴周围。

3．操作中减少暴露，保护隐私，并注意保暖。

4．留置导尿管者，由尿道口向远端用消毒棉球擦洗。

5．女性患者月经期宜采用会阴冲洗。

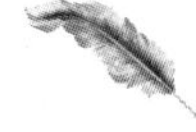

思考题

1．姜某，男，69岁。因脑出血昏迷入院。患者二便失禁，口腔内有活动性义齿，入院第9天检查发现口腔黏膜上有乳白色分泌物。请回答下列问题。

（1）为患者进行口腔护理时应选哪种漱口液？

（2）做口腔护理时，应注意什么问题？

2．某农村老年妇女，66岁，早晨醒来发现自己左侧肢体瘫痪，口角歪斜，说话吐词不清，在其所在乡镇医院治疗10天不见好转，转入市人民医院。入院诊断为“脑梗死”。患者长期卧床，无家人陪伴，一切日常生活均由护士照料。请回答下列问题。

（1）护士每日为其进行梳发时应注意哪些问题？

（2）如何为其进行床上洗发？

3．患者女，81岁，由于脑卒中卧床4周，近日骶尾部皮肤有破溃，护士仔细观察后认为是压力性损伤的浅度溃疡期。请回答下列问题。

（1）支持此判断的依据有哪些？

（2）该患者发生压力性损伤的最主要原因是什么？

（3）对局部皮肤的处理方法有哪些？

（李凤丽　权海善）

附：协助患者使用便器法

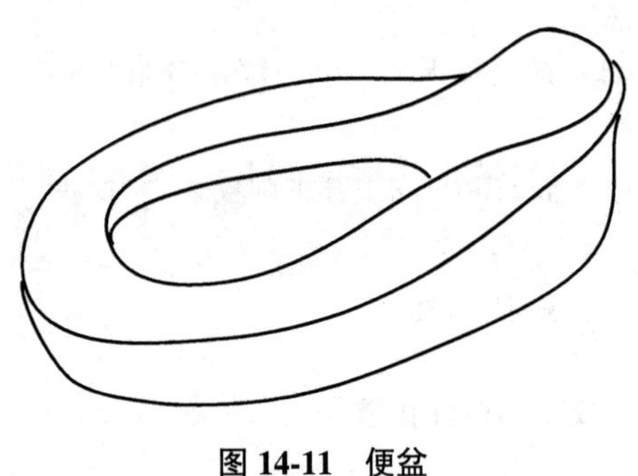

图 14-11　便盆

当患者不能到厕所排便，需在床上排尿、排便时，正确使用便器对于患者的生活与舒适安全起着重要作用。

（一）便盆

便盆的材质有搪瓷、塑料和金属 3 种，使用方法如下。

1．便器必须清洁，气候寒冷时应先用热水冲洗（使之温热，盆内留少量水，使方便后易清洗，并可减少气味），将便盆外面擦干，携至床旁备用。

2．协助患者脱裤，能配合的患者嘱其抬起背部，屈膝，双脚向下蹬在床上，同时抬起臀部，护士一手抬起患者臀部，另一手将便盆置于臀下。如患者不能配合，应先将患者转向一侧，将便盆对准患者臀部，护士一手紧按便盆，另一手帮助患者向回转身至便盆上。病情允许时，可抬高床头，以减少患者背部疲劳。

3．女性患者可用手纸折成长方形，放于耻骨联合上方，以防尿液溅出污染被褥。为男性患者递便盆时，应同时递给其尿壶。禁用掉瓷便盆，以免损伤患者皮肤。

4．将手纸及信号灯开关放在近旁易取处，护士可离开在门外等候片刻。

5．患者方便完毕，放平床头。嘱患者双脚蹬床，抬起臀部，擦净、取出便盆。协助患者穿裤，整理病床。必要时需观察排泄物性状、颜色、量及异常情况，留取标本送验，做好记录。

6．及时倒掉排泄物，用冷水洗净便器（热水清洗，可使蛋白质凝固，不易洗净便器），放回原处，协助患者洗手，开窗通风。

（二）尿壶

尿壶有搪瓷和塑料两种，专为卧床男性患者准备（女性患者可用广口女式尿壶）。使用方法如下：

1．能自行排尿者，向其交代使用方法，取出尿壶时，要将壶颈向上倾斜，以防尿液溅出污染床单。

2．排尿后根据需要观察尿液情况，测量尿量，并记录在记录单上。使用后的尿壶处理与便盆相同。

（三）接尿器

对未插留置导尿管的尿失禁患者，采用合适的接尿器。如男性患者可采用阴茎套连接尿管引流至袋中，也可用一次性塑料袋接尿。女性患者可采用橡胶奶头开口端固定于尿道口处，连接尿管将尿引流入贮水袋中。对此类患者每日应清洁、消毒外阴部，每日更换接尿管。

第十五章 冷、热疗法

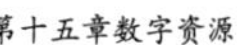

第十五章数字资源

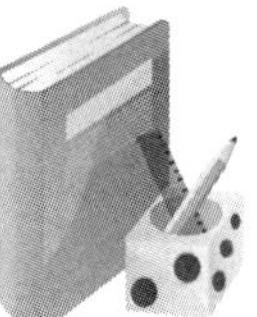

导学目标

通过本章内容的学习，学生应能够：

◆ **基本目标**

1. 陈述冷、热疗法的生理效应和继发效应。
2. 陈述影响冷、热疗法效果的因素。
3. 描述冷疗法和热疗法的目的。
4. 列举冷疗法和热疗法的禁忌。
5. 正确完成各种冷、热疗法。

◆ **发展目标**

1. 能综合运用冷疗法相关知识解决患者的降温、止血、缓解疼痛等问题。
2. 能综合运用热疗法相关知识解决患者的保暖、解痉、镇痛等问题。
3. 能够将影响冷、热疗法效果的因素与冷、热疗法的各种方法建立联系，确保患者的治疗安全、有效。

◆ **思政目标**

在为患者实施冷、热疗法过程中能密切观察患者的局部和全身反应，加强与患者的沟通交流，保护隐私，充分体现以患者为中心，注重人文关怀。

冷、热疗法是临床常用的物理治疗方法。通过用冷或热作用局部或全身，可达到止血、止痛、消炎和增进舒适等作用。冷、热疗法实施的效果常常受到多种因素的影响，如果实施不当，会给机体带来负面影响，如烫伤、冻伤等。因此，护士应正确实施冷、热疗法，使用时密切观察患者的反应，并对治疗效果进行及时评价，以达到保证患者安全、促进疗效、减少损伤发生的目的。

第一节 概 述

案例 15-1

患者，女，38 岁，以“发热、咳嗽、胸痛 3 天”为主诉入院。查体：T 39.5℃，P 108 次 / 分，BP 120/80 mmHg。医嘱予以物理降温、抗炎治疗。

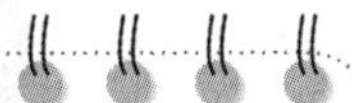

案例 15-1（续）

请回答：

1. 护士应该选择哪种方法为其降温？为什么？
2. 行物理降温时，操作的注意事项有哪些？

在实施冷、热疗法前，应了解冷、热疗法的相关知识，以确保患者安全。

一、冷、热疗法的概念

冷、热疗法（cold and heat therapy）是利用低于或高于人体温度的物质作用于体表皮肤，通过神经传导引起皮肤和内脏器官血管的收缩或舒张，从而改变机体各系统体液循环和新陈代谢，达到治疗目的的方法。

人体皮肤上分布着多种感受器，具有感觉各种刺激的功能，如冷觉感受器、温觉感受器、痛觉感受器等。冷觉感受器位于真皮上层，温觉感受器位于真皮下层，痛觉感受器广泛分布于皮肤的表层。冷觉感受器比较集中于躯干上部和四肢，数量较温觉感受器多 4 ~ 10 倍。因此人体对冷刺激的反应比热刺激敏感。此外，当温觉感受器及冷觉感受器受到强烈刺激时，痛觉感受器也会兴奋，使机体产生疼痛。

当皮肤感受器感受温度或疼痛刺激后，神经末梢发出冲动，经过传入神经纤维传到大脑皮质感觉中枢，感觉中枢对冲动进行识别，再通过传出神经纤维发出指令，使机体产生行动。当刺激强烈时，神经冲动可不经过大脑，只通过脊髓反射使整个反射过程更迅速，以免机体受损。

二、冷、热疗法的效应

冷、热疗法虽然作用于皮肤表面，但会使机体产生局部或全身的反应，包括生理效应和继发效应。

1．生理效应　冷、热疗法作用于机体表面而产生不同的生理效应。

表 15-1　冷、热疗法的生理效应

生理指标	热疗	冷疗
血管	舒张	收缩
血液流动速度	增快	减慢
毛细血管通透性	增加	减少
细胞代谢率	增加	减少
需氧量	增加	减少
血液黏稠程度	降低	增加
淋巴流动速度	增快	减慢
神经传导速度	增快	减慢
结缔组织伸展性	增强	减弱
体温	上升	下降

2. 继发效应（secondary effect） 指用热或用冷超过一定时间，产生与生理效应相反的作用。如用热可使小动脉扩张，但持续用热 1 h 后，却会引起小动脉收缩；同样，持续用冷可使小动脉收缩，但持续用冷 30 ～ 60 min 后，却会引起小动脉扩张。继发效应是机体为了避免长时间用热或用冷引起局部组织损伤的防御反应。因此，使用冷、热疗法时一般以 20 ～ 30 min 为宜，如需反复使用，中间必须给予 1 h 的休息时间，使组织有一个复原过程，避免产生继发效应而抵消应有的生理效应。

三、影响冷、热疗法效果的因素

1. 方法 冷、热疗法分为湿法和干法两大类。一般来说，湿热法的效果优于干热法，这是由于水的传导能力比空气强。因此，使用干热法的温度应比湿热法高一些，使用干冷法的温度应比湿冷法低一些，才能达到较好的效果。在临床应用中，应根据病变部位和病情特点选择冷、热疗法，同时注意防止冻伤和烫伤。

2. 面积 冷、热疗法产生的效应与应用面积的大小有关。应用面积越大，产生的效应就越强；应用面积越小，效应就越弱。但须注意使用面积越大，患者的耐受性越差，且会引起全身反应。故应密切观察患者的局部及全身反应，确保患者的治疗安全、有效。

3. 时间 冷、热疗法应用的时间对治疗效果有直接影响。在一定时间内（一般为 20 ～ 30 min），冷、热疗效会随着时间的增加而增强，并达到最大的治疗效果。如果时间过长，机体则会产生继发效应，反而抵消其治疗作用，甚至导致不良反应，如疼痛、皮肤苍白、烫伤或冻伤等。

4. 温差 用冷、用热的温度与机体体表的温度相差越大，机体对冷、热的刺激反应就越强烈；反之，则对冷、热刺激反应越小。此外，环境温度也可影响冷热效应。如环境温度高于或等于身体温度时用热疗，其传导散热被抑制，导致热效应增强；相反，在干燥、寒冷环境中用冷疗，因散热增加，导致冷效应增强。

5. 部位 不同层次的皮肤对冷热反应不同，冷觉感受器较温觉感受器位置浅表且数量也多，故浅层皮肤对冷较敏感。不同厚度的皮肤对冷、热反应的效果不同，如脚底、手心皮肤较厚，对冷热刺激的耐受力强，冷、热疗法效果也较差；前臂内侧、颈部、眼睑、面颊处皮肤较薄，对冷热刺激的敏感性强，冷、热疗法效果也较好。此外，血液循环良好的部位，冷、热疗法的效果可增强，因此临床上为高热患者物理降温时，将冰袋、冰囊放置在颈部、腋下、腹股沟等体表大血管流经处，以增加散热。

6. 个体差异 对于冷、热刺激，不同个体的敏感性、耐受性会有所差异。年龄、性别、生活居住环境及习惯、肤色等可影响冷、热效应。婴幼儿体温调节中枢尚未发育成熟，对冷、热的感觉比较迟钝，适应能力有限；老年人因体温调节功能减退，对冷、热刺激的敏感性降低，反应较迟钝；女性对冷、热刺激的反应较男性敏感。而身体虚弱、昏迷、瘫痪、麻醉、意识不清及循环不良的患者，其局部感觉障碍，对冷、热的敏感性降低，故用冷、热疗法时应警惕烫伤与冻伤的发生。生长在热带地区的人与长期居住在寒冷地区的人，对冷或热的耐受性有较大差异，前者对热的耐受性较高，而后者则对冷的耐受性较高。浅肤色者较深肤色者对冷、热刺激的反应更强。

第二节　冷 疗 法

冷的刺激可使机体外周温度感受器和中枢冷敏神经元兴奋，使产热中枢兴奋性增强，散热中枢兴奋性降低，导致血管收缩，血流减慢，血量减少，从而达到止血、止痛、消炎、降

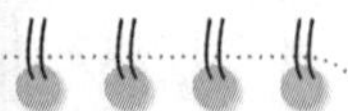

温的目的。

一、冷疗的作用

（一）控制炎症扩散

冷疗可使局部毛细血管收缩，血流减慢、血量减少，降低细胞的新陈代谢和微生物的活力，从而限制炎症的扩散，常用于炎症的早期。

（二）减轻局部充血或出血

冷疗可使局部毛细血管收缩，血管通透性降低，从而减轻局部组织的充血和水肿；使皮肤浅层血管收缩，可致血液循环减慢，血液黏度增加，有利于血液凝固而控制出血。适用于局部软组织损伤的初期、扁桃体摘除术后、鼻出血等。

（三）减轻疼痛

冷疗可抑制细胞的活动，使神经末梢的敏感性降低而减轻疼痛；同时，冷疗后血管收缩、毛细血管通透性降低，渗出减少，可减轻由于组织肿胀压迫神经末梢引起的疼痛。因此适用于急性损伤初期（48 h 内），如足扭伤、牙痛和烫伤等。

（四）降低体温

冷直接与皮肤接触，通过传导与蒸发作用散热，从而降低体温；头部降温，可降低脑细胞的代谢，提高脑组织对缺氧的耐受性，减少脑细胞损害。因而适用于高热、中暑及防治脑水肿。

二、冷疗的禁忌

1．局部血液循环不良 全身微循环障碍、休克、周围血管病变、水肿、神经病变等患者，用冷疗法可进一步使血管收缩，加重血液循环障碍，导致局部组织缺血缺氧而发生变性及坏死。

2．慢性炎症或深部化脓病灶 冷疗法可使局部血管收缩，血液循环速度减慢，血流量减少，妨碍炎症的吸收。

3．组织损伤破裂或有开放性伤口 冷疗法可致血液循环降低，血流量减少，加重组织损伤，影响伤口愈合，尤其是大范围组织损伤，应禁止用冷疗。

4．对冷过敏 使用冷疗法出现红斑、荨麻疹、关节疼痛、肌肉痉挛等过敏症状的患者。

5．冷疗法的禁忌部位

（1）枕后、耳郭、阴囊等处：用冷易引起冻伤。

（2）心前区：用冷易引起反射性心率减慢、心房颤动、心室颤动及房室传导阻滞。

（3）腹部：用冷易引起腹痛、腹泻。

（4）足底：用冷易导致反射性末梢血管收缩，影响散热，或引起一过性冠状动脉收缩。

6．慎用情况 如感觉异常、昏迷、年老体弱、婴幼儿、心脏病、关节疼痛者以及哺乳期产妇乳房胀痛等。

三、冷疗方法

（一）冰袋（ice bag）

1．目的 降温、止血、镇痛、消炎。

2．操作步骤 见表 15-2。

表 15-2　冰袋使用的操作流程

步骤	要点	说明
评估	①核对：确认患者	• 核对患者床号、姓名、腕带
	②评估：患者的一般情况	• 如评估年龄、病情、意识状态、自理能力、合作程度及心理反应等；局部有无破损、慢性炎症、血液循环不良、疼痛、肌肉痉挛等情况
	③解释：向患者说明冰袋或冰囊使用的目的、部位、方法、注意事项和配合要点，征询患者的合作意向	• 以解除患者的紧张情绪，取得合作
操作前准备	①护士准备：衣帽整洁，修剪指甲，洗手，戴口罩	
	②环境准备：符合操作要求	• 调节适宜的室温，酌情关闭门窗
	③患者准备：了解冰袋或冰囊的使用方法、注意事项及配合要点	
	④用物准备：冰袋或冰囊（图 15-1）、布套、毛巾、冰块、脸盆及冷水、勺	
	a．备冰：将冰块放入水盆内，用冷水冲去棱角	• 避免因棱角引起患者不适及损坏冰袋
	b．装袋：将小冰块装入冰袋至 1/2 ~ 2/3 满	• 便于冰袋与皮肤接触
	c．排气：排出冰袋内空气并夹紧袋口	• 因空气可加速冰的融化，且因袋内充满空气使冰袋呈球状，无法与皮肤完全接触，影响治疗效果
	d．检查：用毛巾擦干冰袋，倒提，检查	• 检查冰袋有无破损、漏水
	e．加布套：将冰袋装入布套	• 避免冰袋与患者皮肤直接接触，布套也可吸收冷凝水气
放置冰袋	①核对：携用物至床旁，再次核对患者	
	②放置部位：降温时置冰袋于前额、头顶部和体表大血管流经处（颈部两侧、腋窝、腹股沟等）；扁桃体摘除术后将冰囊置于颈前颌下	• 放置于前额时，应将冰袋悬吊在支架上，以减轻局部压力，但冰袋必须与前额皮肤接触
	③根据不同目的，掌握使用时间：用于治疗不超过 30 min	• 以防产生继发效应
	④观察效果：观察局部皮肤颜色及冰袋情况，如皮肤出现局部苍白、青紫、有麻木感，须立即停止用冷	• 观察冰袋有无漏水，若布袋潮湿或冰块融化，需及时更换
操作后处理	①安置患者：撤去治疗用物，协助患者取舒适体位，整理床单位	
	②按规范处理用物：倒空冰袋内冰水，倒挂晾干，吹入少量空气，夹紧袋口备用，布袋送洗	• 以免冰袋的两层橡胶粘连
	③洗手、记录	• 记录用冷的部位、时间、效果、反应

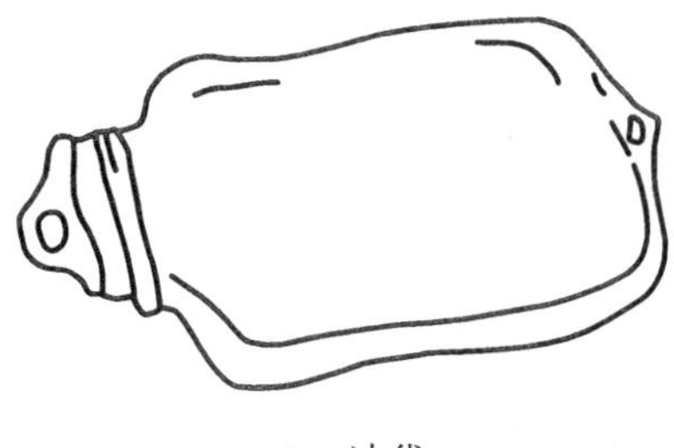

A．冰袋

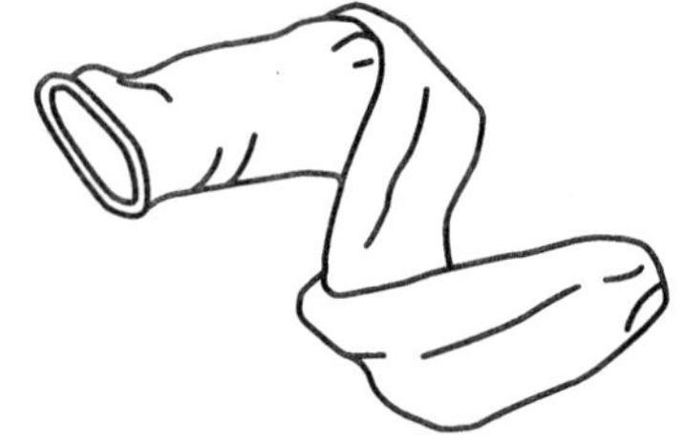

B．冰袋

图 15-1　冰袋、冰囊

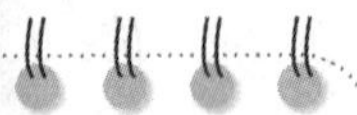

科研小提示

查阅冰袋冷敷联合疼痛控制干预在膝关节置换术患者术后疼痛护理中的应用效果文献，可了解冷疗在临床中的应用价值。

3．注意事项

（1）定时观察患者，检查冰袋有无漏水、是否夹紧。如冰块融化，应及时更换，保持布袋干燥。观察用冷部位局部情况、皮肤色泽等，防止冻伤。

（2）倾听患者主诉，如有皮肤麻木等异常应立即停止用冷。

（3）如为患者降温，须在使用冰袋后 30 min 测量体温，当体温降至 39 ℃以下时，应取下冰袋，并在体温单上做好记录。

（二）冰帽（ice cap）

1．目的　头部降温，防治脑水肿，减轻脑细胞损害。

2．操作步骤　见表 15-3。

表 15-3　冰帽使用的操作流程

步骤	要点	说明
评估	①核对：确认患者 ②评估：患者的一般情况 ③解释：向患者说明使用冰帽的目的、部位、方法、注意事项和配合要点，征询患者的合作意向	• 核对患者床号、姓名、腕带 • 如评估年龄、病情、意识状态、头部状况、自理能力、合作程度及心理反应等 • 以解除患者的紧张情绪，取得其合作
操作前准备	①护士准备：衣帽整洁，修剪指甲，洗手，戴口罩 ②环境准备：符合操作要求 ③患者准备：了解冰帽的使用方法、注意事项及配合要点 ④用物准备：冰帽（图 15-2）、冰块、脸盆及冷水、勺、一次性单（防水垫巾）、中单、小枕 准备冰帽：同冰袋法	 • 调节适宜的室温，酌情关闭门窗
冰帽的使用	①核对：携用物至床旁，再次核对患者 ②去枕：铺一次性单于患者头下，铺治疗巾于冰帽内 ③降温：将患者头部置于冰帽中，后颈部、双耳郭垫海绵，防止枕后、外耳冻伤；将小枕垫放于患者肩下 ④根据不同目的，掌握使用时间：用于治疗不超过 30 min ⑤测量体温：每 30 min 测量一次肛温，维持肛温在 33 ℃左右，不宜低于 30 ℃ ⑥观察效果：观察局部皮肤颜色及冰袋情况，如皮肤出现局部苍白、青紫、有麻木感，须立即停止用冷	 • 保护床单不受潮 • 排水管置于水桶内，注意排水管通畅 • 以防止心室颤动等并发症的发生 • 观察冰袋有无漏水，如布袋潮湿或冰块融化应及时更换
操作后处理	①安置患者：撤去治疗用物，协助患者取舒适体位，整理床单位 ②处理用物：将冰帽倒空，晾于通风阴凉处 ③洗手、记录	 • 清洁后放回原处 • 记录使用冰帽的时间、效果、患者反应

3. 注意事项

（1）观察冰帽有无破损、漏水，冰帽内的冰块融化后，应及时更换或添加。

（2）用冷时间不得超过 30 min，以防产生继发效应。

（3）加强观察，观察皮肤色泽，注意监测肛温不得低于 30 ℃。

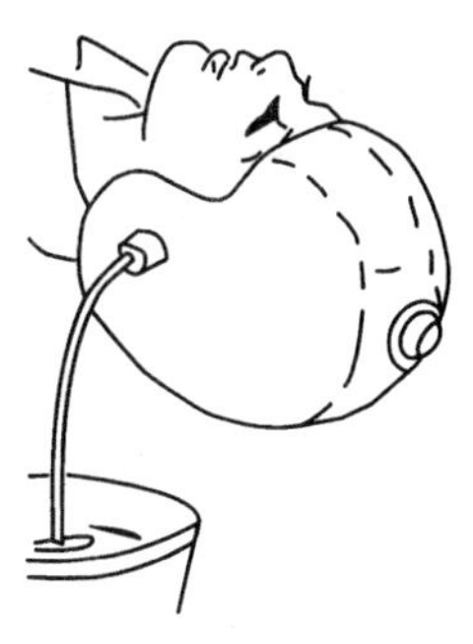

图 15-2　冰帽

知识链接

新型冰帽的使用

随着科技的发展，目前有很多新型的医用冰帽被研制出来并在临床中应用。主要有以下两种：一种是由可吸水材料制作成的医用冰帽。其内层由高吸水性树脂材料制成，选用 10% 盐水灌入，液体不容易形成块状，更加柔软舒适、低温维持时间长。表层为 PVC 防水材料制作的防漏层，防漏层两侧缝制拉链，不用时拉开拉链，展开平铺在冰柜中冷冻备用。使用时将拉链拉上，衬上棉垫后为患者戴上即可。另一种是医用电冰帽。医用电冰帽是借助电冰箱的原理经过创新的医用物理降温器械，由箱体和冰帽经蛇形软管连接而成。箱体内具有制冷系统、控制和测温系统、音乐报警系统，由蛇形软管连接的箱体和冰帽形成电冰帽封闭的制冷循环，达到人体头部降温的目的，操作简单，清洁卫生，广泛应用于临床。

（三）冷湿敷法（cold moist compress）

1. 目的　降温、消炎、止血、止痛。

2. 操作步骤　见表 15-4。

表 15-4　冷湿敷法的操作流程

步骤	要点	说明
评估	①核对：确认患者 ②评估：患者的一般情况 ③解释：说明冷湿敷法的操作目的、部位、方法、注意事项和配合要点，征询患者的合作意向	• 核对患者床号、姓名、腕带 • 如评估年龄、病情、意识状态、局部皮肤状况、自理能力、合作程度及心理反应等 • 以解除患者的紧张情绪，取得其合作
操作前准备	①护士准备：衣帽整洁，修剪指甲，洗手，戴口罩 ②环境准备：符合操作要求 ③患者准备：了解冷湿敷的方法、注意事项及配合要点 ④用物准备：长钳 2 把、敷布 2 块、凡士林、纱布、棉签、一次性治疗巾、盛放冰水的容器	• 调节适宜的室温，酌情关闭门窗

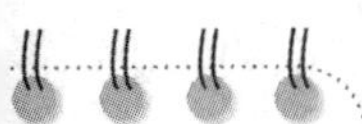

续表

步骤	要点	说明
冷湿敷法	①核对：携用物至床旁，再次核对患者 ②患处准备：患者取舒适卧位，暴露患处，垫一次性治疗巾于受敷部位下 ③涂凡士林：在受敷部位涂上凡士林，再盖上一层纱布 ④冷敷患处： a．浸湿：将敷布浸入冰水中，用长钳夹起拧至半干，抖开敷布敷于患处 b．时间：每隔 3 ~ 5 min 更换一次敷布，持续冷敷 15 ~ 20 min ⑤观察效果：观察局部皮肤颜色及冰袋情况，如出现局部皮肤苍白、青紫、有麻木感，须立即停止用冷	• 必要时屏风遮挡，保护隐私 • 保护皮肤 • 勤更换敷布，以保证冷湿敷效果 • 用于降温时，冷敷 30 min 后测量体温，当降至 38 ℃以下时，即停用 • 每隔 10 min 观察有无敷布移动及脱落情况、局部皮肤及患者的反应，以免发生冻伤
操作后处理	①操作后处理：用纱布擦干冷敷部位，擦掉凡士林 ②安置患者：撤去治疗用物，协助患者取舒适体位，整理床单位，处理用物 ③洗手、记录	• 用物消毒后备用 • 记录冷湿敷的部位、时间、效果及患者反应

3．注意事项

（1）局部有伤口者，应按无菌技术操作，冷敷结束后，按外科换药法处理伤口。

（2）敷布的湿度应控制在浸透但不滴水为度。

（3）若为降温，则使用冷湿敷 30 min 后应测量体温，并将体温记录在体温单上。

（四）乙醇拭浴（alcohol sponge bath）或温水拭浴（tepid water sponge bath）

乙醇是一种挥发性的液体，可在皮肤上迅速蒸发，吸收和带走机体大量的热，同时乙醇又具有刺激皮肤血管扩张的作用，因而散热能力较强。乙醇或温水拭浴是通过蒸发和传导而增加机体散热的方法。

1．目的　通过全身用冷的方法，为高热患者降温。

2．操作步骤　见表 15-5。

表 15-5　乙醇拭浴或温水拭浴的操作流程

步骤	要点	说明
评估	①核对：确认患者 ②评估：患者的一般情况 ③解释：说明乙醇拭浴或温水拭浴的目的、部位、方法、注意事项和配合要点，征询患者的合作意向	• 核对患者床号、姓名、腕带 • 如评估年龄、病情、意识状态、治疗情况、皮肤状况及有无乙醇过敏史 • 消除患者顾虑，取得其合作
操作前准备	①护士准备：衣帽整洁，修剪指甲，洗手，戴口罩 ②环境准备：符合操作要求 ③患者准备：了解乙醇拭浴或温水拭浴的方法、注意事项及配合要点	• 调节适宜的室温，酌情关闭门窗，必要时用屏风或床帘遮挡

续表

步骤	要点	说明
操作前准备	④用物准备：大毛巾、小毛巾、热水袋及套、冰袋及套、脸盆（内盛放 32 ~ 34 ℃温水至 2/3 满，或盛放 30℃、25% ~ 35% 乙醇 200 ~ 300 ml），必要时备干净衣裤	
拭浴	①核对：携用物至床旁，再次核对患者	
	②松被尾、脱衣：松开床尾盖被，协助患者脱去上衣	
	③置冰袋、热水袋：将冰袋置于患者头部，热水袋置于患者足底	• 头部置冰袋，以助降温，并防止头部充血而致头痛；热水袋置足底，以促进足底血管扩张而减轻头部充血，并使患者感到舒适
	④拭浴	• 将大毛巾垫于擦拭部位下，小毛巾浸入温水或乙醇中，拧至半干，缠于手上成手套状，按顺序以离心方向拭浴，拭浴毕，用大毛巾擦干皮肤
	a．拭浴双上肢：患者取仰卧位，按顺序擦拭：颈外侧→肩→上臂外侧→前臂外侧→手背；侧胸→腋窝→上臂内侧→前臂内侧→手心	• 擦至腋窝、肘窝、手心处时，稍用力并延长停留时间，以促进散热
	b．腰背部：患者取侧卧位，从颈下肩部→臀部；擦拭毕，更换上衣	
	c．双下肢：患者取仰卧位，协助患者脱去裤子，按顺序擦拭： 外侧：髂骨→下肢外侧→足背 内侧：腹股沟→下肢内侧→内踝 后侧：臀下→大腿后侧→腘窝→足跟，更换裤子	• 擦至腹股沟、腘窝处时，稍用力并延长停留时间，以促进散热
	⑤时间：每侧（四肢、背腰部）3 min	• 全过程不超过 20 min，以防产生继发效应
	⑥观察：擦拭过程中应注意观察患者病情变化	• 如出现面色苍白、脉搏及呼吸异常、寒战等情况，应立即停止拭浴，及时处理
操作后处理	①安置患者：拭浴毕，取下热水袋，协助患者取舒适体位，整理床单位	
	②清理用物，洗手，记录：记录拭浴时间、效果、患者反应	• 用物处理后备用
	③测量体温：拭浴后 30 min 测量体温，若低于 39 ℃，取下头部冰袋，并将降温后体温记录在体温单上	

3．注意事项

（1）拭浴过程中，注意观察局部皮肤情况及患者反应。

（2）胸前区、腹部、后颈、足底为拭浴的禁忌部位。

（3）新生儿及血液病患者禁用乙醇拭浴，因新生儿应用乙醇拭浴时易引起乙醇吸收而中毒，血液病患者如用乙醇拭浴易加重其出血倾向。

（4）拭浴时，以拍拭（轻拍）方式进行，避免用摩擦方式，因摩擦易生热。

（5）注意保护患者隐私，给予适当遮盖。

（五）化学制冷袋的使用

化学致冷袋（chemical cooling bag）可代替冰袋，具有方便、实用的特点。化学致冷袋有两种类型：一种是一次性的，它是将两种化学制剂分成两部分装在特制密封的聚乙烯塑料袋

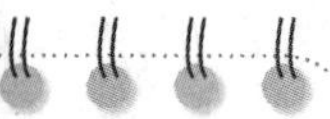

内，用隔离夹分为两个独立的部分，使用时取出袋中间的隔离夹，将两种化学制剂充分混匀，3 min 后温度降至 0 ℃，用两层布包裹，置于需冷敷的部位。在使用过程中，需观察有无破损、漏液现象，如有异常，需立即更换，以防损伤皮肤。另一种可反复使用，又称超级冷袋。内装凝胶或其他冰冻介质，将其放入冰箱内 4 h，其内容物由凝胶状态变为固态，使用时取出，在常温下吸热，又由固态变为凝胶状态（可逆过程），使用后，冷袋外壁用消毒液擦拭，置冰箱内，可再次使用。

（六）冰毯机的使用

医用冰毯全身降温仪，简称冰毯机（ice blankets machine）。冰毯机是利用半导体制冷原理，将水箱内蒸馏水冷却后通过主机与冰毯内的水进行循环交换，促进与毯面接触的皮肤散热，从而达到降温目的。分为单纯降温法和亚低温治疗法两种，前者用于高热患者降温，后者用于重型颅脑损伤患者降温。使用时，在毯面上覆盖中单，协助患者脱去上衣，整个背部贴于冰毯上。冰毯机上连有肛温传感器，可设置肛温上、下限，根据肛温变化自动切换“制冷”开关，将肛温控制在设定范围。冰毯机使用过程中应注意监测肛温、传感器是否固定在肛门内，水槽内水量是否足够等。

随堂测

（七）半导体降温帽

半导体降温帽是利用半导体温差电制冷技术，造成帽内局部的低温环境，从而降低脑代谢率。多用于脑外伤、脑缺氧、脑水肿、颅内压增高等。该机由冰帽和整流电源两部分组成，帽内温度由整流电源输出电流调节，在环境温度不高于 35 ℃时，帽内温度在 0 ～ 25 ℃范围内连续可调。与传统冰帽比较，具有降温时间持久、操作简便、可随意控制温度等特点。

第三节　热 疗 法

热作用于人体表面时，皮肤上的热觉感受器（热点）感受到热的刺激，其神经末梢发出冲动，通过传入神经传到大脑皮质，引起中枢热敏神经元兴奋，继而引起散热中枢的兴奋性增强，使血管扩张，血流加速，血液黏度降低，从而达到治疗的目的。

一、热疗的作用

（一）促进炎症的消散和局限

热刺激使局部血管扩张，血液循环速度加快，可促进组织中毒物的排出；同时血量增多，白细胞数量增多，吞噬能力增强和新陈代谢增加，使机体局部或全身的抵抗力和修复力增强。因此，在炎症早期用热，可促进炎性渗出物吸收、消散；在炎症后期用热，可促进白细胞释放蛋白溶解酶，溶解坏死组织，使炎症局限。适用于睑腺炎、乳腺炎等患者。

（二）减轻深部组织的充血

热作用可使皮肤血管扩张，血流量增加，使大量平时呈闭锁状态的动静脉吻合支开放，引起全身循环血量的重新分布，深部组织血流量的减少，从而减轻该处深部组织的充血。

（三）缓解疼痛

热刺激能降低痛觉神经的兴奋性；改善血液循环，加快致痛物质（组胺）等的排出；减轻炎性水肿，解除局部神经末梢的刺激和压力；用热可使肌肉、肌腱和韧带等组织松弛，增强其伸展性，增加关节活动度，从而缓解肌肉痉挛、关节强直、僵硬所致的疼痛，适用于腰肌劳损、肾绞痛、胃痉挛等患者。

（四）保暖与舒适

热疗法可使局部血管扩张，促进血液循环，将热带至全身，使体温升高，并使患者感到舒适。适用于年老体弱、早产儿、危重、末梢循环不良的患者。

二、热疗的禁忌

1．未明确诊断的急性腹痛　用热虽可减轻疼痛，但易掩盖病情真相，贻误诊断和治疗，有引发腹膜炎的危险。

2．面部危险三角区感染　该处血管丰富，面部静脉无静脉瓣，且与颅内海绵窦相通，热疗可使血管扩张，血流量增多，导致细菌和毒素进入血液循环，促进炎症扩散，易造成颅内感染和败血症。

3．各种脏器出血、出血性疾病　热疗可使局部血管扩张，增加脏器的血流量和血管通透性而加重出血。血液凝固障碍的患者，用热会增加出血的倾向。

4．软组织损伤或扭伤 48 h 内　热疗可促使局部血管扩张，通透性增高，加重皮下出血和肿胀，从而加重疼痛。

5．金属移植物部位　金属是热的良好导体，用热易造成烫伤。

6．感觉功能损伤、意识不清者　应慎用。

三、热疗方法

（一）热水袋（hot water bag）

1．目的　保暖、解痉、镇痛、舒适。

2．操作步骤　见表 15-6。

表 15-6　热水袋的使用方法

步骤	要点	说明
评估	①核对：确认患者	• 核对患者床号、姓名，腕带
	②评估：患者的一般情况	• 如评估年龄、病情、意识状态、治疗情况、局部皮肤状况、活动能力、合作程度及心理反应等
	③解释：说明使用热水袋的目的、部位、方法、注意事项和配合要点，征询患者的合作意向	• 以解除患者的紧张情绪，取得其合作
操作前准备	①护士准备：衣帽整洁，修剪指甲，洗手，戴口罩	
	②环境准备：符合操作要求	• 调节适宜的室温，酌情关闭门窗，避免对流风直吹患者
	③患者准备：了解热水袋的使用方法、注意事项及配合要点	
	④用物准备：热水袋、布套、毛巾、热水、盛水容器、水温计	
	a．测量、调节水温	• 成人调节水温至 60 ~ 70 ℃，对于感觉迟钝、循环不良的患者，如昏迷、老人、婴幼儿等，水温应低于 50 ℃
	b．灌水：去塞、放平热水袋，一手持袋边缘，一手灌水，灌水至热水袋的 1/2 ~ 2/3 满	• 边灌边提高热水袋，使水不致溢出；灌水过多，会使热水袋膨胀变硬，导致舒适感下降
	c．排气：将热水袋缓慢放平，排出袋内空气并拧紧塞子（图 15-3）	• 若袋内充满空气，会影响热的传导，使患者受热不均
	d．检查：用毛巾擦干热水袋，倒提，检查	• 检查热水袋有无破损、漏水
	e．加布套：将热水袋装入布套	• 可避免热水袋与患者皮肤直接接触，增进舒适，使热水袋保温时间更持久

续表

步骤	要点	说明
放置热水袋	①核对：携用物至床旁，再次核对患者 ②放置：将热水袋放置于所需部位，袋口朝身体外侧，询问患者感觉温度是否适宜 ③时间：放置时间不超过 30 min ④观察效果与反应	• 以防产生继发效应 • 观察热敷部位有无异常情况，如出现潮红、疼痛，应停止使用，并于局部涂抹凡士林，保护皮肤
操作后处理	①安置患者：撤去治疗用物，协助患者取舒适体位，整理床单位 ②处理用物：按规范处理，倒空袋内热水；倒挂晾干，吹气，待干后旋紧塞子，放于阴凉处；将布袋洗净备用 ③洗手、记录：记录用热的部位、时间、效果、患者反应等	• 防止热水袋的两层橡胶粘连

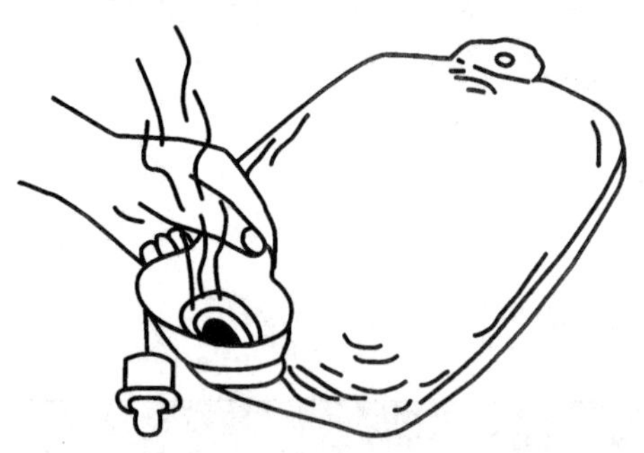
图 15-3　热水袋排气法

3．注意事项

（1）使用热水袋期间须严格执行交接班制度；定时巡视，保证热水温度。

（2）热水袋灌水过多会导致膨胀，影响接触面积，使患者不适，故只能灌水至 1/2 ～ 2/3 满；如果炎症部位热敷，只能灌水至 1/3 满，以免压力过大，引起疼痛。

（3）意识不清、感觉迟钝的患者使用热水袋时，应再包一块大毛巾或放于两层毯之间，并定时检查用热部位皮肤情况，以防烫伤。

（二）烤灯（hot lamp）

应用红外线灯或烤灯辐射身体，促进血液循环，常用于婴儿红臀、会阴部伤口及植皮供皮区等的照射治疗。

1．目的　消炎、镇痛、解痉、促进创面干燥结痂、保护肉芽组织生长。

2．操作步骤　见表 15-7。

表 15-7　烤灯的使用方法

步骤	要点	说明
评估	①核对：确认患者 ②评估：患者的一般情况 ③解释：向患者说明使用烤灯的目的、部位、方法、注意事项和配合要点，征询患者的合作意向	• 核对患者床号、姓名、腕带 • 如评估年龄、病情、意识状态、治疗情况、局部皮肤状况及活动能力 • 消除患者顾虑，取得患者配合
操作前准备	①护士准备：衣帽整洁，修剪指甲，洗手，戴口罩 ②环境准备：符合操作要求 ③患者准备：了解使用烤灯的目的、过程及方法、注意事项及配合要点 ④用物准备：红外线灯或鹅颈灯，必要时备有色眼镜；根据需要选择不同功率的灯泡	• 调节适宜的室温，酌情关闭门窗，必要时用床帘遮挡 • 胸、腹、腰、背部选用 500 ～ 1000 W 功率灯泡，手、足部选用 250 W 功率灯泡，鹅颈灯选用 40 ～ 60 W 功率灯泡

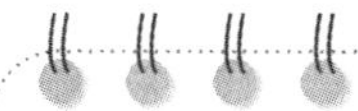

续表

步骤	要点	说明
照射	①核对：携用物至床旁，再次核对患者 ②暴露部位：暴露患处，体位舒适，注意保暖。照射前胸、面颈部时应戴有色眼镜或用纱布遮盖眼部，以保护眼睛 ③调节灯距：接通电源，打开烤灯。调节灯距为30～50 cm，手试温热为宜 ④照射时间：20～30 min ⑤观察效果与反应：在照射过程中，每5 min观察一次	• 必要时用床帘遮挡，保护患者隐私。由于眼内含有较多的液体，对红外线吸收较强，一定强度的红外线直接照射可引发白内障 • 防止烫伤 • 以防产生继发效应 • 注意观察患者有无心慌、头晕及皮肤发红、疼痛等情况，如出现则停止照射，并报告医生
操作后处理	①协助患者取舒适体位，整理床单位，将烤灯或红外线灯擦拭整理后备用 ②洗手、记录	• 记录烤灯照射的部位、时间、效果及患者反应等

3．注意事项

（1）意识不清、局部感觉障碍、血液循环障碍、瘢痕者，治疗时应加大灯距，防止烫伤。

（2）用红外线治疗多次后，治疗部位皮肤可出现网状红斑、色素沉着。

（3）使用时避免触摸灯泡或用布覆盖烤灯，以免发生烫伤及火灾。

（三）热湿敷（hot moist compress）

1．目的　消炎、消肿、解痉、止痛。

2．操作步骤　见表15-8。

表15-8　热湿敷的方法

步骤	要点	说明
评估	①核对：确认患者 ②评估：患者的一般情况 ③解释：向患者说明热湿敷的目的、过程及方法	• 核对患者床号、姓名、腕带 • 如评估年龄、病情、意识状态、治疗情况、局部皮肤、伤口状况及活动能力 • 消除患者顾虑，取得患者配合
操作前准备	①护士准备：衣帽整洁，修剪指甲，洗手，戴口罩 ②环境准备：符合操作要求 ③患者准备：了解热湿敷的目的、过程及方法、注意事项及配合要点 ④用物准备：备敷布2块、凡士林、纱布、棉签、一次性治疗巾、棉垫、水温计、手套、热水瓶、脸盆（内盛放热水），必要时备大毛巾、热水袋、换药用物	• 调节适宜的室温，酌情关闭门窗，必要时用床帘遮挡
热湿敷	①核对：携用物至床旁，再次核对患者 ②暴露部位：暴露患处，垫一次性治疗巾于受敷部位下，受敷部位涂凡士林，上盖一层纱布 ③热湿敷： a．戴上手套，将敷布浸入热水中后拧至半干 b．抖开，折叠敷布敷于患处，上盖棉垫 c．每3～5 min更换一次敷布，持续15～20 min ④观察：每5 min观察治疗效果与反应	• 必要时用床帘遮挡，保护患者隐私 • 水温为50～60 ℃，拧至不滴水为度，放在手腕内侧试温，以不烫手为宜 • 及时更换盆内热水，维持水温，若患者感觉过热，可掀起敷布一角散热 • 以防产生继发效应 • 观察皮肤颜色，全身情况，以防烫伤

续表

步骤	要点	说明
操作后处理	①安置患者：热敷完毕，揭开纱布，轻轻擦去凡士林，注意局部保暖；脱手套；协助患者取舒适体位，整理床单位 ②用物处理 ③洗手、记录：记录热敷的部位、时间、效果及患者反应等	• 勿用摩擦方法擦干，因皮肤长时间处于湿热气中容易破损 • 消毒后备用

3．注意事项

（1）检查敷布的温度变化，及时更换，密切观察局部皮肤情况并倾听患者主诉，以防烫伤发生。若患者热敷部位不禁忌压力，可用热水袋放置在棉垫上再盖以大毛巾，以维持温度。

（2）如为开放性伤口湿敷后，须按无菌技术换药。

（3）面部热敷者，应间隔 30 min 后方可外出，以防感冒。

（四）热水坐浴（warm site bath）

1．目的　消炎、消肿、止痛、促进引流，用于会阴部、肛门疾病及手术后。

2．操作步骤　见表 15-9。

表 15-9　热水坐浴的方法

步骤	要点	说明
评估	①核对：确认患者 ②评估：患者的一般情况 ③解释：向患者说明温水坐浴的目的、过程及方法	• 核对患者床号、姓名、腕带 • 如评估年龄、病情、意识状态、治疗情况、局部皮肤、伤口状况及活动能力 • 消除患者顾虑，取得患者配合
操作前准备	①护士准备：衣帽整洁，修剪指甲，洗手，戴口罩 ②环境准备：符合操作要求 ③患者准备：了解温水坐浴的目的、过程及方法、注意事项及配合要点 ④用物准备：消毒坐浴盆、药液（遵医嘱）、坐浴椅、无菌纱布、热水瓶、大浴巾、水温计，必要时备换药用物	 • 调节适宜的室温，酌情关闭门窗
坐浴	①核对：携用物至床旁，再次核对患者，协助患者排尿、排便 ②准备药液：将坐便盆置于椅架上；将药液倒入盆内至 1/2 满，调节水温至 40 ~ 45 ℃ ③用床帘遮挡患者 ④坐浴：协助患者将裤子脱至膝部后采取坐姿，嘱患者用纱布蘸消毒液清洗外阴部皮肤，待适应水温后，再坐入浴盆中（臀部完全泡入水中），用浴巾覆盖双腿，维持患者舒适姿势 ⑤时间：持续 15 ~ 20 min ⑥观察：效果与反应	• 以免热水刺激引起排泄反射 • 根据医嘱配制药液，若为高锰酸钾溶液，其浓度是 1∶5000 • 保护患者隐私 • 避免烫伤；随时调节水温，防止着凉 • 防止继发效应 • 坐浴过程中，密切观察患者并倾听患者的主诉，如患者出现面色、脉搏、呼吸异常，应停止坐浴，及时报告医生

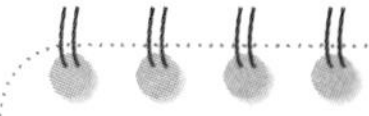

续表

步骤	要点	说明
操作后处理	①安置患者：坐浴完毕，用纱布擦干臀部，协助穿裤，卧床休息 ②用物处理 ③洗手、记录：记录坐浴的时间、所用药液、伤口情况及患者反应等	• 若有伤口，坐浴完毕，按换药法处理 • 消毒后备用

3．注意事项

（1）女性患者若处于经期、妊娠后期、产后 2 周内、阴道出血和盆腔急性炎症期，不宜坐浴，以免引起或加重感染。

（2）局部若有伤口，必须遵循无菌技术操作原则，使用灭菌的坐浴盆、溶液等用物；坐浴后应用无菌技术处理伤口。

随堂测

知识拓展

肿瘤热疗研究进展

肿瘤热疗是通过各种加热技术和方法，使肿瘤患者体内的肿瘤病灶温度升高到一定程度，借以杀灭肿瘤细胞的一种治疗方法。热疗对常规治疗手段如放疗、化疗不敏感的肿瘤可起到协同杀伤及增敏作用，从而提高现有治疗手段对肿瘤的局控率，改善预后。

热疗和化疗药物可发挥协同抗肿瘤作用。热疗能够增强化疗药物对组织的渗透性，并通过损害 DNA 修复来增加肿瘤对化疗的敏感性；热疗也能诱导细胞凋亡并激活热休克蛋白，抑制血管生成，并通过促进蛋白质变性产生直接的细胞毒性作用。

继 1985 年热疗被美国认证为继手术、放疗、化疗、生物治疗之后的第 5 大肿瘤治疗手段，热疗结合放疗用于肿瘤的治疗已经有几十年的历史了。热疗结合放疗用于肿瘤治疗有着明确的生物学基础，主要应用于头颈部癌、食管癌、肺癌、乳腺癌、恶性黑色素瘤及宫颈癌等常见肿瘤的治疗。合理应用热疗和放疗可以发挥协同作用，有效提高肿瘤的局控率。

思考题

患者，男，70 岁，独居。有多年的类风湿性关节炎、高血压和糖尿病病史，一直服用降血压和降血糖药物。有晨练习惯，生活能够自理。入冬以来持续阴雨天气，空气寒冷，患者一方面觉得自己越来越怕冷，另一方面感觉躯体四肢的主要关节出现发胀、发麻、酸痛难忍等不适症状。

请回答：

1．可用何种热疗方法来缓解患者的不适症状？

2．为患者应用热疗法的过程中应注意什么？

（刘红敏）

饮食与营养

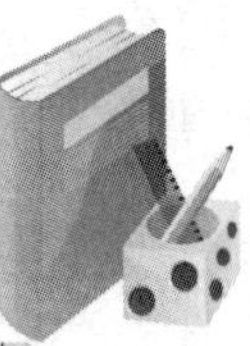

导学目标

通过本章内容的学习，学生应能够：

◆ **基本目标**

1. 能正确列举营养素的种类及生理功能。
2. 能正确陈述医院饮食的种类。
3. 能举例说明治疗饮食和试验饮食的饮食原则与方法。
4. 能正确陈述鼻饲的适应证和注意事项。
5. 能按规程完成鼻饲操作。

◆ **发展目标**

1. 综合运用饮食与营养相关知识解决患者的进食问题。
2. 将患者一般饮食护理与特殊饮食护理建立联系。
3. 将饮食社会因素与传统的中华饮食文化相连接。

◆ **思政目标**

培养专业素养，注重专业知识、将专业技能与正确价值观相结合。

饮食是维持生命和保证健康的物质基础，人体通过自身器官和组织的摄食、消化、吸收、代谢等活动，将食物的营养成分转化为人体需要的能量和构成人体所必需的物质。合理的饮食与平衡的营养有助于促进患者组织修复，提高机体免疫力，采用适宜的食物与喂食方式为患者提供营养支持对于恢复健康具有重要作用，护士应具备一定的饮食与营养方面的知识，以及时发现患者营养方面的问题，并为其提供行之有效的护理措施。

案例 16-1

患者，女，25 岁，因面色苍白、头晕、乏力半年余，加重伴心慌 1 个月来诊。起病以来无发热、牙龈出血或皮下出血等。患者 6 个月前不全流产，之后月经不正常，每隔 20 ~ 23 日行经 1 次，每次持续 10 天左右，月经量多。平日喜素食。查体：T 36.7℃，P 97 次 / 分，R 20 次 / 分，BP 90/60 mmHg；慢性病容，睑结膜苍白，巩膜无黄染；皮肤干燥，无光泽，无特殊皮疹、出血点及紫癜等；全身浅表淋巴结无肿大；心肺正常；腹平软。

辅助检查：血象：RBC 2.9×10^{12}/L，Hb 82 g/L，WBC 4.2×10^{9}/L，分类正常，PLT 200×10^{9}/L。铁代谢的生化检查：血清铁 7.84 μmol/L，血清总铁结合力 68.86 μmol/L，血

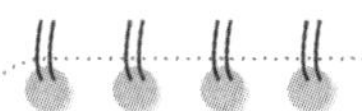

案例 16-1（续）

清铁蛋白 10 μmol/L。

请回答：

1. 该患者的症状是由于缺乏哪种元素导致的？
2. 如何为患者进行饮食指导？

第一节　概　述

人类为了维持健康，需要不断从食物中获取营养。营养（nutrition）是指生物从外界摄入食物，在体内经过消化、吸收、代谢，以满足其自身生理功能和从事各种活动需要的生物学过程。合理饮食不仅可以预防疾病，也是治疗营养缺乏性疾病的重要手段。护士需要综合掌握饮食和营养的相关知识，满足患者在疾病康复过程中的营养需求，以促进患者早日恢复健康。

一、营养对人体健康的重要性

饮食是人最基本的生理需要之一，是营养的来源。食物中具有营养功能的物质称为营养素（nutrient），它们通过食物获取并被人体所利用，构成机体组织，供给机体能量，满足生理活动的需要等。饮食和营养与人体健康的关系非常密切，是维持人体健康的重要物质基础。饮食与营养不当可引起疾病，而机体患病时又常常伴有不同程度的代谢变化和营养不良，合理调配饮食、加强营养、补充额外损失和消耗的营养素，可以辅助治疗和促进康复。因此，饮食与营养不仅能预防疾病，而且对促进疾病的康复也起着十分重要的作用。

二、热能

人体的一切活动都与体内的能量代谢分不开。成年人所需的能量包括基础代谢所需的能量、劳动活动所需的能量、消化食物所需的能量。对于处在生长发育阶段的儿童青少年，由于身体的新陈代谢特别旺盛，对热能（heat energy）的需要量较高。

（一）热能的单位

国际上通用的热量单位是焦耳（Joule，J）、千焦耳（kilo Joule，kJ）和兆焦耳（mega Joule，MJ）。营养学习惯使用的热能单位是卡（calorie，cal）和千卡（kilocalorie，kcal）。单位换算关系：1 J = 0.239 cal，1 kJ = 1000 J = 0.239 kcal，1 MJ = 1000 kJ = 239 kcal。

（二）热能的来源

人体内的高能营养素有糖类、脂肪、蛋白质，也被称为“热能营养素”，它们经过氧化产生的能量能够供给机体维持生命、生长发育、从事各种活动的需要。糖类、脂肪、蛋白质提供的热量分别是：糖类约 4 kcal/g，脂肪约 9 kcal/g，蛋白质约 4 kcal/g。

（三）热能的需要量

人体对能量的需要量依年龄、性别、劳动量、代谢、体温和环境等因素有所不同。根据中国营养学会推荐标准，我国成年男子的能量供给量为 9.41 ~ 12.55 MJ/（kg · d），成年女子为 7.53 ~ 10.04 MJ/（kg · d）。当一个人摄入的热能不足时，会使体内贮存的糖原逐渐减少，到一定程度时，将开始分解脂肪，并消耗部分蛋白质，出现机体消瘦、乏力、体重减轻的现象，甚至导致各种生理功能受到严重影响；而热能摄入过多时也可导致肥胖的发生。

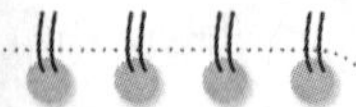

三、营养素

营养素（nutrient）是为维持机体繁殖、生长发育和生存等一切生命活动和过程，需要从外界环境中摄取的物质。目前主要包括6大类：蛋白质、脂肪、糖类、矿物质、微量元素、维生素和水。营养素的摄入量需满足要求，长期摄入过量和不足都会对机体产生不良影响。

（一）蛋白质

蛋白质（protein）是组成人体一切细胞和组织的重要成分，是生命的基础。它不仅是一种产能营养素，而且是机体合成多种具有特殊生理功能物质的原料。构成人体蛋白质的氨基酸有20种，根据营养功能可分为两类：一类为必需氨基酸（essential amino acid，EAA），是指机体不能合成或合成不足，必须从食物中获取的氨基酸，包括亮氨酸、异亮氨酸、色氨酸、赖氨酸、蛋氨酸、苯丙氨酸、苏氨酸、缬氨酸8种，婴幼儿尚需加上组氨酸；另一类为非必需氨基酸（non-essential amino acid），是指机体可以利用体内已有的物质自行合成的氨基酸。蛋白质中所含必需氨基酸的量及其比例决定了其营养价值。

1．生理功能

（1）构成人体的组织细胞：蛋白质是构成各类细胞原生质的主要物质，是人体组织更新和修复的主要原料。

（2）具有特殊的生理功能：如维持血浆胶体渗透压、酶的催化作用、激素的生理调节作用、血红蛋白的运载作用、肌纤维蛋白的收缩作用、抗体的免疫作用、胶原蛋白的支架作用等。

（3）供给热能：作为产能营养素提供生命活动所需的能量。

（4）体内其他含氮物质的合成原料：嘧啶、嘌呤、肌酸、胆碱等体内重要的含氮化合物，都需要氨基酸作为原料。

2．推荐摄入量　成年人膳食中蛋白质供能百分比为10% ~ 15%，我国建议蛋白质每日供给量为男性65 g/d、女性55 g/d。

3．食物来源　肉类、鱼类、蛋类、奶类及豆制品中蛋白质含量较高，谷类居中，根茎类和蔬菜类较低。

4．摄入不足　任何年龄段都可发生蛋白质缺乏症，但对于处在生长阶段的儿童更为敏感。蛋白质缺乏可导致对疾病的抵抗能力减退，远期可造成器官损害，出现儿童生长发育迟缓、体质量下降、贫血以及水肿等。抵抗力下降更容易导致感染而继发疾病。

5．摄入过量　蛋白质摄入过多对人体同样有害，尤其是动物性蛋白。蛋白质过多时必须将过多的蛋白质脱氨分解，氮则由尿排出体外，这就加重了代谢负担，在肾功能本来就比较差的情况下，危害则更大。

（二）脂肪

脂肪（fat）是人体重要的供能营养素，包括中性脂肪和类脂质。类脂质是溶于脂肪或脂肪溶剂的物质，主要包括磷脂和胆固醇。中性脂肪由一分子甘油和三分子脂肪酸组成。根据脂肪酸碳氢链饱和与不饱和的区别可分为3大类：饱和脂肪酸、单不饱和脂肪酸、多不饱和脂肪酸。动物脂肪以含饱和脂肪酸为多，植物脂肪则以含不饱和脂肪酸较多，不饱和脂肪酸一般在体内不能合成，必须由食物供给，又称为必需脂肪酸。

1．生理功能

（1）供能与储能：脂肪是产热最多的营养素，也是体内主要的储能物质。当人体饥饿时，先动用糖和脂肪补充热能，以避免体内蛋白质的消耗。

（2）构成身体组织：类脂质是构成细胞的必需成分，如磷脂、胆固醇与蛋白质构成生物膜，膜磷脂的流动性对膜的生物学功能有重要意义。

（3）促进脂溶性维生素的吸收：脂溶性维生素A、维生素D和维生素K等均不溶于水，需要食物中脂肪的帮助才能溶解吸收。

（4）维持体温，支持和保护脏器：脂肪是热的不良导体，可阻止体表散热，对机体有保温作用。脂肪作为组织器官的填充物，支持和保护机体内各脏器、组织及关节等。

（5）改善食物的性状：一方面，脂肪可促进食物更为美味，促进食欲；另一方面，脂肪在胃内的排空时间较长，可增强饱腹感。

（6）合成活性物质：必需脂肪酸是合成前列腺素、白三烯等体内活性物质的原料。这些活性物质参与炎症发生、平滑肌收缩、血小板凝聚、免疫反应等多种过程。

2．推荐摄入量　饮食中脂肪供给量因饮食习惯和季节有一定的差异。我国营养学会建议膳食脂肪供给量占总能量的 20% ～ 30%。

3．食物来源　植物油、动物性脂肪和坚果类食品脂肪含量较高，谷类食品中脂肪含量较少，水果中含量甚微。

4．摄入不足　必需脂肪酸缺乏可引起生长发育迟缓，皮肤受损，经皮肤途径丢失水分增多，还可引起神经和视觉异常等多种疾病。

5．摄入过量　长期食用高脂肪饮食或脂肪过量可引起超重、肥胖，进而导致机体易患高血压、高脂血症，甚至诱发冠心病等。

（三）糖类

根据人体利用情况，膳食中的糖类（carbohydrate）分为两类：一类是可以被人体消化吸收与利用的糖类；另一类是人体不能消化吸收，但对人体健康有益的膳食纤维（dietary fiber）。两者对人体健康均有重要意义。前者是人体的必需营养素，后者是人体的膳食必需成分。糖类化合物是一切生物体维持生命活动所需能量的主要来源。膳食纤维是指能抵抗人体小肠消化吸收，而在人体大肠内部分或全部发酵的可食用的植物性成分、糖类及其类似物质的总称，包括多糖纤维素、木质素以及相关植物物质。膳食纤维曾一度被认为是一种“无营养物质”而长期得不到足够的重视。然而，随着营养学和相关科学的深入发展，人们逐渐发现了膳食纤维具有相当重要的生理作用。

1．生理功能

（1）糖类的生理功能

1）供给热能：糖是人体主要的供能营养素，人体摄入的糖类在体内经消化变成葡萄糖或其他单糖参与机体代谢，供给大脑活动和肌肉运动等需要的能量；否则，须由氨基酸进行糖异生。因此，若机体供糖充足，可节约蛋白质。

2）构成神经组织和细胞：所有神经组织和细胞核中都含有糖类，如 RNA 中的核糖、DNA 中的脱氧核糖等。

3）保肝解毒：糖类代谢可产生葡糖醛酸，肝中的葡糖醛酸可结合毒性物质及其代谢物排出体外，糖原贮存充分，有助于肝发挥较强的解毒功能。

4）抗生酮作用：当人体缺乏糖类时，可分解脂类供能，同时代谢也会产生酮体。当酮体积聚于体内过多时，可导致酮症酸中毒，若不加以处理，将导致昏迷或死亡。

（2）膳食纤维的生理功能

1）通便：膳食纤维可刺激肠壁，促进肠蠕动，通过强吸水性来增加粪便体积。因此膳食纤维有利于排便，有助于及时清除肠道内的有害物质。

2）降低血清胆固醇：膳食纤维可吸附胆酸，从而促进肝内胆固醇代谢转变为胆酸排出。

3）降低餐后血糖及防止热能摄入过多：膳食纤维可增加食糜的黏度，使胃排空速度减慢，并使食糜与消化酶的接触减少，而使餐后血糖升高较平稳，同时也可影响其他营养物质的消化与吸收。

4）吸附某些化学物质：膳食纤维能吸附某些洗涤剂、添加剂、农药等化学物质，有利于

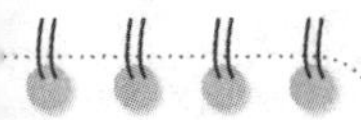

健康。

2．推荐摄入量　糖类摄入量应占总能量的 50% ～ 65%，膳食纤维摄入 30 ～ 40 g/d。

3．食物来源　糖类主要来源于谷类、薯类和根茎类食物，其次还有各种食用糖。此外，蔬菜、水果中含有少量单糖，亦含有丰富的膳食纤维。膳食纤维来源于水果中的果胶、树胶、海藻中的藻胶、魔芋和绿叶蔬菜等。

4．摄入不足　若膳食中缺乏糖类，可造成膳食蛋白质浪费、组织蛋白质和脂肪分解增强等，将导致全身无力、疲乏、血糖下降，产生头晕、心悸、出冷汗，严重者脑组织可因缺乏能量而使脑细胞功能受损，造成功能障碍。若膳食纤维摄入缺乏，粪便体积小、干硬，将造成便秘、痔疮，并可能产生致癌物质导致结肠癌等。

5．摄入过量　长期摄入单糖可导致龋齿，食物中含糖量过多也会转化成脂肪贮存于体内，使人过于肥胖而导致各类疾病，如高血脂、糖尿病、动脉硬化和冠心病。大量膳食纤维的摄入会导致胃肠道负担，引起肠黏膜的不良刺激，其在结肠内酵解产生气体，引起腹胀，甚至出现胃痛。

（四）矿物质

矿物质（mineral）又称无机盐，人体无法自身合成。组成人体的无机元素有数十种，这些元素在人体内的含量以及人体对它们的需要均不同。据此将人体矿物质分成常量元素和微量元素两类。前者是指人体中含量占人体重量 0.01% 以上、每人每日需要量在 100 mg 以上的元素，包括钙、镁、钠、钾、磷、硫、氯、氟等；后者是指人体中含量占人体重量 0.01% 以下的元素，包括铁、铜、碘、锰、钴、锌、钼、铬等。它们都是人体所必需的营养素，其基本情况见表 16-1 所列。

表 16-1　人体所需的各种矿物质

矿物质	生理功能	推荐摄入量	缺乏的影响
钙（calcium）	①构成骨骼和牙齿 ②参与凝血、激素分泌 ③维持神经肌肉正常兴奋性 ④参与调节和维持细胞功能 ⑤体液酸碱平衡	800 mg/d 孕妇：800 ～ 1000 mg/d 乳母：1000 mg/d	儿童佝偻病、中老年人骨质软化症
磷（phosphorus）	①构成骨骼和牙齿 ②调节酸碱平衡 ③参与物质代谢 ④维持生物膜正常结构	720 mg/d	磷缺乏症
铁（ferrum）	①构成血红蛋白、肌红蛋白，参与氧的运输和组织呼吸 ②促进生物氧化还原反应	男性：12 mg/d 女性：20 mg/d 孕妇：20 ～ 29 mg/d 乳母：24 mg/d	缺铁性贫血
锌（zinc）	①促进食欲 ②促进生长发育和智力发育	男性：12.5 mg/d 女性：7.5 mg/d	锌缺乏常见的症状是味觉障碍、生长发育迟缓、免疫功能损害等
硒（selenium）	①构成抗氧化酶 ②结合重金属解毒 ③调节甲状腺激素 ④提高机体免疫作用	60 μg/d	克山病、大骨节病等疾病明确的危险因素
碘（iodine）	合成甲状腺激素的主要原料	120 μg/d	呆小症，儿童及成人甲状腺肿大

注：本表主要营养素供给量采用中华人民共和国国家卫生健康委员会发布的中国居民膳食营养素参考摄入量（WS/T 578《中国居民膳食营养素参考摄入量》）中 18 岁及以上成年居民膳食营养素参考摄入量标准。

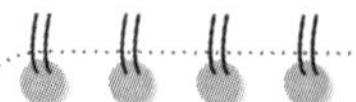

（五）维生素

维生素（vitamin）又称维他命，是维持身体健康所必需的一类有机化合物。这类物质是一类调节物质，在物质代谢中起重要作用。根据维生素的溶解性能分为水溶性与脂溶性两类。脂溶性维生素（fat-soluble vitamin）包括：维生素 A、维生素 D、维生素 E 和维生素 K，它们溶于脂肪及脂溶剂，在小肠内被吸收，可大量储存于体内，缺乏时症状发展缓慢。当脂肪吸收发生障碍时，脂溶性维生素的吸收也受到影响。水溶性维生素（water-soluble vitamin）包括：维生素 B_1、维生素 B_2、维生素 B_6、维生素 B_{12}、维生素 C 和叶酸，它们溶于水，易被人体吸收，但不能在体内储存，缺乏时症状出现较快，应在每日所进的食物中供给所需量。人体所需的各种维生素见表 16-2 所列。

表 16-2　人体所需的各种维生素

维生素	生理功能	主要来源	推荐 / 适宜摄入量	缺乏的影响
维生素 A	①维持正常视力 ②维持上皮细胞完整性 ③促进生长发育和维持生殖功能 ④促进免疫和代谢	动物肝、蛋类、未脱脂奶制品、绿叶蔬菜、水果等	男性：800 μg RAE/d[1] 女性：700 μg RAE/d[1]	暗适应能力下降、夜盲症、干眼症、皮肤干燥、角化及增生、生殖发育异常、呼吸道感染增加
维生素 D	①调节血钙和磷代谢 ②促进骨骼生长	动物肝、瘦肉、海鱼、鱼肝油、奶油、禽蛋类等	10 μg/d[1]	佝偻病、骨质软化症、骨质疏松症、低钙性手足搐搦症
维生素 E（生育酚）	①抗氧化作用 ②维持红细胞完整性 ③参与 DNA、辅酶 Q 及血红蛋白的合成	坚果、谷类、植物油、绿色蔬菜等	14 mg α-TE/d[2]	红细胞溶血、肌营养不良、尿肌酸排出量增高
维生素 K	①促进凝血 ②参与骨骼代谢	肠道细菌合成，绿叶蔬菜、奶及肉类、内脏	80 μg/d[2]	出血倾向、出血性疾病
维生素 B_1	①羧化酶和转酮酶的辅酶，参与代谢过程 ②调节神经系统的功能	豆类、动物内脏、瘦肉、酵母、坚果类、未过碾磨的谷类	男性：1.4 mg/d[1] 女性：1.2 mg/d[1]	脚气病
维生素 B_2	参与氧化还原反应和能量代谢	蛋、瘦肉、乳类、谷类、豆类、鲜绿蔬菜、藻类等	男性：1.4 mg/d[1] 女性：1.2 mg/d[1]	舌炎、口角炎、唇炎、眼睑炎、鼻侧脂溢性皮炎、阴囊炎等
维生素 B_6	多种酶的辅酶，参与氨基酸的代谢及某些神经递质的合成	肉类、蔬菜、水果、坚果类及谷类	1.4 mg/d[1]	脂溢性皮炎、失眠、易激惹等，婴儿还可出现生长发育不良、贫血等
维生素 B_{12}	提高叶酸利用率，促进红细胞发育和成熟	动物内脏、鱼类、蛤类、蛋、奶类	2.4 μg/d[1]	恶性贫血
维生素 C（抗坏血酸）	①参与胶原和细胞间质的合成 ②促进类固醇激素、肾上腺素等的合成 ③促进铁的吸收及伤口的愈合 ④提高机体抵抗力 ⑤参与脂溶性药物的代谢	新鲜蔬菜和水果，如韭菜、菠菜、柿子椒、橘柑类、猕猴桃、酸枣、山楂等	100 mg/d[1]	坏血病、伤口不易愈合、骨钙化不良

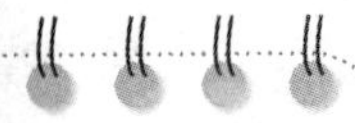

续表

维生素	生理功能	主要来源	推荐 / 适宜摄入量	缺乏的影响
叶酸	①促进红细胞合成 ②有助于 DNA 和 RNA 的合成	绿叶菜、动物内脏、发酵豆制品等	400 μg DFE/d[1]	巨幼细胞贫血、妇女围孕期可导致胎儿神经管畸形、唇腭裂等出生缺陷

注 1：本表主要营养素供给量 / 适宜摄入量采用中华人民共和国国家卫生健康委员会发布的中国居民膳食营养素参考摄入量（WS/T 578《中国居民膳食营养素参考摄入量》）中 18 岁及以上成年居民膳食营养素参考摄入量标准。

注 2：推荐 / 适宜摄入量栏，[1] 为推荐摄入量，[2] 为适宜摄入量。

（六）水

水对人的生命至关重要，是人体赖以维持最基本生命活动的物质。因此，水是一种非常重要的营养素。

1．生理功能

（1）构成人体组织：水是构成人体组织的重要成分，分布在身体各种组织中，血液、泪液、汗液及各种消化液的含水量在 90% 以上，肌肉、心脏、肝、肺和脾的含水量在 60% ～ 80%，骨骼中也含有 20% 左右的水分。

（2）溶解、运送代谢和营养物质：水是体内进行各种生化反应的媒介，是各种水溶性营养素和代谢物质的溶剂，代谢产物和废物通过水才能被运送和排出体外。

（3）调节体温：产热营养素在水的帮助下进行生化反应产生热量，一部分热量用于维持体温，其余部分则从毛细血管排出，维持体温在 37℃ 左右。

（4）润滑作用：细胞外液具有良好的润滑作用。如眼泪可防止眼球干燥，关节腔滑液能减少关节活动时的摩擦。

（5）维持消化吸收功能：胃肠道内的食物必须依靠消化液才能进行消化吸收，而消化液中水的含量约为 90%。

2．供给量　一般成人每天需要的水量为 2000 ～ 3000 ml，且因季节、气候、劳动强度和饮食情况而不同。

3．体内水的来源　饮水、食物中的水和代谢产生的水。

4．摄入不足　水摄入量不足使机体新陈代谢减慢，体内毒素难以排出，长期水摄入量过少会引起便秘，增加尿路感染和肾结石等的危险。

5．摄入过量　如果水摄入量超过肾排出的能力，可引起体内水过多或水中毒，水中毒时可因脑细胞肿胀、脑组织水肿、颅内压增高而引起头痛、恶心、呕吐、记忆力减退，甚至可发生渐进性精神迟钝、恍惚、昏迷和惊厥等。

知识链接

地中海饮食

地中海饮食（mediterranean diet，MD）一词起源于 1970 年，反映的是 20 世纪 70 年代地中海沿岸国家的主要饮食模式，其特点是多摄入蔬菜、水果、橄榄油、豆类、全谷类食物、坚果，适量摄入红酒，少量食用精加工食品、乳制品、红肉及植物油。1990 年世界卫生组织号召世界人民接受地中海式饮食。

地中海饮食原则：主餐由谷物、蔬菜、水果 3 种重要元素组成，谷物最适宜选择全谷类，一份或两份，如面包、米饭、面；蔬菜最少两种，以确保维生素和矿物质的摄入；水果一份或两份，选择水果的方式一般是选择不同的“颜色和纹理”，以确保摄入不同的抗氧化剂和保护化合物，选择蔬菜也是同样的理念。每顿主餐还应摄入适量橄榄油，这是地中海饮食的特色，尤其特级初榨橄榄油，是单不饱和脂肪酸的丰富来源，它含有所有亲脂性成分，如酚类化合物，有较强的抗氧化和消炎作用。

应用效果：

1. 降低心血管事件发生率。
2. 降低糖尿病发生率。
3. 降低认知损伤发生率。
4. 降低癌症发生率并能有效缓解其恶化程度。

四、中国居民平衡膳食宝塔

中国居民平衡膳食宝塔是根据中国居民膳食指南，结合中国居民的膳食结构特点设计的。它将平衡膳食的原则转化为各类食物的重量，并以直观的宝塔形式表现出来，便于群众理解和在日常生活中应用（图 16-1）。

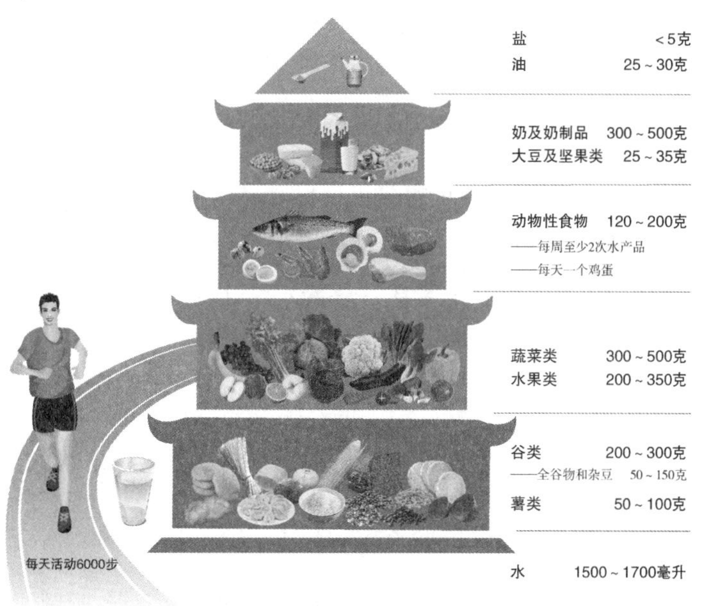

图 16-1　中国居民平衡膳食宝塔（2022）

随堂测

整合小提示

中医饮食讲究“五色入五脏”，五色是指青赤黄白黑，可以相应滋补肝、心、脾、肺、肾。

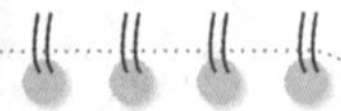

知识链接

《中国居民膳食指南科学研究报告》（2021）简介

膳食指南是根据食物生产供应及各国居民实际生活情况将现有的膳食营养与健康的证据研究转化为以实物为基础的平衡膳食的指导性文件，旨在帮助人们做出科学的食物选择，合理搭配膳食，以维持和促进健康、预防和减少营养相关疾病的发生。我国自1958年发布第一版《中国居民膳食指南》以来，每10年发布一次，目前已发布第4版。2016年经中国营养学会常务理事会研究决定，我国居民膳食指南将根据需要每5～10年修订一次，报告在2016年出版的《食物与健康——科学证据共识》等系列研究的基础上，分析我国居民膳食与营养健康现状及问题，汇集近5年来国内外膳食与健康研究的新证据、有关膳食指南进展，为修订《中国居民膳食指南（2021）》提供重要的科学依据。此报告分为科学报告研究工作介绍、我国居民营养与健康状况研究、食物与健康科学证据研究、国外膳食指南研究和建议五部分。在中国营养学会官微（网址：www.cnsoc.org，微信公众号：中国营养界）可查询阅读。

知识链接

平衡膳食餐盘

平衡膳食餐盘描述了一个人一餐中膳食的食物组成和大致比例，更加形象直观地展现了一餐膳食的合理组合与搭配，适用于2岁以上的健康人群。餐盘分成谷薯类、鱼肉蛋豆类、蔬菜类、水果类四部分，餐盘旁牛奶杯的图示提示进食奶制品增加钙摄入的重要性。按照重量比例来选择食物，或者计划膳食，易于达到营养需求。餐盘的图像提示更简单、直观、快捷，易于理解日常餐盘里膳食搭配构成和食物应放的比例，见图1。

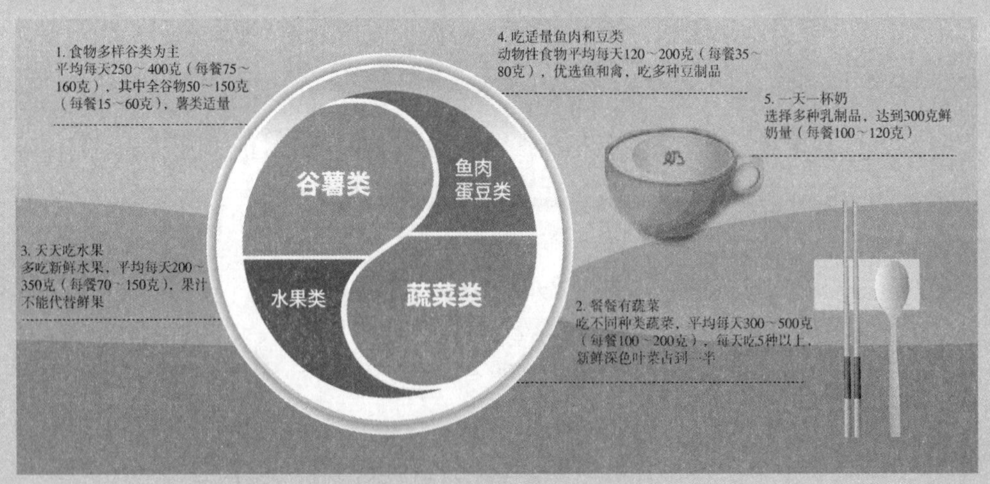

图1　中国居民平衡膳食餐盘

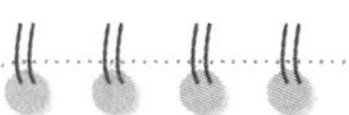

第二节　医院饮食

案例 16-2

患者，男，73 岁。因“发热持续 1 周”来院就诊，以“发热待查”收住内科病房。入院时该患者神志清楚，面色潮红，口唇干裂。查体：T 39.8℃，P 110 次 / 分，R 28 次 / 分，BP 120/86 mmHg。给予物理降温后体温降至 39.1℃，次日 8：00—14：00 体温再次升高，波动范围在 38.8 ～ 39.5℃。

请回答：

1．目前该患者适合哪种医院饮食？

2．该患者的饮食原则是什么？

根据病情需要和饮食目的的不同，医院饮食（hospital diet）可分为基本饮食、治疗饮食和试验饮食三大类，目前已成为一种重要的治疗手段。

一、基本饮食

基本饮食（basic diets）适用于一般患者的饮食需要，通常包括普通饮食（general diet）、软质饮食（soft diet）、半流质饮食（semi-liquid diet）和流质饮食（liquid diet）4 种。医院常用的基本饮食见表 16-3 所列。

表 16-3　医院常用基本饮食

类别	适用范围	饮食原则	供给方法
普通饮食	消化道正常、体温正常、病情较轻或疾病恢复期的患者，无需饮食限制者	营养平衡，美观可口，易消化、无刺激性，但油煎、胀气食物及强烈调味品应限制	每日 3 餐，总能量 2200 ～ 2600 kcal，蛋白质 70 ～ 90 g/d
软质饮食	消化不良、低热、咀嚼不便者，老人、幼儿以及术后恢复期的患者	营养平衡，食物碎、软、烂，易咀嚼，易消化，少油炸，少油腻，少用粗纤维蔬菜和强烈刺激的调味品。如软饭、面条，切碎、煮烂的菜、肉等	每日 3 ～ 4 餐，总能量为 2200 ～ 2400 kcal 蛋白质 60 ～ 80 g/d
半流质饮食	中等发热、体弱、吞咽不便、口腔疾患、消化不良、手术后的患者	营养平衡，质细软，易消化，易咀嚼及吞咽，少纤维。如粥、蒸鸡蛋、肉末、豆腐等	每日 5 ～ 6 餐，总能量 1500 ～ 2000 kcal 蛋白质 50 ～ 70 g/d
流质饮食	病情危重、高热、吞咽困难、口腔疾患、大手术后和急性消化道疾患的患者	食物呈液状，易吞咽、易消化、无刺激性。如乳类、米汤、豆浆、稀藕粉、果汁、肉菜汁等	每日 6 ～ 7 餐，总能量 836 ～ 1195 kcal 蛋白质 40 ～ 50 g/d

二、治疗饮食

治疗饮食（therapeutic diets）指针对营养失调及疾病的状况而调整总热量或个别营养素的摄入量，以达到辅助治疗或治疗目的的饮食。医院常用的治疗饮食见表 16-4 所列。

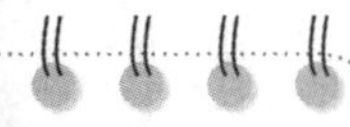

表 16-4 医院常用治疗饮食

类别	适用范围	饮食原则及用法
高能量饮食	高热、甲状腺功能亢进、肺结核、大面积烧伤、肝胆疾患、体重不足及产妇等高能量消耗的患者	基本饮食基础上加餐 2 次，普通饮食者三餐间可加牛奶、豆浆、鸡蛋、藕粉、蛋糕等；半流食或流食者可加浓缩食品，如奶油、巧克力等。总能量 3000 kcal/d
高蛋白饮食	甲状腺功能亢进、结核病、肾病综合征、大面积烧伤、营养不良、低蛋白血症、贫血、大手术前后、癌症晚期及孕妇、乳母等长期处于消耗状态的人	增加蛋白质摄入，尤其是肉、蛋、奶类的优质蛋白。供给量 1.5 ~ 2.0 g/(kg・d)，成人总量不超过 120 g/d。总能量为 2500 ~ 3000 kcal/d
低蛋白饮食	急性肾炎、尿毒症、肝性脑病等需要限制蛋白质摄入的患者	成人饮食中蛋白质含量不超过 40 g/d，视病情需要可减至 20 ~ 30 g/d。肝性脑病者应以植物性蛋白为主
低盐饮食	急慢性肾炎、肝硬化伴腹水、重度高血压、心脏病、先兆子痫、水钠潴留等患者	每日食盐量 < 2 g，不包括食物内自然存在的氯化钠。忌用腌制食品，如咸菜、火腿、咸肉、香肠、虾米等
无盐低钠饮食	同低盐饮食，用于水肿较重者	无盐饮食除食物内自然含钠量外，不放食盐烹调，食物中含钠量 < 0.7 g/d。低钠饮食需控制摄入食品中自然存在的含钠量 < 0.5 g/d。二者均禁食腌制食品，还应禁用含钠食物和药物，如油条、挂面，含碳酸氢钠的汽水与药物
低脂肪饮食	动脉硬化、高脂血症、肥胖症、冠心病、腹泻，肝、胆、胰疾病等患者	脂肪总量 < 50 g/d，肝、胆、胰疾病者 < 40 g/d，尤其限制动物性脂肪的摄入
低胆固醇饮食	高胆固醇血症、高血压、冠心病、动脉粥样硬化患者	摄入胆固醇量少于 300 mg/d，少食动物内脏、鱼卵、肥肉、动物油等含胆固醇高的食物
少渣饮食	伤寒、肠炎、腹泻、食管静脉曲张、肛门疾患、咽喉部及消化道手术等患者	介于半流食与软食之间，选择含纤维素少的食物，所有食物切细、剁碎、煮烂
高纤维饮食	便秘、肥胖症、高脂血症、糖尿病等患者	选择富含纤维素的食物，如韭菜、芹菜、粗粮、豆类等

随堂测

三、试验饮食

试验饮食（test diets）也称诊断饮食，即在特定的时间内，通过调整饮食内容来协助疾病诊断和保证检查结果正确性的一种饮食。医院常用的试验饮食见表 16-5 所列。

表 16-5 医院常用试验饮食

饮食种类	适用范围	饮食原则与用法
隐血试验饮食	协助诊断消化道出血	试验前 3 天禁食肉类、肝类、动物血、蛋黄、含铁剂药物及大量绿色蔬菜，以防产生假阳性反应。可进食乳类、豆制品、菜花、马铃薯、大白菜等
胆囊造影饮食	检查胆囊、胆管有无疾病	检查前一日中午进食高脂肪餐，使胆囊收缩和排空；晚餐进食无脂肪、低蛋白、高糖饮食，晚餐后服造影剂，至次日上午禁食、禁水、禁烟。检查当日晨禁食，第一次造影时若胆囊显影良好，再进高脂肪食物（如 2 个油煎鸡蛋），30 ~ 60 min 后再摄片检查

续表

饮食种类	适用范围	饮食原则与用法
肌酐试验饮食	判定肾小球滤过功能	食用 3 天试验饮食，每天蛋白质摄入少于 40 g，主食总量少于 300 g
尿浓缩功能试验饮食	检查肾小管浓缩功能	试验期 1 天，全天膳食中水分总量控制在 500 ml 左右，除正常饮食外不再饮任何液体
甲状腺 ^{131}I 试验饮食	协助检查甲状腺功能	在检查前 2 周，忌海带、紫菜、卷心菜等含碘量高的食物及影响甲状腺功能的药物，禁用碘酒进行局部消毒
葡萄糖耐量试验饮食	配合诊断糖尿病及糖尿病分型	试验前 3 天每天食用 300 g 以上的糖类。试验前禁食 10 ~ 12 h，抽空腹血后嘱患者食用一个 100 g 的馒头（含糖类 75 g），或喝下 150 g 的葡萄糖水，分别于 30 min 内及 1 h、2 h、3 h 取血标本测血糖水平

第三节　患者一般饮食护理

患者住院期间的饮食与营养是促进机体修复和疾病痊愈的重要途径，护士通过营养相关知识与方法评估患者现存的营养问题，进而利用护理学、营养学以及临床医学等综合知识为患者实施饮食护理，促进患者早日康复。

一、营养状况的评估

营养状况的评估是整体健康评估的重要组成部分，以判断患者的营养状况，对患者进行有针对性的饮食疗法，促进患者的健康状况。

（一）影响饮食与营养的因素

影响饮食与营养的因素有很多，主要包括生理因素、病理因素、心理因素及社会因素等。

（1）生理因素：婴儿、青年人、孕妇及乳母对各种营养成分的要求较高；而老年人由于机体的活动逐渐减少，代谢率降低，各器官功能减退，每日所需的热能逐渐减少。另外，由于生理状况不同，人的饮食习惯也会改变。因此，膳食配制应考虑到不同生理状况的特殊需要，以更好地满足护理对象的营养需求。

（2）病理因素：疾病与外伤也会影响患者的食欲和营养需求。患者多食欲不佳，而且由于发热、伤口愈合和感染等原因，其代谢增加，能量消耗增多，营养需求高于平时。如果患者自尿液、血液或引流液中流失大量的蛋白质、体液和电解质，则所需的营养更多。

（3）心理因素：焦虑、抑郁、悲伤等不良情绪可引起交感神经兴奋，抑制胃肠道蠕动及消化液分泌，影响食欲和消化功能；反之，轻松愉快的心理状态会促进食欲。

（4）社会因素：清洁的进食环境、洁净美观的食品、良好的感官性状也可通过改善人的心理状态来增进食欲。工作的高效率和生活的快节奏使得接受快餐和咖啡以及奶茶的人越来越多。影响饮食与营养的社会因素较广泛，经济状况、文化背景、宗教信仰、社会环境、传播媒介等因素都可能从多方面影响个人的饮食习惯，有可能导致某种营养素的摄入过多或不足，甚至产生疾病。因此，护士应注意评估患者的社会状况并进行饮食指导。

（二）营养评估的方法

营养评估可以判定机体的营养状况，确定是否存在营养不良以及营养不良的类型、程度，并监测营养支持的疗效等，主要包括饮食情况评估、身体状况评估及实验室检查等方面的内容。

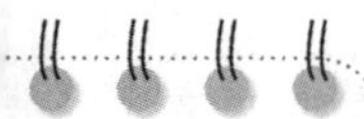

1．饮食情况评估

（1）目前的饮食情况：收集患者的饮食资料，包括食欲、进食次数和时间、食物的数量和种类等；有无应用补品及补品的种类、剂量、服用时间、特殊制剂等情况。

（2）既往的饮食习惯：了解患者对食物的颜色、口味及烹调方法等有无特殊偏好，对餐具、用餐时间等有无特殊要求，对食物有无过敏及不耐受的情况，以及应用保健品等情况。

2．身体状况评估　通过对人体有关部位的测量评估，达到了解其营养状况的目的，临床最常用的是身高、体重、皮褶厚度、上臂肌围和身体特征以及生化指标。

（1）身高、体重：身高和体重综合反映了机体的营养状况，常用实测体重与标准体重差值占标准体重值的百分数来评估营养状况。

1）理想体重或标准体重，一般用来衡量成人实测体重是否在适宜范围内。我国常用的标准体重的计算公式为 Broca 公式的改良公式：

男性标准体重（kg）= 身高（cm）－ 105

女性标准体重（kg）= 身高（cm）－ 105 － 2.5

2）实测体重与标准体重差值占标准体重值的百分数：

$$\frac{\text{实测体重}-\text{标准体重}}{\text{标准体重}}\times 100\%$$

标准体重上下浮动 10% 为正常体重，标准体重增加 10% ～ 20% 为超重，超过 20% 为肥胖，标准体重减少 10% ～ 20% 为消瘦，低于 20% 为明显消瘦。

3）体重指数（body mass index，BMI）：是用体重的千克数除以身高米数的平方得出的数值，计算公式为：

$$BMI = \text{体重（kg）} / \text{身高（}m^2\text{）}$$

中国体质标准：18.5 ～ 23.9 为正常范围，＜ 18.5 为消瘦，24.0 ～ 27.9 为超重，≥ 28.0 为肥胖。

（2）皮褶厚度（skinfold thickness，ST）：又称皮下脂肪厚度，是通过测量皮下脂肪厚度来估计人体脂肪含量、判断皮下脂肪发育情况的一项重要指标。皮褶厚度可用 X 光、超声波、皮褶卡钳等方法测量，其中用卡钳测量皮褶厚度最为简单和经济。测量皮褶厚度的常用部位有上臂肱三头肌部和肩胛下角部。肩胛下皮褶（subscapular skinfold，SSF）：测量者上肢放松置于身体两侧，取肩胛下角下方皮肤自然纹理线上，向外下方倾斜与水平面呈近 45° 并测量。肱三头肌皮褶厚度（triceps skinfold，TSF）测量方法：患者站立，右臂自然下垂，取肩峰、尺骨鹰嘴间的中点，检测者用拇指和示指捏起皮肤和皮下组织，臂屈曲 90°，使皮肤皱褶方向与上臂长轴平行，卡钳固定接触皮肤 3 s 后再读数，取 3 次平均值。正常参考值：男性 12.5 mm，女性 16.5 mm。

（3）上臂肌围（arm muscle circumference，AMC）：是评价总体蛋白质储存的较可靠的指标。由上臂围（arm circumference，AC）和三头肌部皮褶厚度（triceps skin-fold thickness，TSF）测量结果计算所得。上臂围一般测量左上臂肩峰至鹰嘴连线中点的臂围长。计算公式：

$$AMC\text{（cm）} = AC\text{（cm）} - 3.14 \times TSF\text{（cm）}$$

成年人正常参考值为 25.3 cm（男）、23.2cm（女）。测定值＞ 90% 标准值为正常。

（4）身体特征：通过对外貌、皮肤、毛发、指甲、骨骼和肌肉等方面的评估，可初步确定患者的营养状况（表 16-6）。

表 16-6 不同营养状况的身体征象

体检项目	营养良好	营养不良
外貌	发育良好、精神、有活力	发育不良、消瘦、缺乏兴趣、倦怠、易疲劳
皮肤	皮肤有光泽、弹性好，皮下脂肪丰满	无光泽、干燥、弹性差或粗糙脱屑、肤色过淡或过深，皮下脂肪菲薄
毛发	浓密、有光泽，不易脱落	缺乏光泽、干燥稀疏、易脱落
指甲	粉红色、坚实	粗糙、无光泽、易断裂
口唇	红润、无裂口	肿胀、口角炎、口角裂隙
肌肉和骨骼	肌肉结实、有弹性，骨骼无畸形	肌肉松弛无力、萎缩，锁骨上窝凹陷，肩胛骨和髂骨突出

3．营养状况的生化检查 包括血、尿、便的生化检查，测量体内各种营养素的浓度，是评价人体营养状况较为客观的指标。可以通过测量血液、尿液中营养素或其他代谢产物的含量来评估患者的营养状态，应用恰当的生理、生化等实验室检查方法，可为观察某些因素对人体营养状况的影响提供科学依据，如血清蛋白、血脂、血钙磷及进行维生素 B_1、维生素 B_2 或维生素 C 以及烟酸等的负荷试验。其他如尿糖、尿蛋白、尿肌酐等。

二、患者的饮食护理

饮食护理是根据患者的营养评估结果，确定患者的营养状况及其对营养素的需要，从而制订出合理可行的饮食与营养计划，为患者实施饮食指导与护理。

（一）饮食指导

住院患者的饮食由医生根据病情确定，因此应对患者说明医院饮食的目的、食物种类，进餐时间、次数、量，禁忌选用的食物等，使患者能主动配合，纠正不正确的饮食习惯或饮食行为。护士还应指导患者作好饮食记录，详细记录近 1 周内所摄入食物的数量和种类，从而提供更为精确的每日营养素摄取量。

此外，人类的饮食方式、习惯、嗜好等多受地域、家庭、民族等的影响，不同国家常常根据国情制定本国居民获得均衡营养的膳食指南。根据患者的具体情况选择合适的教育指导方式，如发放专科知识的饮食手册、视频学习以及进行相应的教育讲座，向患者普及饮食与营养的健康知识，在饮食健康教育中发挥作用。根据患者的经济状况、生活背景等，帮助患者选择食物，注意粗细、荤素合理搭配，均衡营养。

（二）患者进食前的护理

1．进食环境准备 进食环境整洁美观、空气清新、食具清洁等都是增进食欲的条件，因此患者用餐环境应保持清洁卫生、空气新鲜，气氛相对轻松、愉快。

（1）暂停非紧急的治疗、检查和护理。

（2）病室整洁舒适，空气流通，无异味，温、湿度适宜。

（3）同室若有危重患者，应以屏风遮挡。

（4）食具清洁，探视者带来的食物经护士检查符合要求后方可食用。

（5）能起床的患者可到餐厅集体用餐，以增加交谈机会，解除孤寂和苦闷。

2．患者准备

（1）按需协助患者如厕或给予便器，用后及时拿开。

（2）督促或协助患者饭前洗手。

（3）铺好垫巾、围好餐巾，保护衣服和被服。

（4）使患者处于舒适的体位，不便下床者，可安排患者取坐位或半坐卧位，在床上放置小桌；卧床患者安排侧卧位或仰卧位，将其头部转向一侧，以免食物呛入气管。

3．护士准备

(1) 洗净双手，衣帽整洁。

(2) 核对患者及饮食单，督促和协助配餐员及时将饭菜准确无误地分发给每位患者。

(3) 掌握好当餐的特殊饮食要求，对于需禁食的患者，告知其原因并取得配合，在床头或床尾做禁食标记，并做好交接班。

（三）患者进食时的护理

对能自己进食的患者，鼓励自行进食，使之享受进食的乐趣。对因自理能力下降或认知障碍等问题而无法自行进食的患者，应提供协助。

1．喂食时尊重患者的饮食习惯，如进食的次序、速度、量等。

2．避免将食物洒到口腔外，及时擦拭患者口唇及下颌异物。

3．在喂食的同时鼓励患者，增加患者进食的信心。

4．对双目失明或眼睛被遮盖而看不到食物的患者，护士每次喂食物之前，应先告知其食物内容，并掌握适当的喂食速度，必要时可触动其手臂，使患者有所准备。如患者要求自行进食，可按时钟平面图放置食物，并告知方向、食品名称，以利于患者取用食物。

5．患者进食过程中特殊状况的处置

(1) 恶心、呕吐：当患者发生恶心、呕吐时，要对恶心、呕吐的原因进行评估，必要时暂停进食，帮助患者用清水漱口，待患者能耐受再开始进少量的流质食物。呕吐时注意防误吸，呕吐后记录呕吐物颜色、量及性状，并做好交接班，及时清理环境，清洁用物，开窗通风，更换污染被服和衣物。

(2) 食物堵塞气道：护士应嘱患者细嚼慢咽，当发现患者进食后出现惊恐、呼吸困难、面色青紫或抽搐、甚至出现窒息时，提示食物堵塞气道，应立即采用海姆立克腹部冲击法（Heimlich maneuver）进行急救。意识清醒的患者可取立位、坐位，护士站在患者背后，前脚置于患者双脚间，双臂环抱患者腰部，使患者弯腰前倾、头略低，一手握拳，使拇指掌关节突出点顶住患者腹部正中线脐上部位，另一手的手掌压在拳头上，连续快速向内上方快速有力地冲击 6 ~ 10 次，每两次冲击之间有间隔，直至异物排出。若患者昏迷，可将其置于仰卧位，头偏一侧，护士骑跨于患者腰部，双手掌重叠推压冲击脐上部位。同时呼叫值班人员备好各种抢救物品。

（四）患者进食后的护理

1．及时清理餐具，督促或协助患者洗手、漱口或进行口腔护理。

2．整理床单位，使病室保持整洁、干净。

3．根据需要做好护理记录，评价患者进食内容和进食量是否达到营养要求。对于术后更改饮食的患者，询问进食后是否有不适症状，如有不适，及时与管床医师沟通。

第四节　患者特殊饮食护理

案例 16-3

患者，女，48 岁。因精神受刺激后出现紧张性木僵状态，3 天未进食，现遵医嘱给予鼻饲饮食。

请回答：

1．护士根据医嘱为患者进行鼻饲前需要评估哪些方面的问题？

2．针对该患者，在鼻饲操作过程中可能的难点有哪些？如果患者不能配合操作，护士应该采取哪些措施？

对于昏迷患者或因消化道疾病如肿瘤、食管狭窄、颅外伤以及其他不能经口进食者或不愿正常进食的患者，为保证患者能摄入足够的蛋白质和热量，可通过胃肠导管供给其营养丰富的流质饮食，也可采用胃肠外营养。长期不能经口进食的患者，如果单纯靠静脉营养供给，容易发生肠黏膜萎缩。为促进患者早期恢复胃肠内营养，不但应提供生存所需的营养物质，而且应维持健康的消化道黏膜，防止发生细菌性易位感染。胃肠内营养常与胃肠外营养配合，是临床上对危重患者营养支持的一种有效方法。

一、胃肠内营养

胃肠内营养（enteral nutrition，EN）是采用口服或管饲等方式经胃肠道提供代谢需要的营养物质及其他各种营养素的营养支持方式。管饲饮食（tube feeding）是通过导管将营养丰富的流质饮食或营养液、水、药物等注入胃肠道的方法。根据胃肠道插管的途径，可分为：鼻胃管——将导管经鼻腔插入胃内；口胃管——将导管由口插入胃内；鼻肠管——将导管由鼻腔插入小肠；造瘘管——将导管经造瘘口插入胃肠道，如食管造瘘、胃造瘘、空肠造瘘等（本节主要以鼻胃管为例介绍管饲饮食的操作方法）。临床中管饲饮食最常用的注入营养液方式是采用注射器和肠内营养泵。根据管饲流质饮食的成分构成，还可将管饲饮食分为非要素饮食和要素饮食。

（一）鼻饲法

鼻胃管的管饲方法，在临床上常称为鼻饲法（nasogastric gavage），是将导管经鼻腔插入胃内，从管内灌注流质饮食、水和药物的方法。

1．目的　保证患者摄入足够的热能和营养素，满足其对营养的需要。

2．适应证

（1）昏迷患者或不能经口进食者，如口腔疾患、口腔术后的患者。

（2）不能张口的患者，如破伤风患者。

（3）早产儿和病情危重的婴幼儿以及拒绝进食的患者。

3．操作要点　鼻饲法的操作流程见表 16-7。

表 16-7　鼻饲法的操作流程

步骤	要点	说明
评估	①核对：确认患者	• 核对患者床号、姓名、腕带
	②评估：患者的一般情况、鼻腔情况	• 如评估年龄、病情、意识状态、治疗和进食情况、自理能力、心理合作程度等；如鼻腔是否通畅、鼻腔黏膜有无肿胀、炎症，有无鼻中隔偏曲、鼻息肉等
	③解释：操作目的、方法及注意事项	• 以解除患者的紧张情绪，取得其合作
操作前准备	①护士准备：着装整洁，洗手、修剪指甲、戴口罩	
	②用物准备：一次性胃管包，根据需要将用物置于易取之处	• 治疗单、医嘱单、手消毒液、一次性使用胃管包（镊子、压舌板、纱布、弯盘、胃管、手套、治疗巾、石蜡油棉球、一次性喂灌器）、治疗碗、棉签、胶布、听诊器、手电筒、别针、温度计等；按需要准备漱口或口腔护理用物；备温开水适量，鼻饲液 200 ml，温度为 38 ～ 40℃；治疗车下备生活垃圾桶、医疗垃圾桶
	③环境准备：符合插管要求	• 安静、整洁、舒适、安全
	④患者准备	
	a．体位：坐位，仰卧头偏向护士或右侧卧位，昏迷者取去枕仰卧位，头向后仰	• 坐位有利于减轻患者咽反射、利于胃管插入；根据解剖部位，右侧卧位利于胃管插入，头向后仰有利于昏迷患者胃管插入

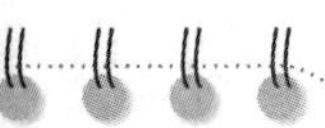

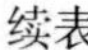

续表

步骤	要点	说明
操作前准备	b．清洁鼻腔并选择一侧鼻腔 c．有义齿者取下义齿	• 用棉签蘸清水或生理盐水清洁 • 防止脱落、误咽
插胃管	①铺巾：打开胃管包，将治疗巾铺于患者颌下及胸前 ②胃管检查、标记和润滑：检查胃管是否通畅，测量胃管插入的长度，并标记；用石蜡油棉球润滑胃管前端 ③插管：一手持纱布托住胃管，另一手持镊子夹住胃管沿一侧鼻孔缓缓插入，当胃管插至咽喉部（10 ~ 15 cm）时嘱患者做吞咽动作，随即迅速将胃管插入 昏迷患者插管：应使下颌靠近胸骨柄，以增大咽部通道的弧度，提高插管成功率（图 16-3） ④确认入胃：抽胃液法；听气过水声法；气泡法 ⑤固定胃管：用胶布固定胃管于鼻翼及面颊部，用安全别针固定于枕旁或患者衣领处（防止胃管脱落）	• 插管长度为鼻尖到耳垂再到胸骨剑突或前额发际至胸骨剑突的距离，成人长 45 ~ 55 cm（图 16-2） • 减少插管时的阻力 • 插管时动作轻柔，以免造成鼻腔损伤；若患者出现恶心症状，可暂停片刻，嘱其做深呼吸，缓解后再插入；一旦发现呛咳、呼吸困难、发绀等情况，应立即拔管，休息片刻后重新插入；当插入不畅时，嘱患者张口，检查胃管是否盘在口中，不可强行插入，以免损伤黏膜 • 昏迷患者吞咽及咳嗽反射消失 • 接注射器能抽出胃液；将听诊器放于胃区，用注射器快速注入 10 ml 空气，听到气过水声；将胃管末端放入水中，无气体逸出 • 确定胃管在胃内后，防止胃管移动或滑出
灌注食物	①灌注方法：胃管开口端连接注射器，先抽吸见有胃液，再缓慢注入少量温开水（至少 10 ml） ②速度：缓慢注入鼻饲饮食或药液 ③冲管：鼻饲完毕，再次注入少量温开水 ④贴标签：粘贴于胃管外端	• 润滑管腔，避免鼻饲饮食黏附于管壁 • 注入过程中，应询问患者感受，以调整注入速度 • 冲净胃管，避免鼻饲饮食黏附于管壁变质 • 每次鼻饲量不超过 200 ml，间隔时间 > 2 h • 记录胃管置入日期、长度及操作者姓名
操作后整理	①患者：协助患者清洁口腔、鼻孔，整理床单位，嘱患者维持原卧位 20 ~ 30 min ②清理、消毒用物：将注射器洗净备用，鼻饲用物每日消毒一次 ③洗手、记录	• 以促进食物消化、吸收，防止呕吐 • 记录插胃管时间、患者反应和鼻饲量
拔胃管	①核对：确认患者 ②拔管：将弯盘置于颌下，揭开胶布，边拔管，边用纱布擦胃管 ③清洁：清洁口鼻、面部、胶布痕迹 ④清理用物，垃圾分类处理 ⑤洗手、记录	• 提前将胃管末端盖子盖好，嘱患者深呼气时，迅速从咽喉处拔出 • 拔管时间、患者反应和管路完整性

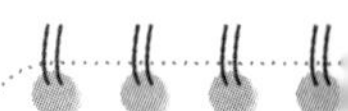

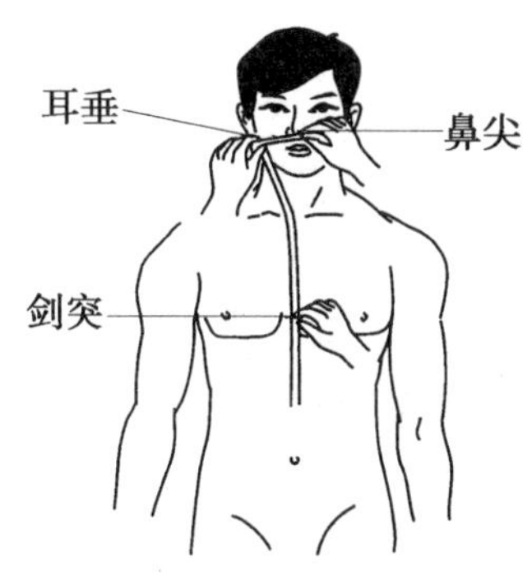

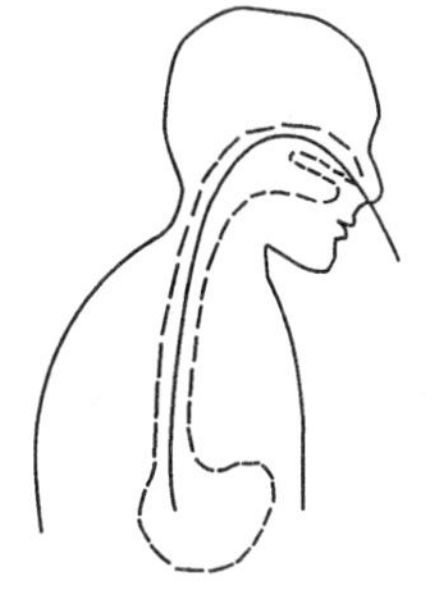

A. 正面测量　　B. 侧面插入位置

图 16-2　胃管插入深度

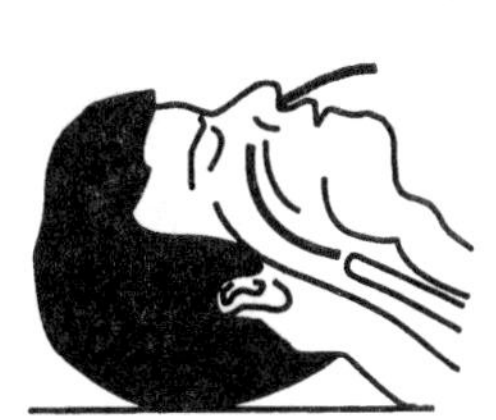

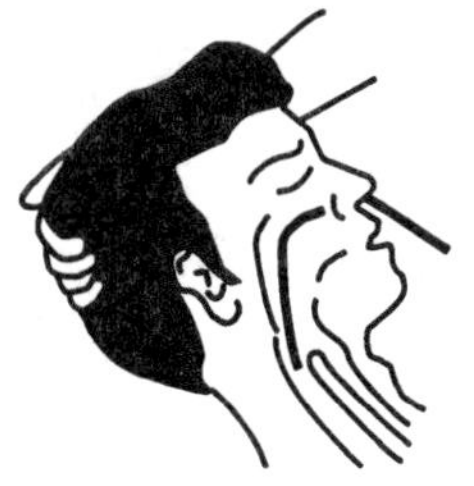

图 16-3　昏迷患者插胃管法

科研小提示

判断胃管位置的最佳方法

查阅《中国卒中肠内营养护理指南》可知，推荐首选胃液 pH 值测量作为判断胃管尖端位置的方法。

4．注意事项

（1）留置鼻饲管过程中的注意事项

1）插管动作应轻稳，特别是在通过食管 3 个狭窄处时（环状软骨水平处、平气管分叉处、食管通过膈肌处），以免损伤食管黏膜。

2）对于昏迷患者，因其吞咽和咳嗽反射消失、无法配合，为提高插管的成功率，在插管前应将患者的头向后仰。当胃管插至 15 cm（会厌部）时，将患者头部托起，使下颌靠近胸骨柄，以增大咽喉部通道的弧度，便于管端沿后壁滑行，缓缓插入至预定长度。

3）每次灌食前都应检查并确定胃管确实在胃内。

4）须经鼻饲管灌入药物时，护士应先将药片研碎。

5）插管过程中密切观察患者反应，并给予相应处理，若出现恶心，应暂停片刻，嘱患者深呼吸或做吞咽动作。若出现呛咳、呼吸困难、发绀等情况，应立即将管拔出，休息片刻后重插。

6）长期鼻饲者，护士应每天为其进行口腔护理，根据材质要求更换胃管。胃管于晚上拔出，次日晨再从另一鼻孔插入。

（2）管饲流质饮食的注意事项

1）管饲饮食的量开始时宜少，待患者适应后再逐渐增加。

2）增加维生素C的摄入量，可采用新鲜果汁，如橘汁、西红柿汁等，并注意与奶液分开灌入，以防凝块。

3）各种营养液都是极好的细菌培养基，容易被细菌污染或变质，故饮食最好新鲜配制，并保存于冰箱中，用前应仔细检查有无腐败变质。

4）一般灌入的管饲饮食液的温度为38～40℃。温度过高易烫伤黏膜，温度过低患者会感到胃部不适；持续滴入者，溶液温度可与正常室温相同。

（二）要素饮食

要素饮食（elemental diet）又称元素膳或化学配制膳，是一种将纯营养素按配方由人工混合而成的粉状物，与水相溶后即成为液体或稳定的悬浮液。要素饮食含有人体所需的全部营养成分，无需消化即可直接被肠道吸收，包含游离氨基酸、单糖、主要脂肪酸、维生素、无机盐类和微量元素，可提高患者对热能及氨基酸等营养素的摄入，从而改善营养状况，达到治疗目的。因此，对于小肠尚存部分吸收功能的患者，如严重创伤、烧伤、营养不良、消化和吸收不良、晚期癌症等患者，可用要素饮食来供给营养或辅助治疗。要素饮食可通过口服、鼻饲、胃或空肠造瘘等途径供给患者。

1．目的　保证危重患者的能量及氨基酸等营养素的摄入，增强机体抵抗力，促进伤口愈合，纠正氮平衡，提高血浆蛋白，改善患者营养状况，以达到治疗和辅助治疗以及最终促进患者康复的目的。

2．适应证

（1）消化系统疾患：如炎性溃疡性结肠炎、部分胃肠道瘘患者（营养素不会从瘘口流出者）。

（2）创伤及围术期患者：如严重灼伤、多发性创伤和手术前准备及术后支持。

（3）脏器代谢功能障碍：如肝、肾衰竭。

（4）长期慢性消耗性疾病：如肿瘤所致的营养不良。

3．禁忌证

（1）新生儿及婴幼儿。

（2）顽固性腹泻、肠梗阻、腹膜炎及消化道出血。

（3）严重吸收不良综合征。

4．要素饮食的护理

（1）保证要素饮食的质量

1）护士配制要素饮食前应认真洗手，使用经过消毒的配制用具，配制过程严格执行无菌操作原则。

2）配制好的要素饮食需保存于4℃以下的冰箱内，防止被细菌污染，且须保证于当日用完，防止因放置时间过长而变质。

3）每种要素饮食的具体营养成分、浓度、用量、滴入速度，应根据患者的具体病情，由临床医师、责任护士和营养师共同商议而定。一般原则是由低浓度、少量、慢速开始，逐步增加，待患者耐受后，稳定配餐标准、用量和速度。胃或空肠造瘘患者在滴注营养液时，易产生溶质性脱水，因此，两餐之间要供水100～150 ml。为防止空肠造瘘患者刚开始用时产生腹泻，初始时应先以糖水、米汤为主，以后逐渐增加。

（2）保证管道通畅

1）鼻饲者：对于使用硅胶管的鼻饲患者，要经常检查输液管有无折叠或漏液，注意观察硅胶管的长度，以免硅胶管随患者的吞咽而插入过深。每日用注射器冲洗管腔1～2次，以保证清洁，防止堵塞。

2）胃、空肠造瘘者：注意管饲前后都应用温开水冲净管腔，以保证管道清洁、通畅。

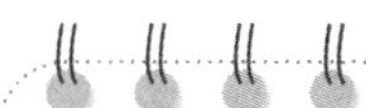

（3）保持溶液温度：要素饮食的口服温度约为37℃，鼻饲或造瘘途径的温度为41～42℃。应用时注意保持液体温度，以防止患者因摄入冷溶液而产生腹痛、腹胀、腹泻等。

（4）密切观察，防止低血糖：如果突然停止输入要素饮食液，患者会出现心慌、出汗、脉速、乏力等低血糖症状。因此，要加强巡视，防止管道堵塞或连接处脱开，导致溶液突然停止输入；在停用前应逐渐减少要素饮食量，以减少机体胰岛素的分泌。

（5）注意事项

1）将配制好的要素饮食放在4℃冰箱内保存，并应保证24 h内用完，防止被细菌污染和变质。

2）要素饮食不能高温蒸煮，但可适当加温。

3）应用要素饮食期间应定期评估和记录体重，观察尿量和排便次数及性状，检查血糖、尿糖、尿素氮、电解质、肝功能、粪便潜血、出凝血时间和凝血酶等指标。

（三）肠内营养泵

肠内营养泵是可供鼻饲用的营养型输液泵（图16-4），可通过鼻饲管输入水、营养液等。具有自动输注、输完报警和快速排气等功能。特别适用于处在昏迷状态或需要准确控制输注速度的管饲饮食患者。

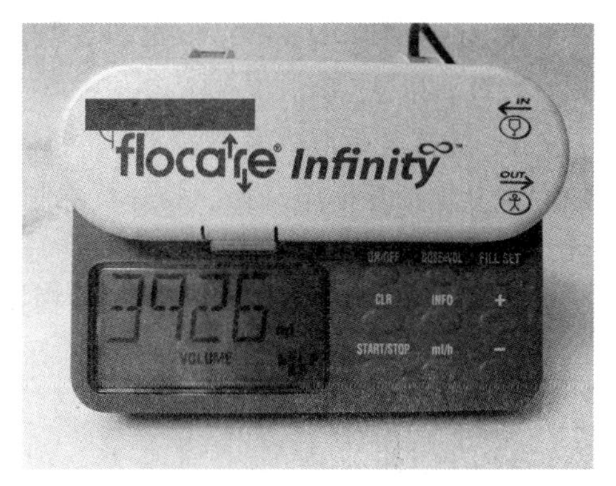

图16-4　肠内营养泵

1．肠内营养泵的使用方法

（1）连接电源，检查输注泵屏幕及按键等性能良好。

（2）悬挂营养液，连接肠内营养泵管与营养泵。

（3）利用快排功能排出营养泵管内空气。

（4）用温开水冲洗鼻饲管。

（5）营养泵管输注端与鼻饲管连接。

（6）按照要求调节输注模式（包括总量、速度）。

（7）开始肠内营养制剂输注。

（8）输注结束后，关闭输注泵，取下营养泵管。

（9）用温开水冲洗喂养管道，封闭喂养管口，严密观察管道的固定情况。

2．肠内营养泵的优点　可以控制输注的剂量、速度和时间，提供稳定的、持续的灌注率，避免快速灌注引起的胃肠道并发症；提高肠内营养耐受性，帮助人体胃肠道功能尽快恢复；减少腹泻的发生；稳定患者血糖水平等。

3．营养泵的常见报警原因　管路安装错误、低电量报警、鼻饲完成、管路堵塞、管路中有气泡、暂停鼻饲未关机等。

二、胃肠外营养

胃肠外营养（parenteral nutrition，PN）是经静脉途径供应患者所需要的全部能量及营养要素，包括糖类、必需和非必需氨基酸、脂肪乳剂、维生素、电解质及微量元素等的一种营养支持方法，可分为全胃肠外营养（total parenteral nutrition，TPN）和部分胃肠外营养（partial parenteral nutrition，PPN）。长时间不能进食或经肠内途径摄入每日所需热量、蛋白质或其他营养素者、胃肠功能严重障碍或不能耐受肠内营养需营养支持者以及通过肠内营养无法达到机体需要的目标量的患者需进行肠外营养。接受肠外营养的患者不能控制营养物质的吸收，所有经静脉给予的营养物质都要被吸收、代谢和排泄。

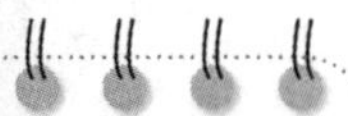

（一）目的

使患者在无法正常进食的状况下仍可以维持营养状况、促进患者创伤愈合和机体康复以及幼儿的生长发育。

（二）适应证

1．肠道梗阻或肠道吸收障碍：如肠缺血、多发肠瘘、顽固性呕吐腹泻等。

2．重症胰腺炎：肠麻痹未消除、无法完全耐受肠内营养。

3．高分解代谢状态：大面积烧伤、严重感染等。

4．严重营养不良。

（三）禁忌证

1．胃肠功能正常、能够适应肠内营养或5天内可恢复胃肠功能者。

2．临终或不可逆昏迷者。

3．需急诊手术、术前不能实施营养支持者。

4．心血管功能或严重代谢紊乱需要控制者。

（四）用法

1．选择合适肠外营养制剂　根据患者的年龄、性别、体重、器官功能、疾病状态、代谢情况及其他治疗措施选择。肠外营养制剂的组成成分包括氨基酸、脂肪、糖类、维生素、微量元素、电解质和水等，要求无菌、良好的相容性和稳定性以及具有适宜的渗透压和pH值。

2．确定适宜的肠外营养途径　根据患者的血管解剖条件、凝血功能、预期使用肠外营养的时间以及疾病严重程度等因素，选择合适的肠外营养输注途径。

（1）经外周静脉的肠外营养途径

1）适应证：短期肠外营养（＜2周）、营养液渗透压低于900 mOsm/L者，中心静脉置管禁忌或不可行者。

2）优缺点：该方法简便易行，可避免中心静脉置管相关并发症（机械、感染），且容易早期发现静脉炎的发生。缺点是输液渗透压不能过高，需反复穿刺，易发生静脉炎，不宜长期使用。

（2）经中心静脉的肠外营养途径

1）适应证：肠外营养超过2周、营养液渗透压高于900 mOsm/L者。

2）优缺点：经锁骨下静脉置管便于患者活动和护理，其主要并发症是气胸。经外周静脉至中心静脉置管：贵要静脉较头静脉宽、易置入，可避免气胸等严重并发症，但增加了血栓性静脉炎和插管错位的发生率。

（五）并发症

1．导管相关并发症

（1）机械性并发症：常发生在中心静脉置管的穿刺过程中，主要有气胸、血管、神经损伤或胸导管损伤。

（2）感染性并发症：中心静脉导管相关感染是肠外营养时最常见、最严重的并发症，包括全身感染和局部感染。主要是导管性脓毒症，可由无菌操作不严格、导管穿刺部位感染或营养液污染等引起。

（3）血栓栓塞并发症：常见于锁骨下静脉和上肢静脉，血栓形成后可逐渐增大并脱落，形成血栓栓塞，严重时可导致患者死亡。

2．代谢性并发症　肠外营养中各组分供给不足或过量，均会引起代谢性问题，如低血糖、高血糖、电解质紊乱、氮质血症等。

（六）注意事项

1．肠外营养输注过程中严格执行无菌操作。

2．输液导管及输液袋每 12 ～ 24 h 更换一次，导管静脉处敷料 24 h 更换一次。注意观察皮肤有无红肿及渗液、硬结等表现。

3．输液过程中加强巡视，注意有无并发症发生，发现异常及时配合处理。

4．不可在静脉营养导管处采集血标本或测量中心静脉压。

5．加强实验室检测，每日记录出入液量，观察电解质、血糖、尿糖、血浆蛋白、酮体及尿生化等情况，根据患者的代谢情况及时调整营养液配方。

6．停用胃肠外营养时，应在 2 ～ 3 天内逐渐减量。

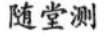

随堂测

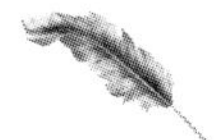

思考题

1．医院饮食分为哪几类？各类医院饮食的适用范围及饮食原则是什么？

2．患者，男，64 岁，以慢性心力衰竭入院。患者 1 周前上呼吸道感染后出现心悸、气短加重，有轻度双下肢水肿。

（1）患者入院后应给予何种饮食？

（2）合理饮食与健康的关系有哪些？

（韩斌如）

第十七章数字资源

排泄活动的评估与护理

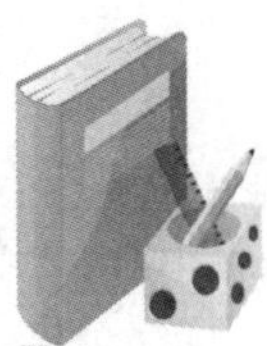

导学目标

通过本章内容的学习，学生应能够：

◆ 基本目标

1．陈述影响排尿、排便的因素。
2．解释以下概念：尿失禁、真性尿失禁、假性尿失禁、压力性尿失禁、尿潴留、多尿、少尿、无尿、导尿术、留置导尿术、膀胱冲洗术、便秘、腹泻、肠胀气、灌肠术。
3．陈述导尿术、灌肠术、膀胱冲洗术的目的、注意事项。
4．正确完成导尿术、灌肠术和膀胱冲洗术操作。

◆ 发展目标

1．综合运用排泄相关知识解决患者的排尿和排便问题。
2．综合运用导尿术和留置导尿术相关知识解决患者的排尿问题。
3．综合运用不保留灌肠和保留灌肠相关知识解决患者的排便问题。

◆ 思政目标

通过排泄护理相关知识学习，引导学生树立敬畏生命、尊重患者、救死扶伤、甘于奉献的医者精神。

人体通过皮肤、呼吸道、消化道及泌尿道排泄代谢废物，其中消化道和泌尿道是主要的排泄途径。排泄是机体将新陈代谢所产生的废物排出体外的生理活动过程，是人体的基本生理需要之一，也是维持生命的必要条件之一。许多因素可以直接或间接地影响人体正常的排泄功能，使机体出现健康问题。因此，护士应掌握与排泄有关的护理知识与技术，根据每个个体不同的排泄型态及影响因素，制订相应的护理计划，满足患者的基本生理需要。

第一节　排尿活动的评估与护理

案例 17-1

患者，男，65 岁。因前列腺肥大，排尿困难，下腹胀痛 10 h 入院。查体：患者神志清楚，表情痛苦，生命体征正常，腹部检查耻骨联合上触及膨胀的膀胱。

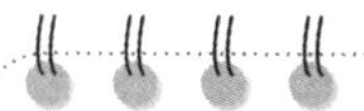

案例 17-1（续）

请回答：

1. 护士应如何帮助患者解除排尿困难？
2. 护士为患者进行导尿术前需要评估哪些方面的问题？
3. 针对患者情况，在导尿操作过程中可能的难点有哪些？应如何处理？

一、泌尿系统的结构与功能

泌尿系统由肾、输尿管、膀胱及尿道 4 部分组成。

（一）肾

肾（kidneys）是成对的实质性器官，位于脊柱两侧，右肾略低于左肾。肾的实质由肾单位组成，每个肾单位包括肾小球和肾小管两部分。血液通过肾小球的滤过作用生成原尿，再通过肾小管的重吸收和分泌作用产生终尿，由肾盂排向输尿管。肾的主要生理功能：①产生尿液，排泄人体代谢的终末产物（如尿素、肌酐、尿酸等含氮物质）、过剩盐类、有毒物质和药物；②调节水、电解质及酸碱平衡，从而维持人体内环境的相对稳定；③内分泌功能，如分泌促红细胞生成素、前列腺素、激肽类物质等。

（二）输尿管

输尿管（ureters）为一对连接肾和膀胱的细长肌性管道，左右各一，成人输尿管全长 25 ～ 30 cm。有 3 个狭窄，分别位于起始部、跨骨盆入口处和穿膀胱壁处。结石常嵌顿在输尿管的狭窄处。输尿管的生理功能是通过输尿管平滑肌的蠕动刺激和重力作用，不断将尿液由肾输送至膀胱。

（三）膀胱

膀胱（bladder）为贮存尿液的有伸展性的囊性肌性器官，位于小骨盆内、耻骨联合的后方。其形状、大小、位置均随尿液充盈的程度而发生变化。空虚时，其顶部不超过耻骨联合上缘。充盈时，膀胱体与顶部上升，高出耻骨联合以上。膀胱的肌层由 3 层纵横交错的平滑肌组成，称为膀胱逼尿肌，收缩时可协助排尿，舒张时有利于贮尿。膀胱的主要生理功能是贮存和排出尿液。一般膀胱内储存的尿液达 300 ～ 500 ml 时，才会产生尿意。

（四）尿道

尿道（urethra）是排放尿液至体外的通道，起自膀胱尿道内口，末端直接开口于体表，称尿道外口。尿道内口周围有平滑肌环绕，形成膀胱括约肌（内括约肌），尿道穿过尿生殖膈处有横纹肌环绕，形成尿道括约肌（外括约肌），可随意志控制尿道的开闭。临床上将尿道穿过尿生殖膈的部分称为前尿道，未穿过尿生殖膈的部分称为后尿道。男性尿道长 18 ～ 20 cm，有两个弯曲，即耻骨下弯和耻骨前弯。耻骨下弯恒定无变化，而耻骨前弯则随阴茎位置不同而变化，如将阴茎上提 60°，耻骨前弯即可消失；有 3 个狭窄，即尿道内口、膜部和尿道外口。女性尿道长 4 ～ 5 cm，较男性尿道短、宽、直，富于扩张性，尿道外口位于阴蒂下方，与阴道口、肛门相邻，比男性更容易发生尿道感染，导尿时易误插入阴道。尿道的主要生理功能是将尿液从膀胱排出体外。此外，男性尿道还与生殖系统有密切的关系。

（五）神经支配

支配膀胱和尿道的神经主要来自腰骶部脊髓，故腰骶部脊髓是排尿反射的初级中枢。其支配的神经有盆神经、腹下神经和阴部神经。

1．盆神经　排尿反射的主要神经。其传入纤维可传导膀胱壁的充胀感觉；其传出纤维为

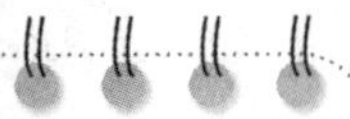

副交感神经，兴奋时，可使膀胱逼尿肌收缩，内括约肌舒张，促成排尿。

2．腹下神经　其传入纤维传导膀胱痛觉；其传出纤维为交感神经，兴奋时使膀胱逼尿肌舒张，内括约肌收缩，利于贮尿。

3．阴部神经　在排尿时，阴部神经反射性抑制，可使尿道括约肌松弛。其传出纤维兴奋时，可使尿道括约肌收缩，阻止排尿。

（六）排尿过程

肾生成尿液是一个连续的过程，而排尿则是间歇进行的。只有当膀胱内的尿液贮存达到一定量时，才能引起排尿反射，使尿液排出体外。其过程为：肾生成尿液，使膀胱扩张，当膀胱内尿量充盈（成人达 400 ～ 500 ml、儿童达 50 ～ 200 ml）时，膀胱内压力上升至 3.43 kPa，使膀胱壁的牵张感受器受压力的刺激而兴奋，冲动沿盆神经传入脊髓的排尿反射初级中枢（S_2 ～ S_4），同时，冲动也通过脊髓上传到达脑干和大脑皮质的排尿反射高级中枢，产生尿意。如果环境条件允许，产生排尿反射，使盆神经兴奋，阴部神经抑制，膀胱逼尿肌收缩，内、外括约肌舒张，促使尿液排出体外；如果环境不适宜，则阴部神经兴奋，外括约肌仍收缩，排尿反射将受到抑制，从而阻止排尿。在排尿时，腹肌、膈肌、尿道海绵体肌的收缩均有助于尿液的排出。

二、排尿活动的评估

（一）影响排尿因素的评估

正常情况下，个体排尿活动受意识控制，无痛苦、无障碍。但诸多因素可影响排尿的进行。

1．心理因素　紧张、焦虑状态下，会影响阴部肌肉和膀胱括约肌的张力，出现尿频、尿急、尿失禁，有时也会抑制排尿，出现尿潴留。排尿还受暗示的影响，听觉、视觉或其他身体感觉的刺激均可诱发排尿，如有的人听见流水声就想排尿。

2．生理因素　①年龄：婴儿大脑皮质发育不完善，无法由意识控制排尿，必须经过训练，形成条件反射后才能排尿。随年龄增大，神经系统逐渐成熟，可随意控制排尿。老年人因膀胱肌肉张力减弱，贮尿功能变差，容易出现尿频、夜尿次数增加及压力性尿失禁。②性别：妇女在妊娠时，可因子宫增大压迫膀胱致使排尿次数增多。在月经周期中排尿型态也有改变，月经前期，由于激素水平的变化，大多数妇女有液体潴留，故尿量减少。月经期，尿量增加。老年男性前列腺肥大压迫尿道，可出现排尿困难。③排泄习惯：规律性排尿，如晨起、睡前须排尿，婴儿在一定暗示因素下排尿等。④排尿姿势：有些人习惯坐马桶，有的人须蹲姿才能排尿，故手术后卧床不起的患者常有排尿方面的健康问题。⑤饮食：饮食是影响排尿的重要因素。如果其他影响体液的因素不变，液体的摄入量将直接影响尿量和排尿的频率，摄入量多，尿量就多。咖啡、茶和酒类有利尿作用；含盐量较高的饮料或食物可造成水钠潴留，使尿量减少。

3．病理因素　①手术、外伤：外科手术、外伤均可导致失血、失液，若补液不足，机体处于脱水状态，尿量会减少。手术中使用麻醉剂可干扰排尿反射，改变患者的排尿型态，导致尿潴留。因外科手术或外伤使输尿管、膀胱、尿道肌肉损伤而失去正常功能，不能控制排尿，发生尿潴留或尿失禁。②检查：某些诊断性检查前要求患者禁食、禁水，使液体摄入减少而影响尿量。有些检查（如膀胱镜检查）可能造成尿道损伤、水肿与不适，导致排尿型态的改变。③疾病：一些病理变化对泌尿系统均有直接或间接的影响。如神经系统的损伤和病变，使排尿反射的神经传导和排尿的意识控制障碍，出现尿失禁；肾的病变使尿液生成障碍，出现少尿或无尿；泌尿系统的肿瘤、结石或狭窄也可导致排尿障碍，出现尿潴留。④肌肉张力：骨盆底部的肌肉张力、腹肌对排尿都有直接或间接的影响，易导致尿失禁或尿潴留。而膀胱的肌张力对排尿及贮尿均有影响，如长期留置尿管的患者，膀胱失去张力，膀胱壁的牵张感受器对排尿的刺激不敏感，无法形成神经反射作用，会影响排尿过程。⑤药物治疗：某些药物可直接影响排尿，如利尿剂会阻碍肾小管的重吸收，使尿量增加；胆碱能药物可引发逼尿肌收缩，促使排尿；

止痛剂、镇静剂则影响神经传导而干扰排尿活动。

4．环境因素　排尿须在一定的隐蔽环境中进行，如果环境不适宜，会影响排尿。如在大病房住院的患者，床上排尿会发生障碍，导致尿潴留。季节变化在一定程度上也会影响排尿，如夏季炎热，身体出汗量大，体内水分减少，血浆晶体渗透压升高，可引起抗利尿激素分泌增多，促进肾的重吸收，导致尿液浓缩和尿量减少；冬季寒冷，身体外周血管收缩，循环血量增加，体内水分相对增加，反射性地抑制抗利尿激素的分泌，而使尿量增加。

（二）尿液的评估

正常情况下，排尿受意识控制，可自主随意进行。如果尿液或排尿型态发生变化，常提示泌尿系统或相关系统发生病变。

1．正常尿液的评估　正常尿液澄清、透明，呈淡黄色，比重为 1.015 ~ 1.025，pH 4.5 ~ 7.5，平均值为 6，呈弱酸性，放置后可出现微量絮状沉淀物。尿液气味来自尿内的挥发性酸，静置一段时间后，因尿素分解产生氨，故有氨臭味。成人白天排尿 3 ~ 5 次，夜间 0 ~ 1 次，每次尿量 200 ~ 400 ml，24 h 尿量为 1000 ~ 2000 ml。生理情况下，尿液的颜色和酸碱度与摄入的食物、服用的药物等有关。

2．异常尿液的评估

（1）尿量与次数：①多尿（polyuria）：指 24 h 尿量超过 2500 ml。常见于摄入液体过多时，以及糖尿病、尿崩症、肾衰竭等患者。②少尿（oliguria）：指 24 h 尿量少于 400 ml 或每小时尿量少于 17 ml。常见于发热、摄入液体过少、休克等体内血液循环不足，以及心脏、肾、肝功能衰竭等患者。③无尿（anuria）或尿闭（urodialysis）：指 24 h 尿量少于 100 ml 或 12 h 内无尿。常见于严重休克、急性肾衰竭、药物中毒等患者。④膀胱刺激征：主要表现为尿频、尿急、尿痛。尿频（frequent micturition）指单位时间内排尿次数增多，主要是由于膀胱炎症或机械性刺激引起；尿急（urgent micturition）指患者突然有强烈尿意，不能控制，需立即排尿，主要是由于膀胱三角或后尿道的刺激，造成排尿反射活动特别强烈。每次尿量很少，常与尿频同时存在；尿痛（dysuria）指排尿时膀胱区及尿道产生疼痛，主要为病损区域受刺激所致，与膀胱、尿道或前列腺感染有关。男性多发生于尿道远端，女性发生于整个尿道。有膀胱刺激征时常伴有血尿。

整合小提示

尿量可以反映肾的血流灌注，休克、烧伤患者补液是否充足主要看尿量，若尿量大于 40 ml/h，提示补液充足。

（2）颜色：①血尿：尿液中含一定量的红细胞，尿液呈红色或棕色为肉眼血尿，尿沉渣每高倍镜视野红细胞≥ 3 个为镜下血尿，常见于急性肾小球肾炎、尿路结石、泌尿系统肿瘤、结核及感染。②血红蛋白尿：因大量红细胞在血管内被破坏，血红蛋白经肾排出而形成血红蛋白尿，呈浓茶色、酱油样色。常见于溶血、恶性疟疾。③胆红素尿：尿液内含大量胆红素，呈深黄色或黄褐色，振荡尿液后泡沫也呈黄色。常见于阻塞性黄疸和肝细胞性黄疸。④乳糜尿：尿液中含有淋巴液，尿呈乳白色。常见于丝虫病。⑤脓尿：尿液中含有白细胞，呈白色混浊，每高倍镜视野白细胞≥ 5 个为镜下脓尿。常见于尿路感染。

（3）透明度：当尿液中含有大量脓细胞、红细胞、上皮细胞、细菌或炎性渗出物时，排出的新鲜尿液即呈白色絮状浑浊，这种尿液在加热、加酸或加碱后，其浑浊度不变，见于泌尿系统感染。若尿液中含有大量尿盐，新鲜尿液也可出现白色絮状沉淀物，使尿液浑浊，但加热、加酸或加碱后，尿盐溶解，尿液即可澄清。

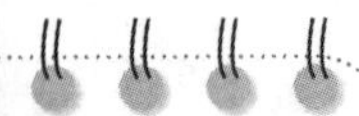

（4）酸碱度：尿液 pH 低于正常值，见于酸中毒；尿液 pH 高于正常值，见于碱中毒或服用碱性药物。

（5）气味：新鲜尿液有氨臭味，多提示有泌尿道感染。糖尿病酮症酸中毒时，因尿中含有丙酮，故有烂苹果气味。尿液有粪臭味，考虑膀胱直肠瘘。

（6）比重：尿比重的高低主要取决于肾的浓缩功能。若尿比重经常在 1.010 左右，提示肾功能有严重障碍。

（三）排尿活动异常的评估

1．尿潴留（retention of urine） 指尿液大量存留在膀胱内而不能自主排出。当尿潴留时，膀胱容积可增至 3000 ～ 4000 ml，膀胱高度膨胀，可至脐部。患者感下腹胀痛，排尿困难。查体可见耻骨上膨隆，扪及囊样包块，叩诊呈实音，有压痛。常见原因有以下几种。

（1）机械性梗阻：膀胱颈部或尿道有梗阻性病变，如前列腺肥大或肿瘤压迫尿道、尿道损伤等可造成排尿受阻。

（2）动力性梗阻：膀胱、尿道无器质性梗阻病变，尿潴留是由于排尿功能障碍引起，如外伤、疾病或使用麻醉剂所致脊髓初级排尿中枢活动障碍或抑制，不能形成排尿反射，导致排尿受阻。

（3）其他：各种原因引起的不能用力排尿或不习惯卧床排尿，包括某些心理因素，如焦虑、窘迫使得排尿不能及时进行。由于尿液存留过多，膀胱过度充盈，致使膀胱收缩无力，造成尿潴留。

2．尿失禁（incontinence of urine） 指排尿失去意识控制或不受意识控制，尿液不自主地流出。根据尿失禁的原因可分为以下几种。

（1）真性尿失禁（完全性尿失禁）：即膀胱稍有一些存尿，便会不自主地流出，膀胱处于空虚状态。原因主要有：①脊髓初级排尿中枢与大脑皮质之间联系中断，使排尿反射活动失去大脑皮质的控制，致膀胱逼尿肌无抑制性收缩。见于昏迷、截瘫患者。②因疾病因素造成支配括约肌的神经损伤，如手术、分娩造成括约肌损伤。

（2）假性尿失禁（充溢性尿失禁）：即膀胱内贮存有尿液，当膀胱充盈达到一定压力时，即可不自主溢出少量尿液。当膀胱内压力降低时，排尿立即停止，但膀胱仍呈胀满状态，尿液不能排空。原因主要有：①脊髓初级排尿中枢活动受抑制，引起神经性排尿功能障碍，常见于创伤、感染、肿瘤等患者。②膀胱下尿路梗阻，如前列腺增生、尿道狭窄等。

（3）压力性尿失禁（不完全性尿失禁）：当咳嗽、打喷嚏、大笑或运动时腹肌收缩，腹内压升高，以致不自主地排出少量尿液。因膀胱括约肌张力减低、骨盆底部肌肉及韧带松弛所致，多见于中老年女性、肥胖者。

三、排尿异常的护理

（一）尿失禁患者的护理

1．心理护理 尿失禁患者易出现自卑、丧失自尊、苦闷、忧郁等。他们对自己不能自主控制排尿而感到无能为力、无地自容，期望得到他人的帮助和理解，同时尿失禁也会给生活带来许多不便。医护人员应尊重、理解患者，给予安慰和鼓励，使其树立信心，积极配合治疗和护理。

2．皮肤护理 保持局部皮肤清洁干燥。床上铺橡胶单和中单，或使用尿垫或一次性纸尿裤。经常用温水清洗会阴部皮肤，勤换衣裤、床单、尿垫或纸尿裤。使用皮肤保护用品，预防皮肤浸渍，避免压疮发生。

3．外部引流 可酌情应用接尿装置引流尿液。女患者可定时用女式尿壶紧贴外阴部接取尿液；男患者可用尿壶接尿，也可用阴茎套连接集尿袋接取尿液，但不宜长时间使用，需每天定时取下阴茎套和尿壶，清洗会阴部并保持干燥。

4．重建正常的排尿功能

（1）排尿反射的训练：安排排尿时间表。定时使用便器，建立规律的排尿习惯，初始时白天每隔 1 ～ 2 h 使用便器 1 次，夜间每隔 4 h 使用便器 1 次。以后间隔时间逐渐延长，以促进排尿功能的恢复。使用便器时，用手按压膀胱，协助排尿，注意用力要适度。

（2）保证液体的摄入：如病情允许，指导患者每日白天摄入液体量 2000 ～ 3000 ml。多饮水可促进排尿反射，预防泌尿系统感染。入睡前限制饮水，减少夜间尿量，以免影响休息。

（3）盆底肌锻炼：加强盆底肌锻炼可以增强患者控制排尿的能力。训练时患者取立位、坐位或卧位，试作排尿（排便）动作，先慢慢收紧、收缩肛门，再收缩阴道和尿道，产生盆底肌上提的感觉，每次收缩维持 10 s 左右，再缓缓放松，连续 10 遍，每日 5 ～ 10 次，以患者不感到疲乏为宜。病情允许可做抬腿运动或下床活动，增强腹部肌肉力量。

5．导尿术　对长期尿失禁的患者，可行导尿术留置导尿，并定时放尿以锻炼膀胱壁肌肉张力，重建膀胱储存尿液的功能。

（二）尿潴留患者的护理

1．心理护理　尿潴留患者易出现焦虑、紧张。护士应评估患者尿潴留的原因，安慰患者，若是非尿道梗阻所致的尿潴留，应及时采取有效护理措施，解除患者的痛苦。

2．提供有助于患者排尿的护理措施

（1）隐蔽的排尿环境：关闭门窗，屏风遮挡，请无关人员回避。适当调整治疗和护理时间，使患者安心排尿。

（2）取适宜的体位：协助卧床患者取适当体位，如抬高床头或坐起，尽可能使患者以习惯姿势排尿。对需绝对卧床休息或某些手术患者，应事先有计划地进行床上排尿的训练，以免因不适应排尿姿势的改变而导致尿潴留。

（3）诱导排尿：利用条件反射，使患者听流水声或用温水冲洗会阴；热敷、按摩耻区及大腿内侧，可促进排尿。如病情允许，可用手按压患者膀胱以协助排尿，切记不可强力按压，以防膀胱破裂。

（4）药物或针灸疗法：根据医嘱肌内注射卡巴胆碱等。可针刺中极、曲骨、三阴交穴或艾灸关元、中极穴等，刺激排尿。

3．健康教育　讲解尿潴留有关知识，指导患者养成定时排尿的习惯，教会患者自我放松的正确方法等。

4．导尿术　经上述处理仍不能解除尿潴留者，可根据医嘱采用导尿术。

知识链接

孙思邈与导尿术

孙思邈出生于北周时代，他一生以解除患者痛苦为唯一职责，对于其他则“无欲无求”。孙思邈是我国医德思想的创始人，被西方称为“医学论之父”，是与希波克拉底齐名的世界三大医德名人之一，是中国古代当之无愧的著名科学家和思想家。

据传，曾经有一位尿闭症患者找到孙思邈，其肚子胀得实在难受，尿脬（膀胱）都快要胀破了，十分痛苦。孙思邈经过仔细观察，发现患者的腹部高高隆起，双手捂着肚子，呻吟不止。孙思邈见状，心里非常难过，他想：尿液流不出来，大概是排尿口不畅。尿脬盛不下这么多尿，吃药恐怕来不及了。如果想办法从尿道插进一根管，尿液也许就能排出来。于是，孙思邈决定试一试。可是，尿道很窄，到哪儿去找这种又细、又软、能插进尿道的管呢？正为难时，他忽然瞥见邻居家的孩子拿着一根葱管吹着玩。孙思邈眼睛一亮，心想，葱管细软而中空，我不妨用它来试试。于是，他找来一根细葱管，切下尖头，小心翼翼地插入患者的尿道，并像那小孩一样，鼓足两腮，用劲一吹。果然，患者的尿液从葱管里缓缓流了出来。待尿液放得差不多后，他将葱管拔了出来。患者转危为安，并将用葱管导尿成功的消息传遍古镇，人们将其称为“神术”。孙思邈崇高的医德和高超的技术让人为之钦佩。

四、与排尿有关的护理技术

（一）导尿术

导管插入术，简称导尿术（catheterization），是在严格无菌操作下，将无菌导尿管经尿道插入膀胱引流尿液的技术。

1．目的

（1）引流尿液：为尿潴留患者引流出尿液，以减轻痛苦；使尿失禁患者保持会阴部清洁、干燥。如前列腺增生患者发生急性尿潴留，因前列腺急剧充血堵塞尿道内口，应首选导尿术。

（2）协助临床诊断：留取中段无菌尿标本做细菌培养；测量膀胱容量、压力及检查残余尿量；进行尿道或膀胱造影等。

（3）治疗疾病：如为膀胱癌部分切除术后患者，用卡介苗进行膀胱内灌注化疗等。

2．操作要点　导尿术的操作流程见表 17-1。

表 17-1　导尿术的操作流程

步骤	要点	说明
评估	①核对：确认患者	• 尊重患者，严格查对
	②评估：患者的一般情况、膀胱及会阴部情况	• 如评估年龄、病情、意识状态、治疗情况、导尿目的、自理能力、心理合作程度等；膀胱充盈度及会阴部情况；男患者了解有无前列腺疾病等引起尿路梗阻的情况
	③解释：操作目的、过程及方法	• 以解除患者的紧张情绪，取得其合作
操作前准备	①护士准备：着装整洁，洗手、修剪指甲，戴口罩 ②用物准备：一次性导尿包及其他用物。根据患者情况选择合适的导尿管	• 一次性导尿包为生产厂商提供的灭菌导尿用物，包括初次消毒、再次消毒和导尿用物。初次消毒用物有：弯盘、内盛数个消毒液棉球袋、镊子 1 把、纱布数块、手套。再次消毒和导尿用物有：手套、孔巾、弯盘、气囊导尿管、内盛 4 个消毒液棉球袋、镊子 2 把、自带无菌液体的注射器、润滑油棉球袋、纱布数块、集尿袋、方盘，外包治疗巾 • 导管标识、手消毒液、一次性垫巾、浴巾、垃圾桶 2 个、治疗车等
	③环境准备：酌情关闭门窗，屏风遮挡；室温合适；光线充足	• 符合导尿要求，保护患者隐私
	④患者准备 a．清洗会阴：生活能自理者自己清洗，不能自理者由护士协助清洗	
	b．体位：协助患者脱对侧裤腿，盖在近侧腿上，并盖上浴巾，取仰卧屈膝位，两腿略外展；臀下垫垫巾	• 保暖 • 保护床单不被污染

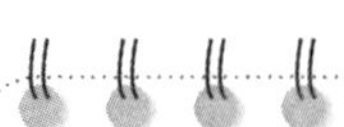

续表

步骤	要点	说明
导尿	根据男女尿道的解剖特点进行消毒、导尿 ▲ 女患者导尿术	
	①初次消毒：核对检查并打开导尿包，取出初次消毒用物，将消毒液棉球倒入弯盘内，左手戴手套，右手持镊子夹取棉球消毒阴阜、大阴唇，用戴手套的手分开大阴唇，消毒小阴唇和尿道口；将污棉球置弯盘内。消毒完毕，将弯盘移至床尾处，脱下手套	• 消毒顺序由外向内、自上而下 • 棉球应裹住血管钳尖；每个棉球限用一次；血管钳不可接触肛门区域
	②打开导尿包：消毒双手，将导尿包放在患者两腿间，按无菌技术操作方法打开导尿包	• 嘱患者勿移动肢体，避免无菌区域被污染
	③戴手套，铺孔巾：取出无菌手套，按无菌技术操作方法戴好手套，取出孔巾，铺在患者外阴处并暴露会阴部	• 孔巾和治疗巾内层形成一连续无菌区，以扩大无菌区域，利于无菌操作
	④整理用物，润滑尿管：按操作顺序整理好用物，检查导尿管，润滑导尿管前段，检查引流袋有无破损，拧紧放尿口按钮，根据需要将导尿管和集尿袋的引流管连接，取消毒液棉球放在弯盘内	• 润滑尿管可减轻尿管对黏膜的刺激和插管时的阻力
	⑤再次消毒：将弯盘置于外阴处，一手拇指、示指分开并固定小阴唇，一手持镊子夹取消毒液棉球，依次消毒尿道口、两侧小阴唇内侧、尿道口。消毒完毕，将污棉球、镊子及弯盘放于床尾，注意不要跨越无菌区	• 再次消毒顺序是内→外→内，自上而下。每个棉球限用一次，避免已消毒的部位再被污染 • 消毒尿道口时稍停留片刻，以充分发挥消毒液的效果
	⑥插管：一手继续分开固定小阴唇，另一手将方盘置于外阴处，嘱患者张口呼吸，持镊子夹取导尿管，对准尿道口轻轻插入 4 ~ 6 cm（图 17-1），见尿液流出再插入 1 ~ 2 cm，固定导尿管，将尿液引入集尿袋内	• 张口呼吸可使患者尿道括约肌松弛，有助于插管 • 插管时动作要轻柔，避免损伤尿道黏膜
	⑦夹管倒尿：将尿液引入集尿袋内至合适量	
	⑧取标本：若需做尿培养，用无菌标本瓶接取中段尿 5 ml，盖好瓶盖，置于合适处	• 观察患者反应并询问其感受
	▲ 男患者导尿术	
	①初次消毒：核对检查并打开导尿包，取出初次消毒用物，将消毒液棉球倒入弯盘内，左手戴手套，右手持镊子夹取棉球消毒阴阜、阴茎（自阴茎根部向尿道口）、阴囊，用戴手套的手取无菌纱布裹住阴茎，将包皮向后推暴露尿道口，自尿道口向外、向后旋转擦拭尿道口、龟头及冠状沟；将污棉球、纱布置于弯盘内。消毒完毕，将弯盘移至床尾处，脱手套	• 每个棉球限用一次 • 包皮和冠状沟内易藏污垢，应仔细擦拭，预防感染
	②打开导尿包：同女患者导尿	
	③戴手套，铺孔巾：同女患者导尿	

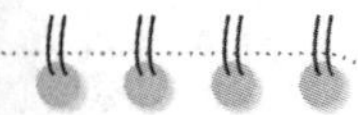

续表

步骤	要点	说明
导尿	④整理用物，润滑尿管：同女患者导尿	
	⑤再次消毒：将弯盘置于外阴处，一手用纱布包住阴茎，将包皮向后推，暴露尿道口；另一手持镊子夹取消毒液棉球，再次消毒尿道口、龟头及冠状沟。消毒完毕，将污棉球、镊子及弯盘放于床尾，注意不要跨越无菌区	• 再次消毒应由内向外，每个棉球限用一次，避免已消毒的部位再被污染
	⑥插管：一手继续手持纱布固定阴茎并将其提起，使之与腹壁呈 60°（图 17-2），将方盘置于孔巾口旁，嘱患者张口呼吸，用另一镊子夹取导尿管对准尿道口轻轻插入尿道 20 ~ 22 cm，见尿液流出再插入 1 ~ 2 cm，将尿液引入集尿袋内	• 患者张口呼吸、阴茎上提使耻骨前弯消失均有利于尿管插入 • 插管时动作要轻柔，男性尿道有 3 个狭窄，如遇到阻力，可稍等片刻，嘱患者深呼吸，再缓缓插入，切忌使用暴力而损伤尿道黏膜
	⑦夹管倒尿：同女患者导尿	
	⑧取标本：同女患者导尿	
操作后整理	①拔管：导尿完毕，轻轻拔出导尿管，撤下孔巾，擦净外阴，撤去用物，脱手套、消毒洗手	
	②安置患者：协助患者穿好裤子，整理床单位，健康教育	• 使患者舒适，保护患者隐私
	③清理用物，测量尿量，将尿标本贴标签后送检	• 贴上标签及时送检，避免污染
	④洗手、记录	• 记录导尿时间、导出尿量及性状、患者的反应

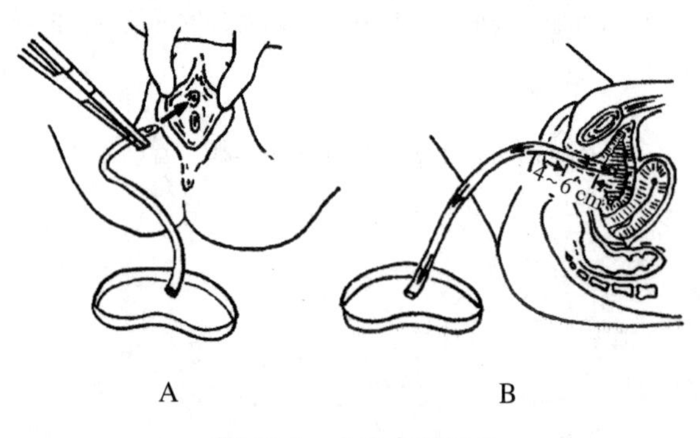

图 17-1　女患者导尿术

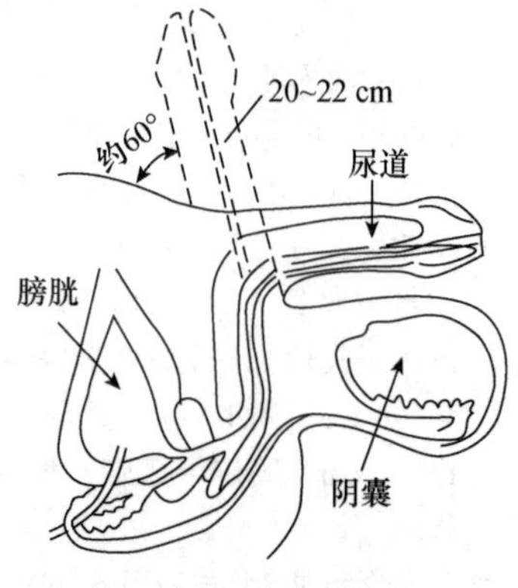

图 17-2　男患者导尿术

3．注意事项

（1）严格执行查对制度和无菌操作原则。

（2）选择光滑和粗细适宜的导尿管。插管时动作轻柔，以免损伤尿道黏膜。

（3）为膀胱高度膨胀及极度衰弱患者导尿时，放尿不可过快、过多，首次放尿不超过 1000 ml。大量放尿可使腹腔内压突然降低，大量血液滞留于腹腔血管内，引起脑部供血不足，导致血压下降而引起虚脱；如膀胱内压突然降低，可引起膀胱黏膜急剧充血，发生血尿。

（4）老年女性尿道口回缩，插管时应仔细观察、辨认，避免误入阴道。

（5）为女患者导尿时，如误入阴道，应更换无菌尿管后重新插入。

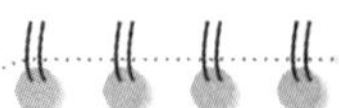

知识链接

导尿过程中患者虚脱的护理

如导尿过程中发现患者虚脱，应立即使患者取平卧位或头低脚高位，以保护重要脏器的血液供应。同时用手指掐压人中、内关、合谷、足三里等穴位，使患者尽快苏醒。如经上述抢救处理无效，应迅速建立静脉通道，并立即通知医生进行抢救。人中、内关、合谷、足三里等穴位常作为临床急救首选要穴，可查阅《针灸学》或《经络腧穴学》学习。作为一名护理工作者，为了解除或减轻患者的痛苦，应具备不怕困难、求真务实、开拓创新的科学精神，努力学习，不断提高自身专业素养。

（二）留置导尿术

留置导尿术（retention catheterization）是在导尿后，将导尿管保留在膀胱内，持续引流尿液的方法。

1．目的

（1）观察病情：准确记录每小时尿量、测量尿比重，为抢救危重或休克患者及时做好病情判断。

（2）持续引流尿液：为盆腔内器官手术患者排空膀胱，使膀胱持续保持空虚，避免术中误伤；为尿失禁、昏迷、会阴或肛门附近有伤口、不宜自行排尿者持续引流尿液，以保持局部清洁、干燥；为某些泌尿系统疾病手术后患者留置导尿管，便于引流和冲洗，以减轻手术切口张力，促进切口愈合。

（3）为尿失禁患者进行膀胱功能训练。

2．操作要点　留置导尿术的操作流程见表 17-2。

表 17-2　留置导尿术操作流程

步骤	要点	说明
评估	①核对：确认患者 ②评估：患者的病情、意识、膀胱及会阴部情况 ③解释：操作目的、过程及方法	• 尊重患者，严格查对 • 如评估年龄、病情、意识状态、治疗情况、导尿目的、自理能力、心理合作程度等；膀胱充盈度及会阴部情况，了解男患者有无前列腺疾病等引起尿路梗阻的情况 • 以解除患者的紧张情绪，取得其合作
操作前准备	同导尿术	
留置导尿	①～⑥消毒、插管：同男、女患者导尿术 ⑦固定尿管：见尿后再插入 7 ～ 10 cm。夹住导尿管末端或连接集尿袋，连接注射器，根据导尿管上注明的气囊容积向气囊注入等量无菌溶液，轻拉导尿管有阻力感，即证实导尿管已固定于膀胱内，再将导尿管回推 1 ～ 2 cm（图 17-3）	• 严格执行无菌操作原则，避免泌尿系统感染 • 气囊导尿管前端有一个气囊，当注入一定量的液体后气囊膨大，由此可将导尿管头端固定于膀胱内，防止尿管滑脱 • 回推导尿管，避免膨胀的气囊卡在尿道口，长期压迫造成黏膜损伤

续表

步骤	要点	说明
留置导尿	⑧固定集尿袋：导尿成功后，夹闭引流袋，擦净外阴，用别针将集尿袋的引流管固定在床沿处，开放导尿管，并在集尿袋上标注启用日期	• 将集尿袋固定在低于耻骨联合处 • 引流管要留出足够的长度，防止因翻身牵拉，使尿管滑出 • 防止尿液逆流引起泌尿系统感染
操作后整理	①清理用物：撤去用物，脱手套、消毒洗手 ②贴标识、观察：将导管标识贴于导尿管末端，观察尿液的量、颜色、性状，以及患者的反应 ③安置患者：协助患者穿好裤子，取舒适体位，整理床单位，健康教育 ④洗手、记录	• 使患者舒适，保护患者隐私 • 记录导尿时间、患者反应和引流尿量及其性状

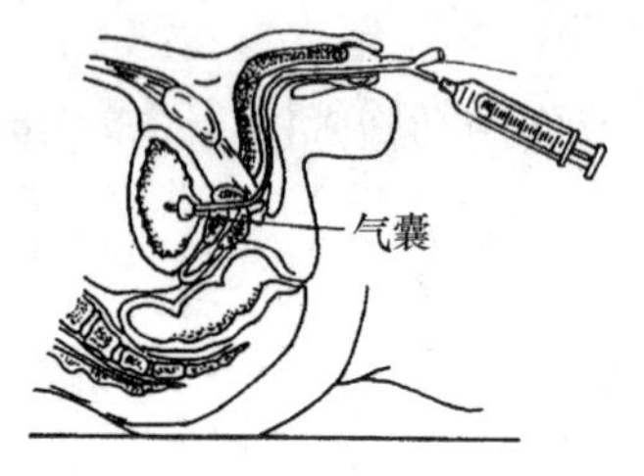

图 17-3　气囊导尿管固定法

3．注意事项

（1）同导尿术注意事项前 5 项。

（2）向患者及其家属解释留置导尿管的目的和护理方法，使其认识到预防泌尿道感染的重要性。

（3）保持引流通畅：引流管应放置妥当，避免受压、扭曲、堵塞等。

（4）防止逆行感染：①保持尿道口清洁：女患者用消毒棉球擦拭尿道口及外阴，男患者擦拭尿道口、龟头及包皮，每日 1 ~ 2 次，排便后及时清洗会阴部及肛门。②集尿袋的更换：根据集尿袋材质不同，适时更换。注意观察并及时排空集尿袋内尿液，记录尿量。③导尿管的更换：定期更换导尿管，根据导尿管的材质决定更换频率，一般每 1 ~ 4 周更换 1 次。④鼓励患者多饮水：在病情允许情况下，每日摄入 2000 ml 以上水分，以达到冲洗尿道的作用。⑤膀胱反射功能训练：拔管前采用间歇性夹闭导尿管的方式，每 3 ~ 4 h 开放 1 次，使膀胱定时充盈和排空，促进膀胱功能的恢复。⑥注意患者主诉并观察尿液性质，发现尿液浑浊、沉淀、有结晶时，及时处理，应每周检查尿常规 1 次。⑦患者离床活动时，引流管和集尿袋应安置妥当，不能高于耻骨联合，以防尿液逆流。

整合小提示

插到体腔的管道应每周更换 1 次，如鼻胃管、导尿管等，留在体腔外面的管道每天更换 1 次，如集尿袋、一次性输液器、胸腔闭式引流瓶、负压吸引壶等。

（三）膀胱冲洗术

膀胱冲洗术（bladder irrigation）是利用三通的导尿管，将无菌溶液灌入膀胱内，再借用虹吸原理将灌入的液体引流出来的方法。

1．目的

（1）保持留置导尿管患者的尿液引流通畅。

（2）清除膀胱内血凝块、黏液、细菌等异物，预防感染。

（3）治疗某些膀胱疾病，如膀胱炎、膀胱肿瘤。

2．操作要点　膀胱冲洗术的操作流程见表 17-3。

表 17-3　膀胱冲洗术操作流程

步骤	要点	说明
评估	①核对：确认患者 ②评估：患者的一般情况、膀胱冲洗目的 ③解释：操作目的、过程及方法	• 尊重患者，严格查对 • 如评估年龄、病情、意识状态，膀胱冲洗的目的、患者的自理能力、心理合作程度等 • 以解除患者的紧张情绪，取得其合作
操作前准备	①护士准备：着装整洁，洗手、修剪指甲，戴口罩 ②用物准备：按密闭式膀胱冲洗术准备用物，遵医嘱准备冲洗药液 ③环境准备：酌情关闭门窗，屏风遮挡 ④患者准备	• 按导尿术准备导尿用物、无菌膀胱冲洗器 1 套、消毒液、棉签 • 遵医嘱准备冲洗溶液：0.9% 氯化钠溶液、0.02% 呋喃西林液、3% 硼酸溶液、0.1% 氯己定溶液、0.1% 新霉素溶液等 • 灌入溶液温度为 38 ～ 40℃。若为前列腺肥大摘除术后患者，用 4℃的 0.9% 氯化钠溶液灌洗 • 符合操作要求 • 了解膀胱冲洗的目的、过程和注意事项
膀胱冲洗	①导尿、固定：按留置导尿术安置并固定导尿管 ②排空膀胱：开放引流管，排空膀胱，夹闭引流管 ③准备冲洗膀胱 a．准备冲洗液：连接冲洗液与膀胱冲洗器，将冲洗液倒挂于输液架上，排气后关闭导管 b．连接冲洗装置：夹闭导尿管，分开导尿管与集尿袋引流管接头连接处，消毒导尿管开口和引流管接头，将导尿管和引流管分别与"Y"形管的两个分管相连接，"Y"形管的主管连接冲洗导管 ④冲洗膀胱：夹紧引流管，开放冲洗管，使溶液滴入膀胱，调节滴速。滴入 200 ～ 300 ml 或患者有尿意后，夹闭冲洗管，放开引流管，将冲洗液全部引流出来后，再夹闭引流管，如此反复冲洗（图 17-4） ⑤观察：冲洗过程中询问患者感受，观察患者反应及引流性状 ⑥冲洗完毕：夹紧冲洗管和导尿管，分开"Y"形管，消毒导尿管开口和引流管接头并连接，打开导尿管，保持引流通畅 ⑦固定：清洁外阴，固定导尿管及引流管	• 有利于药液与膀胱内壁充分接触，保持有效浓度，达到冲洗的目的 • 瓶内液面距床面约 60 cm，以利于液体顺利滴入膀胱 • 严格无菌操作，防止污染接口 • 若为三腔导尿管，可直接插入冲洗腔冲洗 • 滴速一般为 60 ～ 80 滴 / 分，滴速不宜过快，以免引起患者强烈尿意，膀胱收缩，迫使冲洗液从尿道口流出 • "Y"形管须低于耻骨联合，以便引流彻底 • 嘱患者深呼吸，放松 • 若患者有不适，出现腹痛或流出血性液体时，应停止冲洗，通知医生处理，密切观察
操作后整理	①患者：协助患者取舒适卧位，整理床单位，健康教育 ②清理用物 ③洗手、记录	• 记录冲洗液名称、冲洗量、引流量、引流液性质及冲洗过程中患者的反应等

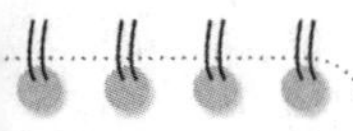

随堂测

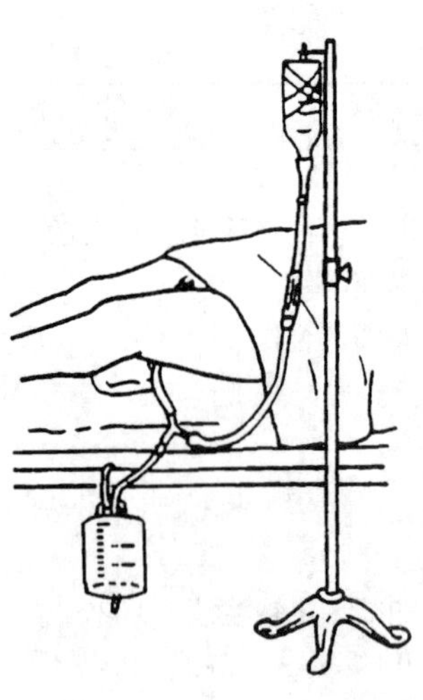

图 17-4　膀胱冲洗术

3．注意事项

（1）严格无菌操作，防止泌尿系统感染，吸出液不再注入膀胱内。

（2）滴入药物治疗时，应在膀胱内保留 30 min 后才引出，以保证药物的疗效。

（3）避免用力回抽造成黏膜损伤。若引流的液体少于灌入液体量，应考虑是否有血块或脓液阻塞，可增加冲洗次数或更换导尿管。

（4）冲洗时嘱患者深呼吸，尽量放松，以减少疼痛。冲洗过程中密切观察并记录患者反应、冲洗液性状及量，如患者出现腹痛、腹胀、膀胱剧烈收缩，或冲洗后出血较多、血压下降等情况，应暂停冲洗，立即通知医生给予处理。

第二节　排便活动的评估与护理

案例 17-2

患者，女，65 岁。因右股骨骨折卧床半个月。近 1 周来食欲较差，主诉腹胀不适，4 天未排便。查体：触诊腹部较硬实且紧张，可触及包块。

请回答：

1．护士如何根据患者情况进行排便异常的评估？

2．针对患者情况，如何帮助患者解决排便异常的问题？

一、大肠的结构和功能

（一）大肠的解剖

人体参与排便运动的主要器官是大肠。大肠全长 1.5 m，起自回肠末端，止于肛门，分盲肠、结肠、直肠和肛管 4 个部分。

1．盲肠（cecum）　为大肠与小肠的衔接部分，内有回盲瓣，起括约肌的作用，既可控制回肠内容物进入盲肠的速度，又可防止大肠内容物逆流。

2．结肠（colon）　分升结肠、横结肠、降结肠和乙状结肠，围绕在小肠周围。

3．直肠（rectum）　全长约 16 cm。从矢状面上看，有两个弯曲，骶曲和会阴曲。会阴曲是直肠绕过尾骨尖形成的凸向前方的弯曲，骶曲是直肠在骶尾骨前面下降形成的凸向后方的弯曲。

4．肛管（anal canal）　上续直肠，下止肛门，长约 4 cm，由肛门内外括约肌所包绕。肛门内括约肌为平滑肌，有协助排便作用；肛门外括约肌为骨骼肌，是控制排便的重要肌束。

（二）大肠的生理功能

大肠的主要功能包括吸收水分、电解质和维生素，为消化后的残余物质提供暂时贮存之所，以及利用肠内细菌制造维生素。

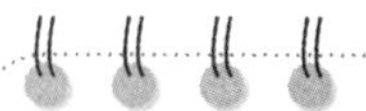

（三）大肠的运动形式

大肠的运动少而慢，对刺激的反应也较迟缓，其运动形式有以下几种。

1．袋状往返运动 空腹时最常见的一种运动形式，主要由环形肌无规律地收缩引起。使结肠袋中内容物向前后两个方向作短距离移动，并不向前推进。

2．分节或多袋推进运动 进食后较多见的一种运动形式，由一个结肠袋或一段结肠收缩，推进肠内容物至下一结肠段。

3．蠕动 一种进行较快、推进作用较大的运动。由结肠收缩波完成，波前面的肌肉舒张，波后面的肌肉则保持收缩状态，使肠管闭合排空。对肠道排泄起重要作用。

4．集团蠕动 一种进行速度很快且前进很远的蠕动，起源于横结肠，强烈的蠕动波可将肠内容物推至乙状结肠和直肠。此蠕动每天发生 3 ～ 4 次，常见于早餐后 60 min 内。由两种反射刺激引起，即胃 - 结肠反射和十二指肠 - 结肠反射。该反射对肠道排泄有重要的意义，可利用此反射来训练排便习惯。

（四）排便过程

粪便从大肠内排出的过程称为排便。正常人的直肠腔内通常无粪便。当肠蠕动将粪便推入直肠腔时，刺激直肠壁内的感受器，冲动经盆神经和腹下神经传至脊髓腰骶段的初级排便中枢，同时上传到大脑皮质，引起便意和排便反射，通过盆神经传出冲动，使降结肠、乙状结肠和直肠收缩，肛门内括约肌不自主地舒张，同时，阴部神经冲动减少，肛提肌收缩，肛门外括约肌舒张，使粪便排出体外。此外，通过支配腹肌和膈肌的神经兴奋，使腹肌、膈肌收缩，腹内压增加，可促进粪便排出。

排便活动受大脑皮质的控制。正常人的直肠对粪便的压力刺激有一定的阈值，达到此阈值时即可产生便意。因此，个体通过一定时间的排便训练后，便可自主地控制排便。若经常有意识遏制便意，会使直肠逐渐失去对粪便压力刺激的敏感性，加之粪便在大肠内停留过久，水分被过度吸收，导致粪便干结，造成排便困难，这是便秘最常见的原因之一。

二、排便活动的评估

（一）影响排便因素的评估

1．生理因素 ①年龄：2 ～ 3 岁以下的婴幼儿，大脑皮质发育不完善，神经肌肉系统发育不全，不能有效控制排便。老年人随年龄增加，腹壁肌肉张力下降，胃肠蠕动减慢，肛门括约肌松弛等因素可导致肠道控制能力下降而出现排便功能的异常。②排泄习惯：日常生活中，许多人都有定时排便的习惯，一旦个体日常生活规律受到影响，如作息时间、排便姿势、固定便具以及环境改变等都会影响正常排便。③饮食习惯：食物的种类、液体量的摄入对排便影响较大。纤维素较丰富的食物可增加肠蠕动，利于粪便排出；充足的水分可使粪便柔软、易于排出。④活动：个体保持一定的活动量可维持肌肉的张力，刺激肠蠕动，有助于维持正常的排便功能。各种原因所致长期卧床、缺乏活动的人，可因肌肉张力减退、肠蠕动迟滞而导致排便困难。

2．心理因素 心理因素是影响排便的重要因素。精神抑郁者身体活动减少，肠蠕动减慢而易发生便秘；而情绪紧张、焦虑者可导致迷走神经兴奋，肠蠕动增加而致腹泻。

3．病理因素 ①疾病：肠道本身的疾病或身体其他系统的病变均可影响正常排便。如肠道感染时肠蠕动增加，可导致腹泻；脊髓损伤、脑卒中等可致排便失禁。②药物：有些药物会造成腹泻或便秘，如缓泻剂可刺激肠蠕动、促使排便，而一些麻醉剂或止痛药可使肠蠕动减弱而导致便秘。有些药物则可能干扰排便的正常形态，如长时间服用抗生素，可抑制肠道正常菌群生长而导致腹泻。③治疗和检查：某些治疗和检查会影响个体的排便活动，如腹部、肛门部位手术，会因肠壁肌肉的暂时麻痹或伤口疼痛而造成排便困难；胃肠 X 线检查常需灌肠或服

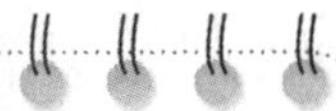

用钡剂，也可影响排便。

4．环境因素　排便须在一定的隐蔽环境中进行，如果环境不适宜，也会影响排便过程。

（二）粪便的评估

通常情况下，粪便的性质与性状可以反映消化系统的功能状况。护士通过对患者排便活动及粪便的评估，可及早发现和鉴别消化道疾患，有助于诊断和选择治疗、护理措施。

1．正常粪便的评估　正常成人每日排便 1 ～ 3 次，每日量为 100 ～ 300 g，为成形软便，呈黄褐色，含少量黏液，有时伴有未消化的食物残渣，其气味由蛋白质经细菌发酵而产生。粪便的量和颜色随摄入食物的量及种类而变化，如进食少纤维、高蛋白质等精细食物，粪便量少而细腻；进食大量蔬菜、水果等粗粮者，粪便量较多；进食大量绿叶蔬菜者，粪便可呈暗绿色；进食动物血或铁制剂者，粪便可呈无光样黑色。

2．异常粪便的评估

（1）次数与量：成人每天排便超过 3 次或每周少于 3 次，婴幼儿每天排便超过 3 ～ 5 次，均应视为排便异常。急性腹泻患者排便量多而稀薄；慢性痢疾患者排便量少而稀薄。

（2）性状：粪便坚硬、呈栗子样，见于便秘患者；稀便或水样粪便常见于消化不良或急性肠炎患者；粪便常呈扁条形或带状，多见于肠道部分梗阻或直肠狭窄患者。

（3）颜色：柏油样便提示上消化道出血；陶土样便提示胆道梗阻；“米泔水”样便见于霍乱、副霍乱；暗红色血便提示下消化道出血；果酱样便见于肠套叠、阿米巴痢疾；粪便表面粘有鲜红色血液见于痔疮或肛裂。

（4）气味：恶臭味大都因未消化的蛋白质与腐败菌作用，见于严重腹泻患者；腐败臭味常见于下消化道溃疡、恶性肿瘤患者；腥臭味常见于上消化道出血患者；酸臭味常见于消化不良患者。

（5）内容物：若粪便中混入或粪便表面附有血液、脓液或肉眼可见的黏液，提示消化道有感染或出血的发生。肠道寄生虫感染患者的粪便中可检出蛔虫、蛲虫、绦虫节片等。

（三）排便活动异常的评估

1．便秘（constipation）　指正常的排便形态改变，排便次数减少，排出过干、过硬的粪便，且排便不畅、困难。可表现为：腹痛、腹胀、消化不良、乏力、食欲缺乏等全身症状，触诊腹部较硬实且紧张，有时可触及包块，肛诊可触及粪块。排便习惯不良、某些药物不合理的使用、食物中少纤维素或饮水量不足、长期卧床或活动减少、某些器质性病变、精神紧张等均可导致便秘的发生。

2．粪便嵌塞（fecal impaction）　指粪便持久滞留、堆积在直肠内，水分被过度吸收，粪便坚硬、不能排出，常见于慢性便秘的患者。可表现为：患者有强烈便意，腹部胀痛，直肠肛门疼痛，肛门处有少量液体渗出，但不能排出粪便。引起的直接原因是便秘未及时解除。粪便长时间滞留在直肠内，水分被持续吸收，而乙状结肠排下的粪便又不断加入，最终使粪块变得又大又硬而不能排出，发生粪便嵌塞。

3．腹泻（diarrhea）　指正常排便形态改变，排便次数增加，排出松散、稀薄的粪便或水样便。可表现为：腹痛、肠鸣、恶心、呕吐、乏力、有急于排便的需要和难以控制的感觉。短时的腹泻可以帮助机体排出刺激物质和有害物质，是一种保护性反应。但持续、严重的腹泻，可使机体内的大量水分和胃肠液丢失，导致水、电解质和酸碱平衡紊乱。因机体无法吸收营养物质，长期腹泻将导致机体的营养不良。进食不洁食物、胃肠道自身疾患、情绪紧张焦虑、使用泻剂不当、某些内分泌疾病如甲状腺功能亢进等均可导致肠蠕动增加，引起腹泻。

4．排便失禁（fecal incontinence）　指肛门括约肌不受意识的控制而不自主地排便。可表现为：患者不自主地排出粪便。原因包括生理和心理两方面的因素，前者多见于神经肌肉系统的病变或损伤，如瘫痪、胃肠道疾患等；后者多见于精神障碍、情绪失调等。

5．肠胀气（flatulence） 指胃肠道内有过量气体积聚，不能排出。可表现为：腹部膨隆、腹胀、痉挛性疼痛、呃逆、肛门排气过多。当肠胀气压迫膈肌和胸腔时，可出现气急和呼吸困难。主要原因包括摄入过多产气性食物、吞入大量空气、肠蠕动减少、肠道梗阻及肠道手术后、药物的不良反应等。

三、排便异常的护理

（一）便秘患者的护理

1．心理护理 给予解释、指导，以稳定患者情绪，消除其紧张心理。

2．提供适宜的排便环境 为患者提供隐蔽的环境及充分的排便时间。如拉床帘或屏风遮挡，并留给患者足够的排便时间，使患者安心。对危重患者，在病情平稳时，护士可暂时离去，以免使患者感到窘迫等。应避开查房、治疗护理和进餐时间，以消除患者紧张情绪，利于排便。

3．采取适宜的排便姿势 卧床患者在床上排便时，若病情允许，可采取坐姿或摇高床头，利用重力作用增加腹内压，促进排便。对术后需绝对卧床的患者，在术前应有计划地训练床上排便。能下床的患者可在床边或到厕所排便，且厕所应装置扶手，注意患者安全。

4．腹部按摩 便秘的患者排便时，可在腹部按升结肠、横结肠、降结肠的顺序（顺时针方向）进行环形按摩，可刺激肠蠕动，增加腹压，使降结肠的内容物向下移动，促进排便。

5．遵医嘱给缓泻剂 如番泻叶、果导片等。

6．采用简易通便剂 使用简易通便剂，以软化粪便、促进排便。

7．灌肠 以上方法均无效时，遵医嘱给予灌肠。

8．健康教育 帮助患者及家属正确认识维持正常排便习惯的意义和获得有关排便的知识。

（1）定时排便：帮助患者选择适合自身的排便时间，每天固定在此时排便，养成定时排便的习惯。

（2）饮食护理：合理安排膳食结构，多摄取蔬菜、水果、粗粮等高纤维食物。多饮水，病情许可时每日液体摄入量不少于 2000 ml。适当食用油脂类的食物。

（3）适当运动：按个人需要拟订规律的活动计划，并协助患者适当运动。卧床患者可进行床上活动，以增强腹肌和盆底部肌肉的力量，增加肠蠕动，促进排便。

（4）充足的休息与睡眠：以减轻压力，放松心情，保持消化功能的正常。

（5）简易通便剂：教会患者及患者家属简易通便剂的使用方法，但不可长期使用。

（二）粪便嵌塞患者的护理

1．润肠 早期可使用栓剂、口服缓泻剂来润肠通便。

2．灌肠 必要时先行油类保留灌肠，2 ～ 3 h 后再做清洁灌肠。

3．人工取便 在清洁灌肠无效后遵医嘱执行。具体方法为：护士戴上手套，将涂润滑剂的示指慢慢插入患者直肠内，触到粪块后，小心地将其破碎、取出。操作时动作应轻柔，避免损伤直肠黏膜。人工取便方法易刺激迷走神经，故心脏病、脊椎受损者须谨慎使用。操作中患者若有心悸、头晕时，应立即停止。

4．健康教育 向患者及家属讲解排便过程，以及合理膳食、良好排便习惯对机体排泄的重要性。

（三）腹泻患者的护理

1．去除病因 去除导致腹泻的原因，若为肠道感染，遵医嘱给予抗生素治疗。

2．心理护理 主动关心、安慰患者，消除其焦虑不安的情绪，提供舒适护理，保持床褥、衣物清洁干燥。

3．卧床休息 减少体力消耗。提供安静、舒适的休息环境，注意保暖。

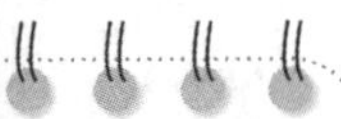

4．饮食护理 鼓励患者多饮水，酌情给予低脂少渣、清淡的流质或半流质食物，避免油腻、辛辣、高纤维食物。严重腹泻时可暂禁食。

5．维持水和电解质平衡 遵医嘱给药，如止泻剂、抗感染药物、口服补液盐或静脉输液。

6．皮肤护理 维持肛周皮肤完整性，特别是婴幼儿、老人、身体衰弱者，每次便后用软纸轻擦肛门，温水清洗，并在肛门周围涂软膏保护皮肤。

7．密切观察病情 评估排便形态，做好相应记录，必要时留取标本送检。同时应注意观察患者有无水和电解质紊乱。病情危重者，还需注意生命体征的变化。

8．健康教育 向患者讲解有关腹泻的知识，指导患者注意饮食卫生，养成良好的卫生习惯。

9．隔离护理 对于疑为传染病者，按传染病隔离原则护理。

（四）排便失禁患者的护理

1．心理护理 排便失禁的患者常感到自卑和忧郁，期望得到理解和帮助。护理人员应尊重、理解患者，维护其尊严，给予心理安慰与支持，帮助其树立信心，配合治疗和护理。

2．皮肤护理 及时更换污湿的衣裤、被单，保持床褥、衣服清洁。每次便后用温水清洗肛门周围及臀部皮肤，必要时在肛门周围涂软膏，以保护皮肤，避免破损感染。床上铺橡胶单和中单或一次性尿垫，保持局部皮肤清洁、干燥。注意观察骶尾部皮肤变化，预防压疮发生。

3．排便功能训练 评估患者排便时间，掌握排便规律，定时给予便器，促使患者按时排便。与医生协调定时应用导泻栓剂或灌肠，以刺激定时排便。教会患者进行肛门括约肌及盆底部肌肉的收缩锻炼。指导患者取立位、坐位或卧位，试做排便动作，先慢慢收缩肌肉，然后再慢慢放松，每次 10 s 左右，连续 10 次，每次锻炼 20 ~ 30 min，每日数次，以患者不感觉疲乏为宜。

4．提供舒适的环境 包括物理环境和人文社会环境。前者主要是保持床褥、患者衣服清洁，保持室内空气清新，定时开窗通风，除去不良气味；后者主要是从语言、行为等方面注重对患者的尊重和关爱。

5．健康教育 合理饮食，摄入足量液体，进行适当的运动。

（五）肠胀气患者的护理

1．养成良好的饮食习惯 指导患者进食时细嚼慢咽，避免吞入大量空气；避免摄取产气多的食物及饮料。

2．适当活动 鼓励并协助患者下床活动，卧床患者可做床上运动，促进肠蠕动，减轻肠胀气。

3．对症处理 轻微胀气时，可行腹部热敷或腹部按摩、针刺疗法。严重胀气时，遵医嘱给予药物治疗或行肛管排气。

4．积极治疗肠道疾患等。

知识链接

张仲景蜂蜜治便秘

张仲景年少时随同乡张伯祖学医，由于他聪颖博达，旁学杂收，长进很快。

一天，来了一位唇焦口燥、高热不退，精神萎靡的患者。老师张伯祖诊断后认为患者属于“热邪伤津，体虚便秘”所致，需用泻药帮助患者解出干结的粪便，但患者体质极虚，用强烈的泻药患者身体耐受不了。张伯祖沉思半响，一时竟没了主张。

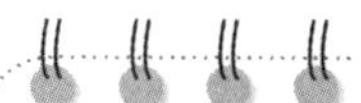

张仲景站在一旁，见老师束手无策，便开动脑筋思考。忽然，他眉宇间闪现出一种刚毅自信的神情，他疾步上前对老师说："学生有一法子！"他详细地谈了自己的想法，张伯祖听着听着，紧锁的眉头渐渐舒展开来。

张仲景取来一勺黄橙橙的蜂蜜，放进一只铜碗里，就着微火煎熬，并不断用竹筷搅动，渐渐地把蜂蜜熬成黏稠的团块。待其稍冷，张仲景便把它捏成—头稍尖的细条形状，然后将尖头朝前轻轻地塞进患者的肛门。

一会儿，患者排出一大堆腥臭的粪便，病情顿时好了一大半。由于热邪随粪便排净，患者不几日便康复了。张伯祖对这种治法大加赞赏，逢人便夸。这就是世界上最早使用的药物灌肠法。

张仲景将这个治法收入《伤寒杂病论》一书中，取名叫"蜜煎导方"，用来治疗伤寒病津液亏耗过甚、粪便结硬难解的病证，备受后世推崇。

四、与排便有关的护理技术

（一）口服高渗溶液清洁肠道法

高渗溶液进入肠道后在肠道内形成高渗环境，使肠道内水分大量增加，从而使粪便软化，刺激肠蠕动，加速排便，达到清洁肠道的目的。适用于直肠、结肠检查和手术前肠道准备。常用溶液有硫酸镁、甘露醇。

1．甘露醇法　患者术前3天进半流质饮食，术前1天进流质饮食，术前1天14:00 ~ 16:00口服甘露醇溶液1500 ml（20%甘露醇500 ml +5%葡萄糖1000 ml混匀）。一般服后15 ~ 20 min，即可反复自行排便。

2．硫酸镁法　患者术前3天进半流质饮食，每晚口服50%硫酸镁10 ~ 30 ml。术前1天进流质饮食，术前1天14:00 ~ 16:00口服25%硫酸镁200 ml（50%硫酸镁100 ml + 5%葡萄糖盐水100 ml），然后再口服温开水1000 ml。一般服后15 ~ 30 min，即可反复自行排便。

注意事项：服药速度不宜过快，以免引起呕吐。服药过程中护士应观察患者的反应，注意排便次数及粪便性质并记录，确定是否达到清洁肠道的目的。

（二）简易通便法

使用简易通便剂，通过软化粪便、润滑肠壁、刺激肠蠕动而促进排便。适用于年老体弱和久病卧床的便秘者。常用方法有以下几种。

1．开塞露法　开塞露由甘油或山梨酸制成，装在塑料容器内。使用时将封口端剪去，先挤出少许液体润滑开口处。患者取左侧卧位，放松肛门外括约肌，将开塞露的前端轻轻插入肛门后，再将药液全部挤入直肠内（图17-5），保留5 ~ 10 min后排便。

2．甘油栓法　甘油栓是由甘油和明胶制成的栓剂。使用时手垫纱布或戴手套，捏住甘油栓底部轻轻插入肛门至直肠内（图17-6），抵住肛门处轻轻按摩，保留5 ~ 10 min后排便。

3．肥皂栓法　将普通肥皂削成圆锥形（底部直径约1 cm、长3 ~ 4 cm），使用时手垫纱布或戴手套，将肥皂栓蘸热水软化后轻轻插入肛门。有肛门黏膜溃疡、肛裂及肛门剧烈疼痛者，不宜使用肥皂栓通便。

注意事项：操作时，手法要轻柔，避免损伤肠黏膜或引起肛门水肿。对粪便嵌塞者，经简易通便或灌肠无效时，可采取人工取便。操作中若患者出现面色苍白、出汗、疲倦等不适，应暂停操作，报告医生处理。

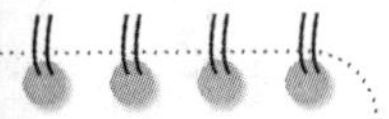

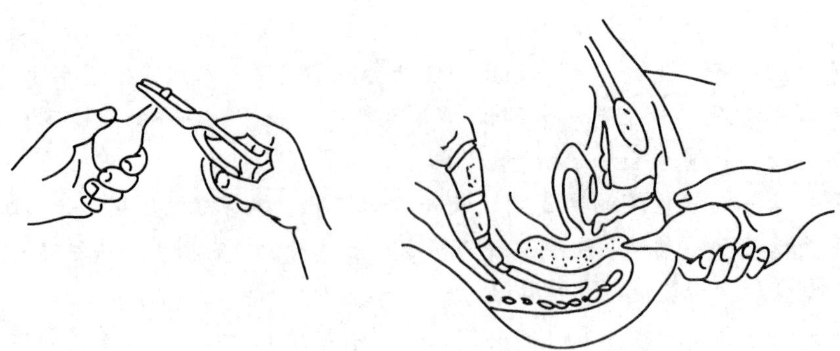

图 17-5　开塞露法

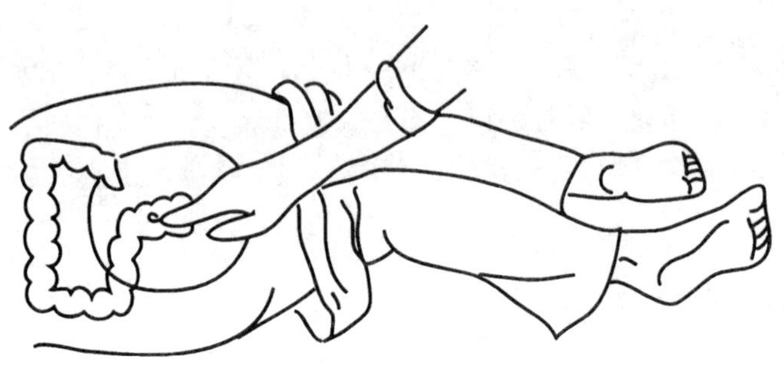

图 17-6　甘油栓法

（三）灌肠法

灌肠法（enema）是将一定量的液体由肛门经直肠灌入结肠，以帮助患者清洁肠道、排便、排气或由肠道供给药物，达到诊断和治疗目的的方法。

根据灌肠的目的，可分为不保留灌肠和保留灌肠。不保留灌肠又根据灌入的液体量分为大量不保留灌肠和小量不保留灌肠。为了达到清洁肠道的目的而反复进行的大量不保留灌肠又称为清洁灌肠。

1．大量不保留灌肠

（1）目的：①清洁肠道，为肠道手术、检查或分娩做准备；②解除便秘、肠胀气；③清除肠道内的有害物质，减轻中毒；④灌入低温液体，为高热患者降温。

（2）操作要点：大量不保留灌肠的操作流程见表 17-4。

表 17-4　大量不保留灌肠的操作流程

步骤	要点	说明
评估	①核对：确认患者 ②评估：患者的一般情况、肛门皮肤情况 ③解释：操作目的、过程及方法	• 尊重患者，严格查对 • 如评估年龄、病情、意识状态、治疗情况、排便情况、自理能力、心理合作程度等；肛门皮肤情况 • 以解除患者的紧张情绪，取得其合作
操作前准备	①护士准备：着装整洁，洗手、修剪指甲，戴口罩 ②用物准备：一次性灌肠包及其他用物，按医嘱准备灌肠液	• 一次性灌肠包（包内有灌肠筒、引流管、肛管 1 套，孔巾，垫巾，肥皂冻 1 包，纸巾数张，手套），弯盘，水温计，手消毒液，便盆，便盆巾，生活垃圾桶，医用垃圾桶，输液架，治疗车 • 灌肠液：常用 0.1% ~ 0.2% 的肥皂液，0.9% 氯化钠溶液。成人每次用量为 500 ~ 1000 ml，小儿 200 ~ 500 ml。溶液温度一般为 39 ~ 41 ℃，用于降温时为 28 ~ 32 ℃，用于中暑时为 4 ℃

续表

步骤	要点	说明
操作前准备	③环境准备：符合操作要求 ④患者准备 a．体位：取左侧卧位，双膝屈曲，脱裤至膝部，臀部齐床沿，不能自我控制排便者可取仰卧位，臀下垫便盆 b．垫巾：将垫巾铺于患者臀下。置弯盘于患者臀旁，盖好被子，只暴露臀部	• 关闭门窗，屏风遮挡，调节室温 • 利用重力作用，使灌肠液顺利流入乙状结肠和降结肠 • 保护床单不被污染 • 保暖，保护患者隐私
灌肠	①挂筒：将灌肠筒挂于输液架上，筒内液面距肛门 40 ~ 60 cm（图 17-7），戴手套 ②排气：润滑肛管前端，连接肛管，排尽管内气体，关闭开关 ③插管：一手垫卫生纸分开臀部，暴露肛门，嘱患者深呼吸；另一手将肛管轻轻插入直肠 7 ~ 10 cm，固定肛管 ④灌液：松开关，扶持肛管，使液体缓缓流入 ⑤观察：灌入液体过程中，密切观察筒内液面下降情况和患者反应 ⑥拔管：在灌肠液即将流尽时夹闭开关，用卫生纸包裹肛管轻轻拔出，弃入黄色垃圾桶内，擦净肛门 ⑦保留灌肠液：协助患者取舒适卧位，嘱患者坚持 5 ~ 10 min 后排便 ⑧协助排便：不能下床患者给予便盆，将卫生纸、呼叫器放于易取处；扶助能下床的患者上厕所	• 过高导致压力过大，液体流入速度过快，不易保留，而且易造成肠道损伤 • 润滑肛管可减少插入阻力，易于插管，减轻损伤 • 深呼吸使患者放松，易于插管 • 动作轻柔，防止损伤肠黏膜；如插入受阻，可退出少许，旋转后缓缓插入。小儿插入深度为 4 ~ 7 cm • 如液面下降过慢或停止，多因肛管前端被粪块阻塞所致，可移动肛管或挤捏肛管，使粪块脱落 • 如患者感觉腹胀或有便意时，嘱其做深呼吸以减轻腹压，同时降低灌肠筒高度，以减慢流速或暂停片刻 • 如患者出现脉速、面色苍白、出冷汗、剧烈腹痛、心慌气促等，可能发生了肠道剧烈痉挛或出血，应立即停止灌肠，报告医生给予及时处理 • 避免空气进入肠道及灌肠液或粪便随管流出 • 充分软化粪便，利于排便 • 降温灌肠时液体保留 30 min，排便后 30 min 测量体温并记录
操作后整理	①整理床单位：排便后取出便盆，擦净肛门，协助患者穿好裤子，整理床单位，开窗通风 ②观察：粪便性质、颜色、量 ③清理用物 ④洗手、记录	• 保持病房整洁，去除异味 • 必要时留取标本送检 • 防止病原微生物传播 • 在体温单粪便栏目处记录灌肠结果，如灌肠后排便 1 次，记为 1/E，灌肠后未排便，记为 0/E，灌肠前排便 1 次、灌肠后又排便 2 次，记为 $1\frac{2}{E}$ • 记录灌肠时间，灌肠液的种类、量，以及患者的反应

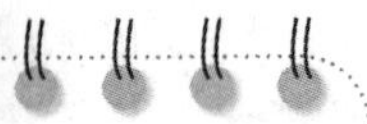

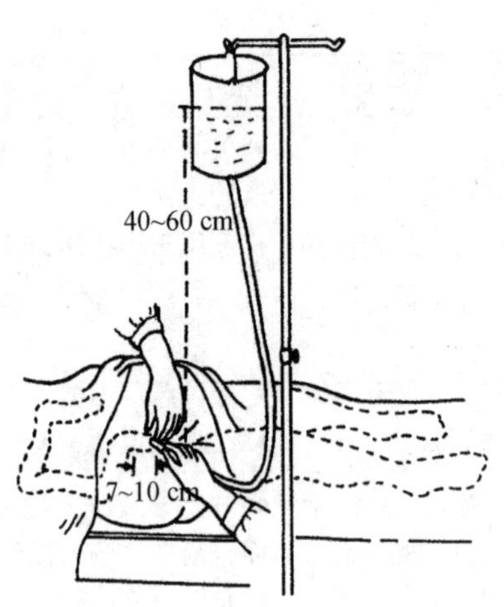

图 17-7　大量不保留灌肠

整合小提示

肠道瘘口的患者需肠道准备时，可用 16 号一次性双腔气囊导尿管，插入 7 ~ 10 cm，助气 15 ~ 20 ml，回拉有阻力后灌入灌肠液，夹紧，保留 5 ~ 10 min，这样可避免肠道及造瘘口部位的感染。此法也适用于人工肛门的灌肠。

（3）注意事项：①孕妇、急腹症、严重心血管疾病等患者禁忌灌肠。②掌握灌肠溶液的温度、浓度、流速、压力和溶液量。为伤寒患者灌肠时液量不得超过 500 ml，压力要低（液面距肛门不超过 30 cm）。③肝性脑病患者禁用肥皂水灌肠，以减少氨的产生和吸收；充血性心力衰竭和水钠潴留患者禁用 0.9% 氯化钠溶液灌肠，以减少钠的吸收。

2．小量不保留灌肠

（1）目的：①软化粪便，解除便秘；②排出肠道内的气体，减轻腹胀；③适用于腹部或盆腔手术后的患者及危重患者、年老体弱、小儿、孕妇等。

（2）操作要点：小量不保留灌肠的操作流程见表 17-5。

表 17-5　小量不保留灌肠操作流程

步骤	要点	说明
评估	同大量不保留灌肠	
操作前准备	①护士准备：同大量不保留灌肠	
	②用物准备：一次性灌肠包，按医嘱准备灌肠液	• 一次性灌肠包（或注洗器，量杯，肛管，温开水 5 ~ 10 ml，止血钳，一次性垫巾，手套，润滑剂，卫生纸），弯盘，水温计，棉签，手消毒液，便盆，便盆巾，生活垃圾桶，医用垃圾桶，输液架，治疗车 • 常用灌肠液："1、2、3" 溶液（50% 硫酸镁 30 ml、甘油 60 ml、温开水 90 ml）；甘油或液状石蜡 50 ml 加等量温开水；溶液温度为 38℃
	③环境准备：同大量不保留灌肠	
	④患者准备：取左侧卧位，双膝屈曲，脱裤至膝部，臀部齐床沿，臀下垫垫巾	• 利用重力作用使灌肠液顺利流入乙状结肠和降结肠

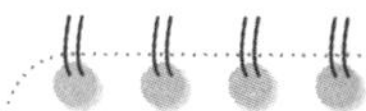

续表

步骤	要点	说明
灌肠	①润管排气：戴手套，用注洗器抽吸药液，润滑肛管前端，排气夹管	• 润滑肛管可减少插入阻力，易于插管，减轻损伤
	②插管：一手垫卫生纸分开臀部，暴露肛门，嘱患者深呼吸，另一手将肛管轻轻插入直肠 7 ～ 10 cm	• 插管时动作轻柔，观察患者反应 • 深呼吸使患者放松，易于插管
	③注液：松钳，缓缓注入溶液（图 17-8），注毕夹管，取下注洗器再吸取溶液，松夹后再行灌注，如此反复直至溶液注完	• 注入速度不得过快，以免刺激肠黏膜，引起排便反射 • 每次抽吸灌肠液时应反折肛管尾端，防止空气进入肠道，引起腹胀
	④灌毕：注入温开水 5 ～ 10 ml，抬高肛管尾端，使管内溶液全部流入	
	⑤拔管：反折肛管，用卫生纸包裹肛管轻轻拔出，分离肛管放入弯盘，擦净肛门	
	⑥保留灌肠液：脱手套，协助患者取舒适卧位，嘱患者保留溶液 10 ～ 20 min 后排便	• 充分软化粪便，利于排便
	⑦协助排便：同大量不保留灌肠	
操作后整理	①整理床单位，清理用物	
	②洗手、记录	• 在体温单粪便栏目处记录灌肠结果（同大量不保留灌肠法） • 记录灌肠时间，灌肠液的种类、量及患者反应

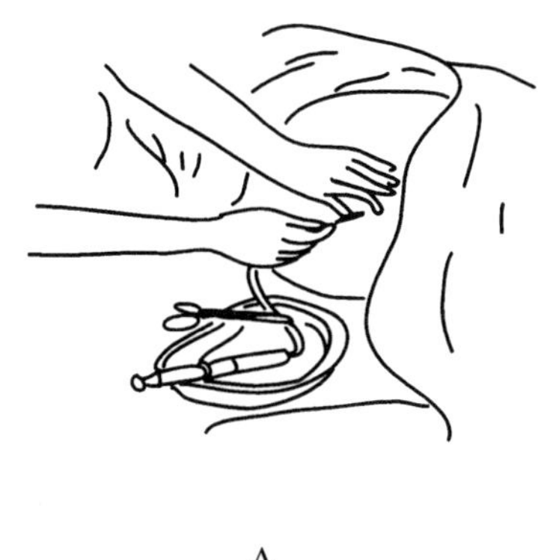

A

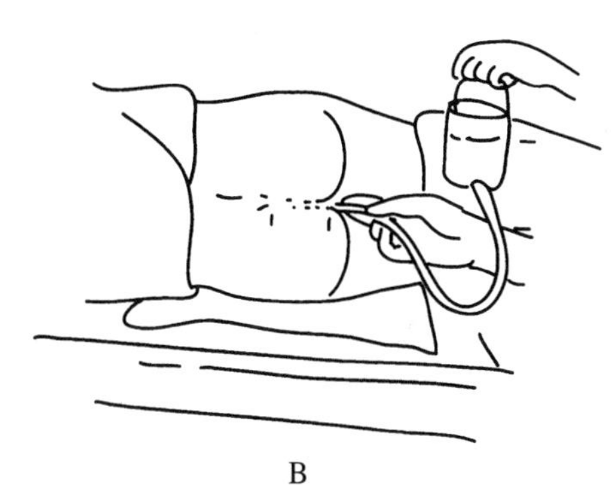

B

图 17-8　小量不保留灌肠

（3）注意事项：①正确选择灌肠溶液，掌握溶液的浓度、温度、速度、压力和溶液量。如用小容量灌肠筒，液面距肛门不超过 30 cm。②灌肠时插管深度为 7 ～ 10 cm，压力宜低，灌肠液注入速度不得过快。

3．保留灌肠　指将药液灌入直肠或结肠内，通过肠黏膜吸收达到治疗目的的方法。

（1）目的：镇静、催眠和治疗肠道感染。

（2）操作要点：保留灌肠的操作流程见表 17-6。

表 17-6　保留灌肠的操作流程

步骤	要点	说明
评估	①核对：确认患者 ②评估：患者的一般情况、肛门皮肤情况 ③解释：操作目的、过程及方法	• 尊重患者，严格查对 • 如评估年龄、病情、意识状态、治疗情况、排便情况、自理能力、心理合作程度等；肛门皮肤情况 • 以解除患者的紧张情绪，取得合作
操作前准备	①护士准备：同大量不保留灌肠 ②用物准备：一般用物，按医嘱准备灌肠液 ③环境准备：同大量不保留灌肠 ④患者准备： a．体位：根据病情选择不同体位，双膝屈曲，脱裤至膝部 b．抬高臀部：将小枕及垫巾齐床沿，抬臀于枕上，抬高臀部 10 cm	• 小枕头，其他用物同小量不保留灌肠 • 常用灌肠液：药物及剂量遵医嘱准备。灌肠液量不超过 200 ml。溶液温度 38℃。镇静催眠用 10% 水合氯醛；抗肠道感染用 2% 小檗碱、0.5% ～ 1% 新霉素或其他抗生素溶液 • 慢性细菌性痢疾病变部位多在直肠或乙状结肠，取左侧卧位。阿米巴痢疾病变多在回盲部，取右侧卧位，以提高疗效 • 抬高臀部，以防药液溢出
灌肠	①润管排气：戴手套，润滑肛管前端，用注洗器抽吸药液，排气夹管 ②插管：同小量不保留灌肠法，轻轻插入肛管 15 ～ 20 cm，注入药液 ③拔管：药液注入完毕，再注入温开水 5 ～ 10 ml，抬高肛管尾端，使管内溶液全部注完，拔出肛管，擦净肛门，脱手套，消毒双手 ④保留灌肠液：协助患者取舒适卧位，嘱患者保留溶液 1 h 以上再排便 ⑤协助排便：同大量不保留灌肠	• 润滑肛管可减少插入阻力，易于插管，减轻损伤 • 灌入液面距肛门不超过 30 cm，量不超过 200 ml • 暂时留置垫巾于患者臀下 • 使药液被充分吸收，达到治疗目的 • 注意观察患者反应
操作后整理	①整理床单位，清理用物 ②洗手、记录	• 记录灌肠时间，灌肠液的种类、量，以及患者的反应

（3）注意事项：①为提高疗效，保留灌肠宜在晚上睡眠前进行。灌肠前嘱患者排便、排尿，排空肠道，以利于药液吸收。②灌肠前了解灌肠目的和病变部位，以确定患者的卧位和插入肛管的深度。③保留灌肠时，应选择较细的肛管，插入要深，液量要少，压力要低，以便于有效保留药液，使肠黏膜充分吸收。④肛门、直肠、结肠等手术后患者及排便失禁者不宜做保留灌肠。

（四）肛管排气法

肛管排气法是将肛管从肛门插入直肠，以排除肠腔内积气的方法。

1．目的　排出肠腔积气、减轻腹胀。

2．操作要点　肛管排气法的操作流程见表 17-7。

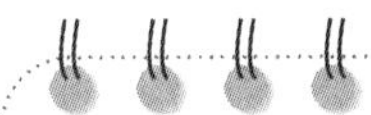

表 17-7　肛管排气法的操作流程

步骤	要点	说明
评估	①核对：确认患者 ②评估：患者的一般情况、肛周皮肤情况 ③解释：操作目的、过程及方法	• 尊重患者，严格查对 • 如评估病情、意识状态、腹胀情况、自理能力、心理合作程度等；排便及肛周皮肤情况 • 以解除患者的紧张情绪，取得其合作
操作前准备	①护士准备：着装整洁，洗手、修剪指甲，戴口罩 ②用物准备：一般用物 ③环境准备：符合操作要求 ④患者准备：取左侧卧位，暴露肛门，注意及时遮盖	• 肛管、玻璃接头、橡胶管、玻璃瓶（内盛水至3/4满）、瓶口系带、润滑油、棉签、胶布（1 cm×15 cm）、别针、卫生纸、弯盘、手消毒液、生活垃圾桶、医用垃圾桶、治疗车 • 关闭门窗，屏风遮挡 • 利于肠腔内气体排出 • 保暖，维护患者自尊
肛管排气	①系瓶：将玻璃瓶系在床边，将橡胶管一端插入玻璃瓶液面下，另一端与肛管相连 ②插管：戴手套，润滑肛管前端，嘱患者张口呼吸，将肛管轻轻插入直肠 15 ～ 18 cm ③固定：用胶布将肛管固定，将橡胶管留出足够长度用别针固定在床单上（图 17-9） ④观察：排气情况，如排气不畅，帮助患者更换体位或按摩腹部 ⑤拔管：保留肛管不超过 20 min，拔出肛管，擦净肛门，脱手套	• 防止外界空气进入肠道，加重腹胀，同时便于 • 观察气体排出量 • 减少肛管对肛门、直肠的刺激 • 便于患者翻身 • 若气体排出，可见瓶内液面下有气泡逸出 • 变换体位或按摩腹部可以促进排气 • 长时间留置肛管，会降低肛门括约肌的反应，甚至导致肛门括约肌永久性松弛 • 需要时，2 ～ 3 h 后再行肛管排气
操作后整理	①患者：协助去舒适体位，询问患者腹胀有无减轻 ②整理床单位，清理用物 ③洗手、记录	• 记录排气时间及效果，以及患者的反应

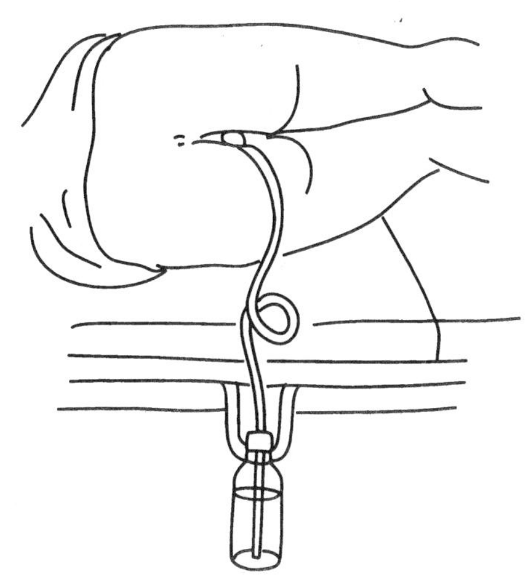

图 17-9　肛管排气法

随堂测

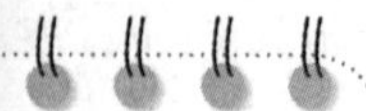

思考题

1．患者，女，50岁。因车祸导致脊柱损伤后出现尿液持续从尿道中流出，膀胱处于空虚状态。现遵医嘱为该患者进行留置导尿术。

请回答：

（1）尿失禁有几种类型？该患者的尿失禁属于哪种类型？

（2）为该患者留置导尿的目的是什么？

（3）为防止患者发生泌尿系逆行感染，应如何护理？

2．患者，男，55岁。入院诊断为“大叶性肺炎”。测量体温39.5℃，P 102次/分，R 24次/分，医嘱给予大量不保留灌肠为其降温。

请回答：

（1）在灌入灌肠液的过程中可能出现哪些异常情况？应如何处理？

（2）请列表比较大量不保留灌肠法、小量不保留灌肠法、保留灌肠法、肛管排气法的异同点。

（彭小燕）

药物疗法

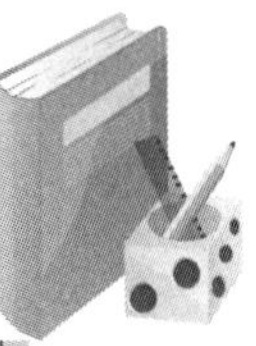

导学目标

通过本章内容的学习，学生应能够：

◆ **基本目标**

1. 陈述给药原则及药物保管原则。
2. 列出影响药物疗效的因素。
3. 正确识别与给药有关的医学常用缩写用语。
4. 列举口服给药的注意事项。
5. 描述注射给药的原则。
6. 正确完成三种吸入给药法的操作。
7. 解释吸入给药法的原理。
8. 正确完成各种注射法的操作。
9. 描述药物过敏反应的原理、临床表现及抢救措施。
10. 阐述常用皮试液配制的方法。
11. 正确判断过敏试验的结果。
12. 简述破伤风抗毒素脱敏注射的步骤。

◆ **发展目标**

1. 将青霉素过敏试验相关知识和技能与其他药物过敏试验联系起来。
2. 综合运用吸入给药的相关知识和技能为有人工气道的患者进行雾化。
3. 综合运用皮下注射的相关知识和技能为糖尿病患者注射胰岛素。
4. 综合运用微量注射泵使用的相关知识和技能为患者进行持续静脉给药。

◆ **思政目标**

1. 具有强烈的给药安全意识、高度的责任心、慎独修养和严谨求实的工作态度。
2. 具有人文关怀能力，体现爱心、耐心、同理心。

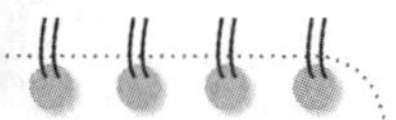

第一节　概　述

案例 18-1

患者，男，45 岁，因多饮、多食、多尿 1 年，加重 1 周入院。自诉采用饮食控制、口服降糖药治疗半年，效果不佳。查体：T 36.8℃，P 90 次 / 分，R 20 次 / 分，BP 140/85 mmHg，意识清醒。实验室检查：空腹血糖 10.0 mmol/L，尿糖（+++）。诊断：2 型糖尿病。医嘱：胰岛素 8U H tid。

请回答：

1．说出该医嘱描述的给药时间、给药部位和给药次数。

2．给药前如何执行查对制度？

药物治疗是临床上最常见的一种治疗方法。护士是药物治疗的直接执行者，在药物治疗过程中发挥着重要的作用。护士安全、准确、有效地给药，对患者获得最佳的治疗效果至关重要。因此，护士应了解有关的药理知识，熟练掌握正确的给药方法，以使患者达到最佳的药物治疗效果。

一、护士在药物治疗中的职责

药物治疗是一个连续的过程，需要医生、药剂师、护士及患者的共同合作。给药是这一过程中的重要环节。护士在给药过程中承担着以下几方面的职责。

1．了解药物的相关知识，包括药物的用法、给药途径、安全剂量、不良反应、毒性反应、配伍禁忌等。

2．正确运用给药技能，保证安全、准确地给药。

3．用药前评估患者的身心状态、用药史、药物过敏史、配合程度等情况；评估用药期间患者的身心反应及其他情况。

4．记录患者用药期间的反应，并及时向医生提供准确信息。

5．指导患者安全用药。

6．维护用药者的权利，确保其安全与舒适。

7．对有疑问的医嘱应“质疑”，避免不安全用药。

8．参与药物的保管、贮存。

二、药物的基本知识

（一）给药的目的

药物治疗对恢复和维持人类健康有重要作用，通过给药可达到以下目的。

1．治疗疾病及减轻症状　如抗生素可达到治疗感染性疾病的目的，而止痛药可减轻疼痛，缓解症状。

2．预防疾病　各种疫苗、免疫增强剂、维生素等药物可提高机体免疫力，从而达到预防疾病的目的。

3．协助诊断　利用某些药物的特殊性质与排泄特点进行检查以协助诊断，如利用酚红的排泄检测肾功能。

4．维持机体正常生理功能　休克、失血、失液时需及时补充液体、蛋白质和电解质，以维持机体的生理功能。

（二）药物的基本作用

药物在人体内经过吸收、分布、代谢、排泄 4 个环节。药物进入人体后，分布到人体各个组织和器官，通过改变体液环境或与细胞膜上的受体结合，从而产生一系列的作用。

1．治疗作用　指符合用药目的或能达到防治效果的作用。例如，使用吗啡缓解患者的疼痛，使用氨茶碱治疗支气管哮喘等。一种药物可能同时具备多种药理作用，如阿司匹林既能消炎、止痛、退热，又可以抑制血小板的聚集，降低心血管疾病的发生危险。此外，多种药物同时使用时，药物间存在相互作用。

2．不良反应　指不符合用药目的，甚至给患者带来痛苦的反应。包括：①副反应：由于药理效应选择性低，涉及多个效应器官，当某一效应用作治疗目的时，其他效应就成为副反应，一般症状较轻。如阿托品用于解除胃肠痉挛时，会引起口干、心悸、便秘等副反应。②毒性反应：是在药物剂量过大或蓄积过多时发生的损害性反应，一般比较严重。例如中毒剂量的吗啡可造成严重的呼吸抑制，甚至死亡。③后遗效应：指停药后血浆药物浓度已降至阈浓度以下时残存的生物效应。如服巴比妥类催眠药后，次日晨可能会出现宿醉现象。④特殊反应：指与药理作用无关、难以预料的不良反应，如变态反应。

（三）药物的剂型

依据不同的给药途径，药物剂型可分为以下几种。

1．内服药　包括溶液、合剂、酊剂、片剂、散剂、胶囊等。

2．注射药　包括水溶剂、油剂、混悬液、结晶、粉剂等。

3．外用药　包括软膏、溶液、酊剂、搽剂、洗剂、滴剂、粉剂、栓剂等。

4．其他　粘贴敷片、植入慢溶药片、泡腾片等。

（四）给药途径

临床上，根据药物的性质、剂型、机体组织对药物的吸收情况和治疗需要等，选择不同的给药途径，目前常用的给药途径有以下几种。

1．口服给药法（oral administration）　是药物经口服至消化道，经胃、肠黏膜吸收入血液循环，从而达到局部或全身治疗效果。

2．注射给药法（injection administration）　是将药物注射到身体组织中，经血液循环到达全身各处组织细胞，从而发挥疗效。常用的注射给药途径有 4 种。

（1）皮内注射法（intradermal injection）：指将少量药液注入表皮与真皮之间的方法。

（2）皮下注射法（hypodermic injection）：指将少量药液注入皮下组织的方法。

（3）肌内注射法（intramuscular injection）：指将一定量药液注入肌肉组织的方法。

（4）静脉注射法（intravenous injection）：指将无菌药物经静脉注入体内的方法。

3．吸入给药法（inhalation administration）　挥发性药物或气体经口、鼻吸入呼吸系统中，达到局部或全身治疗的目的。

4．局部给药法（topical administration）　药物经皮肤或黏膜吸收产生局部疗效的方法。黏膜给药常见的部位包括口腔、鼻黏膜、阴道、直肠等。

（五）影响药物疗效的因素

药物疗效受到机体内外诸多因素的影响。了解和掌握这些因素的作用规律，有助于采取恰当的护理措施，以更好地发挥药物疗效，并防止或减少不良反应。影响药物疗效的因素归纳起来有以下几方面。

1．药物方面　药物的用量、剂型、给药途径、理化性质及是否联合用药对药物作用有明

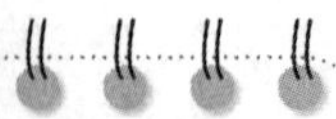

显影响。

（1）用量：药物用量在一定范围内与效应呈正比关系，即药量增加，效应随之增加。但当达到最大效应后，即便继续增加剂量，药物的效应也不再提高，反而会引起毒性反应，如洋地黄过量时可引起心律失常。

（2）剂型：剂型影响药物的吸收量或速率，从而影响药物作用的快慢和强弱。如与同类药物的注射针剂相比，口服药一般发挥疗效较慢。

（3）给药途径：不同的给药途径可影响药物的吸收速度和生物利用度。不同给药途径药物吸收速度由快到慢的顺序为：静脉注射或输液>雾化吸入>舌下含服>直肠黏膜用药>肌内注射>皮下注射>口服给药>皮肤用药。某些情况下，不同的给药途径会产生不同的药效，如硫酸镁口服给药可产生导泻与利胆作用，注射给药则产生镇静和降血压的作用。

（4）给药时间：临床用药一般按照适当的给药间隔时间进行连续多次给药，目的在于维持有效的血药浓度和发挥最大药效，避免发生毒性反应。因此，给药间隔时间的参考依据是药物在体内的血浆半衰期，不宜为了方便而随意更改给药时间。临床工作中常用外文缩写来描述给药时间、给药部位、给药次数和药物种类等，给药有关的外文缩写见表 18-1 所列。对于给药时间要求不太严格的药物，可按临床常规的给药时间表（表 18-2）安排给药。

表 18-1　给药有关的常用外文缩写

缩写	拉丁文 / 英文	中文译意
ID	injectio intradermica / intradermic（injection）	皮内注射
H	injectio hypodermica / hypodermic（injection）	皮下注射
IM / im	injectio muscularis / intramuscular（injection）	肌内注射
IV / iv	injectio venosa / intravenous（injection）	静脉注射
ivgtt / ivdrip	injectio venosa gutta / intravenous drip	静脉滴注
po	per os / oral medication	口服
qd	quaque die / every day	每日一次
bid	bis in die / twice a day	每日两次
tid	ter in die / three times a day	每日三次
qid	quater in die / four times a day	每日四次
qh	quaque hora /every hour	每小时一次
q2h	quaque secundo hora /every 2 hours	每 2 小时一次
q4h	quaque quarta hora / every 4 hours	每 4 小时一次
q6h	quaque sexta hora / every 6 hours	每 6 小时一次
qm	quaque mane / every morning	每晨一次
qn	quaque nocte / every night	每晚一次
qod	quaque omni die / every other day	隔日一次
ac	ante cibum / before meals	饭前
pc	post cibum / after meals	饭后
hs	hora somni / at bed time	临睡前
am	ante meridiem / before noon	上午
pm	post meridiem / afternoon	下午

续表

缩写	拉丁文 / 英文	中文译意
12n	/ 12 clock at noon	中午 12 时
mn	/ midnight	午夜
st	statim / immediately	立即
DC	/ discontinue	停止
prn	post meridiem / afternoon	需要时（长期）
sos	si opus sit / one dose if necessary	需要时（限用一次，12 h 内有效）
OD	oculus dexter / right eye	右眼
OS	oculus sinister / left eye	左眼
OU	oculus unitus / both eyes	双眼
AD	auris dextra / right ear	右耳
AS	auris sinistra / left ear	左耳
AU	arues unitas / both ears	双耳
Rp / Px	recipe / prescription	处方 / 请取
tab	taballa / tablet	片剂
comp	compositus / compound	复方
pil	pilula / pill	丸剂
lot	lotio / lotion	洗剂
mist	mistrua / mixture	合剂
tr	tincture / tincture	酊剂
pulv	pulvis / powder	粉剂 / 散剂
ext	extractum / extract	浸膏
cap	capsula / capsule	胶囊
sup	suppositorium / suppository	栓剂
syr	syrupus / syrup	糖浆剂
ung	unguentum / ointment	软膏剂
inj	injectio / injection	注射剂
ad	ad / up to	加至
gtt	gutta / drip	滴
g	/ gram	克
ml	/ milliliter	毫升

表 18-2　医院常用给药时间与安排

给药时间	安排	给药时间	安排
qm	6am	q2h	6am，8am，10am，12n，2pm…
qd	8am	q3h	6am，9am，12n，3pm，6pm…
bid	8am，4pm	q4h	8am，12n，4pm，8pm，12mn…
tid	8am，12n，4pm	q6h	8am，2pm，8pm，2am
qid	8am，12n，4pm，8pm	qn	8pm

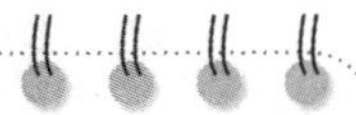

（5）联合用药：联合用药是指为了达到治疗目的而将两种或两种以上药物同时或先后应用。合理的联合用药可增强疗效，减少毒性，产生协同作用。不合理的联合用药会降低疗效，增加毒性，产生拮抗作用。如异烟肼和乙胺丁醇合用时可增强抗结核作用，乙胺丁醇还可延缓异烟肼耐药性的产生；而铁剂与四环素类药物同时使用时，会形成络合物而减少吸收。护士按医嘱联合用药时，要遵守“常见药物配伍禁忌”的规定。

知识链接

配伍禁忌

配伍禁忌是指两种或两种以上药物在体外配合起来同时使用时，发生物理性或化学性的相互作用，从而改变药物的性质，影响药物疗效或产生毒性反应。在联合用药时，应防止出现配伍禁忌。例如，在使用新药前，应认真阅读说明书，全面了解新药的特性，避免盲目配伍；在不了解其他药液对某药的影响时，可将该药单独使用；根据药物性质及说明书的内容选择合适的溶媒，避免发生理化反应。因此，护士在同时使用多种药物时，要认真核对药物的配伍禁忌表，避免发生配伍禁忌。

（6）耐受性和药物依赖性：将连续用药后产生的药物反应性降低称为耐受性。连续用药会引起机体对药物的依赖性，如已产生了躯体性依赖，一旦停药会产生戒断现象，即成瘾性。如吗啡、哌替啶等麻醉剂长期或反复使用后可产生成瘾性。

2．机体方面

（1）生理状态：患者的年龄、性别、体重、营养状态等都会影响药物在体内的代谢。通常，幼儿的各种生理功能及调节机制尚未发育完善，对药物的反应较敏感，而老年人肝、肾功能的减退会影响药物的代谢、排泄，因此幼儿和老年人用药剂量要比成年人小。由于某些药物通过胎盘进入胎儿体内可能导致畸胎，或是通过乳腺排泌进入婴儿体内引起中毒，因此妇女在妊娠期和哺乳期用药要谨慎。一般来说，药物用量与体重成正比。此外，营养状态差的患者由于其肝药酶活性低，药物代谢速度减慢，易引起药物中毒。

（2）病理状态：疾病可影响机体对药物的敏感性，也可改变药物的体内过程。肝、肾功能不良与用药关系密切。肝功能不良时肝药酶活性降低，药物代谢速度变慢，造成药物作用时间延长或增强，半衰期延长；肾功能不良者药物排泄减慢，半衰期延长。因此，肝、肾功能不良者，应注意用药时适当延长给药间隔时间和减少剂量，避免引起蓄积中毒。

（3）心理状态：心理因素可在一定程度上影响药物的效应。如患者情绪乐观，机体功能提高，各系统功能稳定，则药物治疗易收到良好的效果；反之，则会影响药物疗效。因此，在给药过程中，要了解患者的情绪状态，帮助其调整情绪，使之能以积极的态度接受药物治疗，促进药效的发挥。同时，患者对药物的信赖程度也是影响药效的因素之一。如果患者认为药物治疗有效，信赖药物治疗，则可提高药物疗效，“安慰剂”的疗效正是心理因素影响的结果。但如果患者对药物治疗无信心，不但会自觉疗效不高，甚至会采取不配合的态度。此外，医护人员的语言、行为也会影响患者的情绪及对药物的信赖程度。护士的言行可帮助患者树立治疗信心，提高患者对药物的信赖程度，同时给予患者情感上的支持，改善患者情绪，使其以积极的态度接受药物治疗，促进药物疗效。

3．饮食方面　饮食可以影响药物的吸收和排泄，从而影响药物的疗效。因此，在药物治疗的同时，要指导患者的饮食，以促进药物的吸收，增强疗效，避免疗效降低。

（1）促进药物吸收，增强疗效：酸性食物可增加铁剂的溶解度，促进铁的吸收。粗纤维食物可促进肠蠕动，增强驱虫效果。高脂肪饮食可促进脂溶性维生素 A、维生素 D 和维生素 E 的吸收。

（2）干扰药物吸收，降低疗效：铁剂不能与茶水、高脂饮食同时服用。因为茶水中的鞣酸可与铁结合形成铁盐而妨碍铁的吸收，脂肪抑制胃酸分泌而影响铁的吸收。补钙时不宜与菠菜同食，因菠菜中含有大量草酸，可与钙结合成草酸钙而影响钙的吸收。

（3）改变尿液的 pH 值，影响药物疗效：动物性食物在体内代谢产生酸性物质，豆制品、蔬菜等植物性食物在体内代谢产生碳酸氢盐，代谢产物排出时会影响尿液 pH 值，从而影响药物的疗效。氨苄西林在酸性尿液中杀菌力增强，因此在治疗泌尿系统感染时，应嘱患者多吃动物性食物，以酸化尿液。磺胺类药物在碱性尿液中抗菌力较强，可以嘱患者多吃植物性食物，以碱化尿液。

三、给药原则

为了确保在执行药物疗法时的准确与安全，护士在给药过程中必须严格遵守给药原则。

（一）按医嘱要求准确给药

1．医嘱单上必须清楚地写明患者姓名、性别、年龄、床号、病历号；所给药物的名称、剂量、给药时间、用药方法以及开始和停止的日期和时间。医嘱上必须由医生本人签字。每日必须总查对医嘱一次。

2．在执行医嘱过程中，对医嘱或药物有任何疑问，应立即向医生提出，询问明确后方可给药，避免盲目执行。

3．护士一般不执行口头医嘱。遇特殊情况时，如抢救、手术时可接受口头医嘱。在执行时，必须复述 1 次，与医生确认无误后方可执行，记录执行的时间，并保留用过的空安瓿，以备复查。医生应在 4 小时内补记口头医嘱，并签字。

（二）严格执行查对制度

在给药过程中，为确保给药的安全有效，必须做到“三查九对”。“三查”指操作前、操作中、操作后均须进行查对。“九对”指核对床号、姓名、药名、药物浓度、剂量、用法、用药时间、有效期、过敏史。必要时还应查对批号。

备药前检查药物质量，对疑有变质或已超过有效期的药物，应放弃使用。摆药或加药后，必须经第二人核对，方可执行，并记录执行时间，执行者签名。在“三查九对”的前提下，可以使用电子设备辅助确认患者身份。当使用高危药物或无电子设备辅助时，均应两人床旁核对。

（三）进行全面评估，确保用药安全

给药前护士应先了解患者的年龄、诊断、病情、心理状况以及所用药物的性状、作用、不良反应和应有的疗效。此外，还要了解患者的药物过敏史，必要时进行过敏试验，以确保安全。多种药物同时使用时，注意药物间的相互作用，是否存在配伍禁忌。同时，用药期间需密切观察患者的病情变化，动态评价药物疗效和不良反应，如患者出现胸闷、恶心、发热、皮疹等不良反应，应及时报告医生，遵医嘱做好相应的处置工作，并根据药物不良反应性质填写不良反应报告，逐级上报。做好用药指导，使患者合理用药。

（四）掌握正确的给药方法和技术

熟练掌握给药技术是护士胜任药疗工作的一个必备条件。不同的给药方法有其相应的操作规程及要求，护士应运用正确的给药方法，使药物能准确、及时地进入体内生效。同时，药物应做到现用现配，口服药备好后应及时分发，以避免药物发生化学反应或被污染，导致药效降低。

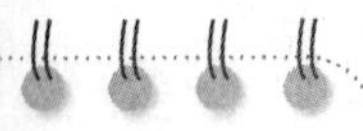

四、药物的管理

（一）药物的领取

必须凭医生的处方领取药物。门诊患者按医生处方在门诊药房自行领取。住院患者药物的领取方法各医院规定不同，目前医院内有以下两种方式。

1．中心药房　医院内设有中心药房，是领取住院患者药物的主要场所。病区护士每天上午处理完医嘱后，将患者24 h所需药物的信息通过电脑送至中心药房，药剂师根据医嘱执行单摆药、核对，由外勤人员送至科室由护士核对、签字，或病区护士至中心药房再次核对后取回。

2．病区　病区内设有药柜，贮备一定数量的常用药物，由专人管理，定时检查，按规定进行领取和补充。凭医生处方领取患者的贵重药物和特殊药物。使用病区内固定数量的剧毒药和麻醉药后，凭医生处方领取补充。

（二）药物的保管

对病房的药物管理要遵循下列原则。

1．药柜放置　药柜应置于治疗室中通风、干燥、明亮的地方，保持整洁，避免阳光直射。

2．分类放置　药物应按内服、外用、注射、剧毒等分类放置。毒麻药物依据“麻醉品管理办法”规定的原则严格管理，严格处方、单独存放、专人负责、加锁保存并有交班记录。高危药物应单独存放，避免与包装类似的药物邻近放置，并使用高危药物标识。

3．标签明确　药品应有明确的标签，标签上要注明药物的名称、浓度和剂量。不同类的药品使用不同的标签，内服药用蓝边标签、外用药用红边标签、剧毒药用黑边标签。

4．定期检查　应定期检查药物，如有变色、沉淀、异味、潮解等现象，或标签脱落，则不能使用，及时退回中心药房或药库处理。新领药品应仔细核对无误方可收入病房药柜。

5．妥善保存　不同性质的药品采用不同的保存方法。

（1）对有期限限制的药物，如抗生素、胰岛素等，应定期检查，按有效期先后次序使用。

（2）易被热破坏的生物制品和药品，如蛋白制剂、疫苗、益生菌、干扰素等，根据其性质和贮存条件的要求，置于干燥、阴凉处或2 ~ 10℃冰箱内。

随堂测

（3）易燃易爆的药品，如乙醇、乙醚、环氧乙烷等，应单独存放，注意密闭保存于低温处，并远离火源。

（4）易挥发、潮解和风化的药物，如乙醇、过氧乙酸、碘酊、糖衣片等，应密闭保存，用后注意盖紧瓶盖。

（5）易光解和遇光易变质的药物，如维生素C、氨茶碱、盐酸肾上腺素等，应装在有色瓶内或放在有避光纸的药盒内，置于暗处保存。使用肾上腺素类、硝普钠等药物时应遮光或避光。

第二节　口服给药法

案例 18-2

患者，男，48岁，以高血压入院。患者血压147/96 mmHg，体温36.5℃，脉搏78次/分。现遵医嘱给予口服降压药。

请回答：

1．在发药过程中有哪些注意事项？

2．如何对该患者进行服药指导？

口服给药法是最常用、最方便、较安全、经济的给药方法，也是患者乐于接受的一种药疗方法。但口服给药也存在吸收率低、药物生效慢、易受胃内容物影响的缺点，故应用时受到一定的限制，如不适用于急救、意识不清、呕吐频繁、禁食的患者。

一、目的

按照医嘱将药物及时、准确地发给患者，协助患者安全、正确地服下药物。

二、适用范围

意识清楚、有吞咽功能、胃肠道功能完好的患者。

三、操作要点

口服给药法的操作流程见表 18-3。

表 18-3　口服给药法的操作流程

步骤	要点	说明
评估	①核对：确认患者	
	②评估：患者的一般情况、吞咽情况	• 如评估年龄、病情、意识状态、治疗和进食情况、自理能力、服药依从性等；吞咽功能；有无口腔或食管疾患，有无恶心、呕吐症状等
	③解释：操作目的、方法、注意事项、配合要点	• 以解除患者的紧张情绪，取得其合作
操作前准备	①护士准备：着装整洁，洗手、戴口罩	
	②用物准备：发药车（内置药盘中有药卡、装有药物的药袋或药杯）、其他用物；快速手消毒液、医疗垃圾桶、生活垃圾桶，合理摆放用物	• 其他用物：服药本、饮水管、水壶（内盛温开水），必要时备药匙、量杯、滴管、研钵
	③环境准备：符合发药要求	• 安静、整洁、舒适、安全
	④患者准备：采取舒适体位	
备药	①中心药房摆药后核对：当班护士根据服药本，按床号顺序确认插在药盘格子中的药卡信息，再逐一核对药卡对应格子中的药袋或药杯内药物	• 严格执行“三查九对”制度 • 凭医生处方领取的独立包装的药片、粉剂、药液放在药卡对应的格子中
	②发药前核对：双人核对一次	• 确保备药无误
发药	①查对：携用物至病床旁，按床号顺序发药，核对床号、姓名、住院号、腕带信息、药物，解释	• 呼唤患者姓名，得到准确应答后方可给药，或用 PDA 机扫描腕带、药袋二维码，确认患者、药物信息 • 更换药物或停药时应及时告之患者 • 当患者有疑问时，应重新核对，确定无误后方可发药 • 患者因故不在或暂不能服药时，不可将药物放在床头柜上，应将药物带回保管，适时再发或做好交班
	②安置体位：协助患者取服药体位	• 婴幼儿患者可抱起取半坐卧位，鼻饲患者要抬高床头
	③给药：打开药杯或撕开药袋发药至患者，同时提供温开水（40 ~ 60℃）	• 同一患者的药物应一次取出药盘
	④服药：协助患者服药，并确认服下	• 对自行服药困难者应协助其服药或喂药

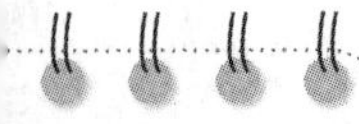

续表

步骤	要点	说明
发药	⑤再次核对	• 对鼻饲者应将研好的药粉溶解后从胃管灌入 • 亲自看到患者服药后方可离开 • 操作后查对
操作后整理	①患者：协助患者取舒适卧位，观察服药后反应，交代注意事项 ②清理发药车上用物 ③洗手，记录	• 促进药效发挥并减少不良反应 • 发药完毕，对药杯进行消毒处理，防止交叉感染 在执行单上签名

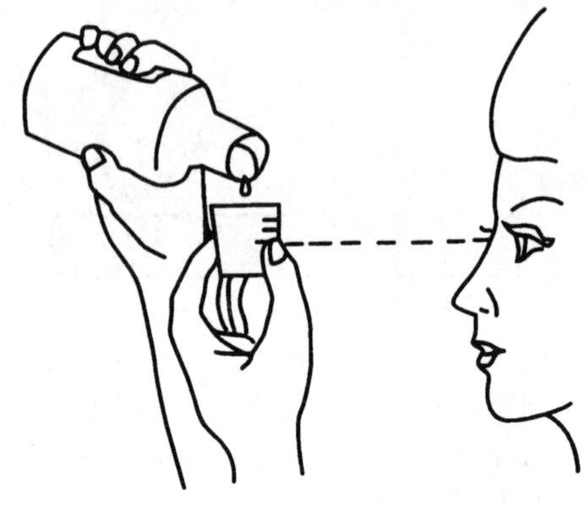

图 18-1　量取药液的方法

四、注意事项

1．病区护士摆药

（1）先备固体药，再备水剂和油剂。

（2）婴幼儿、鼻饲或食管静脉曲张患者所用的药物应研碎。

（3）依据药物的剂型不同，采取不同的取药方法。固体药用取药匙取药；药液量＞1 ml 时用量杯取药，视线与所示药量的刻度应在同一水平线上（图 18-1）；药液量＜1 ml 时用滴管吸取（1 ml=15 滴），操作时应注意：①在药杯内加入少量冷开水，以避免药液黏附在杯上；②滴管尖与药液水平面成 45°，将药液滴入药杯；③量取不同种药液时应先洗净量杯或滴管。

2．做好用药指导　①口服降糖药、降血压药、强心苷类药物前应分别评估血糖、血压、心率及心律，一旦发现异常，如服用强心苷类药物前测得脉率低于 60 次 / 分或节律异常，应暂停服用，并报告医生；②对牙齿有腐蚀作用或可使牙齿染色的药物，如酸剂、铁剂，服用时需避免与牙齿接触，可使用吸水管吸入，服后漱口；③对呼吸道黏膜有安抚作用的药物应最后服用，且服后不宜立即饮水，以免降低疗效；④服用磺胺类药物后要多饮水，防止因尿少易析出结晶堵塞肾小管；⑤按时服用抗生素，保证有效的血药浓度；⑥服用碘剂时，可将碘剂滴入食物中或稀释后服用，确保剂量准确；⑦健胃药在饭前服；助消化药及对胃黏膜有刺激的药物在饭后服；驱虫药在空腹时服用。

随堂测

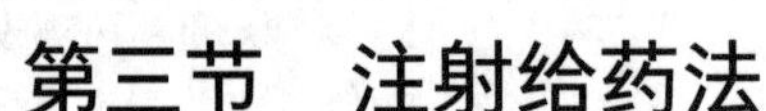

第三节　注射给药法

案例 18-3

患者，男，52 岁，因双下肢无力、麻木、行走困难 6 个月入院。既往无药物过敏史。入院后遵医嘱给予扩张血管药、营养神经药，肌内注射腺苷钴胺。

请回答：

1．如何对肌内注射部位进行准确定位，以保证安全用药？

2．如何避免注射部位发生硬结？

注射给药法是将一定量的药液注入体内，以达到全身疗效的方法。常用注射法包括皮内注射、皮下注射、肌内注射、静脉注射和动脉注射。与口服给药相比，注射给药药物吸收速度快、吸收效率高，药效作用迅速，适用于需要药物迅速发挥疗效者。此外，有些药物有严重的胃肠道刺激或胃肠道吸收效果不佳，也适宜选用注射给药。但注射给药也有一定的缺点，它是一种侵入性操作，可增加感染的危险，造成患者的疼痛、焦虑，且因药物吸收快，不良反应发生迅速，处理也相对困难。因此，护士应全面掌握各种注射给药的方法和操作规程，确保安全给药。

一、注射给药的原则

（一）严格执行查对制度

1．严格执行“三查九对”制度。

2．认真检查药物的质量，确认药物包装上的药名、浓度和剂量等信息与标签一致。如发现药物变色、浑浊或有絮状物、超出有效期，或安瓿、注射液瓶 / 袋有裂痕、渗液，密封瓶铝 / 胶盖松动等现象，均不可使用。

3．需同时注射数种药物时，注意药物的配伍禁忌。

（二）严格遵守无菌操作原则

1．注射前必须衣帽整洁，洗手、戴口罩。当可能接触患者血液时，应戴一次性乳胶手套。

2．按照无菌操作原则夹取或取用无菌注射器，注射器的活塞、内壁、乳头、针尖、针梗与针栓内壁必须保持无菌。

3．药物要现用现配，避免放置时间过长，造成药物效价降低或被污染。已抽吸好药液的注射器放置在无菌盘或无菌容器内，防止被污染。

4．常规消毒注射部位皮肤，并保持无菌。常用消毒方法为先用 2% 碘酊棉签以注射点为中心，由内向外螺旋式旋转涂擦，达到直径约 5 cm 后，待干，用 75% 乙醇以同样方式脱碘一次；或用安尔碘按上述方法消毒两次，待干后方可注射。

（三）严格执行消毒隔离制度

1．一套用物（如注射器、乙醇消毒片、棉签、止血带、垫巾）只能对一位患者使用一次，预防交叉感染。

2．一次性物品用后按规定处置，所有物品使用后按消毒隔离制度进行分类处理，最后由医院统一处置，不能随意丢弃。

（四）做好注射前准备

1．根据给药的目的、药物吸收的速度选择注射途径 静脉注射或动脉注射时，药物直接入血，吸收迅速；肌内注射时药物通过肌肉内丰富的毛细血管网入血；皮下注射药物的吸收较肌内注射慢；皮内含有血管最少，因此与其他注射法相比，皮内注射法药物的吸收最慢。

2．选择合适的注射部位 注射部位应避开神经和血管（动、静脉注射除外）；不可在有损伤、炎症、瘢痕、硬结及患皮肤病处进针。对需长期注射的患者，应有计划地更换注射部位。

3．选择合适的注射器和针头 根据注射药物的量、性质（黏稠度和刺激性的强弱）、注射部位和患者的个体情况选择合适的注射器和针头。一次性注射器应检查有效期以及包装的密封性。注射器应完整、无裂缝、不漏气；针头型号合适，锐利、无锈、无钩、无弯曲；注射器和针头衔接紧密。

（五）注射前排尽空气

注射前应排尽注射器内的空气，防止空气进入血管引起空气栓塞。同时，排气过程中应避免浪费药液。

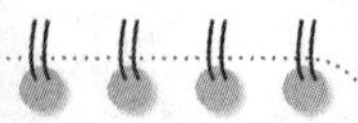

（六）掌握合适的进针角度和深度

1．根据注射法的不同，选择合适的进针角度和深度（图 18-2）。

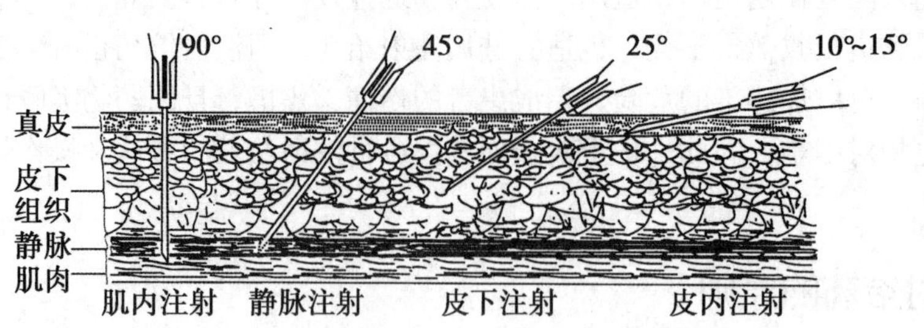

图 18-2　各种注射法的进针角度和深度

2．进针时不可将针梗全部进入皮肤内，因为断针易发生于针梗与针栓连接处，一旦发生断针，如保留一段针梗于体外，可尽快用血管钳夹紧外露端拔出针梗；如断端完全隐没于皮肤内，则断针易移位，不宜处理。

（七）进针后检查回血

进针后，推注药液前，应先抽动注射器活塞，检查有无回血。动、静脉注射必须见回血后方可推注药液；而皮下、肌内注射如有回血，则应拔出针头，更换部位，再行消毒、注射。

（八）掌握无痛注射技术

1．做好解释和安慰工作，消除患者的不安和恐惧心理。操作过程中通过交谈等方式分散患者的注意力，以减轻其疼痛与不适。

2．协助患者采取适当的体位，放松局部肌肉，易于进针。

3．注射时做到“二快一慢”，即进针快、拔针快、推药慢。给儿童注射时，应做到“三快”，即进针快、拔针快、推药快。

4．注射刺激性较强的药液时，应选择粗长型号的针头，进针要深，推药速度宜慢。

5．需要同时注射多种药物时，应先注射刺激性较弱的药物，再注射刺激性较强的药物。

二、注射给药前的准备

（一）评估

注射给药前，护士应对患者进行全面评估。

1．病情及用药目的　对老年人进行评估时，应注意循环系统、肝肾功能、皮肤等情况；对婴幼儿患者，应特别注意用药剂量。

2．药物过敏史与用药史。

3．有无注射的经验，对注射的认知水平及心理反应　有的患者对注射有恐惧和焦虑的心理，护士应耐心解释注射目的和注意事项，取得患者合作。对婴幼儿、躁动、精神异常患者需适当加以约束。

4．注射部位皮肤情况　局部有无损伤、炎症、瘢痕、硬结、皮肤病等。

（二）用物准备

1．常规物品　治疗车上层放置下列物品：皮肤消毒液（安尔碘和 75% 乙醇各 1 瓶）、无菌持物钳、棉签、一次性乳胶手套、砂轮、开瓶器、弯盘，静脉注射时应准备止血带、一次性垫巾和胶布，快速手消毒液。治疗车下层放置锐器盒、医用垃圾桶、生活垃圾桶。

2．注射器和针头

（1）注射器的结构：注射器由乳头、针筒、活塞（活塞体、活塞轴、活塞柄）构成。针头由针尖、针梗和针栓构成（图 18-3）。

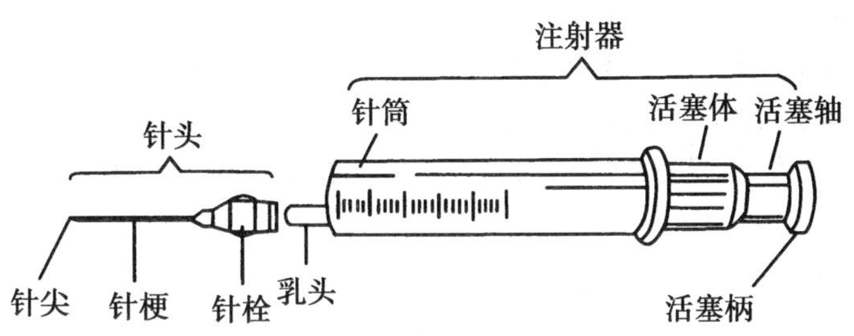

图 18-3　注射器和针头的结构

（2）常用注射器和针头的规格及主要用途见表 18-4 所列。

表 18-4　常用注射器和针头的规格及主要用途

注射器规格	针头型号	主要用途
1 ml	4½ 号	皮内注射
1 ml、2 ml	4½ ~ 5 号	皮下注射
2 ml、5 ml	6 ~ 7 号	肌内注射
10 ml、20 ml、50 ml	8 ~ 12 号	静脉注射

（3）注射器的使用方法：使用一次性注射器时，应先检查包装的有效期及密封性，然后打开包装，取出注射器；非一次性注射器和针头应按照无菌操作原则夹取。连接注射器和针头，调整针尖斜面与注射器刻度在同一平面上，加固注射器与针头连接处，然后抽动活塞，确认能够使用。操作中注意保持针梗、针尖、活塞体、乳头的无菌状态。

3．注射药液　按医嘱准备。

4．其他　无菌注射盘、注射单、标签。

（三）抽吸药液法

抽吸药液过程应严格遵循查对制度和无菌操作原则。具体操作方法如下。

（1）自安瓿中吸药法：将安瓿尖端的药液轻弹至体部，用 75% 乙醇棉签消毒颈部，用砂轮锯一划痕，再次用 75% 乙醇棉签消毒颈部后，以双手手指分别持安瓿体部和头部末端，轻轻屈折，沿划痕处掰开。安瓿颈部若有蓝色的圆点标记，为易掰安瓿，无须划痕，消毒后可直接折断安瓿。将针尖置于安瓿内药液液面下，针尖斜面向下，手持活塞柄抽动活塞，将药液吸出。从小安瓿抽吸药液时，用一手示指和中指夹持小安瓿，拇指与其他手指夹住注射器空筒；从大安瓿抽吸药液时，用一手拇指和示指持安瓿，鱼际与其他手指夹住注射器空筒（图 18-4）。

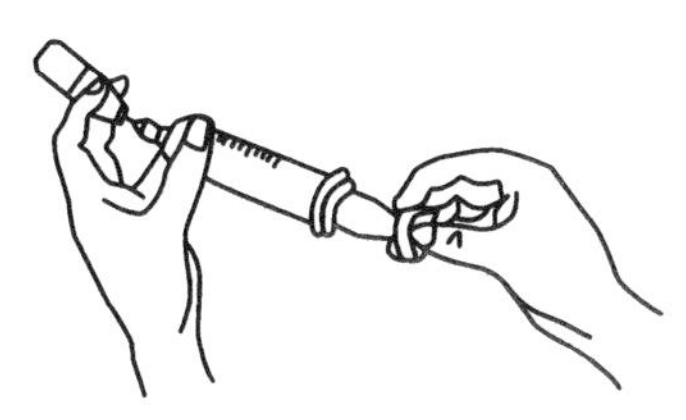

A. 从小安瓿中吸药

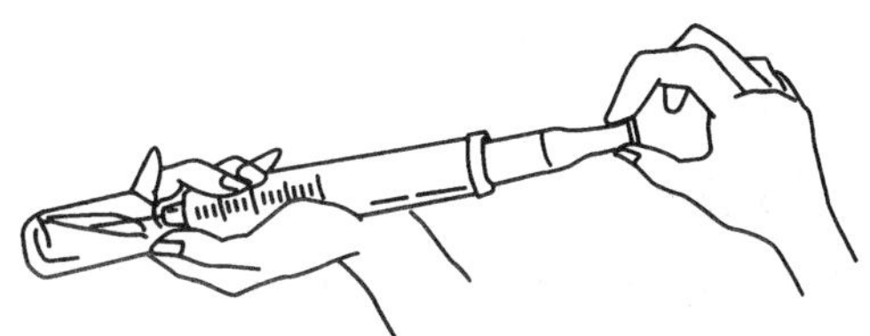

B. 从大安瓿中吸药

图 18-4　自安瓿中吸药法

（2）自密封瓶内吸药法：用开瓶器去除铝盖的中心部，用安尔碘棉签由瓶塞中心向外消毒瓶塞顶部及周围2遍，待干。用注射器抽吸与药液等量的空气，一手示指和中指夹持密封瓶颈部，另一手持注射器将针头插入密封瓶内，夹持密封瓶的手的拇指与其他手指握住注射器的空筒，注入空气（增加瓶内压力以利于药液的抽吸），然后倒转药瓶，使针尖在药液液面下，吸药。抽吸完毕后，持注射器的手的示指固定针栓，拔出针头（图18-5）。

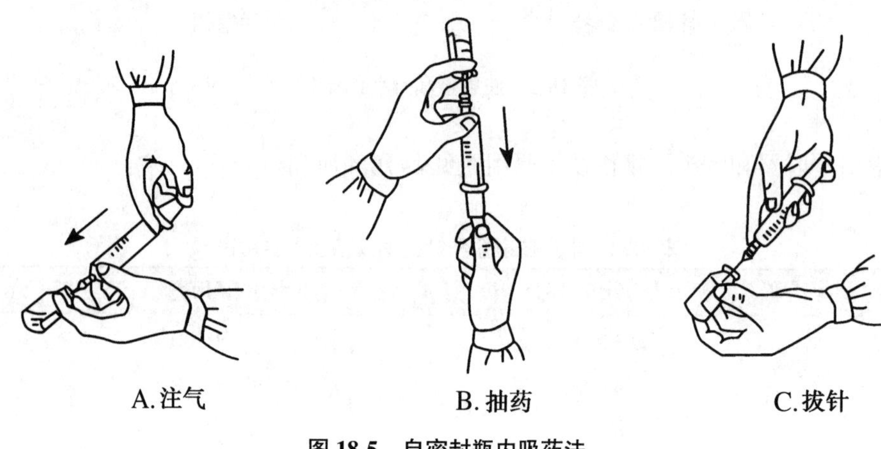

图18-5　自密封瓶内吸药法

（3）结晶或粉剂药物的吸取：先向密封瓶内注入0.9%氯化钠注射液、注射用水或专用溶媒溶解粉剂，待全部溶解后再吸药。

在抽吸药液过程中，注意手不可触及活塞体部，注意随着液面下降调整安瓿的角度，保证针头在液面下抽尽药液。抽吸完毕后，针头向上轻拉活塞，使针头中药液流入注射器，排尽注射器内空气，套上空安瓿、空药瓶或针头保护帽，在注射器外贴上注射标签，放入无菌盘中备用。

三、常用注射法

【皮内注射法】

皮内注射法是将少量药液注入表皮与真皮之间的方法。

（一）目的

1．用于药物过敏试验。

2．用于预防接种。

3．用于局部麻醉的先驱步骤。

（二）适用范围

1．药物过敏试验（皮试）患者。

2．预防接种者。

3．局部麻醉手术患者。

（三）操作要点

皮内注射法的操作流程见表18-5。

表 18-5　皮内注射法的操作流程

步骤	要点	说明
评估	①核对：确认患者	
	②评估：患者的一般情况、用药史、药物过敏史、家族过敏史、注射部位皮肤情况	• 如评估年龄、病情、意识状态、治疗、自理能力、心理反应、配合程度、进食、肢体活动等情况；注射部位皮肤颜色，有无皮疹、硬结、瘢痕、感染、皮肤划痕阳性等情况
	③解释：操作目的、方法、注意事项、配合要点	• 以解除患者的紧张情绪，取得其合作
操作前准备	①护士准备：着装整洁，洗手、戴口罩	
	②用物准备：一次性注射器、药物（按医嘱备）、75% 乙醇、其他用物；快速手消毒液、锐器盒、医疗垃圾桶、生活垃圾桶	• 1 ml 注射器，如为药物过敏试验，需备 5 ml 注射器 • 其他用物：棉签、砂轮、开瓶器、无菌治疗巾、无菌盘、弯盘、注射单、标签，如为药物过敏试验，需备急救盒（0.1% 盐酸肾上腺素 1 ml、2 ml 注射器、砂轮）
	③环境准备：符合无菌操作要求	• 清洁、宽敞、明亮，方便操作
	④患者准备：采取舒适卧位	
备药	①核对：持注射单、标签、药物进行双人核对，并签名	• 严格执行查对制度
	②铺注射盘：取无菌治疗巾铺盘	
	③抽吸药液：取 1 ml 注射器按医嘱抽吸药液，如为药物过敏试验，正确配制皮试液	• 严格执行无菌操作原则
	④放置：贴标签于 1 ml 注射器上，放入注射盘内	
注射	①查对：携用物至病床旁，双人核对床号、姓名、住院号、腕带信息、药物，解释	• 可用 PDA 机扫描腕带确认患者信息
	②安置体位：取坐位、半坐卧位或侧卧位，选择注射部位	• 皮肤过敏试验常选用前臂掌侧下段（此处皮肤较薄，色素、毛发较少，易于注射和辨别试验结果），预防接种常选用上臂三角肌下缘，局部麻醉则选择麻醉处
	③进针：洗手，用 75% 乙醇消毒注射部位皮肤，待干，再次核对，排尽空气，左手绷紧皮肤，右手以平执式持注射器，针尖斜面向上与皮肤成 5° 刺入，再转成与皮肤平行，使针尖斜面进入皮内即可（图 18-6）	• 如果患者对乙醇过敏，可用 0.9% 氯化钠溶液进行皮肤清洁，同时避免反复用力涂擦局部皮肤 进针角度不能过大，否则会进入皮下
	④推药：放平注射器，左手拇指固定针栓，右手推活塞注入 0.1 ml 药液，使局部形成一圆形隆起的皮丘（皮肤变白，毛孔变大）	• 注入药量要准确
	⑤拔针：注射毕，迅速拔针（勿按压），观察皮丘情况，按照注射单核对姓名、药物，将注射器弃于锐器盒中。如为药物过敏试验，将急救盒放于床旁桌上	
操作后整理	①患者：协助患者取舒适卧位，询问其感受，观察患者反应，交代注意事项，整理床单位	• 嘱患者不可用手按揉注射部位，不可离开病房，如有不适，立即告知护士 • 皮试时，嘱患者静候 15 ~ 20 min 后观察结果
	②清理治疗车上用物	• 皮试时，需暂时保留药瓶
	③洗手，记录	• 皮试时，记录观察皮试结果的时间，并签名 • 皮试结果阴性，可取回急救盒，弃药瓶于锐器盒中

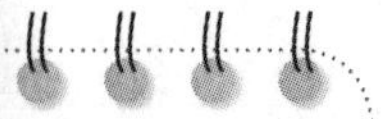

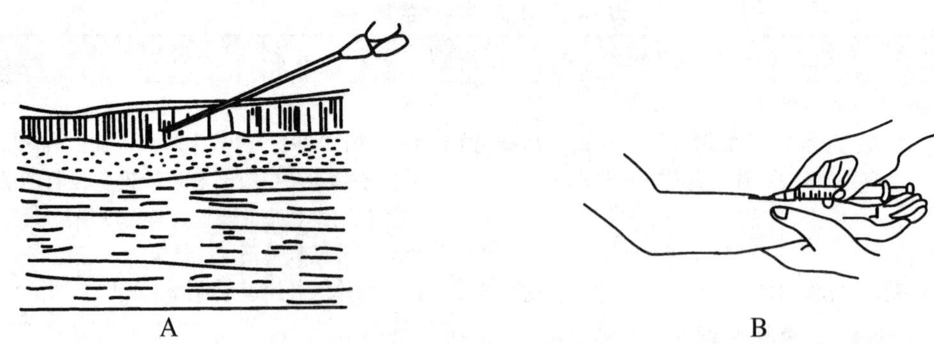

图 18-6　皮内注射法

（四）注意事项

1．如果是做皮试，应详细询问用药史、药物过敏史。如患者对需要注射的药液有过敏史，则不能做皮试，应与医生联系，更换其他药物。

2．做皮试时，切忌选择有色消毒液（如安尔碘）消毒皮肤，以免影响对皮试结果的观察与判断。

3．如对皮试结果有疑问，需做对照试验，用另一注射器和针头，在另一前臂的相同部位，注入 0.9% 氯化钠注射液 0.1 ml 或用 75% 乙醇涂擦局部皮肤 5 cm 范围。20 min 后，对照观察结果。

4．做药物过敏试验前，抢救物品和药品须处于备用状态。

5．药物过敏试验结果若为阳性，应告知患者或家属，并记录在病历上。

【皮下注射法】

皮下注射法是将少量药液注入皮下组织的方法。

（一）目的

1．用于需药物迅速达到药效、不能或不宜经口服给药时。

2．用于预防接种。

3．用于局部给药，如局部麻醉。

（二）适用范围

1．需要在一定时间内达到药效的患者，如糖尿病患者。

2．疫苗接种者。

3．局部麻醉手术患者。

（三）操作要点

皮下注射法的操作流程见表 18-6。

表 18-6　皮下注射法的操作流程

步骤	要点	说明
评估	①核对：确认患者	
	②评估：患者的一般情况、用药史与药物过敏史、注射部位皮肤情况	• 如评估年龄、病情、意识状态、治疗、自理能力、心理反应、配合程度、进食、肢体活动等情况；注射部位皮肤有无皮疹、硬结、瘢痕、破损、感染等情况
	③解释：操作目的、方法、注意事项、配合要点	• 以解除患者的紧张情绪，取得其合作

续表

步骤	要点	说明
操作前准备	①护士准备：着装整洁，洗手、戴口罩 ②用物准备：一次性注射器、药物（按医嘱备）、安尔碘、75% 乙醇、其他用物；快速手消毒液、锐器盒、医疗垃圾桶、生活垃圾桶 ③环境准备：符合无菌操作要求 ④患者准备：采取舒适卧位	• 1 ml 或 2 ml 注射器 • 其他用物：棉签、砂轮、无菌治疗巾、无菌盘、弯盘、注射单、标签 • 清洁、宽敞、明亮，方便操作
备药	①核对：持注射单、标签、药物进行双人核对，并签名 ②铺注射盘：取无菌治疗巾铺盘 ③抽吸药液：取注射器，按医嘱抽吸药液 ④放置：贴标签于注射器上，放入注射盘内	• 严格执行查对制度 • 严格执行无菌操作原则
注射	①查对：携用物至病床旁，双人核对床号、姓名、住院号、腕带信息、药物，解释 ②安置体位：取坐位、半坐卧位或侧卧位，选择注射部位 ③进针：洗手，用安尔碘消毒注射部位皮肤两遍，待干，再次核对患者姓名、药物，排尽空气，左手持无菌干棉签并绷紧皮肤，右手平执式持注射器，针尖斜面向上，与皮肤呈 30° ～ 40°，迅速刺入针梗 1/2 ～ 2/3 ④推药：右手固定针栓，左手回抽活塞柄，见无回血，缓慢推注药液（图 18-8） ⑤拔针：注射毕，置干棉签于穿刺点旁，迅速拔出针头，同时用干棉签按压穿刺点至不出血为止，按照注射单核对姓名、药物，将注射器、药瓶弃于锐器盒中	• 可用 PDA 机扫描腕带确认患者信息 • 通常选用血管和神经分布少、组织松弛状态良好、易于注射的部位，如上臂三角肌下缘、上臂外侧、腹部、大腿前侧、大腿外侧等（图 18-7） • 注射胰岛素时，用 75% 乙醇消毒注射部位皮肤，避免用安尔碘消毒影响胰岛素活性 • 对过于消瘦者、小儿或腹部皮下注射时，可捏起局部组织，适当减小进针角度 • 进行三角肌下缘注射时，针头稍向外侧，避免损伤神经 • 注入药量要准确 • 如果为未用完的普通胰岛素，则存放在冰箱（2 ～ 8℃）内。严格按照说明书和有效期保存，过期或失效者不再使用
操作后整理	①安置患者：协助患者取舒适卧位，询问感受，观察患者反应，交代注意事项，整理床单位 ②清理治疗车上用物 ③洗手，记录	• 记录注射时间、患者反应，并签名

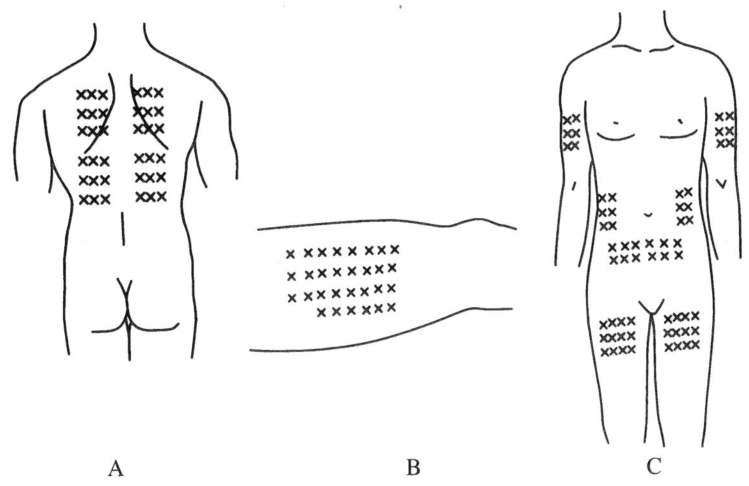

图 18-7　皮下注射法常用注射部位

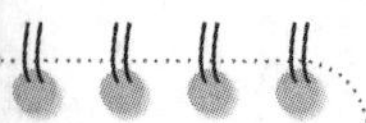

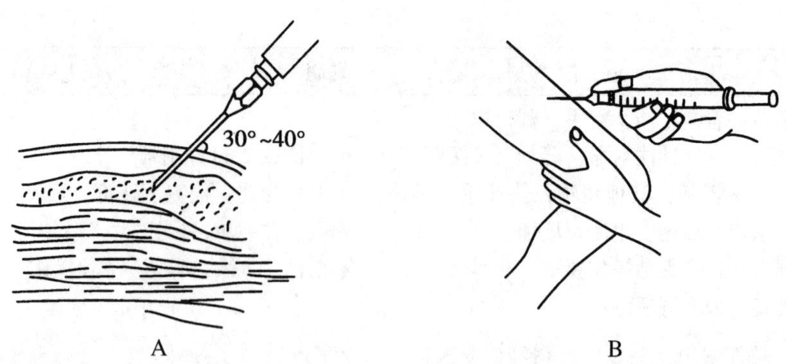

图 18-8　皮下注射法

（四）注意事项

1．刺激性强的药物不宜做皮下注射。

2．对长期皮下注射者，应有计划地更换注射部位，防止局部产生硬结。

3．针头刺入角度不宜大于 45°，以免刺入肌层。

4．当短效和长效两种胰岛素合用时，应先抽吸正规胰岛素（短效），后抽吸鱼精蛋白锌胰岛素（长效）。

5．在不同部位注射，胰岛素的吸收速度不同，按吸收快慢排序，依次为腹部＞上臂外侧＞大腿前外侧＞臀部外上侧。短效胰岛素或速效胰岛素类似物于餐前注射，需起效快以控制餐后血糖，故注射部位优先选择腹部；长效胰岛素临睡前注射，药效需维持至第二天早上，故注射部位优先选择大腿或臀部。

6．加强对注射胰岛素患者的健康教育，如密切观察有无低血糖发生，注射前先准备好食物，注射后及时进食，勿剧烈运动、按摩、日光浴等。

【肌内注射法】

肌内注射法是将一定量的药液注入肌肉组织的方法。肌肉组织内有丰富的毛细血管网，毛细血管壁是一种多孔的类脂质膜，药物穿透速度较快。肌内注射时，药物通过毛细血管壁进入血液，经血液循环到达全身各处起到治疗作用。

（一）目的

保证患者接受药物注射治疗，减少刺激性较强药物引起的不适，满足其迅速达到药效的需要。

（二）适用范围

1．不能或不宜口服药物，但需迅速达到药效的患者。

2．接受刺激性较强的药物注射的患者。

（三）操作要点

肌内注射法的操作流程见表 18-7。

表 18-7　肌内注射法的操作流程

步骤	要点	说明
评估	①核对：确认患者	
	②评估：患者的一般情况、用药史与过敏史、注射部位皮肤情况	• 如评估年龄、病情、意识状态、治疗、自理能力、心理反应、配合程度、进食、肢体活动等情况；注射部位皮肤有无皮疹、硬结、瘢痕、破损、感染等情况
	③解释：操作目的、方法、注意事项、配合要点	• 以解除患者的紧张情绪，取得其合作

续表

步骤	要点	说明
操作前准备	①护士准备：着装整洁，洗手、戴口罩 ②用物准备：一次性注射器、一次性静脉输液针、药物（按医嘱备）、安尔碘、其他用物；快速手消毒液、锐器盒、医疗垃圾桶、生活垃圾桶 ③环境准备：符合无菌操作要求 ④患者准备：采取舒适卧位	• 其他用物：棉签、砂轮、开瓶器、胶布、止血带、小垫枕、一次性垫巾、无菌治疗巾、无菌盘、弯盘、注射单、标签 • 清洁、宽敞、明亮，拉床帘
备药	①核对：持注射单、标签、药物进行双人核对，并签名 ②铺注射盘：取无菌治疗巾铺盘 ③抽吸药液：取注射器，按医嘱抽吸药液，排气，换一次性静脉输液针 ④放置：贴标签于注射器上，放入注射盘内	• 严格执行查对制度 • 严格执行无菌操作原则
注射	①查对：携用物至病床旁，双人核对床号、姓名、住院号、腕带信息、药物，解释 ②安置体位：取坐位、侧卧位、俯卧位或仰卧位，选择注射部位	• 可用 PDA 机扫描腕带确认患者信息 • 为使臀部肌肉松弛，可采取以下体位： 1）侧卧位：上腿伸直、放松，下腿稍弯曲 2）俯卧位：足尖相对，足跟分开，头偏向一侧 3）坐位：坐椅稍高，便于操作，常用于门诊患者臀部注射或上臂三角肌注射 4）仰卧位：常用于危重患者、不能翻身的患者，采用臀中肌、臀小肌注射法 • 通常选择肌肉较为丰厚，且距离大血管、大神经较远的部位进行注射。常用的注射部位有臀大肌、臀中肌、臀小肌、股外侧肌及上臂三角肌
	③进针：用安尔碘消毒注射部位皮肤两遍，待干，再次核对姓名、药物，排尽空气，左手持无菌干棉签并绷紧皮肤，右手执笔式持注射器，与皮肤呈 90°，迅速刺入针梗 1/2 ～ 2/3（约 2.5 ～ 3 cm）（图 18-9）	• 消瘦者及儿童酌减进针深度
	④推药：右手固定针栓，左手抽动活塞，如无回血，缓慢推注药物（图 18-9）	• 无回血说明针头未刺入血管内，方可推注药液。如有回血，应拔出针头，更换部位，重新消毒、注射
	⑤拔针：注射毕，置干棉签于穿刺点旁，迅速拔出针头，用干棉签按压穿刺点至不出血为止，按照注射单核对姓名、药物，将注射器、空药瓶弃于锐器盒中	
操作后整理	①患者：协助患者取舒适卧位，询问感受，观察患者反应，交代注意事项，整理床单位 ②清理治疗车上用物 ③洗手，记录	• 记录注射时间、患者反应，并签名

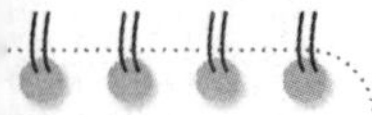

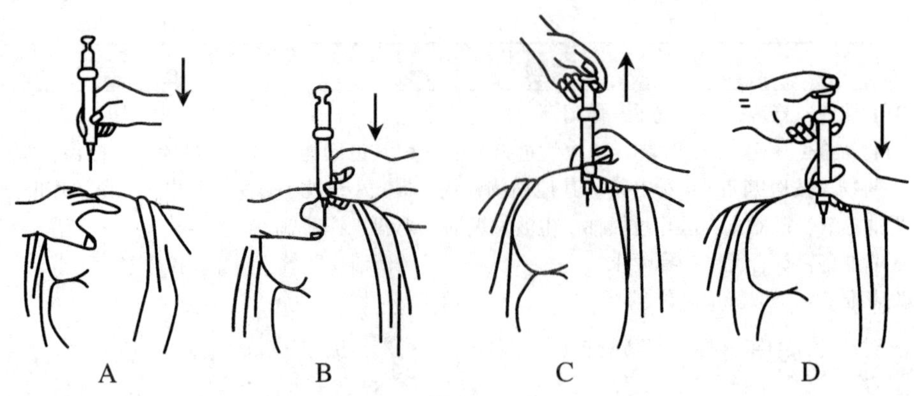

图 18-9　肌内注射法

（四）注意事项

1．准确定位注射部位，保证安全用药。

（1）臀大肌注射定位法：臀大肌起自髂后上棘与尾骨尖之间，肌纤维平行向外下方至股骨上部。坐骨神经起自骶丛神经，自梨状肌下孔出骨盆至臀部，被盖在臀大肌的深处，约在坐骨结节与大转子之间中点处下降至股部。臀大肌注射定位方法有两种（图 18-10）。

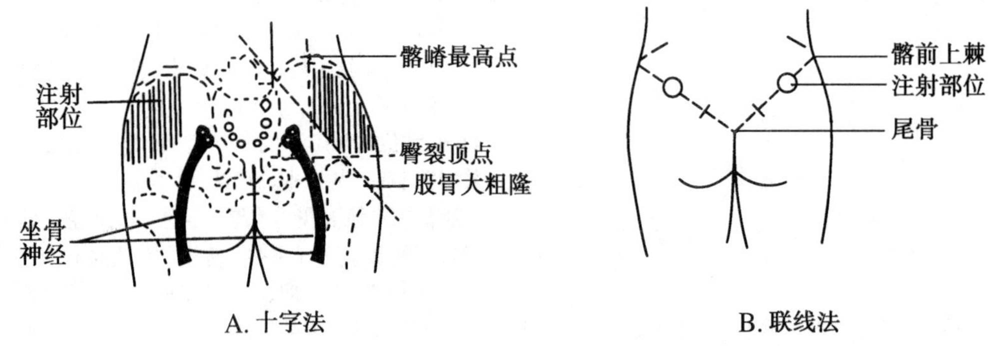

图 18-10　臀大肌注射定位法

1）十字法：臀裂顶点向左或右侧划一水平线，从髂嵴最高点作一垂直线，将臀部分为 4 个象限，选择外上象限并避开内角作为注射部位，见图 18-10A。

2）连线法：取髂前上棘和尾骨连线的外上 1/3 处为注射部位，见图 18-10B。

2 岁以下婴幼儿不可选用臀大肌注射，因为有损伤坐骨神经的危险，应选用臀中肌、臀小肌或股外侧肌注射。

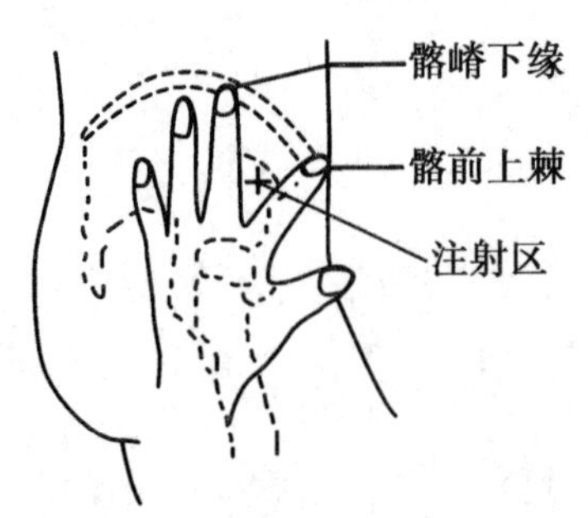

图 18-11　臀中肌、臀小肌注射定位法

（2）臀中肌、臀小肌注射定位法：此处血管、神经较少，脂肪组织较薄，因此使用日趋广泛。定位方法有两种。

1）以示指尖和中指尖分别置于髂前上棘和髂嵴下缘处，髂嵴、示指、中指构成的三角区域即为注射部位（图 18-11）。

2）髂前上棘外侧三横指处（以患者的手指宽度为标准）。

（3）股外侧肌注射定位法：为大腿中段外侧，成人可取髋关节下 10 cm 至膝上 10 cm 处，宽度大约为 7.5 cm。此处通过的大血管、神经干较少，部位较广，适用于反复多次注射者（图 18-12）。

（4）上臂三角肌注射定位法：为上臂外侧，肩峰下 2 ～ 3 横指处。此处肌肉分布较薄，一般只作小剂量注射（图 18-13）。

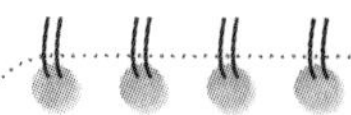

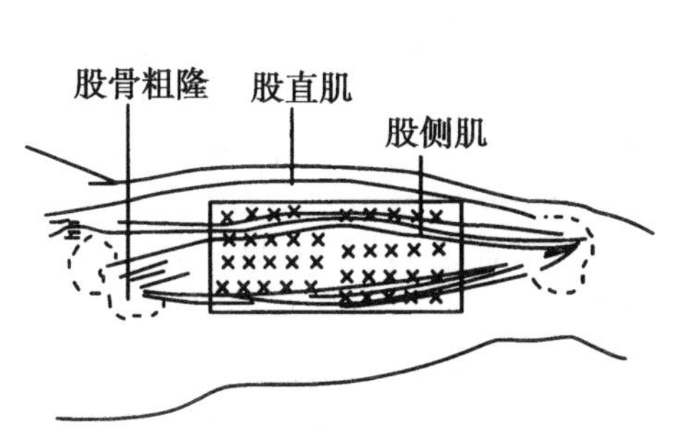

图 18-12　股外侧肌注射定位法

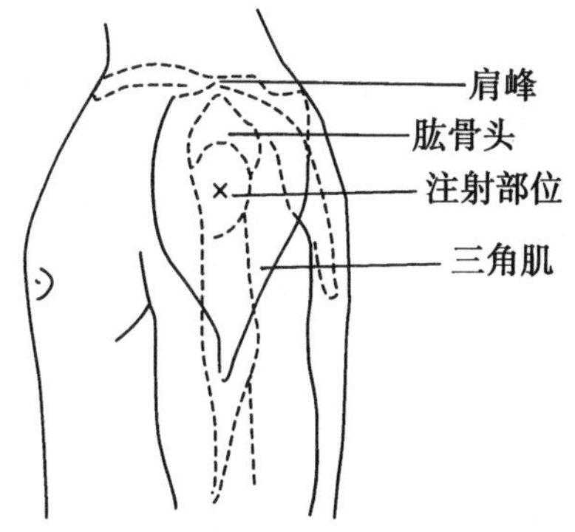

图 18-13　上臂三角肌注射定位法

2．保护注射部位皮肤：①对长期肌内注射患者，应有计划地更换注射部位，并选用细长针头，尽量避免硬结发生；②禁止在注射后立即行局部按摩或热敷。

3．注射前协助患者取合适体位，并注意分散患者的注意力，以放松肌肉。

4．注入 2 种以上药物时，应注意配伍禁忌。

5．注射时，切勿将针梗全部刺入，以防针梗从根部折断。一旦发生断针，需稳定患者情绪，立即用手捏紧局部肌肉，防止针头移位，并尽快用血管钳夹紧外露端拔出针梗；如断端全部埋入肌肉中，即请外科医生处理。

【静脉注射法】

静脉注射法是将一定量的药液经静脉注入体内的方法。

（一）目的

1．用于需迅速发生药效，但不宜口服、皮下或肌内注射时。

2．做诊断性检查时，可通过静脉注入造影剂，为肝、肾、胆囊等进行造影。

3．静脉营养治疗。

（二）适用范围

1．进行抢救或需快速用药的患者。

2．做某些诊断性检查的患者。

3．营养不良患者。

（三）操作要点

1．四肢浅静脉注射法　常用肘部的贵要静脉、正中静脉、头静脉，手背、足背静脉以及腕部、踝部静脉（图 18-14）。静脉注射法的操作流程见表 18-8。

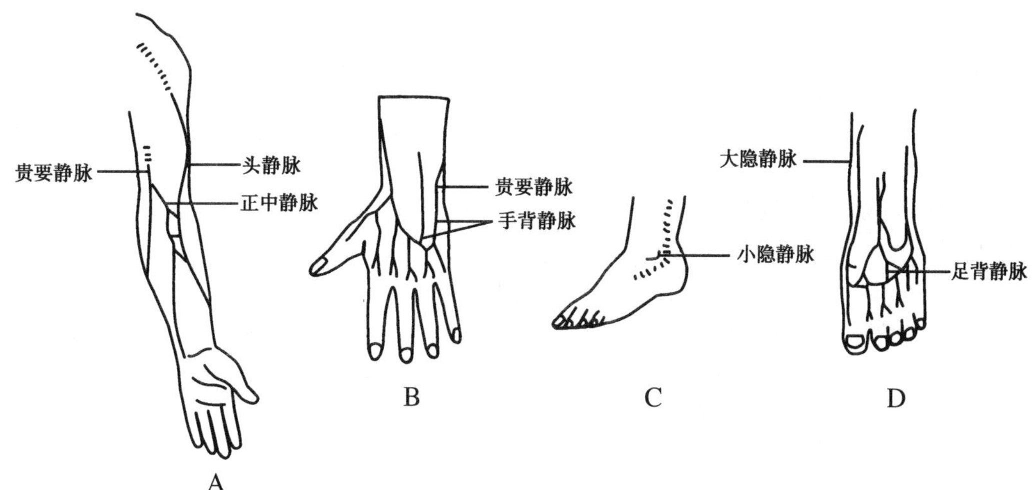

图 18-14　常用静脉注射部位

表 18-8　静脉注射法的操作流程

步骤	要点	说明
评估	①核对：确认患者 ②评估：患者的一般情况、用药史与过敏史、注射部位皮肤和血管情况 ③解释：操作目的、方法、注意事项、配合要点	• 如评估年龄、病情、意识状态、治疗、自理能力、心理反应、配合程度、进食、肢体活动等情况；注射部位血管有无静脉瓣等 • 以解除患者的紧张情绪，取得合作
操作前准备	①护士准备：着装整洁，洗手、戴口罩 ②用物准备：一次性注射器、一次性静脉输液针、药物（按医嘱备）、安尔碘、其他用物；快速手消毒液、锐器盒、医疗垃圾桶、生活垃圾桶 ③环境准备：符合无菌操作要求 ④患者准备：采取舒适卧位	• 其他用物：棉签、砂轮、开瓶器、胶布、止血带、小垫枕、一次性垫巾、无菌治疗巾、无菌盘、一次性乳胶手套、弯盘、注射单、标签 • 清洁、宽敞、明亮，病室温、湿度适宜
备药	①核对：持注射单、标签、药物进行双人核对，并签名 ②铺注射盘：取无菌治疗巾铺盘 ③抽吸药液：取注射器按医嘱抽吸药液，排尽空气，换一次性静脉输液针 ④放置：贴标签于注射器上，放于注射盘内	• 严格执行查对制度 • 严格执行无菌操作原则
注射	①查对：携用物至病床旁，双人核对床号、姓名、住院号、腕带信息、药物，解释 ②安置体位：取合适体位，选择注射部位，在穿刺部位的肢体下放小垫枕和一次性垫巾，扎止血带，选择合适的静脉（四肢浅静脉），以手指探明静脉方向及深度，松止血带 ③进针：用安尔碘消毒皮肤，待干时备胶布，戴手套，在穿刺部位的上方（近心端）约 6 cm 处扎止血带，再次消毒皮肤，待干，核对姓名、药物，排尽空气，嘱患者握拳，左手绷紧静脉下端皮肤，使其固定，右手持一次性静脉输液针的针柄，针尖斜面向上，与皮肤呈 15° ～ 30°，自静脉上方或侧方刺入皮下，再沿静脉走向潜行刺入静脉，如见回血，证实针头已入静脉，再沿静脉进针少许，松止血带，嘱患者松拳，用胶布固定针柄 ④推药：缓慢注入药液（图 18-16） ⑤拔针：注射毕，置干棉签于穿刺点旁，迅速拔出针头，用干棉签纵向按压穿刺处至不出血为止。按照注射单核对姓名、药物，将注射器、空药瓶弃于锐器盒中，撤小垫枕和一次性垫巾，脱手套	• 可用 PDA 机扫描腕带确认患者信息 • 选择粗直、弹性好、易于固定的静脉，避开关节和静脉瓣的血管。对需长期注射者，应由远心端到近心端选择静脉，以保护血管 • 在穿刺点上方 6 cm 处扎紧止血带，使静脉充盈，便于静脉选择和穿刺 • 扎紧的止血带末端向上，避免污染消毒部位 • 静脉注射失败的常见原因（图 18-15）： ①针头刺入过浅，未进入静脉，回抽未见回血；或针头未完全进入血管内，针尖斜面一半在血管内，一半在血管外，回血断断续续，注药时药液溢出至皮下，局部皮肤隆起并有痛感 ②针头刺入过深，针尖斜面部分穿破对侧血管壁，抽吸有回血，药物注入深部组织，有痛感 ③针头刺入过深，穿透对侧血管壁，抽吸无回血 • 根据药物的性质、病情、治疗目的，掌握合适的注药速度，倾听患者主诉，观察局部反应和病情变化
操作后整理	①患者：协助患者取舒适卧位，询问感受，观察患者反应，交代注意事项，整理床单位 ②清理治疗车上用物 ③洗手，记录	• 记录注射时间、患者反应，并签名

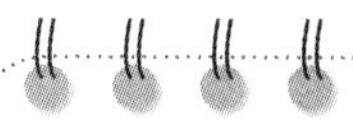

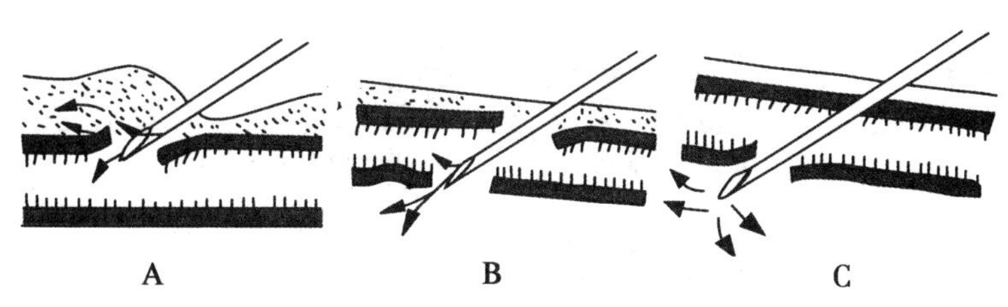

图 18-15　静脉注射失败的常见原因

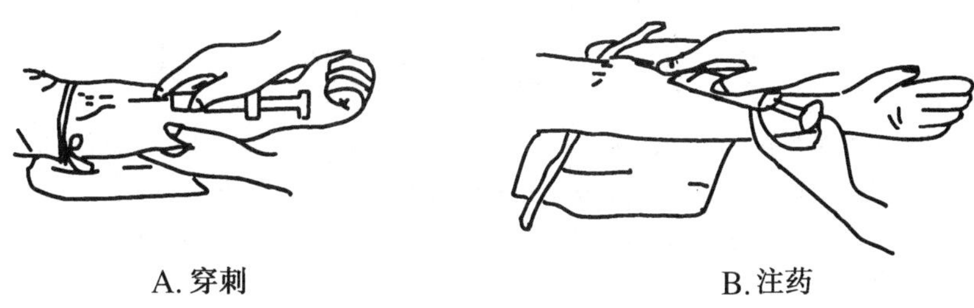

图 18-16　静脉注射法

2. 小儿头皮静脉注射法　小儿头皮静脉极为丰富，分支甚多，互相沟通交错成网且表浅易见，不易滑动，故小儿多采用头皮静脉注射法。常用的头皮静脉见第十九章静脉输液与输血相关内容。选择注射部位时，应注意与头皮动脉相鉴别（表 18-9）。头皮静脉注射法的操作流程见表 18-10。

表 18-9　头皮静脉与头皮动脉的鉴别

特征	头皮静脉	头皮动脉
颜色	浅蓝	淡红
搏动	无	有
血管壁	薄、弹性差	厚、弹性好
血流方向	向心	离心
回血颜色	暗红	鲜红
注药阻力	小	大，局部血管呈树枝状突起，颜色苍白，患儿疼痛、尖叫

表 18-10　头皮静脉注射法的操作流程

步骤	要点	说明
评估	①核对：确认患儿 ②评估：患儿的一般情况、用药史与过敏史、注射部位皮肤和血管情况 ③解释：向患儿及其家属说明操作目的、方法、注意事项、配合要点	 • 如评估年龄、病情、意识状态、治疗、自理能力、心理反应、配合程度、进食、排便、肢体活动等情况；静脉充盈度及血管壁弹性 • 以解除患儿的紧张情绪，取得其合作
操作前准备	①护士准备：着装整洁，洗手、戴口罩 ②用物准备：一次性注射器、一次性静脉输液针、药物（按医嘱备）、75% 乙醇、其他用物；快速手消毒液、锐器盒、医疗垃圾桶、生活垃圾桶 ③环境准备：符合无菌操作要求 ④患儿准备：采取舒适卧位	 • 其他用物：棉签、砂轮、开瓶器、胶布、无菌治疗巾、无菌盘、一次性乳胶手套、备皮刀、弯盘、注射单、标签 • 清洁、宽敞、明亮，病室温、湿度适宜

续表

步骤	要点	说明
备药	①核对：持注射单、标签、药物进行双人核对，并签名 ②铺注射盘：取无菌治疗巾铺盘 ③抽吸药液：取注射器，按医嘱抽吸药液，排尽空气，换一次性静脉输液针 ④放置：贴标签于注射器上，放于注射盘内	• 严格执行查对制度 • 严格执行无菌操作原则
注射	①查对：携用物至病床旁，双人核对床号、姓名、住院号、腕带信息、药物，解释 ②安置体位：将枕头放在床中间，患儿取仰卧位或侧卧位，助手固定患儿头部，护士选择注射部位，必要时备皮，选择合适的头皮静脉，以手指探明静脉方向及深浅 ③进针：用75%乙醇消毒皮肤，待干，备胶布，戴手套，再次消毒皮肤，待干，核对姓名、药物，排尽空气，助手固定患儿头部，护士左手拇指、示指固定静脉两端，右手持一次性静脉输液针的针柄，与皮肤成15°～20°，沿静脉向心方向刺入 ④推药：见回血后少量推药，如无异常，证明针头已入静脉，用胶布固定针柄，缓慢注入药液 ⑤拔针：注射毕，置干棉签于穿刺点旁，迅速拔出针头，用干棉签纵向按压穿刺处至不出血为止。根据注射单核对姓名、药物，将注射器、空药瓶弃于锐器盒中，脱手套	• 可用PDA机扫描腕带，确认患者信息 • 必要时先剃去患儿注射部位的头发，动作轻柔，避免损伤头部皮肤 • 注意与头皮动脉相鉴别 • 因婴幼儿皮肤细嫩，用75%乙醇消毒 • 回血后不宜继续前行，否则易刺破血管 • 如回血呈鲜红色，推药阻力大，局部血管呈树枝状突起，患儿疼痛、尖叫，提示误入动脉，应立即拔出针头，按压至少5～10 min
操作后整理	①患儿：协助患儿取舒适卧位，询问感受，观察患儿反应，向家属交代注意事项，整理床单位 ②清理治疗车上用物 ③洗手，记录	• 记录注射时间、患者反应，并签名

3．股静脉注射法　股静脉位于股三角区，在髂前上棘和耻骨结节之间划一连线的中点为股动脉，股动脉内侧0.5 cm处为股静脉（见第十九章静脉输液与输血）。股静脉注射法的操作流程见表18-11。

表18-11　股静脉注射法的操作流程

步骤	要点	说明
评估	①核对：确认患者 ②评估：患者的一般情况、用药史与过敏史、注射部位皮肤和血管情况、凝血情况 ③解释：操作目的、方法、注意事项、配合要点	• 如评估年龄、病情、意识状态、治疗、自理能力、心理反应、配合程度、进食、肢体活动等情况 • 有出血倾向者不宜采用此法 • 以解除患者的紧张情绪，取得其合作

续表

步骤	要点	说明
操作前准备	①护士准备：着装整洁，洗手、戴口罩 ②用物准备：一次性注射器、药物（按医嘱备）、安尔碘、其他用物；快速手消毒液、锐器盒、医疗垃圾桶、生活垃圾桶 ③环境准备：符合无菌操作要求 ④患者准备：采取舒适卧位	• 其他用物：棉签、砂轮、开瓶器、胶布、无菌纱块、无菌治疗巾、无菌盘、无菌手套、弯盘、注射单、标签 • 清洁、宽敞、明亮，病室温、湿度适宜，拉床帘
备药	①核对：持注射单、标签、药物进行双人核对，并签名 ②铺注射盘：取无菌治疗巾铺盘 ③抽吸药液：取注射器，按医嘱抽吸药液，排尽空气 ④放置：贴标签于注射器上，放于注射盘内	• 严格执行查对制度 • 严格执行无菌操作原则
注射	①查对：携用物至病床旁，双人核对床号、姓名、住院号、腕带信息、药物，解释 ②安置体位：协助患者平卧，下肢伸直略外展，在腹股沟中、内 1/3 交界处，触得股动脉搏动最明显处 ③进针：用安尔碘消毒皮肤，待干，再次消毒皮肤，待干，戴无菌手套，核对姓名、药物，排尽空气，以左手示指和中指扪及股动脉搏动最明显部位并固定，右手持注射器，在股动脉内侧 0.5 cm 处垂直刺入，回抽见暗红色血，提示已进入股静脉 ④推药：用持注射器的手固定针头，另一手注射药物 ⑤拔针：注射毕，迅速拔出针头，局部用无菌纱块加压止血 3 ～ 5 min，确认无出血，用胶布固定无菌纱块。按照注射单核对姓名、药物，将注射器、空药瓶弃于锐器盒中，撤垫枕，脱手套	• 可用 PDA 机扫描腕带，确认患者信息 • 股静脉位于股动脉内侧 0.5 cm 处 • 严格执行无菌操作规程，预防感染 • 如有鲜红色血液涌入注射器，并随脉搏波动，提示误入股动脉，应立即拔出针头，加压按压穿刺处至少 5 ～ 10 min，直至无出血为止；换另一侧穿刺股静脉 • 根据需要采集血标本或注射药物
操作后整理	①安置患者：协助患者取舒适卧位，询问感受，观察患者反应，交代注意事项，整理床单位 ②清理治疗车上用物 ③洗手，记录	• 记录注射时间、患者反应，并签名

（四）注意事项

1．在注射过程中，若局部肿胀、疼痛，回抽未见回血，提示针头滑出静脉，应拔出针头，更换部位，重新注射。

2．注射对组织有强烈刺激的药物时，先使用抽有 0.9% 氯化钠注射液的注射器进行穿刺，成功后，注入少量 0.9% 氯化钠注射液，证实针头在血管内，再换上所需药液推注，以防药液外溢而发生组织坏死。

3．特殊患者静脉穿刺方法

（1）肥胖患者：皮下脂肪较厚，静脉较深，显露不明显，难以辨认。可先扎上止血带，使静脉充盈，摸清其走向，常规消毒皮肤后，由静脉上方刺入，进针角度稍加大（30° ～ 40°）。

（2）水肿患者：可沿静脉解剖走向，用手按压局部，暂时驱散皮下水分，使血管充分显

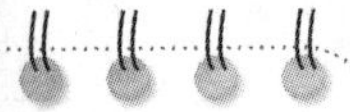

露后再行穿刺。

(3) 脱水患者：静脉萎陷，充盈不佳，可作局部热敷、按摩，待血管充盈后再行穿刺。

(4) 老年患者：老年患者皮肤松弛，皮下脂肪少，静脉易滑动，针头不易刺入；静脉多硬化，且脆性增加，穿刺时易破，注射时，可用手指分别固定穿刺静脉的上下端，从静脉上方直接刺入。

(5) 消瘦患者：皮下脂肪少，静脉易滑动，穿刺时需固定静脉，从静脉正面或侧面刺入。

4．根据患者的年龄、病情及药物性质，掌握推药速度：①特殊患者，如危重、心血管疾病、儿童、老年患者，静脉推注速度宜慢，具体输入的速度和量根据医嘱确定；②特殊药物，如毛花苷C、氨茶碱等，推注的速度应慢，每次推注的时间在15 min左右，且药物要稀释后才可使用；③若需要长时间、微量、均匀、精确地注射药物，可选用微量注射泵，更为安全、可靠。

随堂测

5．静脉注射过程中，注意观察患者的反应（如面色、神志、生命体征），随时倾听患者的主诉（如胸闷、惊慌、皮肤痒），发现不适及时处理。

6．使用微量注射泵的主要操作环节　将抽吸药液的注射器与微量注射泵的延长管连接后，安装在注射泵上；遵医嘱在注射泵上设定注射速度、注射时间等参数；静脉穿刺成功后，将延长管与静脉注射针头连接；按注射泵的“开始”键，开始推注药液；药液推注完毕，按“停止”键，结束注射泵运行。

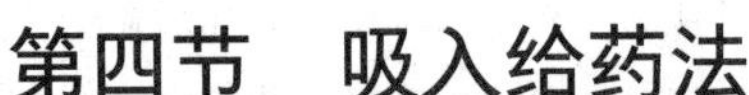

第四节　吸入给药法

案例 18-4

患者，女，65岁，因“突发左侧肢体乏力7天，加重伴意识障碍半天”入院。入院诊断为脑梗死。查头颈一站式CT提示基底动脉闭塞，紧急行介入手术。予气管插管，持续呼吸机辅助通气。医嘱：布地奈德雾化混悬液1 mg q8h雾化吸入。

请回答：

1．此患者雾化的目的是什么？

2．对此患者进行雾化时有哪些注意事项？

吸入给药法是利用雾化装置使药液分散成细小的雾滴，悬浮在气体中经口或鼻吸入呼吸系统，从而达到局部或全身治疗的目的。吸入给药起效快、用量小、不良反应轻。临床上常用的方法有超声波雾化吸入法、氧气雾化吸入法和手压式雾化吸入法。

一、超声波雾化吸入法

超声波雾化吸入法是应用超声波将药液变成细微的气雾，由呼吸道吸入，从而达到治疗效果的一种给药方法。

（一）超声雾化器的结构和工作原理

超声雾化器的结构如图18-17所示，其主要功能部件包括超声波发生器、水槽、晶体换能器、雾化罐、透声膜、螺纹管、口含嘴或面罩。

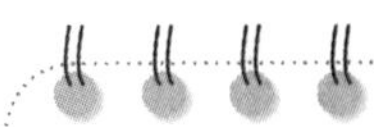

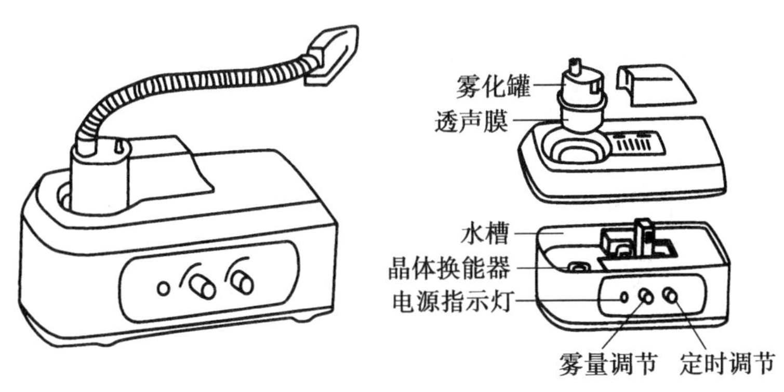

图 18-17　超声雾化器

超声雾化器的工作原理是通电后，超声波发生器输出高频电能，水槽底部的晶体换能器将高频电能转化为超声波声能，声能震动并透过透声膜作用于雾化罐内的药液，破坏药液表面张力，使其变成细微的雾滴，通过螺纹管的输送，随患者深吸气到达终末细支气管和肺泡。

（二）目的

1．控制感染，改善通气　可以消除炎症，解除支气管痉挛，减轻呼吸道黏膜水肿，使气道通畅。

2．祛痰镇咳，湿化气道　可以滋润呼吸道，减少局部刺激，稀释痰液，促进痰液排出，预防呼吸道感染。

3．间歇吸入抗癌药物　可用于治疗肺癌。

（三）适用范围

1．支气管哮喘、慢性支气管炎、咽喉炎、支气管扩张、肺炎、肺脓肿、肺结核等患者。

2．呼吸道烧伤、胸科手术后或配合人工呼吸器使用的患者。

3．肺癌患者。

（四）操作要点

超声雾化吸入法的操作流程见表 18-12。

表 18-12　超声雾化吸入法的操作流程

步骤	要点	说明
评估	①核对：确认患者	
	②评估：患者的一般情况、呼吸系统情况	• 如评估年龄、病情、意识状态、治疗情况、自理能力、心理合作程度等；呼吸道是否通畅、面部及口腔黏膜有无感染、溃疡等情况
	③解释：操作目的、方法、注意事项、配合要点	• 以解除患者的紧张情绪，取得其合作
操作前准备	①护士准备：着装整洁，洗手、戴口罩	
	②用物准备：超声雾化吸入器、一次性注射器、药物（按医嘱备）、其他用物；快速手消毒液、锐器盒、医疗垃圾桶、生活垃圾桶	• 常用药物：①控制感染，如庆大霉素、卡那霉素；②解除支气管痉挛，如氨茶碱、沙丁胺醇；③稀释痰液，如 α- 糜蛋白酶、氨溴索；④减轻呼吸道黏膜水肿，如地塞米松 • 其他用物：冷蒸馏水、水温计、治疗巾、纸巾，按需备电源插座、漱口液
	③环境准备：符合雾化要求	• 宽敞、明亮，温、湿度适宜
	④患者准备：采取坐位、半坐位或侧卧位	

续表

步骤	要点	说明
安装、备药	①核对：持治疗单、药物进行双人核对，并签名	
	②安装：检查、连接雾化器各部件	• 各部件是否完好，有无松动、脱落等异常 • 冷蒸馏水的量视不同类型雾化器而定，以浸没雾化罐底部的透声膜为宜
	③加水、加药：水槽内加冷蒸馏水，取注射器，按医嘱抽吸药液，用 0.9% 氯化钠注射液稀释至 30 ~ 50 ml 倒入雾化罐内	• 将注射器、药瓶弃于锐器盒中
	④盖紧：检查无漏水后，将雾化罐放入水槽，将水槽盖旋紧，同时连接雾化器附件	
雾化	①查对：携用物至病床旁，核对床号、姓名、住院号、腕带信息，解释	• 严格执行查对制度 • 可用 PDA 机扫描腕带，确认患者信息
	②安置体位：协助患者取合适卧位，取治疗巾围于患者颈下	
	③调节雾量：通电，打开电源开关，再调节定时开关、雾量开关	• 雾化时间为每次 15 ~ 20 min • 调节雾量，使药液呈雾状喷出，大档雾量 3 L/min，中档雾量 2 L/min，小档雾量 1 L/min
	④雾化吸入：协助患者放好口含嘴或面罩，指导其正确呼吸	• 如使用口含嘴，指导患者用嘴含住口含嘴，适当深吸气，用鼻呼气
	⑤结束雾化：取下口含嘴或面罩，关雾化开关，再关电源开关	• 如使用面罩，用面罩罩住患者口鼻，以正常呼吸频率，用鼻适当深呼吸
操作后整理	①安置患者：协助患者擦干面部，漱口，取舒适卧位，观察患者雾化后反应，交代注意事项	• 如果患者雾化后痰液排出困难，可以协助排痰，必要时吸痰
	②清理治疗车上用物	• 将口含嘴或面罩、雾化罐、螺纹管拆开后浸泡消毒 30 min，再冲洗干净，晾干备用
	③洗手，记录	• 记录雾化吸入时间、患者反应，并签名

（五）注意事项

1．水槽内无水或雾化罐内无药液时，不可开机工作。

2．水槽内忌加入温水或热水。使用过程中水槽内水温超过 50℃时应关闭机器，及时更换冷蒸馏水，以免损坏晶体换能器。

3．水槽底部的晶体换能器和雾化罐底部的透声膜薄而质脆，操作过程中动作要轻柔，防止损坏。

4．连续使用时，中间应间隔 30 min。

5．对需监测血氧饱和度的患者，雾化吸入期间要仔细观察呼吸及血氧饱和度，倾听患者主诉。

二、氧气雾化吸入法

氧气雾化吸入法是利用高速氧气气流使药液形成雾状，随患者吸气进入呼吸道而产生疗效的一种吸入给药的方法。

（一）氧气雾化器的工作原理

目前临床上使用的氧气雾化器有数种（图 18-18），但基本构造和作用原理大致相同，包括盛药物的贮药杯、吸入管口、雾化口含嘴三部分。其工作原理是利用高速氧气气流通过毛细管管口时在管口附近产生的负压，将药液由邻接的小管吸出，所吸出的药液又被毛细管口高速气流撞击成细小的雾滴，呈雾状喷出，随患者呼吸进入呼吸道。

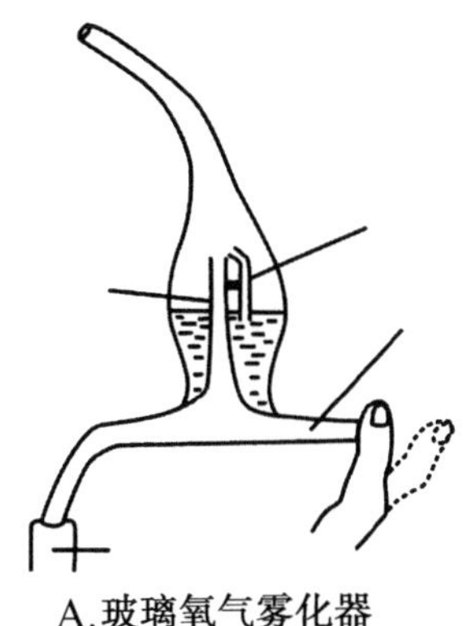

A. 玻璃氧气雾化器

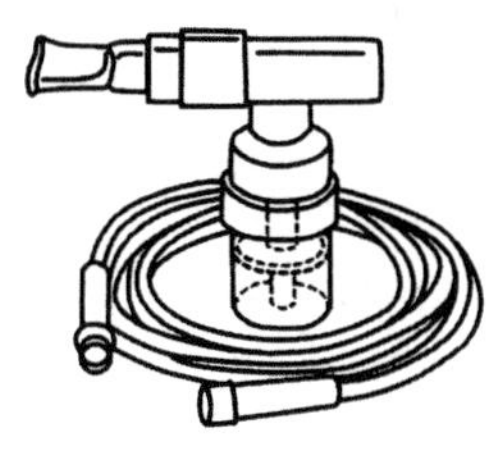

B. 吸嘴式氧气雾化器

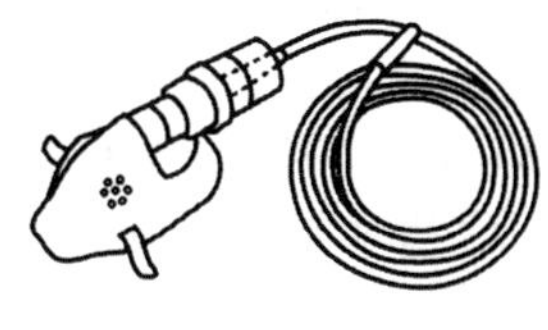

C. 面罩式氧气雾化器

图 18-18　氧气雾化器

（二）目的

消除炎症，稀释痰液，解除支气管痉挛，减轻局部水肿。

（三）适用范围

参阅超声雾化吸入法的有关内容。

（四）操作要点

氧气雾化吸入法的操作流程见表 18-13。

表 18-13　氧气雾化吸入法的操作流程

步骤	要点	说明
评估	①核对：确认患者 ②评估：患者的一般情况、呼吸系统情况 ③解释：操作目的、方法、注意事项、配合要点	• 如评估年龄、病情、意识状态、治疗情况、自理能力、心理合作程度等；呼吸道是否通畅、面部及口腔黏膜有无感染、溃疡等情况 • 以解除患者的紧张情绪，取得其合作
操作前准备	①护士准备：着装整洁，洗手、戴口罩 ②用物准备：氧气雾化吸入器、一次性注射器、药物（按医嘱备）、氧气装置、其他用物；快速手消毒液、锐器盒、医疗垃圾桶、生活垃圾桶 ③环境准备：符合雾化要求 ④患者准备：采取坐位或半坐位	• 湿化瓶内勿放水，避免湿化瓶中液体将药液稀释 • 其他用物：治疗巾、纸巾，按需备漱口液 • 宽敞、明亮，温、湿度适宜
安装、备药	①核对：持治疗单、药物进行双人核对，并签名 ②安装：检查、连接雾化器各部件 ③加药：取注射器，按医嘱抽吸药液并稀释至 5 ml，注入雾化器的贮药杯内 ④盖紧：旋紧雾化器的吸入管口	• 检查雾化器有无异常 • 将注射器、药瓶弃于锐器盒中

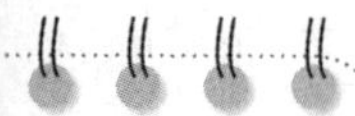

续表

步骤	要点	说明
雾化	①查对：携用物至病床旁，核对床号、姓名、住院号、腕带信息，解释 ②安置体位：协助患者取合适卧位，取治疗巾围于患者颈下 ③连接装置：安装好氧气装置；将面罩取出，与雾化器的吸入管口连接，用输气管将雾化器的接气口与氧气装置连接；调节氧流量（6 ~ 8 L/min），检查雾气情况 ④雾化吸入：协助患者戴好面罩，指导其正确呼吸，至雾化药液吸完 ⑤结束雾化：取下面罩，移去雾化器，再关闭氧气	• 严格执行查对制度 • 可用 PDA 机扫描腕带，确认患者信息 • 各部件连接紧密，勿漏气 • 贮药杯内药液呈雾状喷出，下端无药液漏出 • 保持药杯垂直，面罩紧贴面部罩住患者口鼻，适当深长吸气，之后屏气 1 ~ 2 s，再用鼻呼气， • 可使药液到达细支气管和肺组织，提高疗效
操作后整理	①安置患者：协助患者擦干面部，漱口，取舒适卧位，观察患者雾化后反应，交代注意事项 ②清理治疗车上用物 ③洗手，记录	• 如果患者雾化后痰液排出困难，可以协助排痰 • 患者单独使用的氧气雾化吸入器，可用 0.9% 氯化钠溶液清洗干净，晾干备用，一天一换 • 记录氧气雾化吸入时间、患者反应，并签名

（五）注意事项

1．指导患者正确呼吸，以更好发挥疗效。

2．操作中严格遵守用氧安全，告知患者不要擅自调节氧流量并严禁接触烟火。

3．为慢性阻塞性肺疾病或哮喘持续状态患者雾化时，吸入时间应控制在 5 ~ 10 min 内，雾化后及时吸出湿化的痰液，以防窒息。

三、手压式雾化吸入法

手压式雾化吸入法是通过按压气雾瓶顶部，使药液形成 2.8 ~ 4.3 μm 的雾滴，并快速从喷嘴喷出至口腔及咽部黏膜，从而达到治疗目的的一种给药方法。

（一）手压式雾化器的工作原理

手压式雾化器是将药液置于由适当的抛射剂制成的送雾器中，当将其倒置，用手指按压顶部时，其内阀门即打开，由于送雾器内腔为高压，药液便从喷嘴极快地喷出，80% 的雾滴会直接喷到口腔及咽部黏膜（图 18-19）。

手压式雾化器携带方便，操作简单，患者可以在需要时及时缓解症状，但往往会因为患者操作不当，使喷出的药液不能充分进入呼吸道，从而影响药物疗效。因此，要指导患者掌握正确的使用方法。

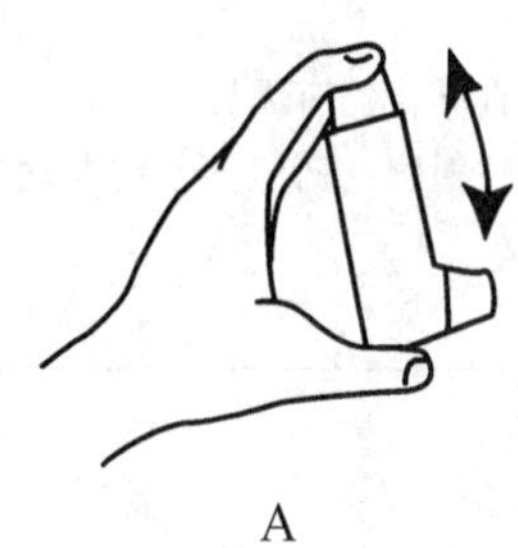

A

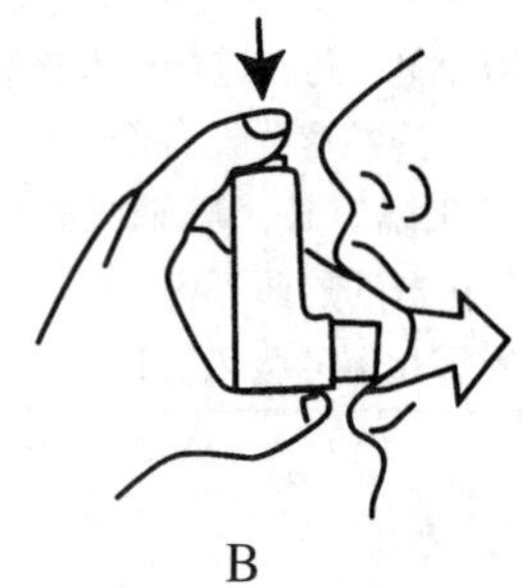

B

图 18-19　手压式雾化器

（二）目的

通过吸入拟肾上腺素类药、氨茶碱或沙丁胺醇等支气管解痉药，改善通气功能。

（三）适用范围

支气管哮喘、喘息性支气管炎患者。

（四）操作要点

手压式雾化吸入法的操作流程见表 18-14。

表 18-14　手压式雾化吸入法的操作流程

步骤	要点	说明
评估	①核对：确认患者	
	②评估：患者的一般情况、呼吸系统情况	• 如评估年龄、病情、意识状态、治疗情况、自理能力、心理合作程度等；呼吸道是否通畅、面部及口腔黏膜有无感染、溃疡等情况
	③解释：操作目的、方法、注意事项、配合要点	• 以解除患者的紧张情绪，取得其合作
操作前准备	①护士准备：着装整洁，洗手、戴口罩	
	②用物准备：手压式雾化器；快速手消毒液、医疗垃圾桶、生活垃圾桶	
	③环境准备：符合雾化要求	• 宽敞、明亮，温、湿度适宜
	④患者准备：采取坐位或半坐位	
雾化	①查对：携用物至病床旁，核对床号、姓名、住院号、腕带信息，解释	• 严格执行查对制度 • 可用 PDA 机扫描腕带，确认患者信息
	②安置体位：协助患者取坐位或半坐位	
	③雾化吸入：取下雾化器保护盖，充分摇匀药液，将雾化器倒置，口含嘴放于双唇间，平静呼气；吸气开始时按压气雾瓶顶部，使药液喷出，随着深吸气的动作，将药雾吸入，之后屏气，再用鼻呼气	• 深吸气、屏气可以使药液到达细支气管，从而提高疗效 • 屏气最好坚持 10 s 左右
	④结束雾化：取出雾化器	
操作后整理	①安置患者：协助患者取舒适卧位，观察患者雾化后反应，交代注意事项	
	②清理治疗车上用物	• 塑料外壳定期用温水清洁 • 雾化器使用后放在阴凉处保存
	③洗手，记录	• 记录手压式雾化吸入时间、喷次、患者反应，并签名

随堂测

（五）注意事项

1．每次 1 ～ 2 喷，两次使用间隔时间不少于 3 ～ 4 h。

2．当对疗效不满意时，不可随意增加用量和缩短用药间隔，以免引起不良反应。

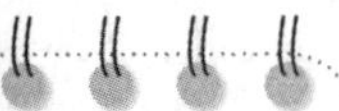

第五节　药物过敏试验与过敏反应的处理

案例 18-5

患者，女，38 岁，因咳嗽、咽痛、发热 2 天入院。查体：T 38.7℃，P 86 次 / 分，R 20 次 / 分，BP 120/80 mmHg，神志清楚，精神萎靡，食欲下降，乏力。无药物过敏史、家族过敏史。诊断：急性上呼吸道感染、化脓性扁桃体炎。医嘱：0.9% 氯化钠注射液 250 ml + 青霉素钠 320 万 U ivgtt bid；青霉素皮试。

请思考：

1．如何配制青霉素皮肤试验液？

2．皮试后 5 min，患者突然出现胸闷、气急并伴有濒危感，烦躁不安，面色苍白，出冷汗，脉细速，血压 75/50 mmHg。患者可能出现了什么问题？应采取哪些抢救措施？

药物过敏反应是指有特异性过敏体质的人接触某种药物后产生的不良反应。临床表现可有发热、皮疹、血管神经性水肿、血清病综合征等。

药物过敏反应由免疫反应（即变态反应或超敏反应）所致，与药物的药理作用及用药剂量无关。按照发生时间，药物过敏反应可分为速发型过敏反应、迟发型过敏反应。①速发型过敏反应，指发生在给药后数分钟至 1 h 内，属于Ⅰ型变态反应，即已致敏的机体再次接触相同抗原后在数分钟内所发生的超敏反应，由 IgE 介导触发，主要引起过敏性休克、荨麻疹、喉头水肿和支气管哮喘等。②迟发型过敏反应，发生在用药后数小时甚至几天后，包括Ⅱ型、Ⅲ型、Ⅳ型变态反应。

药物过敏通常只发生于少数人，但反应程度不一，严重者可发生过敏性休克而危及生命。护士应了解药物过敏反应的机制、临床表现和处理方法。

一、青霉素过敏试验

青霉素是临床常用抗生素之一，主要用于治疗敏感的革兰氏阳性球菌、革兰氏阴性球菌和螺旋体感染，具有疗效高、毒性低的特点，但易发生过敏反应，发生率为 3% ～ 6%。常发生于多次接受青霉素治疗者，偶见于初次用药者。对青霉素过敏的人接触本药后，无论何种给药途径、任何剂量、任何制剂（钾盐、钠盐、长效、半合成青霉素等）均可发生过敏反应。因此，在使用青霉素之前，必须做皮肤过敏试验。由于半合成青霉素（如氨苄西林、哌拉西林等）与青霉素之间有交叉过敏反应，因此用药前也要做皮肤过敏试验。

（一）青霉素过敏试验法

青霉素过敏试验通常以 0.1 ml（含青霉素 50 U）的试验液做皮内注射，根据患者局部皮丘变化及全身情况来判断试验结果，试验结果阴性才可使用青霉素。

1．目的　判断患者是否对青霉素过敏，作为临床应用青霉素治疗的依据。

2．皮试液的配制　根据《中华人民共和国药典临床用药须知》规定，注射用青霉素 G 应稀释为 500 U/ml 的皮肤试验液，即以每 1 ml 含青霉素 500U 的皮试液为标准进行配制。具体配制方法如下。

（1）用 5 ml 注射器抽吸 0.9% 氯化钠注射液 4 ml 注入 80 万 U 青霉素密封瓶中，将溶液摇匀，稀释成每 1 ml 含青霉素 20 万 U。

（2）换用 1 ml 注射器取上液 0.1 ml 加 0.9% 氯化钠注射液至 1 ml，将溶液摇匀，则每 1 ml 含青霉素 2 万 U。

（3）弃去 0.9 ml，余 0.1 ml，加 0.9% 氯化钠注射液至 1 ml，将溶液摇匀，则每 1 ml 含青霉素 2000 U。

（4）再弃去 0.75 ml，余 0.25 ml，加 0.9% 氯化钠注射液至 1 ml，将溶液摇匀，则每 1 ml 含青霉素 500 U，即为皮试液。

3．试验方法 在患者前臂掌侧下段皮内注射青霉素皮试液 0.1 ml（含青霉素 50 U），使之成一皮丘，观察 20 min，再判断并记录试验结果。

4．试验结果判断

阴性：皮丘大小无改变，周围无红肿、无红晕，患者无自觉症状。

阳性：局部皮丘隆起，出现红晕硬块，直径大于 1 cm，或红晕周围有伪足，或局部发痒感，严重时患者可有头晕、心慌、恶心，甚至发生过敏性休克。

5．注意事项

（1）试验前详细询问患者的用药史、药物过敏史和家族过敏史。有过敏史者不可做皮试，并通知医生。

（2）凡首次用药、停药 3 天后再用者，以及更换药物批号时，均须做过敏试验。

（3）确认患者进食情况，不宜在患者空腹时进行皮试。

（4）青霉素溶液极不稳定，常温下易分解，如果放置过久，会导致效价降低和过敏原增加，因此皮试液应现用现配，并保持浓度与剂量的准确。

（5）忌用含碘消毒剂消毒皮肤，以免着色影响对局部的观察及与碘过敏反应相混淆。

（6）注射前应做好急救的准备工作（备好盐酸肾上腺素和注射器等）。

（7）严密观察病情，首次注射后须留院观察 30 min，以防迟缓反应的发生。倾听患者主诉，观察局部和全身反应。

（8）如对皮试结果有疑问，应在对侧前臂皮内注射 0.9% 氯化钠注射液 0.1 ml 作对照，20 min 后观察结果，确认青霉素皮试结果为阴性方可用药。在使用青霉素治疗过程中仍需严密观察。

（9）当皮试结果为阳性时，立即报告医生，并在住院患者信息卡、床头卡和门诊病历上醒目注明“青霉素（+）”，在体温单、医嘱单上注明“青霉素（+）”与相应批号，在护理记录单中记录青霉素过敏史、过敏试验阳性结果或出现过敏反应情况，在床头挂青霉素过敏警示牌，同时打印有“青霉素”字样的腕带给患者更换，将结果告知患者及其家属，并提醒患者以后不可使用青霉素。

（二）青霉素过敏反应

1．发生机制 青霉素过敏反应包括各种类型的变态反应（Ⅰ型、Ⅱ型、Ⅲ型、Ⅳ型），由抗原和抗体在致敏细胞上相互作用引起。青霉素本身不具有免疫原性，但其制剂中所含的高分子聚合物及其降解产物（如青霉噻唑酸、青霉烯酸等）与组织蛋白、多糖或多肽类结合形成抗原，可引起变态反应。

青霉素引起的过敏性休克属Ⅰ型变态反应，其发生机制是：青霉素制剂中的高分子聚合物及其降解产物作为半抗原，进入机体后与组织蛋白、多糖或多肽类结合形成抗原，刺激机体产生 IgE 抗体，附着在肥大细胞和嗜碱性粒细胞表面，使机体呈致敏状态。当这些具有过敏体质的个体再次接触相同的变应原时，与肥大细胞和嗜酸性粒细胞表面的 IgE 结合形成变应原 -IgE 复合物，能激活肥大细胞和嗜碱性粒细胞，触发细胞膜上一系列的生化反应，导致细胞破裂，释放生物活性介质，如组胺、前列腺素、激肽原酶、白三烯等，引起平滑肌收缩、毛细血管扩

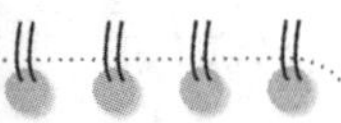

张、血管壁通透性增加和腺体分泌增多，从而表现出一系列临床症状。至于初次注射青霉素引起过敏性休克的原因，可能与患者以往接触过与青霉素有关的变应原成分有关。

2．临床表现　青霉素过敏反应以皮肤过敏反应和血清病样反应较多见。过敏性休克虽少见，但病情发展迅猛，常因抢救不及时而死于呼吸困难和循环衰竭。

（1）过敏性休克：青霉素过敏性休克是青霉素最严重的过敏反应，多在注射后 20 min 内，甚至可在数秒内发生，既可发生于皮内试验过程中，也可发生于初次肌内注射或静脉注射时（皮内试验结果阴性），极少数发生在连续用药过程中，可出现以下症状：①呼吸道阻塞症状：胸闷、气促、发绀、哮喘、呼吸困难、窒息，伴濒死感，由喉头水肿、支气管痉挛、肺水肿所致；②循环衰竭症状：面色苍白、出冷汗、脉搏细弱、血压下降，由周围血管扩张引起有效循环量不足所致；③中枢神经系统症状：面部及四肢麻木、意识丧失、抽搐、二便失禁等，由脑组织缺氧所致。

（2）血清病型反应：一般于用药后 7 ～ 12 天内发生，临床表现和血清病相似，出现发热、关节肿痛、皮肤发痒、荨麻疹、全身淋巴结肿大、腹痛等症状。

（3）各器官或组织的过敏反应：皮肤过敏反应主要有皮疹（荨麻疹），严重者可发生剥脱性皮炎；呼吸道过敏反应可引起哮喘；消化系统过敏反应可引起过敏性紫癜，出现腹痛、便血等症状。上述症状可单独出现，也可同时存在，常以呼吸道症状或皮肤瘙痒最早出现，故应注意倾听患者的主诉。

3．过敏性休克的急救措施　对过敏性休克的处理必须迅速、及时，分秒必争，就地抢救。

（1）立即停药，采取休克体位或平卧位，报告医生，保持气道通畅，给予吸氧，注意保暖。

（2）立即皮下注射或肌内注射 0.1% 盐酸肾上腺素 0.5 ～ 1 ml，患儿按 0.01 mg/kg 体重计算（单次最大剂量 0.3 ml）。如症状不缓解，可每隔 15 min 重复皮下或肌内注射该药 0.5 ml，直至脱离危险期。该药是抢救青霉素过敏性休克的首选药物，可迅速解除支气管痉挛和水肿，并有强心、升压的作用。

（3）尽快建立静脉通路，静脉滴注 10% 葡萄糖注射液或平衡溶液扩充血容量。如血压仍不回升，可按医嘱加入多巴胺、间羟胺静脉滴注。

（4）根据医嘱给药：①立即给予地塞米松 5 ～ 10 mg 静脉注射，或用氢化可的松 200 mg 加 5% 或 10% 葡萄糖溶液 500 ml 静脉滴注；②应用抗组胺类药物，如肌内注射盐酸异丙嗪 25 ～ 50 mg 或苯海拉明 40 mg。

（5）当呼吸受抑制时，应立即进行口对口呼吸，根据医嘱肌内注射尼可刹米或洛贝林等呼吸兴奋剂。当出现喉头水肿影响呼吸时，应立即准备气管插管或配合施行气管切开术。

（6）当患者出现心搏骤停时，立刻进行心肺复苏。

（7）抢救过程中密切观察病情，详细记录患者体温、脉搏、呼吸、血压、血氧饱和度、尿量等变化，不断评价治疗与护理的效果，为采取进一步的措施提供依据。患者经救治脱离危险后，应留院观察至少 12 h。

二、头孢菌素类药物过敏试验

头孢菌素类药物是一类高效、低毒、广谱的抗生素，临床应用广泛，因可引起过敏反应，故用药前需做皮肤过敏试验。但头孢菌素类药物与青霉素都属于 β 内酰胺类抗菌药物，根据国家卫生健康委员会发布的《β 内酰胺类抗菌药物皮肤试验指导原则（2021 年版）》，不推荐在使用头孢菌素前常规进行皮试，仅在下列情况下进行皮试：①既往有明确的青霉素或头孢菌素Ⅰ型（速发型）过敏史患者；②药品说明书中规定需进行皮试的。

知识链接

β 内酰胺类抗菌药物皮肤试验

β 内酰胺类抗菌药物是目前临床应用最多且具有重要临床价值的一类抗菌药物。为了规范 β 内酰胺类抗菌药物皮肤试验的使用和判读，促进抗菌药物合理应用，2021 年，国家卫生健康委员会发布了《β 内酰胺类抗菌药物皮肤试验指导原则（2021 年版）》（以下简称《指导原则》）。该《指导原则》指出，头孢菌素 C7 位的 R1 侧链与青霉素 C6 位的侧链结构相同或相似是导致青霉素与头孢菌素交叉过敏反应的主要因素。目前，我国青霉素类抗菌药物说明书、《抗菌药物临床应用指导原则》和《中华人民共和国药典临床用药须知》均要求在使用青霉素类抗菌药物之前需常规做青霉素皮试。但是，不推荐在使用头孢菌素前常规进行皮试。

（一）皮内试验法

1．皮试液的配制　按照《β 内酰胺类抗菌药物皮肤试验指导原则（2021 年版）》规定，将拟使用的头孢菌素加生理盐水稀释至 2 mg/ml 的浓度作为皮试液。下面以头孢拉定 0.5 g 为例，皮试液配制方法如下。

（1）用 2 ～ 5 ml 注射器抽吸 0.9% 氯化钠注射液 2 ml 注入头孢拉定 0.5 g 密封瓶中，将溶液摇匀，稀释成每 1 ml 含头孢拉定 250 mg。

（2）换用 1 ml 注射器取上液 0.1 ml，加 0.9% 氯化钠注射液至 1 ml，将溶液摇匀，则每 1 ml 含头孢拉定 25 mg。

（3）弃去 0.9 ml，余 0.1 ml，加 0.9% 氯化钠注射液至 1 ml，将溶液摇匀，则每 1 ml 含头孢拉定 2.5 mg。

（4）弃去 0.2 ml，余 0.8 ml，加 0.9% 氯化钠注射液至 1 ml，将溶液摇匀，则每 1 ml 含头孢拉定 2 mg，即为皮试液。

2．试验方法　在患者前臂掌侧下段皮内注射头孢菌素皮试液 0.02 ～ 0.03 ml（含头孢菌素 40 ～ 60 μg），形成直径 3 mm 的皮丘，观察 20 min，再判断并记录试验结果。

3．试验结果判断　皮丘直径较之前扩大 3 mm 以上为皮试阳性，如伴有红晕或痒感，更支持阳性反应的判断。

（二）注意事项

1．既往使用头孢菌素类药物发生过敏性休克者，不可再做过敏试验。

2．皮试阴性者，用药后仍可能发生过敏反应，因此用药期间需密切观察。若发生过敏，应立即停药并通知医生，处理方法同青霉素过敏。

3．头孢菌素类药物间可有交叉过敏现象，故使用某一种头孢菌素有过敏现象者，一般不可再使用其他品种。

4．头孢菌素类与青霉素之间可发生交叉过敏反应，如患者对青霉素类过敏，因病情需要使用头孢菌素类药物时，一定要在严密观察下做头孢菌素类药物过敏试验，并做好急救准备。

三、链霉素过敏试验

链霉素是临床上使用的一种氨基糖苷类抗生素，主要对革兰氏阴性细菌及结核分枝杆菌有较强的抗菌作用。链霉素本身具有毒性作用，主要损害第Ⅷ对脑神经，可出现全身麻木、抽搐、肌肉无力、眩晕、耳鸣、耳聋等症状，也可导致皮疹、发热、荨麻疹、血管性水肿等过敏反应。链霉素过敏所致的过敏性休克发生率虽低于青霉素，但其反应迅速且严重，病死率较高。因此，使用前应做皮肤过敏试验。

（一）皮内试验法

1．皮试液的配制　以每 1 ml 皮试液含链霉素 2500 U 为标准进行配制。具体配制方法如下。

（1）用 5 ml 注射器抽吸 0.9% 氯化钠注射液 3.5 ml 注入链霉素 1 g（100 万 U）密封瓶中，将溶液摇匀，溶解后为 4 ml，则每 1 ml 含链霉素 0.25 g（25 万 U）。

（2）换用 1 ml 注射器取上液 0.1 ml 加 0.9% 氯化钠注射液至 1 ml，将溶液摇匀，则每 1 ml 含链霉素 2.5 万 U。

（3）弃去 0.9 ml，余 0.1 ml，加 0.9% 氯化钠注射液至 1 ml，将溶液摇匀，则每 1 ml 含链霉素 2500 U，即为皮试液。

2．试验方法　在患者前臂掌侧下段皮内注射链霉素皮试液 0.1 ml（含链霉素 250 U），使之成一皮丘，观察 20 min，再判断并记录试验结果。

3．试验结果判断　同青霉素。

（二）链霉素过敏反应及处理

链霉素过敏反应的临床表现与青霉素过敏反应大致相同。轻者表现为发热、皮疹、荨麻疹；重者可发生过敏性休克。发生过敏性休克时，救治原则与青霉素过敏性休克基本相同，但因链霉素的毒性比过敏反应更常见、更严重，故抢救时患者若出现抽搐，可应用钙剂，使钙离子与链霉素络合，减轻或消除链霉素的毒性症状，可静脉缓慢推注钙剂，其中以 5% 氯化钙为最佳，10% 葡萄糖酸钙次之，小儿酌情减量。患者若出现肌肉无力、呼吸困难，可用皮下注射或静脉注射新斯的明。

四、破伤风抗毒素过敏试验

破伤风抗毒素（tetanus antitoxin，TAT）是用破伤风类毒素免疫马血浆后，经物理、化学方法制成的液体抗毒素球蛋白制剂，能中和患者体液中的破伤风毒素。TAT 用于有破伤风危险的外伤伤员的被动免疫或对已发病患者进行特异性治疗。但是，TAT 对于人体是一种异种蛋白质，具有抗原性，注射后可引起过敏反应。因此，在用药前需做过敏试验。

（一）皮内试验法

1．皮试液的配制　用 1 ml 注射器抽吸 TAT 药液（1500 U/ml）0.1 ml，加 0.9% 氯化钠注射液至 1 ml，将溶液摇匀，则每 1 ml 含 TAT 150 U，即为皮试液。

2．试验方法　在患者前臂掌侧下段皮内注射破伤风抗毒素皮试液 0.1 ml（含 TAT 15 U），使之成一皮丘，观察 20 min，再判断并记录试验结果。

3．试验结果判断

阴性：局部无红肿，无异常全身反应。

阳性：局部皮丘红肿、硬结直径大于 1.5 cm，红晕范围直径超过 4 cm，有时出现伪足、痒感。全身过敏反应与青霉素过敏反应相同，以血清病型反应多见。

若皮试结果为阴性，可将所需剂量一次注射完；若皮试结果为阳性，须采用脱敏注射法或注射人破伤风免疫球蛋白（human tetanus immunoglobulin，HTIG）。注射过程中要密切观察，一旦发现异常，立即采取有效的处理措施。

（二）脱敏注射法

TAT 是一种特异性抗体，没有可替代的药物，因此，即使皮试结果阳性，也需采用脱敏注射法进行治疗。脱敏注射法是指采用小剂量、短间隔、连续多次注射所需要的 TAT 剂量的方法。其机制是小剂量变应原进入体内致使生物活性物质的释放量少，不至于引起临床症状，

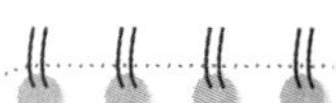

短时间内多次注射，可逐渐消耗体内已形成的IgE，最终可以全部注入所需药量而不致发病。但这种脱敏是暂时的，经过一段时间后，IgE可再产生而重建致敏状态。因此，以后如再用TAT，仍需做皮内试验。

1．注射方法　按表18-15所列，每隔20 min肌内注射TAT一次，至总量注射完毕。

表18-15　破伤风抗毒素脱敏注射法

次数	TAT（ml）	加0.9%氯化钠注射液的量（ml）	注射途径
1	0.1	0.9	肌内注射
2	0.2	0.8	肌内注射
3	0.3	0.7	肌内注射
4	余量	稀释至1 ml	肌内注射

2．试验方法

（1）采用TAT脱敏注射前，须按抢救过敏性休克的要求备好急救物品。

（2）在脱敏注射过程中，需密切观察患者反应。如发现患者有气促、发绀、荨麻疹及过敏性休克时，应立即停止注射，并配合医生进行抢救。如过敏反应轻微，可待症状消退后，酌情将剂量减少，增加注射次数，顺利注入所需的全量。

五、碘过敏试验

临床上用碘化物造影剂进行造影检查时，极少数患者可发生过敏反应。因此，在造影前必须询问患者有无碘过敏史，已知过敏者禁用，无过敏史者须在造影前1～2天做碘过敏试验，结果阴性者方可做碘造影检查。

1．碘过敏试验法　试验方法及结果判断见表18-16所列。

表18-16　碘过敏试验方法及结果判断

试验方法	操作步骤	结果判断
口服法	检查前3天开始口服5%～10%碘化钾5 ml，每日3次，共3天	出现口麻、头晕、心慌、恶心、呕吐、荨麻疹等症状为阳性
皮内注射法	取碘造影剂0.1 ml做皮内注射，观察20 min	局部有红、肿、硬块，直径超过1 cm为阳性
静脉注射法	取碘造影剂1 ml（30%泛影葡胺1 ml），缓慢静脉内注射，观察5～10 min	有血压、脉搏、呼吸和面色等改变为阳性
眼结合膜法	取碘造影剂1～2滴，滴入一侧眼内，5～10 min后双眼进行对照	滴药侧眼结合膜有充血、水肿等现象为阳性
舌下含服法	取碘造影剂2～3滴，滴于舌下，5～10 min后观察结果	出现舌下充血、肿胀、麻木、流涎等现象为阳性

2．注意事项

（1）在静脉注射造影剂前，必须先做皮内注射，再行静脉注射，结果阴性方可进行碘剂造影。

（2）碘过敏试验阴性者，仍有少数患者在注射碘造影剂时发生过敏反应，故在造影时仍需要备好急救药品。过敏反应的处理同青霉素过敏反应。

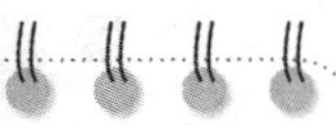

六、普鲁卡因过敏试验

普鲁卡因是常用局部麻醉药，极少数患者用药后可发生过敏反应，故首次使用普鲁卡因时，需做过敏试验。试验方法：取 0.25% 普鲁卡因溶液 0.1 ml（含普鲁卡因 0.25 mg），在患者前臂掌侧下段做皮内注射，观察 20 min 后判断试验结果。试验结果判断和过敏反应处理同青霉素。

七、结核菌素试验

结核菌素是结核分枝杆菌的菌体成分，分为旧结核菌素（old tuberculin，OT）和纯蛋白衍生物（purified protein derivative，PPD）。结核菌素试验是通过皮内注射结核菌素，致注射部位皮肤产生Ⅳ型（迟发型）超敏反应，再根据注射部位皮肤情况判断机体是否受到结核菌素感染，从而为接种卡介苗提供依据，还可以协助诊断和鉴别诊断，进行结核病流行病学调查。由于 WHO、国际防痨和肺病联合会推荐使用纯蛋白衍生物，故结核菌素试验又称为 PPD 试验。

1．试验方法　取 PPD 原液 0.1 ml（5 U）在患者前臂掌侧下段做皮内注射，并记录注射部位、方法，所用结核菌素种类、浓度、剂量、生产单位、批号与患者反应等。

2．试验结果判断　根据试验部位的皮肤情况进行判断：①无红晕、无硬结，或硬结直径＜ 5 mm，为阴性（–）；②硬结直径 5 ～ 9 mm，为弱阳性（+）；③硬结直径 10 ～ 19 mm，为中度阳性（++）；④硬结直径≥ 20 mm，或虽直径＜ 20 mm，但局部出现水疱、坏死或淋巴管炎，为强阳性（+++）；⑤注射 20 ～ 36 h 内，注射区皮肤发红且较软，72 h 反应消退者为假阳性。

3．注意事项

（1）严格检查药品质量，包括药品的颜色、澄清度、有效期、包装质量等。

（2）未用的 PPD 皮试液应冷藏。

随堂测

（3）有发热（体温 37.5℃以上）及其他疾病时，不宜做结核菌素试验。

（4）不可热敷、按揉、抓挠注射部位，以保证 PPD 活性，避免感染。

（5）密切观察患者反应，做好记录。注射后 20 ～ 36 h、48 h、72 h 各观察反应 1 次，记录皮肤情况，判断试验结果。

（6）结核菌素试验阳性仅表示曾有过结核分枝杆菌感染，并不表示一定患病。

第六节　局部给药法

案例 18-6

患者，男，35 岁，有银屑病史 10 年，现因病情加重而入院。诊断：寻常型银屑病（进行期）。该患者皮损累及双下肢、头面部、躯干、肘部，面积较大，刮除鳞屑可见薄膜现象和点状出血，无渗出及脓性分泌物。拟联合使用外用药、光疗、系统用药、生物制剂等进行治疗。

请回答：

1．此期选择的外用药属于什么剂型？

2．如何使用这些外用药？

除了以上主要给药途径外，根据某些特殊治疗的需要，还有一些局部给药的方法。局部给药不但可使病变部位药物浓度较高，而且可以大大节约药物，并减少全身不良反应。有关局部给药的方法在各专科还将详细学习，此处只做简单介绍。

一、滴入法

滴入法是将液体药物滴入腔室中，以达到治疗目的的方法。眼、鼻、耳是滴入法常用部位。

（一）滴眼法

1．目的　将药液滴入结膜囊，以达到消炎、杀菌、麻醉、散瞳等治疗作用或协助诊断作用。

2．操作要点　操作前注意评估眼部疾患的状况。操作时，协助患者取坐位或仰卧位，头稍后仰，用无菌棉球拭净眼睑及睫毛上的分泌物。护士左手置于患者颧骨弓上，轻轻将患者下眼睑向下牵引，右手持滴管或滴瓶，掌根部置于患者前额，以免晃动，嘱患者向上看，滴管距离眼睑 1 ～ 2 cm，将 1 ～ 2 滴药液滴入眼下穹窿内（图 18-20）。提起上眼睑，使药液均匀扩散于眼球表面，然后轻轻覆盖眼球。嘱患者闭眼 2 ～ 3 min，以利于药物充分吸收。用棉球紧压泪囊部 1 ～ 2 min，避免药液经泪囊流入鼻腔，被黏膜吸收后引起全身不良反应。

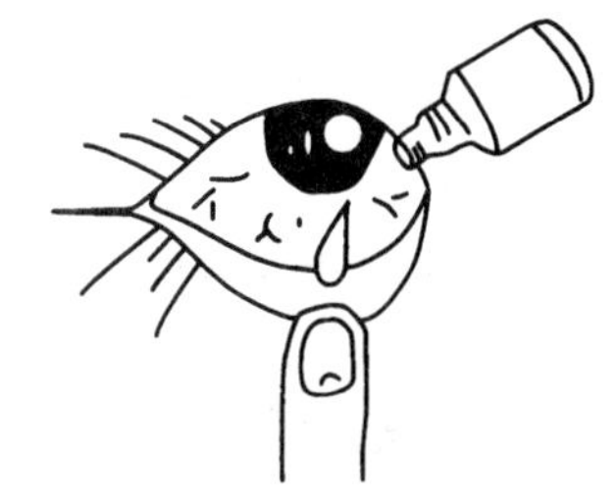

图 18-20　滴眼法

3．注意事项

（1）用药前须仔细查对瓶签、姓名及左、右眼，检查药物有无变色、沉淀，注意玻棒有无破损，无误后方可用药。

（2）为每个患者用眼药前，均使用安尔碘擦拭手指或浸手。

（3）滴药时滴管应呈 45° 斜向，距眼睑 1 ～ 2 cm，勿将滴管触及睫毛或睑缘，防止污染滴管和药液。

（4）角膜对刺激较为敏感，因此，不宜将药液直接滴在角膜面上，而应滴入眼下穹窿内。

（5）沉淀性药物应振荡均匀后再滴入。

（6）操作应轻巧，勿对眼球加压。

（7）数种药物同用时，必须稍有间隔，不可同时滴入。

（8）滴药水与涂眼膏同用，应先滴药水，后涂眼膏。

（二）滴鼻法

1．目的　将药液滴入鼻腔中，以达到收缩黏膜血管，减轻鼻塞症状，或预防、治疗感染，治疗鼻窦疾病的目的。

2．操作要点　操作前注意评估鼻部疾患的状况。操作时，协助患者取坐位（头向后仰）或仰卧位（头向后垂下），清洁鼻腔，在距鼻孔 1 ～ 2 cm 处将 3 ～ 5 滴药液滴入鼻孔内侧（图 18-21）。轻捏鼻翼，使药液均匀分布于鼻腔黏膜并进入鼻道。嘱患者保持仰头 2 ～ 3 min，以利于药物充分吸收。

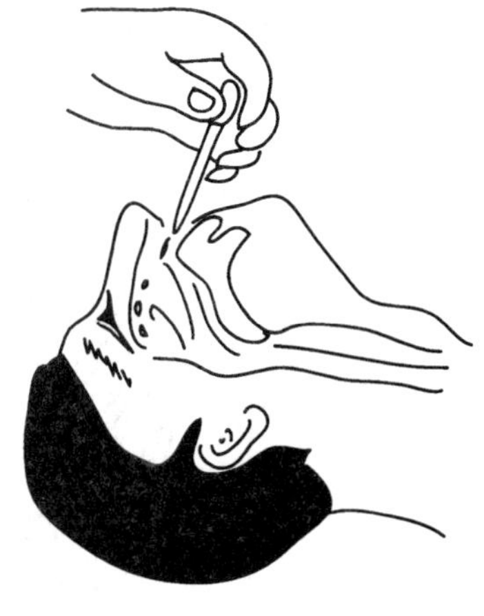

图 18-21　滴鼻法

3．注意事项

（1）为使患者头部充分外展，可将头部仰置于床边，或颈下垫以枕头。

（2）滴管勿接触患者鼻孔，避免污染滴管和药液；滴管及药瓶应专人专用，以防交叉感染。

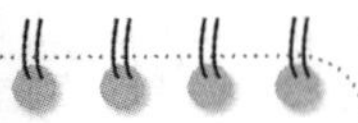

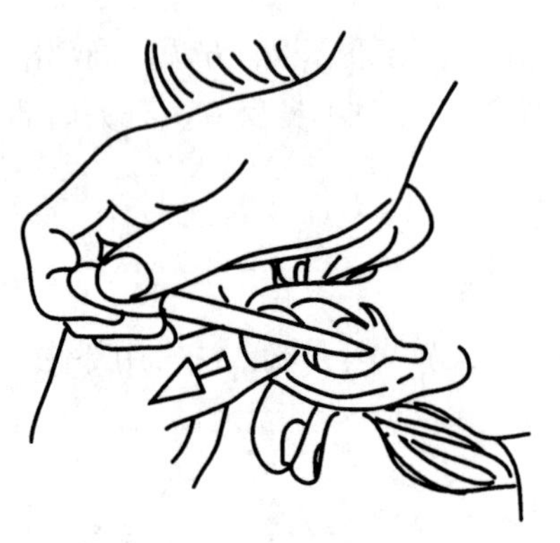

图 18-22 滴耳法

（3）滴药后嘱患者勿擤鼻，否则药物可能经鼻道流至口、咽部后方，引起患者不适，嘱患者及时将口腔内的药物吐出。

（4）鼻黏膜血管收缩剂不宜连用 3 天以上，防止出现反跳性黏膜充血加剧。

（三）滴耳法

1．目的 将药液滴入耳道，达到清洁、消炎、治疗耳部疾病的目的。

2．操作要点 操作前注意评估耳部疾患的状况。操作时，协助患者取坐位或卧位，头偏向健侧，用干棉签擦净外耳道分泌物。一手向后上牵拉耳郭，使耳道变直；另一手掌跟置于耳郭旁，将 2 ~ 3 滴药液沿外耳道后壁滴入（图 18-22）。轻压耳屏，使药液沿耳道壁缓缓流入耳内。嘱患者保持体位 2 ~ 3 min，以利于药物充分吸收。

3．注意事项

（1）操作前应用干棉签擦净外耳道分泌物，必要时可用 3% 过氧化氢溶液反复清洗，并以棉签拭干，以利于药物发挥作用。

（2）滴管勿触及外耳道，避免污染滴管和药液。

（3）药液的温度以接近体温为宜，以免刺激迷路引起眩晕、恶心等不适反应。

（4）滴药时需将外耳道按一定方向拉直，成人患者将其外耳向后上方牵引（图 18-22），3 岁以下小儿向后下方牵引。

（5）患者头偏向一侧，患耳在上。如双耳均须滴药，在滴完一侧后停留数分钟再滴另一侧。

二、栓塞法

栓塞法是将栓剂置入腔道内，在体腔温度下缓慢融化而产生局部或全身疗效的方法。栓剂是药物与适宜基质制成的供腔道给药的固体制剂，熔点在 37° 左右。插入栓剂最常见的部位是直肠和阴道。

（一）直肠栓塞法

1．目的

（1）将甘油栓剂置入直肠内，以软化粪便，利于排出。

（2）经直肠置入解热镇痛栓剂，达到全身镇痛、消炎、退热的作用。

2．操作要点 操作时，协助患者取屈膝侧卧位，暴露肛门，护士戴指套或手套，嘱患者深呼吸，尽量放松，使肛门括约肌松弛，然后，将栓剂插入肛门，并用示指将栓剂沿直肠壁朝脐部方向送入 6 ~ 7 cm，至肛门内括约肌以上部位（图 18-23）。置入后，嘱患者保持侧卧位 15 min，以防止药物融化后渗漏出肛门外。

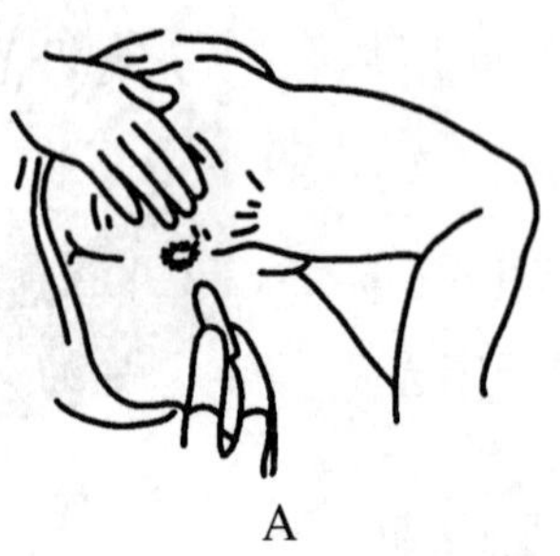

A

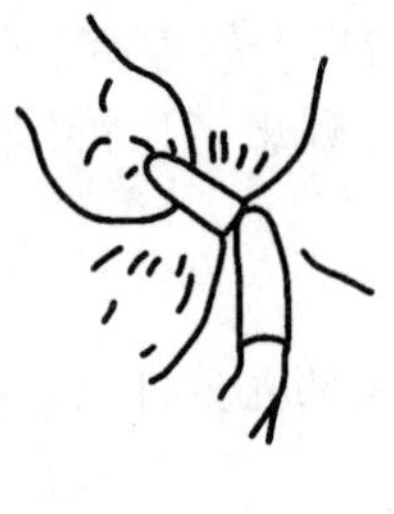

B

图 18-23 直肠栓塞法

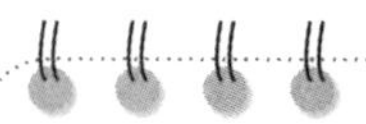

3．注意事项

（1）将便器、卫生纸、呼叫器放于易取处，便于不能下床的患者使用。

（2）保护患者隐私部位。

（3）如患者愿意自行操作，可教其操作方法。

（二）阴道栓塞法

1．目的　在阴道内置入消炎抗菌药物，以治疗阴道炎。

2．操作要点　操作时，协助患者取屈膝仰卧位，双腿分开，暴露会阴部，护士戴手套，用置入器或戴上手套的手将栓剂沿阴道后壁轻轻送入 5 cm，达阴道穹（图 18-24）。置入后，嘱患者至少平卧 15 min，使药物扩散至整个阴道，利于药物吸收。若睡前置入，可延长药物作用时间，提高疗效。

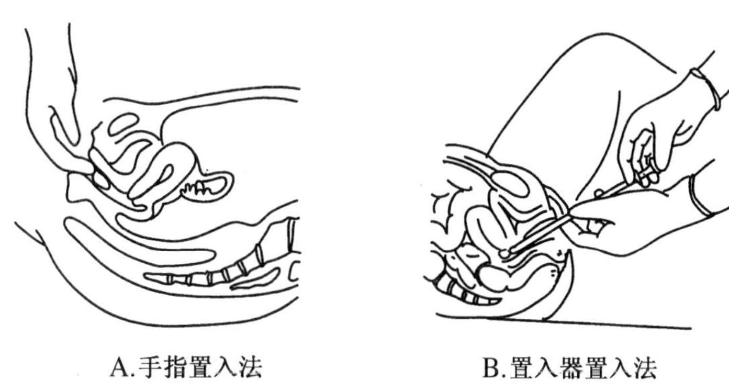

A.手指置入法　　B.置入器置入法

图 18-24　阴道栓塞法

3．注意事项

（1）必须准确判断阴道口后才能置药，避免误入尿道。

（2）成年女性阴道长约 10 cm，置入深度必须在 5 cm 以上，以防滑出。

（3）保护患者隐私部位。

（4）如患者愿意自行操作，可教其操作方法。

三、皮肤给药法

皮肤给药法是将药物直接涂于皮肤，在皮肤表面或透过皮肤产生疗效的方法。常用的皮肤外用药物剂型有溶液、乳剂、油剂、软膏、粉剂、气雾剂等。

1．目的　将药物直接涂于皮肤，起到局部治疗的作用。

2．操作要点

（1）在涂擦药物前进行皮肤评估与清洁：应先评估局部皮肤的状况，清除皮损上的痂皮、鳞屑等。如病情允许，可用清水或中性清洁剂清洁皮肤，有皮炎者则仅用清水清洁。

（2）根据不同的皮损选择相应的药物剂型：急性皮炎伴大量渗液或脓液时可用溶液；亚急性皮炎伴少量渗液或轻度糜烂时可选用乳剂或油剂；慢性增厚性皮损可选用软膏；无糜烂渗液的急性或亚急性皮炎可用粉剂；皮炎或感染性皮肤病可用气雾剂。

（3）根据不同的药物剂型采用相应的护理方法：涂擦溶液、乳剂、油剂、软膏时，用棉签蘸药以环形方式轻轻按摩涂擦，注意整个患处都应涂擦到。溶液也可用湿敷法。涂擦粉剂时，只要将药物洒于干燥的皮肤上即可，注意不要洒得过厚。使用气雾剂前应摇匀，使用时将患者头部转离喷雾器，如果病变在脸上或脸的四周，应用纱布遮住患者的眼、口、鼻，嘱患者在喷药时做呼气运动，以避免刺激或损伤呼吸道黏膜。

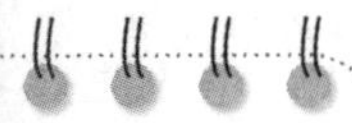

3．注意事项

（1）注意粉剂在多次应用后常形成粉块，可用 0.9% 氯化钠溶液湿润后除去。

（2）观察用药后患者局部皮肤反应情况，尤其是患儿和老年患者。

（3）倾听患者主诉，动态评价用药效果。

四、舌下含服法

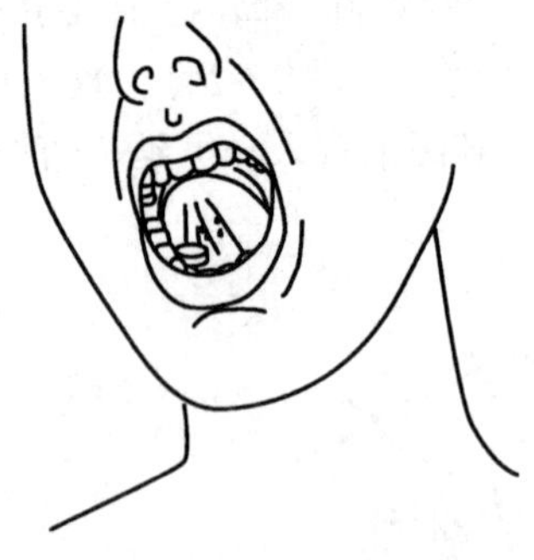

图 18-25　舌下含服法

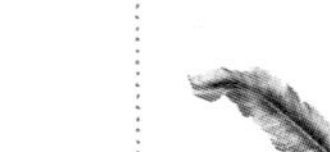

随堂测

舌下含服是将药物置于舌下的服药方法。舌下黏膜分布有丰富的毛细血管网，药物成分可直接通过舌下毛细血管被吸收到血液中，迅速发挥药物疗效，可避免胃肠刺激、吸收不全和首过消除作用，吸收好、生效快。

1．目的　用于心肌梗死等心脏病的急救，可缓解心绞痛。

2．操作要点　硝酸甘油舌下含服 2 ～ 5 min。

3．注意事项　应告诉患者将药物放在舌下，自然溶解吸收，不可咀嚼吞下（图 18-25）。

思考题

1．患者，女，69 岁，因反复咳嗽、咳痰 1 个月余，加重 1 天入院。查体：T 37.2℃，P 86 次 / 分，R 20 次 / 分，BP 130/85 mmHg，神志清楚，痰液黏稠、色白，痰量较多，不易咳出，双肺呼吸音粗，可闻及大量哮鸣音，双下肺可闻及湿啰音。诊断：肺部感染。医嘱：注射用 α- 糜蛋白酶 4000 U + 0.9% 氯化钠注射液 10 ml，氧气雾化吸入，bid。

请思考：

（1）为什么为该患者做雾化的首选药物是 α - 糜蛋白酶？

（2）如何保证该患者雾化的效果？

2．患者，男，30 岁，3 h 前在田里劳动时，不慎被埋在地里的铁钉刺伤右足底，立即到乡卫生院诊治，被告知须注射破伤风抗毒素。于是，先行完成 TAT 过敏试验，但试验结果为阳性。

请思考：

（1）如何配制 TAT 皮试液？

（2）如何判断 TAT 皮试结果？

（3）如何为患者注射 TAT？

（涂　英）

第十九章 静脉输液与输血

第十九章数字资源

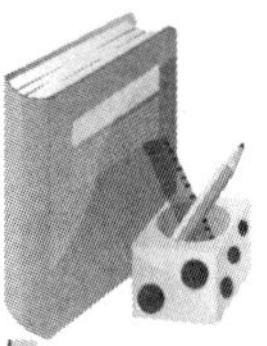

导学目标

通过本章内容的学习，学生应能够：

◆ **基本目标**

1. 陈述静脉输液的目的、常用溶液的种类及其作用。
2. 说出静脉输液的常用部位。
3. 正确完成静脉输液操作。
4. 描述输液反应及其防治方法。
5. 列举微粒的来源和控制方法。

◆ **发展目标**

1. 静脉输液过程中，能正确、合理地选择穿刺部位，并能有意识地保护患者的静脉。
2. 正确计算输液的速度和时间。
3. 正确处理输液过程中出现的故障。
4. 准确识别常见输液反应，并能采取适当的护理措施预防和处理各种输液反应。

◆ **思政目标**

1. 树立以患者为中心的理念，关爱、尊重患者，保护患者隐私，密切观察患者的输液反应。
2. 加强职业修养，树立关爱生命、全心全意为护理对象服务的职业情感。

静脉输液和输血是临床上经常使用和极为重要的治疗手段。用于纠正人体水、电解质和酸碱平衡失调，恢复内环境稳态，增加血容量，改善微循环，维持血压。此外，还可以通过静脉输注药物，达到治疗疾病的目的。因此，护士必须熟练掌握及准确运用静脉输液与输血的知识和技能，以治疗疾病和挽救患者生命。

第一节 静脉输液

静脉输液（intravenous infusion）是将一定量的无菌溶液或药液直接输入静脉的方法，又可称为静脉滴注（intravenous drip）。

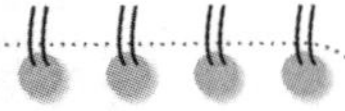

一、静脉输液的原理和目的

（一）静脉输液的原理

静脉输液是利用大气压和液体静压形成的输液系统内压高于人体静脉压，而将液体输入静脉内。

（二）静脉输液的目的

1．补充水和电解质，预防和纠正水、电解质和酸碱平衡失调。常用于各种原因引起的脱水、酸碱平衡失调的患者，如剧烈呕吐、腹泻及大手术后的患者。

2．增加循环血量，维持血压和微循环灌注量。常用于大出血、休克及大面积烧伤等患者。

3．补充营养，促进组织修复，维持正氮平衡。常用于慢性消耗性疾病、胃肠道吸收障碍及各种原因所致不能经口进食的患者。

4．输入药物治疗疾病。如输入脱水剂降颅压、输入解毒药物解毒、输入抗生素控制感染等。

二、常用溶液的种类

溶液是指溶质以分子或离子的形式分散在溶剂中，形成均一、稳定、透明的液体。

（一）晶体溶液

晶体溶液（crystalloid solution）的分子量小，在血管内停留时间短，对维持细胞内外水分的平衡具有重要作用，多用于纠正体内的水、电解质失衡。常用的晶体溶液有以下几种。

1．葡萄糖溶液　葡萄糖溶液是不含电解质的溶液，葡萄糖在体内可迅速被氧化生成二氧化碳和水，释放出能量，剩余的以糖原的形式贮存于肝或肌细胞内，失去原有的渗透性质，只留下水分。每克葡萄糖可产生 0.6 ml 水，并提供 16.480 J（4 cal）热量。因此，葡萄糖溶液主要用于补充热量和水分。常用的葡萄糖溶液有 5%、10%、25%、50% 4 种剂型。

2．电解质溶液

（1）等渗性溶液：其渗透压与血浆渗透压相等，电解质组成与细胞外液相近，主要用于补充细胞外液。常用的有 0.9% 氯化钠溶液（生理盐水）、5% 葡萄糖氯化钠溶液、林格氏液（又称复方氯化钠溶液）、乳酸钠林格液等。

（2）低渗性溶液：将各种等渗溶液按不同比例混合而成，其电解质浓度低于血浆渗透压，用于纠正失水及高渗状态。例如，儿科补液用的 1 ∶ 1、1 ∶ 2 的含钠液，主要用于小儿脱水症的治疗。

（3）高渗性溶液：渗透压高于血浆渗透压的 2 ～ 8 倍，可在短时间内提高血浆渗透压，回收组织水分进入血管，消除水肿，用于利尿脱水，同时可以降低颅内压，改善中枢神经系统功能。常用的溶液有 20% 甘露醇、25% 山梨醇、25% ～ 50% 葡萄糖溶液和高渗乳酸盐溶液。

（二）胶体溶液

胶体溶液（colloidal solution）的分子量大，在血管内停留时间长，可维持血浆胶体渗透压，增加血容量，改善微循环，升高血压，并使组织间隙脱水。常用的胶体溶液有以下几种。

1．右旋糖酐溶液　右旋糖酐为多糖类高分子聚合物，是血浆的代用品。常用溶液有低分子右旋糖酐和中分子右旋糖酐。低分子右旋糖酐可降低血液黏稠度，改善微循环和抗血栓形成，常用于血管栓塞性疾病。中分子右旋糖酐可提高血浆胶体渗透压，扩充血容量，升高血压。

2．代血浆　代血浆化学结构与右旋糖酐相似，扩容效果良好，输入后可显著增加循环血量和心输出量，过敏反应少，且在体内停留时间长，急性大出血时可与全血共用。常用的溶液有羟乙基淀粉（706 代血浆）、聚乙烯吡咯酮等。

3．血液制品　常用血液制品有 5% 白蛋白和血浆白蛋白等。对维持血浆胶体渗透压、补

随堂测

充蛋白质和抗体有重要作用，常用于治疗各种伴有血容量不足的休克、严重的低白蛋白血症和间质水肿等。

（三）静脉高营养液

高营养液用于提供热量，补充蛋白质，维持正氮平衡，并能补充各种矿物质和维生素。主要成分包括氨基酸、脂肪酸、维生素、矿物质、高浓度葡萄糖及水分。常用于为营养摄入不足或不能经消化道供给营养的患者维持营养。常用的高营养液包括脂肪乳、复方氨基酸等。

三、静脉输液部位

在进行静脉输液时，应根据患者的一般状况、病情、病程、输液速度、静脉情况及药物特性等来选择穿刺部位，以确保输液顺利和患者的安全。临床一般多选用分布于肢体末端的周围静脉，需要使用中心静脉时，可以选择锁骨下静脉、股静脉、颈外静脉等。

（一）周围静脉

1．上肢静脉（图 19-1）

（1）手背静脉网：手背静脉网是成年患者输液时的首选部位。但老年人皮肤松弛、皮下组织疏松，穿刺时不容易固定。

（2）前臂头静脉：是最佳静脉输液通路，因其为较粗大的静脉，可稀释高渗性和刺激性溶液，输液速度快。但该静脉穿刺时易滚动，应注意绷紧皮肤。

（3）贵要静脉：贵要静脉直、短、静脉瓣较少，但不方便患者活动。

（4）肘正中静脉：肘正中静脉粗、直、方便患者活动，但静脉瓣较多。

（5）前臂正中静脉：前臂正中静脉一般可见但不容易触摸，而且靠近神经，穿刺时会感到疼痛，因此该部位不作为穿刺首选静脉。

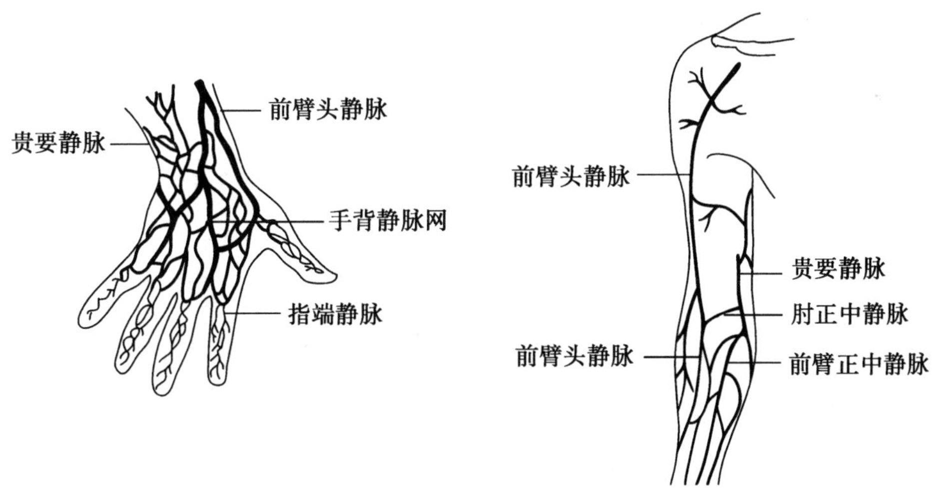

图 19-1　上肢静脉

2．下肢静脉　可选用足背静脉、小隐静脉、大隐静脉等（图 19-2）。成人应避免下肢静脉穿刺，有增加静脉炎和栓塞的危险。

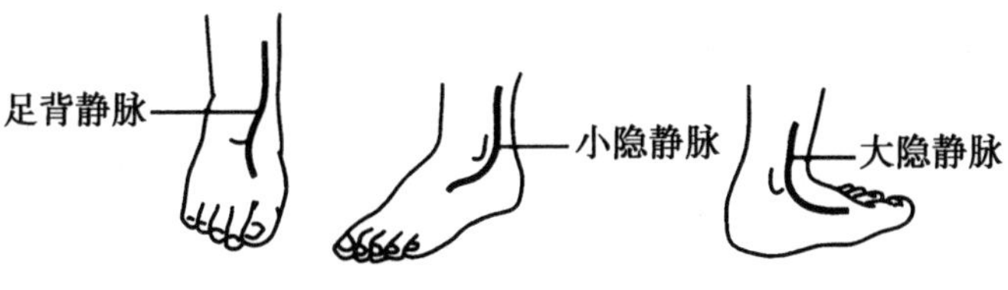

图 19-2　下肢静脉

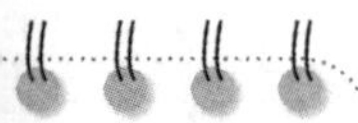

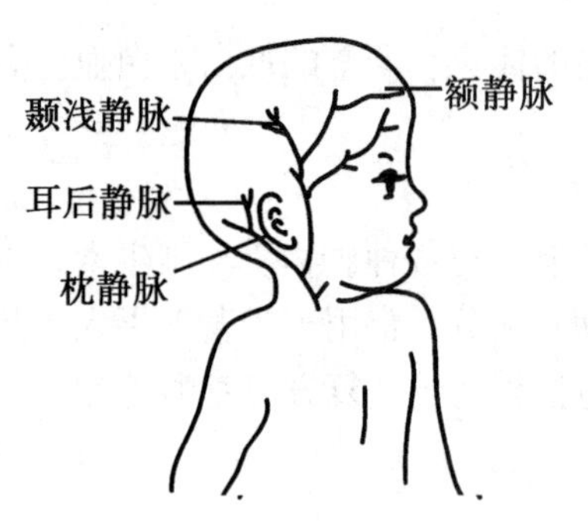

图 19-3　小儿头皮静脉

3．头皮静脉　头皮静脉分布广，互相沟通，且表浅、直观、不易滑动、便于固定。由于穿刺部位在头部，肢体活动不受限，便于躯干的保暖，因此适用于婴幼儿。常用的头皮静脉有颞浅静脉、额静脉、耳后静脉及枕静脉（图 19-3）。

（二）中心静脉

中心静脉穿刺可用于周围静脉穿刺困难又需长期输液的患者。同时中心静脉的位置距离右心房较近，而且管腔粗大、血流量多，因此输入高浓度或刺激性较强的药物时，后者能够迅速被稀释并进入心脏，从而减轻对血管壁的刺激。可选用的中心静脉有锁骨下静脉、股静脉、颈外静脉等。

1．锁骨下静脉　锁骨下静脉自第 1 肋外缘处续腋静脉，位于锁骨后下方，向内至胸锁关节后方与颈内静脉汇合成无名静脉，左、右无名静脉汇合成上腔静脉入右心房（图 19-4）。此静脉管径粗大，虽然不表浅，但常处于充盈状态，周围有结缔组织固定，血管不易塌陷，比较容易穿刺。但是由于胸膜顶高于锁骨，进针角度和方向不准确时易穿破胸膜导致气胸，又因吸气时是负压，锁骨下静脉穿刺还易造成空气栓塞，故不适于初学者穿刺。

2．股静脉　股静脉上段位于股三角内，股三角的上界为腹股沟韧带，外侧界为缝匠肌的内侧缘，内侧界为长收肌的外侧缘，前壁为阔筋膜，后壁凹陷，由髂腰肌与耻骨肌及其筋膜组成。股三角内从外到内依次为股神经、股动脉和股静脉（图 19-5）。股静脉体表定位：在髂前上棘和耻骨结节之间划一联线的中点为股动脉，股动脉内侧 0.5 cm 处为股静脉。股静脉走行直、管腔粗大、位置固定，穿刺成功率高。但其清洁度差，且清洁难度大，容易感染。

3. 颈外静脉　颈外静脉是颈部最大的浅静脉，由耳后静脉、枕静脉和面后静脉后支汇合而成（图 19-4）。起自下颌角后方垂直下降，穿越胸锁乳突肌后缘，于锁骨上方穿越深筋膜，最后汇入锁骨下静脉，因其表浅且位置较恒定，便于穿刺。

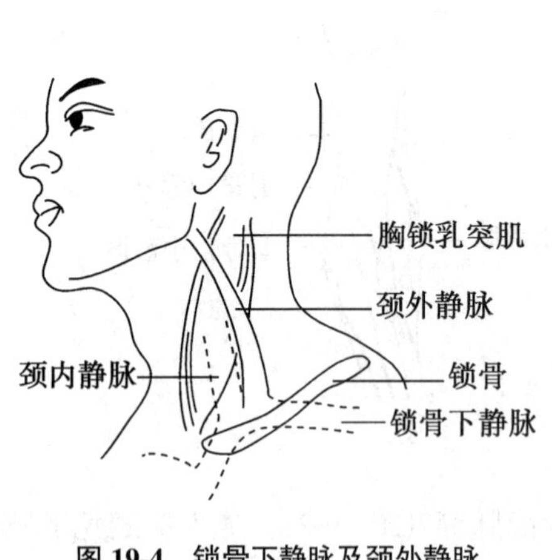

图 19-4　锁骨下静脉及颈外静脉

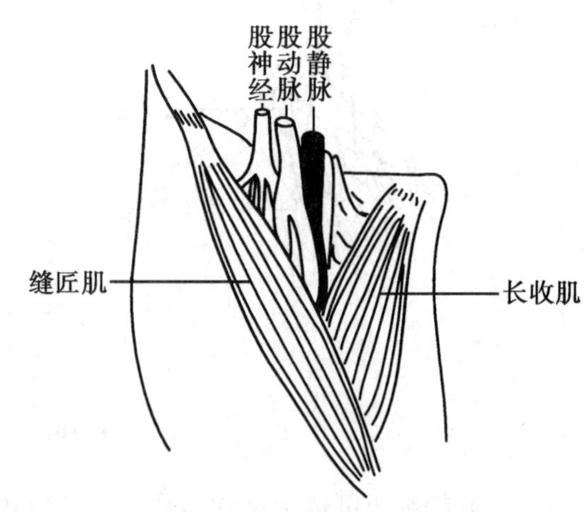

图 19-5　股静脉

护士在为患者进行静脉输液前要选择合适的穿刺部位。应注意以下几点：第一，通常静脉输液部位应从远心端逐渐向近心端选取。长期输液的患者，要注意静脉保护，应有计划地更换输液部位；第二，因为老年人和儿童的血管脆性比较大，应尽量避开易活动或凸起的静脉，如手背静脉；第三，禁止使用血管透析的端口或者瘘管的端口进行输液；第四，穿刺部位要避开皮肤表面有感染、渗出的部位，以免将皮肤表面的细菌带入血管。

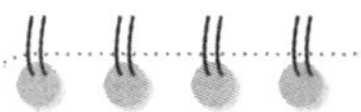

四、静脉输液方式

（一）开放式

将输液的液体倒入开放式输液瓶，开放式输液瓶为大容量玻璃瓶，瓶口上端盖上瓶盖，下端通过橡胶管接针头与患者静脉连接。开放式输液过程中可以灵活地改变液体的种类和数量，当变换液体时，打开瓶盖从瓶口处加入。由于开放式静脉输液过程中溶液易被污染，故目前临床应用较少。

（二）半密闭式

液体包装于封闭的玻璃瓶或塑料瓶内，输液时在瓶口插入一次性输液器及通气管，输液过程中空气通过通气管使大气压作用于液体，当大气压和液体静压形成的输液系统内压高于人体静脉压时，液体则向压力低的静脉内流动。

（三）密闭式

液体包装于塑料软袋内，大气压直接作用于袋内液体，当大气压和液体静压形成的输液系统内压高于人体静脉压时，液体进入静脉，在输液过程中无需使用通气管。因此在整个输液过程中液体不与空气接触，保证液体的无菌。

五、常用静脉输液法

（一）周围静脉输液法

1．目的　同“静脉输液的目的”。

2．操作要点　周围静脉输液法的操作流程，见表 19-1。

表 19-1　周围静脉输液法的操作流程及要点说明

头皮针静脉输液法		
步骤	**要点**	**说明**
评估	①核对	• 两种及以上方法确认患者
	②评估	• 患者年龄、疾病状态（病种、病情、病程）、活动状况、配合程度、过敏史、心理及社会状况；穿刺部位的皮肤状况、血管状况及肢体活动度
	③解释	• 向患者及家属解释输液目的、方法、注意事项及配合要点
操作前准备	①护士准备	• 着装整洁，洗手、戴口罩
	②用物准备	• 治疗车上层：治疗盘、液体及药物（必要时备瓶套）、加药用注射器及针头、输液器、一次性治疗巾、止血带、胶布（或输液贴）、砂轮、开瓶器、小垫枕、输液卡、输液记录单、手消毒液。如需静脉留置输液，另需准备静脉留置针一套和封管液 • 治疗车下层：锐器盒、生活垃圾桶、医用垃圾桶 • 其他：输液架，必要时备小夹板、棉垫及绷带、输液泵
	③环境准备	• 整洁、安静、舒适、安全
	④患者准备	• 了解输液的目的和方法，排空二便，取舒适卧位
准备药液	①核对并检查药物	• 根据医嘱核对患者姓名、床号；药液的名称、剂量、浓度、有效期、给药时间和方法；检查瓶盖有无松动、瓶身有无裂痕；对光检查药液有无浑浊、沉淀和絮状物
	②加药	• 套上瓶套，打开液体瓶铝盖中心部分（袋装液体取下袋口处拉环即可），消毒瓶塞，根据医嘱加入药物
	③填写、粘贴输液贴	• 根据医嘱（输液卡上的内容）填写输液贴，并将填好的输液贴倒贴于输液瓶上，注意输液贴勿覆盖原有的标签
	④插输液器	• 检查输液器后取出，半密闭式输液将输液管和通气管针头同时插入瓶塞至针头根部，密闭式输液只将输液管针头插入瓶塞至针头根部，关闭调节器

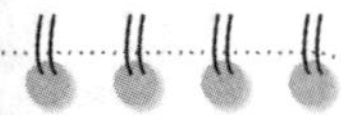

续表

头皮针静脉输液法		
步骤	要点	说明
静脉穿刺	①核对患者	• 核对患者床号、姓名、腕带
	②一次排气	• 倒置茂菲氏滴管，打开调节器，挤压滴管使溶液流至滴管 1/3 ～ 1/2 满时，迅速倒转滴管，使液体沿输液管缓慢下降，直至排尽导管内的空气，关闭调节器
	③选择穿刺部位	• 垫小垫枕，扎止血带，嘱患者握拳，选择静脉，一般选择粗、直、弹性好且避开关节的静脉，松开止血带
	④消毒皮肤	• 用消毒剂消毒穿刺部位皮肤，消毒范围大于 5 cm，待干，备胶布
	⑤二次核对	• 核对患者床号、姓名、腕带，所用药液的药名、浓度、剂量及给药时间和方法
	⑥静脉穿刺	• 扎止血带，嘱患者握拳；取下护针帽，打开调节器，排尽针头内气体，关闭调节器；按静脉穿刺法穿刺，见回血后，将针头再沿静脉方向平行送入少许
	⑦固定	• 固定：松开止血带，嘱患者松拳，打开调节器，观察液体滴入通畅、患者无不适后，用胶布或输液贴依次固定针柄、针眼部位及输液管
	⑧调节滴速	• 根据患者年龄、病情及药液性质调节滴速，通常情况下，成人 55 ～ 80 gtt/min，儿童 28 ～ 55 gtt/min（滴定系数 20 的输液器）
	⑨再次核对	• 核对患者床号、姓名、腕带，所用药液的药名、浓度、剂量及给药时间和方法
操作后处理	①安置患者	• 安置舒适卧位，健康教育
	②分类处理用物	
	③洗手，记录	• 在输液记录单上记录输液开始的时间、滴入药液的种类、滴速、患者全身及局部状况，并签全名
更换液体	①核对液体	• 多瓶液体连续输入时，应在第一瓶输尽前开始准备第二瓶液体
	②常规消毒	
	③更换液体	• 更换液体前后需保证滴管内高度至少 1/2 满，拔出第一瓶内输液插头，迅速插入第二瓶，确认输液管中无空气、滴注通畅后方可离开
输液后处理	①拔针	• 确认全部液体输入完毕后，关闭调节器，揭除胶布或输液贴，用干棉签轻压穿刺点上方，快速拔针，按压 1 ～ 2 min 至无出血
	②安置患者	• 协助患者取舒适卧位
	③整理床单位	
	④洗手，记录	• 记录输液结束的时间，液体和药物滴入的总量，患者有无全身和局部反应

静脉留置针输液法		
步骤	要点	说明
评估	同头皮针静脉输液法	
操作前准备	同头皮针静脉输液法	
准备药物	同头皮针静脉输液法	
连接留置针	①打开包装 ②肝素帽或可来福接头连接留置针侧管 ③输液器与肝素帽或可来福接头连接	

续表

静脉留置针输液法		
步骤	要点	说明
排气	一次排气	• 打开调节器，将套管针内气体排于弯盘内，关闭调节器，将留置针放回留置针盒内
定位	选择穿刺部位	• 同头皮针静脉输液法选择穿刺部位
消毒	消毒皮肤	• 常规消毒皮肤，待干，备胶布，在透明胶布上注明日期和时间
静脉穿刺	①二次核对	• 核对患者床号、姓名、腕带，所用药液的药名、浓度、剂量及给药时间和方法
	②取下针套，松动外套管	• 防止针芯与套管粘连
	③再次排气	• 按静脉穿刺法穿刺，见回血后放平针翼，顺静脉走行再进针 0.2 cm
	④进针	• 左手持“Y”形接口，右手后撤针芯约 0.5 cm，持针座将针芯与外套管一起送入静脉内
	⑤送外套管	
	⑥撤针芯	• 左手固定两翼，右手迅速撤出针芯，放于锐器盒内
	⑦固定	• 用无菌透明敷贴对留置针管做封闭式固定，用注明置管日期和时间的透明胶布固定三叉接口，用胶布固定输液器枕头和输液管
	⑧调节滴速	• 同头皮静脉输液法调节滴速
	⑨再次核对	• 操作后核对
操作后处理	①安置卧位 ②整理 ③洗手，记录	
封管	①分离输液管头皮针	• 输液完毕，将输液管头皮针连接处分离
	②注入封管液	• 通过头皮针缓慢推注封管液，脉冲式封管
再次输液	①常规消毒静脉帽胶塞 ②将静脉输液针头插入静脉帽内完成输液	• 注意无菌操作
输液完毕	①关闭调节器	
	②揭开胶布和无菌敷贴	• 用无张力的方法分离无菌敷贴
	③拔针并按压	
	④锐器处理	• 将静脉输液针头和输液器插头剪至锐器盒内
	⑤安置患者	
	⑥整理床单位	
	⑦洗手，记录	• 记录输液结束的时间，液体和药物滴入的总量，患者有无全身和局部反应

注：1. 静脉留置针又称套管针，其外套管柔软无尖，不易刺破或滑出血管，一般可在血管内保留 3 ~ 5 天，减轻反复穿刺给患者造成的痛苦。

2. 静脉留置针由针头部和肝素帽两部分组成，针头部为软硅胶导管后接硬塑回血室部，内有不锈钢丝导针，导针尖部突出软硅胶导管针头部。肝素帽：前端有硬塑活塞，后端橡胶帽封闭，肝素帽内腔有一中空管道，容纳肝素。

3. 封管液包括两种：①生理盐水：取 5 ~ 10 ml 生理盐水正压封管，每隔 8 h 封管 1 次；②稀释的肝素液：1 支肝素钠溶液（12 500 U）稀释于 100 ml 生理盐水中，取 2 ~ 5 ml 正压封管，可持续抗凝 12 h 以上。

3. 注意事项

（1）严格执行查对制度及无菌操作。

（2）根据病情需要，有计划地、合理地安排输液顺序。如需加入药物，注意配伍。

（3）如需长期静脉给药，应注意保护血管，以“从远心端到近心端”的原则选用血管。

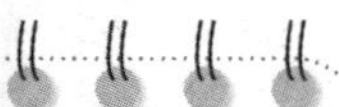

（4）对婴幼儿应优先选用头皮静脉，对昏迷或不合作的患者，必要时可用绷带或夹板加以固定。

（5）不可从静脉输液的肢体抽取血液化验标本或进行血压测量。

（6）输液过程中应加强巡视，及时处理输液故障或输液反应。

（7）静脉留置输液还应注意以下事项。

1）选择较粗、直的静脉，减轻留置套管对血管的机械刺激。

2）留置期间密切观察置管局部，如出现红、肿、热、痛反应，应及时拔管，并给予相应处理。

3）如出现导管堵塞，切勿挤压滴管，以免血栓进入血管。可以用注射器抽取肝素盐水回抽血凝块或更换留置针重新穿刺。

（二）锁骨下静脉穿刺置管输液法

1．目的

（1）～（4）：同“静脉输液的目的”。

（5）减轻药物对血管壁的刺激。经锁骨下静脉穿刺置管输液，位置距离右心房较近而且管腔粗大，血流量多。因此输入高浓度或刺激性较强的药物时，后者能够迅速被稀释进入心脏，从而减轻对血管壁的刺激。

2．操作要点　锁骨下静脉穿刺置管输液法的操作流程见表 19-2。

表 19-2　锁骨下静脉穿刺置管输液法的操作流程

步骤	要点	说明
评估	①核对	• 采取两种及以上方法确认患者
	②评估	• 年龄、疾病状态（病种、病情、病程）、活动状况、配合程度、过敏史、心理及社会状况；询问有无普鲁卡因过敏史，并做过敏试验；穿刺部位皮肤状况，叩诊两侧背部肺下界，听诊两侧肺呼吸音，以便术后对照
	③解释	• 向患者及家属解释输液目的、方法、注意事项及配合要点
操作前准备	①护士准备	• 着装整洁，洗手、戴口罩
	②用物准备	• 治疗车上层：深静脉穿刺套管 1 套：内有特制的穿刺针、空针、导丝、扩张器、留置导管等。另加 1% 普鲁卡因注射液、生理盐水、消毒剂、无菌手套、无菌贴膜、三通管、肝素帽；静脉切开包一个：剪子、刀片、刀柄、持针器、弯止血钳、直止血钳、弯盘各 1 个；无齿镊、齿镊各 1 个；缝合针线 1 套；纱布 2 块，棉球若干；孔巾、无菌巾各 1 块；治疗盘、液体及药物（必要时备瓶套）、加药用注射器及针头、输液器 1 套、砂轮、开瓶器、小垫枕、输液卡、输液记录单、手消毒液 治疗车下层：锐器盒、生活垃圾桶、医用垃圾桶 • 其他：输液架，必要时备输液泵
	③环境准备	• 整洁、安静、舒适、安全
	④患者准备	• 了解锁骨下静脉置管输液的目的和方法，插管时所取卧位的配合
准备药液		• 同周围静脉输液法
静脉穿刺	①核对患者	• 核对患者床号、姓名、腕带
	②一次排气	• 倒置茂菲氏滴管，打开调节器，挤压滴管使溶液流至滴管 1/3 ～ 1/2 满时，迅速倒转滴管，使液体沿输液管缓慢下降，直至排尽导管内的空气，关闭调节器
	③安置卧位	• 患者去枕平卧，头偏向对侧，肩背部垫一小枕，头低 15° ～ 30°
	④消毒皮肤	• 用消毒剂消毒颈、胸、肩部皮肤
	⑤建立无菌区	• 打开无菌穿刺包，铺无菌巾，戴无菌手套
	⑥局部麻醉	• 抽取 1% 普鲁卡因注射液 5 ml 做局部浸润麻醉
	⑦准备留置导管	• 取出留置导管，抽取生理盐水，注入导管，防止回血凝固
	⑧穿刺静脉	• 选择穿刺点（锁骨上或锁骨下），穿刺静脉后抽回血，见回血后置入导丝，退出穿刺针，用扩张器扩张皮下组织后退出

续表

步骤	要点	说明
静脉穿刺	⑨置入留置导管	• 沿导丝置入留置导管，深度为 13 ～ 15 cm，将导丝从导管尾部拔出。用装有生理盐水的注射器抽吸导管，证明在血管后锁定卡板，撤洞巾，接肝素帽
	⑩固定导管	• 将导管缝于皮肤上固定，用一次性贴膜封闭
静脉输液	连接留置导管与输液器针头	• 二次排气后连接留置导管与输液器针头，开始输液

注：1．锁骨上穿刺点：以锁骨与胸锁乳突肌外缘交界为顶点，在角的平分线上，距顶点 0.5 ～ 1 cm 处为进针点，穿刺方向对向同侧胸锁关节或对侧乳头，穿刺针与皮肤呈 15°，进针 1.5 ～ 2 cm 即达锁骨下静脉。

2．锁骨下穿刺点：以锁骨中、内 1/3 交界处的锁骨下 1 cm 为穿刺点，穿刺方向对向同侧胸锁关节，穿刺过程中始终保持一定的负压，尽量保持穿刺针与胸壁呈水平位，进针 3 ～ 5 cm 即达锁骨下静脉。

3．注意事项

（1）准确掌握适应证，严格执行查对制度及无菌操作。

（2）由于左侧肺尖与胸膜顶较右侧高，因此应尽量选取右侧进行穿刺，准确选择穿刺点，掌握进针方向，避免发生并发症，如气胸、血肿、空气栓塞、神经损伤、感染等。

（3）留置期间对穿刺点及周围皮肤定期进行消毒及细菌培养。密切观察置管局部，如出现红、肿、热、痛时，应及时拔管，并给予相应处理。

（4）锁骨下静脉压力较低，吸气时可为负压，因此输液过程中切勿使液体滴空。

（5）如再次输液时，应先抽回血证明导管在血管内，方可开始输液。出现导管堵塞时，切勿挤压，以免血栓进入血管。可用注射器抽取肝素盐水回抽血凝块或更换导管重新穿刺。中心静脉导管一般可留置 2 ～ 4 周。

六、输液速度的调控

（一）输液速度与时间的计算

在输液过程中，每毫升溶液的滴数称为该输液器的点滴系数。点滴系数一般记录在输液器包装袋上。常用静脉输液器的点滴系数有 10、15、20 三种型号。静脉点滴的速度和时间可按下列公式计算。

1．已知液体总量与计划所用输液时间，计算每分钟滴数。

$$\text{每分钟滴数}=\frac{\text{液体总量（ml）}\times\text{点滴系数}}{\text{输液时间（min）}}$$

例如：患者需要输入 1000 ml 液体，需要 5 h 输完，所有输液器的点滴系数为 15，请问每分钟滴数是多少？

$$\text{每分钟滴数}=\frac{1000\times 15}{5\times 60}=50\text{ 滴}$$

2．已知每分钟滴数与液体总量，计算输液所需时间。

$$\text{输液时间（h）}=\frac{\text{液体总量（ml）}\times\text{点滴系数}}{\text{每分钟滴数}\times 60\text{（min）}}$$

例如：患者需要输入 2000 ml 液体，每分钟滴数为 50 滴，所有输液器的点滴系数为 15，请问需要多长时间输完？

$$输液时间（h）=\frac{2000\times 15}{50\times 60}=10\ h$$

（二）控制输液速度的方法

1．手动控制　一般情况下，静脉输液时可以通过手动调节输液管上的滑动夹、滚轴和钳夹等调节器来控制输液速度，保证医嘱要求的输液量在正确的时间范围内输入。调节器结构简单，易于操作，但是速度控制不够准确。

2．电动控制　输液泵是机械推动液体进入血管系统的一种电子机械装置，它通过作用于输液管道达到控制输液速度的目的。常用于需要严格控制输入液量和药量的情况，如在使用升压药物、抗心律失常药物、婴幼儿静脉输液和静脉麻醉时。输液泵的种类大致分为两类：①推注式注射器类输液泵，也称微量注射泵（图 19-6）。此类机型是对注射器的活塞施以恒定的压力以推动其前进的装置，由电脑控制，有报警装置。②蠕动滚压型输液泵（图 19-7）。此类机型多是利用滚筒装置顺序地挤压输液管道，使液体被蠕动推动前进。输液泵的主要作用与功能相似，归纳起来能实现以下功能：①可精确测量和控制输液速度；②可精确测定和控制输液量；③能对气泡、漏液和输液管道阻塞等异常情况进行报警，并自动切断输液通路。

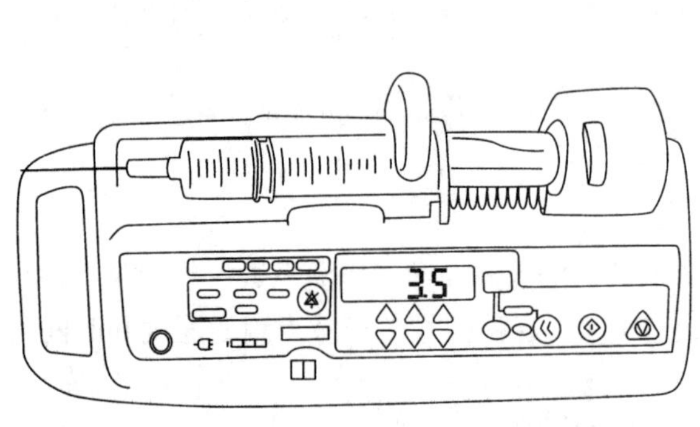

图 19-6　微量注射泵

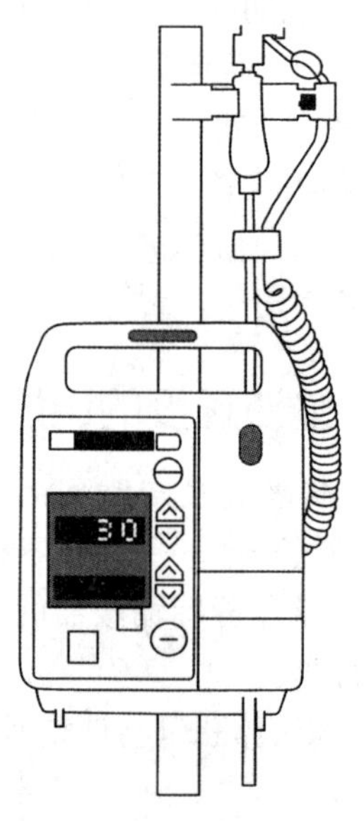

图 19-7　蠕动滚压型输液泵

七、常见输液故障及排除方法

（一）液体不滴或滴入不畅

1．针头滑出血管外　液体注入皮下组织，局部出现肿胀并伴有疼痛，应更换针头，重新选择静脉进行穿刺。

2．针头斜面紧贴血管壁　可调整针头位置或变换肢体位置，直到液体滴注通畅为止。

3．针头阻塞　一手捏住滴管下端输液管，另一手轻轻挤压靠近针头的输液管，如果感觉有阻力，松手后又无回血，表明针头已阻塞。应更换针头重新选择静脉进行穿刺。

4．压力过低　由于输液瓶位置过低或患者活动中肢体抬举过高所致，可适当抬高输液瓶或降低肢体位置。

5．静脉痉挛　由于输入的液体温度过低或穿刺肢体暴露在冷的环境中时间过长所致，局

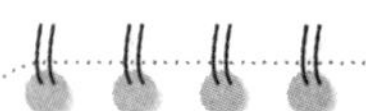

部热敷可以缓解痉挛。

（二）茂菲氏滴管内液面过高

1. 滴管侧壁有调节孔时，可夹闭滴管上端的输液管，打开调节孔，待滴管内露出液面、见到点滴时，关闭调节孔，松开滴管上端的输液管即可。

2. 滴管侧壁无调节孔时，将输液瓶取下，倾斜输液瓶，使插入瓶内的针头露出液面，待滴管内露出液面，见到点滴时，再将输液瓶挂回输液架上继续滴注。

（三）茂菲氏滴管内液面过低

1. 滴管侧壁有调节孔时，先夹闭滴管下端的输液管，打开调节孔，待滴管内液面升高至1/3 ~ 1/2 时，关闭调节孔，松开滴管下端输液管即可。

2. 滴管侧壁无调节孔时，可夹闭滴管下端的输液管，用手挤压滴管，致使液体下流至滴管内，当液面升高至 1/3 ~ 1/2 时，停止挤压，松开滴管下端输液管即可。

（四）茂菲氏滴管内液面自行下降

此时应检查滴管上端输液管与滴管的连接处是否松动、滴管有无漏气或裂隙，必要时更换输液器。

八、输液反应及其护理

案例 19-1

患者刘某，30 岁，在输液 5 min 后突然出现胸闷、气促、咳粉红色泡沫样痰，大量稀痰从口鼻处溢出，肺部听诊有大量的湿啰音。

请回答：

1. 患者出现了哪种输液反应，其原因是什么？
2. 怎样进行防治？

在输液治疗过程中，任何环节出现不当，都可引起患者的一些不良反应，这些反应统称为输液反应。

（一）发热反应（fever reaction）

1. 原因　因输入致热物质引起。致热物质是指微量即可引起体温升高的物质。如来自体外的微生物尸体及其代谢产物、病毒、细菌、内毒素等。造成致热物质输入机体的主要原因是输液液体包装容器清洁灭菌不彻底；输入的溶液或药物制品不纯、消毒保存不良；输液器消毒不严格或被污染；输液过程中未能严格执行无菌操作等。

2. 症状　多发生于输液后数分钟至 1 h。临床上以寒战和高热为基本特征。轻者体温在 38℃左右，停止输液后数小时可自行恢复正常。重者初起寒战，继之体温可达 40 ~ 41℃，并伴有头痛、恶心、呕吐、脉速等全身不适症状。

3. 护理

（1）预防：输液前认真检查药液质量、输液器包装及灭菌有效期，严格执行无菌技术操作。

（2）处理：①反应轻者可减慢输液速度或停止输液，注意保暖，通知医生，同时注意生命体征的变化；②对高热患者给予物理降温，必要时根据医嘱给予抗过敏药物或激素治疗；③反应严重者立即停止输液，保留剩余溶液和输液器，进行检测，以查找原因。

（二）循环负荷过重反应（circulatory overload reaction）

1. 原因　由于输液速度过快，短时间内输入过多液体，循环血量急剧增加，致使心脏负

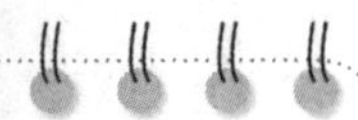

荷过重；患者原有心肺功能不良，多见于急性左心功能不全者。

2．症状　患者突然感觉胸闷、心悸、呼吸急促、咳嗽、面色苍白、出冷汗、心前区有压迫感或疼痛、咯粉红色泡沫痰，严重者可自口鼻涌出。听诊肺部广布湿啰音，心率快，心律不齐。

3．护理

（1）预防：输液过程中注意控制输液速度和输液量，尤其对老年人、儿童、心肺功能不良的患者要特别慎重。

（2）处理：①一旦出现上述症状，立即停止输液并通知医生。病情允许时患者取端坐位，双腿下垂，以减少下肢静脉回流血量，减轻心脏负担。②给予高流量氧气吸入（6 ~ 8 L/min），以提高肺泡内压力，减少肺泡内毛细血管渗出液的产生，湿化瓶内加入 20% ~ 30% 乙醇湿化的氧气，以减低肺泡内泡沫的表面张力，使泡沫破裂、消散，改善气体交换，纠正缺氧症状。③根据医嘱给予镇静、平喘、强心、利尿和扩张血管的药物，以扩张周围血管，加速液体排出，减少回心血量，减轻心脏负荷。④必要时进行四肢轮扎，用橡胶止血带或血压计袖带适当在四肢加压，阻断静脉回流，但动脉血仍可通过。每 5 ~ 10 min 轮流放松一侧肢体上的止血带，可以有效减少静脉回心血量。症状缓解后，逐渐解除止血带。⑤静脉放血 200 ~ 300 ml 也是一种有效减少回心血量的最直接方法，但要慎用，贫血者应禁忌使用。

（三）静脉炎（phlebitis）

1．原因　由于静脉内放置刺激性较大的塑料管时间较长或长期输注高浓度、刺激性较强的药液，引起局部静脉壁发生化学炎性反应；或输液过程中未严格执行无菌操作，导致局部静脉感染。

2．症状　滴注部位出现红、肿、热、痛；滴速减慢；沿静脉走向出现条索状红线；穿刺点有脓性分泌物，有时伴有畏寒、发热等全身症状。静脉炎的级别是判断静脉炎严重程度的有效标准，通过分级有助于区分、记录、管理、追踪静脉炎。美国静脉输液护理学会将静脉炎按照严重程度分为五级。

0 级：没有症状。

1 级：输液部位发红，伴有或不伴有疼痛。

2 级：输液部位疼痛，伴有发红和（或）水肿。

3 级：输液部位疼痛，伴有发红和（或）水肿；条索样物形成；可触及条索状的静脉。

4 级：输液部位疼痛，伴有发红和（或）水肿；条索样物形成；可触及的静脉条索状物长度＞ 2.54 cm（1 英寸）；有脓液流出。

3．护理

（1）预防：①严格执行无菌操作；②对血管壁有刺激性的药物应充分稀释后再输注，避免小静脉注射，减慢输液速度，防止药物漏出血管外；③因为下肢静脉血流缓慢，容易发生血栓和炎症，所以输液时最好选用上肢静脉；④对于需要长期输液的患者，要有计划地更换输液部位，以保护静脉。

（2）处理：①停止输液，更换其他部位，将患肢抬高、制动。局部用 95% 乙醇或 50% 硫酸镁湿热敷，每日两次，每次 20 min。②中药治疗，将如意金黄散加醋调成糊状，局部外敷，具有收敛、消炎、止痛的作用，每日两次。③局部超短波理疗，每日一次，每次 15 ~ 20 min。④如合并感染，根据医嘱给予抗生素局部或全身治疗。

（四）空气栓塞（air embolism）

1．原因　①输液导管内空气未排尽，导管连接不紧，有漏气；②加压输液、输血时液体输完未及时更换药液或拔针；③拔出较粗的近胸腔的深静脉导管后，穿刺点封闭不严密。

进入静脉的空气随着血液循环首先进入右心房，然后再进入右心室。如果空气量少，则被右心室随血液压入肺动脉并分散到肺小动脉内，最后经毛细血管逐渐吸收，因此对机体造成的损害较小；如果空气量大，空气在右心室内，阻塞肺动脉入口（图 19-8），使右心室内血液（静脉血）不能进入肺动脉，因而从机体组织回流的静脉血不能在肺内进行气体交换，导致机体严重缺氧，会造成患者立即死亡。

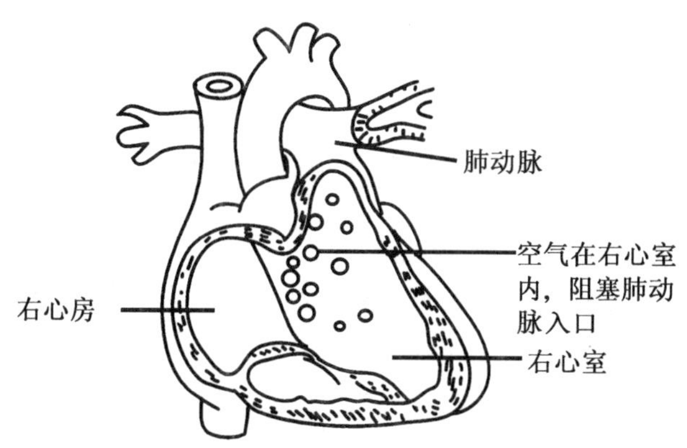

图 19-8　空气栓塞

2．症状　空气栓塞的症状取决于空气进入体内的速度、患者的体位和栓塞的部位。如果少量空气缓慢进入体内，可不致引起症状。如果大量空气进入，患者会出现突发性胸闷或胸骨后疼痛，随即出现呼吸困难、严重发绀和濒死感。心前区听诊可闻及响亮、持续的“水泡声”，心电图表现为心肌缺血和急性肺心病的改变。

3．护理

（1）预防：①输液前认真检查输液器的质量，排尽输液导管内的空气，并检查输液器各部位是否连接紧密。②输液过程中加强巡视，及时更换输液瓶或添加药物，输液完毕及时拔针。加压输液时应有专人守护。③当空气进入体内时，立即夹闭输液管道，防止空气进一步进入。

（2）处理：①立即协助患者取左侧卧位和头低脚高位，以便气体能浮向右心室尖部，避开肺动脉入口（图 19-9），随着心脏搏动，空气被混成泡沫，分次小量进入肺动脉内，逐渐被吸收。②给予高流量吸氧，提高血氧浓度，改善患者缺氧状态。③条件允许的情况下，可以通过中心静脉导管抽出空气。④严密观察患者病情变化，如果有异常情况，及时对症处理。

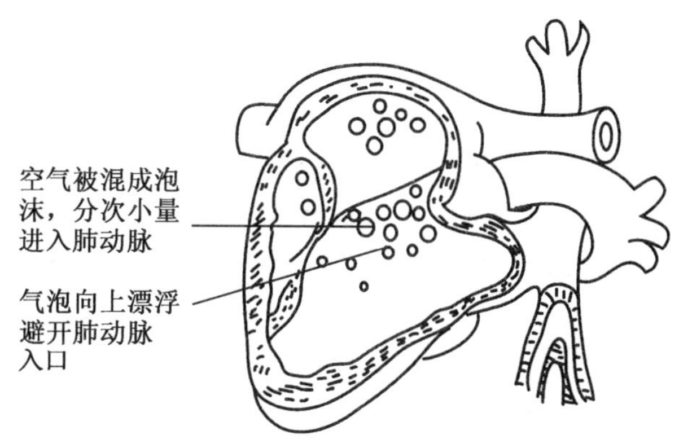

图 19-9　空气栓塞的处理

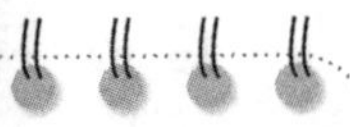

九、微粒污染

输液微粒（infusion particles）是指输入液体中的非代谢性颗粒杂质，其直径一般为 1 ～ 15 μm，少数可达 50 ～ 300 μm。各国药典对输液制剂中的不溶性微粒含量作出了严格规定。不同厂家生产的输液制剂，其中微粒的含量也不同。输入溶液中微粒的多少决定着液体的透明度，可由此判断液体的质量。输液微粒污染（infusion particle pollution）是指在输液过程中，将输液微粒带入人体，对人体造成严重危害的过程。

（一）微粒的来源

输液制剂中的微粒主要为橡胶塞屑、炭粒、碳酸钙、氧化锌、黏土、纸屑、纤维素、玻璃屑、细菌等。主要有以下来源。

1．输液制剂生产过程中混入异物与微粒。

2．输液方式的选择，开放式与半密闭式输液过程中，输液制剂容易被周围环境和空气污染。

3．输液器和注射器不洁净。

4．药液准备过程中的污染，静脉输液液体中常要加入多种药物，致使微粒污染大为增加；玻璃安瓿开启时吸入的玻璃碎屑；反复穿刺瓶塞切割下的橡胶塞屑等，都可以导致微粒进入液体内，产生输液微粒污染。

（二）微粒进入血管后的路径与危害

1．微粒进入血管后的路径　进入静脉的微粒首先到达右心房，进入右心室，向肺动脉移动。肺部的毛细血管床可以对微粒起到滤过作用，但仍有一部分微粒通过毛细血管床进入肺静脉，再进入体循环。

2．微粒的危害　肺、脑、肝及肾等是最容易受到微粒损害的部位。具体有如下表现。

（1）堵塞血管，导致局部供血不足，组织缺血、缺氧、坏死。

（2）红细胞聚集在微粒上，形成血栓，引起血管栓塞及静脉炎。

（3）微粒进入肺毛细血管，引起巨噬细胞增殖，包围微粒形成肺内肉芽肿。

（4）造成血小板减少症和过敏反应。

（5）刺激组织发生炎症或形成肿块。

（三）微粒的控制

1．制剂生产　根据我国药典 1995 年版的规定，制剂中 10 μm 以上的微粒含量必须低于每毫升 20 粒，25 μm 以上的微粒含量低于每毫升 2 粒。

生产场所采用空气层流净化装置，防止空气中悬浮尘粒及细菌污染，生产场所的洁净度必须符合国家规定的生产标准；工作人员必须穿工作服、工作鞋，戴口罩、手套；选用符合药典规定的优质原料配制液体；制剂包装材料的质量必须符合规定。

2．临床输液

（1）尽量采用密闭式一次性医用输液器，以减少污染机会。

（2）应用合格的带有终端过滤器的一次性输液器，可有效防止空气中的微粒进入液体内。

（3）认真检查无菌液体质量，注意其透明度、有效期以及溶液瓶有无裂痕、瓶盖有无松动、瓶签字迹是否清晰等。

（4）输入的液体应现用现配，避免污染。

（5）严格执行无菌操作，遵守操作规程。

（6）注意输液操作中的空气净化，如在超净工作台进行液体准备；条件允许可在病室内安装空气净化装置，使输液环境洁净。

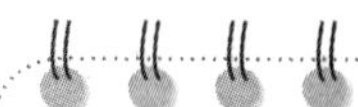

第二节　静脉输血

案例 19-2

患者，男，36 岁，车祸伤送入急诊。患者左腹部开放性损伤、头面部挫伤，神情淡漠，意识不清，四肢湿冷。T 35.8℃，P 110 次 / 分，R 32 次 / 分，血压测不出。

请回答：

1．患者可能出现了哪些护理问题？

2．可以用什么措施进行处理？

正常成人的血液总量相当于体重的 7% ~ 8%，即每千克体重有 70 ~ 80 ml 血液。健康情况下，人体血容量和血液各成分比例保持相对稳定，如果在较短时间内失血量超过循环血量的 1/5，机体的脏器、组织和细胞的生理功能将受到较严重的损伤，失血量越多，损伤程度越大。输血疗法是现代临床医学治疗疾病和抢救患者生命的重要手段之一，是指将全血或成分血通过静脉输入体内的方法。

一、静脉输血的目的和原则

（一）静脉输血的目的

1．补充血容量　增加有效循环血量，改善全身血液灌流，特别是重要脏器的血液供应。增加心输出量，提升血压，促进血液循环。用于失血、失液引起的血容量减少或休克患者。

2．纠正贫血　增加血红蛋白含量，促进血液的氧气运输，提高局部组织的氧气供应。用于血液系统疾病引起的严重贫血和某些慢性消耗性疾病的患者。

3．补充血浆蛋白　增加蛋白质，改善营养状态，维持血浆胶体渗透压，减少组织渗出和水肿，保持有效循环血量。用于低蛋白血症以及大出血、大手术的患者。

4．补充各种凝血因子和血小板　改善凝血功能，减少出血。用于凝血因子缺乏致凝血功能障碍及大出血的患者。

5．补充抗体、补体等血液成分　增强机体免疫力，提高机体抗感染的能力。用于严重感染的患者。

6．排除有害物质　机体出现某些化学物质（如一氧化碳、苯酚等）中毒时，血红蛋白运输氧气的能力下降或不能有效释放氧气供机体组织利用，可以通过换血疗法置换出不能释放氧气的红细胞，以改善组织器官的缺氧程度。此外，发生溶血性反应时，也可以采用换血疗法，以排除血浆中的自身抗体。

（二）静脉输血的原则

静脉输血（blood transfusion）虽然可以治疗疾病，抢救患者生命，但如果输血不当，反而会给患者带来严重损伤，甚至导致患者死亡。因此在进行静脉输血时，医务人员必须严格遵守输血原则，谨防差错发生。

1．输血前必须做血型鉴定和交叉配血试验。

2．无论输注全血还是成分血，均应选用同型血。

3．在紧急情况下，因抢救患者需要，在无同型血时，可选用 O 型血输注给受血者。AB

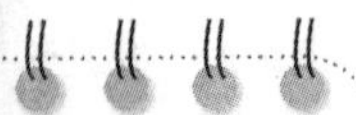

型的受血者除可以接受O型血外，还可以接受其他血型血液输入（A型血或B型血），但要求直接交叉配血试验结果阴性（无凝集），间接交叉配血试验结果可以阳性（凝集）。在这种情况下，必须一次输入少量血液，一般最多不超过400 ml，并且应减慢输入速度，密切观察受血者反应。因为输入的血液量较少，输入的血清中的抗体可以被受血者体内大量的血浆稀释，从而不足以引起受血者的红细胞发生凝集，因此不出现明显反应。

4．当患者需要再次输血时，必须重新进行交叉配血试验，以排除机体已产生抗体的情况。

二、血液制品的种类

（一）全血

全血是采用特定的方法将符合要求的献血者体内一定量的外周静脉血采集至血袋内，与一定量的保养液混合而成的血液制剂。分为新鲜血和库存血。

1．新鲜血　在2 ~ 6℃保存5天以内的酸性枸橼酸盐葡萄糖（ACD）全血或保存10天以内的枸橼酸盐葡萄糖（CPD）全血都可视为新鲜血，基本保留血液的原有成分，可以补充各种血细胞、凝血因子和血小板，适用于血液病患者。

2．库存血　在2 ~ 6℃的抗凝保养液中，依据不同的抗凝剂可保存2 ~ 3周的全血。虽然含有血液的所有成分，但其有效成分随保存时间延长而发生变化，其中白细胞、血小板、凝血因子等成分破坏较多。随着保存时间的延长，葡萄糖分解，乳酸浓度增高。此外，由于红细胞、白细胞逐渐被破坏，细胞内钾离子外溢，使血浆钾离子浓度升高，酸性增强。因此，大量输注库存血要预防酸中毒和高血钾的发生。库存血适用于各种原因引起的大出血。

（二）成分血

成分血是在一定的条件下，采用特定的方法将全血中一种或多种血液成分分离而制成的血液制剂与单采成分血的统称。其优点是纯度高、容量低、效能好、副作用小，节约血源，是目前常用的输血类型。常用的成分血主要包括红细胞、白细胞、血小板和血浆等。

1．红细胞成分血　是以全血红细胞为主要组分的一类成分血，可用于贫血或失血过多的患者，增加血液的携氧能力，也适用于心功能不全的患者补充红细胞，因其容量小，可以避免心脏负荷过重。

（1）浓缩红细胞：将新鲜血经离心或沉淀去除血浆后剩余部分所制成的红细胞成分血。在2 ~ 6℃环境中保存，适用于携氧功能缺陷但血容量正常的贫血患者。

（2）去白细胞浓缩红细胞：使用白细胞过滤器清除浓缩红细胞中几乎所有的白细胞，并使残留在浓缩红细胞中的白细胞数量低于一定数值的红细胞成分血；或使用带有白细胞过滤器的多联塑料血袋采集全血，并通过白细胞过滤器清除全血中几乎所有的白细胞，将该去除白细胞全血中的大部分血浆分离出后，由剩余部分所制成的红细胞成分血。由于人类白细胞抗原分子在血液中主要存在于白细胞表面，去除白细胞后，可有效避免输血患者发生白细胞引起的免疫反应，适用于长期输血、有非溶血性发热反应和器官移植的患者。

（3）悬浮红细胞：将采集到血袋内的全血中的大部分血浆分离后，向剩余物加入等量红细胞保养液制成，并保存于2 ~ 6℃环境下的红细胞成分血。红细胞保存较好，黏度低，易输注，是目前临床最常用的红细胞类成分血，适用于需提高携氧能力以减轻组织缺氧程度的贫血患者和中小手术者。

（4）去白细胞悬浮红细胞：使用白细胞过滤器清除悬浮红细胞中几乎所有的白细胞，并使残留在浓缩红细胞中的白细胞数量低于一定数值的红细胞成分血；或使用带有白细胞过滤器的多联塑料血袋采集全血，并通过白细胞过滤器清除全血中几乎所有的白细胞，将该去除白细胞全血中的大部分血浆分离出后，向剩余物内加入红细胞保养液制成的红细胞成分血。原理和适应证同去白细胞浓缩红细胞。

（5）洗涤红细胞：采用特定的方法将保存期内的全血、悬浮红细胞用大量等渗溶液洗涤，去除几乎所有血浆成分和部分非红细胞成分，并将红细胞悬浮在氯化钠注射液或红细胞保养液中，保存于 2 ~ 6℃环境下不超过 24 h 的红细胞成分血。适用于对血浆蛋白有过敏反应、器官移植术后或免疫性溶血性贫血的患者。

（6）冰冻红细胞：采用特定的方法将自采集日期 6 天内的全血或悬浮红细胞中的红细胞分离出来，并将一定浓度和容量的甘油与其混合后，使用速冻设备进行速冻或直接置于 -65℃以下的条件下保存的红细胞成分血。冰冻红细胞最长可以保存 10 年，适用于器官移植术后患者、免疫性溶血性贫血的患者、稀有血型输血者或自体输血者。

（7）冰冻解冻去甘油红细胞：采用特定的方法将冰冻红细胞溶解后，清除几乎所有的甘油，并将红细胞悬浮于一定量的氯化钠注射液中的红细胞成分血。适用于稀有血型或自身输血者。

2．白细胞成分血　新鲜全血经离心后取其白膜层的白细胞，于 4℃环境下保存，48 h 内有效，称为浓缩白细胞。或者使用血液单采机在全封闭的条件下自动将符合要求的献血者血液中的粒细胞分离出并悬浮于一定量血浆内的单采成分血，后者称为单采粒细胞，保存于 20 ~ 24℃，有效期 24 h 内。适用于粒细胞缺乏伴严重感染的患者。

3．血小板成分血　采用特定方法将血液中的血小板分离出来，并悬浮于一定血浆内的一类成分血，用于血小板减少或功能障碍性出血的患者。

（1）浓缩血小板：采集后置于室温保存和运输的全血于采集后 6 h 内，或采集后置于 20 ~ 24℃保存和运输的全血于 24 h 内，在室温条件下将血小板分离出来，在 20 ~ 24℃环境下持续轻缓震荡保存的成分血。以普通采血袋盛装可以保存 24 h，以专用血小板存储袋盛装可以保存 5 天。

（2）混合浓缩血小板：采用特定的方法将 2 袋或 2 袋以上的浓缩血小板合并在同一血袋内的成分血。当数个浓缩血小板汇集到同一个血袋时，须保持可追溯性。汇集后保存期 6 h，且不超过原保存期。

（3）去白细胞浓缩血小板：使用白细胞过滤器清除浓缩血小板中几乎所有的白细胞，并使残留在浓缩血小板中的白细胞数量低于一定数值的血小板成分血。可以避免非溶血性发热反应和预防白细胞相关病毒疾病的传播。

（4）单采血小板：使用血细胞分离机在全封闭的条件下自动将符合要求的献血者血液中的血小板分离并悬浮于一定量血浆内的单采成分血。储存条件同浓缩血小板。

（5）去白细胞单采血小板：使用血细胞分离机在全封闭的条件下自动将符合要求的献血者血液中的血小板分离并去除白细胞后悬浮于一定量血浆内的单采成分血。储存条件同浓缩血小板。

4．血浆成分血　是全血经分离后得到的液体部分，主要成分是血浆蛋白，不含血细胞和凝集原，用于补充血容量、血浆蛋白和凝血因子。主要包括以下几种。

（1）新鲜冰冻血浆：采集后储存于冷藏环境中的全血，在 6 ~ 8 h 内离心分离出血浆后并速冻于 –18℃呈固态的成分血。自血液采集日起最长可以保存 1 年，解冻后 2 ~ 6℃保存，24 h 内输注。适用于血容量、血浆蛋白较低或凝血因子缺乏的患者。

（2）病毒灭活新鲜冰冻血浆：全血分离出血浆在速冻前采用亚甲蓝病毒灭活技术进行病毒灭活，并速冻呈固态的成分血。在补充血容量或血浆蛋白的同时，可以阻断某些疾病（病毒性肝炎、艾滋病、梅毒等）的传播。

（3）单采新鲜病毒血浆：使用血细胞分离机在全封闭的条件下自动将符合要求的献血者血液中的血浆分离出来，并在 6 h 内速冻呈固态的单采成分血。

（4）冰冻血浆：采用特定的方法在全血的有效期内，将血浆分离出来并冰冻呈固态的成分血，或从新鲜冰冻血浆中分离出冷沉淀凝血因子后，将剩余部分冰冻呈固态的成分血。冷沉

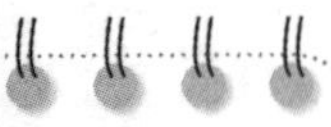

淀是新鲜冰冻血浆在4℃融解时不融的沉淀物。新鲜冰冻血浆和冰冻血浆的主要区别是冰冻血浆中凝血因子Ⅷ和凝血因子Ⅴ及部分纤维蛋白原的含量较新鲜冰冻血浆低，其他凝血因子和各种血浆蛋白成分含量则与新鲜冰冻血浆相同。二者皆适用于多种凝血因子缺乏症、肝胆疾病引起的凝血障碍和大量输注库存血后的出血倾向。

（5）病毒灭活冰冻血浆：采用亚甲蓝病毒灭活技术对在全血的有效期内分离出的血浆或从新鲜冰冻血浆中分离出冷沉淀凝血因子后剩余的血浆进行病毒灭活并冰冻呈固态的成分血。

（6）冷沉淀凝血因子：采用特定的方法将保存期内的新鲜冰冻血浆在1～6℃融化后，分离出大部分的血浆，并将剩余的冷不溶解物质在1 h内速冻呈固态的成分血浆。主要用于血友病甲、先天或获得性纤维蛋白缺乏症患者的治疗。

5．其他血液制品

（1）白蛋白制剂：从血浆中提纯而得，能提高机体血浆蛋白及胶体渗透压。白蛋白溶液较稳定，2～6℃环境下保存，有效期为5年，有5%、20%和25%三种浓度。用于治疗营养不良性水肿、肝硬化或其他各种原因引起的低蛋白血症患者。当稀释成5%溶液应用时，不但能提高血浆蛋白水平，还可以补充血容量。

（2）免疫球蛋白制剂：包括正常人免疫球蛋白（肌内注射用）、静脉注射用人免疫球蛋白和特异性免疫球蛋白。免疫球蛋白作为一种被动免疫疗法，可以将其内含有的大量抗体快速输注给受者，使之从低或无免疫状态快速达到暂时免疫保护状态，对预防细菌和病毒感染具有一定的保护作用。适用于原发性免疫球蛋白缺乏症、继发性免疫球蛋白缺陷病和自身免疫性疾病的患者。其中正常人免疫球蛋白制品中抗体主要为IgG、Ig M和IgA，但含量甚微，因此只能用于肌内注射。静脉注射用免疫球蛋白可以使机体中抗体水平迅速升高，多用于传染病的预防和低球蛋白血症引起的重症感染。特异性免疫球蛋白是用相应抗原免疫后，从含有高效价的特异性抗体的血浆中提纯制备的、可以中和特定的疾病病原体的免疫球蛋白，如抗破伤风免疫球蛋白、抗狂犬病免疫球蛋白、抗乙型肝炎免疫球蛋白等，分为肌内注射和静脉注射两种。免疫球蛋白制剂保存于2～8℃的环境中，取出后应尽快注射。

随堂测

（3）凝血因子制剂：包括抗血友病因子、凝血酶原复合物（Ⅸ因子复合物）、浓缩Ⅷ、Ⅺ因子及Ⅷ因子复合物和纤维蛋白原制剂等，可以有针对性地补充某些凝血因子的缺乏，用于治疗血友病及各种凝血因子缺乏症。

知识链接

无偿献血者的三免政策

为鼓励更多的人参与无偿献血，我国一些地方献血法规中明确提出了“无偿献血者的三免政策”，即无偿献血奉献奖获得者、无偿捐献造血干细胞志愿者享受免费游览政府投资主办的园林、风景名胜区等场所；到非营利性医疗机构就诊免交普通门诊诊察费；免费乘坐城市公共交通工具的“三免”福利。

三、静脉输血的适应证和禁忌证

（一）静脉输血的适应证

1．各种原因引起的大出血　一次出血量＜500 ml时，可由组织间液进入血液循环得到代偿，一般不需要输血。失血量在500～800 ml时，需要立即输血，一般首选晶体溶液、胶体溶液或少量血浆增量剂输注。失血量＞1000 ml时，应及时补充全血或血液成分。值得注意的是，血或血浆不宜用作扩容剂，晶体溶液结合胶体溶液扩容是治疗失血性休克的主要方案。血容量补足之后，输血的目的是提高血液的携氧能力，此时应首选红细胞制品。

2．贫血或低蛋白血症　输入全血或红细胞制品可纠正贫血，血浆、白蛋白液可用于低蛋白血症。

3．严重感染　输入新鲜血可补充抗体、补体，增强机体抗感染能力。一般采用少量多次输入新鲜血或成分血，切忌使用库存血。

4．凝血功能障碍　对患有出血性疾病的患者，可输新鲜血或成分血，如血小板、凝血因子、纤维蛋白原等。

（二）静脉输血的禁忌证

静脉输血的禁忌证包括：急性肺水肿、充血性心力衰竭、肺栓塞、恶性高血压、真性红细胞增多症、肾功能极度衰竭及对输血有变态反应者。

四、血型和交叉配血试验

（一）血型

血型（blood group）是指红细胞膜上特异性抗原的类型。若将血型不相容的两份血液滴在载玻片上并使之混合，则红细胞可凝集呈簇，这一现象称为红细胞凝集（agglutination），并可在补体的作用下，发生破坏，出现凝血反应，这一现象的实质是抗原 - 抗体反应。由于红细胞膜上的特异性抗原能与不相容血浆中的抗体发生反应，使红细胞凝集，因此这些抗原类物质又称为凝集原（agglutinogen）。能与凝集原发生反应的特异性抗体称为凝集素（agglutinin）。根据红细胞所含的凝集原，人类的血液可以分为若干类型。1901 年 Landsteiner 发现了第一个人类血型系统——ABO 血型系统，这一发现使得输血成为安全性较高的临床治疗手段。截至 2019 年，国际输血协会正式注册的红细胞血型系统共计 38 个，血型系统抗原种类 328 个。而与临床关系最密切的是 ABO 血型系统和 Rh 血型系统。

知识链接

世界献血者日

为纪念ABO血型系统发现者——奥地利医学家卡尔·兰德斯坦纳（Karl Landsteiner），鼓励更多的人参与无偿献血，宣传和促进血液安全规划的实施，WHO、世界红十字会、国际输血协会等组织联合，将兰德斯坦纳的生日，每年的6月14日定为“世界献血者日”，以感谢自愿的无偿献血者。

1．ABO 血型系统　ABO 血型是根据红细胞膜上是否存在 A 抗原和 B 抗原，将血液分为 A、B、AB、O 四型，其血浆中的凝集素也各不相同。红细胞膜上仅含有 A 凝集原者为 A 型血，其血浆中存在 B 抗体（凝集素）；红细胞膜上仅含有 B 凝集原者为 B 型血，其血浆中存在 A 抗体（凝集素）；红细胞膜上同时存在 A 和 B 两种凝集原者为 AB 型血，其血浆中既不含 A 抗体（凝集素），也不含 B 抗体（凝集素）；红细胞膜上既没有 A 凝集原也没有 B 凝集原者为 O 型血，其血浆中同时存在 A 抗体（凝集素）和 B 抗体（凝集素）（表 19-3）。ABO 血型系统广泛存在于所有人群中，在输血时必须进行相容配血试验，以保证输血安全。

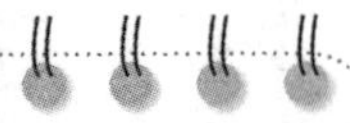

表 19-3 ABO 血型系统

血型	红细胞膜上抗原	血清中抗体
A	A	抗 B
B	B	抗 A
AB	AB	无
O	无	抗 A、抗 B

ABO 血型系统中的天然抗体在个体出生后 2 ～ 8 个月开始产生，8 ～ 10 岁时达到高峰。天然抗体多为 IgM，分子量较大，不能通过胎盘，因此即使孕妇和胎儿的血型不合，孕妇血浆中的抗体也不能通过胎盘到达胎儿体内，引起胎儿红细胞凝集。除了天然抗体，ABO 血型系统中还存在免疫抗体，由于机体接受了自身不存在的红细胞抗原的刺激而产生，属于 IgG 抗体，分子量小，能够通过胎盘进入胎儿体内。因此，若母体既往因外源性 A 或 B 抗原进入体内已产生免疫性抗体，后又和胎儿血型不合，则免疫性血型抗体可能通过胎盘进入胎儿体内而引起胎儿红细胞凝集，发生新生儿溶血病。

2．Rh 血型系统 Rh 血型系统是红细胞血型中最复杂的一个系统。已发现 40 多种 Rh 抗原，这其中 D 抗原的抗原性最强，临床意义最为重要，因此医学上将红细胞膜上含有 D 抗原者称为 Rh 阳性，而红细胞膜上缺乏 D 抗原者称为 Rh 阴性。Rh 血型系统的分布在我国各民族中并不均衡，Rh 阳性者在我国汉族及大多数民族中约占 99%，Rh 阴性者的比例仅为 1% 左右。但有些少数民族的人群中，Rh 阴性者较多，如塔塔尔族为 15.8%，苗族为 12.3%。

与 ABO 血型系统不同，Rh 阴性者的血浆中不存在抗 Rh 的天然抗体，只有当 Rh 阴性者接受了 Rh 阳性者的血液后才会产生抗 Rh 的免疫性抗体，通常在输血后 2 ～ 4 个月抗 Rh 抗体水平达到高峰。因此，Rh 阴性的受血者在第一次接受 Rh 阳性血液输注后，一般不产生明显的输血反应，但在第二次或多次输入 Rh 阳性的血液时，就会发生红细胞凝集和溶血反应。第一胎为 Rh 阳性的 Rh 阴性母亲可能在生产过程中经产道接触了 Rh 抗原，并产生抗 Rh 抗体，在第二次妊娠时，母体内的抗 Rh 抗体可进入胎儿体内而引起新生儿溶血。

（二）血型鉴定

通过检测红细胞膜上的凝集原以确定血型称为血型鉴定。常见的血型鉴定包括 ABO 血型鉴定和 Rh 血型鉴定。

1．ABO 血型鉴定 利用红细胞凝集试验，通过正（细胞试验）、反（血清试验）定型可以准确鉴定 ABO 血型。ABO 血型系统正定型是指用定型试剂和被检红细胞反应所鉴定出的 ABO 血型。若被检红细胞在抗 A 血清中发生凝集，而在抗 B 血清中不发生凝集，说明被检血液为 A 型；若被检红细胞在抗 B 血清中发生凝集，而在抗 A 血清中不发生凝集，说明被检血液为 B 型；若被检红细胞在抗 A 血清和抗 B 血清中均凝集，说明被检血液为 AB 型；若被检红细胞在抗 A 血清和抗 B 血清中均不凝集，则被检血液为 O 型。反定型是指用被检者血清和已知 ABO 血型的试剂红细胞进行反应所鉴定出的 ABO 血型。正、反定型可以相互参照，发现 ABO 亚型的存在（表 19-4）。

表 19-4 ABO 血型鉴定

血型	红细胞与抗 A 血清反应	红细胞与抗 B 血清反应	血清与试剂 A 型红细胞反应	血清与试剂 B 型红细胞反应
A	+	−	−	+
B	−	+	+	−

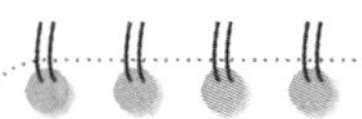

续表

血型	红细胞与抗 A 血清反应	红细胞与抗 B 血清反应	血清与试剂 A 型红细胞反应	血清与试剂 B 型红细胞反应
AB	+	+	–	–
O	–	–	+	+

2．Rh 血型鉴定　Rh 血型主要是用抗 D 血清来鉴定。若受检者的红细胞遇抗 D 血清后发生凝集，则受检者为 Rh 阳性；若受检者的红细胞遇抗 D 血清后不发生凝集，则受检者为 Rh 阴性。

（三）交叉配血试验

为保证输血安全，在输血前除了要做血型鉴定外，还应对献血者和受血者的血液进行交叉配血试验（表 19-5），以确认供血者和受血者的血液中不存在引起红细胞凝集的抗体。只有直接交叉配血试验和间接交叉配血试验结果均为阴性，方可进行输血。

1．直接交叉配血试验（主试验）　用受血者血清和供血者红细胞进行配合试验，检查受血者血清中有无破坏供血者红细胞的抗体。试验结果要求绝对不可以出现凝集或溶血现象。

2．间接交叉配血试验（副试验）　用供血者血清和受血者红细胞进行配合试验，检查供血者血液的血浆中有无能破坏受血者红细胞的抗体。

表 19-5　交叉配血试验

	主试验	副试验
血清	受血者	供血者
红细胞悬浮液	供血者	受血者

五、静脉输血的方法

（一）输血前的准备

1．患方知情同意　对于需要输血治疗的患者，医生必须先向患者或家属说明输血的必要性和同种异体血的不良反应，以及经血液传播疾病的可能性。待患方充分衡量输血的优势和潜在危害后，有权拒绝输血。如果同意输血，则必须填写“输血治疗同意书”并签字，医生签字后方可施行输血治疗。患者意识障碍又无家属签字，但需紧急输血时，必须报医院职能部门或主管领导同意，备案后记入病历。

2．备血　执行“备血”医嘱，抽取受血者静脉血标本 2 ml，将血标本和“输血申请单”一起送血库做血型鉴定和交叉配血试验。采血时应两位护士一同前往病房，请患者或家属亲自确认血标本试管上的身份信息相符，并在采血完毕后由两位护士双人签字确认。禁止同时采集两个患者的血标本，以免发生混淆。

3．取血　接到血库通知后，护士凭输血单到血库取血，与血库人员共同认真查对患者姓名、性别、年龄、住院号、病区、床号、血型、血制品种类、供血者姓名（或条形码）、交叉配血试验结果、采血日期及时间、有效期及时间、血袋编号（或条形码）、血袋有无破损，血液有无溶血、混浊及凝块、明显变色等，如有异常，应拒收。核对完毕，护士在取血单上签字后将血制品取回病房。

血制品不可剧烈震荡，以免红细胞破坏引起溶血。库存血不可加温，需在室温下放置 15 ～ 20min 后再输入，以免血浆蛋白凝固变性或血细胞发生破坏而引起不良反应。

4．输血前核对　输血前，应由两位护士共同核对患者的信息，核对输血记录单与病历中

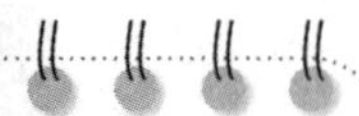

床号、姓名、住院号、血型及医嘱中的血液成分是否一致，检查病历中“输血制品知情同意书”是否已经签字。由双人共同核对血制品包装和输血记录单上的信息是否一致，包括：献血码、产品码、血型（包括 Rh 血型）、交叉配血试验结果、血液成分、用血量、有效期，确定无误并检查血制品无凝块、无变色等明显质量异常后方可输注。

（二）输血的具体操作

临床均采用密闭式输血法，包括间接静脉输血法和直接静脉输血法。间接静脉输血法是将供血者的血液在血袋内保存，通过静脉输液法输入给患者的一种方法，其操作流程见表 19-6。直接静脉输血法是将供血者的血液抽出后立即输给患者的方法，适用于无库存血而患者又急需输血及婴幼儿少量输血时，操作流程见表 19-7。

表 19-6　间接静脉输血法的操作流程及要点说明

步骤	要点	说明
评估	①核对	• 同静脉输液
	②评估	• 同静脉输液，以及评估患者对输血相关知识的知晓程度
	③解释	• 向患者及家属解释输血的目的、过程及方法
操作前准备	①护士准备	• 同静脉输液
	②用物准备	• 同密闭式输液，将一次性输液器换成一次性输血器；生理盐水、血液制品、医嘱药物、一次性手套
	③环境准备	• 同静脉输液
	④患者准备	• 同静脉输液
输血	①核对	• 双人同时核对患者信息：床号、姓名、腕带、性别、年龄、住院号、血型、有效期、配血试验结果
	②检查	• 双人检查血制品包装有无破损、血制品外观有无异常
	③建立静脉通道	• 按静脉输液法建立静脉通道，输入少量生理盐水，冲洗输血器管道
	④轻轻摇匀血液	
	⑤连接血袋输血	• 戴手套，打开储血袋封口，常规消毒或用安尔碘消毒开口处塑料管，将输血器针头从生理盐水瓶上拔下，插入输血器的输血接口，将输血袋倒挂于输液架上，打开输血袋通路
	⑥调节滴速	• 开始输入时不超过 20 滴 / 分，观察 15 min 如无不良反应后调至 40～60 滴 / 分
	⑦再次核对	• 同初次核对
操作后处理	①安置患者	• 安置舒适卧位，将呼叫器放于易取处
	②分类处理用物	
	③洗手，记录	• 在输血卡上记录输血的时间、滴速、患者的全身及局部情况，并签全名
续血	①核对	• 同前次核对
	②冲洗	• 前一袋血制品输尽后，用生理盐水冲洗输血器
	③连接输血袋，调滴速	• 待输血器内血制品颜色变淡至近无色时，更换下一袋血制品，调节滴速同前
输血后处理	①冲洗	• 待前一袋血制品输尽后，继续滴入生理盐水至输血器接近无色
	②拔针	
	③安置患者	
	④处理输血袋及输血器	• 输血完毕后，用剪刀将输血器针头剪下，放于锐器收集盒中；将输血管道放入医用垃圾桶中；将所有输血袋送至输血科保留 24 h
	⑤洗手，记录	• 记录输血时间、种类、血量、血型、血袋号（储血号），有无输血反应

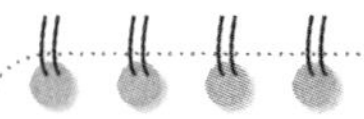

表 19-7 直接静脉输血法的操作流程及要点说明

步骤	要点	说明
评估	①核对 ②评估 ③解释	• 同间接静脉输血法 • 同静脉输液，以及患者对输血相关知识的知晓程度 • 向患者及其家属解释输血的目的、过程及方法
操作前准备	①护士准备 ②用物准备 ③环境准备 ④患者准备	• 同间接静脉输血法 • 同静脉注射，另备 50 ml 注射器数个（根据输血量多少而定）及 3.8% 枸橼酸钠溶液、一次性手套 • 同间接静脉输血法 • 知晓自己的血型；排空二便；与供血者分别卧于相邻的两张床上
抽、输血液	①核对 ②抽取抗凝剂 ③缠血压计 ④选择静脉并消毒皮肤 ⑤ 戴手套，抽、输血液	• 双人同时核对供血者和患者信息：床号、姓名、腕带、性别、年龄、住院号、血型及交叉配血结果 • 一般 50 ml 血中需加入 3.8% 枸橼酸钠溶液 5 ml，以避免抽出的血液凝固 • 将血压计袖带缠于供血者上臂并充气，压力维持在 13.3 kpa（100 mmHg）左右 • 选择粗大静脉，常用肘正中静脉 • 抽输血液时需三人配合：一人抽血，一人传递，另一人输注，如此连续进行。不必拔出针头，只需更换注射器，在抽血间期放松袖带，并用手指压迫穿刺部位前端静脉，以减少出血
操作后处理	①拔出针头，按压止血 ②分类处理用物 ③脱手套，洗手、记录	• 使用无菌纱布按压穿刺点至无出血 • 将针头放入利器桶中，将注射器放入黄色垃圾袋内，止血带浸泡消毒 • 记录输血时间、血量、血型、有无输血反应

（三）注意事项

1．在备血、取血和输血过程中，严格执行查对制度和无菌操作。输血前，一定要由两位护士共同查对所有项目，无误后才可输注，避免差错事故的发生。

2．血液一旦自血库取出，不得退回。随输随取，不得自行储血。取回的血液要尽快输注，避免放置时间过长，造成污染。

3．输注两个以上供血者的血液时，每输完一袋血制品，均应输入少量生理盐水，避免不同献血者的血制品之间产生免疫反应。多次输血或输入多个人的血液时，输血前遵医嘱给予抗过敏药物。

4．血液必须独立一路静脉输入，且血袋内不可加入任何药品，如钙剂、酸性或碱性药物、高渗或低渗液体，以防血液凝集或溶解。

5．输血过程中应加强巡视，询问患者有无不适症状，观察生命体征及尿液颜色等，如发现问题，应及时处理。输血完毕后仍需继续加强观察，以及早发现延迟型输血反应。血袋保存至少 1 天，受血者及供血者的血样保存于 2 ～ 6℃冰箱内至少 7 天，以便必要时对输血不良反应的原因进行查找。

6．严格掌握输血速度，对年老体弱、严重贫血、心衰患者应谨慎，滴速宜慢。

7．对急症输血或大量输血患者可行加压输血，输血时可直接挤压血袋、卷压血袋输血或应用加压输血器等。加压输血时，必须有护士专人床旁守护，输血完毕时及时拔针，避免发生空气栓塞反应。

随堂测

六、自体输血和成分输血

（一）自体输血

自体输血（autotransfusion）是指采集患者体内血液或在手术中收集自体失血，经过洗涤、加工，在术后或需要时再输回给患者本人的方法，即回输自体血。

1．自体输血的形式　自体输血有贮存式自体输血、稀释式自体输血、回收式自体输血 3 种形式。

（1）预存式自体输血（predeposited autotransfusion）：是指术前采集患者全血或血液成分并加以贮存，需要时再回输给患者的输血方法。一般于手术前 3 ～ 5 周开始，每周或隔周采血一次，直至手术前 3 天为止，以利机体应对因采血引起的失血，使血浆蛋白恢复正常水平。

（2）稀释式自体输血（hemodiluted autotransfusion）：于手术日麻醉开始前从患者一侧静脉采血，同时从另一侧静脉输入采血量 3 ～ 4 倍的电解质溶液或适量血浆代用品等以补充血容量。此法可使患者的血容量保持不变，并降低血中的血细胞比容，使血液处于稀释状态，以减少术中红细胞的损失。采血量取决于患者状况和术中可能的失血量，采得的血液在术中或术后输给患者。当手术中失血量超过 300 ml 时，可以开始回输自体血。

（3）回收式自体输血（salvaged autotransfusion）：指采用血液回收装置，将患者体腔积血、手术失血及术后引流血液进行回收、抗凝、洗涤等处理，再回输给患者的输血方法。多用于脾破裂、输卵管破裂、血液流入腹腔 6 h 内无污染或无凝血者。自体失血回输的总量应限制在 3500 ml 以内。大量回输自体血时，应适当补充新鲜血浆和血小板。

2．自体输血的优点

（1）自体输血是最安全的输血方法，无须做血型鉴定和交叉配血试验，不会产生免疫反应，避免了抗原抗体反应所致的溶血、发热和过敏反应。

（2）扩大血液来源，解决稀有血型患者的输血困难。

（3）避免了因输血而引起的艾滋病、肝炎及其他血源性疾病的传播。

（4）术前实施的多次采血，能刺激骨髓造血干细胞分化，增加红细胞生成，促进患者术后造血。

3．适应证与禁忌证

（1）适应证：①胸腔或腹腔内出血，如脾破裂、异位妊娠破裂出血者；②估计出血量在 1000 ml 以上的大手术，如肝叶切除术；③手术后引流血液回输，一般仅能回输术后 6 h 内的引流血液；④体外循环或深低温下进行心内直视手术；⑤患者血型特殊，难以找到供血者时。

（2）禁忌证：①胸腹腔开放性损伤达 4 h 以上者；②凝血因子缺乏者；③合并心脏病、阻塞性肺部疾患或原有贫血的患者；④血液在术中受胃肠道内容物污染；⑤血液可能受癌细胞污染者；⑥有脓毒血症和菌血症者。

（二）成分输血

成分输血（component transfusion）是指使用血液分离技术，将新鲜血液快速分离成各种成分，然后根据患者需要，输入一种或多种成分。由于患者很少需要输入血液的所有成分，因此只输入其身体所需要的血液成分是十分有意义的。这种疗法又称“血液成分疗法”，可达到一血多用、减少输血反应的目的。

1．成分输血的特点

（1）通常一份血可以分离出一种或多种成分，输给不同的患者，从而提高了血液的利用率。

（2）可减少不必要的血液成分输注。

（3）成分血中单一成分少而浓度高，除红细胞制品以每袋 100 ml 为一单位外，其余制品，如白细胞、血小板、凝血因子等每袋规格均以 25 ml 为一单位。

（4）成分输血每次输入量为 200 ～ 300 ml，即需要 8 ～ 12 单位（袋）的成分血，这意味着一次会给患者输入 8 ～ 12 位供血者的血液。

2．成分输血的护理

（1）红细胞输注的护理：①选择比较粗大的静脉血管；②选用 170 μ 的滤网输血器进行过滤，过滤面积大于 30 cm^2；③输注时间一般不超过 4 h，洗涤红细胞必须在 24 h 内输用；④悬浮红细胞在使用前必须充分摇匀；⑤悬浮红细胞内不要加任何药物，尤其是乳酸林格液、5% 葡萄糖或 5% 葡萄糖生理盐水，否则容易发生凝固 / 凝集或溶血。

（2）浓缩血小板输注的护理：①适宜选用特殊的血小板标准输血器以去除白细胞；②输注速度要快，80 ～ 100 滴 / 分；③运输、传递及输注过程中应注意保暖，不要剧烈震荡，以免引起不可逆聚集。

（3）血浆输注的护理：①冰冻血浆可在 35 ～ 37℃水浴中快速融化，需尽快输用，新鲜冰冻血浆不能保存于 4℃环境中；②选用带滤网的输血器，以免絮状沉淀物阻塞管道，输注速度 5 ～ 10 ml/min；③同型输注。

（4）血浆蛋白输注的护理：①白蛋白不能与氨基酸、红细胞混合使用。5% 白蛋白输注速度为 2 ～ 4 ml/min，25% 白蛋白输注速度为 5 ml/min，儿童输注速度为成人的 1/4 ～ 1/2；②免疫球蛋白应单独输注，速度宜慢，前 30 min 的输注速度为 0.01 ～ 0.02 ml/（kg · min），如无不良反应，将速度增至 0.02 ～ 0.04 ml/（kg · min）。

3．成分输血的注意事项

（1）某些成分血，如白细胞、血小板等，存活期短，为确保成分输血的效果，以新鲜血为宜，且必须在 24 h 内输入体内（从采血开始计时）。取回的血小板因故暂时不能输注时，需放室温保存，不能放于冰箱保存。每隔 10 min 轻轻摇动一次，防止血小板聚集。

（2）除白蛋白制剂外，其他各种成分血在输入前均需进行交叉配血试验。

（3）成分输血时，由于一次输入多个供血者的成分血，因此在输血前应根据医嘱给予患者抗过敏药物，以减少过敏反应的发生。

（4）由于一袋成分血液只有 25 ml，几分钟内即可输完，故成分输血时，护士应全程守护在患者身边，进行严密监护，不能擅自离开，以免发生危险。

（5）如患者在输成分血的同时，还需输全血，则应先输成分血，后输全血，以保证成分血发挥最好的效果。

七、输血不良反应及其防治

输血不良反应是指在输血过程中或输血后，受血者发生的用原先疾病不能解释的、新的症状或体征。输血可发生各种不良反应和并发症，严重者甚至危及生命。但是，只要严格掌握输血指征，遵守输血操作规程，大多数输血不良反应是可以预防的。

（一）发热反应

发热反应（febrile reaction）是最常见的输血反应。

1．原因

（1）致热源污染保养液或输血用具。

（2）受血者多次输血：因体内产生白细胞抗体和血小板抗体，当再次输血时可与输入的白细胞或血小板发生抗原抗体反应而引起发热。

（3）违反无菌操作原则，造成污染。

2．临床表现　多发生于输血开始后 15 min ～ 2 h 内。轻者仅感觉疲乏无力、畏寒、低热，并在短时间内症状自行缓解。重者有畏寒或寒战，继而发热，体温可高达 39 ～ 41℃，伴有皮肤潮红、出汗、头痛、恶心、呕吐等，症状持续 1 ～ 2 h 后缓解。

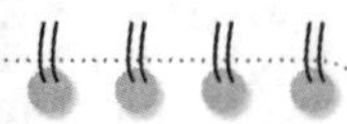

3．护理

（1）预防：严格管理保养液或输血用具，避免被致热源污染；对已有多次输血史者，应输注不含白细胞和血小板的成分血（如洗涤红细胞）；严格执行无菌操作。

（2）处理：症状轻者，减慢输血速度可使症状减轻。如症状继续发展或症状严重者，应立即停止输血，密切观察生命体征，通知医生，并给予对症处理。必要时根据医嘱给予解热镇痛药和抗过敏药，如异丙嗪或肾上腺皮质激素等。对血液及输血用具疑有病原体污染时，应进行病原体检测，并进行抗感染治疗。

（二）过敏反应

1．原因

（1）过敏体质的患者，输入血中的异体蛋白质与过敏机体的蛋白质结合，形成完全抗原而致敏。

（2）输入血液中含有致敏物质，发生抗原抗体结合的免疫反应。

2．临床表现　轻者出现皮肤红斑、瘙痒和荨麻疹。重者出现喉头水肿、哮喘、呼吸困难、神志不清甚至过敏性休克。

3．护理

（1）预防：①有过敏史者不宜献血；②献血员在采血前 4 h 内不吃高蛋白和高脂肪食物；③对有过敏史的患者，在输血前半小时肌内注射异丙嗪。

（2）处理：①轻者减慢输血速度，继续观察，重者立即停止输血；②呼吸困难者给予吸氧，严重喉头水肿者行气管切开，循环衰竭者应给予抗休克处理；③根据医嘱给予皮下注射 0.1% 肾上腺素 0.5 ~ 1 ml，或用抗过敏药物和激素，如异丙嗪、氢化可的松或地塞米松等。

（三）溶血反应

溶血反应（hemolytic reaction）是指输入的红细胞或受血者的红细胞发生异常破坏，而出现的一系列临床症状，是最严重的输血不良反应，可导致休克、急性肾衰竭，甚至死亡。

1．原因

（1）ABO 血型不合的输血，是由补体介导、以红细胞破坏为主的免疫反应。

（2）Rh 血型及其他稀有血型不合的输血。

（3）因供血者之间血型不合引起，常见于一次大量输血或短期内输入不同供血者的血液时。

（4）少数在输入有缺陷的红细胞后可引起非免疫性溶血，如血液贮存、运输不当，输入前预热过度，血液中加入高渗、低渗性溶液或对红细胞有损害作用的药物，受到机械性损伤（过度震荡）等。

（5）受血者患有自身免疫性贫血时，其血液中的自身抗体也可使输入的异体红细胞遭到破坏而诱发溶血。

2．临床表现　患者溶血反应的临床表现与所输入的不合血型种类、输血速度与数量以及所发生溶血的程度有关。典型的症状分为急性溶血性输血反应和迟发溶血性输血反应。

（1）急性溶血性输血反应：是在输血过程中和输血后，患者出现头痛、胸痛、心前区压迫感、全身不适、腰背酸痛、寒战、高热、恶心、呕吐、面色苍白、烦躁不安、呼吸急迫、脉搏细速、甚至休克；随之出现血红蛋白尿和溶血性黄疸。溶血反应严重者可因免疫复合物在肾小球沉积，或因发生弥散性血管内凝血及低血压引起肾血流减少，而继发少尿、无尿等急性肾衰竭症状。麻醉中的手术患者因无主诉症状，其最早征象是手术视野过度渗血或出血不止，原因不明的血压下降。

（2）迟发溶血性输血反应：多发生在输血后 7 ~ 14 天，主要由于输入未被发现的抗体导致继发性免疫反应造成。表现为不明原因的发热、贫血、黄疸、血红蛋白尿等，一般症状并不严重，经过对症处理都可痊愈。

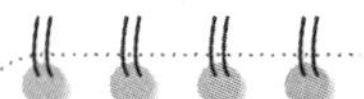

3．护理

（1）预防：①加强配血、取血及输血过程中的查对工作：②严格按照输血的规程操作，不输入有缺陷的红细胞，严格把握血液预热的温度。

（2）处理：①停止输血并通知医生。收集供血者血袋内血和受血者输血前后血样本，重新做血型鉴定、交叉配血试验及细菌涂片和培养，查明溶血原因。②维持静脉输液通道，给予升压药和其他药物以抗休克、维持水电解质与酸碱平衡、防治 DIC 等。静脉滴注 5% 碳酸氢钠 250 ml 碱化尿液，促进血红蛋白结晶溶解，防止阻塞肾小管，保护肾功能。③双侧腰部封闭，并用热水袋敷双侧肾区，解除肾血管痉挛，保护肾功能。④严密观察生命体征和尿量，并做好记录，对少尿、无尿者，按急性肾衰竭处理。⑤如输入的异型血量过大或症状严重时，可进行血浆置换治疗，以彻底清除患者体内的异型红细胞及有害的抗原抗体复合物。

知识链接

“新生儿溶血反应”和血型不合引起的“溶血反应”实质是Ⅱ型超敏反应，由 IgG 或者 IgM 类抗体与靶细胞表面相应抗原结合后，在补体、吞噬细胞和 NK 细胞参与下引起的以细胞溶解或组织损伤为主的病理性超敏反应，又称细胞溶解型超敏反应或细胞毒型超敏反应。

（四）与大量输血有关的反应

大量输血是指一次输血量大于 2500 ml 或 24 h 内输血量达到或超过 5000 ml。常见的反应有循环负荷过重、凝血功能障碍、枸橼酸中毒、电解质及酸碱平衡紊乱等。

1．循环负荷过重 常见于心功能不全、老年、幼儿及低蛋白血症患者，由于输血速度过快、过量而引起心力衰竭。其原因、临床表现和护理同静脉输液反应。

2．凝血功能障碍

（1）原因：在 2 ~ 6℃下保存超过 24 h 的血液，其血小板活力几乎都已丧失。当大量输入库存血时会引起稀释性血小板减少症，造成凝血功能障碍。

（2）临床表现：皮肤、黏膜瘀斑，穿刺部位大块淤血，或手术后伤口渗血。

（3）护理：密切观察患者意识、血压、脉搏等变化，注意皮肤、黏膜或手术伤口有无出血。可根据医嘱补充新鲜全血、新鲜血浆、新鲜冰冻血浆或有针对性地补充凝血因子。

3．枸橼酸中毒

（1）原因：大量输血使含枸橼酸钠的抗凝剂过多输入体内，如患者肝功能障碍，枸橼酸钠尚未氧化即与血中游离钙结合而造成低钙血症，引起凝血功能障碍、毛细血管张力减低、血管收缩不良及心肌收缩无力等。

（2）临床表现：抽搐或惊厥、出血倾向、心律失常、血压下降，甚至心搏骤停。

（3）护理：密切观察病情，输入库存血 1000 ml 以上时，根据医嘱静脉注射 10% 葡萄糖酸钙或氯化钙 10 ml，以补充钙离子。

4．电解质、酸碱平衡紊乱 大量输入库存血时，由于血浆的酸度和钾离子浓度升高，会导致一过性代谢性酸中毒，如果机体能够代偿，会迅速自行纠正，否则酸中毒会继续发展。因抗凝剂枸橼酸钠转化为碳酸氢钠，大量输血会造成碱中毒。库存血中钾离子浓度升高，因此大量快速输入库存血时，理论上会引起高钾血症，但是临床并不多见。一般情况下患者因失血性休克等需要快速大量输血时，由于体内抗利尿激素、醛固酮、皮质类固醇激素增多，如果没有肾功能不全，经常会出现低钾血症。因此大量快速输血时，会因不同的病情出现不同的电解质、酸碱平衡的紊乱。

（五）疾病传播

输血可经血液途径传播疾病，如病毒性肝炎、疟疾、艾滋病等。预防措施包括以下几种。

1．严格掌握输血适应证。

2．对献血员进行严格体检。

3．在血制品生产过程中，应用有效手段灭活细菌和病毒。

4．提倡自体输血。

（六）其他

如空气栓塞、细菌污染反应等。

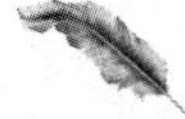

思考题

1．患者，男，58 岁，因病情需要行加压静脉输液。当护士到治疗室取药物回到患者床前时，发现患者呼吸困难，出现严重发绀。患者自述胸部异常不适，胸骨后疼痛，护士立即为患者测量血压，为 70/56 mmHg。

请回答：

（1）患者可能出现了什么情况？

（2）护士应该协助患者采取何种体位，为什么？

（3）应如何救治该患者？

2．患者，男，54 岁，因坠落伤入院。入院后急诊行剖腹探查术，术中见脾粉碎性破裂，腹腔内血性液体约 2000 ml，行脾切除术并于左上腹置引流管一根，术中输 A 型血 400 ml。术后返回 ICU，保持双路静脉输液，并予止血、抗感染治疗，持续吸氧、导尿、心电监护。术后 1 h 发现患者呼吸急促，面色苍白，呼吸频率 30 次 / 分，SaO_2 87%，集尿袋中尿液呈深茶色。急查尿常规：红细胞（++++）。复查患者血型为 B 型。

请回答：

（1）该患者可能出现了什么问题？

（2）出现此问题的可能原因是什么？

（3）应采取哪些护理措施以解决该问题？

（4）如何避免此类问题的发生？

（于海静　赵　鑫）

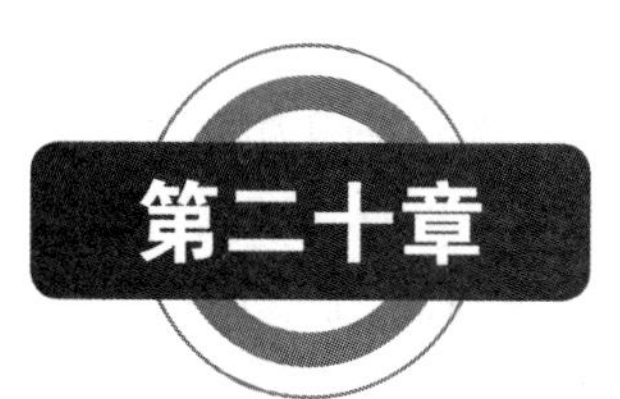

常用标本的采集

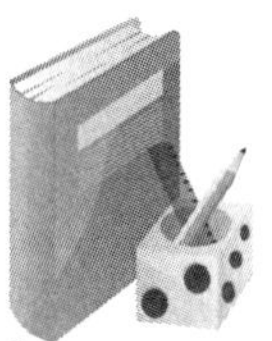

导学目标

通过本章内容的学习，学生应能够：

◆ **基本目标**

1. 陈述标本的概念。
2. 陈述标本采集的意义和原则。
3. 陈述各种标本采集的目的、注意事项。

◆ **发展目标**

能熟练进行各种标本的采集，方法正确、操作规范。

◆ **思政目标**

培养严谨求实的工作态度，坚持人民至上、生命至上的理念，提升专业知识能力，为新时代医疗事业高质量发展贡献力量。

标本（specimen）采集是指采取患者少许的血液、排泄物（尿）、排遗物（粪）、分泌物（痰、鼻咽分泌物）、呕吐物、积水（胸水、腹水）和脱落细胞（食管黏液上皮、阴道上皮）等样品，经生物学的实验室技术和方法对其进行检验，作为判断患者机体有无异常的依据。正确地采集标本和送检，是保证检验质量的重要条件。

第一节 标本采集的意义和原则

一、标本采集的意义

标本的检验结果可反映机体正常的生理现象和异常病理改变，对协助明确疾病的诊断、观察病情、制订防治措施和判断预后等均有重要意义，同时也是护士评估患者健康状况、确定护理诊断及制订护理计划的客观依据。标本采集和送检的方法正确与否与检验结果的准确性密切相关。因此，正确地进行标本采集和送检，是护理人员应掌握的基本知识和基本技能之一。

二、标本采集的原则

（一）按医嘱采集标本

采集各种标本均应按医嘱执行。医生填写检验申请单，应字迹清楚，目的明确，并签署全名。对检验申请单有疑问时，护士应及时核准、核实后才可执行。

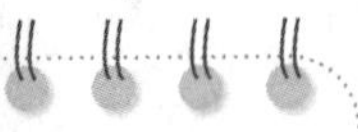

（二）做好充分准备

1．评估　采集标本前应明确检验目的、检验项目、采集标本量、选择采集的方法及注意事项。

2．护士准备　衣帽整齐、修剪指甲、洗手、戴口罩，必要时穿隔离衣或进行三级防护。

3．物品准备　根据检验目的准备好必需物品，在标本容器外贴上标签，注明患者姓名、科室、床号、住院号、检验目的、送检日期及时间。

4．患者准备　采集标本前应避免机体受到额外的影响和干扰，使之保持相对稳定的状态。常见的影响因素有饮食、运动、过度情绪波动、药物服用的干扰等。为了减少这些情况，一般要求在安静时采集，最好是在晨起空腹时采集标本，此时体力、精神、情绪等因素的影响都较小。

（三）严格查对

采集前应认真查对医嘱，核对申请单、标签、标本容器、患者姓名、床号、住院号等。采集完毕及送检前应再次查对，以保证标本采集无误。

（四）正确采集标本

采集方法、采集量和采集时间要正确，以保证标本的质量。细菌培养标本应放入无菌容器内，采集时严格执行无菌操作技术，并应在使用抗生素前采集。若已使用，应按抗生素的半衰期计算，在血药浓度最低时采集标本，并应在检验单上注明。

（五）及时送检标本

标本采集后应及时送检，不应放置过久，以避免污染或变质，从而影响检验结果。特殊标本还应注明采集时间。

第二节　血液标本采集

一、血液标本采集的意义

血液检查是判断体内各种功能及异常变化的重要指标之一，是临床常用的检查项目，不仅可反映血液系统本身的病变，也可直接或间接地反映全身各个组织器官的病变，同时还可为判断患者病情及治疗情况提供参考。

二、血液标本采集的分类

临床收集的血标本（blood specimen）分为3类：全血标本、血清标本、血培养标本。全血标本用作血沉、血常规检查和测定血液中某些物质的含量，如肌酐、尿素氮、尿酸、肌酸、血胺、血糖；血清标本用于测定血清酶、脂类、电解质、肝功能等；血培养则用于发现和识别血液中的病原微生物。

三、血液标本采集的流程

（一）毛细血管采血法（末梢皮肤血）

毛细血管采血法主要用于各种微量检查或进行大规模普查。取血多用耳垂、指尖或足跟等部位。血常规检查以往用毛细血管血，但检查结果波动大、重复性差、易发生凝块，现在多已改用静脉抗凝血。该采血法目前均由检验人员执行。

（二）静脉血标本采集法

静脉血标本采集（intravenous blood sampling）是指自静脉抽取静脉血标本的方法。常用静脉有贵要静脉、肘正中静脉、腕部及手背静脉、大隐静脉、小隐静脉、足背静脉、颈外静脉（常用于婴幼儿）、股静脉。

1. 目的　协助临床诊断疾病，为临床治疗提供依据。

2. 操作要点　静脉血标本采集法的操作流程见表 20-1。

表 20-1　静脉血标本采集法的操作流程

步骤	要点	说明
评估	①核对：确认患者	• 双核对：姓名、年龄、住院号及腕带信息
	②评估：患者的病情、合作程度	• 目前治疗情况、病情、合作程度、采集部位的血管情况；有无行为和生理因素影响，如吸烟、饮食、运动、情绪波动、妊娠、体位、饮酒、饮茶、咖啡等
	③解释：操作目的、过程及方法	• 以解除患者的紧张情绪，取得其合作
操作前准备	①护士准备：衣帽整齐，修剪指甲、洗手、戴口罩	• 治疗盘、聚维酮碘、棉签、止血带、胶布、一次性采血针（头皮采血针或蝶翼采血针）、持针器、真空采血管、标签或条形码、试管架、弯盘、手消毒液、无菌手套、治疗巾、医疗垃圾桶、锐器盒、浸泡桶
	②用物准备：申请单、所需物品	
	③环境准备：符合采血要求	• 安静、整洁、舒适、安全
	④患者准备	• 了解静脉血标本采集的目的、方法、注意事项及配合要点
操作中	①贴标签或条形码：防止发生差错	• 核对医嘱、申请单、标签或条形码及真空采血管，检查真空采血管有效期，无误后将标签或条形码正确粘贴在真空采血管外壁上
	②核对：确认患者，操作前查对	• 携用物至患者床旁，依据检验申请单核对患者的姓名、年龄、住院号及腕带；核对申请单、标签或条形码、真空采血管是否一致
	③选择静脉：选择合适的静脉，将治疗巾置于穿刺部位下	• 协助患者取舒适体位，暴露穿刺部位
	④消毒皮肤：初步消毒、再次消毒	• 初步消毒：以穿刺点为中心消毒穿刺部位，直径≥ 5 cm；在穿刺点上方 10 cm 处扎止血带；再次消毒局部，待干
	⑤再次核对：操作中查对	
	⑥采血：	
	a．穿刺：戴无菌手套，连接采血针与持针器；绷紧皮肤，15° ～ 30° 进行穿刺	• 严格无菌操作技术
	b．采血：见回血，右手固定针柄，左手持真空采血管，拇指抵住采血管末端，示指、中指抵住持针器尾翼，将采血管插入持针器空腔，抽吸至所需血量	• 如需多管采血，可再接入所需的真空管；当采集到最后一管血液时，即松开止血带
	c．拔针：松止血带，嘱患者松拳，用胶布按压止血，按压时间 3 ～ 5 min	• 采血结束后，先拔真空采血管，后拔去针头，再压穿刺点，迅速拔针
操作后整理	①整理用物：取下治疗巾，协助患者取舒适体位，脱手套	• 将采血针放入锐器盒内，标本置于试管架上待送检
	②再次核对：申请单、姓名、标本、标签	• 操作后查对
	③洗手、记录	• 签字、记录采血时间
	④标本送检	• 及时送检，以免影响检验结果

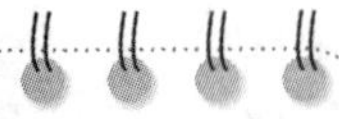

3．注意事项

（1）严格执行无菌技术，以防感染。

（2）生化检验，应在清晨空腹安静时采集血标本，故指导患者晚餐后禁食，至次日晨采血，空腹 12 ～ 14 h，以免因进食影响检验结果。

（3）采集血清标本时，需用干燥注射器、针头和干燥试管。

（4）采集全血标本时，需注意抗凝，将血液注入容器后，立即轻轻旋转、摇动试管 8 ～ 10 次，使血液和抗凝剂混匀，避免血液凝固，从而影响检查结果。

（5）采集血培养标本时，应防止污染。除严格执行无菌技术操作外，抽血前应检查培养基是否符合要求，瓶塞是否干燥，培养液不宜过少。血培养标本应注入无菌容器内，不可混入药物、消毒剂、防腐剂，以免影响检验结果。

（6）若需同时抽取不同种类的血标本，应先注入血培养瓶，再注入抗凝管，最后注入干燥试管，动作应迅速、准确。

（7）严禁在输液、输血的针头或皮管处取血标本，最好在对侧肢体采集。

（8）采血时止血带结扎时间不应过长，以免影响检查结果。

（9）标本采集后应及时送检，以免影响检验结果。

（10）采血后按压时间要充分，因个体差异，每个人的凝血功能不同，凝血功能差的患者需要稍长时间的按压。若有出血倾向，更要延长按压时间，若局部已经出现淤青，24 h 后可用热毛巾湿敷，以促进淤血吸收。

（11）采血后患者应休息 15 ～ 30 min，可静坐或躺着休息，若出现晕针或低血糖症状，应立即就地平卧，饮一些含糖饮料，待症状缓解后再离开。

附：临床常用的培养瓶有两种。一种是密封瓶，瓶口除橡胶塞外另加铝盖密封，内盛培养基，经高压灭菌，使用时将铝盖剔去，用 2% 碘酊和 70% 乙醇消毒瓶盖，更换针头将抽出的血液注入瓶内，摇匀送检；另一种是三角烧瓶，瓶口以棉塞子和纸严密包封，使用时先将封瓶纸松开，取血后将棉塞取出，并迅速在酒精灯火焰上消毒瓶口，将血液注入瓶内，轻轻摇匀，再将棉塞经火焰消毒后盖好，扎紧封瓶纸送检。一般血培养采血量 5ml。亚急性细菌性心内膜炎患者，为提高细菌培养阳性率，采血量可增至 10 ～ 15 ml。

（三）动脉血标本采集法

动脉血标本采集（arterial blood sampling）是自动脉抽取动脉血标本的方法。常用动脉有股动脉和桡动脉。

1．目的

（1）常用于进行血液气体分析。

（2）判断患者氧合及酸碱平衡情况，为诊断、治疗、用药提供依据。

（3）进行乳酸和丙酮酸测定。

2．操作要点　动脉血标本采集法的操作流程见表 20-2。

表 20-2　动脉血标本采集法的操作流程

步骤	要点	说明
评估	①核对：确认患者	• 双核对：姓名、年龄、住院号及腕带信息
	②评估：患者的病情、合作程度	• 评估患者病情、治疗情况、意识状态、合作程度；采集部位皮肤及动脉搏动情况；用氧或呼吸机使用情况；患者有无血液性传染疾病；有无进食热饮、洗澡、运动等
	③解释：操作目的、过程及方法	• 以解除患者的紧张情绪，取得合作

续表

步骤	要点	说明
操作前准备	①护士准备：衣帽整齐，修剪指甲，洗手、戴口罩	
	②用物准备：申请单、所需物品	• 治疗盘、动脉血气针、聚维酮碘、无菌棉签、无菌手套、无菌纱布、手消毒液、脉枕、医疗垃圾桶、锐器盒
	③环境准备：符合采血要求	• 安静、整洁、舒适、安全
	④患者准备	• 了解静脉血标本采集的目的、方法、注意事项及配合要点
操作中	①贴标签或条形码：防止发生差错	• 核对医嘱、申请单、标签或条形码及动脉血气针，无误后将标签或条形码贴在标本容器外壁上
	②核对：确认患者，操作前查对	• 携用物至患者床旁，依据检验申请单核对患者的姓名、年龄、住院号及腕带；核对申请单、标签或条形码、标本容器是否一致；向患者解释操作目的，取得其配合
	③选择动脉：协助患者取舒适体位，选择合适的动脉，暴露穿刺部位，将脉枕置于患者手腕下方	• 一般选用桡动脉或股动脉；桡动脉穿刺点位于前臂掌侧腕关节上 2 cm 动脉搏动明显处；股动脉穿刺点位于股三角区，取髂前上棘与耻骨结节连线的中点、动脉搏动明显处
	④注射器准备：打开动脉采血器，排尽空气后回抽针栓，按产品说明书要求，将针栓调至预设位置	
	⑤消毒皮肤：初步消毒，再次消毒	• 初步消毒：以穿刺点为中心消毒穿刺部位，直径 ≥ 8 cm；戴无菌手套或常规消毒操作者左手示指、中指；再次消毒局部、待干
	⑥再次核对：操作中查对	
	⑦穿刺、采血：左手示指、中指触及动脉搏动最明显处，并固定动脉于两指之间，右手持采血针在两指之间垂直刺入或与动脉走向呈 30° ~ 45° 缓慢穿刺，见回血后停止进针，待动脉血自动充盈采血针至预设位置	• 采血过程中保持针尖固定，即右手固定穿刺针的方向和深度，左手抽取血液至所需量
	⑧拔针按压：	
	a．采血完毕，迅速拔出针头，同时用无菌纱布加压止血 5 ~ 10 min，至无出血为止	• 凝血功能障碍患者，拔针后应延长按压时间
	b．更换安全帽，轻轻搓动注射器，使血液与肝素混匀	• 防止标本凝固
操作后整理	①整理用物：取下脉枕，协助患者取舒适体位，脱手套	• 将采血针放入锐器盒内，标本置于试管架上待送检
	②再次核对：申请单、姓名、标本、标签	• 操作后查对
	③洗手、记录	• 记录采血、送检时间，签名
	④标本送检	• 及时送检，以免影响检验结果

随堂测

3．注意事项

（1）严格执行查对制度和无菌操作原则。

（2）桡动脉穿刺点位于前臂掌侧腕关节上 2 cm 动脉搏动明显处；股动脉穿刺点位于股三角区，取髂前上棘与耻骨结节连线中点、动脉搏动明显处。

（3）拔针后局部用无菌纱布加压止血，以免出血或形成血肿，压迫止血至不出血为止。

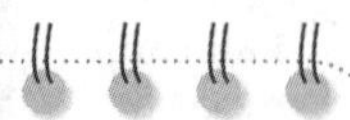

（4）患者饮热水、洗澡、运动后，需休息 30 min 后再进行采血，以免影响检查结果。

（5）有出血倾向者慎用动脉穿刺法采集动脉血标本。

第三节　尿标本采集

临床上常收集尿标本（urine specimen）做细菌学检查等，以了解病情，协助诊断和观察疗效。

一、尿标本采集的分类

尿标本包括：尿常规标本、12 h 或 24 h 尿标本、尿培养标本。

二、尿标本采集的流程

（一）目的

1．尿常规标本　用于检查尿液的色泽、透明度、检查有无细胞和管型、测定尿比重、做尿蛋白及尿糖定性检测。

2．12 h 或 24 h 标本　用于各种尿生化检查，如钠、钾、氯、17- 羟类固醇、肌酐、肌酸及尿糖定量检查或尿浓缩查结核分枝杆菌等检查。

3．尿培养标本　用于尿液细菌学检查。

（二）操作要点

尿标本采集法的操作流程见表 20-3。

表 20-3　尿标本采集法的操作流程

步骤	要点	说明
评估	①核对：确认患者	• 双核对：姓名、年龄、住院号及腕带信息
	②评估：患者的病情、合作程度	• 评估患者病情、有无影响标本采集的因素；患者的治疗情况、意识状态、合作程度；需做的检查名称和目的
	③解释：操作目的、过程及方法	• 以解除患者的紧张情绪，取得合作
操作前准备	①护士准备：衣帽整齐，修剪指甲、洗手、戴口罩	
	②用物准备：申请单、所需物品	• 尿常规标本：一次性尿常规标本容器，必要时备便盆或尿壶 • 12 h 或 24 h 标本：集尿瓶、防腐剂 • 尿培养标本：无菌标本容器、无菌手套、无菌棉球、导尿包（必要时）
	③环境准备：安静、整洁、舒适、安全	• 了解尿标本采集的目的、方法、注意事项和配合要点
	④患者准备	
	⑤贴标签或条形码：防止发生差错	• 核对医嘱、申请单、标签或条形码及标本容器，无误后将标签或条形码贴在标本容器外壁上
	⑥核对：确认患者，操作前查对	• 携用物至患者床旁，依据申请单查对患者的姓名、年龄、住院号及腕带；核对申请单、标本容器及标签或条形码是否一致；向患者解释操作目的，取得患者配合

续表

步骤	要点	说明
(1) 尿常规标本	①能够自理的患者：嘱其留取晨起第一次尿于尿常规标本容器内；除测定尿比重需留 100 ml 外，其余检验留 50 ml ②不能自理的患者：应协助床上使用便器 ③留置导尿的患者：集尿袋下方引流孔处收集尿液	• 新鲜晨尿浓度较高，未受饮食影响，检验结果较为准确 • 注意使用屏风遮挡，保护患者隐私
(2) 12 h 或 24 h 尿标本	① 24 h 尿：指导患者于晨 7 时排空膀胱（弃去尿液）后开始留尿，至次晨 7 时留完最后一次尿，将 24 h 全部尿液留于容器中送检 ② 12 h 尿：方法同上，时间自晚 7 时至次晨 7 时止	• 必须在规定时间内留取，不可多于或少于 12 h 或 24 h，以得到正确的检验结果 • 集尿瓶应置于阴凉处，按检验要求加入防腐剂，避免尿液久放变质
(3) 尿培养标本	①导尿术留取法：见第十七章相关内容 ②中段尿留取法 a．按导尿术要求清洁、消毒外阴 b．嘱患者自行排尿，弃去前段尿 c．用试管夹夹住无菌试管，接取中段尿 5 ～ 10 ml d．用酒精灯火焰消毒试管口及塞子后，盖紧	• 注意无菌技术 • 注意留取标本时勿触及容器口
操作后整理	①整理：整理床单位，清理用物 ②再次核对：核对申请单、姓名、标本 ③洗手、记录 ④标本送检	• 操作后查对 • 及时送检，以免影响检验结果

随堂测

（三）注意事项

1．尿标本必须新鲜，并按要求留取。

2．尿液标本中应避免混入经血、白带、精液、粪便等。

3．昏迷或尿潴留患者可通过导尿的方法留取标本。

4．标本留取后应及时送检，以免细菌繁殖、细胞溶解或被污染等。

5．留取 12 h 或 24 h 尿标本，应做好交班。

6．留取尿培养标本时，应严格无菌操作，以防尿液污染。

附：常用防腐剂的作用及使用方法

1．甲醛

(1) 作用：固定尿中有机成分，防腐。常用于尿爱迪计数。

(2) 用法：24 h 尿液中加 40% 的甲醛 1 ～ 2 ml，或每 30 ml 尿液中加入 40% 甲醛 1 滴。

2．浓盐酸

(1) 作用：防止尿中激素被氧化，防腐。常用于尿 17- 羟类固醇、17- 酮类固醇等的检测。

(2) 用法：24 h 尿液中加浓盐酸 5 ～ 10 ml。

3．甲苯

(1) 作用：保持尿液的化学成分不变，防腐。常用于尿生化检验。

随堂测

（2）用法：每 100 ml 尿液中加 0.5% ～ 1% 甲苯 2 ml（甲苯应在第一次尿液倒入后再加，使之形成薄膜覆盖于尿液表面，防止细菌污染）。

第四节　粪便标本采集

正常粪便由已消化和未消化的食物残渣、消化道分泌物、大量细菌和水分组成。临床上常通过检查粪便来判断消化道有无炎症、出血、寄生虫感染、恶性肿瘤等情况，并根据粪便的性状、组成了解消化功能，间接判断胃肠、胰腺、肝胆的功能状况，还可检查粪便中有无致病菌，以防治肠道传染病。

一、粪便标本采集的分类

粪便标本（stool specimen）分 4 种：常规标本、细菌培养标本、隐血标本和寄生虫或虫卵标本。

二、粪便标本采集的流程

（一）目的

1．常规标本　检查粪便性状、颜色、细胞等。

2．细菌培养标本　检查粪便中的致病菌。

3．隐血标本　检查粪便内肉眼不能察见的微量血液。

4．寄生虫标本　检查粪便中的寄生虫、幼虫以及虫卵。

（二）操作要点

粪便标本采集法的操作流程见表 20-4。

表 20-4　粪便标本采集法的操作流程

步骤	要点	说明
评估	①核对：确认患者	• 双核对：姓名、年龄、住院号及腕带信息
	②评估：患者的病情、合作程度	• 评估患者病情、排便状况及自理能力；患者的治疗情况、意识状态、合作程度；留取粪便标本的目的、方法及注意事项
	③解释：操作目的、过程及方法	• 取得患者的配合
操作前准备	①护士准备：衣帽整齐，修剪指甲、洗手、戴口罩	
	②用物准备：申请单、所需物品	• 所需物品包括： a．常规标本：标本容器、棉签、便盆 b．细菌培养标本：无菌培养容器、无菌棉签、消毒便盆 c．隐血标本：标本容器、棉签、便盆 d．寄生虫或虫卵标本：带盖容器或便器、棉签、透明胶带及载玻片（查找蛲虫）

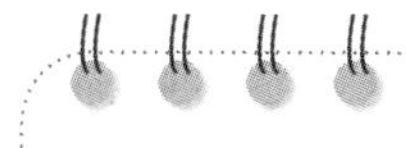

续表

步骤	要点	说明
操作前准备	③环境准备：安静、安全、隐蔽 ④患者准备 ⑤贴标签或条形码：防止发生差错 ⑥核对：确认患者，操作前查对	• 必要时用屏风遮挡 • 了解收集标本的目的和方法 • 核对医嘱、申请单、标签或条形码及标本容器，无误后将标签或条形码贴在标本容器外壁上 • 携用物至患者床旁，依据申请单查对患者的姓名、年龄、住院号及腕带；核对申请单、标本容器及标签或条形码是否一致；向患者及家属说明标本采集的目的及配合方法
常规标本	①嘱患者排便于清洁便盆内 ②用棉签取中央部分粪便或脓血黏液部分 5 g，置于标本容器内	• 双核对：姓名、年龄、住院号及腕带 • 水样便应盛于容器中送检
培养标本	用无菌棉签取中央部分粪便或脓血黏液部分 2 ～ 5 g 置于培养瓶内，塞紧瓶塞	• 尽量多处取标本，以提高检验阳性率 • 细菌检验用标本应全部无菌操作并收集于灭菌封口的容器内
隐血标本	①按常规标本留取	
寄生虫标本	①检查寄生虫卵： 排便于便盆中，在粪便不同部位取带血或黏液部分 5 ～ 10 g，置于标本容器内 ②检查蛲虫： a．嘱患者于睡前或清晨尚未起床前将取标本的透明胶带粘贴于肛门周围处 b．取下并将已粘贴蛲虫卵的胶带面粘在载玻片上，或将粘胶带对合，立即送检 ③检查阿米巴原虫： a．将便盆加温至接近人的体温 b．排便后，将标本连同便盆立即送检	• 患者服用驱虫药或做血吸虫孵化检查时应该留取全部粪便 • 蛲虫常在午夜或清晨时爬到肛门处产卵 • 保持阿米巴原虫的活动状态，因阿米巴原虫在低温下易失去活力而难以查到 • 防止阿米巴原虫死亡
操作后整理	①整理：整理床单位，清理用物 ②洗手、记录 ③标本送检	• 记录粪便的性状、颜色、气味等

（三）注意事项

1．留取标本前，如患者情况允许，应先排空膀胱，避免二便相混，以免影响检验结果。

2．在留取培养标本时，注意防止污染。

3．在留取隐血标本时，嘱患者于检查前 3 天禁食肉类、动物肝、动物血制品以及含大量叶绿素的食物和含铁剂药物，以免造成假阳性。

4．在留取阿米巴原虫标本时，嘱患者在收集标本前几天，不应服用钡剂、油质或含金属的泻剂，以免金属制剂影响阿米巴虫卵或胞囊的显露。

5．排便时注意用屏风遮挡患者，保护患者的自尊。

6．标本留取后应及时送检，以免影响检查结果。

随堂测

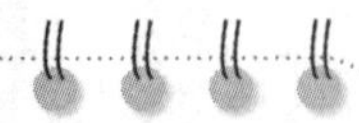

第五节　痰标本采集

痰液是气管、支气管和肺泡的分泌物，正常情况下分泌很少，不会引起咳嗽等不适。当呼吸道黏膜受到刺激时，分泌物增多，可有痰液咳出。痰液主要由黏液和炎性渗出物组成，唾液和鼻咽分泌物虽可混入痰内，但非痰的组成成分。通过检查痰液内的细胞、细菌、寄生虫等，观察其性质、颜色、气味、量等，可协助诊断呼吸系统的某些疾病。

一、痰标本采集的分类

临床上常用的痰标本（sputum specimen）分 3 种：常规痰标本、痰培养标本和 24 h 痰标本。

二、痰标本采集的流程

（一）目的

1．常规痰标本　检查痰的一般性状，涂片查细胞、细菌、虫卵。

2．痰培养标本　检查痰液中的致病菌。

3．24 h 痰标本　检查 24 h 内痰液的量及性状，协助诊断。

（二）操作要点

痰标本采集法的操作流程见表 20-5。

表 20-5　痰标本采集法的操作流程

步骤	要点	说明
评估	①核对：确认患者	• 双核对：姓名、年龄、住院号及腕带信息
	②评估：患者的病情、合作程度	• 评估患者病情、自理能力；患者的治疗情况、意识状态、合作程度；留取痰标本的目的及注意事项
	③解释：痰标本采集的目的、方法、注意事项及配合要点	• 取得患者配合
操作前准备	①护士准备：衣帽整齐、修剪指甲、洗手、戴口罩	
	②用物准备：申请单、所需物品	• 除标签或条形码、医用手套、手消毒液、生活垃圾桶、医用垃圾桶以外，另备： a．常规痰标本：痰盒 b．痰培养标本：无菌集痰器、漱口液 c．24 h 痰标本：广口集痰器 d．无力咳痰者或不合作者：集痰器（图 20-1）、吸痰用物（吸引器、吸痰管）、一次性手套
	③环境准备：温度适宜、光线充足、环境安静	
	④患者准备	• 了解收集标本的目的和方法
	⑤贴标签或条形码：防止发生差错	• 核对医嘱、申请单、标签或条形码及标本容器，无误后将标签或条形码贴在标本容器外壁上
	⑥核对：确认患者，操作前查对	• 携用物至患者床旁，依据申请单查对患者的姓名、年龄、住院号及腕带；核对申请单、标本容器及标签或条形码是否一致；向患者及家属说明标本采集的目的及配合方法

续表

步骤	要点	说明
常规标本	①患者能自行留取痰液 a．时间：晨起并漱口 b．方法：深呼吸数次后用力咳出气管深处的痰，并置于痰盒中 ②患者无力排痰或不合作 a．体位：合适体位，叩击胸背部 b．方法：用集痰器（图 20-1）分别连接吸引器和吸痰管吸痰，按吸痰法将痰液吸入集痰器内，加盖	• 用清水漱口，去除口腔中杂质 • 如痰液不易咳出，可雾化吸入，刺激排痰 • 以使痰液松脱 • 集痰器开口高的一端接吸引器，低的一端接吸痰管
痰培养标本	①患者自行留取痰液 患者清晨起床后先用漱口液漱口，再用清水漱口；深呼吸数次后用力咳出气管深处的痰液；将痰液收集于无菌集痰器内 ②患者无力咳嗽或不合作时 同常规标本留取，需用无菌集痰器	• 去除口腔中的杂质
24 小时痰标本	①时间：晨起漱口后（7am）第一口痰起至次晨漱口后（7am）第一口痰止 ②方法：在广口集痰器内加少量清水，将 24 h 痰液全部收集于广口集痰器内	• 避免痰液黏附在容器壁上
操作后整理	①洗手 ②记录 ③送检	• 记录痰液的量、外观和性状 • 及时送检

（三）注意事项

1．收集痰标本时，应于清晨收集，因此时痰量最多，痰内细菌也较多，可提高阳性率。

2．收集痰液时，嘱患者不可将唾液、漱口水、鼻涕混入痰标本中，以免影响检验结果。

3．收集痰培养标本时，应严格无菌操作，避免污染标本而影响结果的准确性。

4．24 h 痰标本应计总量，同时扣除加入的水量。

5．采集的痰标本应及时送检。

6．护士在收集痰液时，应戴手套和口罩，避免交叉感染。

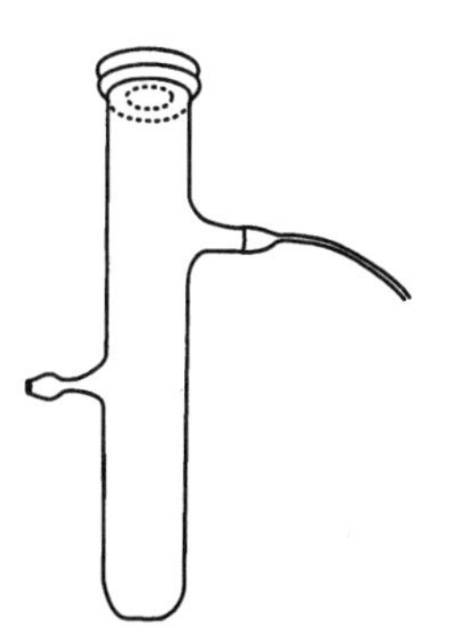

图 20-1　集痰器示意图

随堂测

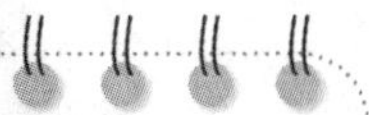

第六节　咽拭子标本采集

案例 20-1

患者，女，42 岁，2 天前出现发热、干咳、腹泻，故来院就诊。测得体温 37.8℃、脉搏 95 次 / 分，血压 132/84 mmHg。患者主诉干咳、嗅味觉减退，护士遵医嘱给予鼻拭子采集。

请回答：

1. 护士遵医嘱为患者进行鼻拭子采集前需要评估哪些方面？
2. 鼻拭子采集的测量方法、采集部位、采集方法分别是什么？

正常人口腔咽峡部的正常菌群是不致病的，但在机体抵抗力下降和其他外界因素共同作用下，可出现感染而导致疾病发生。

一、咽拭子标本的定义

咽拭子标本（throat swat specimen）是用医用棉签，从人体的咽部蘸取少量分泌物，所采集的样本就是咽拭子标本。

二、咽拭子标本的分类

根据采集部位不同，将咽拭子标本采集分为：鼻咽拭子采集法和口咽拭子采集法。

（一）目的

从咽部和扁桃体采集分泌物做细菌培养或病毒分离，以协助诊断。

（二）咽的分布及采集部位

1．鼻咽部

（1）分布：位于颅中窝底与软腭平面间，连接鼻腔和口咽部。

（2）采集部位：下鼻腔。

2．口咽部

（1）分布：从软腭至会厌上缘的咽腔为口咽部。

（2）采集部位：腭扁桃体、腭咽弓及咽后壁。

（三）操作要点

咽拭子标本采集法的操作流程见表 20-6。

表 20-6　咽拭子标本采集法的操作流程

步骤	要点	说明
操作前准备	①护士准备：衣帽整齐，修剪指甲、洗手、戴口罩	• 核酸采集需三级防护
	②评估患者及环境：患者的病情及周围情况	• 评估患者病情、意识状态、自理能力、合作程度；评估患者的口腔黏膜及咽部有无感染、有无鼻部手术、鼻出血史；解释咽拭子采集的目的、方法、注意事项及配合要点；病室光线充足

续表

步骤	要点	说明
操作前准备	③患者准备：体位舒适 ④物品准备：转运单及所需物品 ⑤贴标签或条形码：防止发生差错	• 患者采取坐位或半坐卧位；患者漱口 • 所需物品：咽拭子管、一次性采样咽拭子、标签或条形码、有生物安全标识的密封袋（小、中）、转运箱、无菌手套、手消毒液、75% 乙醇或 2000 mg/L 含氯消毒液、医疗垃圾桶、手电筒、棉签、生理盐水 • 检查咽拭子管细胞保存液颜色及量，核对医嘱、标签或条形码及咽拭子管，无误后将标签或条形码贴在标本容器外壁上
鼻咽拭子标本	①核对：确认患者，操作前查对 ②采集标本： a．体位：坐位或半坐卧位 b．测量：鼻尖至耳垂距离一半以上 c．采集：操作者一手扶头部，另一手持鼻咽拭子沿鼻中隔在鼻道底部上方以垂直于面部方向推送拭子，直到有阻力感；在鼻咽处停留 10 ~ 15 s 后，轻轻旋转 3 ~ 5 圈后缓慢退出	• 核对医嘱、标签或条形码及咽拭子管是否一致；向患者及家属说明标本采集的目的及配合方法 • 嘱患者下拉口罩露出鼻孔，头后仰并闭眼 • 成人：5 ~ 7 cm；儿童：3 ~ 5 cm；1 岁以内：1 cm • 若推送过程中遇阻力，应将拭子退出一些，调整角度后再次推送 • 阻力感提示拭子已到达鼻咽
口咽拭子标本	①核对：确认患者，操作前查对 ②采集标本： a．体位：坐位或半坐卧位 b．采集：操作者一手执笔式持口咽拭子，平行插入口腔，越过舌根，快速反复擦拭两侧腭扁桃体、腭咽弓及咽后壁；平行取出拭子 ③装袋消毒： a．装袋：将拭子迅速垂直插入咽拭子管内，折痕处折断拭子，旋紧瓶盖，将咽拭子管放入小密封袋，封口密封 b．消毒：用 75% 乙醇或 2000 mg/L 的含氯消毒液喷洒样本袋；将所有小密封袋垂直放入中密封袋，封口密封，用 75% 乙醇或 2000 mg/L 的含氯消毒液喷洒中密封袋 c．记录：中密封袋标记采样时间、操作者、样本数 d．放入转运箱：用 75% 乙醇或 2000 mg/L 的含氯消毒液喷洒转运箱	• 核对医嘱、标签或条形码及咽拭子管是否一致；向患者及家属说明标本采集的目的及配合方法 • 嘱患者下拉口罩，仰头张口，充分暴露咽喉部，并发出“啊”音 • 每个部位擦拭 3 ~ 5 次 • 避免触及舌部、牙齿、口腔黏膜及唾液 • 拭子头全部浸泡在细胞保存液中 • 咽拭子管始终保持垂直状态
	①整理用物 ②记录 ③转运 a．消毒：转运箱体消毒 b．转运人员：戴双层手套、穿隔离衣、戴医用防护口罩、帽子 c．运输：转运途中确保标本垂直存放，箱体安全，无挤压、无破损，避免撞击和意外发生	• 按医疗废物处理规定处理用物 • 记录采集时间、签名 • 一旦发生标本破损致环境污染，紧急实施局部区域封锁控制，消毒人员进行现场处理

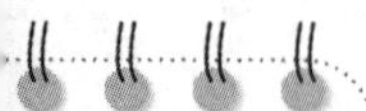

科研小提示

咽拭子采集过程中，易产生气溶胶和飞沫，导致采集者易发生职业暴露，采取对咽拭子采集台进行改进等方法，可有效降低医务人员感染风险。

（四）注意事项

1．采集前充分评估患者的口腔黏膜及咽部有无感染，有无鼻部手术及鼻出血史。

2．采集前检查咽拭子管细胞保存液颜色及量，无误后方可采集。

3．鼻拭子采集前要先测量长度，鼻尖至耳垂距离一半以上，成人：5 ~ 7 cm；儿童：3 ~ 5 cm；1 岁以内：1 cm。

4．鼻拭子采集部位是沿鼻中隔在鼻道底部上方以垂直于面部方向推送拭子。

5．口咽拭子采集部位是两侧腭扁桃体、腭咽弓及咽后壁，避免触及舌部、牙齿、口腔黏膜及唾液。

6．采集完毕后迅速将拭子垂直放入含 2 ~ 3 ml 细胞保存液的咽拭子管中，并在转运过程中始终保持垂直状态。

7．在采集过程中注意个人防护及采集的准确性，每采集一例标本应进行严格手消毒或更换手套，并保证消毒待干时间大于 15 s。如隔离衣或面屏发生喷溅，要及时更换。

8．采集后应低温转运并尽快送检，建议样本尽可能在采集后 2 ~ 4 h 内送到检验室。

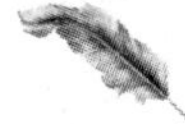

思考题

患者，男，26 岁，职员。10 天前出现发热、乏力、食欲减退、体重减轻，故来院就诊。查体：急性面容，体温 39℃，脉搏 112 次 / 分，血压 105/68 mmHg，心脏听诊有病理性杂音，锁骨以上皮肤、口腔黏膜、眼睑结膜出现瘀点，疑为亚急性细菌性心内膜炎。

请回答：

1．为明确诊断，应为患者留取何种血液标本？

2．为患者抽取血标本时，采血量应为多少？操作中应注意什么问题？

（郭美玲）

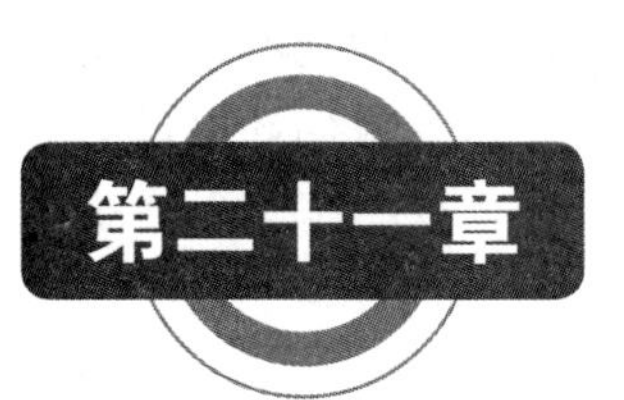

一般急救技术

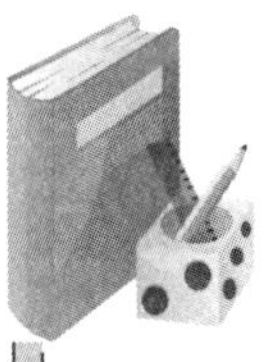

导学目标

通过本章内容的学习，学生应能够：

◆ **基本目标**

1. 陈述各项急救技术的适应证和注意事项。
2. 正确实施心肺复苏技术、氧疗及洗胃操作。
3. 列举危重患者病情观察的内容及支持性护理措施。

◆ **发展目标**

1. 综合运用各项一般急救技术，在紧急情况下为患者提供适宜的急救措施。
2. 能通过对危重患者的病情观察，为危重患者提供支持性护理措施以解决护理问题。

◆ **思政目标**

1. 在对患者的急救、抢救过程中能够充分体现“生命至上”的理念。
2. 以认真、专业的态度高效抢救患者的生命，体现救死扶伤的专业价值。

第一节 止血、包扎、固定

案例 21-1

患者，女，20 岁，因车祸致小腿开放性骨折，开放性伤口流血速度快。请随急救车到现场进行急救处理。

请回答：

1. 如何对患者进行现场急救处理？
2. 在对患者进行急救处理的过程中，有哪些注意事项？

一、止血

正常成人全身血量占体重的 7% ～ 8%，短时间内大量出血可危及生命或发生严重并发症。出血可由多种原因引起，如外伤、手术、血液病、血管局部病理改变等，其中以外伤引起的出血最为多见，如不及时处理，有时会因失血过多而危及生命。因此，及时有效的现场急救止血技术是护理人员必须掌握的基本技术之一。止血的目的包括控制出血、保持有效循环血量、防止休克发生和挽救生命。

（一）出血的种类

根据血管损伤的种类，可以分为动脉出血、静脉出血和毛细血管出血。动脉出血速度快、压力高、流量大，可在短时间内因大量失血而危及生命，需尽快止血。静脉出血速度稍慢、量中等，比动脉出血易控制。毛细血管出血呈渗出性，危险性小。此外，还可根据血液流向分为内出血、外出血和皮下出血。

（二）出血的评估

1．全身评估

（1）发生出血时，应迅速评估患者的生命体征，包括呼吸、脉搏、血压及身体各部位伤情。如有心肺功能障碍，应在施行有效的心肺复苏术的同时，及时进行止血处理。

（2）评估患者是否有意识障碍，是否有紧张、恐惧等表现。

2．局部评估

（1）评估流出血液的量、色泽、速度等，确定出血的种类。

（2）评估伤口情况，是否有异物、污染情况等，以确定下一步处理措施。

（三）现场止血措施

常用的现场止血方法有指压止血法、加压包扎止血法、填塞止血法、强屈关节止血法、止血带止血法等。现场急救时可根据具体情况选择一种或几种方法结合，以达到快速、安全止血的目的。

1．指压止血法　对动脉出血的一种临时性止血方法，适用于中等或较大的动脉出血。根据动脉的分布情况，在出血动脉的近心端，用手指、手掌或拳头用力将该动脉压向深部的骨上，以阻断血流，达到止血目的。主要用于头、面、颈部和四肢的外出血，在使用此法的同时，必须积极寻求进一步的止血措施。

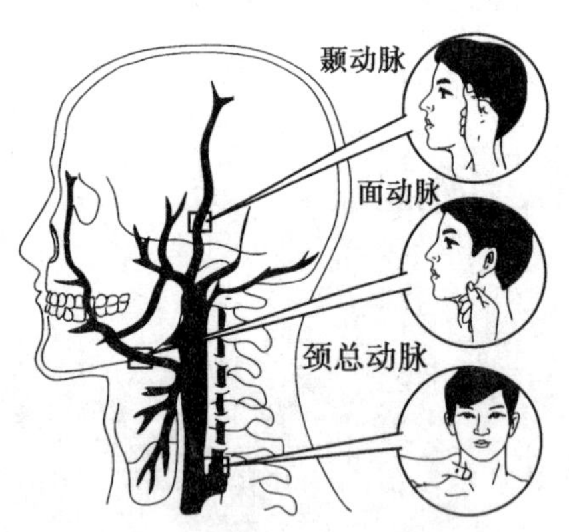

图 21-1　头颈部出血常用指压血管部位

（1）头颈部出血常用指压血管部位（图 21-1）

1）颞动脉：位于耳前、颧弓上方，用于眼睛以上部位、头顶部和额部出血。操作时一手固定患者头部，另一手拇指将颞动脉压向颧弓。

2）面动脉：位于同侧下颌骨上缘、咬肌前缘下端，用于眼睛以下、下颌骨以上部位的出血，可压迫下颌角前约 2.5 cm 处。因为面动脉在颜面部有许多小吻合支，需两侧同时压迫才能止血。

3）颈总动脉：位于气管外侧与胸锁乳突肌前缘中点之间，平环状软骨处，用拇指摸到搏动的颈总动脉后，向后、向内加压，可将颈动脉压向第 6 颈椎横突上，用于头颈部出血。注意：严禁同时压迫两侧颈总动脉，以防出现严重脑缺血；颈内动脉和颈外动脉的分叉处有颈动脉窦压力感受器，压力增高，会反射性地引起血压下降，心率减慢，压迫过程中应注意观察有无晕厥表现；怀疑颈椎损伤者，应进行颈部制动。

（2）上肢出血常用指压血管部位（图 21-2）

1）锁骨下动脉：位于锁骨上窝中部，操作时用拇指摸到动脉搏动处，向下压至第 1 肋骨上。用于肩部、腋部、上臂出血。

2）肱动脉：位于肱二头肌内侧沟中部，操作时用拇指触摸到动脉搏动后，用力压向肱骨。

用于前臂出血。

3）桡动脉、尺动脉：位于手腕横纹稍上方的内外侧搏动点。两侧同时压迫，可用于手部出血。

（3）下肢出血常用指压血管部位（图 21-3）

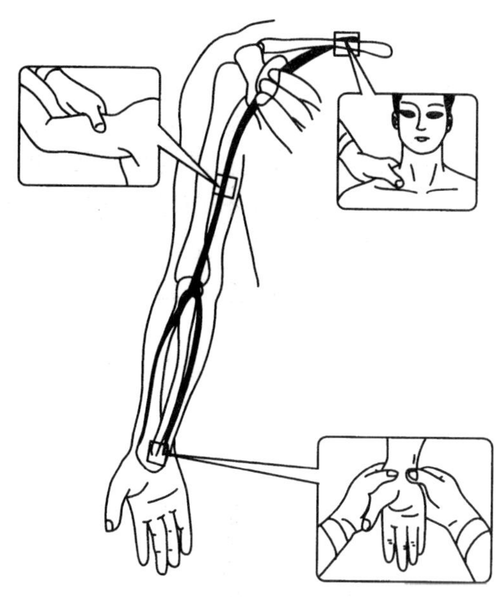

图 21-2　上肢出血常用指压血管部位

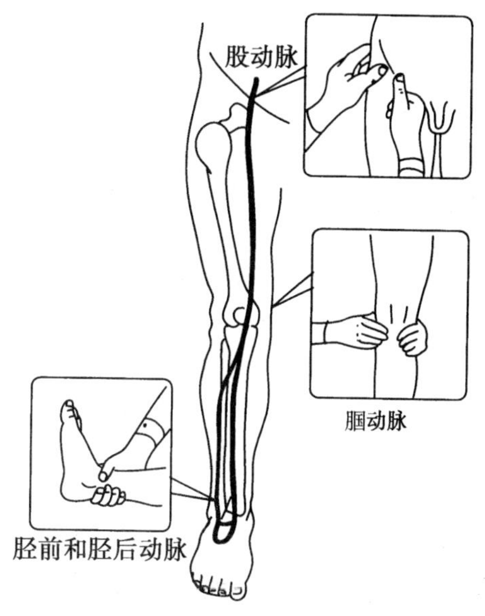

图 21-3　下肢出血常用指压血管部位

1）股动脉：位于腹股沟中点稍下方，操作时患者的髋关节稍屈曲、外展、外旋，摸到股动脉搏动后，双手拇指重叠在其上，用力压向骨盆缘。用于下肢出血。

2）腘动脉：位于腘窝中点。摸到搏动的动脉后，双手拇指重叠用力向后加压。用于小腿及足部出血。

3）胫前和胫后动脉：胫前动脉位于足背中部近脚腕处，胫后动脉位于足跟与内踝之间。操作时一手紧握踝关节，拇指与其余四指分别压迫胫前和胫后动脉。可用于足部出血。

2．加压包扎止血法　最简单、最有效的止血方法，常用于创面大、渗血多的毛细血管出血、小动脉及中小静脉出血。一般可用绷带加压包扎止血。

操作时首先暴露伤口，然后用灭菌纱布或灭菌医用无纺布（无条件时也可用清洁毛巾、布料、手帕等代替）直接覆盖伤口，再用绷带或布带适当加压包扎，松紧度以达到止血目的即可。如出血仍不止，可将手掌放在敷料上均匀加压，一般 20 min 即可止血。注意如有骨折或伤口内异物时，不能直接压迫止血；包扎后应注意观察肢体远端血运情况。

3．填塞止血法　适用于颈部、臀部或其他部位较大而深的伤口，难以加压包扎时。先将无菌纱布塞入伤口内，如仍止不住血，可添加纱布，再用绷带包扎固定（图 21-4）。

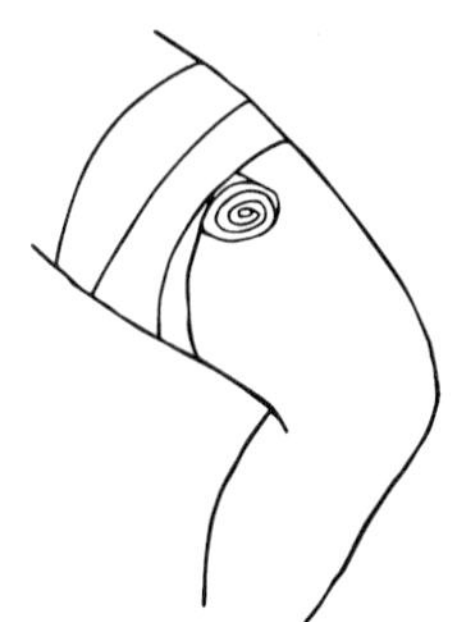

图 21-4　填塞止血法

4．强屈关节止血法　对无骨折的四肢出血，可在腋窝、肘窝、腘窝或腹股沟处，加上棉垫卷或绷带卷，然后尽力屈曲关节，用绷带或三角巾缚紧固定，借助衬垫物压迫动脉，阻断关节远端的血流而达到止血目的（图 21-5）。

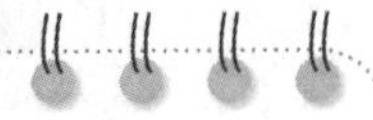

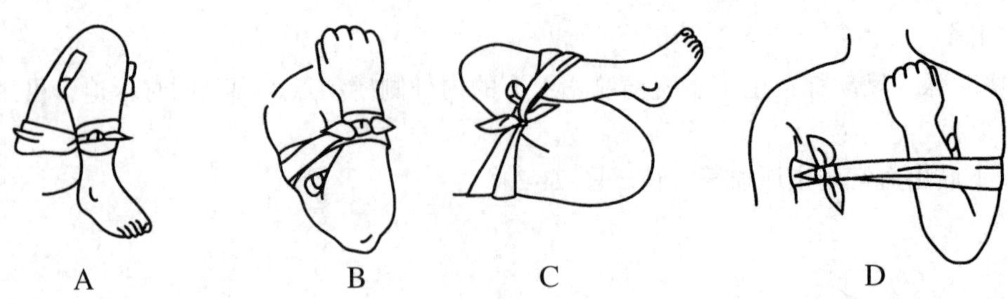

图 21-5　强屈关节止血法

5．止血带止血法　用止血带在出血部位的近心端，将肢体用力捆扎，以阻断血流。注意止血带不能直接扎在皮肤上。使用止血带前，应先在止血带下放好衬垫，伤肢远端明显缺血或有严重挤压伤时禁用止血带止血法。该方法止血彻底，效果可靠，但容易引起或加重肢体坏死及急性肾功能不全等严重并发症，一般只用于四肢较大血管的破裂出血，或采用其他止血方法不能有效控制的大出血。

（1）勒紧止血法：在伤口上端，用绷带、布带或三角巾叠成带状，先绕肢体一周为衬垫，第二圈压在第一圈上面勒紧打结（图 21-6）。

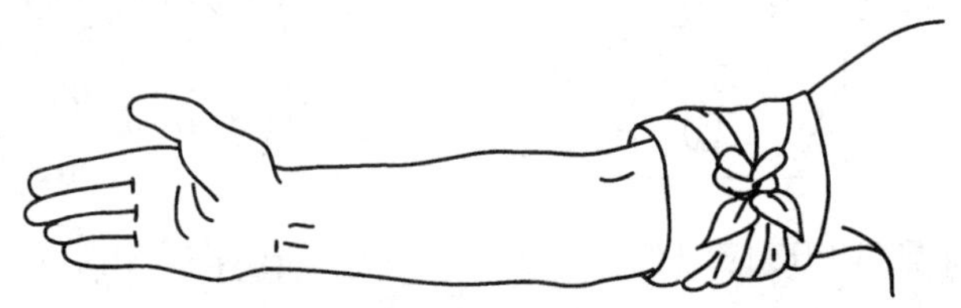

图 21-6　勒紧止血法

（2）绞带止血法：将三角巾叠成带状，在伤口上方绕肢体一周，两端向前拉紧打一活结，并在一头留出一小套，然后用小木棒、笔杆、筷子等作为绞棒，插在带圈内，提起绞棒绞紧，最后将绞棒一头插入小套内，并将小套拉紧固定（图 21-7）。

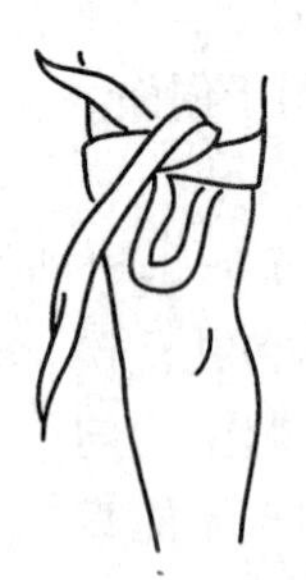
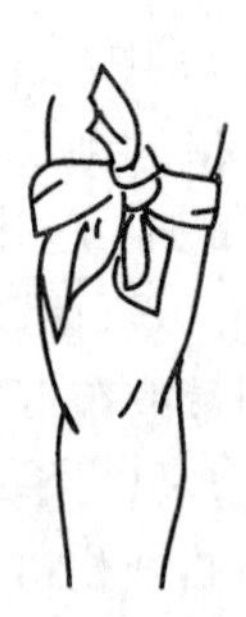
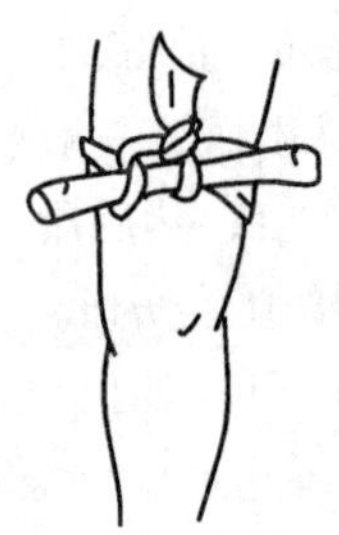

图 21-7　绞带止血法

（3）止血带止血法：目前常见的有橡胶止血带、卡式止血带、充气式止血带、旋压止血带等。

1）橡胶止血带：将止血带缠在衬垫上，然后将橡胶止血带适当拉紧、拉长，绕肢体 2 ～ 3 圈，最后将止血带末端压在紧缠的止血带下即可（图 21-8）。

2）卡式止血带：将止血带缠在衬垫上，一端穿进扣环，一手固定扣环，另一手拉紧止血带至伤口不出血（图 21-9）。

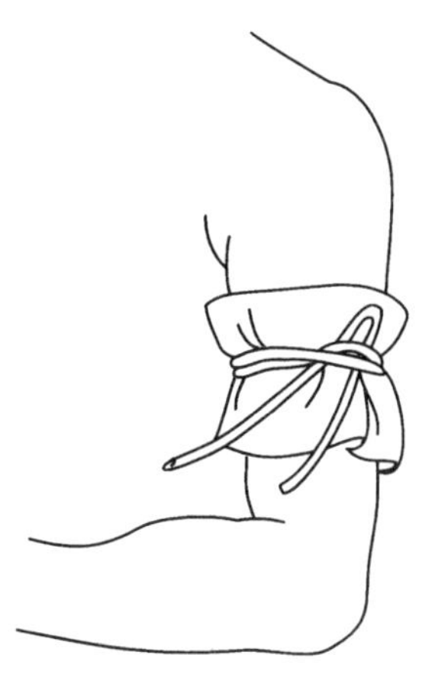

图 21-8　止血带止血法

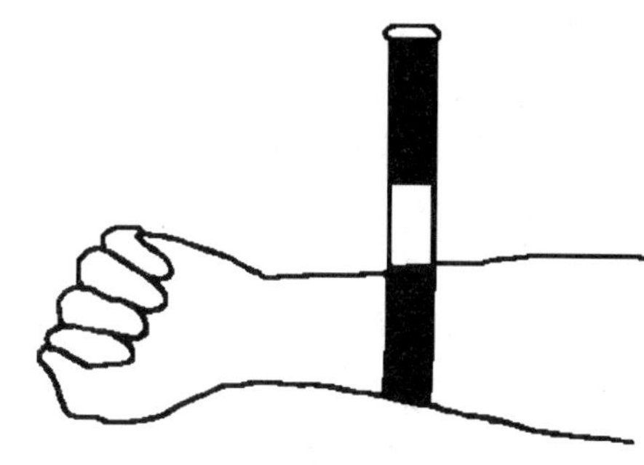

图 21-9　卡式止血带

3）充气式止血带：将止血带缠在衬垫上，进行充气，有显示压力大小的装置，压力均匀可调节，止血效果好，有手动充气和电动充气等种类（图 21-10）。

4）旋压止血带：将止血带环套于肢体上，拉紧自粘带，转动旋棒加压并固定于“C”形锁扣内，通过旋转绞棍增加布带局部压力，以达到止血目的（图 21-11）。

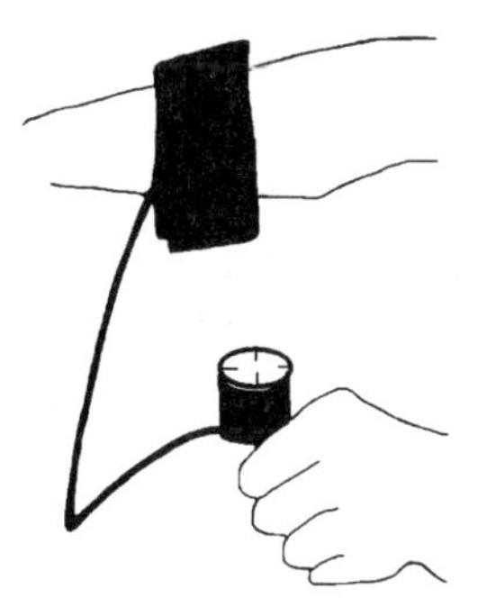

图 21-10　充气式止血带

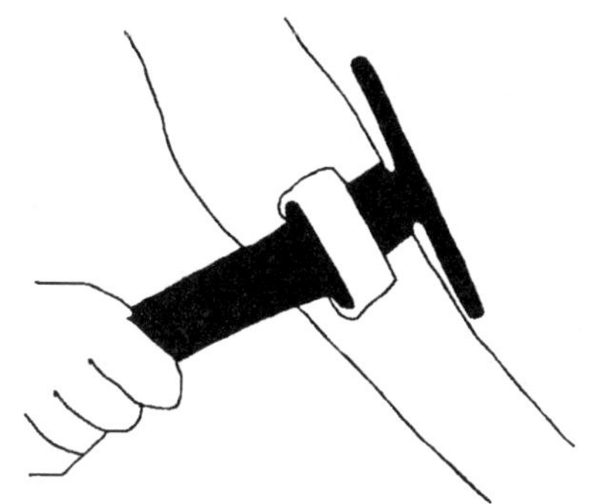

图 21-11　旋压止血带

注意事项：①止血带使用的部位：上臂大出血应扎在上臂上 1/3 处；前臂或手外大出血应扎在上臂下 1/3 处，上臂中下 1/3 处有神经紧贴骨面，不宜扎止血带，以免损伤；下肢大出血应扎在股骨中下 1/3 交界处。②止血带松紧度要适宜，以出血停止、远端摸不到动脉搏动、止血带最松状态为宜。一般压力标准为上肢 250 ～ 300 mmHg，下肢 300 ～ 500 mmHg。③使用止血带要做好标记：使用止血带的伤员应在其手腕或胸前衣服上做明显的标记，注明止血带使用的时间（24 h 制）。④止血带的使用时间：扎止血带时间越短越好，总时间不超过 5 h。每隔 0.5 ～ 1 h 放松一次。⑤止血带停用：止血带停用前，应先补充血容量，做好纠正休克和止血用器材的准备，然后缓慢松开，防止肢体血流量突然增加，伤及毛细血管及引起血液在全身的重新分布。取下止血带后应轻柔按摩伤肢，以缓解不适感觉。

二、包扎

包扎法是创伤急救中常用的技术之一。体表各部位伤口除需采用暴露疗法者（如厌氧菌感染、犬咬伤等），均需包扎。包扎的总要求是：安全、牢固、舒适、美观。常用的包扎材料有：尼龙网套、各种绷带、三角巾、胸带、腹带、四头带等，抢救时，可就地取材，用衣裤、布

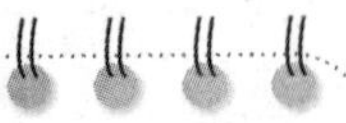

带、巾单等物品替代。

（一）包扎的目的

1．保护伤口免受感染。

2．局部压迫止血。

3．固定敷料、药品及骨折部位。

4．支托患肢，减轻疼痛。

（二）包扎前评估

1．患者的神志、心理状态及合作程度。

2．包扎区域的皮肤颜色、温度，有无麻木、麻刺感及肿胀；伤口污染情况、有无异物；肢体活动情况、有无骨折等。

3．如伤口原来有敷料覆盖，应评估是否需要更换。

（三）包扎前准备

1．用物准备　根据伤口情况选择适宜的敷料（注意其材质、尺寸、类型）；必要时备衬垫、棉花、棉垫等；备好胶布或安全别针；备剪刀。

2．患者准备　向患者解释包扎的目的及方法，助其取舒适体位。如包扎部位有伤口，首先应清洁伤口并覆盖无菌敷料，然后进行包扎。

3．护士准备　着装整洁，洗手，戴口罩。

4．环境准备　环境清洁、安静，方便护理操作。

（四）操作步骤

1．尼龙网套包扎法　包扎前先用敷料覆盖伤口并固定，再将尼龙网套套在敷料上，使用过程中应避免尼龙网套移位。尼龙网套使用方便，可用于头部及四肢的包扎（图 21-12）。

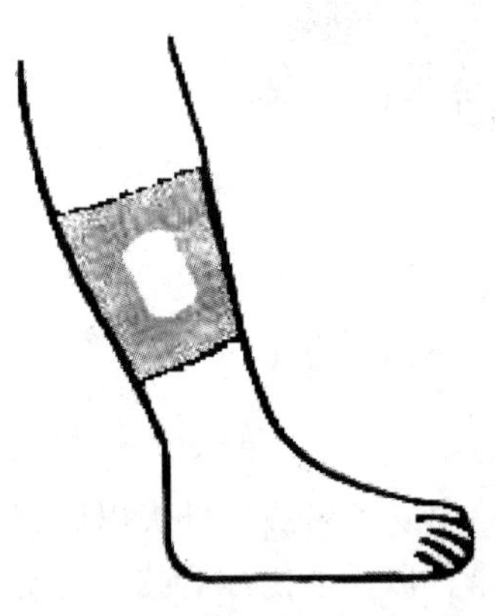

图 21-12　尼龙网套包扎法

2．绷带基本包扎法　绷带包扎时，应从远心端缠向近心端，绷带头必须压住，称为定带，方法为一手牵拉绷带的起始端，平放于包扎部位；另一手将绷带环形缠绕两周，第二周完全覆盖第一周。

（1）环形包扎法：定带后将绷带在包扎部位上重复缠绕数周，每一周完全覆盖上一周（图 21-13）。用于粗细基本相等部位的小伤口的包扎，如额、腕、指、踝等处。

（2）斜形包扎法：定带后将绷带斜形向上约 30° 环形缠绕，每周互不重叠，中间留有空隙（图 21-14）。用于临时性包扎或固定夹板。

（3）螺旋形包扎法：定带后将绷带斜形向上 30° 环形缠绕，每一周覆盖上一周的 1/3 ~ 1/2 宽（图 21-15）。用于直径差异不大部位伤口的包扎，如上臂、手指、大腿、躯干等。

（4）螺旋反折包扎法：定带后将绷带上斜 30° 包扎，每周均将绷带向下反折，左手固定反折处，依次缠绕，每周覆盖上一周的 1/3 ~ 1/2 宽，反折部位应相同，使之成一直线，在反折处形成一“麦穗状”（图 21-16）。用于直径差异较大的肢体包扎，如前臂、小腿等，注意不可在伤口上或骨隆突处反折。

（5）“8”字形包扎法：屈曲关节，并在伤处的远心端定带，然后将绷带由下而上，再由上而下，越过关节，重复作“8”字形旋转缠绕，每一周覆盖上一周的 1/3 ~ 1/2 宽（图 21-17）。用于屈曲关节部位的包扎和制动，如肘、膝、肩等部位。

（6）回返包扎法：定带后将绷带向上反折成 90°（与环形包扎垂直），先覆盖残端中央，再交替覆盖左右两边，每周覆盖上一周的 1/3 ~ 1/2 宽，直到该端全部包裹后，再以左手固定

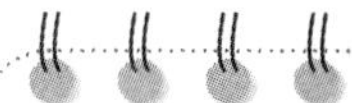

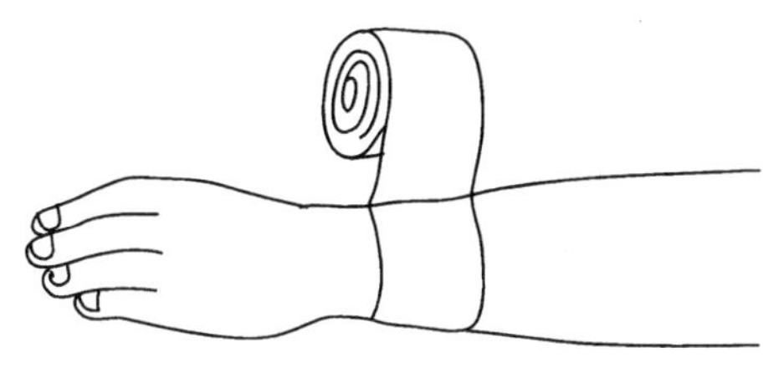

图 21-13　环形包扎法

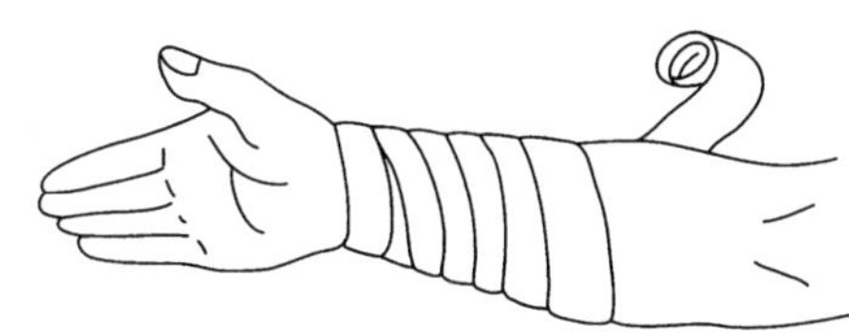

图 21-14　斜形包扎法

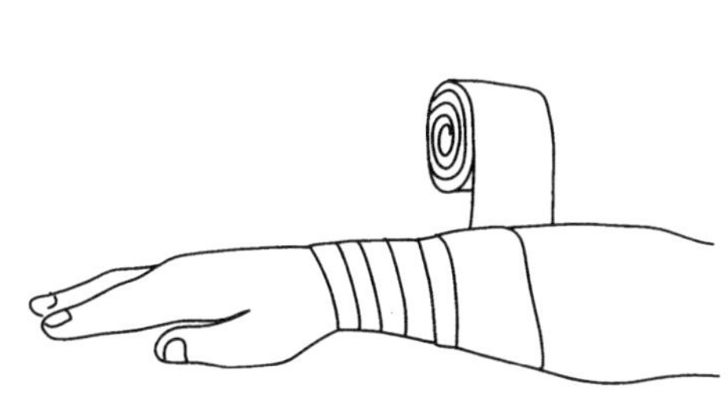

图 21-15　螺旋形包扎法

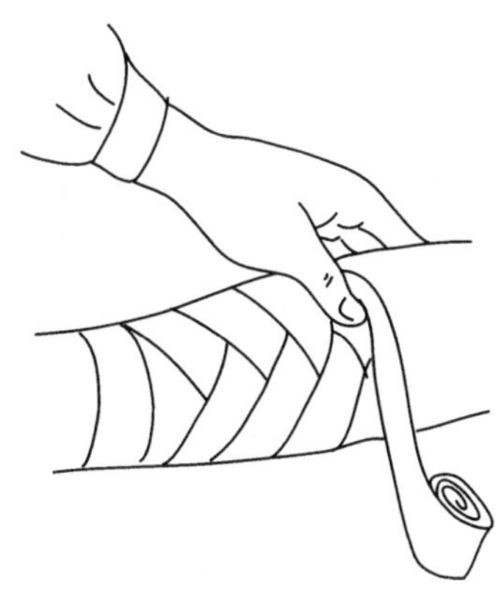

图 21-16　螺旋反折包扎法

住反折部分，将绷带反折回来（与环形包扎一致，见图 21-18）。用于包扎有顶端的部位，如头部、指（趾）端及断肢残端。

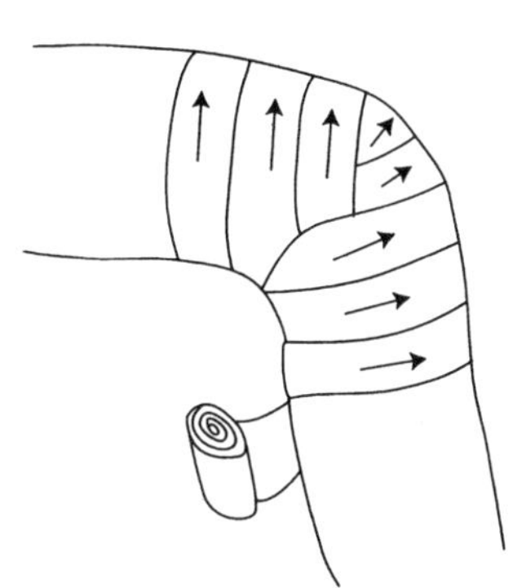

图 21-17 “8”字形包扎法

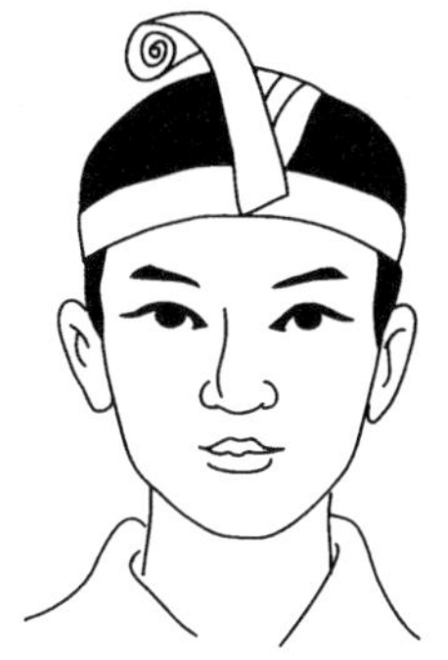

图 21-18　回返包扎法

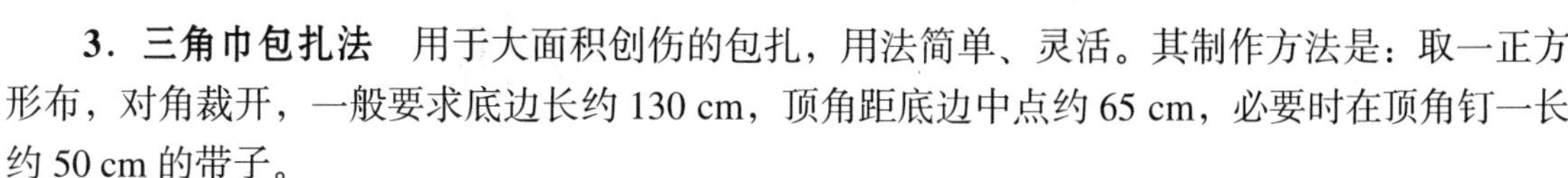

3．三角巾包扎法　用于大面积创伤的包扎，用法简单、灵活。其制作方法是：取一正方形布，对角裁开，一般要求底边长约 130 cm，顶角距底边中点约 65 cm，必要时在顶角钉一长约 50 cm 的带子。

（1）头顶部包扎法：将三角巾底边中点部分平眉放于前额，顶角经头顶垂至枕后，两底角在耳后交叉后，再经耳上到额部拉紧打结，最后将顶角向上反折塞入结下，或用安全别针固定（图 21-19）。

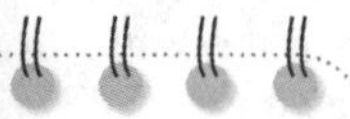

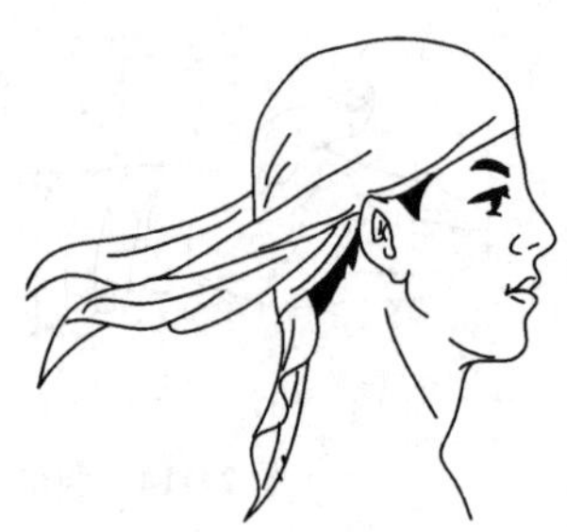
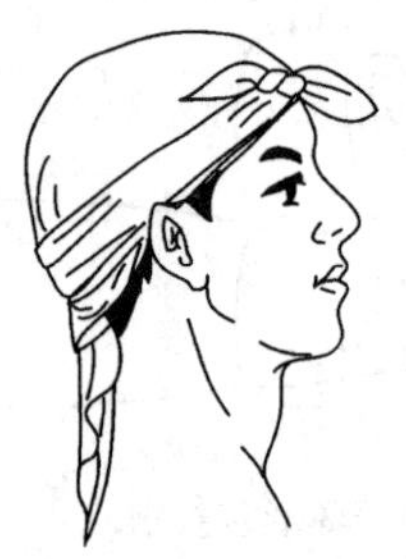

图 21-19　三角巾头顶部包扎法

（2）面部包扎法：三角巾顶角打一结，套住下颌，底边拉向头后使三角巾覆盖面部，然后将底边两角向头上拉紧，左右交叉压住底边，再经两耳上方绕到前额打结，在三角巾的相应部位开洞，露出眼、鼻、口（图 21-20）。

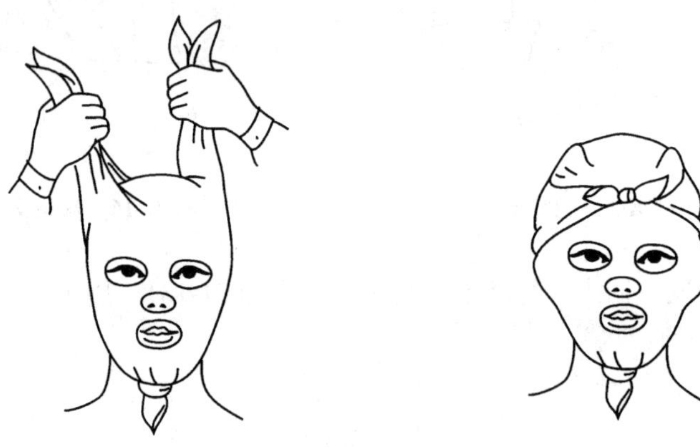

图 21-20　三角巾面部包扎法

（3）肩部包扎法

1）单肩包扎法：将三角巾一底角拉向健侧腋下，顶角覆盖患肩并向后拉，用顶角上的带子在伤侧上臂上 1/3 处缠绕两周，将三角巾固定，然后将另一底角向肩部反折后，绕过肩胛拉至健侧腋前打结（图 21-21）。

2）双肩包扎法：将三角巾折成燕尾状，夹角向上披在双肩上，燕尾包绕肩部至腋下，与燕尾底边相遇打结（图 21-22）。

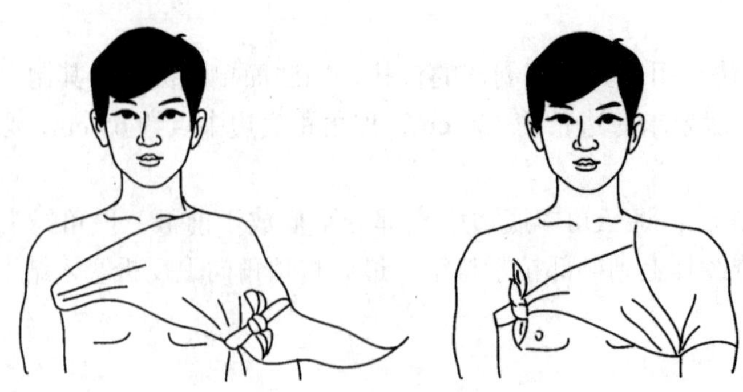

图 21-21　三角巾单肩包扎法

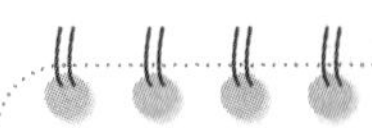

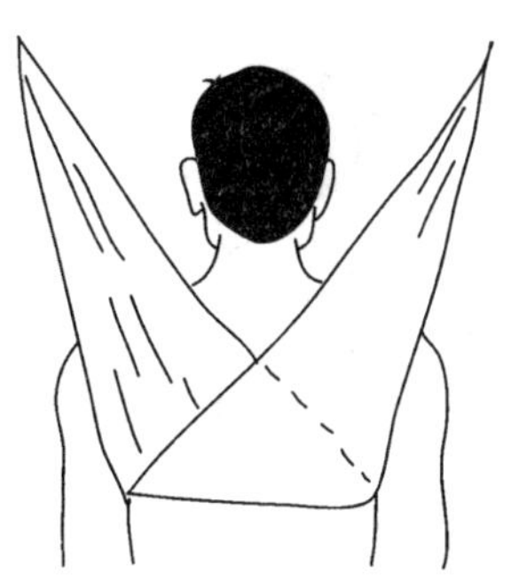
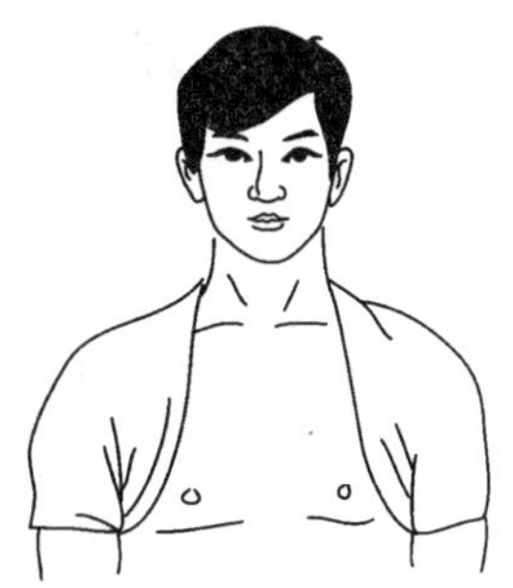

图 21-22　三角巾双肩包扎法

（4）胸部包扎法

1）单胸包扎法：将三角巾底边横放在胸部，顶角覆盖伤肩，并垂向背部，两底角在背后打结，再将顶角带子与之相接（图 21-23）。此法用于背部包扎时，则在胸部打结。

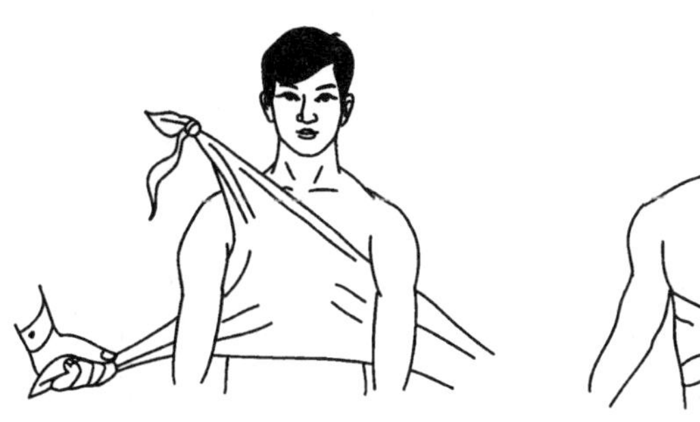
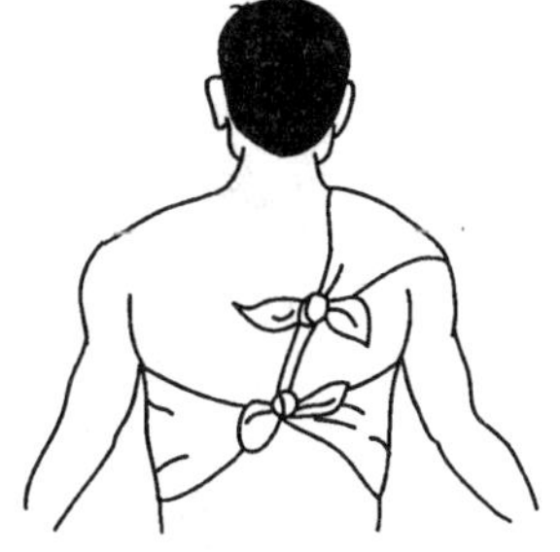

图 21-23　三角巾单胸包扎法

2）双胸包扎法：将三角巾折叠成燕尾状，两燕尾向上，平放于胸部，两燕尾在颈后打结，再将顶角带子拉向对侧腋下打结。此法用于背部包扎时，将两燕尾拉向颈前打结（图 21-24）。

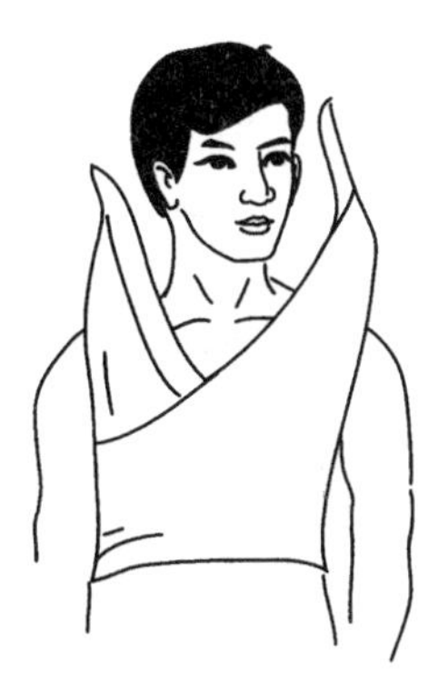
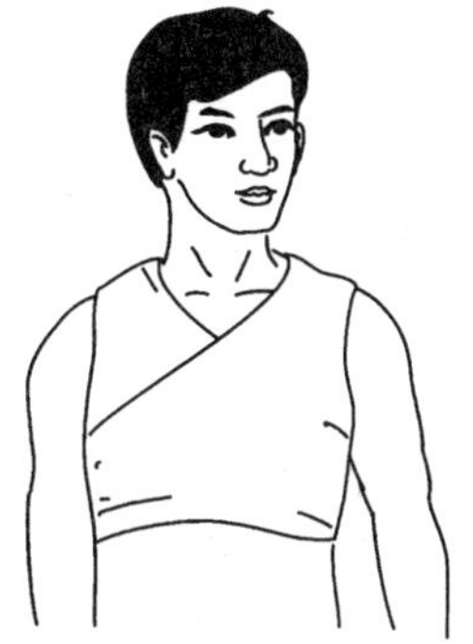

图 21-24　三角巾双胸包扎法

（5）腹部包扎法：三角巾底边向上，放于腹部，两底角在腰后打结，再将顶角从腿间拉向后，并与上结相结（图 21-25）。

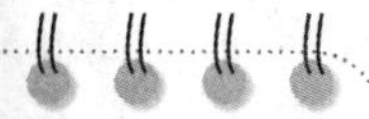

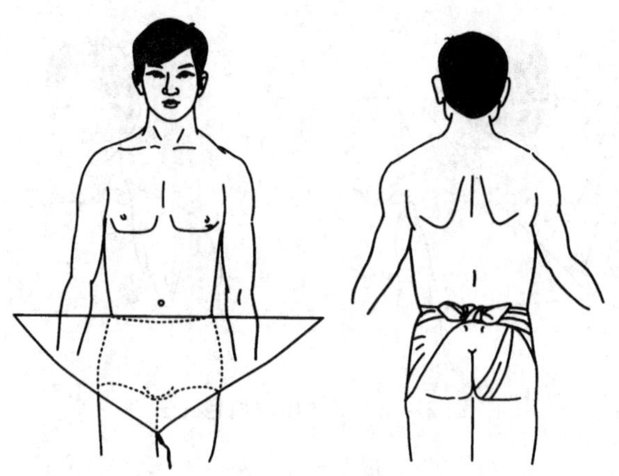

图 21-25　三角巾腹部包扎法

（6）臀部包扎法

1）单臀包扎法：将三角巾折成燕尾状，夹角朝上，底边包绕伤侧大腿打结，将两燕尾拉至对侧髂部打结（图 21-26）。

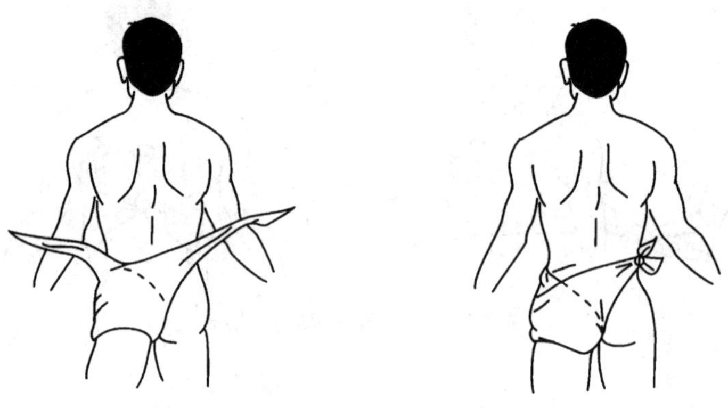

图 21-26　三角巾单臀包扎法

2）双臀包扎法：将两三角巾的顶角结在一起，放于腰骶部正中，上面两底角从后绕至腹部打结，下面两底角从大腿内侧向前拉，在腹股沟处与三角巾底边打纽扣结（图 21-27）。

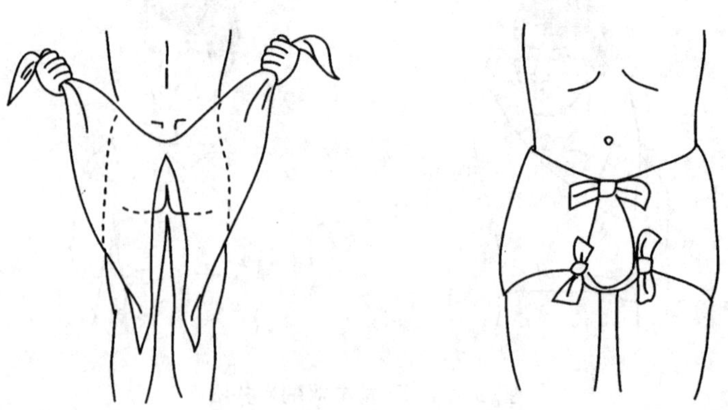

图 21-27　三角巾双臀包扎法

（7）肘、膝关节包扎法：根据伤情将三角巾折叠成适当宽度的长条，将中点部分斜放于关节上，两端分别向上、下缠绕关节上下各一周后打结（图 21-28）。

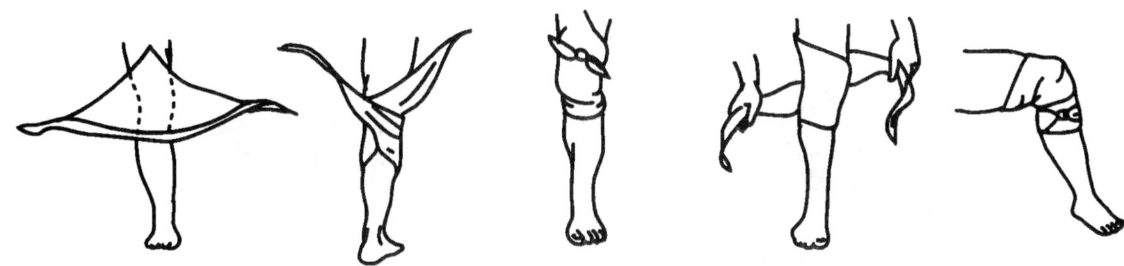

图 21-28　三角巾膝关节包扎法

(8) 手（足）包扎法：将手（足）放在三角巾中央，使底部位于手（足）腕处，指（趾）尖对着顶角，将顶角反折盖住手（足）背，两底角拉向手（足）背，左右交叉后压住顶角，绕手腕（足踝）部打结（图 21-29）。

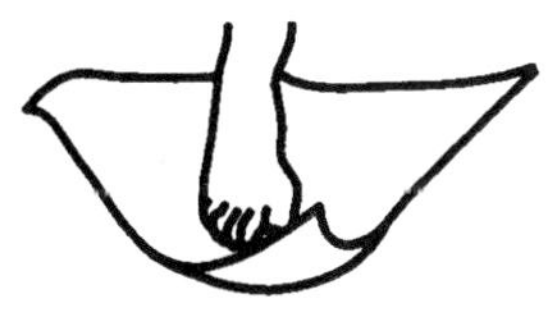

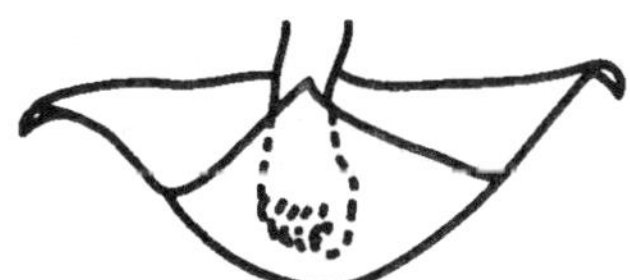

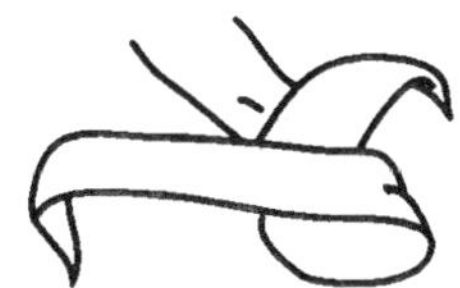

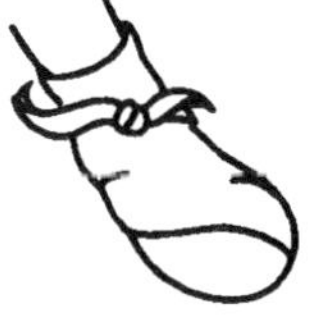

图 21-29　三角巾手（足）包扎法

4．多头带包扎　多头带又名多尾带，常用的有四头带、腹带、胸带等，用于不规则部位的包扎，如下颌、头部、鼻部、胸腹部等。

(1) 四头带包扎法：四头带为一两端剪开的长方形布，是用于固定下颌、额、眼、枕、肘、膝、足跟等部位的敷料。

1）下颌包扎法：将四头带中间未剪开部分托住下颌，上边两端在颈后打结，下边两端在头顶部打结（图 21-30）。

2）头部包扎法：将四头带中间未剪开部分盖住头顶，前边两端在枕后打结，后边两端在颌下打结（图 21-31）。

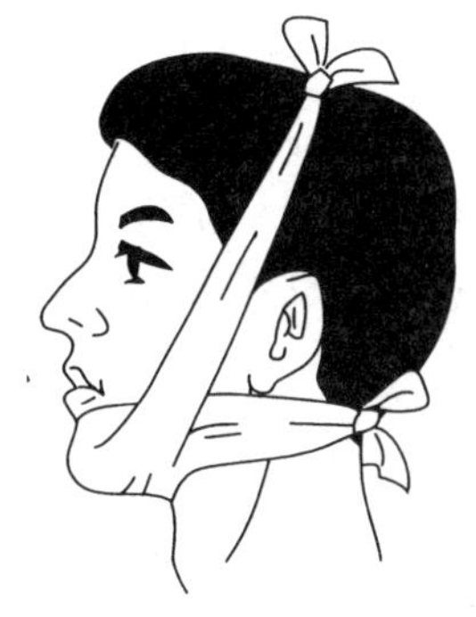

图 21-30　四头带下颌包扎法

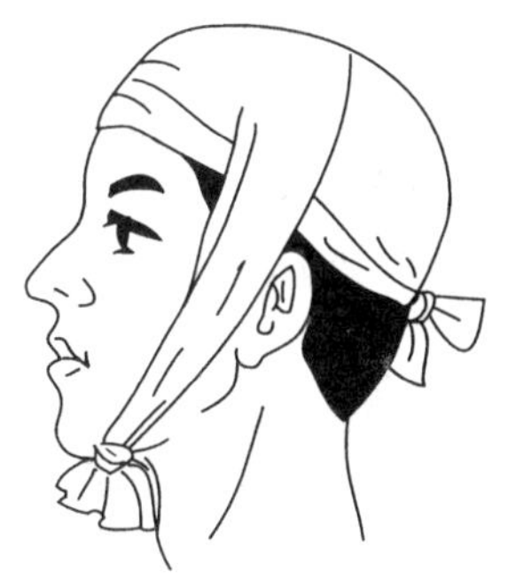

图 21-31　四头带头部包扎法

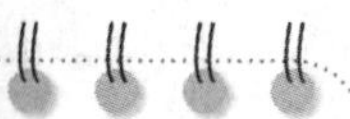

3）鼻部包扎法：将四头带中间未剪开部分盖住鼻部，上面两端在颈后打结，下面两端也在颈后打结（图 21-32）。

4）眼部包扎法：将四头带中间未剪开部分盖住眼部，两端分别在颈后打结（图 21-33）。

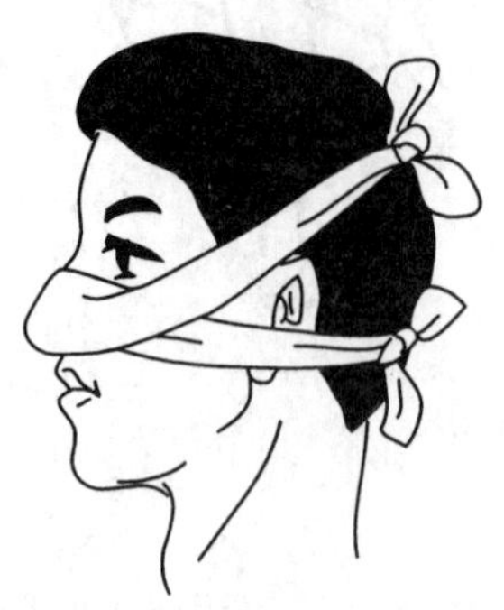

图 21-32　四头带鼻部包扎法

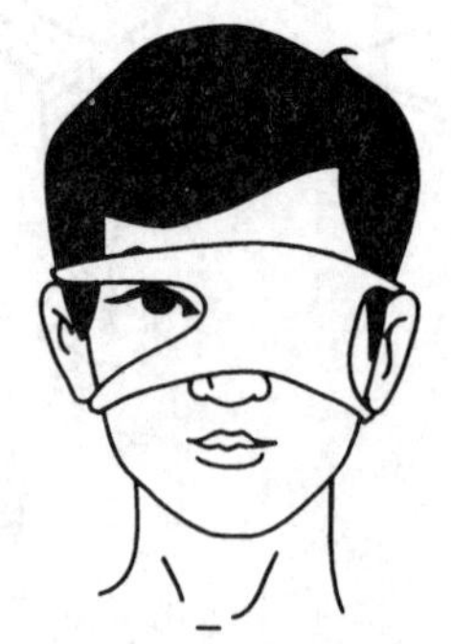

图 21-33　四头带眼部包扎法

（2）腹带包扎法：腹带的中间由双层布料缝制，两端各打有五对带子，带子的宽度及长度视需要而定，两条带子之间重叠 1/3（图 21-34）。操作时使患者平卧，将衣、裤解开暴露腹部，腹带放于腰部，下缘应在髋上，将左右带脚依次交叉重叠包扎。下腹部伤口应由下向上包扎，上腹部伤口应由上而下包扎。最后一对带子在无伤口侧打活结或用安全别针固定（图 21-35）。

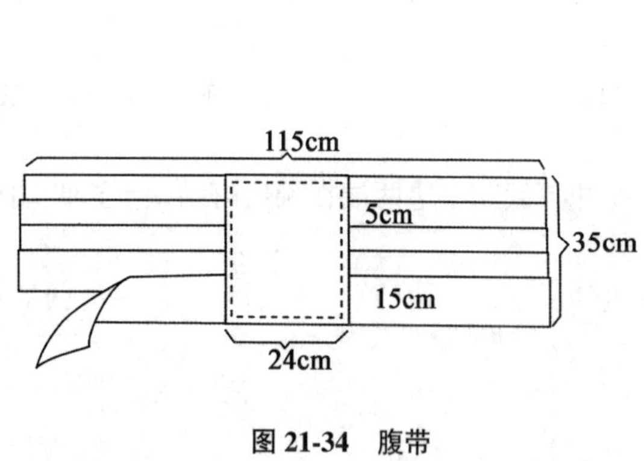

图 21-34　腹带

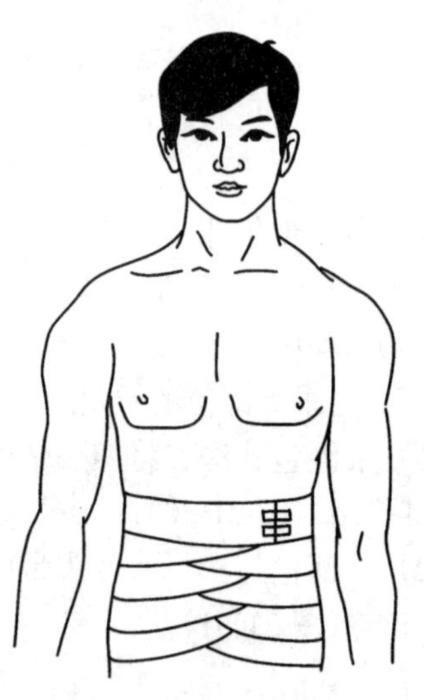

图 21-35　腹带包扎法

（3）胸带包扎法：胸带的材料及制作方法与腹带相似，但比腹带多两条竖肩带（图 21-36）。操作时使患者平卧，脱去上衣，将胸带平放于背下，将肩带从背后越过肩部，平放于胸前，依次包扎每对带子并压住肩带，最后一对带子在无伤口侧打活结或用安全别针固定（图 21-37）。

5．几种严重损伤包扎法

（1）胸部开放性气胸包扎法：先用不透气材料（如橡胶单、塑料纸等）覆盖伤口，再用大纱布或毛巾盖住，最后用三角巾或绷带加压包扎（图 21-38）。

（2）腹部内脏脱出包扎法：先用大块消毒纱布盖好伤口，再用大小合适的饭碗将伤口罩

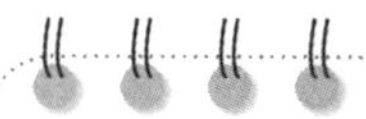

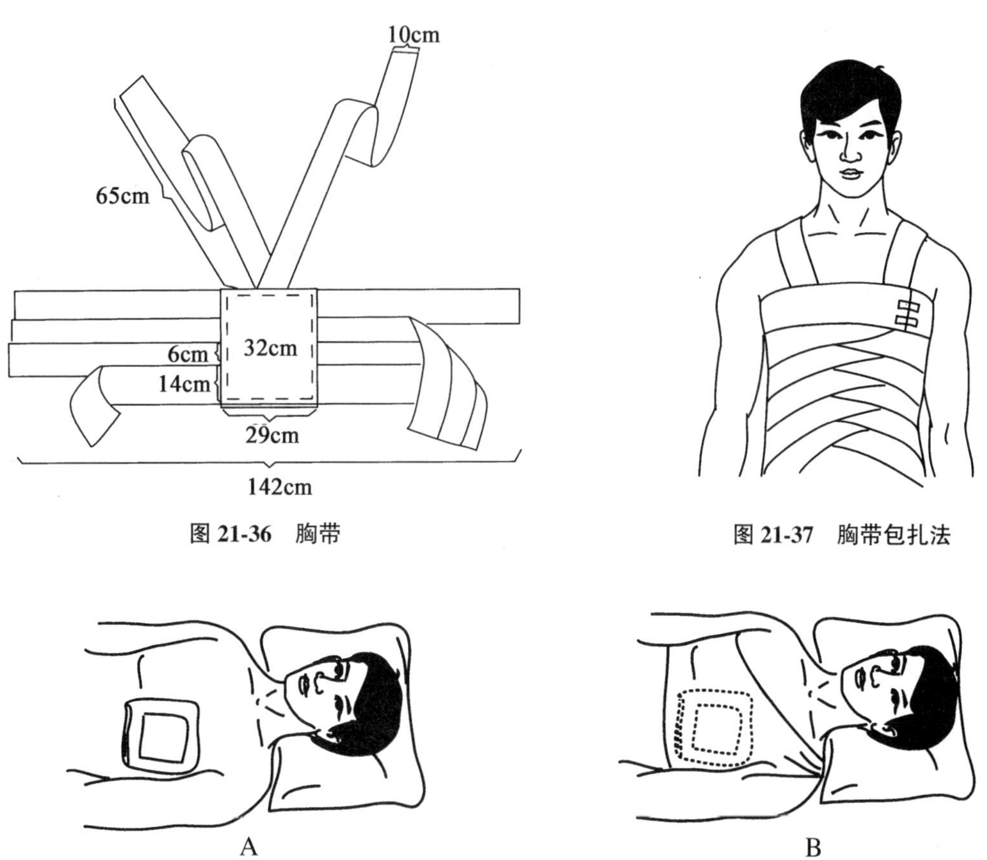

图 21-36　胸带

图 21-37　胸带包扎法

图 21-38　胸部开放性气胸包扎法

住或用纱布做成保护圈套住内脏，最后用三角巾包扎（图 21-39）。

（3）脑膨出包扎法：先用大块纱布盖住伤口，再用纱布卷成保护圈套住膨出的脑组织，最后用三角巾或绷带小心包扎头部（图 21-40）。

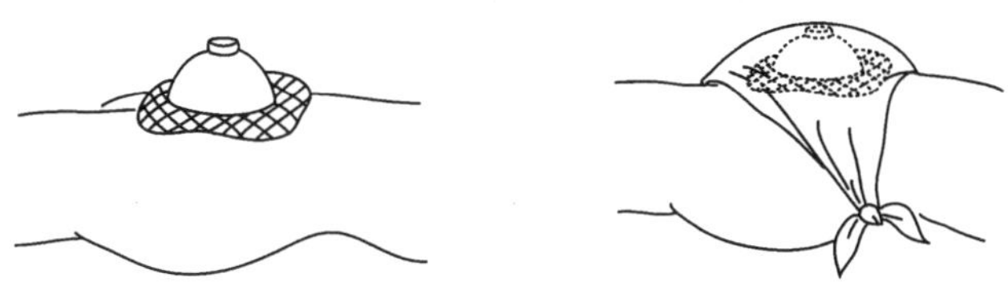

图 21-39　腹部内脏脱出包扎法

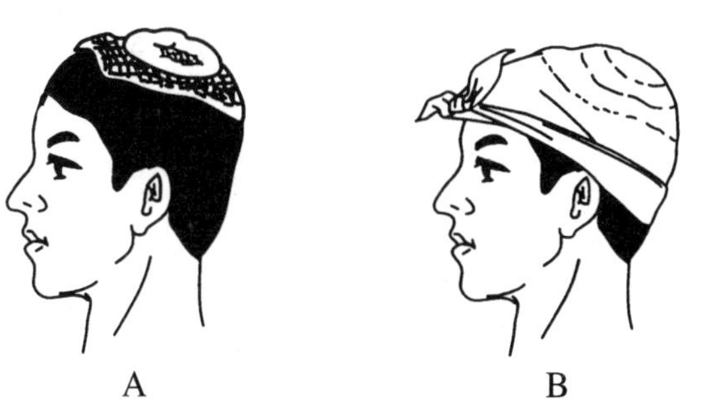

图 21-40　脑膨出包扎法

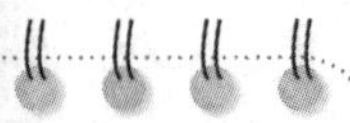

（五）包扎注意事项

1. 包扎用敷料应清洁、干燥、无缝边、无皱折。潮湿敷料易于被细菌穿透，增加伤口感染的机会，且敷料变干后会收缩变紧而压迫受伤组织。

2. 包扎时做好防护，禁止用未戴手套的手直接接触及伤口，避免用水冲洗伤口（有特殊处理要求的伤口除外），禁止将脱出体外的内脏还纳。

3. 包扎时应维持患者于舒适的体位，包扎肢体应处于功能位置，包扎部位需适当支托，注意保护受伤部位的血管和神经，胸部包扎时注意勿影响呼吸功能。

4. 包扎四肢时应从远心端向近心端进行，以利于静脉血液回流，指（趾）端尽量外露，以便于观察血液循环情况。

5. 腋窝、乳房下、腹股沟等处包扎时应用棉垫衬垫，骨突部位包扎时应用棉花、纱布或海绵衬垫，以预防摩擦。

6. 包扎时用力应适当、均匀，包扎敷料要平整、无皱折。包扎后应注意观察，如患者主诉手指或脚趾有麻木感、刺痛感，或发现甲床颜色青紫、苍白，手指或脚趾呈现冰冷、肿胀或患肢动脉搏动消失等，表示包扎过紧，应拆开绷带重新包扎。

7. 包扎完毕、带尾打结时，应在肢体的外侧面，并避开伤口、骨隆突处、关节处及易于受压的部位。

三、固定

骨折及骨关节损伤时，都应进行适当固定，以限制受伤部位的活动度。

（一）固定的目的

1. 减轻疼痛。

2. 预防神经、血管损伤。

3. 防止伤口污染及骨折移位。

4. 利于受伤的关节囊、韧带、肌肉等组织的修复。

5. 便于转运及护理。

（二）固定前评估

1. 观察患者的面色、呼吸、脉搏、血压、神志等，判断有无休克情况，有无头颅、腹腔及盆腔器官的损伤，是否有内出血的可能。如出现以上情况，应首先抢救患者的生命。

2. 观察受伤部位周围软组织的损伤情况，是否有开放性伤口、伤口污染情况、有无出血等，是否有大的血管或神经损伤。如有伤口和出血时，应先止血，再清洁、包扎伤口，最后进行固定。

3. 评估患者的心理反应及合作程度。

（三）固定前准备

1. 用物准备　骨折固定最常用的器材是夹板，有木制夹板、钢丝网架夹板、塑料制品夹板和充气式夹板。现场抢救时可就地取材，如使用木板、竹片、木棍、硬纸壳、枪托等，紧急情况下，可直接借助患者的健侧肢体或躯干进行临时固定。另备纱布或毛巾、棉垫、绷带、三角巾等。

2. 患者准备　向患者解释固定的目的和方法，使其有心理准备，积极配合治疗。采取适宜体位，处理受伤部位。

3. 护士准备　着装整洁，洗手，戴口罩。

4. 环境准备　环境应宽敞，方便操作。

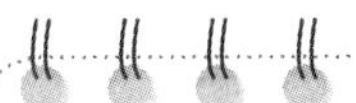

（四）操作步骤

1．锁骨骨折固定法

（1）单侧锁骨骨折：协助患者取坐位，将三角巾折成燕尾状，将两燕尾从胸前拉向颈后，并在颈一侧打结，然后将伤侧上臂屈曲 90°，用三角巾兜起前臂，三角巾顶尖放肘后，再向前包住肘部用安全别针固定（图 21-41）。

（2）双侧锁骨骨折：协助患者取坐位，背部放“丁”字形夹板，在两腋窝放衬垫物，用绷带在两肩及腰部包扎固定（图 21-42）。

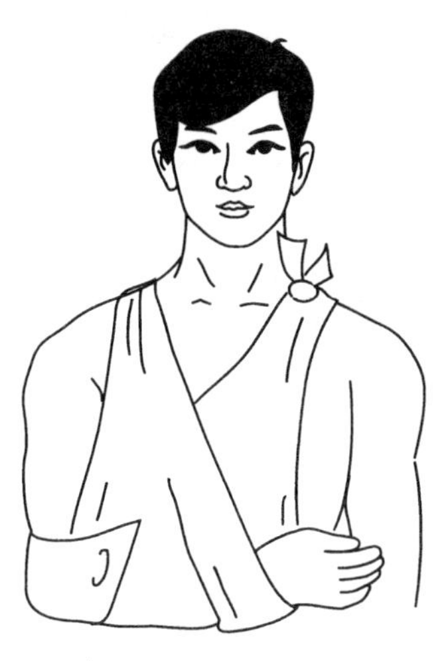

图 21-41　单侧锁骨骨折固定法

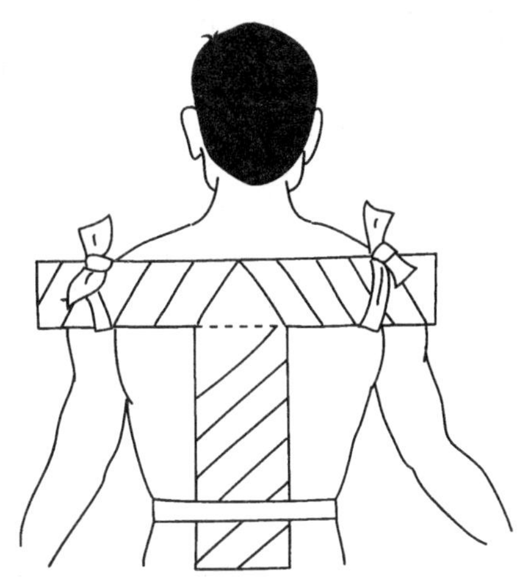

图 21-42　双侧锁骨骨折固定法

2．肱骨骨折固定法　协助患者取坐位，将两个夹板放于上臂内、外侧，加衬垫后包扎固定，然后将患肢屈肘，用三角巾悬吊前臂，贴胸固定（图 21-43）。

3．前臂骨折固定法　助患者取坐位，将两块夹板加好衬垫物，置前臂掌侧及背侧，用带子或绷带将两夹板于前臂上下两端扎牢，使肘关节屈曲 90°，用悬吊带吊起夹板（图 21-44）。

4．大腿骨折固定法　助患者取平卧位，用一块长夹板（从足跟至腋下）置于伤肢外侧，另一块（从大腿根部至足跟）置伤肢内侧，在腋下、髂嵴、髋部、膝部、踝部、足跟等处作好衬垫，然后分段绑扎固定（图 21-45）。

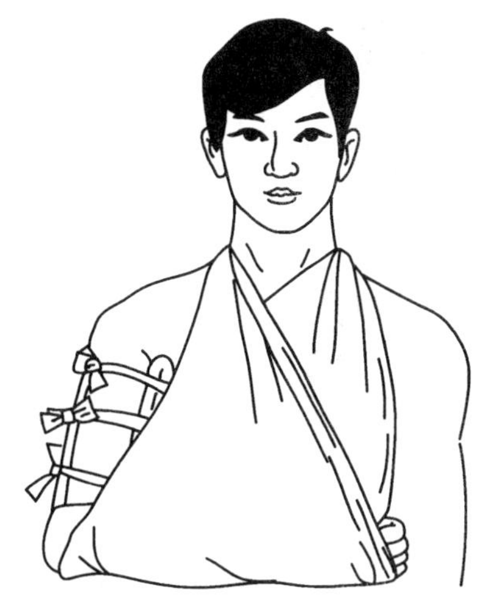

图 21-43　肱骨骨折固定法

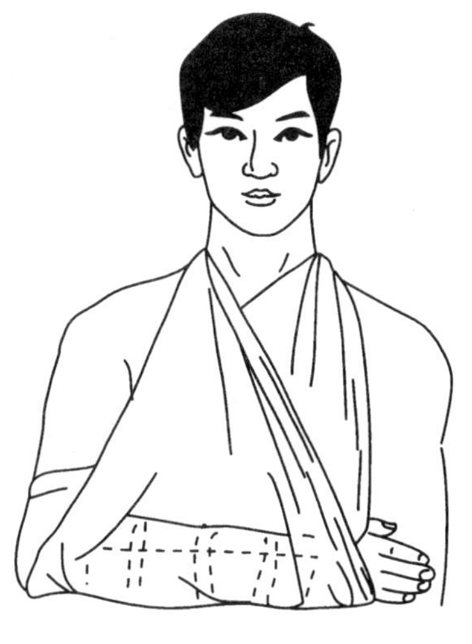

图 21-44　前臂骨折固定法

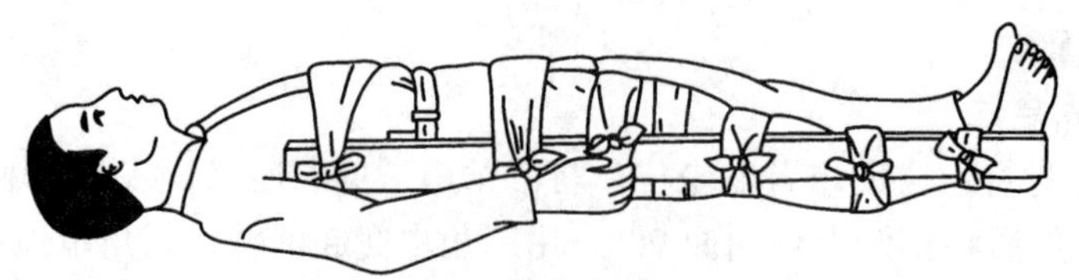

图 21-45　大腿骨折固定法

5．小腿骨折固定法　助患者取平卧位，伸直伤肢，用两块等长夹板（长度应从足跟到大腿）分别置于伤腿的内外侧，做好衬垫，将夹板用绷带或带子在上、下端及小腿和腘窝处绑扎牢固（图 21-46A）。如现场无夹板，可将伤肢与健肢固定在一起，注意在两膝关节和两小腿之间垫好衬垫，以保护局部组织，并使固定稳定（图 21-46B）。

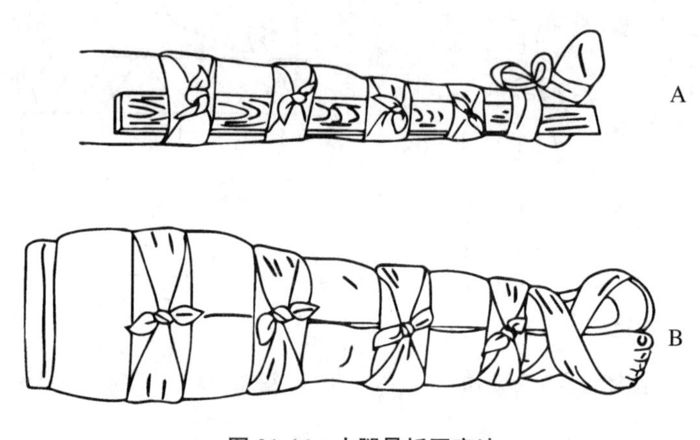

图 21-46　小腿骨折固定法

6．脊柱骨折固定法　助患者俯卧于硬板床上，取三块平板呈“工”字形固定，垫好衬垫后，将横板压住竖板，分别置于两肩后和腰骶部，用三角巾先固定两肩部之横板，然后固定腰骶部横板（图 21-47A）。如现场无夹板，也可让患者俯卧于硬板上，不予固定，但不得随意搬动患者，并禁止患者翻身（图 21-47B）。

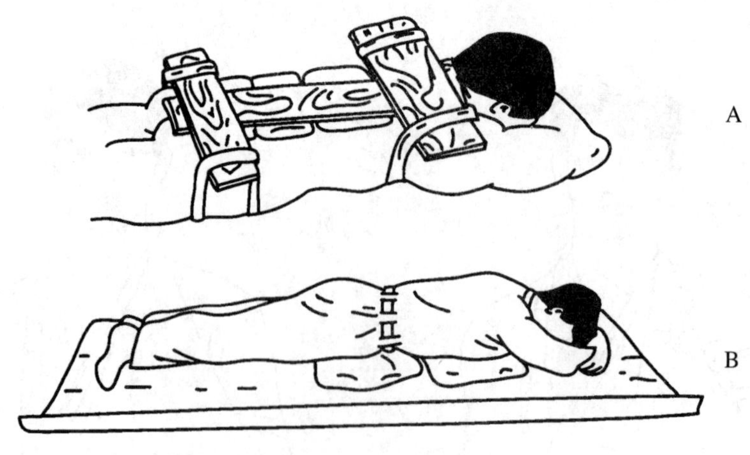

图 21-47　脊柱骨折固定法

（五）固定注意事项

1．固定前应认真评估患者的伤情。如患者已出现休克，应先进行抗休克处理；如有伤口和出血，应先止血，再清洁、包扎伤口，最后进行固定；四肢骨折及关节损伤伴有烧伤时，应先用清水冲洗伤肢，再行包扎和固定。

2. 闭合性骨折在固定前，若发现伤肢有严重畸形，骨折端顶压皮肤，远端血运障碍，应先轻轻牵引肢体以减轻压迫，恢复血运，并避免断端刺破皮肤，然后再行固定。对开放性骨折，清创前骨折外露端不可还纳，以免加重损伤或造成感染。

3. 夹板的大小应与骨折部位相适应，其长度必须超过骨折部位的上、下两个关节。骨折固定时，除需在骨折部位上、下固定外，尚需固定骨折部位上、下两个关节，并先固定上端，再固定下端。

4. 夹板两端及接触肢体面均应加衬垫保护，尤其是骨突出部位，防止组织受压。

随堂测

5. 绑扎固定时，应松紧适宜，以固定牢靠，又保证血运为宜。四肢骨折固定时，应露出末梢部分，以便于评估血运情况。如发现末梢肢体出现苍白、发冷、麻木、疼痛、水肿、青紫等情况，提示肢体血液循环不良，应立即松开重新固定。

6. 肢体固定后应适当抬高，以促进静脉回流。

7. 固定过程中应尽量避免不必要的搬动，并限制患者的行动，以免加重损伤。

第二节　心肺复苏

案例 21-2

患者，男，67 岁，既往有冠心病病史。在公园散步过程中，突发心源性猝死，现场 1 名路人发现后立即为其实施徒手心肺复苏。

请回答：

1. 在操作过程中有哪些注意事项？
2. 如何判断实施的心肺复苏是有效的？

心肺复苏（cardiopulmonary resuscitation，CPR）是针对心脏、呼吸停止所采取的抢救措施，即用胸外按压形成暂时的人工循环，并恢复心脏自主搏动和血液循环，用人工通气代替自主呼吸并恢复自主呼吸，以达到促进苏醒和挽救生命的目的。

基础生命支持技术（basic life support，BLS）又称初级心肺复苏，是指采用徒手和（或）辅助设备来维持心搏骤停患者的循环和呼吸的最基本的抢救方法。基础生命支持用于发病或伤害现场，包括对病情判断、评估和采用必要的抢救措施，其关键要点包括胸外按压（C）、开放气道（A）、人工通气（B），具备条件时可考虑实施电除颤（D），目的是使心搏骤停患者得到及时的心肺复苏以恢复自主循环。

成人生存链（adult chain of survival）是指对突然发生心搏骤停的成人患者所采取的一系列规律有序的步骤、规范有效的救护措施，将这些抢救环节以环链形式连接起来，就构成了一个挽救生命的“生命链”。根据 2020 AHA 心肺复苏及心血管急救指南更新，可将成人生存链按院内心搏骤停（IHCA）和院外心搏骤停（OHCA）患者进行划分，以明确患者获得救治的不同途径（图 21-48）。但不论心搏骤停在何处发生，均应立即进行心肺复苏，尽快恢复自主循环，最终达到脑神经功能良好的存活。

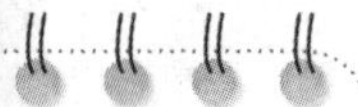

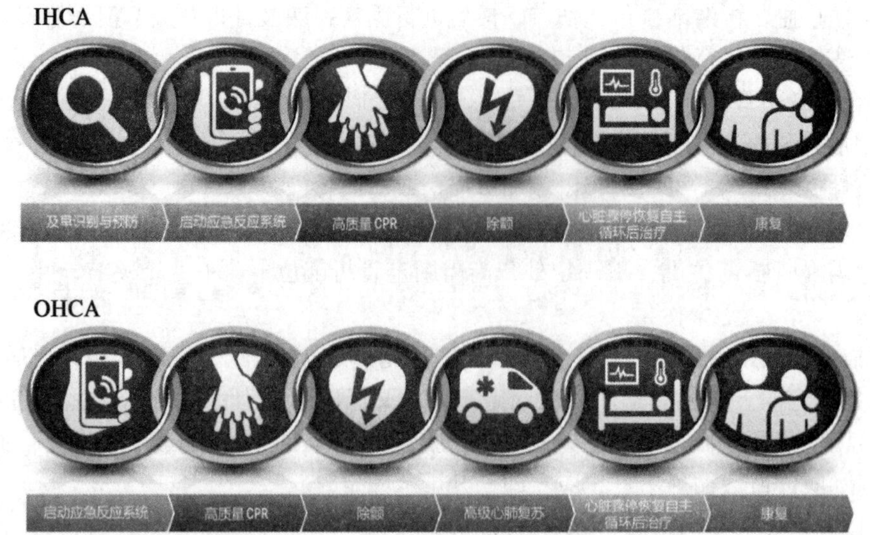

图 21-48　成人生存链 *

注：* 摘自《2020 AHA 心肺复苏及心血管急救指南》

知识链接

美国心脏协会（American Heart Association，AHA）每 5 年根据临床和科研的最新进展推出一个新版本的“心肺复苏指南”。该指南系统提供心肺复苏的原则及临床实践的操作指南。近十年来，AHA 发布了多个心肺复苏指南版本，目前最新的是《AHA 心肺复苏和心血管急救指南》，共包含 7 部分内容，全文在 *Circulation* 杂志和 AHA 官网可查。AHA 官网同时公布了 17 种语言版本的摘要，包括中文版。2020 年更新了最新的证据后，指南对涉及成人、儿童、新生儿、复苏教育科学和救治系统等主题进行了全面修订，通过 AHA 官网可查询相关内容。

一、适应证

各种原因所致的心搏、呼吸骤停，主要包括：①冠心病、心肌梗死等心脏器质性病变；②呼吸系统、颅内疾患；③电击、溺水、严重创伤等意外事件；④手术及麻醉意外；⑤各种原因所致的严重休克；⑥电解质及酸碱平衡紊乱；⑦药物中毒及过敏反应等。

二、心搏、呼吸骤停的判断标准

1．突然面色死灰，意识丧失。

2．大动脉搏动消失，触摸不到颈、股动脉搏动。

3．呼吸停止或异常，出现叹息样呼吸，继而停止。

4．双侧瞳孔散大。

5．可伴有因脑缺氧引起的抽搐和二便失禁，随即全身松软。

同时应检查患者有无头颈部外伤，尽量避免移动伤者，以防脊髓进一步损伤。一旦患者出现意识丧失伴大动脉搏动消失，即可判定为心搏骤停，需立即实施基础生命支持。

三、心肺复苏术

（一）目的

重建患者的循环、呼吸功能，保证重要脏器的血液供应，尽快促进循环、呼吸功能的恢复。

（二）操作要点

心肺复苏术的操作流程见表 21-1。

表 21-1　心肺复苏术的操作流程

步骤	要点	说明
评估	怀疑患者意识丧失，立即评估环境	• 在环境安全的情况下就地抢救
判断	（1）判断意识：双手轻拍患者双肩，在患者左右耳旁大声呼唤，同时观察患者有无反应 （2）呼叫救援：确认患者无反应，立即呼叫救援 （3）判断动脉搏动和呼吸：解开患者衣领口，示指和中指指尖平齐并拢，从气管正中部位向旁滑移 2 ~ 3 cm，在胸锁乳突肌内侧触摸颈动脉搏动，同时目光从患者头部扫视至胸廓，观察有无胸部起伏或叹气样呼吸	• 避免晃动患者的身体 • 在院外，请他人拨打急救电话，启动急救反应系统，有条件同时获取自动体外除颤仪（AED）；在院内，立即呼叫医护团队，准备除颤仪和抢救车，记录抢救时间 • 判断时间 5 ~ 10 s • 同时判断动脉搏动和呼吸
患者准备	患者复苏体位：确认患者颈动脉无搏动，将患者仰卧在平地或硬木板上，去枕，松解患者衣扣及腰带，充分暴露胸、腹部	• 若患者是俯卧或侧卧位，可在患者身体一侧，将患者头、颈、肩、腰、髋保持在一条轴线上，同时转动为仰卧位，避免身体扭曲造成脊髓损伤
胸外按压	胸外按压（circulation）：站在或跪于患者身体一侧 ①按压部位：两乳头连线中点或手指沿患者一侧肋缘滑至剑突，剑突上两横指处（胸骨中下 1/3 交界处） ②按压深度：5 ~ 6 cm ③按压频率：100 ~ 120 次 / 分 按压 30 次，按压计数方法为：01-02-03-04-05……-30	• 按压方法：将一手掌根部置于另一手掌根部，重叠放于前一手手背上，手指弯曲扣握住前一手。两手手指翘起均离开胸壁（避免手指对胸壁施加压力），施救者肩部在患者胸部上方，肘部关节伸直，用身体重量垂直向下有节律地按压（图 21-49），每次按压后使胸廓充分回弹，避免在按压间隙倚靠在患者胸上
开放气道	开放气道（airway）：常用仰头抬颏法开放患者气道，怀疑颈椎损伤的患者采用推举下颌法。若患者口腔及气道内有分泌物或异物，应清除；有活动性义齿者应取下	①仰头抬颏法：患者取仰卧位，施救者站在患者一侧，将一手放在患者前额部用力使头后仰，另一手示指和中指放在下颏骨部向上抬颏，使下颌尖、耳垂连线与地面垂直（图 21-50） ②推举下颌法：患者平卧，施救者位于患者头侧，两拇指置于患者口角旁，余四指托住患者下颌部位，在保证头部和颈部固定的前提下，用力将下颌向上抬起，使下齿高于上齿（图 21-51）

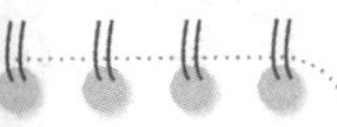

续表

步骤	要点	说明
人工呼吸	人工呼吸（breathing）：患者没有呼吸或不能正常呼吸时，应立即给予口对口、口对鼻或口对面罩等方法人工呼吸 2 次，每次通气应持续 1 ～ 2 s，使胸廓明显起伏，保证有足够的气体进入肺部，但应注意避免过度通气	①口对口呼吸：施救者正常呼吸，用示指和拇指捏住患者的鼻翼，用口封住患者的口唇部，将气吹入患者口中 ②口对鼻呼吸：用于口唇受伤或牙关紧闭者，可稍上抬患者下颏使口闭合，用口封罩住患者鼻子，将气体吹入患者鼻中 ③口对面罩通气：施救者在患者一侧，将面罩置于患者口鼻部，使用靠近患者头顶的手，将示指和拇指放在面罩的两侧边缘，将另一手的拇指放在面罩下缘固定，封闭好面罩，其余手指置于下颌骨边缘提起下颌 / 颏以开放气道，经面罩通气至患者胸廓抬起，然后将口离开面罩
循环	胸外按压，计数方法为： 01-02-03-04-05……-30 人工呼吸：2 次	• 胸外按压与人工呼吸比例为 30：2
判断	（1）判断 CPR 效果：当第 5 个循环人工呼吸结束后，一手按住患者前额使头后仰，保持气道开放状态，另一手示指和中指指端置于胸锁乳突肌内侧检查颈动脉搏动，观察呼吸，同时环顾患者全身，包括面部情况 （2）若患者仍无呼吸和循环体征，则继续行 CPR （3）除颤仪抵达后立即判断，若为心室颤动则立即给予除颤	时间不超过 10 s CPR 有效的指征： ①停止胸外按压后可触及颈动脉搏动 ②出现自主呼吸，甚至有眼球活动及四肢抽动 ③上肢收缩压在 60 mmHg 以上 ④面色 / 口唇由发绀转为红润 ⑤瞳孔由大变小

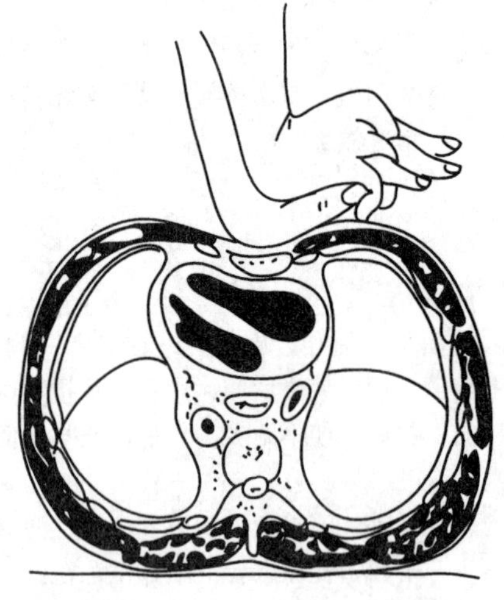

图 21-49　胸外心脏按压手法

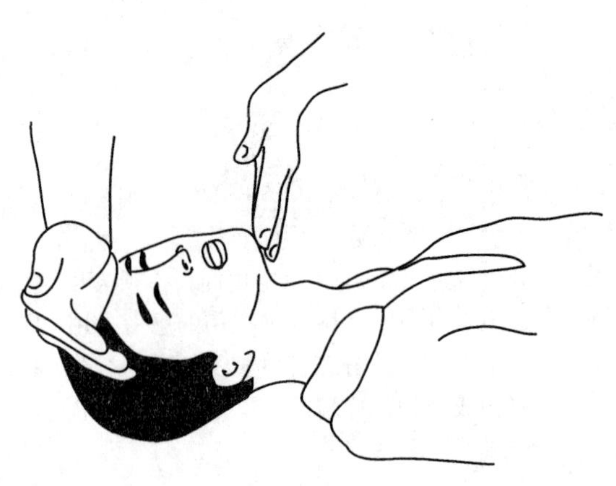

图 21-50　仰头抬颏法

（三）基础生命支持注意事项

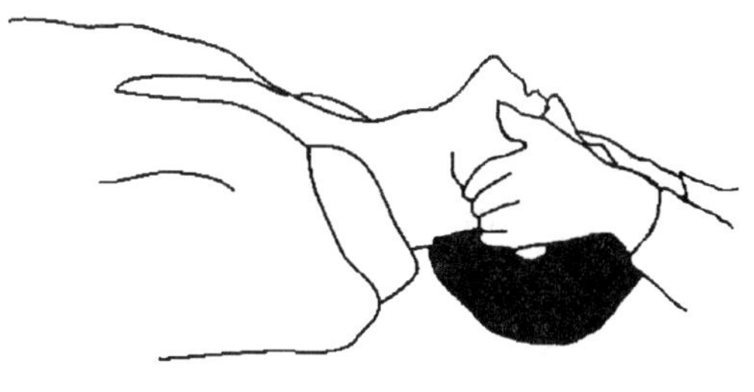
图 21-51　推举下颌法

1. 如果有 2 名或更多施救者在场，应每 2 min 或在 5 个 30∶2 的胸外按压与人工呼吸周期后交换胸外按压者，每次交换应在人工呼吸时进行，尽量在 5 s 内完成。

2. 胸外按压部位要准确，用力适当。严禁按压胸骨角、剑突下及左右胸部；按压力度适中，过轻达不到效果，过重易造成肋骨骨折、血气胸，甚至导致肝脾破裂等。

3. 高质量心肺复苏是以足够的速率和幅度进行按压，保证每次按压后胸廓完全回弹，尽可能减少按压中断并避免过度通气。

4. 如果具备条件，应联合 CPR 和电除颤。心搏骤停多由心室颤动所致，电击除颤是终止心室颤动的最有效方法。早期电击除颤是决定心搏骤停患者能否存活的关键因素，尽早除颤可显著提高复苏成功率。

5. 禁忌证　包括严重胸廓畸形、广泛性肋骨骨折、血气胸、心包填塞、心脏外伤等。

随堂测

第三节　氧 疗 法

案例 21-3

患者，男，85 岁，因反复咳嗽、咳痰、喘憋 20 余年，加重 2 天入院。医嘱给予患者吸氧。

请回答：

1. 应该采用哪种氧疗方法给氧？
2. 责任护士在给予患者氧疗前应该评估哪些内容？

氧疗法（oxygen therapy），简称氧疗，是指通过吸入高于空气氧浓度的气体，以提高动脉血氧分压（PaO_2）、血氧饱和度（SaO_2）及氧含量（CaO_2），纠正低氧血症的治疗方法。

一、缺氧的分类

（一）按缺氧程度划分（表 21-2）

表 21-2　缺氧程度分类及其症状

程度	发绀	呼吸频率	心率	神志	氧分压（PaO_2）（mmHg）	二氧化碳分压（$PaCO_2$）（mmHg）
轻度	轻	改变不明显	轻度加快	清楚	50 ～ 70	＞ 50
中度	明显	加快	过速	正常或烦躁不安	35 ～ 50	＞ 70
重度	显著	逐渐变慢、喘息式呼吸	过缓	昏迷或半昏迷	35 以下	＞ 90

（二）按缺氧类型划分（表 21-3）

表 21-3　缺氧的分类

缺氧类型	动脉血氧分压（PaO_2）	动脉血氧饱和度（SaO_2）	动 - 静脉氧压差	常见病因
低张性缺氧	降低	降低	降低或正常	慢性阻塞性肺疾病、先天性心脏病、吸入气中氧浓度过低等
血液性缺氧	正常	正常	降低	贫血、CO 中毒、高铁血红蛋白血症、输入大量库存血液
循环性缺氧	正常	正常	升高	休克、心力衰竭、心肌梗死、脑血管意外
组织性缺氧	正常	正常	降低或升高	氰化物、硫化物、磷等引起的中毒、大量放射线照射、维生素严重缺乏

二、给氧的标准与适应证

1．给氧的标准　血气分析是给氧的最可靠指标。动脉血氧分压（PaO_2）正常值为 80 ～ 100 mmHg。当 $PaO_2 < 50$ mmHg 时，应给予吸氧。慢性阻塞性肺疾病（COPD）并发冠心病患者，$PaO_2 < 60$ mmHg 时，即应给予吸氧。根据缺氧程度决定给氧浓度，一般分为 3 种：①低浓度给氧，吸入氧气浓度低于 35%；②中浓度给氧，吸入氧气浓度为 35% ～ 60%；③高浓度给氧，吸入氧气浓度高于 60%。流量表上可直接显示每分钟氧气流出量，所以操作时可将氧浓度换算成氧流量，公式为：吸氧浓度（%）= 21 + 4 × 氧流量（L/min）。

2．氧疗法的适应证

（1）肺活量减少者：如哮喘、支气管肺炎、气胸等呼吸系统疾患的患者。

（2）因心肺功能不全使肺部充血而致呼吸困难者，如心力衰竭患者。

（3）各种中毒所致的呼吸困难，如 CO 中毒、巴比妥类药物中毒、麻醉剂中毒等患者，血液中的氧不能由毛细血管渗入组织而导致缺氧。

（4）昏迷患者：如颅脑损伤患者。

（5）其他：某些患者手术前后、出血性休克者、产妇分娩产程过长或胎儿窘迫者。

三、供氧装置

供氧装置分为氧气筒供氧装置和管道氧气装置（中心供氧装置）两种。

（一）氧气筒供氧装置

氧气筒供氧装置包括氧气筒、氧气表两部分（图 21-52）。

1．氧气筒　为柱形无缝钢筒，筒内可耐受的压力达 14.7 MPa，即 150 kg/cm^2，容纳氧气量约为 6000 L。

（1）总开关：位于筒的顶部，可控制氧气的放出。使用时，将总开关向逆时针方向旋转 1/4 周，即可放出足够的氧气；不用时，向顺时针方向将总开关旋紧。

（2）气门：位于氧气筒颈部的侧面，有一气门与氧气表相连，是氧气自筒中输出的途径。

2．氧气表　由以下几部分组成。

（1）压力表：从表上的指针能测知筒内氧气的压力，以 kg/cm^2 表示。压力越大，说明氧气贮存量越多。

（2）减压器：一种弹簧自动减压装置，将来自氧气筒内的压力减至 2 ～ 3 kg/cm^2，使氧流量平稳，保证使用安全。

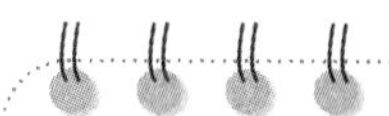

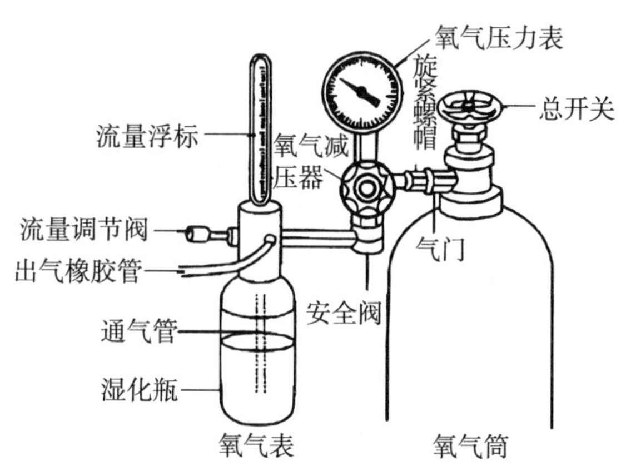

图 21-52　氧气筒和氧气表装置

（3）流量表：用以测量每分钟氧气流出量。流量表内有浮标，当氧气通过流量表时，即将浮标吹起，浮标上端平面所指刻度即为每分钟氧气流出量。

（4）湿化瓶：用以湿润氧气。瓶内装入 1/3 ~ 1/2 湿化液，将通气管浸于湿化液中，出气橡胶管和鼻导管相连。

（5）安全阀：由于氧气表的种类不同，有的安全阀在湿化瓶上端，有的在流量表下端。当氧气流量过大、压力过高时，安全阀的内部活塞即自行上推，使过多的氧气由四周小孔流出，以保证安全。

3．氧气筒支架车　用于搬运氧气筒。

4．氧气表的安装步骤

（1）装表

1）吹尘：将氧气筒置于氧气架上，将总开关打开，使小量气体从气门流出，随即迅速关好总开关，以达到清洁该处、避免灰尘吹入氧气表内的目的。

2）装氧气表：将氧气表的旋紧螺帽与氧气筒气门处的螺丝接头衔接，用手初步旋紧，然后将表稍向后倾，再用扳手旋紧，使氧气表直立于氧气筒旁。检查有无漏气。

3）连接湿化瓶：将湿化瓶与氧气表连接。

4）连接橡胶管，检查气流是否通畅：将橡胶管一端接氧气表，确认流量表开关处于关闭状态后，打开总开关，再用手旋开流量表的流量开关，检查氧气流出是否通畅，全套装置是否适用，最后关上流量开关，推至病房待用。

（2）卸表

1）停止用氧后，先关总开关，打开流量调节阀，放出余气，待氧气表压力降为“0”后，再关流量调节阀，取下橡胶管、湿化瓶。

2）一手持表，一手用扳手将螺帽以逆时针方向旋松，再用手放松，将表卸下。

5．氧气筒使用注意事项

（1）做好安全“四防”：即防震、防火、防热、防油。氧气筒应置于阴凉处，远离烟火和易燃品，距火炉至少 5 m，距暖气 1 m。严禁在氧气表及螺栓处涂油，搬运时避免剧烈震动，以防引起爆炸。

（2）氧气筒内的氧气不可全部用尽，压力表指针降至 5 kg/cm^2 时即不可再使用，以防灰尘进入筒内，于下次充气时引起爆炸事故。对未用或已用完的氧气筒应分开放置并悬挂“满”或“空”的标记，避免急用时搬错。

（二）管道氧气装置

医院的氧气可集中由中心供氧站供给，该管道通至各病区床单位、门诊和急诊室。供应站

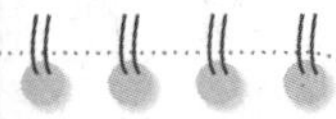

有总开关进行管理，各用氧单位配有流量表，用氧时将流量表插入快速插座与中心供氧系统相连即可使用。

四、常用氧疗方法

1．氧流量需求在 1 ～ 5 L/min 时，宜选择鼻导管给氧。

2．氧流量需求在 5 ～ 10 L/min、不存在高碳酸血症风险时，宜选择普通面罩给氧。普通面罩是常规吸氧的面罩，与鼻导管吸氧相比，经面罩吸氧的效率高。但面罩属于固定装置，使用时不容易咳痰与进食。

3．氧流量需求在 6 ～ 15 L/min、不存在高碳酸血症风险时，宜选择储氧面罩给氧。储氧面罩是为提高吸氧浓度、在常规面罩上附加有体积为 600 ～ 1000 ml 储气囊的一种给氧装置。

4．氧流量需求在 2 ～ 15 L/min、存在高碳酸血症风险时，宜选择文丘里面罩给氧。文丘里面罩是通过 Venturi 气流动力学原理来调节吸入氧浓度和氧流量的精确给氧装置。

5．氧流量需求在 8 ～ 80 L/min、pH ≥ 7.3 时，可选择经鼻高流量湿化氧疗，氧流量需求≥ 15 L/min 者尤其适用。经鼻高流量湿化氧疗是通过高流量鼻塞持续为患者提供可以调控并相对恒定吸氧浓度、温度和相对湿度的高流量吸入气体的治疗方式。

五、氧疗法（以鼻导管给氧为例）

（一）目的

供给患者氧气，改善由缺氧引起的各种症状，维持机体生命活动。

（二）操作要点

鼻导管给氧的操作流程见表 21-4。

表 21-4　鼻导管给氧的操作流程

步骤	要点	说明
评估	①核对：双人核对医嘱、确认患者 ②评估：患者的一般情况、鼻部手术情况等 ③解释：操作目的、过程及方法	• 如患者的年龄、疾病诊断、与操作相关的病情，特别注意其呼吸型态、缺氧程度（口唇有无发绀），有无胸闷、心悸等伴随症状；患者或家属对吸氧的了解程度，心理状态和配合程度等
操作前准备	①护士准备：着装整洁，洗手、戴口罩 ②用物准备：备齐用物，用物摆放整齐、合理，包装完好无破损、在有效期内 ③环境准备：符合鼻导管吸氧要求	• 医嘱执行单、治疗车、吸氧记录单、氧气流量表、吸氧装置、一次性吸氧管、蒸馏水、棉签、纱布、治疗碗、清水、手电筒、手消毒液，根据情况准备胶布等 • 环境安静、整洁、明亮、远离火源
给氧	①再次核对：推车携物至患者床旁，核对患者信息 ②评估患者鼻腔状况 ③手卫生 ④安装流量表：流量表安装正确，连接紧密，必要时安装湿化装置 ⑤清洁鼻腔：清除鼻腔分泌物	• 再次明确吸氧方式和吸氧流量，解释操作的目的、方法、注意事项及配合要点，安抚患者 • 查看有无鼻息肉、鼻中隔偏曲、鼻出血、分泌物阻塞或其他异常情况 • 根据情况正确选择和安装湿化装置，倾倒蒸馏水至湿化瓶 1/2 或 2/3 处。若为一次性吸氧装置，需标注首次开启时间 • 协助患者取舒适卧位，用棉签蘸清水分别清洁双侧鼻腔，动作轻柔

续表

步骤	要点	说明
给氧	⑥连接吸氧管并调节氧流量：确保管路连接无误，遵医嘱调节吸氧流量 ⑦再次确认患者及氧流量 ⑧佩戴和固定吸氧管：将导管前端插入鼻腔	• 连接后应检查管路通畅：将导管前端插入盛有清水的治疗碗，有气泡逸出即表示吸氧导管通畅，用棉签将导管前端擦干 • 若为单头吸氧导管，用胶带环绕导管后交叉固定于患者鼻翼两侧 • 若为双头吸氧导管，将导管前端小弯侧向下，管路两侧挂于双耳后向下固定于下颌；松紧适宜，动作轻柔
操作后整理	①安置患者：妥善安置患者，告知患者注意事项 ②整理并处理用物 ③洗手、记录	• 协助患者取舒适体位，整理床单位，询问患者吸氧后的反应，告知患者不可自行调节吸氧流量或停止吸氧，以确保治疗效果和用氧安全 • 再次核对患者和医嘱信息，记录吸氧时间、方式及流量，记录用氧后呼吸、缺氧情况的改善情况，并签字

表 21-5　停止鼻导管给氧的操作流程

步骤	要点	说明
评估	①核对：双人核对医嘱、确认患者 ②评估：评估用氧效果，询问并观察患者缺氧状况是否改善 ③解释：告知患者医嘱停止吸氧	• 明确吸氧的停止时间及患者身份
停止吸氧	①停止吸氧：取出吸氧管，用干棉签擦拭患者的鼻腔，逆时针旋转关闭氧气流量调节旋钮	• 停止顺序正确：先摘氧气管，后关流量表
操作后整理	①安置患者：妥善安置患者 ②整理并处理用物 ③洗手、记录	• 清洁患者面颊部，协助患者取舒适体位，整理床单位 • 将湿化瓶置于消毒液内浸泡后，用清水冲洗晾干，与氧气流量表连接备用；取下流量表，擦拭消毒备用 • 记录停氧的时间，用氧后呼吸、缺氧改善情况

（三）氧疗的注意事项

1．氧气湿化　吸氧流量较大或环境干燥、呼吸道分泌物多、黏稠不易排出，或患者主诉上呼吸道干燥不适时，应给予湿化。

2．氧疗过程中的观察与监测

（1）观察患者意识状态、心率、呼吸、发绀改善程度及氧疗并发症。

（2）观察鼻腔黏膜情况。

（3）观察管路与患者连接情况，一旦出现打折、分泌物堵塞或扭曲，应立即更换。

（4）定期评价血氧饱和度或动脉血气分析结果，并及时告知医生。

随堂测

3．氧疗过程中的健康教育

（1）告知患者或家属，氧疗过程中不可自行调节流量。

（2）告知患者或家属，氧疗过程中如出现头痛、头晕、鼻黏膜干燥等，及时告知医务人员。

（3）告知患者或家属摘、戴氧疗装置的方法，并告知移除氧疗装置的时机。

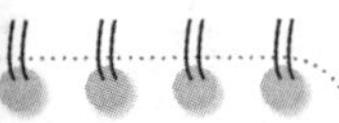

4．氧疗并发症预防及处理原则

（1）氧中毒：表现为胸骨后锐痛、灼热感，继而出现呼吸增快、恶心呕吐、烦躁、干咳等症状。预防措施是避免长时间使用高浓度的氧气，给氧期间监测患者的呼吸、氧饱和度、有无呼吸困难，必要时遵医嘱进行动脉血气检测，密切观察给氧效果和副作用。

（2）医疗器械相关压力性损伤：应选择适宜型号的吸氧装置，吸氧时检查面部、耳郭皮肤受压情况，采取有效预防措施。

（3）高碳酸血症：应加强气道管理，保持气道通畅。若患者出现血氧饱和度下降、神志改变、呼吸变快进而变慢、心率变快或减慢、尿量减少等变化，及时报告医生。

第四节　洗 胃 术

案例 21-4

患者，女，45 岁。因与家人激烈争吵自服农药，1 h 前被家人发现躺在自己屋内，呼之不应，立即送至急诊室。查体：T 36.3 ℃，P 60 次 / 分，R 26 次 / 分，BP 125/85 mmHg。神志不清，呼出气有大蒜味，全身皮肤潮湿，未见出血点和皮疹，双侧瞳孔呈针尖样，颈软，双肺可闻及广泛湿啰音。心率 60 次 / 分，律齐，未闻及杂音。腹平软，肝、脾肋下未触及，四肢可见肌肉震颤，指甲发绀，肌张力略高，肌力无法查及，病理反射未引出。

请回答：

1．如何组织对患者的抢救？

2．应对患者实施哪些抢救技术？操作时应注意哪些问题？

洗胃术（gastrolavage）是将胃管由口腔或鼻腔插入胃内，将大量洗胃溶液灌入胃内，反复冲洗胃腔的方法。洗胃术在临床上对患者食物、药物中毒的急救中应用广泛，在本节中予以详细介绍。

一、目的

洗胃术主要是用于解毒、减轻胃黏膜水肿及手术前的胃肠道准备。

1．解毒　消除胃内毒物或其他有害物质，减少毒物的吸收，还可利用不同的灌洗液进行中和解毒，适用于急性中毒的患者。服毒后 6 h 内洗胃效果最佳。

2．减轻胃黏膜水肿　清除胃内潴留物，减少潴留物对胃黏膜的刺激，从而消除或减轻胃黏膜水肿与炎症，缓解上腹胀满、恶心、呕吐等症状，解除患者的痛苦。常用于幽门梗阻患者。

3．某些手术或检查前的准备　如胃肠道手术前清洁洗胃。

二、评估患者

1．评估患者的生命体征、意识状态、瞳孔的变化，如患者病情危重，应首先进行维持呼吸循环的抢救，然后再行洗胃。

2．评估患者中毒情况，了解毒物的名称、种类、浓度、摄入量、摄入时间、摄入途径、是否留下药瓶或药袋等；了解患者病情，被发现时的情况，来院前的处理措施；观察患者全身情况、口腔或呕吐物气味、口鼻黏膜情况等；判断患者有无洗胃禁忌。

（1）洗胃适应证：非腐蚀性毒物中毒，如有机磷、安眠药、重金属类、生物碱等以及食物中毒的患者。

（2）洗胃禁忌证：①吞服强酸（如硫酸、硝酸、盐酸）、强碱（如腐蚀性较强的氢氧化钠、氢氧化钾、氧化钠、氧化钾与腐蚀性较弱的碳酸钠、碳酸钾、氢氧化钙、氧化钙等）者；②有食管胃底静脉曲张者、胸主动脉瘤者，近期有上消化道出血及胃穿孔者禁忌插胃管洗胃；③上消化道溃疡及上消化道癌症患者不宜洗胃；④严重心肺疾患者。

3．评估患者的心理状态及合作程度。

三、常用洗胃溶液和禁忌药物

洗胃时应根据毒物性质选用拮抗性溶液，见表 21-6。当中毒物质不明时，应抽取患者胃内容物送检，同时选用等渗盐水洗胃，待毒物性质明确后，再采取相应的拮抗性溶液洗胃。洗胃时所需液量为 10 000 ～ 20 000 ml，温度以 25 ～ 38℃为宜，过高可引起血管扩张，导致毒物吸收加快；过低可导致胃部痉挛。

表 21-6　常用洗胃溶液和禁忌药物

毒物种类	洗胃溶液	禁忌药物
酸性物（非强酸）	镁乳、蛋清水、牛奶	
碱性物（非强碱）	5% 醋酸、白醋、蛋清水、牛奶	
敌敌畏	2% ～ 4% 碳酸氢钠、1% 盐水、1 :（15 000 ～ 20 000）高锰酸钾	
1605、1059、4049（乐果）	2% ～ 4% 碳酸氢钠	高锰酸钾
敌百虫	1% 盐水或清水、1 :（15 000 ～ 20 000）高锰酸钾	碱性药物
DDT、666	温开水或生理盐水洗胃、50% 硫酸镁导泻	油性泻药
除虫菊酯类	催吐、2% 碳酸氢钠溶液洗胃、活性炭 60 ～ 90 g 用水调成糊状注入胃内、硫酸钠或硫酸镁导泻	
氰化物	1 :（15 000 ～ 20 000）高锰酸钾、3% 过氧化氢	
苯酚（石炭酸）、煤酚皂溶液	用温开水、植物油洗胃至无酚味，并在洗胃后多次服用牛奶、蛋清，保护胃黏膜	液状石蜡
巴比妥类（安眠药）	1 :（15 000 ～ 20 000）高锰酸钾洗胃、硫酸钠导泻	硫酸镁
异烟肼	1 :（15 000 ～ 20 000）高锰酸钾洗胃、硫酸钠导泻	
灭鼠药		
①抗凝血类（敌鼠钠等）	催吐、温水洗胃、硫酸钠导泻	碳酸氢钠溶液
②有机氟类（氟乙酰胺等）	0.2% ～ 0.5% 氯化钙或淡石灰水洗胃，硫酸钠导泻，饮用豆浆、蛋白水、牛奶等	
③磷化锌	1 :（15 000 ～ 20 000）高锰酸钾、0.5% 硫酸铜洗胃；0.5% ～ 1% 硫酸铜溶液每次 10 ml，每 5 ～ 10 min 口服一次，并用压舌板刺激舌根催吐	牛奶、鸡蛋、脂肪及其他油性食物
发芽马铃薯、毒蕈	1% ～ 3% 鞣酸	
河豚、生物碱	1% 活性炭悬浮液	

四、操作要点

（一）口服催吐法

用于服毒量少的清醒合作者，操作流程见表 21-7。

表 21-7 口服催吐法的操作流程

步骤	要点	说明
评估	①核对：确认患者 ②评估：患者的一般情况、中毒情况 ③解释：操作目的、过程及方法	• 如评估年龄、病情、意识状态、瞳孔、中毒情况、心理合作程度等 • 以解除患者的紧张情绪，取得其合作
操作前准备	①护士准备：着装整洁，洗手、戴口罩 ②用物准备：量杯、压舌板、水温计、一次性防水围裙或治疗巾，必要时备洗漱用物；水桶 2 只（1 只为洗胃液桶，盛有 25 ~ 38℃的洗胃液；1 只为污液桶） ③环境准备：符合催吐要求 ④患者准备 a．体位：取坐位 b．有活动性义齿者取下义齿 c．围好围裙或铺治疗巾，将污物桶置于座位前	• 安静、整洁、明亮，必要时备屏风
口服催吐	①自饮、催吐：嘱患者自饮大量洗胃液，然后吐出，必要时用压舌板压其舌根催吐 ②反复：反复进行，直至患者吐出的液体澄清无味为止	• 一次饮液量 300 ~ 500 ml • 提示毒物基本清洗干净
操作后整理	①安置患者：协助患者漱口、洗脸，必要时更衣。整理床单位，助患者取舒适位，嘱其卧床休息 ②清理、消毒用物：将量杯、水桶清洗消毒后备用 ③洗手、记录	• 洗胃液的名称、量，洗出液的颜色、气味、性质、量，患者反应

（二）全自动洗胃机洗胃术

使用全自动洗胃机（图 21-53）进行洗胃的操作流程见表 21-8。

表 21-8 全自动洗胃机洗胃术的操作流程

步骤	要点	说明
评估	①核对：确认患者 ②评估：患者的一般情况、中毒情况、口腔和鼻腔情况 ③解释：操作目的、过程及方法	• 如评估年龄、病情、意识状态、瞳孔、中毒情况、口腔和鼻腔状态（如鼻腔是否通畅、鼻黏膜有无肿胀、炎症、有无鼻中隔偏曲、鼻息肉等）、义齿情况、心理合作程度等 • 以解除患者的紧张情绪，取得合作
操作前准备	①护士准备：着装整洁，洗手、戴口罩 ②用物准备：一次性胃管及相关插管用物，全自动洗胃机，水桶	• 包括一次性胃管、连接管、一次性换药包（内含一次性镊子、弯盘）、无菌纱布、治疗巾、20 ml 注射器、听诊器、手电筒、石蜡油、棉签、检验标本试管、水温计、压舌板、弯盘、棉签、胶布，必要时备张口器、牙垫、舌钳 • 水桶 1 只，为洗胃液桶，盛有 25 ~ 38℃的洗胃液；1 只为污液桶 • 成人一般选择 26 ~ 28 号胃管

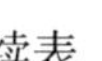

续表

步骤	要点	说明
操作前准备	③环境准备：符合洗胃要求 ④患者准备 a．体位：取半卧位，昏迷患者取去枕仰卧位，头偏向一侧 b．清洁鼻腔并选择一侧鼻腔 c．有活动性义齿者取下义齿	• 安静、整洁、明亮，必要时备屏风 • 半卧位有利于减轻患者咽反射、利于胃管插入；昏迷患者取去枕仰卧位，头偏向一侧，避免误吸；中毒较重者洗胃时可采取左侧卧位，以减慢胃排空
检查机器	①连接：接通电源，连接洗胃机三条管道 ②预冲：开机循环两次，检查全自动洗胃机功能 ③复位：按计数复位键归零	• 药液管一端接机器的药液口，一端放入洗胃液桶内；进出胃导管一端接机器的胃管接口，一端放入洗胃液桶内；排污管一端接机器排污口，一端放入污液桶内 排出设备及管内空气
插胃管	①铺巾：将治疗巾铺于患者颌下，弯盘放于口角旁 ②检查、度量、标记：检查胃管是否通畅，测量胃管插入的长度，并标记 ③润滑：用石蜡油润滑胃管前端 ④插管：手持纱布将胃管经口或经鼻缓慢插入，当胃管插至咽喉部时嘱患者做吞咽动作，随即迅速将胃管插入；为昏迷患者插管时，将其下颌靠近胸骨柄 ⑤证实入胃 ⑥固定：用胶布固定胃管于鼻翼及面颊处	• 插管长度约为前额发际到剑突的距离 • 一般润滑插入长度的 1/3，以减少插管时的阻力 • 经口插管时辅助使用咬口器，以免患者咬扁胃管
洗胃	①连接：将进出胃导管的一端与插入胃内的胃管相连接 ②冲洗：启动全自动洗胃机开始自动冲洗，反复冲洗至洗出液澄清无味为止 ③拔管：洗胃完成，按“液量平衡”键。反折胃管，迅速拔出	• 冲洗过程中观察洗出液的性质、颜色、气味及患者面色、生命体征的变化，有无洗胃并发症的发生，并做好相应的急救准备 • 拔管至咽喉处时嘱患者屏气并迅速拔出
操作后整理	①安置患者：协助患者漱口、洗脸，整理床单位，嘱患者卧床休息 ②整理用物 ③洗手、记录	• 洗胃液的名称、量，洗出液的颜色、气味、性质、量，患者反应
清洗消毒机器	①清洗：将进出胃导管放入净水容器内，开机循环 4 ~ 5 次 ②消毒：将全自动洗胃机的 3 根管道同时放入 2000 ml 消毒液内，开机循环 20 次，再用净水循环 2 ~ 3 次 ③排水：将 3 根管道抬离水面，循环 2 ~ 3 次	• 以清除管道内污物 • 以排空机器内存水

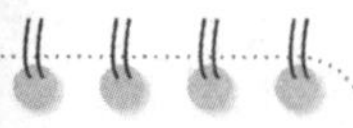

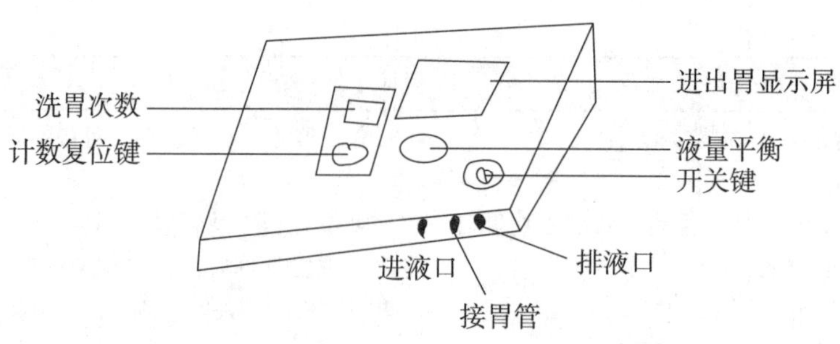

图 21-53　全自动洗胃机

知识链接

急性有机磷农药中毒诊治临床专家共识（2016）

急性有机磷农药中毒为临床常见疾病，具有起病急、进展快的特点，及时、规范的干预及救治可以明显降低患者的死亡率。经消化道接触者应尽快予以洗胃、吸附等肠道去污措施。

洗胃应在中毒后尽早进行，早期、彻底的洗胃是抢救成功的关键。而催吐仅在不具备洗胃条件时进行，不主张药物催吐。对明确急性有机磷农药中毒的患者宜用温清水、2% 碳酸氢钠（敌百虫禁用）或 1 ∶ 5000 高锰酸钾溶液（对硫磷禁用）洗胃。对于意识障碍的患者，在洗胃前应做好气道保护，必要时可行气管插管后再行洗胃。

凡口服有机磷农药中毒者，在中毒后 4 ~ 6 h 内均应洗胃。口服量大、中毒程度重的患者，若就诊时已超过 6 h，仍可考虑洗胃。

五、注意事项

1．一次灌入量适宜　一次灌入 300 ~ 500 ml 洗胃液为宜。一次灌入过多可导致胃容积增大，胃内压增高，促进胃内容物排入肠道，加速毒物吸收，也可能引起液体反流，导致呛咳、窒息；一次灌入量过少，则洗胃液不能与胃内容物充分混合，不利于彻底洗胃，且会延长洗胃时间。

2．洗胃过程中需密切观察患者　洗胃常见的并发症：急性胃扩张、胃穿孔、大量低渗液洗胃导致水中毒、水电解质紊乱、迷走神经兴奋致反射性心搏骤停等。①洗胃过程中应随时观察患者的面色、生命体征、意识、瞳孔变化、口鼻黏膜情况、洗出液的性状等，如遇患者腹痛、抽出血性液体或出现休克症状，应停止洗胃，报告医生及时抢救并查找原因；②密切观察洗胃液的出入量是否平衡，患者是否出现腹胀、腹痛等情况；③患者胃内食物过多，频繁堵塞胃管造成进胃液量大于出胃液量时，点按“液量平衡”键，可在一次循环中减少进胃液量；④昏迷患者洗胃时要防止误吸，发现呕吐时先暂停洗胃，维持呼吸道通畅。

随堂测

3．幽门梗阻患者洗胃注意事项　宜在饭后 4 ~ 6 h 或空腹时进行，记录胃内潴留量，便于了解梗阻的程度。潴留量 = 洗出液 − 灌入量。

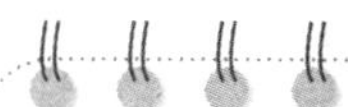

第五节　危重患者的观察与护理

危重患者是指病情严重、随时可能发生生命危险的患者。这些患者病情复杂、变化快，如不能及时发现危及生命的征象，则可能延误抢救而影响预后，甚至导致患者死亡。因此，需加强病情观察，为疾病的诊断、治疗、护理和并发症的预防提供科学依据。危重患者治疗措施多，护理需求复杂，应加强支持性护理，以满足患者的基本生理、心理需求，预防并发症，减轻患者痛苦，促进其康复。

一、病情观察的内容

通过视、触、叩、听、嗅的方法直接对患者进行观察，同时通过护患、医护交流，查阅仪器的数据信息、检验报告、病历、会诊记录等资料，获取患者信息。

（一）一般情况

1．发育　发育与种族、内分泌系统功能、营养代谢、体育锻炼等内外因素有密切关系，通常以年龄与身高、体重、智力、第二性征之间的关系来综合判断个体发育是否正常。

2．营养　可根据皮肤光泽与弹性、毛发润泽程度、皮下脂肪厚度、肌肉的发育情况、生化实验室检查等综合判断个体的营养状态，也可通过监测体重的变化来观察营养状态。

3．面容与表情　健康人表情自然，神态安怡，而患者由于病痛的困扰，可表现出痛苦、忧虑、疲惫或烦躁等。常见的几种特征性面容如下。

（1）急性病容：表现为面色潮红，烦躁不安，鼻翼扇动，呼吸急促，口唇疱疹，表情痛苦。常见于急性热病，如大叶性肺炎、疟疾等。

（2）慢性病容：表现为面容憔悴，面色灰暗或苍白，目光暗淡。常见于慢性消耗性疾病，如结核病、慢性肝病、恶性肿瘤晚期等。

（3）贫血面容：表现为面色苍白，唇舌、结膜色淡，表情疲惫无力。见于各种类型的贫血患者。

（4）甲亢面容：表现为表情惊愕，眼裂增大，眼球凸出，目光闪烁，兴奋，烦躁，见于甲状腺功能亢进患者。

（5）二尖瓣面容：表现为面色晦暗，双颊紫红，口唇轻度发绀，见于风湿性心脏病患者。

（6）满月面容：表现为面圆如满月，皮肤发红，常伴痤疮，见于肾上腺皮质功能亢进及长期应用肾上腺皮质激素的患者。

（7）病危面容：表现为面容枯槁，面色苍白或铅灰，表情淡漠，目光无神，眼眶凹陷，鼻骨嵴耸。见于严重脱水、休克、急性腹膜炎等严重疾病的患者。

4．姿势和体位　姿势是指举止的状态，体位是指患者在卧位时所处的状态。患者的姿势和体位常与疾病有密切关系。健康成人躯干端正，肢体动作灵活，患病时表现出特殊的姿势，如脊柱疾病患者因病变或疼痛而弯腰、背，关节活动度受限时保持特定的姿势。多数患者采取主动体位，极度衰竭或意识丧失的患者常呈被动体位；心力衰竭患者常采取强迫坐位以减轻心脏负荷；急性胰腺炎患者常采取屈曲卧位以减轻疼痛。

5．步态　步态是指走路时所表现的姿态。某些疾病可表现为特征性的步态，如佝偻病、大骨节病、双侧先天性髋关节脱位等患者，走路时身体会左右摇摆，称蹒跚步态；小脑疾患、乙醇中毒或巴比妥中毒患者走路时重心不稳、步态紊乱如醉酒状，称醉酒步态。另外，若患者突然出现步态改变，常是病情改变的征兆，需要特别重视。如高血压患者突然出现跛行，提示有发生脑血管意外、偏瘫的可能。

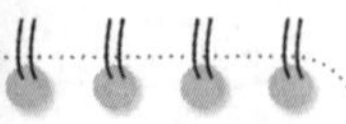

6．皮肤、黏膜　皮肤、黏膜的表现常可反映全身疾病的情况，应注意观察其色泽、弹性、温度、湿度及有无皮疹、出血、水肿等情况。如休克患者皮肤常苍白湿冷；肝胆疾病患者常表现为巩膜和皮肤黄染；严重缺氧患者常表现为口唇、指（趾）端发绀；严重脱水患者常表现为皮肤黏膜干燥；造血系统疾病患者的皮肤黏膜常有出血点、紫癜、瘀斑等；肾脏病患者常出现全身水肿，而心力衰竭的患者常表现为下肢水肿。

7．睡眠　缓解疲劳及精神紧张的最基本条件是充足的睡眠，而疾病常给患者带来痛苦与不适，患者可因焦虑、不安而失眠。护士应注意观察患者睡眠的时间长短、深度、有无失眠或睡眠中易醒等现象。

8．呕吐物　呕吐是一种保护性防御反射，可以将胃内的有害物质排出，但长期频繁呕吐会造成营养不良和水、电解质紊乱，剧烈呕吐还可能导致贲门撕裂而致上消化道出血，如呕吐物不慎吸入气管，可造成窒息及吸入性肺炎。应注意观察呕吐的次数、时间、方式及呕吐物的性状、量、色、气味及伴随症状等。

（1）时间：妊娠呕吐常发生在早晨；幽门梗阻呕吐常发生在夜晚或清晨。

（2）方式：中枢性呕吐的特征是不伴恶心，呕吐呈喷射状，常见于脑出血、脑膜炎等颅内压增高的患者；消化道疾病所致的反射性呕吐的特点是与进食有关，发生时间有规律，呕吐后可缓解不适。

（3）性状：一般呕吐物为消化液和食物。幽门梗阻者，呕吐物常为宿食；上消化道出血时呕吐物中可混有血液；高位小肠梗阻者，呕吐物中常混有胆汁；霍乱、副霍乱患者的呕吐物为米泔水样。

（4）量：成人胃容量约为 300 ml，如呕吐量超过胃容量，应考虑有无幽门梗阻或其他异常情况。

（5）色：急性大出血时，血液尚未与胃内容物发生反应，呕吐物呈鲜红色；陈旧性出血或出血缓慢时，呕吐物可呈咖啡色或有陈旧血块；混有胆汁时，呕吐物呈黄绿色；胃内容物有腐败性改变且在胃内滞留时间较长时，呕吐物可呈暗灰色。

随堂测

（6）气味：普通呕吐物呈酸味；有胃出血时呕吐物呈碱味；混有大量胆汁时呈苦味；幽门梗阻时呈腐败味；肠梗阻时呈粪臭味；有机磷农药中毒时呈大蒜味。

（7）伴随症状：呕吐伴腹痛、腹泻常见于急性胃肠炎、食物中毒；喷射性呕吐伴剧烈头痛见于颅内压增高；呕吐伴眩晕及眼球震颤，常提示前庭功能障碍。

9．排泄物　包括汗液、尿液、粪便等，注意观察其形状、量、色、气味。如休克患者可表现出无尿、少尿；糖尿病患者可表现出多尿，具体可参考第十七章“排尿活动的评估与护理”相关内容。

（二）生命体征

详见第十一章“生命体征的评估与护理”相关内容。

（三）意识状态

意识是大脑高级神经中枢功能活动的综合表现，即对内外环境的知觉状态。影响大脑功能活动的疾病均可导致不同程度的意识改变，称意识障碍，表现为记忆力减退、思维紊乱、定向力障碍、语言表达能力减退、情感活动异常、无意识动作增加等。根据意识障碍的程度一般分为以下几种。

1．嗜睡　属轻度意识障碍，患者持续处于睡眠状态，能被语言或轻度刺激唤醒，醒后能正确回答问题，按指令作出各种反应，但反应较迟钝，刺激去除后又很快入睡。

2．意识模糊　程度较嗜睡为深，表现为情感淡漠，思维和语言不连贯，对时间、地点、人物的定向力完全或部分发生障碍。

3．昏睡　患者处于熟睡状态，不易被唤醒。患者在强刺激（如压迫眶上缘）下可以被唤

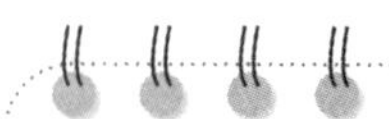

醒，醒后不能正确回答问题，刺激停止后又进入熟睡状态。

4. 昏迷　属严重的意识障碍，按程度不同可分为浅昏迷和深昏迷。

（1）浅昏迷：意识大部分丧失，无自主运动，对声、光刺激无反应，对强刺激可有痛苦表情及躲避反应。瞳孔对光反射、角膜反射、眼球运动、吞咽反射、咳嗽反射等可存在。生命体征无明显改变，可有二便失禁或潴留。

（2）深昏迷：意识完全丧失，对各种刺激均无反应。全身肌肉松弛，深浅反射消失，偶有深反射亢进及病理反射出现。呼吸可不规则，血压下降，二便失禁或潴留。

临床上根据患者的语言反应、情绪动态、运动反应、神经反射等来判断意义障碍的发生及其程度。常用格拉斯哥昏迷评分量表（Glasgow coma scale，GCS）来进行意识障碍严重程度的监测。该量表从睁眼反应（eyes open，E）、语言反应（verbal response，V）和运动反应（motor response，M）三个子项目进行评估，详见表 21-9。E、V、M 三项分数总和计为昏迷指数，分数越低，意识障碍越重。正常人的昏迷指数是满分 15 分，13 ~ 14 分为轻度意识障碍，9 ~ 12 分为中度意识障碍，3 ~ 8 分为重度意识障碍，低于 3 分者为深昏迷或脑死亡。按照各子项目得分进行记录，如脑死亡 GCS 评估结果为 E1V1M1。

表 21-9　Glasgow 昏迷评分量表

子项目	条目	分数
睁眼反应	自发性睁眼反应	4
	声音刺激下有睁眼反应	3
	疼痛刺激下有睁眼反应	2
	任何刺激下均无睁眼反应	1
语言反应	对定向问题如人物、时间、地点等回答清楚	5
	答非所问，不能准确回答定向问题	4
	言语错乱，但字意可辨	3
	言语模糊，字意难辨	2
	任何刺激下均无语言反应	1
运动反应	可依指令动作	6
	对疼痛刺激能定位	5
	对疼痛刺激有肢体躲避反应	4
	对疼痛刺激有肢体过屈反应	3
	对疼痛刺激有肢体过伸反应	2
	疼痛刺激下无运动反应	1

科研小提示

可以借助综合生理指标评分系统进行病情观察，提高护理人员掌握患者病情变化的有效率及时效性，如早期预警评分系统（MEWS）、急性生理和慢性健康状况（APACHE）评分系统等。

（四）瞳孔

瞳孔的形状、对称性、边缘、大小及对光反应的改变，往往是患者病情变化的重要指征。

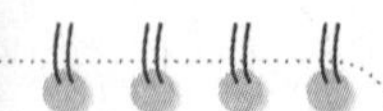

正常瞳孔呈圆形，双侧等大等圆，边缘整齐，位置居中，在自然光线下直径为 2 ~ 5 mm，调节反射两侧相等。瞳孔直径大于 5 mm 称瞳孔散大，小于 2 mm 称瞳孔缩小，小于 1 mm 称为针尖样瞳孔。双侧瞳孔散大，常见于双侧小脑幕裂孔疝、枕骨大孔疝、颠茄类药物中毒等；单侧瞳孔扩大、固定，常提示同侧小脑幕裂孔疝等的发生；危重患者瞳孔突然扩大，常提示病情有急剧变化；双侧瞳孔缩小，常见于有机磷农药、氯丙嗪、吗啡等药物中毒；单侧瞳孔缩小常提示为小脑幕裂孔疝早期。正常瞳孔对光反射灵敏，当瞳孔的大小不随光线刺激而发生变化时，称瞳孔对光反射消失，见于危重及深昏迷患者。

（五）心理状态

通过观察患者的语言或非语言行为、思维能力、认知能力、情感反应等，判断患者有无反应迟钝、思维混乱、记忆力减退、行为怪异等情况，以及有无恐惧、焦虑、绝望、忧郁等情绪反应。

（六）其他

如饮食情况、活动能力、疼痛状况、药物疗效及不良反应的观察，特殊检查和治疗后的观察等。

二、危重患者的监测与抢救管理

密切观察危重患者的生命体征、意识、瞳孔、尿量等的变化，注意监测心、肺、脑、肝、肾等重要脏器的功能，观察患者对治疗的反应与效果，以便尽早发现或预见病情变化，采取及时有效的措施救治患者。

（一）危重患者的病情监测

危重患者病情监测内容复杂，对呼吸系统、循环系统、中枢神经系统、消化系统、泌尿系统等状态进行持续动态监测，有针对性地密切关注指标等变化，才能随时掌握患者全身功能状态及心理反应，采取及时有效的治疗、护理及抢救措施。

1．呼吸系统　监测患者呼吸运动状态，包括呼吸频率、节律、幅度、型态；监测呼吸容量与呼吸力学指标，如潮气量、呼吸压力、气道阻力等；通过测量血氧饱和度、动脉血气分析等判断患者通气与换气功能状态；观察气道梗阻情况及呼吸道分泌物性状，如痰液的颜色、量、黏稠度，追踪痰培养、胸片结果，了解肺部感染等情况，有助于诊断及制订护理计划。

2．循环系统　通过心电监护、有创监测等动态评估患者血流动力学指标，如血压、心率、心输出量、中心静脉压、肺动脉压等，对心脏、血管等循环系统功能、组织灌注情况进行监测。

3．中枢神经系统　结合患者意识、GCS 评分、瞳孔、神经反射等神经系统体征变化与相关仪器检查结果，如颅内压监测、脑血流及脑电图监测等，综合判断中枢神经系统功能状态。

4．消化系统　肝功能与胃肠功能障碍时也会引起患者全身功能状态的改变，通过营养与排泄状态、肝功能生化指标、胃肠黏膜内 pH 值等综合判断消化系统功能状态。

5．泌尿系统　通过尿液监测及血液生化指标，如尿量、尿比重、尿常规、血肌酐、血尿素氮等评估肾功能状态。

（二）危重患者的抢救管理

当发现患者病情变化、情况危急时，必须争分夺秒地以最快速度有效抢救患者，团队的抢救组织管理与急救措施起着关键作用。

1．抢救工作的组织管理　危重患者抢救工作的及时、准确、有效进行有赖于抢救工作的有效组织管理。

(1) 建立抢救小组：医院以及每个科室均需建立抢救领导管理小组，明确成员责任，分工协作，密切配合。医生未到达前，护士可根据患者病情给予适当的紧急处理，如给氧、吸痰、建立静脉通路、进行人工呼吸和胸外心脏按压等。

（2）制订抢救方案：依据患者情况制订救治方案，使抢救工作能够有组织、有计划地及时和迅速开展。抢救成员保持严肃、认真、积极、有序的工作态度，争分夺秒按方案抢救患者。危重患者抢救时，尽量避免家属在场，以免影响抢救工作的进行。必要时通知家属，听取家属意见。

（3）严密核对：危重患者抢救过程中措施多、用药复杂，为了确保正确执行医嘱，需严格执行核对制度。护士在紧急情况下可以执行口头医嘱，但须向医生复述一遍，确定药品、剂量、给药途径、时间等，双方确认无误后方可执行，抢救完毕后须由医生及时补写医嘱。遵医嘱给予患者各种急救药物时，须经双人核对后方可使用，并暂时保留所用药物的空安瓿，抢救结束后经双人核对记录后方可弃去。

（4）及时、准确记录：抢救护理记录作为重要的护理文书，抢救结束后须及时完善记录，要求记录准确、扼要、完整、清晰，注明执行者及执行时间。

（5）执行交接班制度：值班护士做好交接班工作，保证抢救及护理措施的持续落实。

2．抢救设备与用物的管理　抢救物品、器材、药物须齐备，专人管理，严格执行“五定”制度，即定数量、定点安置、定专人管理、定期消毒灭菌、定期检查维修，确保性能良好，处于应急备用状态。抢救物品一律不得外借，值班护士做好物品交接，并签名记录。

（1）抢救设备：应配置心电监护仪、给氧系统（各种型号氧气筒或中心给氧系统）、负压吸引装置、简易呼吸器、呼吸机、除颤仪、输液泵、注射泵、血液净化装置等。抢救结束后，及时做好器械、设备的清理消毒工作，放置原处，使抢救仪器处于备用状态。

（2）抢救车：抢救车内应按要求配置各种常见急救药品、常用无菌物品以及急救用物。①常备急救药品见表 21-10，可依据专科需要适当增加抢救车内药品的品种和数量。②无菌急救包：气管切开包、静脉切开包等。③一般用物：各类注射器、输液器、输血器、心内注射针、头皮针、留置针、肝素帽、砂轮、透明敷贴、棉签、安尔碘、止血带、胶条、气管插管、吸氧管、吸氧面罩、呼吸囊、喉镜、吸痰管、一次性治疗巾、血压计、听诊器、压舌板、开口器、舌钳、手电筒、电插板。护士应熟悉抢救车内药品、物品、仪器放置位置，熟练掌握仪器使用方法，熟记常用抢救药品的剂量、用法、作用及副作用。

表 21-10　抢救车内常用药品

类别	抢救车内常用药品
新三联药物	盐酸肾上腺素、阿托品、盐酸利多卡因
呼吸兴奋药	盐酸洛贝林、尼可刹米
升压药	去甲肾上腺素、间羟胺、异丙肾上腺素、多巴胺
强心药	毛花苷 C
止血药	酚磺乙胺
激素类药	地塞米松
平喘药	氨茶碱
利尿药	呋塞米
其他	0.9% 氯化钠注射液、10% 葡萄糖酸钙注射液、50% 葡萄糖注射液、碳酸氢钠注射液、5% 葡萄糖注射液、乳酸钠林格注射液等

做好抢救车的使用管理，包括：①药物应根据种类与性质分类、定位放置，标识清晰。所有急救药物保证无过期、无变质、无失效，在失效期前 1 个月应进行更换。②按要求制作抢救

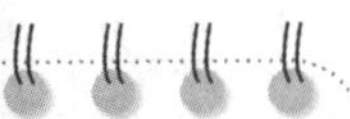

车标识及登记表，如抢救车药品登记表、抢救车物品登记本、抢救车药品使用登记表。明确药品名称、剂量、有效期；物品名称、数量、规格、有效期等。③设专人管理，定期清洁和检查。每周清点核查药品和物品数量，检查其性能及有效期，做好记录并双人签名。④抢救车实施封条式管理。用一次性封条封存，注明封存日期并双人签名。每天专人检查抢救车封存情况，一次性封条处于完好状态，则记录签名；抢救车一旦开启使用，则封条呈撕毁状，抢救结束后，及时登记并补充抢救车药品、物品，经双人重新全面清点检查后，双人签名封存。

(3) 常用无菌急救包：根据需要另备胸穿包、腹穿包、腰穿包、气管切开包、导尿包、缝合包等。

三、危重患者的支持性护理

危重患者病情危重，在接受重症治疗或抢救的同时，也存在很多复杂的护理问题，如有误吸、受伤、皮肤完整性受损的危险，尿潴留、便秘、排便失禁、焦虑等。患者不仅需要专科护理，也同样需要支持性的基础护理。

（一）保持呼吸道通畅

昏迷患者的头应偏向一侧，以利于呼吸道分泌物及呕吐物流出，防止窒息及吸入性肺炎的发生，必要时行气管内插管、气管切开或呼吸机辅助呼吸；对清醒患者，应定时翻身，鼓励其深呼吸或轻拍其背部，以助分泌物排出；对痰液黏稠、不易咳出者，可通过雾化吸入、吸痰等措施，清除痰液，保持呼吸道通畅。

（二）保持清洁卫生

1. 眼部护理　眼睑不能闭合者，应涂眼药膏或覆盖凡士林纱布，以保护角膜，防止发生角膜溃疡或角膜炎。

2. 口腔护理　每天 2 ～ 3 次，保持口腔清洁，增进患者舒适，增进食欲。对不能经口进食的患者，更应做好口腔护理，防止口腔炎、口腔溃疡、腮腺炎、中耳炎等并发症的发生。

3. 皮肤护理　危重患者由于长期卧床、营养不良、出汗多、二便失禁等原因，容易发生压疮，必须加强皮肤护理，预防压力性损伤。工作中应做到“六勤一注意”，即勤观察、勤翻身、勤擦洗、勤按摩、勤更换、勤整理，注意交接班。

（三）补充营养和水分

危重患者机体分解代谢增强，需要加强营养物质的摄入，但患者一般食欲较差，消化功能减退，所以应设法增进患者的食欲，并协助不能自理的患者进食；对不能经口进食者，可采用鼻饲法或完全胃肠外营养，严格控制血糖，确保患者营养跟进，以降低危重症患者疾病的严重程度，减少并发症，改善预后。应注意评估患者液体的出入量，保证患者足够的水分摄入。对体液不足的患者，补充足够的水分，维持体液平衡。

（四）协助活动

卧床期间保持患者肢体于良好的功能位，定时翻身，清醒患者鼓励其下床活动；对昏迷患者进行肢体按摩及被动肢体活动，促进下肢血液循环，预防静脉血栓并促进早期康复。

（五）维持排泄功能

协助患者排二便，必要时给予人工取便、灌肠、导尿等。对留置尿管患者按要求做好尿管护理，做好膀胱功能训练的康复护理。对失禁患者，注意保护肛周、骶尾部皮肤。

（六）保持各种管道通畅

危重患者常会有引流管、导尿管、鼻饲管等多条管道，应妥善固定，做好标识，加强管道的管理，防止发生扭曲、受压、堵塞、脱落等，以发挥各管道的应有功能。密切观察引流液的颜色、性质、量，并做好记录。

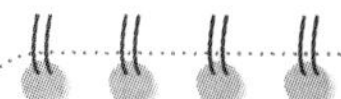

（七）确保患者安全

对谵妄、躁动患者，应合理使用保护具，防止坠床、摔伤等意外的发生；对全身抽搐患者，可用牙垫或压舌板放于上下臼齿之间，防止舌咬伤，并注意对光线及声响的控制，避免因外界刺激引起患者抽搐。对躁动、有攻击性行为或潜在自行抓伤、拔管风险的患者，必要时按规范实施约束，动态观察约束松紧度、局部皮肤血运情况。加强责任心，严密观察病情，严格执行医嘱，做好特殊用药、护理干预等标识，操作时注意“三查七对”，确保医疗安全。

（八）心理护理

危重患者由于时刻受到死亡的威胁，会出现各种各样的心理问题。急性起病或意外事件发病者常表现为恐惧、焦虑，慢性病加重或恶性肿瘤晚期患者常表现为消极、绝望、多疑等，这些都不利于疾病的转归，因此对患者的心理疏导是重要的护理措施之一。

1．以人为本，关心患者　护理人员在工作中应注意自己的态度、言行、举止，护理工作精益求精，充分尊重患者，以赢得患者的信赖，增加患者的安全感。鼓励患者说出自己的心理感受、合理宣泄，以便能有的放矢地做好心理护理。对于因治疗而引起沟通障碍的患者，尽量多采取非语言性沟通，包括手势、书写、“治疗性触摸”等。

2．营造环境，舒缓情绪　尽量降低各种机器的噪声，夜间适当降低照明亮度，营造温暖、舒适的休养环境，使患者能得到充分的休息。

3．鼓励亲属探视　充分利用社会支持力量，共同制订亲属探视计划或陪护计划，对患者予以情感支持、照护支持等，缓解陌生环境及疾病诊疗带来的紧张与焦虑。

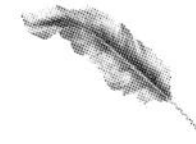

思考题

患者，男，65 岁。1 个月前无明显诱因下出现胸闷、咳嗽、咳痰，并伴有胸部闷痛，夜间无法平卧，未予重视，症状持续，未见好转；于 10 天前症状加重，咳黄色黏痰，痰中带血，就诊于当地医院，对症治疗，治疗后患者症状未明显改善，血氧饱和度下降。急救车护送入院。查体：T 36.7℃，P 98 次 / 分，R 17 次 / 分，BP 125/66 mmHg，双肺闻及湿啰音。给予心电监护示：窦性心律，律齐。辅助检查：CT 示双肺多发斑片状阴影。初步诊断：急性呼吸窘迫综合征，呼吸衰竭，重症肺炎。给予特级护理、吸氧、心电监护、留置胃管、留置尿管。

请回答：

1．如何对该患者实施氧疗？

2．如何对该患者进行病情监测？

3．应如何对该患者进行护理？

（吴文芳　程　蕾）

第二十二章数字资源

临终患者的护理

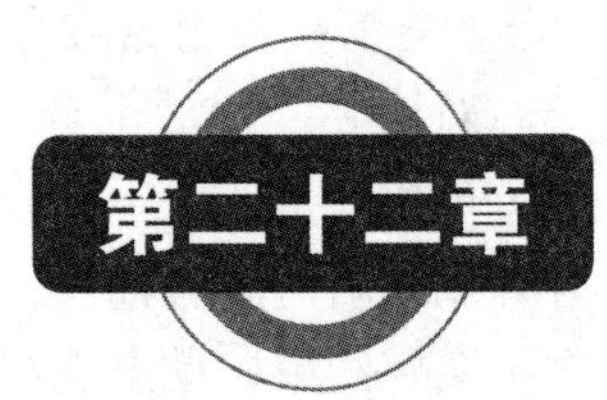

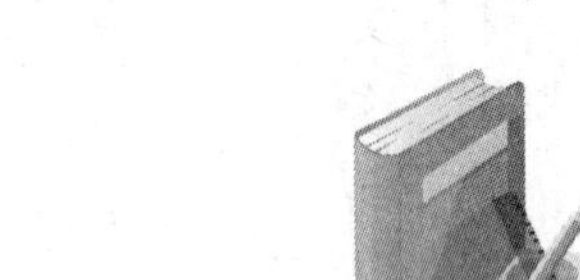

导学目标

通过本章内容的学习，学生应能够：

◆ 基本目标

1．复述临终关怀的概念。
2．描述临终患者各阶段的心理反应及生理变化。
3．描述对临终患者及其家属的护理原则和方法。
4．列出濒死患者的临床表现及死亡的诊断依据。
5．按规程正确进行尸体护理。

◆ 发展目标

综合运用临床关怀的理念及知识为临终患者开展临终关怀服务。

◆ 思政目标

培养积极的生活态度，树立珍视生命质量、尊重生命尊严的生命观，弘扬我国孝亲感恩的传统文化，并付诸及时行孝行动。

每一个人的生命都是有限的，临终是生命发展的最后阶段，死亡是人生的终点。护士应对死亡有正确的态度和认识，了解临终患者及其家属在生理、心理上可能出现的各种问题，并尽可能给予支持和帮助，从而使患者能够安然地度过人生的最后阶段。完善生命全程健康服务和健康保障，全面维护人民健康。

第一节　临终关怀

案例 22-1

患者，女，55 岁，结肠癌姑息手术后 2 年半，留有结肠造口，肝转移近 1 年，腹膜转移 6 个月。因“腹腔转移，肺转移，胸膜转移，恶性胸腔积液，腹水”于 2019 年 4 月 20 日入院。入院时，主要症状为疲乏、尿少、腹部胀痛，查体可见腹部膨隆，双下肢水肿，入院时生活自理能力评分 45 分，疼痛评分 3 ~ 6 分，每天夜间 2 ~ 3 次爆发痛。入院时，B 超示大量腹水，给予患者止痛、吸氧、经胸腹腔置管引流腹水，行腹腔化疗，胸

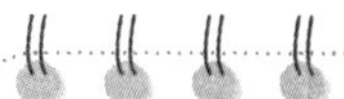

案例 22-1（续）

腔注入肿瘤坏死因子，症状暂时得到缓解。患者自诉了解病情且不惧怕死亡，患者和家属签署了放弃药物及有创抢救的同意书，并安排好了家庭的房产问题。

请回答：

1. 该患者目前处于什么阶段？
2. 该阶段患者会有哪些生理、心理变化？
3. 如何为患者提供相应的护理？

一、临终的概念

临终是指临近死亡的阶段，临终患者的概念涉及对临终时限的界定。对于临终时限，目前世界上尚无统一的界定标准。在美国，无治疗意义、估计只能存活 6 个月以内者被认为是“临终”；在日本，则以 2 ～ 6 个月的存活时期为“临终阶段”；在英国，以存活期为 1 年或不到 1 年为临终期。我国对“临终”没有具体时限规定。

目前从临床实用的角度将临终患者定义为：患有在医学上已经判明在当前医学技术水平下治愈无望的疾病、估计在 6 个月内将要死亡的患者。如：恶性肿瘤晚期患者、脑卒中偏瘫并发危及生命疾病的患者、衰老并伴有多种慢性疾病、全身情况极度衰竭者、严重心肺疾病失代偿期病情危重者、多脏器衰竭病情危重者等。

二、临终关怀的概念

“临终关怀”一词源于中世纪，又称善终服务、安宁照顾、终末护理、安息护理。临终关怀（hospice care）中的“hospice”原意是“招待所”“济贫院”“小旅馆”。中世纪的欧洲使用该词意指修道院中设立的为朝圣者、旅游者提供休息、补充体力的一个中途驿站，后来引申为帮助濒临死亡的人。随着时代的发展，这个词的含义有了延伸。在美国国立医学图书馆出版的“医学主题词”表中，将“hospice”解释为“为临终患者和家属提供缓和性和支持性的医护措施”。1988 年，“hospice”被翻译为“临终关怀”，在我国正式使用。

现代临终关怀是指由社会各层次人士，包括护士、医生、社会工作者、志愿者以及政府和慈善团体人士等组成的团队向临终患者及其家属提供生理、心理、社会等全方面的照顾。使临终患者的生命得到尊重，症状得到控制，生命质量得到提高，家属的身心健康得到维护，能够无痛苦、安宁、舒适地走完人生的最后旅程。

现代临终关怀的创始人是英国的桑得斯博士（D. C. Saunders），她于 1967 年在伦敦创办了圣克里斯多弗临终关怀院（St. Christopher Hospice），这是世界上第一所专门从事临终关怀服务的机构，对世界各国开展临终关怀产生了重大影响。随后，美国、法国、日本、加拿大等 60 多个国家相继出现临终关怀服务。经过 30 多年的发展，已构建了较为完善的临终关怀护理服务体系，并形成了大量理论和实践成果。我国临终关怀事业虽然出现较晚，但发展较快。1988 年 7 月 15 日，天津医科大学临终关怀研究中心正式成立。该中心是中国第一家临终关怀专门研究机构，标志着我国已跻身于世界临终关怀事业的行列。同年 10 月，创立了中国第一所临终关怀医院——南汇护理院，从此拉开了中国临终关怀事业之序幕。

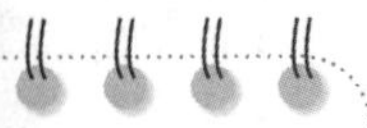

三、临终关怀的意义

1．对临终患者的意义　通过对临终患者实施全面照料，使他们的生命得到尊重，症状得以控制，生命质量得到提高，使其在临终时能够无痛苦、安宁、舒适地走完人生的最后旅程。

2．对患者家属的意义　能够减轻患者家属的精神痛苦，帮助他们接受亲人死亡的现实，顺利度过居丧期，尽快适应失去亲人的生活，缩短悲伤过程。还可以使家属的权利和尊严得到保护，获得情感支持，保持身心健康。

3．对医学的意义　临终关怀是以医学人道主义为出发点，以提高人的生命质量为服务宗旨的医学人道主义精神和生物 - 心理 - 社会医学模式的具体体现。作为一种新的医疗服务项目，是对现行医疗服务体系的补充。

4．对社会的意义　临终关怀能反映人类文化的时代水平，是非物质文化中的信仰、价值观、伦理道德、审美意识、宗教、风俗习惯、社会风气等的集中表现。从优生到优死的发展是人类文明进步和发展的重要标志。

四、临终关怀的研究内容

1．临终患者及家属的需求

（1）临终患者的需求：包括生理、心理及社会等方面的需求。

（2）临终患者家属的需求：包括家属对临终患者的治疗和护理要求、心理需求及为其提供殡丧服务等。

2．临终患者的全面照护　包括患者医疗护理、生活护理、心理护理，尤其应注意临终患者的疼痛护理，并给予相应的心理照护。临终关怀的主要任务是控制疼痛及其他主要的不适，如恶心、呕吐、食欲减退、口腔炎、吞咽困难、便秘、焦虑、抑郁、意识障碍、惊厥及呼吸困难等，因为这些不适可能困扰患者并导致患者舒适的改变，出现焦虑甚至恐惧。

3．临终患者家属的照护　主要满足家属照顾患者的需要；鼓励家属表达感情，为其提供情感支持；指导家属对患者的生活照料；协助维持家庭的完整性；满足家属本身的生理需求。

4．死亡教育　死亡教育是探讨生与死的教学过程，是运用与死亡有关的医学、护理学、心理学及精神、经济、法律、伦理学等知识对人们进行教育，帮助人们树立正确的生死观、生命价值观、生命伦理观，使受教育者更加珍爱生命、欣赏生命、减少盲目的轻生和不必要的死亡，并正确对待和接受死亡。死亡教育内容包括一切涉及濒死与死亡问题的知识与领域，分为三大类，即死亡的本质、对待濒死和死亡的态度与情绪、对残疾与濒死的调适处理。在临终关怀服务中，死亡教育的对象主要包括临终患者及其家属。对临终患者进行死亡教育的目的是帮助临终患者消除对死亡的恐惧，学习“准备死亡、面对死亡、接受死亡”。对临终患者家属进行死亡教育的目的是帮助他们适应患者病情的变化和死亡，帮助他们缩短哀伤过程，认识自身继续生存的社会意义和价值。

5．临终关怀模式　临终关怀模式是临终关怀工作对临终关怀的总体观点、态度以及提供照护的标准和形式。临终关怀模式是在医学模式的基础上形成和发展的。随着世界临终关怀运动的发展，目前国外专科临终关怀服务模式主要有 3 种，即独立实践模式、多学科实践模式和综合照护模式。由于东西方文化的不同，导致患者对死亡的态度存在着很大差异，这种差异决定了中国的临终关怀应具有中国特色。因此，探讨适合我国国情的临终关怀模式和特点，并从社会学角度寻求因地制宜地开展临终关怀工作的途径成为临终关怀研究的重要内容之一。

6．其他　包括研究临终关怀机构所采用的医疗体系；临终医师应遵循的医疗护理原则；临终关怀机构的管理、实施的研究与实践；临终关怀工作人员的构成与培训；临终关怀与其他学科的关系；临终关怀与社会发展的关系等。

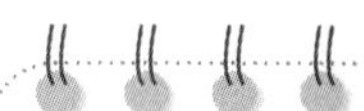

五、临终关怀的原则

1. 以姑息疗护为主的原则　对临终患者的治疗与护理不以延长患者的生存时间为主，而以对患者的照护为主，其核心是为临终患者提供适度的、姑息性治疗。此时，一般概念下所强调的“治疗”已失去意义，因为患者治愈的希望已非常渺茫。患者更需要的是缓解疼痛，控制症状。最大程度控制痛苦的症状是临终关怀的基本内容。为了提高临终患者的生命质量，护士应尽量尊重临终患者和家属的意愿。

2. 全方位照顾原则　主要包括对临终患者生理、心理、社会等方面的全面照顾与关注，为患者及家属提供全天候的照护服务。

3. 人道主义原则　人的尊严和权利不会因身体衰竭而减少。临终患者同样具有思想、意识和情感。对临终患者应倾注更多的爱心、同情与理解，维护患者临终时作为人的尊严与权利，这既包括尊重他们选择安乐活的权利，也包括尊重他们选择死亡时安乐状态的权利，以及维护患者的隐私、允许患者参与制订照顾方案等。

六、临终关怀的组织形式

当前，世界范围内临终关怀的机构和服务形式呈现多样化、本土化的特点。英国的临终关怀服务以住院照料方式为主，注重临终关怀院的发展。美国则以家庭临终关怀服务为主，注重开展社区服务。我国的临终关怀服务有以下几种组织形式。

1. 独立的临终关怀医院　指不隶属于任何医疗、护理或其他医疗保健服务机构的临终关怀服务机构。具有医疗、护理服务设备，一定的娱乐设施，家庭化的危重病房设置，制定适合临终关怀的陪护制度，并配备一定数量和质量的专业人员，为临终患者提供临终关怀服务，如北京的松堂关怀医院、香港的白普里宁养中心、上海浦东新区老年医院等。

2. 综合医院附设临终关怀机构　又称机构内设的临终关怀项目，属于非独立性临终关怀机构，是指在医院、养老院、护理院、社区卫生保健中心等机构中设置的“临终关怀病区”“临终关怀病房”“临终关怀单元”或“附属临终关怀院”等。附设的临终关怀机构是最常见的临终关怀服务机构类型。主要为临终患者提供医疗、护理及生活照料。临终关怀病房和病区分为综合病种的临终关怀病房和专为癌症患者设立的临终关怀病房。

3. 家庭型临终关怀　也称为居家照护（home care），是临终关怀基本服务方式之一，是指为居家的临终患者提供临终关怀服务。医护人员根据临终患者的病情每日或每周进行数次访视，并提供临终照料。在医护人员的指导下，由患者家属提供基本的日常照料，在家中照顾患者，使他们能感受到亲人的关心和体贴，从而减轻生理上和心理上的痛苦，最后安宁舒适地离开人世。

4. 癌症患者俱乐部　是具有临终关怀性质的群众性自发组织，而不是医疗机构。其宗旨是促进癌症患者互相关怀、互相帮助，愉快地度过生命的最后时光。

七、临终关怀机构的基本服务项目

在临终关怀比较发达的国家和地区，临终关怀机构必须有临终关怀“执照”和“许可证”，在颁发证书前需要验证临终关怀机构的基本服务项目，即核心服务的能力是否符合条件。临终关怀机构的基本服务项目包括以下几种。

1. 姑息性医疗照护　临终关怀机构必须拥有一定数量的专业技术人员和设备，能够有效地控制和缓解临终患者的疼痛、吞咽困难及便秘等不适症状，能够为临终患者提供常规的姑息性医疗照护以满足患者的不同需要。

2. 临终护理　临终护理是采用姑息护理、心理护理以及社会支持等理论和技术为临终患者及家属提供全面的照护，从而达到使临终患者和家属接纳死亡，并提高临终患者的生命质量的最终目标。一般临终关怀机构必须拥有一定数量的经过专门培训的专业护士。

3．临终心理咨询和辅导　临终关怀机构的基本服务项目还包括为临终患者和家属提供临终心理咨询和辅导，对其进行心理和精神上的关怀。

4．临终关怀社会服务　又称临终社会支持，是临终关怀机构的基本职能之一。包括对临终患者以及家属的社会支持；在临终患者接受照护过程中所得到的各种社会支持，以及临终患者去世1年内向其家属所提供的居丧照护。

第二节　临终患者的护理

一、临终患者的心理反应与护理

（一）对死亡的态度和认识

每个人都有其对死亡的独特态度与认识。人们的所见所闻或者是任何有关死亡的经验都会影响人们对死亡的态度。不同文化、年龄阶段的人对待死亡的态度也不同。护士应该认识到这些差异，并且以不带任何批判的态度来护理临终患者。

1．不同文化对待死亡的态度　不同的社会文化对死亡的态度有很大影响。不同文化对待死亡的态度主要有3种：接受死亡、否认死亡、抗拒死亡。

（1）接受死亡（death-accepting）：是将死亡看作是不可避免的，并且死亡能赋予生命新的开始，是一个有意义的终点。在东方的文化中，这种对待死亡的态度较普遍。他们认为如果一个人死亡的时刻已经来临，就无法阻止。

（2）否认死亡（death-denying）：这种对死亡的态度在高度工业化的社会中较流行，如美国。在高度发达的社会，医学科学不断进步，死亡被视为一种对科学发展的干扰。如贝帝森（Pattison）所说："现代医药热衷于保存生命，死亡被视为一项干扰，干扰科学所追求的境界——永恒的生存。"

（3）抗拒死亡（death-defying）：这是西方社会中对待死亡的较传统的态度。人们想战胜死亡，并且相信自己可以做到。

死亡是不可避免的，每个人都会死亡。护士不能用逃避、否定或隐瞒的方法来对待死亡。应该对死亡持接受的态度，尽管接受死亡需要一段漫长、艰难的过程。

2．对死亡的认识　人们对死亡的认识有多种。有的人相信死后有生命，有的人相信死后没有生命。有的人认为死亡是生命真正的开始，死后他们会存在于一个没有时间的永恒之中。有的人认为死亡是生命的终点，不相信不死的说法。还有的人相信轮回转世，相信死后人的灵魂或是精神会进入一个新的肉体，来生的形体和身处的环境则与今生所做的善恶相关。有的人相信死后是受审的时刻，这些人可能会害怕死后受到惩罚。

不同年龄阶段对死亡的认识也有所不同，每一个年龄层的人都有其独特的对死亡的认识。

（1）儿童期：儿童对死亡的认识可能是"可怕的""会受惩罚的"。儿童可能会把死亡拟人化，他们往往认为死亡带有人性，认为死亡是"恶魔来把人抓走"。3岁的临终儿童可以明了他们即将死去，但通常不愿谈及死亡，他们会害怕照顾者难过。5岁以下的儿童并不认为死亡是永恒的，他们可能觉得死亡就像是做游戏或是睡眠，死去后还能再活过来。学龄期的儿童知道死亡是确定的，不可更改的。

（2）青春期：认为死亡是极其遥远的事情，不可能发生在他们身上，他们觉得自己不可能被死亡侵犯。

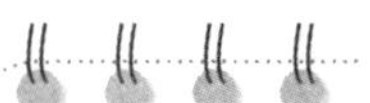

（3）成年期：对死亡的看法是失落和害怕。他们对死亡有厌恶和恐惧感，担心失去工作、地位、朋友、所爱的人、家庭，害怕疼痛、寂寞等。

（4）老年期：往往能独自思考死亡的问题。他们对死亡有更多的经验，经历过较多人的死亡，对死亡问题较为熟悉，承认自己与死亡接近，多数不害怕死亡。

有的人可能持接受死亡的态度，可从容地面对死亡，期望一个愉快的“死后”或期待下一个轮回；有的人可能没有“死后”的想法，但同样对死亡持接受的态度；还有的人可能害怕死亡，认为死亡是神秘、不可思议的。无论患者对死亡持何种态度和认识，护士都应不加批判地接受每一个患者。

（二）临终患者的心理反应

临终患者的心理反应十分复杂，美国罗斯博士（Dr. Elisabeth kubler Ross）将临终患者的心理反应总结归纳为 5 个阶段：否认期（denial）、愤怒期（anger）、协议期（bargaining）、忧郁期（depression）、接受期（acceptance）。临终患者心理发展过程的 5 个阶段并非完全按顺序发生和发展，各阶段的发生顺序和程度因人而异。这个心理发展过程有着较大的个体差异性，各阶段出现的时间与持续时间长短可以不同，甚至有的可以重合，因此，在实际工作中，护士应根据个体实际情况进行具体分析和处理。不同阶段患者的应对方式及其护理措施见表 22-1。

表 22-1 临终患者心理反应的典型阶段及护理措施

分期	应对方式	护理措施
否认期	当患者意识到自己罹患绝症时，第一反应往往是“不，不是我”或“绝不可能”。患者可能会采取各种方式试图证实诊断是错误的，如要求反复检查、遍访名医等。几乎所有的患者都会出现否认的情绪。这是因为患者尚未做好接受自己疾病严重性的准备。这种反应是一种防卫机转，可使患者暂时逃避现实的压力，有较多的时间来调整自己。否认往往只是暂时的防卫机转，但每个人经历此阶段的时间长短不同，极少数患者可能会始终拒绝承认现实，一直停留在否认阶段	护理人员应尊重患者的反应，不要急于揭穿其防御心理。护士不一定非要明确告诉患者他们已无药可救，可以通过某种方式暗示其已病重。与患者交往过程中，要采取理解、同情的态度，认真倾听其感受。同时对其家属给予支持，帮助他们理解患者的行为
愤怒期	当最初的否认无济于事时，愤怒、狂躁、忌妒之情开始出现。患者会想“为什么会是我？！”“为什么不是他”。在这一时期，患者往往会迁怒于他人。护士更容易成为患者发难的靶子。护士刚走出病房，呼叫器就响了；护士整理了床铺，就被说成“不让患者休息”，如果不整理，患者会说护士不理会他。患者也会迁怒于家属，不欢迎别人来探视	护理人员应理解愤怒是患者心理调适的反应，患者发怒是源于害怕和无助，而不是针对护士本身。工作中不能因患者的愤怒而影响自己的情绪和行为，更不能采取任何个人攻击行为。可以采取避让的方法、宽容的态度，而不能将矛盾激化。护理人员要为患者提供表达其愤怒的机会，让其宣泄情感，尽量满足其合理需要。此时患者如能得到理解和尊重，就会少提不合理的要求，变得容易相处
协议期	患者承认已存在的事实，但祈求会有奇迹发生。患者常常会跟他们所信仰的神灵讨价还价。表现为不再怨天尤人，会提出要求，希望尽一切力量延长生命，如要求活到完成某件重要事情之后。有的患者可能会去烧香拜佛，对神许诺说“如果能让我再多活几年，我一定多行善”	处于此期的患者往往治疗态度较为积极，为延长生命会承诺做某些事情，如配合治疗和护理。护理人员此时应注意观察患者的反应，不要对患者的承诺置之不理，尽量满足患者的要求，这将有助于对患者的治疗

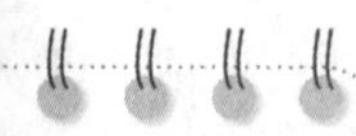

续表

分期	应对方式	护理措施
忧郁期	当患者知道讨价还价无效之后，即将面临死亡的威胁和身体状况的下降，此时患者认识到"是啊，就是 ....."，表现出悲伤、失落、情绪低沉、食欲下降，甚至会产生自杀的想法	应给予精神支持，允许患者用忧伤、哭泣等不同方式宣泄情感，尽情表达他们的悲伤，这样患者会更容易接受即将死亡的现实。安静的陪伴，手与手的轻轻接触等都能很好地帮助患者排解忧愁
接受期	在经过一切努力之后，患者开始了"漫长旅程前最后的休息时间"，默默地等候离去的那一刻。此时患者通常很虚弱、疲惫，睡眠时间越来越长。他们希望探视的人不要太多，时间不要太长	尊重患者，给予患者安静、舒适、单独的环境，减少干扰。不必强求患者有互动行为。护士从容地面对患者、默默地陪伴患者或许就是最有意义的交流

（三）护理

1．评估临终患者对临终的态度和认识　如对疾病的认识、是否愿意谈论临终话题、个人信仰、以往对死亡的经验等。

2．在照顾临终患者时体现临终关怀的理念　用爱心、耐心、细心、同情心给予患者身心支持。

随堂测

（1）理解患者，不要回避患者的目光，语言交流与非语言交流并用。

（2）不必过多地考虑价值观，对患者微小的愿望也应加以重视。

（3）诚恳地对待患者。除了极少数个例外，应告诉患者其疾病的严重程度。但应使患者维持一定的希望，并且让患者知道医护人员会陪伴他直到生命的终点。

3．评估患者的心理反应阶段　有针对性地给予心理支持（表 22-1）。

二、临终患者的生理变化和护理

（一）临终患者的生理变化

临终患者因为细胞、组织新陈代谢严重下降和脏器功能日渐衰竭，所以在生理上会发生很多改变，随病情发展逐步增加，并且因病因不同而有差异。大多数临终患者最初的生理改变有：面色苍白、无力、出汗、心悸、恶心、食欲下降、体重下降等。随着病情的发展，患者会逐渐出现以下变化，并在程度上不断加重。

1．皮肤完整性受损　易受伤、易出现口腔溃疡、易出现压疮且难愈合。

2．运动能力下降　肌肉张力降低、四肢腱反射消失，表现为肢体软弱无力，不能进行自主躯体活动，无法维持良好舒适的功能体位。患者可能会表现为不安，觉得床褥很不舒服，可出现二便失禁、吞咽困难等。濒死者常见希氏面容，表现为面部呈绿色、黑色、死灰色或铅灰色，眼眶凹陷、脸颊凹陷、双眼半睁呆滞、下颌下垂、嘴微张。

3．胃肠道及泌尿系统功能逐渐减弱　表现为食欲下降、呃逆、恶心、呕吐、腹胀、便秘、粪便嵌塞、便失禁、尿潴留等，患者可因液体入量减少，出现口干、皮肤干燥，入量减少、出量增多，严重者甚至出现脱水。

4．循环功能衰退　表现为体温下降，皮肤苍白、发绀、湿冷。脉搏快而细弱、不规则或测不出，血压下降甚至测不出，最后心尖搏动消失。

5．呼吸功能减退　表现为呼吸表浅、急促或慢而费力，出现潮式呼吸、张口呼吸、呼吸时鼻翼扇动明显等，最终呼吸停止。后期呼吸可有臭味。由于分泌物在支气管内潴留，临终患者呼吸时可出现死亡的"嘎嘎作响声"（death rattle）。

6．感知觉、意识改变　表现为视觉逐渐减退，由视觉模糊发展到只有光感，最后视力消失。听觉常是人体最后消失的感觉。意识改变可表现为嗜睡、意识模糊、谵妄、昏迷等。此外，临终患者常常存在不同程度的疼痛症状，表现为烦躁不安，血压及心率改变，呼吸变快或减慢，瞳孔放大，不寻常的姿势，疼痛面容（五官扭曲、眉头紧锁、眼睛睁大或紧闭、双眼无神、咬牙）等。

7．疼痛　大部分的临终患者主诉全身不适或疼痛，表现为烦躁不安，血压及心率改变，呼吸变快或变慢，瞳孔散大，大声呻吟，出现疼痛面容，即五官扭曲、眉头紧锁、眼睛睁大或紧闭、双眼无神、咬牙等。

（二）护理

1．加强生活护理，促进患者舒适

（1）为患者提供舒适的环境：临终患者可生活在专门的临终关怀医院、综合医院中的临终关怀病房，或在自己熟悉的家庭中。允许亲人陪伴患者，尽可能不要丢下患者一人独自面对死亡。患者的生活环境应保持安静、空气新鲜、通风良好，有一定的保暖设施、适当的照明。

（2）做好患者的清洁卫生

1）保持皮肤、头发清洁：定时进行皮肤、头发的清洁可使患者感觉舒适，尊严得到维护。二便失禁者，应及时清洁会阴、肛门附近皮肤，保持清洁、干爽，必要时留置导尿。大量出汗时，应及时擦洗干净，勤换衣裤。

2）防止发生压疮：床单位保持清洁、干燥、平整、无碎屑。维持良好、舒适的体位，定时翻身，避免某一部位长期受压。

3）口腔护理：每天进行口腔护理 2 ~ 3 次，餐后协助患者漱口，保持口腔清洁卫生，口唇干裂者可涂石蜡油或其他油剂，但不要涂甘油，因为甘油会使黏膜干燥；有溃疡或真菌感染者酌情涂药。在做患者的清洁卫生工作时，应以患者的舒适为优先考虑。如患者只想保持一种姿势，应予满足。

（3）眼部护理：及时用湿纱布拭去眼角分泌物，如患者眼睑不能闭合，应定时涂眼药膏或用凡士林纱布覆盖，防止角膜干燥。

（4）保暖：患者四肢冰冷不适时，应加强保暖，必要时给予热水袋，水温应低于 50℃，防止烫伤。

2．给予营养支持

（1）主动向患者和家属解释恶心、呕吐、腹胀的原因，以减少焦虑，取得心理支持。

（2）了解患者的饮食习惯，观察患者的食欲及营养状况。在符合治疗原则的前提下，可根据患者的喜好调整食物的口味，注意食物的色、香、味，少量多餐，以减轻恶心，增进食欲。应给予高蛋白、高热量、易于消化的饮食，并鼓励患者多吃新鲜的水果和蔬菜。

（3）创造良好的进食环境，稳定患者情绪。

（4）给予流质半流质饮食，便于患者吞咽，必要时采用鼻饲法或完全胃肠外营养（TPN）来保证患者的营养供给。

3．改善血液循环

（1）监测生命体征变化，注意观察四肢皮肤的色泽和温度、湿度。但不能因测量生命体征而干扰患者的休息，不应视测量生命体征为例行的工作。

（2）保持皮肤清洁、干燥，如四肢冰冷不适时，应加强保暖，必要时给予热水袋。

（3）如有出血，应及时将流出的血液擦拭干净。

4．促进呼吸功能

（1）观察呼吸频率、节律、深浅度，有无呼吸困难、缺氧及咳嗽、咳痰等情况。

（2）保持室内空气新鲜，定时通风换气。呼吸困难的患者给予氧气吸入。

（3）根据病情调整适当的卧位：神志清醒的患者可采用坐位或半卧位，以扩大胸腔容量，减少回心血量，改善呼吸困难。

（4）协助患者排痰，必要时给予吸痰，保持呼吸道通畅。

5．减轻疼痛

（1）观察疼痛的性质、部位、程度及持续时间。

（2）可采用同情、安慰、鼓励的方法与患者交谈，稳定患者情绪。

（3）提供舒适的环境和适当的娱乐，以转移注意力，减轻疼痛。

（4）协助患者选择减轻疼痛的有效方法，如放松疗法、音乐疗法、催眠意象疗法、外周神经阻断术、针灸疗法、生物反馈法等非药物控制方法；若患者选择药物止痛，可采用WHO推荐的三阶梯疗法控制疼痛：第一阶梯，轻度疼痛给予非阿片类（非甾体抗炎药）加减辅助止痛药；第二阶梯，中度疼痛给予弱阿片类加减非甾体抗炎药和辅助止痛药；第三阶梯，重度疼痛给予阿片类加减非甾体抗炎药和辅助止痛药。药物止痛治疗5项基本原则：①口服给药；②按阶梯用药；③按时用药；④个体化给药；⑤注意具体细节。

6．减轻感、知觉改变对患者造成的影响

（1）居住环境应光照适宜：宜采用柔和的照明设施，避免临终患者因视觉改变产生害怕、恐惧心理；当患者视觉丧失后，应用语言和触觉与其保持联系，为患者提供生活上的照顾和心理上的支持。

（2）患者的听觉往往最后消失，所以应避免在患者周围窃窃私语，更不要在床旁讨论病情或哭泣。护理患者时，应以温和的语调、清晰的语言交谈，不要用耳语式的喃喃低语。无论对患者做何种治疗和护理均应告之患者。

（3）对意识不清或肌肉张力松弛的患者，要保护其免于受伤，可拉起床档。昏迷的患者采用头偏向一侧的仰卧位或侧卧位，防止呼吸道分泌物误入气管引起窒息或肺部并发症。

7．观察病情变化

（1）密切观察患者的生命体征、疼痛、瞳孔、意识状态等。

（2）监测心、肺、脑、肝、肾等重要脏器的功能。

（3）观察治疗反应与效果。

8．做好持续护理　患者出院后，护理照料仍需系统地在门诊或家中持续进行，这种做法就是持续护理，也是临终护理的技能之一。在进行家庭护理时需要做好病情控制工作，即对患者有可能出现的失眠、疼痛、恶心、呕吐、便秘、幻觉等症状进行医疗和护理控制。

三、临终患者家属反应及护理

在临终关怀中，患者家属不仅承担着照顾患者的角色，而且也是医护人员的服务对象。医护人员在做好临终患者护理的同时，也要做好对临终患者家属的关怀照顾工作。

（一）临终患者家属的心理反应

临终患者家属一般都很难接受亲人濒临死亡的事实，家属从患者生病到濒死阶段直至死亡，有着非常复杂的心理反应，他们也和患者一样会经历否认、愤怒、讨价还价、忧郁等阶段。临终患者常给家属带来生理、心理和社会方面的压力。家属在情感上难以接受即将失去亲人的现实，常会出现以下心理及行为方面的改变。

1．个人需要的推迟或放弃　一人生病，牵动全家，尤其是临终患者的治疗支出，更会造成家庭经济条件的改变、平静生活的冲击、精神支柱的倒塌等。家庭成员在考虑整个家庭的状况后，会对自我角色和承担的责任进行调整，如面临的升学、就业等。

2．家庭中角色、职务的调整与再适应　家庭重新调整有关成员的角色，如慈母兼严父、长姐如母、长兄如父等，以保持家庭的相对稳定。

3．压力增加，社会交往减少　家属在照料临终患者期间，因精神的悲伤，体力、财力的消耗，而感到心力交瘁，可能对患者产生欲其生、又欲其死，以免连累全家的矛盾心理，这也常引起家属的内疚与罪恶感。长期照料患者减少了与其他亲人或朋友间的社会交往，再加上传统文化的影响，大多数人倾向于对患者隐瞒病情，避免其知晓后产生不良后果而加速其病情的发展，因此既要压抑自我的悲伤，又要努力地隐瞒病情，此时家属的心理压力会更大，因为他们不能与患者分享内心的悲伤感受，不能谈论有关死亡的感觉或彼此进行安慰鼓励，反而要在患者面前掩饰自己内心真实的情感，抑制自己的悲伤，这更加重了患者家属的身心压力。

（二）临终患者家属的护理

1．满足家属照顾患者的需要　1986 年，费尔斯特（Ferszt）和霍克（Houck）提出临终患者家属主要有以下 7 个方面的需要。

（1）了解患者病情、照顾等相关问题的发展。

（2）了解临终关怀医疗小组中，哪些人会照顾患者。

（3）参与患者的日常照顾。

（4）确认患者受到临终关怀医疗小组良好的照顾。

（5）被关怀与支持。

（6）了解患者死后的相关事宜（后事的处理）。

（7）了解有关资源：经济补助、社会资源、义工团体等。

2．鼓励家属表达感情　护理人员要注意与家属沟通，建立良好的关系，取得家属的信任。与家属交流时，尽量提供安静、隐密的环境，耐心倾听，鼓励家属说出内心的感受及遇到的困难，积极解释临终患者生理、心理变化的原因和治疗护理情况，以减少家属的疑虑。对家属过激的言行给予容忍和谅解，避免纠纷的发生。

3．指导家属对患者进行生活照顾　鼓励家属参与患者的照护活动，如计划的制订、生活护理等。护理人员对患者家属应耐心指导、解释、示范有关的护理技术，使其在照料亲人的过程中获得心理慰藉，同时也减轻患者的孤独情绪。

4．协助维持家庭的完整性　协助家属在医院环境中安排日常的家庭活动，以增进患者的心理调适，保持家庭完整性，如共进晚餐、看电视等。

5．满足家属本身生理、心理和社会方面的需求　护理人员对家属要多关心体贴，帮助安排陪伴期间的生活，尽量解决其实际困难。

第三节　死亡后护理

一、死亡的概念

（一）死亡的定义

1．传统的死亡（death）　1951 年，美国《布莱克法律词典》对死亡的规定是“生命之终结，在于血液循环完全停止，呼吸、脉搏停止之时”。在汉语词典中，死亡指“丧失生命”。基于这种传统的死亡概念，生物医学把死亡定义为“死亡是个体生命活动和新陈代谢的永久终止”。临床上，当患者呼吸、心搏停止，瞳孔散大而固定，所有反射消失，心电波平直时，即可宣布患者死亡。

2．脑死亡（brain death）　随着现代医学发展，传统的死亡概念遇到了严峻的挑战。大量的科研和临床实践表明，心搏、呼吸停止固然是判断死亡的一种标准，但在很多情况下，心脏突然停止搏动时，人的大脑、肾、肝并没有死亡，反之，一些人尽管大脑已经死亡，但在人工呼吸机的帮助下，心脏仍可搏动。随着心、肺等器官移植手术的成功，传统的死亡标准失去了权威性。现在人们已经普遍认同脑死亡就是人的死亡。不同的国家和学者对脑死亡的定义有不同的看法。目前被广为认可的脑死亡定义是指全脑死亡，包括大脑、中脑、小脑和脑干的不可

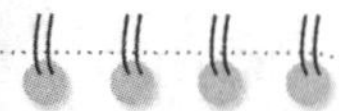

逆死亡，是生命活动结束的象征。

目前，已有几十个国家通过立法的形式确立了脑死亡的诊断标准。许多国家采取的是“哈佛标准”，该标准是由美国哈佛大学医学院制定的。其内容包括以下几项。

（1）昏迷（无感受性及反应性）（unreceptivity and unresponsicitity）；

（2）无运动或无呼吸（no movements or breathing）；

（3）各种神经反射消失（no reflexes）；

（4）脑电图呈直线（flat EEG）。

上述标准在 24 小时反复复查无改变，并排除体温过低（< 32.2℃）及大量服用中枢神经系统抑制剂的影响，即可作出脑死亡的诊断。

知识链接

中国成人脑死亡判定标准

2018 年，国家卫生健康委员会脑损伤质控评价中心推出《中国成人脑死亡判定标准与操作规范》（第二版），制定了如下脑死亡的判定标准。

1．判定先决条件

（1）昏迷原因明确。

（2）排除了各种原因的可逆性昏迷。

2．临床判定标准

（1）深昏迷。

（2）脑干反射消失。

（3）无自主呼吸：依赖呼吸机维持通气，自主呼吸激发试验证实无自主呼吸。

以上 3 项临床判定标准必须全部符合。

3．确认试验标准

（1）脑电图（electroencephalogram，EEG）：EEG 显示电静息。

（2）短潜伏期体感诱发电位（short-latency somatosensory evoked potential，SLSEP）：正中神经 SLSEP 显示双侧 N9 和（或）N13 存在，P14、N18 和 N20 消失。

（3）经颅多普勒超声（transcranial Doppler，TCD）：TCD 显示颅内前循环和后循环血流呈振荡波、尖小收缩波或血流信号消失。

以上三项确认试验至少两项符合。

（二）死亡过程的分期

死亡不是骤然发生的，而是一个逐渐进展的过程，一般可分为 3 期。

1．濒死期（agonal stage）　又称临终状态，是死亡过程的开始阶段。此期机体各系统的功能发生严重障碍，中枢神经系统脑干以上部位的功能处于深度抑制状态，表现为意识模糊或丧失，各种反射减弱或迟钝，肌张力减退或消失，心搏减弱，血压下降，呼吸微弱或出现潮式呼吸及间断呼吸。濒死期的持续时间可因患者机体状况及死亡原因而异。一般来说，年轻强壮者比年老体弱者濒死期长，慢性病患者比急性病患者濒死期长，猝死、严重颅脑损伤等患者可直接进入临床死亡期。此期生命处于可逆阶段，若及时进行有效的抢救治疗，生命可复苏；反之，则进入临床死亡期。

2．临床死亡期（clinical death stage）　此期中枢神经系统的抑制过程已由大脑皮质扩散到皮质下部位，延髓处于极度抑制状态。表现为心搏、呼吸完全停止，瞳孔散大，各种反射消

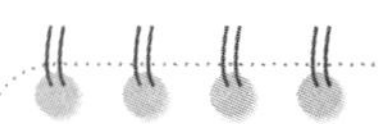

失，但各种组织细胞仍有微弱而短暂的代谢活动。此期一般持续 5 ～ 6 min，超过这个时间，大脑将发生不可逆的变化。但在低温条件下，尤其是采取头部降温降低脑耗氧时，临床死亡期可延长达 1 h 或更久。因此期重要器官的代谢过程尚未停止，临床上对溺水、触电、大出血等致死患者，及时采取积极有效的急救措施仍有复苏的可能。

3．生物学死亡期（biological death stage） 是死亡过程的最后阶段。此期整个中枢神经系统及各器官的新陈代谢相继停止，并出现不可逆的变化，整个机体已不可能复活。尸体会相继出现以下现象。

（1）尸冷：指死亡后体内产热停止，散热继续，尸体温度逐渐降低，直到与环境温度相同。尸冷是最先出现的尸体现象。

（2）尸斑：死亡后血液循环停止，在地心引力的作用下，血液向身体的最低部位坠积，该处皮肤呈现暗红色斑块或条纹，称尸斑。开始出现尸斑的时间是死亡后 2 ～ 4 h。因此，患者死亡后应将其安置为仰卧位，头下垫枕，以防面部出现尸斑，影响尸体外观。

（3）尸僵：尸体肌肉僵硬，关节固定，称为尸僵。形成机制主要是腺苷三磷酸（ATP）学说，即死后肌肉中 ATP 不断分解而不能再合成，致使肌肉收缩，尸体变硬。尸僵多从小块肌肉首先开始，逐渐向下发展，多先由咬肌、颈肌开始，向下至躯干、上肢和下肢。尸僵一般在死后 1 ～ 3 h 开始出现，4 ～ 6 h 扩展到全身，12 ～ 16 h 发展至高峰，24 h 后尸僵开始减弱，肌肉逐渐变软，称为尸僵缓解。

（4）尸体腐败：死亡后机体组织的蛋白质、脂肪和糖类因腐败细菌的作用而分解的过程称为尸体腐败。一般在死亡后 24 h 出现。患者生前存在于口腔、呼吸道、消化道的各种细菌，可在死亡后侵入血管和淋巴管，并在尸体内大量生长繁殖。体外细菌也可侵入人体繁殖，使尸体成为腐败细菌生长繁殖的温床。尸体腐败常见的表现有尸臭、尸绿等。尸臭是肠道内的有机物分解，从口、鼻、肛门逸出的腐败气体。尸绿是尸体腐败时出现的色斑，一般在死后 24 h 出现。先在右下腹出现，逐渐扩展至全腹，最后波及全身。

随堂测

二、患者死亡后护理

患者的死亡并不意味着对其护理的结束。对死者进行尸体护理（postmortem care）、对丧亲者进行心理护理是患者死亡后护士的主要工作。尸体护理是对患者整体护理的延续，也是临终关怀的重要内容。护理人员应尊重死者，以严肃认真的态度做好尸体护理，这既是对死者的尊重，也可使死者家属心理上得到安慰，是人道主义精神的体现。尸体护理应在确定患者死亡、医生开具死亡诊断书后尽快进行。同时，还应对丧亲者给予心理护理，尽量满足死者家属的合理要求，缓解其身心痛苦，帮助死者家属早日从悲痛中解脱出来。

（一）尸体护理

1．目的

（1）使尸体整洁，维持良好外观，易于辨认。

（2）给家属以安慰，减轻悲痛。

2．评估

（1）死者的病情、治疗抢救经过、死亡原因及死亡时间等。

（2）死者身体清洁程度、体表有无伤口、引流管等。

（3）死者亲属对死亡的态度及心理反应等。

3．操作前准备

（1）护士准备：态度严肃认真；洗手，戴口罩，穿隔离衣、戴手套。

（2）用物准备：准备擦洗用物、清洁衣物、尸单 1 条，填写尸体识别卡 3 张（尸体识别卡上一般有如下内容：姓名、性别、年龄、民族、身份证号、常住户口地址、死亡原因、家属姓名及联系方式、死亡日期、医生签字等）、血管钳、不脱脂棉球、剪刀、绷带、梳子等，有伤口者备换药敷料，患有传染性疾病者备消毒液、不透水的尸袋等。

（3）环境准备：停止患者一切治疗和护理，环境宜安静，有屏风遮挡。

4．操作步骤　见表 22-2。

表 22-2　尸体护理操作步骤

步骤	要点	说明
评估	①评估：接到医生开出的死亡通知后，进行再次核实死者信息 ②解释：通知死者家属并向丧亲者解释	• 评估患者的诊断、治疗、抢救过程、死亡原因及时间；尸体清洁程度，有无伤口、引流管等；死者家属对死亡的态度 • 解释尸体护理的目的、方法、注意事项及配合要点
操作前准备	①护士准备：衣帽整洁，修剪指甲，洗手，戴口罩，戴手套 ②用物准备：根据需要将用物置于易取处 ③环境准备：安静、肃穆，必要时屏风遮挡	• 治疗车上层：血管钳、剪刀、松节油、绷带、不脱脂棉球、梳子、尸袋或尸单、衣裤、鞋、袜等；有伤口者备换药敷料，必要时备隔离衣和手套等；擦洗用具、手消毒液 • 治疗车下层：生活垃圾桶、医用垃圾桶 • 其他：酌情备屏风
携用物至床旁	备齐用物携至床旁，将尸体移至单间或用屏风遮挡	• 维护患者隐私；避免影响其他患者的情绪
体位	将尸体放平、仰卧，双臂放在身体两侧，头下放置枕头或毛巾卷	• 防止面部淤血
撤去治疗用物	撤去一切治疗用物，如输液管、鼻饲管、吸氧管、导尿管和引流管等一切物品；如有植入体内的管线，可距皮肤约 3 cm 处剪断，必要时先用线系住，再将残端用胶布固定在皮肤上；有引流管者，应在拔出后缝合伤口	• 便于尸体护理，防止损伤皮肤
清洁面部	清洁面部，将头发梳理整齐	
整理遗容	①闭合眼睑：用手轻轻合上死者的眼睑，若不能闭合，可用毛巾湿敷、按摩 ②合拢口唇：轻揉下颌，必要时用绷带托起下颌；如有义齿应为其装上	• 使死者保持良好、自然面容
填塞孔道	用弯止血钳夹取棉球填塞口腔、鼻腔、外耳道、肛门；对于女性死者，还需填塞阴道	• 防止体液外溢；注意棉花不可外露
清洁身体	撤去盖被，用大单遮盖尸体，脱去死者身上的衣物；除去死者身上的胶布及药物痕迹，擦净全身；有伤口者更换敷料	• 使死者清洁，维持良好的遗体外观
包裹尸体	①更换衣服 / 尸袍 ②系尸体识别卡并包裹尸单	• 将卡片系在死者腕部，用尸单包裹，先包脚，然后由近侧至远侧，最后包好头部；用绷带在胸部、腰部、足部将尸单扎牢固；将另一张尸体识别卡别于尸单外，便于尸体运送和识别
操作后处理	①洗手及整理用物，通知太平间或协助家属联系殡仪馆；将第三张尸体识别卡放置于停尸屉内 ②整理患者遗物，交给家属，整理房间，处理床单位 ③整理病历，完成各项记录	• 在体温单上记录死亡时间，注销各种执行单

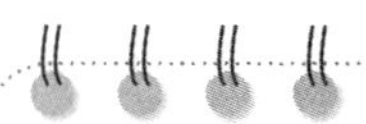

5．注意事项

（1）尸体护理应在患者死亡后尽快开始，防止尸体僵硬。

（2）操作中态度严肃，尊重死者，注意维护死者的隐私权。

（3）若家属不在场，遗物由两名护士清点后签名交护士长保管。

（4）传染病患者的尸体应用消毒液擦洗，并用消毒液浸泡的棉球填塞各孔道。尸体用一次性尸单包裹，装入不透水的尸袋中，并做好传染标识。

（二）丧亲者的护理

亲人去世是一个重大的生活事件，直接影响死者家属的身心健康。帮助死者家属从哀痛中解脱出来，开始正常的生活，是患者死亡后的护理工作内容之一。

1．丧亲者常见的心理反应　丧亲者的悲伤表现有一定的发展过程，许多学者进行了深入的研究。这里重点介绍罗伯特·卡文诺夫的悲伤过程七阶段理论。

（1）震惊：这种反应在患者急性死亡事件中最明显，家属难以相信发生的事实，感到不知所措，可能会出现反常的行为，如哭泣、摔东西、想自杀等。

（2）解组：震惊之后，仍无法理智地面对，感到自己与现实有很大距离，思维、行动不能与现实相融合。

（3）情绪反复无常：出现创伤感、挫折感，情绪波动显著，反复无常，令人无法捉摸。可能出现对上帝、神或其他人的怨恨。

（4）负罪感：觉得自己有对不起死者的地方，没能在生前好好对待死者，甚至觉得自己应该对死者的死亡负有责任。

（5）失落与寂寞：见到与死者有联系的事物会不由自主地联想起死者生前的音容笑貌，进而感到自己非常孤独、凄凉。这一阶段的悲伤往往较深远。

（6）解脱：终于明白死者已经永远离开这一事实。逐渐摆脱负罪感和心理的负担。

（7）重组：对死者的怀念逐渐淡漠，重新面对现实，开始正常的生活，建立新的社会关系。

心理反应持续的时间不定，一般需 1 年左右。早年失去父母的孩子，可能要到成年后悲伤才能渐渐消失。中年丧偶者，再婚后在新的生活中悲伤可慢慢减轻。老年丧子是最令人悲伤的事，常会导致老年人的死亡。

2．影响丧亲者居丧期悲伤心理的因素

（1）对死者的依赖程度及亲密度：家属对死者经济上、生活上、情感上的依赖性越强，原有的关系越亲密，家属的悲伤程度越重，亲人死亡之后的调适就越困难。

（2）患者病程的长短：如果死亡适时到来，家属已有预期的思想准备，悲伤程度相对较轻；如果死者是因意外突然死亡，家属毫无心理准备，受到的打击会很大，易产生自责、内疚等心理。

（3）死者与家属的年龄：死者的年龄越轻，家属越易产生惋惜和不舍之情。家属的年龄反映其人格的成熟度，也影响其解决、处理后事的能力。

（4）家属的文化水平与性格：文化水平较高的家属能正确地理解死亡，一般能够面对死亡现象。外向性格的家属，因其悲伤能够及时宣泄出来，居丧悲伤期会较短，而性格内向的家属悲伤持续时间则较长。

（5）其他支持系统：家属的亲朋好友、各种社会活动等能提供支持满足其需要，对调整哀伤期有一定的作用。

（6）失去亲人后的生活改变：失去亲人后生活改变越大，越难适应新的生活，如中年丧偶、老年丧子等。

3．丧亲者的心理支持

（1）做好死者的尸体护理：使死者遗体维持良好的外观，不仅体现对死者的尊重，而且

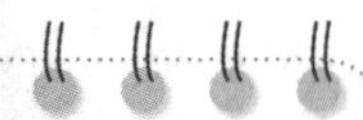

也是对家属的有效抚慰。

（2）心理疏导，鼓励家属的情感宣泄：对悲伤的压抑会造成行为的改变。过分的压抑可带来严重的后果，对健康有危害。对待家属应态度真诚，富有同情心。若患者去世时家属不在现场，可以向家属描述死者辞世时安详的状况，减缓家属的负疚感；家属悲痛哭泣时，可默默陪伴，认真倾听家属的心声，尽量满足家属的合理要求。对家属可能出现的过激言行应予以谅解。可鼓励亲属相互安慰。一般来说，死后 1 周内，是家属悲伤最强烈的时期，对过度悲伤者要防止其发生意外。当丧亲者的悲伤过于强烈、持续时间过长时，可建议寻求专家的咨询和帮助。

（3）为丧亲者提供生活指导和建议：与死者及其家属的亲友、同事等合作，为家属提供良好的社会支持系统，鼓励家属参加各种社会活动，建立新的人际关系。尽早从悲伤中解脱，开始适应新的生活。

（4）对丧亲者随访：通过信件、电话、家庭访视等方式对家属进行随访。

（5）协助解决实际困难：患者去世后，丧亲者会面临许多需要解决的家庭实际问题，临终关怀中医护人员应了解家属的实际困难，并积极地提供支持和帮助，如经济问题、子女问题、家庭组合、社会支持系统等，使家属感受到人世间的温情。提出合理的建议，帮助家属作出决策以处理所面对的各种实际问题。但在居丧期不宜引导家属作出重大的决定及改变生活方式。

（6）协助建立新的人际关系：劝导和协助死者家属对死者做出感情撤离，逐步与他人建立新的人际关系，例如再婚或重组家庭等。这样可以弥补其内心的空虚，并使家属在新的人际关系中得到慰藉，但要把握好时间的尺度。

综上所述，临终关怀是指向临终患者及其家属提供一种全面的照顾。临终关怀应遵循以姑息疗护为主、全方位照顾及人道主义原则。对临终患者的护理应加强生活护理，促进患者舒适；给予营养支持；改善血液循环；促进呼吸功能；减轻疼痛；减轻感知觉改变对患者造成的影响；同时还要注意观察病情变化。临终患者的心理反应分为：否认期、愤怒期、协议期、忧郁期、接受期 5 个阶段，应根据不同阶段的特征给予相应的护理。死亡过程一般可分为濒死期、临床死亡期及生物学死亡期 3 期。患者死亡后护理包括尸体护理及丧亲者的护理两个方面。

科研小提示

安宁疗护实践指南（试行）

为贯彻落实《国务院关于促进健康服务业发展的若干意见》（国发〔2013〕40 号）和《关于推进医疗卫生与养老服务相结合指导意见的通知》（国办发〔2015〕84 号），进一步推进安宁疗护发展，满足人民群众健康需求，国家卫生和计划生育委员会（现国家卫生健康委员会）办公厅下发了“关于印发安宁疗护实践指南（试行）的通知”（国卫办医发〔2017〕5 号）。指南明确了安宁疗护实践以临终患者和家属为中心，以多学科协作模式进行，主要内容包括疼痛及其他症状控制，舒适照护，心理、精神及社会支持等。

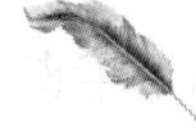

思考题

患者，男，70 岁，因肺癌晚期，并发肝转移、骨转移、肺部感染，入住某三甲医院肿瘤科。患者疼痛剧烈，家属希望患者在临终阶段能得到较好的照顾，帮助患者减轻痛苦。

请回答：

（1）什么是临终关怀？

（2）—临终关怀的原则是什么？

（3）临终关怀的意义有哪些？

（李春艳）

医疗和护理文件

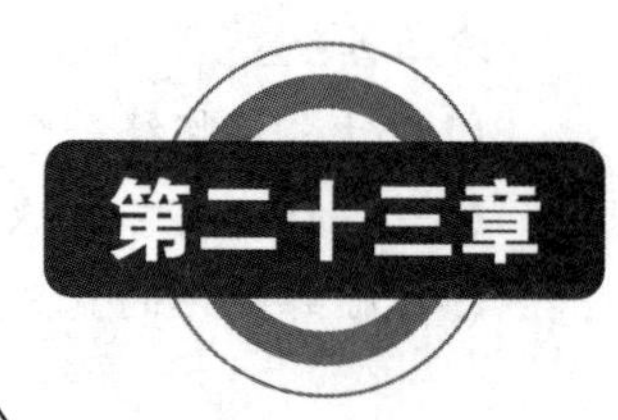

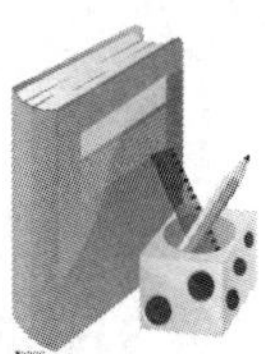

导学目标

通过本章内容的学习，学生应能够：

◆ **基本目标**

1. 陈述医疗和护理文件书写的原则。
2. 正确区分医嘱的种类。
3. 准确书写出入液量记录单、特殊护理记录单。
4. 描述病室交班报告的书写顺序及要求。

◆ **发展目标**

1. 根据所提供的资料，正确绘制体温单和处理各类医嘱。
2. 综合临床实践，完成一份完整的护理病历。

◆ **思政目标**

具备高度的责任感，能及时、准确、完整、简要、规范地记录各类医疗与护理文件。

医疗和护理文件包括医疗文件和护理文件，记录了患者疾病的发生、发展、转归情况，以及对疾病的诊断、检查、治疗的全过程，是医院和患者重要的档案资料，也是教学、科研、管理以及法律上的重要资料。护理记录是护理人员依照护理程序对患者实施整体护理过程的文字记录，是临床护理工作重要的组成部分。2002 年国务院颁布的《医疗事故处理条例》及 2010 年国家卫生和计划生育委员会（现国家卫生健康委员会）颁布的《病历书写基本规范》中，明确指出了医疗和护理文件的法律作用。因此，医疗和护理文件必须书写规范并且妥善保存，以保证其正确性、完整性和原始性。护士在医疗和护理文件的书写和保管中承担着重要的任务，必须认真负责，明确记录和保管医疗和护理文件的意义、方法和相关法律规定。

第一节　医疗和护理文件记录的意义和内容

一、医疗和护理文件记录的重要意义

1. 实施诊疗和护理措施的依据　医疗和护理文件中记录的信息是患者疾病过程和医护人员治疗及护理过程的第一手资料，有助于医护人员明确患者的病情和护理需求，以便制订积极合理的治疗护理计划，实施有针对性的治疗护理措施。由于护士与患者的接触最密切，承担

着观察患者的病情变化、治疗反应和护理的任务，因此护理记录中的内容，如体温、脉搏、呼吸、血压、液体出入量等，为医生了解患者的病情进展、明确疾病诊断、制订和调整治疗方案提供了重要的依据。因此，护士认真负责地完成护理文件的记录具有极其重要的意义。

2．提供教学与科研的资料　完整、标准的护理文件记录体现了护理学理论和实践的结合，是护理教学中最实用的教学资料。一些重要的或特殊的案例也可以作为护生和临床护理人员进行个案分析和讨论的学习资料。同时完整的医疗与护理文件可以为临床医学、护理学、流行病学、传染病管理、防病调查等方面的医学科学研究提供重要的资料，尤其对回顾性研究有重要的参考价值，也可以为卫生管理机构制订和调整各种医疗卫生管理规范提供重要依据。

3．提供评价依据　各种护理文件的记录可在一定程度上反映护士为患者提供护理照顾是否及时、准确，全面地发现患者的护理问题并予以解决，体现了护士的业务水平。同时，医疗与护理文件也可在一定程度上反映医院的医疗护理服务质量、医院管理、学术和技术水平。它既是医院护理管理的重要资料，也是医院等级评定、医护人员考核的参考资料。

4．提供法律依据　医疗和护理文件是具有法律效力的文件，是法律认可的证据，其记录内容反映了患者在接受诊疗和护理期间的具体情况，在法律上可以作为医疗纠纷、保险索赔、涉及人身伤害的刑事案件等的证明。凡涉及上述内容的诉讼案件，在调查和处理时都要将医疗和护理文件作为依据进行判断，以明确医院及医务人员有无法律责任或患者发生人身伤害的程度和责任。因此，医疗和护理文件的记录必须遵循及时、准确、完整、简要、规范的原则，认真书写并妥善保存。

二、医疗和护理文件的内容

医疗和护理文件由门诊病历和住院病历两部分组成。按照病历记录形式的不同，可分为纸质病历和电子病历。电子病历与纸质病历具有同等效力。已建立电子病历的医疗机构，应当将病历标识号码与患者身份证明编号相关联，使用标识号码和身份证明编号均能对病历进行检索。

（一）门诊病历

门诊病历的内容包括首页、副页和各种检查治疗单 3 部分，多由患者自己保存。具体内容包括患者的一般人口学资料、患者在门诊接受治疗期间的病情、诊断和治疗方案，以及各种检查的结果。

（二）住院病历

住院病历包括医疗记录、护理记录、检查记录和各种证明性文件。医疗记录主要是医生采集患者病史和进行体格检查、明确诊断、制订和实施治疗方案过程的记录。护理记录是护士记录的患者的一般情况和病情变化，以及针对患者的病情和护理需求制订并实施护理措施的情况。检查记录是各种实验室检查和医疗仪器检查的结果。证明性文件是指各种通知单和知情同意书等。由于住院病历在医疗、护理、教学、科研、法律等方面具有重要的作用，因此在患者住院期间及出院后均由医院统一保管，通常允许患者复印保留一些检查记录，以便了解自己的病情和治疗效果。

第二节　医疗和护理文件的记录原则和管理

一、医疗和护理文件记录的原则

根据《医疗事故处理条例》第三章第二十八条规定，体温单、医嘱单、护理记录等病历资料的原件是医疗机构作为法律举证的重要依据，因此记录医疗与护理文件时，必须遵循及时、准确、完整、简要、规范的基本原则。

1．及时　医疗和护理文件的记录时间应与患者疾病的严重程度一致，如患者的病情随时会出现变化，应随时进行处理并及时记录处理的过程。因此，医疗和护理文件的记录必须及时，不能拖延或提早，更不能错记、漏记，以保证记录的时效性。如因抢救急危患者未能及时记录抢救过程，相关医务人员应在抢救结束后 6 h 内据实补记，并注明抢救完成时间和补记时间。

2．准确　医疗和护理文件记录的内容必须在时间、内容及可靠程度上准确无误，尤其对患者的主诉和行为应进行客观、真实、详细的描述，不能是护理人员主观的解释，必须是患者病情进展的科学记录。此外，记录者必须是执行者，记录的内容应是实际给药、治疗和护理的时间和具体实施的护理措施，而不应是事先计划的时间和内容。

3．完整　一般医院的医疗和护理文件的记录有统一规定的内容和表格，表格中每一项涉及患者的内容均应填写完整，包括眉栏、页码等，避免遗漏。记录应连续，不留空白。每项记录必须有完整的日期、时间及记录者签全名。如为电子记录，应按要求打印后由相关医务人员手写签名。实习生记录的内容，应当经过本医疗机构注册的医务人员审阅、修改，以注册护士/实习生的格式签名。如患者出现病情恶化、拒绝接受治疗护理、请假外出或出现自杀倾向、意外等特殊情况，应详细记录并准确注明时间，并及时汇报，做好交接班等。

4．简要　记录内容应尽量简明扼要，重点突出，避免笼统的叙述、含糊不清或过多的修辞，以便医护人员快速获取最有用的信息。2010 年国家卫生和计划生育委员会已向各医疗机构推行使用表格式护理文书，以规范护理文书书写行为，减轻书写负担，不断提高工作效率，为患者提供全面、高效、优质的护理服务。

5．规范　医疗和护理文件的记录应按要求使用红、蓝钢笔书写。一般白班用蓝色、蓝黑色或黑色水笔，夜班用红笔。应准确使用医学术语和通用的外文缩写，计量单位应采用国家法定单位，记录日期应使用阿拉伯数字，记录时间应采用 24 小时制。字迹应清楚，字体端正，不滥用简化字。记录过程中如出现错误，应用双线划在错字上，保留原记录清楚、可辨，并注明修改时间，修改人签全名。不得采用刮、粘、涂等方式掩盖或去除原来的字迹。计算机打印的病历应清楚易认，符合病历保存期限和复印的要求。

二、医疗和护理文件的管理

（一）管理要求

各种医疗和护理文件均应按规定地点、规定顺序放置，记录和使用后应立即放回原处。医疗和护理文件具有法律效力，应保持整洁、完整，避免污染、破损、分散和丢失。

患者及家属不得随意翻阅医疗和护理文件，不得擅自将医疗护理文件带出病区。但在需要的情况下，可允许患者及家属复印其客观资料的一些内容，如体温单、医嘱单、病理报告、检验报告等辅助检查报告单、医学影像检查资料等病历资料。

在患者离院后，医疗和护理文件应由专门部门妥善保存。各种记录保存期限为：①体温单、医嘱单、特别护理记录单作为医疗病历的一部分随医疗病历放置，患者出院后由病案室长期保管。住院病历保存时间自患者最后一次住院之日起不少于 30 年。目前有些医院也将护理病历或护理记录单随医疗病历长期保存。②病区报告本至少保存 1 年，以备查阅。

（二）排列顺序

1．住院期间的排列顺序

（1）体温单（按时间顺序倒序排列）；

（2）医嘱单（按时间顺序倒序排列）；

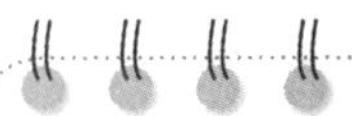

(3) 入院记录；
(4) 病史和体格检查记录；
(5) 病程记录（手术、分娩记录单等）；
(6) 各科会诊记录；
(7) 患者签署的各种知情同意单；
(8) 各种检查、检验报告单；
(9) 护理记录单；
(10) 住院病历首页；
(11) 门诊急诊病历和既往病历。

2．离院后（出院、转院、死亡）的排列顺序

(1) 住院病历首页；
(2) 出院记录或死亡记录；
(3) 入院记录；
(4) 病史和体格检查记录；
(5) 病程记录；
(6) 患者签署的各种知情同意书；
(7) 各种检查、检验报告单；
(8) 护理病历或护理记录单；
(9) 医嘱单（按时间顺序顺序排列）；
(10) 体温单（按时间顺序顺序排列）。

门诊病历交给患者或家属保管。

第三节　医疗和护理文件的书写

案例 23-1

患者，男，52 岁。9am 在硬膜外麻醉下行胆囊切除术，12am 安返病房。患者一般情况好，血压平稳，6pm 患者主诉伤口疼痛难忍，医嘱：哌替啶 50 mg im q6h prn。

请回答：

1．该医嘱为哪一类医嘱？此类医嘱有哪些特点？

2．如何处理此类医嘱？

3．患者术后安返病房后，护士应如何重整医嘱？

医疗和护理文件的书写，包括绘制体温单、处理医嘱、书写护理记录、病区交班报告和护理病历等。随着责任制整体护理的开展，客观、真实、准确、及时、完整、规范地书写各类护理文件是护士应掌握的基本技能。

一、体温单

体温单（附表 1）用于记录患者的体温、脉搏、呼吸、血压、疼痛以及其他重要情况，如出入院、手术、分娩、转科、死亡等时间，以及液体出入量、身高、体重等。体温单记录的内

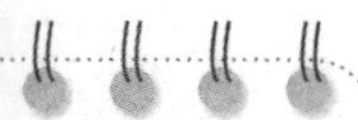

容十分重要，通过体温单的记录内容可以了解患者的基本状况和病情变化。为了便于随时查阅，体温单通常排列在住院病历的第一页。

（一）眉栏

用蓝色、蓝黑色或黑色水笔填写患者姓名、性别、年龄、科室、床号、入院日期及住院病历号等项目。

（二）一般项目栏

1. 用蓝色、蓝黑色或黑色水笔填写日期、住院天数、手术后天数。

2. 填写“日期”栏时，每页第一天均应写年 - 月 - 日，其余六天只写日。如在六天中遇到新的年度或月份开始，则应填写年 - 月 - 日或月 - 日。

3. “住院日数”从入院第一天开始填写，直到出院。用阿拉伯数字填写。

4. 用红笔填写“手术（分娩）后日数”，以手术（分娩）次日为第一日，依次填写至十四天为止。患者如果在十四天内接受第二次手术，则将第一次手术日作分母，第二次手术日作分子填写。

（三）40 ~ 42 ℃横线之间

1. 用红色水笔纵向在 40 ~ 42 ℃横线之间相应时间格内填写入院、转入、手术、分娩、出院、死亡时间，除手术不写具体时间外，其余均按 24 小时制，精确到分钟，如“入院于十九点十五分”。转入时间由转入科室填写。

2. 患者因请假、外出进行诊疗活动或拒测等原因未测量生命体征时，护士应在护理记录单注明请假、外出或拒测的日期和时间，请假条按要求保存于病历中，并在体温单 40 ~ 42 ℃横线之间相应时间栏内用红笔纵向填写“请假”“外出”或“拒测”等，且前后两次体温断开不相连。

（四）体温、脉搏、呼吸、疼痛的记录

1. 体温曲线的绘制

(1) 体温记录符号：口温以蓝点“●”表示，腋温以蓝叉“×”表示，肛温以蓝圈“○”表示。

(2) 表格中每一小格为 0.2 ℃，按实际测量温度值，用蓝笔绘制于体温单 35 ~ 42 ℃之间的时间栏内，相邻的温度用蓝色实线相连，如相邻的体温相同则不需连线。

(3) 患者体温不足 35 ℃或体温不升时，应在 35 ℃线以下相应的时间纵格内用红笔填写“不升”，不再与相邻温度相连。

(4) 物理降温 30 min 后所测量的体温以红圈“○”表示，绘制在物理降温前温度的同一纵格内，并用红虚线与降温前的温度相连。下次测得的体温用蓝线仍与降温前体温相连。

2. 脉搏、心率曲线的绘制

(1) 脉搏、心率记录符号：脉搏以红点“●”表示，心率以红圈“○”表示。

(2) 每一小格为 4 次 / 分，相邻脉率或心率以红线相连，若相邻的脉率或心率相同，则不需连线。

(3) 当脉搏与体温重叠时，先划体温符号，在口温蓝点“●”或腋温蓝叉“×”外以红圈“○”表示脉搏；在肛温蓝圈“○”内以红点“●”表示脉搏。

(4) 当患者有脉搏短绌表现时，相邻心率或脉率用红线相连，在脉率与心率之间用红笔划线填满。

3. 呼吸的记录

(1) 在相应的小格内用红笔记录每分钟的呼吸次数，以阿拉伯数字表示，免写计量单位。相邻的两次呼吸上下错开记录，每页首记呼吸从上开始写。

(2) 使用呼吸机患者的呼吸以 ® 表示，在体温单相应时间纵列内上下错开用黑笔画 ®。

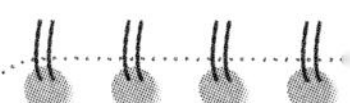

4．疼痛评估的记录

（1）疼痛评估的记录符号：用“▲”表示。

（2）每小格疼痛强度为 2 分，按照实际评估所得的疼痛强度，用黑笔绘制在体温单疼痛强度“0 ~ 10”的相应时间栏内。相邻的疼痛强度用黑线相连，若相邻的疼痛强度相同，不需连线。

（五）底栏

底栏填写的内容包括血压、体重、尿量、排便次数、出入量等。用蓝色、蓝黑色或黑色水笔填写。数据以阿拉伯数字记录，不写计量单位。

1．血压　以毫米汞柱（mmHg）为单位记录，记录方式为：收缩压 / 舒张压。新入院患者当日应测量并记录血压，根据患者病情和医嘱测量并记录，如为下肢血压应当标注。

2．液体出入量　以毫升（ml）为单位，记录内容为前一日 24 h 的出入总量，每隔 24 h 记录 1 次。若体温单出入量为同一栏，则以分数式记录，即分子为出量、分母为入量。

3．排便次数　每 24 h 记录一次，记录内容为前一日的排便次数。如未排便记“0”，排便失禁以“※”表示，人工肛门以“☆”表示，灌肠后排便以“E”作为分母表示，分子记录排便次数，例如 1/E 表示灌肠后排便 1 次；$1^1/_E$ 表示自行排便 1 次，灌肠后又排便 1 次；2/3E 表示灌肠 3 次后排便 2 次。

4．尿量　以毫升（ml）为单位，记录前一日 24 h 的总尿量，每隔 24 h 记录 1 次。尿失禁以“※”表示，导尿以“C”表示。如导尿患者 24 h 尿量为 1000 ml，则以 1000/C 表示。

5．体重　以千克（kg）为单位填入。一般新入院患者应测量并记录体重，住院患者每周应测量并记录体重一次，对于无法测量体重的卧床患者，在体重栏内注明“卧床”。

6．身高　以厘米（cm）为单位填入。一般新入院患者应测量并记录身高。

7．页码　用蓝色、蓝黑色或黑色水笔逐页填写。

随着医疗水平和信息技术的快速发展，计算机管理系统普遍应用于医院。护士凭个人账号和密码登录医院信息系统（hospital information system，HIS），进入生命体征录入界面，将患者生命体征分项目录入后保存，则系统自动生成体温单。医生和护士可以分别从医生工作站系统和护士工作站系统查阅患者体温单，也可以根据需要打印体温单。符号标志同手工绘制法。

与传统手绘体温单相比，电子体温单具有录入准确率高、录入时间短、版面清晰完整、美观的优势，可避免手绘体温单出现的画图不准确、字迹潦草、涂改、错填、漏填、信息不符、续页时间错误等问题；而且还具有预警系统，能最大程度地帮助护理人员及时采取护理措施并认真记录，在一定程度上提高了护理工作的效率。但电子体温单也面临着数据安全性和保密性、程序设计缺陷等方面的问题，还需不断改进和完善，以使临床护理工作更加及时、准确、有效，以便更能满足现代医疗护理发展的需求。

二、医嘱单

医嘱单（physician order）是医生根据患者病情的需要拟定的关于患者治疗护理措施的书面嘱咐，由医护人员共同执行。医嘱单由医生直接填写并签名，护士执行医嘱时要按要求进行记录和签名。

（一）医嘱的内容

医嘱的内容包括日期、时间、床号、姓名、护理常规、护理级别、饮食、体位、药物、各种检查、治疗、术前准备以及医生护士的签名。

（二）医嘱的种类

按医嘱的有效时间和执行方法，分为长期医嘱、临时医嘱和备用医嘱三大类。

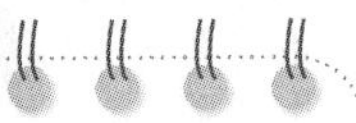

1．长期医嘱　自医生开写医嘱起，执行至医嘱停止，有效时间在24 h以上的医嘱，医生注明停止时间后医嘱失效。如一级护理、全麻术后护理常规、糖尿病饮食、记24 h出入量qd、阿司匹林50 mg po qd。

2．临时医嘱　有效时间在24 h以内，应在短时间内执行，有的需立即执行（st），一般只执行一次，如硝酸甘油0.5 mg舌下含服st、0.1%盐酸肾上腺素1 ml H st；有的需在限定时间内执行，如会诊、手术、各种检查等。出院、转科、死亡等也属于临时医嘱。

3．备用医嘱　根据病情需要分为长期备用医嘱和临时备用医嘱两种。

（1）长期备用医嘱：指有效时间在24 h以上，在必要时使用，并注明两次执行之间最短的间隔时间，由医生注明停止日期后方失效。如杜冷丁50 mg im q6h prn。

（2）临时备用医嘱：仅在医生开写医嘱时起12 h内有效，必要时执行，过期未执行则自动失效。如地西泮5 mg po sos。

（三）医嘱的处理方法

1．长期医嘱的处理　医生直接开写长期医嘱在长期医嘱单（附表2）上，注明起始日期和时间，并签全名。护士将长期医嘱单上的医嘱分别转抄至各种执行单上（如服药单、注射单、治疗单、饮食单等），转抄时须注明执行的具体时间并签全名。定期执行的长期医嘱应在执行卡上注明具体的执行时间。护士执行长期医嘱后应在长期医嘱执行单上注明执行的时间，并签全名。

2．临时医嘱的处理　医生直接开写临时医嘱在临时医嘱单（附表3）上，并签全名。需立即执行的医嘱，护士执行后，必须注明执行时间并签上全名。有限定执行时间的临时医嘱，护士应及时转抄至临时治疗本或交班记录本上。会诊、手术、检查等各种申请单应及时送到相应科室。

3．备用医嘱的处理

（1）长期备用医嘱：医生直接开写在长期医嘱单上，但须注明执行时间并签全名，如杜冷丁50 mg im q6h prn，护士在每次执行后在临时医嘱单上记录执行时间并签全名。

（2）临时备用医嘱：医生直接开写在临时医嘱单上，12 h内有效。执行后注明执行时间并签名。如地西泮5 mg po sos。过时未执行，则由护士用红笔在该项医嘱栏内写“未用”字样，并在执行护士栏内签名，注明时间。

4．停止医嘱的处理　停止医嘱时，医生在长期医嘱单上注明停止日期和时间，并签名。护士将相应执行单上的有关项目注销，并注明停止日期和时间，并在医嘱单原医嘱后，填写停止日期、时间，最后在执行者栏内签全名。

5．重整医嘱的处理　当长期医嘱单超过3张，或医嘱调整项目较多时，均需重整医嘱。重整医嘱时，由医生进行，在原医嘱最后一行下划一长红横线，在红线下用红笔写“重整医嘱”，再将红线以上有效的长期医嘱，按原日期、时间排列顺序抄在红线下的相应栏目内。抄录完毕，须两人核对无误后签名。当患者手术、分娩或转科后，也需重整医嘱。即在原医嘱最后一项下面划一长红横线，并在其下用红笔写“术后医嘱”“转入医嘱”“分娩医嘱”等，然后再由医生重新开写医嘱，红线以上的医嘱自行停止。医生重整医嘱后，由当班护士核对无误后在整理之后的有效医嘱执行者栏内签上全名。

（四）医嘱的计算机处理

1．医嘱录入　医生凭个人账号和密码登录医生工作站系统，直接录入医嘱且确认完成后，系统自动将医嘱发送到护士工作站执行相应的操作。

2．医嘱处理

（1）提取医嘱：护士凭个人账号和密码，登录护士工作站系统后提取待处理的医嘱。

（2）审核医嘱：医嘱应双人核对，重点核对医嘱录入的正确性和规范性，内容包括医嘱类别、内容、执行时间等，确认无误后方可执行。对有疑问的医嘱，应及时与医生核实，确保医嘱的准确性。

（3）执行医嘱：医嘱经核对后，点击“医嘱执行”，医嘱生成并发送到相应科室，如中心药房、医技科室等。医嘱执行后，在系统中会产生相应的医嘱执行单数据。

（4）打印医嘱执行单：病区护士可根据需要通过计算机终端直接打印当日的各种医嘱执行单，如服药单、静脉输液单、输血卡、治疗护理单等，并根据医嘱执行单的内容执行医嘱。

3．医嘱核对　医嘱核对应遵循“每班查对、每日核对、每周总查对”的原则；核对内容包括医嘱单、执行单、护理级别、饮食类别等；医嘱核对者应在医嘱执行单上签名确认；医嘱执行单应在各病区保存1周。

4．医嘱处理的监控

（1）通过规范化的录入界面、格式化的数据形式以及系统内部的质量控制、设置错误提示警告，保证医嘱在录入、核对、汇总、生成、执行等每一个处理环节的正确性、完整性和及时性。

（2）职能部门可通过实时监控系统浏览、查对住院患者或出院患者的全部医嘱，浏览、查阅全院患者的某一项医嘱等，从而监控各科室医嘱处理环节质量和终末质量。

（五）注意事项

1．医嘱必须经医生签名后方为有效。对有疑问的医嘱，护士必须与医生核对清楚后方能执行。一般情况下护士不执行口头医嘱，但在抢救或手术过程中医生提出口头医嘱时，执行护士应复诵一遍，医生和护士双方确认无误后方可执行，事后应请医生及时据实补写医嘱。

2．处理多项医嘱时，一般应遵循先急后缓、先临时后长期的原则。即先处理即刻执行的临时医嘱，再执行长期医嘱，合理、及时地安排执行顺序。

3．医嘱需每班、每日核对，每周进行大查对，查对后签全名。

4．凡需下一班执行的临时医嘱，应与下一班交接清楚，并在交班记录上注明。

5．凡已写在医嘱单上的医嘱，不得贴盖、涂改，如未执行、需要取消时，应由医生在该项医嘱的标记栏内用红笔写“取消”，并在医嘱后用蓝色、蓝黑色或黑色水笔签医生全名。

知识链接

移动护士工作站

移动护士工作站是现有医院信息系统在患者床旁工作的一个手持终端执行系统，它以HIS为支撑平台，以手持设备（personal digital assistance，PDA）为硬件平台，以无线局域网为网络平台，实现了护士工作站在患者床边的扩展和延伸。护士可随身携带PDA，通过PDA扫描患者腕带确认其身份后，即可在病床边实时查询患者的基本信息、医嘱信息，录入生命体征等，也可快速检索患者的治疗、护理、临床检查报告等信息，极大地优化了护理工作流程，提高了护理工作效率和工作质量，有效预防和减少了医疗护理差错，推动了医院向无纸化、无线网络化和数字化医院的发展。

三、护理观察记录单

（一）一般护理记录单

一般护理记录单用于护士根据医嘱和患者病情对一般患者在住院期间的护理过程进行记录，也可以作为护理病历的一部分。

护理记录单用蓝色、蓝黑色或黑色水笔记录，根据患者的病情确定记录的频率，对于一般患者可每周记录 2 ～ 3 次，对于需特殊观察的患者，应尽量每天记录。

记录的内容包括患者的姓名、科室、住院号、床号、记录日期和时间、记录者签名；病情记录栏内记录患者的病情变化、采取的护理措施及效果等。

（二）特别护理记录单

特别护理记录单用于危重、抢救、大手术后、特殊治疗及需密切观察病情的患者，要求护士密切观察患者的病情变化，准确、及时、具体地进行记录。

各个医院的特别护理记录格式不尽相同，但内容和记录方法基本一致。

1．记录内容

（1）日期和时间：特别护理记录的每一页都要注明日期，每次记录均应注明时间，一般每 4 h 记录一次，病情较重的患者应增加记录次数，可以每 1 h 记录一次，有特殊情况随时记录。

（2）液体出入量：应详细、精确地在相应栏内记录患者的液体出入量，每一次出入液体内容都应详细记录。

（3）病情记录：包括患者的生命体征、意识状态、血氧饱和度、吸氧方式和氧流量、皮肤情况；患者主诉、主要病情变化；给予的治疗和护理措施及实施效果；各种检查、检验结果；患者的心理状况等。手术患者应记录手术名称、麻醉方式、返回病室后的情况、伤口情况、引流情况等。

2．记录方法

（1）眉栏各项及页码用蓝色、蓝黑色或黑色水笔填写，包括姓名、性别、年龄、科别、床号、入院日期、诊断及住院病历号等。

（2）各项记录栏日间用蓝色、蓝黑色或黑色水笔填写，夜间用红笔填写。

（3）相应的项目应按要求填全。

（4）液体出入量一天总结两次，12 h 做小结，24 h 出入液量应于次日清晨总结，并记录在体温单相应的栏内。

（5）各班交班前应将患者的病情动态、治疗情况、护理措施和效果做一个简明扼要的小结并签名。

3．注意事项

（1）特别护理记录必须在密切观察患者的基础上真实、客观、及时地记录，不得随意涂改。

（2）记录应准确、具体，避免使用含糊不清的描述，要用具体数据和专业性语言叙述。

（3）记录的具体内容要根据专科护理特点书写。

（4）护士每次记录后要在签名栏内签全名。

四、出入液量记录单

正常人每天的液体摄入量和排出量是保持着动态平衡。大手术后、大面积烧伤、休克或心脏病、肾脏疾病、肝硬化腹水等患者常会发生液体调节失衡的情况。因此，护士准确地将患者每日的液体出入量记录在出入液量记录单，对了解病情、协助诊断和治疗起着非常重要的作用。

（一）记录内容

1．每日摄入量　包括饮水量、食物中含水量、输血量、输液量等。饮水量根据实际记录，可用有计量单位的口杯或量杯饮用并记录。固体食物应记录食物的品名、数量或重量，并按照食物含水量表对照计算其含水量后进行记录。

2．每日排出量　包括尿量、粪便量、呕吐物量、各种引流量、伤口渗出液量等。为准确

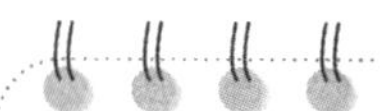

记录尿量，对于昏迷患者、尿失禁患者或需密切观察尿量的患者，最好给予留置导尿。对于难以收集的排出量，可根据定量液体浸润棉织物的情况进行估算。

（二）记录方法

1．眉栏各项用蓝色、蓝黑色或黑色水笔填写。

2．日间出入量（早 7 时至晚 7 时）用蓝色、蓝黑色或黑色水笔记录，夜间（晚 7 时至次日晨 7 时）用红笔记录。

3．每 12 h 和 24 h 分别做出入液量小结和总结，并将 24 h 的液体出入量记录在体温单相应的栏内。

五、病区交班报告

病区交班报告是由值班护士书写的书面交班报告，内容为值班期间病室的情况及患者的病情动态变化。通过阅读病室报告，接班护士可全面掌握患者情况、明确要继续观察的问题和实施的护理措施。

（一）书写要求

1．在巡视和了解患者病情的基础上如实做好记录。

2．书写内容应全面、真实、简明、有条理、重点突出。

3．字迹清楚，不得随意涂改，白天用蓝色、蓝黑色或黑色水笔书写，夜间用红笔书写。

4．填写时，先写床号、姓名、诊断，后写生命体征，并注明测量时间，再简要记录病情、治疗和护理等情况。

5．对新入院、转入、手术、分娩患者，在诊断的右下角分别用红笔注明“新”“转入”“手术”“分娩”；危重患者做红色标记“※”或用红笔注明“危”。

6．书写完毕，注明页数并签全名。

（二）写书顺序

1．用蓝色、蓝黑色或黑色水笔填写眉栏各项，如病室、日期、时间、患者总数、入院、出院、转入、转出、手术、分娩、病危、死亡人数等。

2．按顺序依次书写病区交班报告。先写离开病室的患者（出院、转出、死亡等），再写进入病室的患者（入院、转入），最后写本班重点交班患者（手术、分娩、危重、有异常情况的患者）。每项按床号先后顺序书写交班报告。

（三）书写内容

1．离开病室的患者　包括出院、转出、死亡患者。出院者写明离开时间，转出者注明转往的医院、科室和转出时间，死亡者需简明扼要记录抢救过程和死亡时间。

2．进入病室的患者　包括新入院和转入的患者。应写明入院（转入）的原因、时间、方式（步行、轮椅、平车）、主要症状、体征、既往重要病史、过敏史、存在的护理问题、给予的治疗和护理措施及效果，以及下一班需要重点观察和注意的事项。

3．危重患者和有异常情况患者　应写明主诉、生命体征、神志、病情动态、特殊抢救和治疗护理措施及效果，以及下一班需要重点观察和注意的情况。

4．手术患者

(1) 术前患者：记录患者术前准备情况，包括皮肤准备、胃肠道准备、各种药物试验结果和术前用药等。

(2) 术后患者：应注明患者手术名称、麻醉种类、手术过程、麻醉清醒时间、回病房后的生命体征、伤口情况、引流情况、排尿情况、输血及镇痛药的使用情况等。

5．拟手术、拟行特殊检查或治疗的患者　应写明即将进行的手术、检查项目和治疗，术前准备和术前用药情况以及下一班需注意的事项。

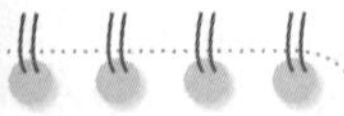

6．产妇 应报告胎次、产程、分娩方式、分娩时间、会阴切口或腹部切口及恶露情况等，以及自行排尿时间、新生儿性别及评分等。

7．老年、小儿和生活不能自理的患者 应报告患者的生活护理情况，如压力性损伤、口腔护理、心理状态和需要接班者重点观察及完成的事项。夜间记录应注明患者睡眠情况。

六、护理病历

护理病历（nursing record）是记录患者病情变化、发展和护理过程的记录，是护士根据收集到的资料，制订护理计划、评价护理效果的记录。书写一份完整的护理病历是护士应该掌握的一项基本技能。一份合格的护理病历要如实地反映患者的疾病变化过程和护士对患者实施护理的全过程。

（一）护理病历书写的基本要求

1．内容应真实完整、重点突出、条理清楚，各项内容应客观记录，真实地反映病情变化和护理过程。

2．护理病历应按规定格式，以时间顺序，用蓝色、蓝黑色或黑色水笔书写。

3．护理病历不可随意删改，有修改处应签名并注明日期。护理病历记录者应签全名及注明日期。

（二）护理病历记录的内容

护理病历的格式各医院不尽相同，但均应涉及一些必不可少的重要内容。

1．入院护理评估单 入院护理评估单用于对新入院患者进行初步的护理评估，目的是了解患者的身心状态，找出患者存在的健康问题，确立护理诊断。主要内容包括患者的一般情况、简要病史、护理体检、生活状况及自理程度等，不同专科的评估内容有所差异。患者入院护理评估单要在全面收集资料的前提下填写完成，通过了解患者的身体状况和健康问题，为制订护理计划提供依据。护士应在患者入院 24 h 内完成评估，并签名确认。

2．护理计划单 护理计划单是护理人员在对患者进行入院评估的基础上，对患者实施护理的具体方案，内容包括护理诊断及相应的护理措施、预期目标等。护理计划单可以用表格的形式来记录。

3．护理记录单 护理记录单是护士运用护理程序对患者实施护理措施的过程的记录，内容包括患者的病情变化和护士针对患者病情实施的护理措施的具体时间和过程以及实施后的效果。

随堂测

4．健康教育指导 健康教育指导是为了恢复和促进患者健康并保证患者出院后能获得有效的自我护理能力而制订和实施的帮助患者掌握健康知识的学习计划和技能训练计划。内容可涉及恢复和促进患者健康有关的各方面知识与技能。主要内容包括疾病的发生、发展过程和预后、可采取的治疗护理方案、饮食与生活注意事项、疾病的预防及康复措施等。

5．出院护理指导 出院护理指导是对准备出院的患者进行出院指导，以保证患者护理的连续性和完整性，帮助患者出院后能继续维护健康。主要内容为患者出院后在饮食、活动、生活、服药、随访等方面的指导。

第四节 医院信息系统的应用

一、医院信息系统的现状

医院信息系统（hospital information system，HIS）是将信息技术应用到医院领域的产物，即应用计算机技术和计算机软件实现将医院的各种资料进行信息化管理。HIS 的应用范围包括医院管理、医疗过程管理、护理过程管理、医疗护理文件的记录和处理、患者信息管理、门急诊就诊管理等医院工作各个方面。

二、HIS 的发展概况

20 世纪 60 年代初，美国首先开始对 HIS 进行了研究和实施，之后在欧洲和日本也有大量的研究和实践。我国 HIS 是从 20 世纪 70 年代中期由单机计算机的应用开始的，真正开始将网络技术应用到医院信息管理起始于 20 世纪 90 年代中期。目前 HIS 在一些大中城市的综合性医院已经得到了广泛的应用，范围涉及各个方面，尤其在护理过程管理和医疗护理文件的记录方面，是作为护士应该认真学习和掌握的。

三、HIS 在护理中的应用

护理信息系统（nursing information system，NIS）是指一个由护理人员和计算机组成，能对护理管理和业务技术信息进行收集、存储和处理的集合，是 HIS 的一个子系统，内容包括医院护理工作的各个方面，如目前应用最广的医院医嘱管理系统，它可以大大提高护士处理医嘱的工作效率，并有效地减少差错。

护理信息包括护理工作量、护理质量控制、整体护理、护士技术档案、护理教学与科研、护理物品供应、医嘱处理、差错分析、护士人力安排（排班）等护理信息。医院管理信息的过程包括收集、汇总、加工、处理、分析、存储、传递、检索等基本环节。通过 NIS 掌握护理工作状况，充分发挥各级指挥系统功能，使护理工作得以惯性运行。

整合小提示

利用 NIS 记录的临床实践产生的真实世界数据开展真实世界研究。

NIS 在国外已广泛应用，近 10 年来也在国内各大医院运用。NIS 的建立有效提高了护理质量，同时对传统的护理工作模式做出了改变，“以患者为中心”的护理理念贯彻在 NIS 中，使护理管理更加规范化和科学化。

知识链接

护理信息系统研究热点和新兴趋势

《全国护理事业发展规划（2016—2020 年）》明确指出，迅速发展的信息化技术为推动护理学领域发展创造了有利条件。NIS 已形成热点，从支持临床业务，向互联网 + 护理、老年人护理机器人、重症监护室预防压力损伤的传感技术及护理教育虚拟技术等领域扩展。NIS 研究是典型的跨学科研究，涉及众多学科类别，主要包括护理学、信息学和计算机科学。未来 NIS 与传感技术、机器算法领域的融合可加速护理学科的发展。

思考题

1. 患者，男，63 岁。2 h 前因上腹部阵发性剧烈疼痛伴恶心 2 次，25 min 后突然晕厥、出

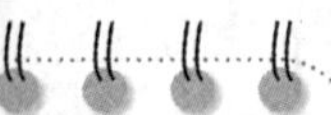

冷汗伴濒死感而急诊入院。体格检查：T 37.6℃，P 110 次 / 分，R 25 次 / 分，BP 75/40 mmHg。患者面色苍白，四肢湿冷，心律规则，第一心音减弱。实验室检查：WBC 11.9×10^9/L，血沉 26 mm/h。心电图 V_1 ~ V_5 导联 ST 段明显抬高。诊断：急性广泛性前壁心肌梗死。医嘱：一级护理，禁食，记录 24 h 出入量；吸氧 prn；哌替啶 50 mg im st；10% 葡萄糖 500 ml +10% 氯化钾 15 ml + 胰岛素 8U ivgtt qd。

请回答：

（1）上述医嘱各属于哪一类？

（2）该患者 24 h 出入液量的记录内容有哪些？

（3）该患者入院后的首次护理交班内容有哪些？

2．患者，女，48 岁，9:00 行胃大部分切除术，于下午 4:00 返回病房。患者一般情况尚好，下午 9:00 主诉伤口疼痛难忍。医嘱：杜冷丁 50 mg im q6h prn。凌晨 12:00 又诉伤口疼痛，难以入眠。

请回答：

（1）该医嘱属于哪类医嘱？

（2）作为值班护士该如何处理该医嘱？

（苏春香）

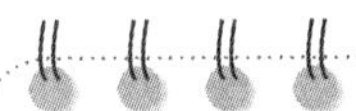

附 表 1

体温单

姓名 王×× 性别 男 年龄 46 科别 内科 床号 3 入院日期 2016-11-28 住院病历号 2016056

日 期	2016-11-28	29	30	12-01	2	3	4
住院天数	1	2	3	4	5	6	7
手术后天数						1	2
时 间	2 6 10 14 18 22	2 6 10 14 18 22	2 6 10 14 18 22	2 6 10 14 18 22	2 6 10 14 18 22	2 6 10 14 18 22	2 6 10 14 18 22
脉搏 / 体温	入院于九时五十分				手术八时三十分		
呼吸（次/分）	18 14 16	20 18 22 24	26 18 20 16	14 16 14 16	12 16 18 14	16 18 18 20	16 14 14 18
血压（mmHg）	120/84						
入量（ml）		2579	2764	3215	3223	2156	2865
尿量（ml）		2123	2453	3122	2989	2023	2657
大便（次/日）	0	2	1	1^1/E	·1	1^2/E	0
体重（kg）	76						
身高（cm）	174						

脉搏：180 160 140 120 100 80 60 40 20

体温：42 41 40 39 38 37 36 35 34

疼痛程度：10 8 6 4 0

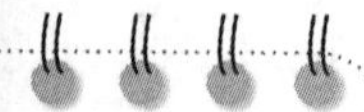

附 表 2

长期医嘱单

姓名 王×× 科别 内科 床号 5 住院病历号 157349

起始		长期医嘱	医师签名	护士签名	停止		医师签名	护士签名
日期	时间				日期	时间		
2019-8-06	08：00	冠心病护理常规	张亮	刘晶				
2019-8-07	08：00	二级护理	张亮	刘晶				
2019-8-08	08：00	低盐流质饮食	张亮	刘晶	8-10	09：00	张亮	韩诗
2019-8-09	08：00	地高锌 0.25 mg qd	张亮	刘晶				
2019-8-10	08：00	棕色合剂 10 ml tid	张亮	刘晶	12-10	09：00	张亮	韩诗
2019-8-11	09：00	低盐半流质饮食	张亮	刘晶				
2019-8-12	09：00	测血压 bid	张亮	刘晶				
2019-8-13	09：00	重整医嘱	张亮	刘晶				
2019-8-14	08：00	冠心病护理常规	张亮	刘晶				
2019-8-15	08：00	二级护理	张亮	刘晶				
2019-8-16	08：00	地高锌 0.25 mg qd	张亮	刘晶				
2019-8-17	09：00	低盐半流质饮食	张亮	刘晶				
2019-8-18	09：00	测血压 bid	张亮	刘晶				

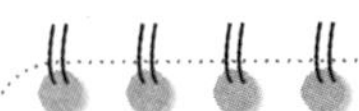

附 表 3

临时医嘱单

姓名　张 × ×　　科别　内科　　床号　4　　住院病历号　453257

开医嘱时间		临时医嘱	医师签名	执行时间		护士签名
日期	时间			日期	时间	
2019-10-02	08：00	心电图	王敏	2019-10-02	08：10	汪林
2019-10-02	08：00	X 线胸片	詹晨	2019-10-02	08：10	汪林
2019-10-02	21：00	硝酸甘油 0.5 mg（舌下含服）st	詹晨	2019-10-02	21：05	汪林
2019-12-12	08：00	0.9% 氯化钠 500 ml/ivgtt	王敏	2019-12-12	08：05	于晓
2019-12-12	08：00	复方丹参 10 ml/ivgtt	詹晨	2019-12-12	08：05	于晓
2019-10-12	08：00	查血糖	王敏	2019-10-12	08：05	于晓
2019-10-13	08：00	查血常规	于晓	2019-10-13	08：05	张佳

主要参考文献

[1] 尚少梅．护理学基础．北京：北京大学医学出版社，2008．

[2] 李小寒，尚少梅．基础护理学．7版．北京：人民卫生出版社，2022．

[3] 杨巧菊，陈丽．基础护理学．3版．北京：人民卫生出版社，2020．

[4] GB 50118-2010，民用建筑隔声设计规范．北京：中国建筑工业出版社，2010．

[5] Delaney L，Litton E，Van Haren F．The effectiveness of noise interventions in the ICU．Curr Opin Anaesthesiol，2019，32（2）：144-149．

[6] WS/T 431-2013，护理分级．北京：中华人民共和国国家卫生和计划生育委员会，2014．

[7] 杨巧菊．护理学基础．4版．北京：中国中医药出版社，2021．

[8] 马小琴．护理学基础．2版．北京：人民卫生出版社，2021．

[9] 赵妍妍，许雅思，吴琼，等．肿瘤热疗研究进展．中华放射肿瘤学杂志，2021，30（8）：862-866．

[10] 姜安丽，钱晓路．新编护理学基础．北京：人民卫生出版社，2018．

[11] 张娟，冯跃丹．冰袋冷敷联合疼痛控制干预在膝关节置换术患者术后疼痛护理中的应用效果．护理实践与研究，2021，18（17）：2608-2611．

[12] 四川大学华西循证护理中心，中华护理学会护理管理专业委员会，中华医学会神经外科学分会．中国卒中肠内营养护理指南．中国循证医学杂志，2021，21（6）：628-641．

[13] 何克宇，徐婧，张敏．国际输血协会3个新增红细胞血型系统研究的回顾（2019）．中国实验血液学杂志，2021，29（1）：283-287．

[14] 中华护理学会团体标准 T/CNAS08-2019．成人氧气吸入疗法护理．北京：中华护理学会，2020．

[15] 张波，桂莉．急危重症护理学．4版．北京：人民卫生出版社，2017．

[16] 李小寒．基础护理学．北京：人民卫生出版社，2017．

[17] 国仁秀，杨红．1例终末期结肠癌伴恶性腹水患者的安宁疗护．护理学报，2019，26（17）：65-67．

中英文专业词汇索引

A

爱与归属需要（love and belonging needs）58
安全需要（safety and security needs）58

B

保护具（protective devices）258
保护性隔离（protection isolation）195
备用床（closed bed）154
鼻饲法（nasogastric gavage）337
必需氨基酸（essential amino acid，EAA）324
便秘（constipation）358
标本（specimen）439
标准预防（standard precaution）194
濒死期（agonal stage）500
冰毯机（ice blankets machine）316
不伤害原则（the principle of nonmaleficence）33
不舒适（discomfort）255
部分胃肠外营养（partial parenteral nutrition，PPN）341

C

肠胀气（flatulence）359
成分输血（component transfusion）434
成人生存链（adult chain of survival）469
成熟（maturation）62
出院护理（discharge nursing）163
床档（bedside rail）258

D

导管插入术（catheterization）350
等长运动（isometric exercise）270
等张运动（isotonic exercise）271
抵抗线（line of resistance）141
电子体温计（electronic thermometer）212
动脉血标本采集（arterial blood sampling）442
多尿（polyuria）347

F

发展的自理需要（developmental self-care requisites）130
发作性睡病（narcolepsy）265
非必需氨基酸（non-essential amino acid）324
非快速眼动（nonrapid eye movement，NREM）263
粪便嵌塞（fecal impaction）358
辐射（radiation）207
辅助 - 教育系统（supportive-educative system）132
腹泻（diarrhea）358

G

概念框架（conceptual framework）126
肛管（anal canal）356
肛门测温度计（简称肛表，rectal thermometer）211
高危管理者（risk manager）25
高血压（hypertension）217
隔离（isolation）191
个案管理者（case manager）25
个体内在的应激源（intrapersonal stressor）141
个体外在的应激源（extrapersonal stressor）142
公正原则（the principle of justice）34
肱三头肌皮褶厚度（triceps skinfold，TSF）334
共情（empathy）26
固有刺激（intrinsic stimuli）135
关键期（critical period）62
管理者和决策者（manager and decision-maker）21
管饲饮食（tube feeding）337
灌肠法（enema）362
国际疼痛学会（The International Association for the Study of Pain，IASP）272

H

海姆立克腹部冲击法（Heimlich maneuver）336
合作者和协调者（cooperator and coordinator）21
洪脉（full pulse）223
呼吸（respiration）226
呼吸过缓（bradypnea）227
呼吸过速（tachypnea）227
护理（nursing）20
护理病历（nursing record）516
护理分级（nursing classification）162
护理系统（nursing system）131
华氏体温计（fahrenheit thermometer）211

化学致冷袋（chemical cooling bag）315
缓冲间（buffer room）192
患者角色（patient role）110
患者控制止痛法（patient controlled analgesia，PCA）277
回收式自体输血（salvaged autotransfusion）434

J

肌内注射法（intramuscular injection）371
奇脉（paradoxical pulse）223
基本结构（basic structure）140
基本需要（basic need）57
基本饮食（basic diets）331
基础生命支持技术（basic life support，BLS）469
继发效应（secondary effect）309
继发性失眠（secondary insomnia）265
假设（hypothesis）126
肩胛下皮褶（subscapular skinfold，SSF）334
健康不佳时的自理需要（health deviation self-care requisites）131
健康促进护士（health promotion nurse）25
渐进抗阻运动（progressive resistance exercise，PRE）271
交替脉（alternating pulse）223
焦虑（anxiety）119
教育者（educator）20
结肠（colon）356
静脉输血（blood transfusion）425
静脉输液（intravenous infusion）411
静脉注射法（intravenous injection）371
局部给药法（topical administration）371

K

开业护士（nurse practitioner，NP）24
咳嗽反射（cough reflex）227
可弃式体温计（disposable thermometer）212
控制过程（control process）136
口服给药法（oral administration）371
口腔温度计（oral thermometer）211
库斯莫呼吸（Kussmaul respiration）227
快波睡眠（fast wave sleep，FWS）263
快速眼动（rapid eye movement，REM）263

L

冷、热疗法（cold and heat therapy）308
两通道（two passages）192
临床护理专家（clinical nurse specialist，CNS）24
临床死亡期（clinical death stage）500
留置导尿术（retention catheterization）353

M

麻醉床（anesthetic bed）154
脉搏（pulse）222
脉压（pulse pressure）215
慢波睡眠（slow wave sleep，SWS）263
盲肠（cecum）356
美国心脏协会（American Heart Association，AHA）470
模式（model）126

N

内呼吸（internal respiration）226
内环境（internal environment）142
内收（adduction）270
内旋（internal rotation）270
能量源（energy resources）140
尿闭（urodialysis）347
尿标本（urine specimen）444
尿道（urethra）345
尿急（urgent micturition）347
尿频（frequent micturition）347
尿失禁（incontinence of urine）348
尿痛（dysuria）347
尿潴留（retention of urine）348
凝集（agglutination）429

P

排便失禁（fecal incontinence）358
膀胱冲洗术（bladder irrigation）354
喷嚏反射（sneeze reflex）227
皮内注射法（intradermal injection）371
皮下注射法（hypodermic injection）371
皮褶厚度（skinfold thickness，ST）334
平均动脉压（mean arterial pressure）215

Q

气体运输（gas transport）226
潜在污染区（potentially-contaminated area）192
清洁区（cleaning area）192
屈曲（flection）270
全胃肠外营养（total parenteral nutrition，TPN）341

R

热能（heat energy）323
人际间的应激源（interpersonal stressor）141
认知器次系统（cognitor subsystem）136
日常生活活动（activities of daily living，ADL）163
入院护理（admission nursing）161

S

三头肌皮褶厚度（triceps skin-fold thickness，TSF）334
膳食纤维（dietary fiber）325
上臂肌围（arm muscle circumference，AMC）334
上臂围（arm circumference，AC）334
少尿（oliguria）347
社会化（socialization）62
摄氏体温计（centigrade thermometer）211
伸展（extension）270
伸展过度（hyperextension）270
肾（kidneys）345
生理需要（physiological needs）58
生命体征（vital signs）206
生物学死亡期（biological death stage）501
失眠（insomnia）265
视觉模拟评分法（visual analogue scale，VAS）275
试验饮食（test diets）332
适应水平（adaptation level）136
收缩压（systolic pressure）215
舒张压（diastolic pressure）215
水冲脉（water hammer pulse）223
水溶性维生素（water-soluble vitamin）327
水银体温计（mercury thermometer）211
睡眠过多（hypersomnia）265
睡眠型呼吸暂停（sleep apneas）265
丝脉（thready pulse）223

T

痰标本（sputum specimen）448
弹性防御线（flexible line of defense）141
糖类（carbohydrate）325
疼痛（pain）271
疼痛耐受力（pain tolerance）273
疼痛阈（pain threshold）273
体表温度（shell temperature）207
体核温度（core temperature）207
体温（body temperature）207
体温过低（hypothermia）211
体温过高（hyperthermia）209
体重指数（body mass index，BMI）334
调节器次系统（regulator subsystem）136

W

外呼吸（external respiration）226
外环境（external environment）142
外旋（external rotation）270
外展（abduction）270
维生素（vitamin）327
胃肠内营养（enteral nutrition，EN）337
胃肠外营养（parenteral nutrition，PN）341
污染区（contaminated area）191
无尿（anuria）347

X

吸入给药法（inhalation administration）371
稀释式自体输血（hemodiluted autotransfusion）434
洗胃术（gastrolavage）478
细脉（small pulse）223
相关刺激（contextual stimuli）135
心肺复苏（cardiopulmonary resuscitation，CPR）469
血型（blood group）429
血压（blood pressure，BP）215

Y

咽拭子标本（throat swat specimen）450
氧疗法（oxygen therapy）473
要素饮食（elemental diet）340
腋下温度计（axillary thermometer）211
一般性自理需要（universal self-care requisites）130
医院饮食（hospital diet）331
医嘱单（physician order）511
意外事件报告（incident report）37
应对（coping）73
应激（stress）72
应激反应（stress response）73
应激源（stressor）72, 141
营养（nutrition）323
营养素（nutrient）323, 324
硬膜外镇痛（epidural analgesia）277
有利原则（the principle of beneficence）33
语言描述评分法（verbal descriptors scale，VDS）275
预存式自体输血（predeposited autotransfusion）434
原发性失眠（primary insomnia）265

Z

暂空床（unoccupied bed）154
照顾者（caregiver）20
蒸发（evaporation）207
正常防御线（normal line of defense）141
支被架（overbed cradle）260
脂溶性维生素（fat-soluble vitamin）327
治疗性自理需求（therapeutic self-care demand）130
治疗饮食（therapeutic diets）331
主要刺激（focal stimuli）135
注册麻醉护士（certified registered nurse anesthetist，CRNA）25
注册助产士（certified nurse midwife，CNM）25

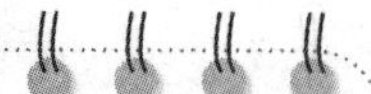

注射给药法（injection administration）371
咨询者和顾问（adviser and counselor）21
自理（self-care）130
自理能力（ability of self-care）130, 163
自理缺陷（self-care deficit）131
自生环境（created environment）142
自体输血（autotransfusion）434
自我实现需要（self-actualization needs）59
尊重需要（esteem needs）58
尊重自主原则（the principle of respect for autonomy）32